罕见病系列丛书

风湿免疫罕见病
Rare Rheumatic Diseases

丛书主编　丁　洁　袁　云
主　　编　栗占国
副主编　　李　茹　姚海红　李　春

北京大学医学出版社

FENGSHI MIANYI HANJIANBING

图书在版编目（CIP）数据

风湿免疫罕见病 / 栗占国主编 . —北京：北京大学医学出版社，2025.2

ISBN 978-7-5659-2978-6

Ⅰ.①风⋯　Ⅱ.①栗⋯　Ⅲ.①风湿性疾病－免疫性疾病－疑难病－诊疗　Ⅳ.① R593.21

中国国家版本馆 CIP 数据核字（2023）第 173873 号

风湿免疫罕见病

主　　编：	栗占国
出版发行：	北京大学医学出版社
地　　址：	（100191）北京市海淀区学院路 38 号　北京大学医学部院内
电　　话：	发行部 010-82802230；图书邮购 010-82802495
网　　址：	http://www.pumpress.com.cn
E-mail：	booksale@bjmu.edu.cn
印　　刷：	北京信彩瑞禾印刷厂
经　　销：	新华书店
责任编辑：董　梁　　责任校对：靳新强　　责任印制：李　啸	
开　　本：	889mm×1194mm　1/16　印张：21.25　字数：628 千字
版　　次：	2025 年 2 月第 1 版　2025 年 2 月第 1 次印刷
书　　号：	ISBN 978-7-5659-2978-6
定　　价：	180.00 元

版权所有，违者必究

（凡属质量问题请与本社发行部联系退换）

编者名单

主　　编　栗占国

副 主 编　李　茹　姚海红　李　春

编　　者　（按姓氏拼音排序）

　　　　　安　媛　北京大学人民医院
　　　　　蔡月明　北京大学深圳医院
　　　　　陈　建　北京大学第一医院
　　　　　陈　适　北京大学人民医院
　　　　　陈同辛　上海交通大学医学院附属上海儿童医学中心
　　　　　程永静　北京医院
　　　　　戴　冽　中山大学孙逸仙纪念医院
　　　　　邓江红　北京儿童医院
　　　　　何　菁　北京大学人民医院
　　　　　贾　园　北京大学人民医院
　　　　　李彩凤　北京儿童医院
　　　　　李　春　北京大学人民医院
　　　　　李　航　北京大学第一医院
　　　　　李　茹　北京大学人民医院
　　　　　李胜光　北京大学国际医院
　　　　　李　雪　北京大学人民医院
　　　　　李玉慧　北京大学人民医院
　　　　　栗占国　北京大学人民医院
　　　　　刘　田　北京大学人民医院
　　　　　刘　栩　北京大学人民医院
　　　　　刘燕鹰　首都医科大学附属北京友谊医院
　　　　　龙　丽　四川省人民医院
　　　　　马玉良　北京大学人民医院
　　　　　任立敏　北京大学人民医院
　　　　　王国春　中日友好医院
　　　　　王振刚　北京同仁医院

燕　宇　北京大学人民医院
杨　月　北京大学人民医院
姚海红　北京大学人民医院
叶　华　北京大学人民医院
袁　云　北京大学第一医院
张俊梅　北京儿童医院
张晓盈　北京大学第三医院
张学武　北京大学人民医院
赵金霞　北京大学第三医院
赵　义　首都医科大学宣武医院
周云杉　北京大学人民医院
邹　燕　郑州市第三人民医院

序 言

罕见病是一类发病率、患病率低的疾病，分散出现在不同的学科，因罕见而存在诊断难和治疗难，在过去几十年的医学发展中，罕见病因社会进步及科技发展而被逐步认识，其庞大的疾病类型以及同样庞大的患者群体在任何国家都不能被忽视。然而，在临床医学工作中，常见病的诊治基于社会公平的原则被广泛重视，而罕见病因其罕见而在现行的医疗制度下易于被忽视，相关领域从业者的匮乏，导致罕见病诊断困难和治疗困难。而医师的培训又需要一本能够全面而系统性介绍各种罕见病的书籍，为此我们以北京大学第一医院为主要力量，编写了该丛书。

中国罕见病事业在过去十余年取得长足的进步，在许多领域和世界同步，随着检查技术的广泛使用，许多罕见病被我国首先诊断，而且各种罕见病都在队列研究中逐步形成资源优势，易于罕见病领域的从业者快速积累相关的知识和经验，这为编写罕见病系列丛书提供了人才保障，也代表了国际罕见病领域的最高水平。

本系列丛书包括15个分册，每个分册涉及一个人体系统，各个分册的主编所邀请的专家除北京之外，也涵盖全国其他省市的专家，具有广泛的代表性，因此该书也是国内罕见病领域众多专家集体智慧的结晶；每个系统所涉及的罕见病远超国家罕见病目录所列的疾病种类，基本反映我国罕见病的整体状态。

该丛书不仅是各个临床科室高年资医师的必备参考书，特别适合于指导多学科团队的临床工作，也是基础研究者进行相关疾病研究的主要参考书，该丛书的出版将大力推进我国罕见事业的基础研究和临床诊治能力的提高。

丁洁
2024 年 8 月

前　言

风湿免疫病发病机制复杂，临床表现多样，其中不少病种属于罕见病。临床上，风湿免疫病的特异性诊治方法尚少，充分认识少见和罕见的风湿免疫病，对于早期诊断、正确治疗疾病，以及改善患者生活质量和预后具有重要意义。

编写本书旨在提高临床工作者对少见和罕见疑难病的认识，进一步提高诊疗水平。本书内容涵盖了风湿免疫罕见病的病因、病理、临床表现、诊断和治疗等方面内容。在编写本书的过程中，我们结合长期的临床实践经验，参考了大量国内外文献，尽可能将最准确和实用的信息呈现给读者。在每一节后，我们通过典型病例分析，力求更生动地展现疾病的特点，且图文并茂，便于读者更好地理解和掌握。

希望本书能够为从事风湿免疫病相关行业的临床工作医生、研究生、医学生和其他相关领域的专业人士提供有价值的信息和参考。我们也希望本书能够提升读者对风湿免疫学领域的兴趣和热情，进一步推动风湿免疫疑难病诊疗的发展和研究。在此，衷心感谢所有参与撰写的专家学者及编辑人员为本书的成稿及出版付出的努力！

编　者
2025 年 1 月于北京

目 录

第一章 系统性自身免疫病 ················ 1

第一节 炎性肌病 ························ 1
- 一、多发性肌炎 ························ 1
- 二、皮肌炎 ···························· 3
- 三、抗合成酶综合征 ···················· 7
- 四、免疫介导坏死性肌病 ·············· 10
- 五、包涵体肌炎 ······················ 13
- 六、肿瘤相关性肌炎 ·················· 14

第二节 系统性硬化症 ·················· 16
第三节 复发性多软骨炎 ················ 23
第四节 复发性结节性非化脓性脂膜炎 ···· 27
第五节 抗磷脂综合征 ·················· 30
第六节 大血管血管炎 ·················· 39
- 一、大动脉炎 ························ 39
- 二、巨细胞动脉炎 ···················· 41

第七节 中血管血管炎 ·················· 43
- 一、结节性多动脉炎 ·················· 43
- 二、川崎病 ·························· 46

第八节 ANCA 相关性血管炎 ············ 51
- 一、肉芽肿性多血管炎 ················ 51
- 二、显微镜下多血管炎 ················ 54
- 三、嗜酸性肉芽肿性多血管炎 ·········· 65

第九节 免疫复合物相关小血管炎 ········ 68
- 一、抗肾小球基底膜病 ················ 68
- 二、冷球蛋白血症性血管炎 ············ 72

第十节 变异性血管炎 ·················· 76
- 一、白塞病 ·························· 76
- 二、Cogan 综合征 ···················· 78

第十一节 单器官血管炎 ················ 85
- 一、原发性中枢神经系统血管炎 ········ 85
- 二、临床孤立性主动脉炎 ·············· 90

第十二节 有可能病因的血管炎 ·········· 94
- 一、丙型肝炎病毒相关性血管炎 ········ 94
- 二、乙型肝炎病毒相关血管炎 ·········· 97
- 三、药物性 ANCA 相关血管炎 ········ 105

第二章 自身炎症性疾病 ················ 109

第一节 家族性地中海热 ··············· 109
第二节 NLRP3 相关自身炎症性疾病 ···· 112
第三节 肿瘤坏死因子受体相关周期性综合征 ···· 114
第四节 高免疫球蛋白 D 伴周期性发热综合征 ···· 116
第五节 IL-1 受体拮抗剂缺乏症 ········ 119
第六节 IL-36 受体拮抗剂缺乏症 ······· 123
第七节 婴幼儿起病的 STING 相关血管病 ···· 125
第八节 Aicardi-Goutières 综合征 ······ 128
第九节 家族性冻疮样红斑狼疮 ········ 130
第十节 蛋白酶体相关自身炎症综合征 ···· 132
第十一节 家族性 Behcet 样自身炎症反应综合征 ···· 135
第十二节 Blau 综合征 ················ 137
第十三节 腺苷脱氨酶 2 缺乏症 ········ 139
第十四节 周期性发热-阿弗他口炎-咽炎-淋巴结炎 ···· 143
第十五节 NLRP12 相关自身炎症性疾病 ···· 146

第十六节　化脓性关节炎-坏疽性脓
　　　　 皮病-痤疮综合征 ········· 148
第十七节　慢性复发性多灶性骨髓炎 ········· 150
第十八节　成人 Still 病 ················ 152

第三章　纤维炎性及淋巴增生性疾病 ············ **157**

第一节　IgG4 相关疾病 ················ 157
第二节　腹膜后纤维化 ················ 163
第三节　特发性纵隔纤维化 ············ 167
第四节　慢性主动脉周围炎 ············ 171
第五节　脂质肉芽肿病 ················ 173
第六节　朗格汉斯细胞组织细胞增生症 ········ 178
第七节　嗜酸性粒细胞增多性淋巴肉芽肿 ······ 182
第八节　窦组织细胞增生伴巨大淋巴结病
　　　　（Rosai-Dorfman 病）············ 185
第九节　多中心网状组织细胞增多症 ········· 188
第十节　组织细胞性坏死性淋巴结炎 ········· 194
第十一节　嗜酸性血管中心性纤维化 ········· 197
第十二节　淋巴瘤样肉芽肿病 ············ 201
第十三节　结节病 ···················· 204

第四章　免疫缺陷性疾病 ················ **210**

第一节　概述 ························ 210
第二节　联合免疫缺陷病 ················ 215
　　一、重症联合免疫缺陷 ············ 220
　　二、X 连锁高 IgM 综合征 ·········· 224
第三节　伴典型表现的联合免疫缺陷综合征 ··· 229
　　一、湿疹-血小板减少-免疫缺陷综合征 ··· 229

　　二、高 IgE 综合征 ················ 232
第四节　抗体免疫缺陷 ················ 238
　　一、X 连锁无丙种球蛋白血症 ········ 238
　　二、普通变异型免疫缺陷病 ········· 240
第五节　免疫失调性疾病 ················ 244
第六节　慢性肉芽肿病 ················ 248

第五章　遗传性结缔组织病 ················ **255**

第一节　Ehlers-Danlos 综合征 ········· 255
第二节　马方综合征 ··················· 262
第三节　高胱氨酸尿症 ················ 270
第四节　成骨不全 ···················· 274
第五节　弹性纤维假黄瘤 ················ 280
第六节　进行性假性类风湿发育不良 ········· 282
第七节　进行性骨化性纤维结构不良 ········· 287
第八节　黏多糖贮积症 ················ 291

第六章　少见关节炎 ······················ **296**

第一节　SAPHO 综合征 ················ 296
第二节　弥漫性特发性骨肥厚 ············ 298
第三节　焦磷酸钙沉积症 ················ 302
第四节　碱性磷酸钙沉积症 ············ 307
第五节　复发性风湿病 ················ 309
第六节　缓解型血清阴性对称性滑膜炎伴
　　　　凹陷性水肿综合征 ············ 312
第七节　色素沉着绒毛结节性滑膜炎 ········· 316
第八节　神经性关节病 ················ 321
第九节　血友病性关节炎 ················ 325

第一章 系统性自身免疫病

第一节 炎性肌病

一、多发性肌炎

【概述】

早在1903年西方学者Steiner就提出了多发性肌炎（polymyositis，PM）的概念。但有关PM的病因及发病机制迄今尚不清楚。近年的研究证明PM是种罕见的疾病，既往诊断的PM可能包含了其他的一些疾病如包涵体肌炎、免疫介导坏死性肌病及遗传性肌病等。

【临床表现】

1. 骨骼肌受累的表现

对称性四肢近端肌无力是PM的特征性表现，常呈亚急性起病。约50%的患者可同时伴有肌痛或肌压痛。上肢近端肌受累时，可出现抬臂困难，不能梳头和穿衣。下肢近端肌受累时，常表现为上楼梯和上台阶困难，蹲下或从座椅上起立困难。PM患者远端肌无力不常见，但在整个病程中患者可有不同程度的远端肌无力表现。随着病程的延长，可出现肌萎缩。约一半的患者有颈屈肌无力，表现为平卧时抬头困难。

2. 骨骼肌外受累的表现

PM患者可出现间质性肺炎及胸膜炎，表现为胸闷、气短、咳嗽、咳痰及呼吸困难等。但大部分的PM患者肺部病变较轻。PM累及咽、食管上端横纹肌较常见，表现为吞咽困难，饮水发生呛咳、液体从鼻孔流出；部分患者还可出现心脏受累；关节受累也较常见，表现为关节的肿胀和疼痛。

【辅助检查】

1. 一般检查

患者可有轻度贫血、白细胞增多。约50%的PM患者红细胞沉降率（ESR，简称血沉）和C反应蛋白可以正常，只有20%的PM患者活动期红细胞沉降率>50 mm/h。因此，红细胞沉降率和C反应蛋白的水平与PM的活动程度并不平行。

2. 肌酶谱检查

PM患者急性期血清肌酶明显增高。如肌酸激酶（CK）、醛缩酶、谷草转氨酶、谷丙转氨酶及乳酸脱氢酶等，其中临床最常用的是CK，它的改变是肌炎最为敏感的指标，升高的程度与肌肉损伤的程度平行。肌酶改变先于肌力和肌电图的改变，肌力改变常滞后于肌酶改变3～10周，而复发时肌酶改变先于肌力的改变。

3. 自身抗体

目前尚无有关PM存在特异性自身抗体的报道。但PM存在一些非特异性的相关抗体，如ANA等。

4. 肌电图

肌电图检查对PM而言是一项敏感但非特异性的指标。90%的活动性患者可出现肌电图异常，约50%的患者可表现为典型三联征改变：①时限短的小型多相运动电位。②纤颤电位，正弦波，多见于急性进展期或活动期，经过激素治疗后这种自发电位常消失。③插入性激惹和异常的高频放电，这可能为肌纤维膜的弥漫性损害所致。另有10%～15%的患者肌电图检查可无明显异常，少数患者即使有广泛的肌无力，而肌电图检查也只提示有脊柱旁肌肉的异常。另外，晚期患者可出现神经源性损害的表现，呈神经源性和肌源性混合相表现。

5. 肌肉病理

肌活检病理是PM诊断和鉴别诊断的重要依据。PM肌活检标本的普通HE染色常表现为纤维大小不一、变性、坏死和再生，以及炎性细胞的浸润。但这种表现并不具有特异性，可见于各种原因引起的肌肉病变，不能用之将PM与其他肌病相鉴别。免疫组化检测可见肌细胞表达MHC I分子，浸润的炎性细胞主要为CD8＋T淋巴细胞，呈多灶状分布在肌纤维周围及浸润到肌纤维内，这是PM较特征性的表现，也是诊断PM最重要的病理标准。

【诊断】

PM 的诊断存在多个标准，但大部分标准均不能将 PM 与其他肌病相区别，建议采用 2004 年欧洲神经肌病中心（ENMC）提出的分类诊断标准（表 1-1-1），以避免 PM 被过度诊断。

表 1-1-1　2004 ENMC 建议的 IIM 分类诊断标准

诊断要求	诊断标准
1. 临床标准 **包含标准** A. 常 > 18 岁发作，非特异性肌炎及 DM 可在儿童期发作 B. 亚急性或隐匿性发作 C. 肌无力：对称性近端 > 远端，颈屈 > 颈伸肌 D. 皮肌炎典型的皮疹：眶周水肿性紫色皮疹；Gottron 疹，颈部 V 形疹，披肩征 **排除标准** A. 包涵体肌炎的临床表现：非对称性肌无力，腕/手屈肌与三角肌同样无力或更差，伸膝和（或）踝背屈与屈髋同样无力或更差 B. 眼肌无力，特发性发音困难，颈伸 > 颈屈无力 C. 药物中毒性肌病，内分泌疾病（甲状腺功能亢进，甲状旁腺功能亢进，甲状腺功能减退），淀粉样变，家族性肌营养不良病或近端运动神经病 **2. 血清 CK 水平升高** **3. 其他实验室标准** A. 肌电图检查： 　包含标准 　（Ⅰ）纤颤电位的插入性和自发性活动增加，正相波或复合的重复放电 　（Ⅱ）形态测定分析显示存在短时限，小幅多相性运动单位动作电位（MUAPs） 　排除标准 　（Ⅰ）肌强直性放电提示近端肌强直性营养不良或其他传导通道性病变 　（Ⅱ）形态分析显示为长时限，大幅多相性 MUAPs 　（Ⅲ）用力收缩所募集的 MUAP 类型减少 B. MRI：STIR 显示肌组织内弥漫或片状信号增强（水肿） C. 肌炎特异性抗体 **4. 肌活检标准** A. 炎性细胞（T 细胞）包绕和浸润至非坏死肌内膜 B. CD8 + T 细胞包绕非坏死肌内膜但浸润至非坏死肌内膜不确定，或明显的 MHC-Ⅰ分子表达 C. 束周萎缩 D. 小血管 MAC 沉积，或毛细血管密度降低，或 EM 见内皮细胞中有管状包涵体，或束周纤维 MHC-Ⅰ表达 E. 血管周围，肌束膜有炎性细胞浸润 F. 肌内膜散在的 CD8 + T 浸润，但是否包绕或浸润至肌纤维不肯定 G. 大量的肌纤维坏死为突出表现，炎性细胞不明显或只有少量散布在血管周，肌束膜浸润不明显 H. MAC 沉积于小血管或 EM 见烟斗柄状毛细管，但内皮细胞中是否有管状包涵体不确定 I. 可能是包涵体肌炎表现：镶边空泡，碎片性红纤维，细胞色素过氧化物酶染色阴性 J. MAC 沉积于非坏死肌纤维内膜及其他提示免疫病理有关的肌营养不良	**多发性肌炎（PM）** **确诊 PM：** 1. 符合所有临床标准，除外皮疹 2. 血清 CK 升高 3. 肌活检包括 A，除外 C、D、H、I **拟诊 PM（probable PM）：** 1. 符合所有临床标准，除外皮疹 2. 血清 CK 升高 3. 其他实验室标准中的 1/3 条 4. 肌活检标准包括 B，除外 C、D、H、I **皮肌炎（DM）** **确诊 DM：** 1. 符合所有临床标准 2. 肌活检包括 C **拟诊 DM（probable DM）：** 1. 符合所有临床标准 2. 肌活检标准包括 D 或 E，或 CK 升高，或其他实验室指标的 1/3 条 **无肌病性皮肌炎：** 1. DM 典型的皮疹：眶周皮疹或水肿，Gottron 疹，V 形疹，披肩征 2. 皮肤活检证明毛细血管密度降低，沿真皮-表皮交界处 MAC 沉积，MAC 周伴大量角化细胞 3. 没有客观的肌无力 4. CK 正常 5. EMG 正常 6. 如果做肌活检，无典型的 DM 表现 **可疑无皮炎性皮肌炎（possible DM sine dermatitis）：** 1. 符合所有临床标准，除外皮疹 2. 血清 CK 升高 3. 其他实验室指标的 1/3 条 4. 肌活检标准中符合 C 或 D **非特异性肌炎：** 1. 符合所有临床标准，除外皮疹 2. 血清 CK 升高 3. 其他实验室指标的 1/3 条 4. 肌活检包括 E 或 F，并除外所有其他表现 **免疫介导坏死性肌病：** 1. 符合所有临床标准，除外皮疹 2. 血清 CK 升高 3. 其他实验室指标的 1/3 条 4. 肌活检标准包括 G，除外所有其他表现

EM，肌内膜；IIM，特发性炎性肌病；MAC，膜攻击复合物；STIR，短时间反转恢复序列。

【鉴别诊断】

多种疾病可引起肌肉病变，需要与 PM 相鉴别。PM 主要应鉴别的肌病类型包括：感染相关性肌病、包涵体肌炎、甲状腺相关性肌病、代谢性肌病、药物性肌病、激素性肌病、肌营养不良症、嗜酸性粒细胞增多性肌炎以及肿瘤相关性肌病等。

【治疗】

到目前为止，糖皮质激素仍然是治疗 PM 的首选药物，但激素的用法尚无统一标准，一般开始剂量为泼尼松 1～2 mg/（kg·d）（60～100 mg/d）或等效剂量的其他糖皮质激素。常在用药 1～2 个月后症状开始改善，然后开始逐渐减量。激素的减量应遵循个体化原则，减药过快出现病情复发，则须重新加大剂量控制病情。对于严重的肌病患者或伴严重吞咽困难及心肌受累的患者，可加用甲泼尼龙冲击治疗，方法是甲泼尼龙每日 500～1000 mg，静脉滴注，连用 3 天。激素治疗无效的患者首先应考虑诊断是否正确；诊断正确者应加用免疫抑制剂治疗。另外，还应考虑是否初始治疗时间过短或减药太快所致；是否出现了激素性肌病。

PM 常用的免疫抑制剂包括甲氨蝶呤、硫唑嘌呤、环孢素 A、霉酚酸酯等，以及各种常用的抗风湿的生物制剂，但这些药物目前的临床疗效反应不一、而且均为经验性的临床应用，缺乏严格的随机对照试验验证。

（王国春）

【参考文献】

［1］JESSICA E，HOOGENDIJK J E，AMATO A A，et al. 119th ENMC international workshop：Trial design in adult idiopathic inflammatory myopathies，with the exception of inclusion body myositis，10-12 October 2003，Naarden，The Netherlands. Neuromuscul Disord，2004，14（5）：337-345.

二、皮肌炎

【概述】

特发性炎性肌病（idiopathic inflammatory myopathies，IIMs）是一组以累及皮肤和四肢骨骼肌为主要特征的自身免疫病。皮肌炎（dermatomyositis，DM）是特发性炎性肌病中最常见的一类亚型。我国 DM 的发病率尚无准确的数据，各年龄段均可发病，女性相对多见。DM 的发病有两个高峰期，分别是 5～15 岁和 45～65 岁。Stertz 在 1916 年首次报道了 DM 与恶性肿瘤的相关性[1]。同时，Batten 首次描述了 1 例具有典型组织学特征的儿童 DM[2]。

【病因和发病机制】

目前多认为 DM 是遗传易感个体在感染与非感染因素诱导下由免疫介导的疾病。目前已知在白种人中，*HLA-DRB1*0301* 和 *HLA-DQA1*0501* 与炎性肌病强相关；而在非洲裔美国人中，*HLA-DRB1*08* 等位基因与发生肌炎的风险高度相关[3-4]。研究显示，在一定的遗传背景下，特定的环境因素可能是肌炎的使动因素，包括感染因素如葡萄球菌、分枝杆菌、肠道病毒和反转录病毒等。另外紫外线辐射可能是 DM 发病的危险因素。体液免疫和细胞免疫反应参与了 DM 的发病，部分 DM 患者会出现自身抗体，如肌炎特异性抗体和肌炎相关性抗体。DM 的发病机制包括早期补体激活，补体成分和膜攻击复合物在内皮细胞沉积，最终补体介导的损伤导致毛细血管减少。

【病理学】

IIM 的病理特点为肌纤维肿胀，横纹消失，肌浆透明化，肌纤维膜细胞核增多，肌组织内炎症细胞浸润。DM 主要为 B 细胞和 CD4＋T 细胞浸润肌束膜、肌外膜和血管周围，肌束周围萎缩，肌纤维表达 MHC-1 分子上调。DM 患者的血管受累可以表现在皮肤上，毛细血管空泡形成及坏死导致缺血性改变进而引起肌纤维损伤。

【临床表现】

DM 常呈亚急性起病，在数周至数月内出现皮疹及四肢近端肌肉无力，少数患者可急性发病。患者常伴有全身性表现，如发热、乏力、厌食及体重下降等。

1. 皮肤及骨骼肌受累的表现

DM 常见的皮肤症状包括：① Gottron 疹：这是 DM 特征性的皮肤表现，表现为掌指关节、指间关节或肘关节伸面的红色或紫红色斑丘疹，边缘不整或融合成片，常伴有毛细血管扩张和色素沉着或减退，抗MDA5阳性患者可见皮肤破溃。②眶周皮疹（heliotrope rash）：是DM另一特征性的皮肤损害，表现为上眼睑或眶周的水肿性紫红色皮疹，光照加重。③甲周病变：甲根皱襞处可见毛细血管扩张性红斑或瘀点，伴有甲皱及甲床有不规则增厚。④技工手：表现为手指的掌面和侧面皮肤过多角化、裂纹及粗糙，类似于长期从事手工作业的技术个人手，故名"技工手"。还可出现足跟部的皮肤表皮增厚，粗糙和过度角化，又称为"技工足"。⑤其他皮肤黏膜改变：皮疹还可出现在两颊部、鼻梁、颈部、前胸V形区和肩背部（称为披肩征）。部分患者还可出现雷诺现象及手指溃疡、皮下小结或皮下钙化等改变。

对称性四肢近端肌无力是DM肌肉受累的特征性表现。上肢近端肌肉受累时，可出现抬臂困难，不能梳头和穿衣。下肢近端肌受累时，常表现为上楼梯和上台阶困难，蹲下或从座椅上起立困难。患者远端肌无力不常见。随着病程的延长，可出现肌萎缩。约一半的患者有颈屈肌无力，表现为平卧时抬头困难。

2. 其他脏器受累的表现

间质性肺炎、肺纤维化、胸膜炎是DM最常见的肺部病变，表现为胸闷、气短、咳嗽、咳痰及呼吸困难等。少数患者有胸腔积液。喉部肌肉无力可造成发音困难和声嘶等。膈肌受累时可表现为呼吸表浅、呼吸困难或引起急性呼吸功能不全。肺部受累是影响DM预后的重要因素之一。

DM累及咽、食管上端横纹肌较常见，表现为吞咽困难，饮水呛咳等。关节痛或关节炎也是DM常见的表现；心脏及肾受累相对少见，且无特异性。

【辅助检查】

1. 一般检查

患者可有轻度贫血，白细胞正常或减少。重症DM患者常伴有外周白细胞下降，尤其是淋巴细胞的减少（抗MDA5阳性患者最常见）。血沉和C反应蛋白可以正常或升高。血清IgG、IgA、IgM、免疫复合物以及γ球蛋白正常或增高。补体C3、C4正常或减少。

2. 肌酶谱

DM患者活动期血清肌酶明显增高，如肌酸激酶（CK）、醛缩酶、谷草转氨酶、谷丙转氨酶及乳酸脱氢酶等，其中临床最常用的是CK，它的改变是肌炎最为敏感的指标，升高的程度与肌肉损伤的程度平行。

3. 肌炎特异性抗体和肌炎相关抗体

约70%的DM患者血清中存在DM的特异性自身抗体（myositis specific autoantibody，MSA），目前发现的DM特异性抗体有6种，包括：①抗氨酰tRNA合成酶抗体（抗Jo-1、PL-7、PL-12、EJ、OJ、KS、Zo和YRS抗体等）：其中检出率较高的为抗Jo-1抗体，常表现为肺间质病变、发热、关节炎、"技工手"和雷诺现象，称之为"抗合成酶综合征"。②抗Mi-2抗体〔即抗染色质解旋酶DNA结合蛋白（Mi-2）抗体〕：此抗体阳性者95%可见皮疹，但少见肺间质病变，预后较好。③抗MDA5抗体（抗黑色素瘤分化相关基因5抗体）：常见于无肌病皮肌炎者，常出现快速进展的间质性肺炎，预后差。④抗TIF1γ抗体（抗转录中介因子1-γ抗体）：部分患者伴发肿瘤，还有部分可见暗红色皮疹、日照性红斑、醉酒貌、发际线皮疹等，间质性肺炎少见。⑤抗NXP2抗体（抗核基质蛋白-2抗体）：多见于年轻人，皮疹和肌肉病变均较重，与皮下钙化和肿瘤相关。⑥抗SAE抗体（抗小泛素样修饰剂激活酶抗体）：常伴吞咽困难、皮损严重、色素沉着性皮疹，而肌无力、ILD少见，预后较好。

肌炎相关抗体包括抗RO52抗体、抗R060抗体、抗La抗体、抗PM-Scl抗体、抗Ku抗体、抗U1RNP抗体、抗cN-1A抗体等。

4. 肌电图和肌肉病理

肌电图的典型改变包括：插入电位活动增强，纤颤电位和正锐波；自发奇异高频放电；低波幅、短时限、多相运动单位电位。DM的肌肉病理特点是炎症分布位于血管周围或在束间膈及其周围。浸润的炎性细胞以B细胞和CD4+T细胞为主。肌纤维表达MHC I 分子明显上调。肌纤维损伤和坏死通常涉及部分肌束或束周而导致束周萎缩。束周萎缩是DM的特征性表现。

5. 其他辅助检查

肌肉MRI检测可提示皮肤及肌肉的炎症、脂肪浸润、钙化及定位特定肌群的病变。MRI还可指导肌活检，也可能用于长期治疗的疗效评估和临床试验。肌电图检查对于DM的诊断有一定帮助，但不具有特异性。

【诊断标准】

DM的分类诊断多采用最新的2020 ENMC制定的DM分类标准（表1-1-2），与其他分类标准相比，该标准更为简单、实用和准确。目前可以将DM分

表 1-1-2　2020 ENMC-DM 分类诊断标准

DM 的分类标准需要满足下列的临床及皮肤活检特点 *：
临床检查发现（至少需要 2 条）：Gottron 征、Gottron 斑疹和（或）向阳性皮疹。
皮肤活检：界面性皮炎。
或：
DM 的分类标准需要满足下列的临床及具备 DM 肌肉特点 ** 或 DM 特异性抗体阳性 ***：
临床检查发现（至少需要 1 条）：Gottron 征、Gottron 斑疹和（或）向阳性皮疹。

**DM 的肌肉特点：
①四肢近端肌无力
②肌酶升高
③肌活检提示 DM：淋巴细胞浸润（常在血管周围），束周病变的依据［即，束周肌纤维 COX 染色淡染和（或）NCAM 染色阳性］
④肌活检确诊是 DM：束周萎缩和（或）束周黏病毒抗性蛋白（MxA）过表达，少或无束周坏死
如果患者具备 a、b、c 或 d 中的任何一项下列特点就可称为患者具备 DM 肌肉特点：
（a）①+②
（b）①+③
（c）②+③
（d）④

***DM 特异性抗体： 抗 TIF1-γ，抗 NXP-2，抗 Mi-2，抗 MDA5 或抗 SAE 中任何一种抗体阳性。

注：
- 如果患者无 DM 的皮肤病变的表现则不能诊断为 DM。
- 抗合成酶抗体阳性的患者应诊断为"抗合成酶综合征"而不是 DM；抗合成酶综合征患者伴有 DM 样皮疹应诊断为"抗合成酶综合征伴有 DM 样皮疹"。
- 抗 HMGCR 或抗 SRP 阳性的患者应诊断为"免疫介导坏死性肌病"而不是 DM；抗 HMGCR 阳性伴有 DM 样皮疹应诊断为"抗 HMGCR 肌病伴有 DM 样皮疹"；抗 SRP 阳性伴有 DM 样皮疹应诊断为"抗 SRP 肌病伴有 DM 样皮疹"。
- DM 特异性抗体阳性的患者应根据其抗体类型进行进一步的亚型分类（即抗 TIF1-γ 型 DM，抗 NXP-2 型 DM 等）
- DM 特异性抗体阴性的患者应诊断为"自身抗体阴性的 DM"。
- 掌指关节，近端指间关节和（或）远端指间关节伸侧表面的皮肤溃疡（如抗 MDA5 型 DM 中所见）应认为与 Gottron 疹一样的临床意义。

为 6 种亚型，即抗 Mi-2 型、抗 NXP-2 型、抗 SAE 型、抗 MDA5 型、抗 TIF1-γ 型、MSA 阴性型。其中抗 MDA5 阳性患者发生快速进展性间质性肺疾病（ILD）的比例高，且常伴有低淋巴细胞血症，对激素及免疫抑制剂治疗反应差。

【鉴别诊断】

皮肌炎是炎性肌病的一种，在鉴别诊断中，要与其他类型的炎性肌病鉴别，如多肌炎、抗合成酶综合征、免疫介导坏死性肌病等。另外，还要与可能引起肌肉疼痛及无力症状的其他疾病鉴别，如进行性肌营养不良、重症肌无力、风湿性多肌痛和系统性红斑狼疮等。

1. 多肌炎

多肌炎是一种罕见病，以进行性、对称性肌无力为主要表现。由于咽部肌群和颈屈肌群受累，患者可出现吞咽困难和抬头困难，患者无皮疹，但可出现关节炎或肺间质改变。化验检查可见肌酶升高，部分患者抗 Jo-1 抗体阳性。

2. 抗合成酶综合征

抗合成酶综合征（antisynthetase syndrome，ASS）是炎性肌病的一种亚型，临床表现除肌肉受累以外，肺部受累常见，其他表现有关节炎、发热、典型皮肤病变和雷诺现象，伴有特征性的抗合成酶抗体，包括抗组氨酰 tRNA 合成酶抗体（抗 Jo-1 抗体）及其他合成酶抗体。

3. 免疫介导坏死性肌病

免疫介导坏死性肌病（immune-mediated necrotizing myopathy，IMNM）是炎性肌病中的一个新的临床亚型，以肌细胞坏死为主要特征，而无或少炎症细胞浸润的亚型，将其称为 IMNM，以区别于其他类型的炎性肌病。肌炎特异性自身抗体（myositis-specific autoantibodies，MSA）中抗信号识别颗粒抗体（anti-signal recognition particle，anti-SRP）和抗 3- 羟基 -3- 甲基戊二酰 -CoA 还原酶抗体（anti-3-hydroxy-3-methylglutaryl-coenzyme A reductase，anti-HMGCR）目前被认为是 IIMNM 的标记性抗体，并且可能参与了 IMNM 的发病。

4. 进行性肌营养不良

本病是遗传性疾病，多见于男性儿童，肌假性肥大，呈无肌痛的对称性进行性肌无力，肌肉活检无肌细胞坏死、炎细胞浸润等，糖皮质激素治疗无效，通过活检可与皮肌炎相鉴别。

5. 重症肌无力

本病具有特征性的眼睑下垂，受累肌群活动后迅速出现疲劳无力，休息后恢复，肌酸激酶等血清酶正常，肌肉活检无肌实质性变性。

6. 风湿性多肌痛

通过血清酶、肌电图、活检可与皮肌炎相鉴别，主要表现为四肢近端部位肌痛，但无肌无力及肌萎缩，血清酶值、肌电图及肌肉活检均正常。

7. 系统性红斑狼疮

患者多出现面颊部蝶形红斑、光敏感、关节炎，部分患者可累及肾、血液和神经系统，肌肉症状较轻或无，通过实验室检查发现抗核抗体、抗 ds-DNA 抗体、抗 Sm 抗体阳性而血清肌酶正常可与皮肌炎相鉴别。

【治疗】

1. 糖皮质激素

糖皮质激素是治疗 DM 的基础药物，一般初始剂量为泼尼松 1～2 mg/（kg·d）或等效剂量的其他糖皮质激素。患者常在用药 1～2 个月后症状开始改善，然后开始逐渐减量。激素的减量应遵循个体化原则，减药过快出现病情复发。对于重症患者可加用甲泼尼龙冲击治疗，甲泼尼龙每日 500～1 000 mg，静脉滴注，连用 3 天。对激素治疗反应不佳的患者应及时加用免疫抑制剂治疗。

2. 免疫抑制剂

治疗 DM 常用的免疫抑制剂包括甲氨蝶呤（MTX）、硫唑嘌呤（AZA）、环孢素 A（CsA）、他克莫司（TAC）、霉酚酸酯（MMF）及环磷酰胺（CYC）等。MTX 和 AZA 一般于轻症患者，对于改善患者的皮疹及肌无力有帮助。环孢素 A（CsA）、他克莫司（TAC）、霉酚酸酯（MMF）及环磷酰胺（CYC）主要用于中重度及难治性患者的治疗。其剂量及用法与治疗其他系统性风湿病如系统性红斑狼疮等相似。

3. 静脉注射免疫球蛋白（IVIg）

对于复发性和难治性的病例，可考虑加用 IVIg。常规的治疗剂量是 0.4 g/（kg·d），每月用 5 天，连续用 3～6 个月以维持疗效。

4. 生物制剂

近年来抗 B 细胞抗体或 JAK 抑制剂等新型生物制剂用于治疗常规激素加传统免疫抑制治疗效果不佳的患者的研究逐渐增多。但大部分研究都是小样本或个案报告，确切的疗效有待于进一步的大样本研究。

【病例摘要】

患者男性，58 岁，4 个月前无诱因出现面部和眶周红斑，3 个月前患者出现四肢肌力减弱，洗头和蹲起受限，10 天前患者自觉胸闷气短，伴干咳。既往吸烟史 20 年余，1 包/天，已戒 10 年，偶饮酒。体格检查示双眼眶周、面部紫红色皮疹，右肘关节伸面皮肤红斑伴破溃结痂，左肘关节伸面皮肤发红伴粗糙脱屑，双手掌指关节、近端指关节伸面皮肤粗糙发红，双手指腹皮肤粗糙，可见甲周红斑。双肺可闻及散在湿啰音。四肢肌力 3 级。辅助检查提示 AST 59 U/L，LDH 298 U/L，CK 697 U/L，CRP 17.0 mg/L，ESR 38 mm/h。IgA 6.53 g/L，ANA 1∶40 斑点/胞浆，抗 Ro-52 阳性（＋），抗 MDA5 强阳性。胸部 CT 提示双肺弥漫性间质炎症。诊断：皮肌炎。病例详细资料见二维码数字资源 1-1-2。

数字资源 1-1-2

（张学武）

【参考文献】

[1] STERTZ G. Polymyositis. Berl Klin Wochenschr，1916，53：489.

[2] BATTEN F. Case of dermatomyositis in a child, with pathological report. Br J Child Dis，1912，9：247.

[3] O'HANLON T P, RIDER L G, MAMYROVA G, et al.

HLA polymorphisms in African Americans with idiopathic inflammatory myopathy: allelic profiles distinguish patients with different clinical phenotypes and myositis autoantibodies. Arthritis Rheum, 2006, 54 (11): 3670-3681.
［4］BADRISING U A, SCHREUDER G M, GIPHART M J, et al: Associations with autoimmune disorders and HLA class Ⅰ and Ⅱ antigens in inclusion body myositis. Neurology, 2004, 63: 2396-2398.

三、抗合成酶综合征

【概述】

抗合成酶综合征（antisynthetase syndrome，ASS）是特发性炎性肌病的一种亚型，临床表现为肌炎、间质性肺炎、关节炎、发热、皮损和雷诺现象，同时患者体内存在标志性的抗氨基酰-tRNA合成酶抗体。

ASS在20世纪80年代由Hochberg MC等[1]在the Journal of rheumatology首次报道，该文章提出多肌炎或多肌炎-重叠综合征患者中抗Jo-1抗体阳性率高，且首次报道抗Jo-1抗体与间质性肺炎相关。随后，Marguerie C等[2]报道了29例抗合成酶抗体阳性的患者具有相似的临床特征，如肌炎、肺纤维化、关节炎、雷诺现象、钙化、指端硬化、干眼症等。根据罕见病数据库报道，全球ASS患病率为（1～9）/100 000[3]。ASS在炎性肌病中的比例为11.1%～39.2%。从欧洲肌炎注册数据看，ASS发病率低于皮肌炎和多肌炎，但高于散发包涵体肌炎（sIBM）和免疫介导坏死性肌病（IMNM）。ASS平均发病年龄是48±15岁，男女比例约为3∶7[4]。

目前ASS的病因和发病机制尚不明确。遗传和环境与疾病发生有关。有研究表明，抗Jo-1抗体与 *HLA-B*08：01* 和 *HLA-DRB1 03：01* 多态性有关[5]。

体内抗合成酶抗体的出现可能参与疾病发生。抗合成酶抗体（anti-synthetase antibodies，ARS）靶抗原为细胞质氨基酰-tRNA合成酶。该类酶主要参与催化特异tRNA与其对应氨基酸的结合。虽然有20种氨基酸，但氨基酰合成酶抗体仅发现8种，包括抗Jo-1（组氨酰tRNA合成酶）、抗PL-7（苏氨酰tRNA合成酶）、抗PL-12（丙氨酰tRNA合成酶）、抗EJ（甘氨酰tRNA合成酶）、抗OJ（异亮氨酰tRNA合成酶）、抗KS（门冬酰tRNA合成酶）、抗Zo（苯丙氨酰tRNA合成酶）和抗Ha（酪氨酰tRNA合成酶）。其中，组氨酰tRNA合成酶以及门冬酰tRNA合成酶具有调节淋巴细胞迁移，单核细胞、未成熟树突细胞活化的作用[6]。一些合成酶可能促进癌细胞的凋亡。有报道，用完整或部分组氨酰tRNA合成酶的片段免疫小鼠模型，可导致自身反应性B细胞的产生[7]。

此外，吸入抗原可能会诱发机体免疫级联反应导致ASS的发生，如霉菌、鸟类、羽毛枕头等都可能成为环境触发因素造成肺部症状，和其他亚型的炎性肌病相比，ASS患者更常暴露于灰尘、有害气体或烟雾的环境里[8]。据报道，吸烟可使基因易感的肌炎患者体内出现抗Jo-1抗体的可能增加[9]。另外，呼吸道感染与炎性肌病发生的相关性也有报道，Toll样受体7、8在自身免疫性肌病小鼠模型的发病中起到关键作用[10]，提示胞内抗原如病毒造成细胞损伤，进一步释放微粒体病激活固有免疫，从而导致疾病发生。

【临床表现】

ASS主要临床表现是对称性近端肌无力、皮疹，有些患者还存在间质性肺炎、雷诺现象、全身症状或体征、炎性关节炎等。

1. 肌痛、肌无力

ASS患者典型的肌肉损害表现是对称性四肢近端肌无力，肌肉损害因人而异，可表现为无肌肉症状但血清肌酶升高，也可表现为严重肌无力或不能运动[11]。ASS患者出现肌力下降的比例为41.3%～100%，肌痛为30.4%～88.9%。肌痛、肌无力在抗Jo-1抗体阳性的患者中的比例高于抗PL-7和抗PL-12抗体阳性患者[12]。抗OJ抗体阳性的患者更易出现重度肌无力、肌萎缩。食管肌肉受累后可出现吞咽困难，可见于1/3的ASS患者。

2. 间质性肺炎（ILD）

50.7%～100%的ASS患者可出现ILD。据报道，合并抗PL-7、PL-12、EJ抗体阳性的ASS患者往往以ILD为首发表现[13]。ILD最常见的临床表现是活动后呼吸困难。但有1/5的抗Jo-1抗体阳性的ASS患者发生ILD后可无明显的活动后气短症状。呼吸肌受累也可加重通气功能下降。急性进展的ILD在ASS中并不少见，尤其是首发表现为ILD者。

3. 关节炎、关节痛

20%～88% 的 ASS 患者可出现关节炎或关节痛[14]，抗 Jo-1 阳性的 ASS 患者较其他 ASS 患者更易出现关节炎。24% 的抗 Jo-1 阳性 ASS 可以关节炎为首发症状。对称性近端指间关节、掌指关节及腕关节受累是 ASS 的常见表现，而髋、膝、踝、肘、肩关节受累少见。

4. 雷诺现象、发热、皮肤表现

不同中心报道的 ASS 中雷诺现象发生率差距较大，为 8.7%～65%。17% 的抗 Jo-1 阳性 ASS 患者可以雷诺现象为首发症状[13]，合并多关节炎的 ASS 患者更易出现雷诺现象。

5. 发热

25.5%～60.9% 的 ASS 患者可出现发热，在抗 PL-12 抗体阳性者更多见。

6. 皮肤损害

技工手（mechanic's hands，MH）是位于手掌、手指侧面的龟裂、表面覆有鳞屑、过度角化、无瘙痒的皮损，是 ASS 的特征表现之一。据报道，36.6%～38% 的 ASS 患者可出现技工手[5,15]，技工手在抗 Jo-1 抗体阳性的 ASS 患者中较其他抗体阳性的 ASS 患者中更常见[16]。同样，远足者脚，即出现在足底或脚趾的皮损也可在 ASS 中见到。此外，Gotton 疹/征、向阳疹、披肩征、枪套征、V 领征也可见于 ASS。

【辅助检查】

1. 肌酶测定

血清肌酶的升高是肌肉受损的标志，常用于评估肌肉损害的肌酶包括：肌酸激酶、乳酸脱氢酶、醛缩酶、谷丙转氨酶、谷草转氨酶。

2. 肌肉磁共振

肌肉炎症在 MRI T2 加权脂肪抑制序列成像可呈现水肿（高信号）表现。65% 的 ASS 患者可出现大腿肌肉 MR 信号异常。14% 的 ASS 患者可出现肌容积减少。

3. 肌电图

肌电图可表现为棘慢波：低波幅、短程、多相运动单位电位；插入性激惹、自发性纤颤、正向锐波；高频重复放电。

4. 肌活检

束周坏死、巨噬细胞浸润是常见的肌肉病理表现。肌束膜尤其是血管周围常常出现巨噬细胞、CD8 淋巴细胞浸润。肌纤维膜，尤其是束周可出现 MHC-Ⅰ和 MHC-Ⅱ过表达。

【诊断】

ASS 诊断多采用 Solomon 标准和 Connor 标准（表 1-1-3）[17-18]。

【鉴别诊断】

ASS 鉴别诊断包括其他炎性肌病、运动神经元病、重症肌无力和肌营养不良，以及其他系统性风湿病和多种遗传性、代谢性、药物性和感染性肌病。

1. 皮肌炎

皮肌炎可出现特征性皮疹、肌痛、发热等，此类患者存在 DM 特异性抗体如抗 MDA5 抗体、抗 SAE 抗体、抗 Mi-2 抗体、抗 NXP-2 抗体等。

2. 肌营养不良

肌营养不良可出现肌力下降，是一组遗传性进行性肌病，是由肌肉正常功能所需的数个基因缺陷

表 1-1-3　ASS 诊断多采用 Solomon 标准和 Connor 标准

	Solomon 标准	Conner 标准
免疫指标	任一 ARS 阳性	任一 ARS 阳性
临床指标	主要标准 　间质性肺炎 　PM/DM（Peter/Bohan 标准） 次要标准 　关节炎 　雷诺现象 　技工手	PM/DM（Peter/Bohan 标准） 关节炎 雷诺现象 技工手 其他原因不能解释的持续发热
诊断	ARS＋2 项主要标准，或 ARS＋至少 1 项主要标准＋2 项次要标准	ARS＋至少 1 项临床标准

所致。肌营养不良患者肌肉炎细胞浸润通常局限于坏死肌纤维邻近区域，与炎性肌病不同。

3. 遗传性代谢性肌病

该类疾病包括碳水化合物和脂肪代谢异常，如肌腺苷酸脱氢酶缺乏症和肉碱缺乏症。可出现间歇性发作的肌痛，常由劳力诱发。

【治疗】

目前 ASS 的治疗尚缺乏大样本随机对照试验研究，很多数据来源于回顾性研究结果。

1. 糖皮质激素

在无用药禁忌的情况下，糖皮质激素是 ASS 的一线用药。起始用药为 0.5～1 mg/（kg·d）口服泼尼松；在重症或合并多器官损伤的肌炎患者中，可以使用 250～1000 mg/d 甲泼尼龙冲击 3～5 天。足量激素使用 4 周至临床症状缓解以及 CK 下降，而后每月减量 20%～25% 泼尼松，至 5～10 mg 维持[19-20]。

2. 免疫抑制剂

少数轻症 ASS 患者单用糖皮质激素可达疾病缓解，但多数患者尤其是合并 ILD 者需要加用免疫抑制剂。常用的免疫抑制剂有甲氨蝶呤、环磷酰胺、硫唑嘌呤、吗替麦考酚酯、钙调磷酸酶抑制剂如环孢素和他克莫司。难治性肌炎也可以使用 IVIg。

3. 生物制剂

对于难治性肌炎合并 ILD 者可考虑应用 CD-20 单抗。其他生物制剂如阿巴西普、乌司奴单抗、JAK 抑制剂也有有效的报道。

【病例摘要】

患者中年女性，因"皮疹、近端肌痛 3 年，间断发热 1 个月"入院。病程中出现背部、颈部、双肘伸侧皮疹，四肢近端肌痛、肌无力，多关节肿痛，偶有干咳。于当地医院查 CK 升高、抗 Jo-1 抗体阳性，肺 CT 示双肺间质改变，予口服泼尼松 30 mg/d ＋ 环磷酰胺 50 mg/d，病情改善，减量激素过程中出现发热、四肢近端肌痛、双膝关节疼痛、活动后气短，为进一步诊治入院。查体：技工手，双肘、双手近端关节伸侧可见 Gottron 征。入院后化验：CK 312 U/L；抗 Jo-1 抗体阳性，抗 Ro-52 阳性。入院诊断：抗合成酶综合征、间质性肺炎。入院给予糖皮质激素联合使用环磷酰胺、环孢素治疗。病例详细资料见二维码数字资源 1-1-3。

数字资源 1-1-3

（李玉慧）

【参考文献】

[1] HOCHBERG M C, FELDMAN D, STEVENS M B, et al. Antibody to Jo-1 in polymyositis/dermatomyositis: association with interstitial pulmonary disease. J Rheumatol, 1984, 11(5): 663-665.

[2] MARGUERIE C, BUNN C, BEYNON H L, et al. Polymyositis, pulmonary fibrosis and autoantibodies to aminoacyl-tRNA synthetase enzymes. Q J Med, 1990, 77(282): 1019-1038.

[3] Antisynthetase syndrome. Orphanet, 2014.

[4] LILLEKER J B, VENCOVSKY J, WANG G, et al. The EuroMyositis registry: an international collaborative tool to facilitate myositis research. Ann Rheum Dis, 2018, 77(1): 30-39.

[5] ROTHWELL S, CHINOY H, LAMB J A, et al. Focused HLA analysis in Caucasians with myositis identifies significant associations with autoantibody subgroups. Ann Rheum Dis, 2019, 78(7): 996-1002.

[6] HOWARD O M, DONG H F, YANG D, et al. Histidyl-tRNA synthetase and asparaginyl-tRNA synthetase, autoantigens in myositis, activate chemokine receptors on T lymphocytes and immature dendritic cells. J Exp Med, 2002, 196(6): 781-791.

[7] SOEJIMA M, KANG E H, GU X, et al. Role of innate immunity in a murine model of histidyl-transfer RNA synthetase (Jo-1)-mediated myositis. Arthritis Rheum, 2011, 63(2): 479-487.

[8] LABIRUA-ITURBURU A, SELVA-O'CALLAGHAN A, ZOCK J P, et al. Occupational exposure in patients with the antisynthetase syndrome. Clin Rheumatol, 2014, 33(2): 221-225.

[9] CHINOY H, ADIMULAM S, MARRIAGE F, et al. Interaction of HLA-DRB1*03 and smoking for the development of anti-Jo-1 antibodies in adult idiopathic inflammatory myopathies: a European-wide case study. Ann Rheum Dis, 2012, 71(6): 961-965.

[10] SCIORATI C, MONNO A, DOGLIO M G, et al. Exacerbation of Murine Experimental Autoimmune Myositis by Toll-Like Receptor 7/8. Arthritis Rheumatol, 2018, 70(8):

[11] NOGUCHI E, URUHA A, SUZUKI S, et al. Skeletal Muscle Involvement in Antisynthetase Syndrome. JAMA Neurol, 2017, 74 (8): 992-999.

[12] HERVIER B, DEVILLIERS H, STANCIU R, et al. Hierarchical cluster and survival analyses of antisynthetase syndrome: phenotype and outcome are correlated with anti-tRNA synthetase antibody specificity. Autoimmun Rev, 2012, 12 (2): 210-217.

[13] CAVAGNA L, NUÑO L, SCIRÈ C A, et al. Clinical Spectrum Time Course in Anti Jo-1 Positive Antisynthetase Syndrome: Results From an International Retrospective Multicenter Study. Medicine (Baltimore), 2015, 94 (32): e1144.

[14] SZABÓ K, BODOKI L, NAGY-VINCZE M, et al. Effect of Genetic and Laboratory Findings on Clinical Course of Antisynthetase Syndrome in a Hungarian Cohort. Biomed Res Int, 2018, 2018: 6416378.

[15] CAVAGNA L, TRALLERO-ARAGUÁS E, MELONI F, et al. Influence of Antisynthetase Antibodies Specificities on Antisynthetase Syndrome Clinical Spectrum Time Course. J Clin Med, 2019, 8 (11): 2013.

[16] LEGA J C, FABIEN N, REYNAUD Q, et al. The clinical phenotype associated with myositis-specific and associated autoantibodies: a meta-analysis revisiting the so-called antisynthetase syndrome. Autoimmun Rev, 2014, 13 (9): 883-891.

[17] SOLOMON J, SWIGRIS J J, BROWN K K. Myositis-related interstitial lung disease and antisynthetase syndrome. J Bras Pneumol, 2011, 37 (1): 100-109.

[18] CONNORS G R, CHRISTOPHER-STINE L, ODDIS C V, et al. Interstitial lung disease associated with the idiopathic inflammatory myopathies: what progress has been made in the past 35 years? Chest, 2010, 138 (6): 1464-1474.

[19] ODDIS C V, AGGARWAL R. Treatment in myositis. Nat Rev Rheumatol, 2018, 14 (5): 279-289.

[20] MCGRATH E R, DOUGHTY C T, AMATO A A. Autoimmune Myopathies: Updates on Evaluation and Treatment. Neurotherapeutics, 2018, 15 (4): 976-994.

四、免疫介导坏死性肌病

【概述】

免疫介导坏死性肌病（immune-mediated necrotizing myopathy，IMNM）是特发性炎性肌病的一组亚型，表现为进行性四肢近端肌无力，肌肉病理表现为明显的肌纤维坏死以及少量淋巴细胞浸润。目前，有两种自身抗体与 IMNM 密切相关，分别是信号识别颗粒（SRP）抗体和 3-羟基-3-甲基-戊二酰辅酶 A 还原酶（HMGCR）抗体。IMNM 分为三种亚型：抗 SRP 型肌病，抗 HMGCR 型肌病和抗体阴性 IMNM。抗 SRP 抗体最早在 20 世纪 80 年代在利用肌炎患者血清做 RNA 免疫共沉淀时发现[1-2]。2010 年有学者在在肌炎患者血清中发现抗 HMGCR 抗体[3]，自身免疫性肌病患病率为（9～14）/10 万，其中约 10% 可出现抗 SRP 型或抗 HMGCR 型肌病[4-6]。IMNM 在成人及儿童中均可发生。在成人中，抗 SRP 型肌病多发生于约 40 岁，抗 HMGCR 型肌病多发生于约 55 岁，而非他汀类药物诱导的抗 HMGCR 型肌病多发生于约 40 岁。

IMNM 病因及发病机制尚不明了。目前已知在成人中，MHC-Ⅱ类分子等位基因 *DRB*11：01* 与抗 HMGCR 型肌病强相关[7-8]；儿童抗 HMGCR 型肌病与 *DRB1*07：01* 相关[9-10]；日本人群中，抗 SRP 型肌病与 *HLA-DRB1*08：03* 等位基因有关。有数据表明应用他汀类药物与抗 HMGCR 型肌病发生有关。抗 HMGCR 型肌病患者中有 38%～63% 有他汀暴露史[11]。平菇、红曲米、普洱茶等食物中也含有他汀成分[12-14]。此外，带状疱疹病毒以及人类乳头瘤病毒也可能与 IMNM 发生有关。

【临床表现】

1. 四肢近端肌无力

IMNM 典型特征表现为四肢近端肌无力，表现为上臂抬举困难，下蹲受限。

2. 间质性肺炎

10%～20% 的抗 SRP 相关肌病患者出现间质性肺炎，表现为干咳、活动后气短，或缺乏临床症状仅在胸部 CT 扫描发现。

3. 皮肤或其他肌肉外表现

IMNM 也可出现 Gottron 征/疹，或心脏受累，但相对少见，发生率低于 10%

4. 恶性肿瘤

恶性肿瘤的发生与 IMNM 亚型相关，如抗体阴性 IMNM 发生恶性肿瘤的风险明显升高，而抗 HMGCR 型肌病与恶性肿瘤无明显相关，抗 SRP 型肌病与肿瘤无关。

【辅助检查】

1. 自身抗体

抗 SRP 抗体和抗 HMGCR 抗体的检测对于 IMNM

的诊断十分关键。

2. 肌酸激酶

抗SRP型肌病和抗HMGCR型肌病平均肌酸激酶高值约4700 IU/L。IMNM患者CK的升高提示病情活动。

3. 肌肉磁共振（magnetic resonance imaging, MRI）

肌肉MRI可显示肌肉受累范围及严重程度，有助于IMNM的诊治。STIR序列肌内高信号提示肌肉水肿，与活动性炎症或肌纤维坏死有关。

4. 肌活检

肌肉活检病理有助于IMNM诊断，病理表现包括肌细胞坏死、变性。抗SRP型肌病和抗HMGCR型肌病病理多表现为MHC-I类分子多灶性上调，以及非坏死性肌纤维膜MAC沉积[15-16]。抗HMGCR型肌病肌组织中主要表现为巨噬细胞浸润。

5. 肌电图（electromyogram, EMG）

肌电图可确认肌源性病变，用于早期诊断，并可用于排除神经源性或重症肌无力等其他原因所致的肌无力。

【诊断】

诊断依靠2017 ENMC制定的IMNM分类标准（表1-1-4）[16]。需除外药物/毒素诱导肌病。

表1-1-4 2017 ENMC制定的IMNM分类标准

	血清学标准	肌活检特征	临床标准
抗SRP型肌病	抗SRP抗体阳性		肌酸激酶升高 近端肌无力
抗HMGCR型肌病	抗HMGCR抗体阳性		
抗体阴性IMNM	无肌炎特异性抗体	肌纤维坏死 不同阶段的肌细胞坏死、吞噬、再生 寡淋巴细胞浸润	

【鉴别诊断】

IMNM需要鉴别的诊断较多，包括其他炎性肌病、重症肌无力和肌营养不良，其他系统性风湿病，以及多种遗传性、代谢性、药物性、内分泌性和感染性肌病。

1. 包涵体肌炎（IBM）

IBM通常起病更为隐匿，远端肌无力更显著，其特征性表现是腕和指屈肌的肌萎缩伴肌无力，同时伴有下肢股四头肌和胫前肌无力。而且，许多IBM患者的肌受累为非对称性，尤其是在疾病早期。肌肉活检存在典型包涵体者可诊断此病。

2. 甲状腺功能减退性肌病

甲减相关肌病的表现可类似IMNM，造成亚急性发作的近端肌无力和肌酶升高，但患者同时存在甲减的临床症状和体征，包括深部腱反射松弛相延缓、肌电图缺乏纤颤电位且运动单位相对正常、肌肉活检无炎症改变。

3. 重症肌无力

重症肌无力是一种神经肌肉接头部位的疾病，是由抗乙酰胆碱受体抗体造成，其典型体征是肌肉易疲劳，随活动进行而发生肌无力，该病偶尔也可造成弥漫性肌无力，而无明显肌肉疲劳症状，但重症肌无力常常伴有面肌无力、肌酶正常、特征性肌电图改变和抗乙酰胆碱受体抗体。

4. 肌营养不良

肌营养不良是一组遗传性进行性肌病，是由肌肉正常功能所需的数个基因缺陷所致。如肢带型肌营养不良容易和IMNM混淆，但该病缺乏自身抗体，且炎性细胞浸润通常局限于坏死肌纤维临近区域。

5. 遗传性代谢性肌病

遗传性代谢性肌病包括碳水化合物和脂肪代谢异常，如肉碱缺乏症和肌腺苷酸脱氨酶缺乏症。这些肌病特征是间歇性发作的急性肌痛和压痛，常由劳力诱发。

【治疗】

IMNM诊断后应尽早治疗，避免出现长期残疾。表1-1-5为2017 ENMC对于IMNM的治疗推荐。

【病例摘要】

患者老年女性，慢性病程，因抬头困难伴乏力6个月，加重2个月入院。病程中出现抬头困难、四肢乏力、吞咽困难、饮水呛咳、发热，化验肌酸激酶3002 U/L升高，抗HMGCR抗体阳性，肌肉病理提示肌纤维坏死、肌束衣、肌内衣周围炎性细胞浸润，肌膜MHC-I阳性。诊断免疫介导坏死性肌病，给予足量糖皮质激素联合甲氨蝶呤治疗后随访6个

表 1-1-5　IMNM 的治疗推荐

诱导缓解	- 口服糖皮质激素：1 mg/（kg·d） 重症患者可静脉应用 0.5～1 g/d，3～5 d - 1 个月内，加用以下一种或两种治疗： 口服/皮下甲氨蝶呤（每周 0.3 mg/kg，最大量为儿童每周 15 mg，成人每周 20 mg） 利妥昔单抗（RTX）750 mg/m²（最大量 1g）d1+d7～d15 IVIg 每月 2 g/kg，3～6 次 - 如果 6 个月内治疗无反应，可考虑重新使用 RTX
维持治疗	- 口服糖皮质激素减至最小量 - MTX 维持至少 2 年，而后每月减量每周 2.5 mg - RTX 每 6 个月使用一次，至少 2 年 - IVIg 可停用或减量

月患者肌力恢复，肌酸激酶降至正常。病例详细资料见二维码数字资源 1-1-4。

数字资源 1-1-4

（李玉慧）

【参考文献】

[1] NAKAO Y, MUKAI R, KABASHIMA T, et al. A novel antibody which precipitates 7.5S RNA is isolated from a patient with autoimmune disease. Biochem Biophys Res Commun, 1982, 109（4）：1332-1338.

[2] OKADA N, MIMORI T, MUKAI R, et al. Characterization of human autoantibodies that selectively precipitate the 7SL RNA component of the signal recognition particle. J Immunol, 1987, 138（10）：3219-3223.

[3] CHRISTOPHER-STINE L, CASCIOLA-ROSEN L A, HONG G, et al. A novel autoantibody recognizing 200-kd and 100-kd proteins is associated with an immune-mediated necrotizing myopathy. Arthritis Rheum, 2010, 62（9）：2757-2766.

[4] DOBLOUG C, GAREN T, BITTER H, et al. Prevalence and clinical characteristics of adult polymyositis and dermatomyositis; data from a large and unselected Norwegian cohort. Ann Rheum Dis, 2015, 74（8）：1551-1556.

[5] SVENSSON J, ARKEMA E V, LUNDBERG I E, et al. Incidence and prevalence of idiopathic inflammatory myopathies in Sweden: a nationwide population-based study. Rheumatology（Oxford）, 2017, 56（5）：802-810.

[6] PINAL-FERNANDEZ I, PARKS C, WERNER J L, et al. Longitudinal Course of Disease in a Large Cohort of Myositis Patients With Autoantibodies Recognizing the Signal Recognition Particle. Arthritis Care Res（Hoboken）, 2017, 69（2）：263-270.

[7] MAMMEN A L, GAUDET D, BRISSON D, et al. Increased frequency of DRB1*11: 01 in anti-hydroxymethylglutaryl-coenzyme A reductase-associated autoimmune myopathy. Arthritis Care Res（Hoboken）, 2012, 64（8）：1233-1237.

[8] OHNUKI Y, SUZUKI S, SHIINA T, et al. HLA-DRB1 alleles in immune-mediated necrotizing myopathy. Neurology, 2016, 87（18）：1954-1955.

[9] KISHI T, RIDER L G, PAK K, et al. Association of Anti-3-Hydroxy-3-Methylglutaryl-Coenzyme A Reductase Autoantibodies With DRB1*07: 01 and Severe Myositis in Juvenile Myositis Patients. Arthritis Care Res（Hoboken）, 2017, 69（7）：1088-1094.

[10] MOHASSEL P, FOLEY A R, DONKERVOORT S, et al. Anti-3-hydroxy-3-methylglutaryl-coenzyme a reductase necrotizing myopathy masquerading as a muscular dystrophy in a child. Muscle Nerve, 2017, 56（6）：1177-1181.

[11] ALSHEHRI A, CHOKSI R, BUCELLI R, et al. Myopathy with anti-HMGCR antibodies: Perimysium and myofiber pathology. Neurol Neuroimmunol Neuroinflamm, 2015, 2（4）：e124.

[12] KLIMEK M, WANG S, OGUNKANMI A. Safety and efficacy of red yeast rice（Monascus purpureus）as an alternative therapy for hyperlipidemia. P T, 2009, 34（6）：313-327.

[13] JENG K C, CHEN C S, FANG Y P, et al. Effect of microbial fermentation on content of statin, GABA, and polyphenols in Pu-Erh tea. J Agric Food Chem, 2007, 55（21）：8787-8792.

[14] LIN S Y, CHEN Y K, YU H T, et al. Comparative study of contents of several bioactive components in fruiting bodies and mycelia of culinary-medicinal mushrooms. Int J Med Mushrooms, 2013, 15（3）：315-323.

[15] DALAKAS M C. Inflammatory muscle diseases. N Engl J Med, 2015, 372（18）：1734-1747.

[16] ALLENBACH Y, MAMMEN A L, BENVENISTE O, et al. 224th ENMC International Workshop: : Clinico-sero-pathological classification of immune-mediated necrotizing myopathies Zandvoort, The Netherlands, 14-16 October 2016. Neuromuscul Disord, 2018, 28（1）：87-99.

五、包涵体肌炎

【概述】

包涵体肌炎（inclusion body myositis，IBM）包括遗传型包涵体肌炎（hereditary inclusion body myositis，hIBM）和散发型包涵体肌炎（sporadic inclusion body myositis，sIBM）两种类型。本节主要论述 sIBM。sIBM 是一种少见的特发性炎性肌肉疾病，好发于中老年人，男性多见；国外报道的平均患病率为（24.8～45.6）/100万。常以隐袭起病，缓慢进行性肌无力和肌萎缩为主要临床特点，可合并其他疾病。sIBM 病因不明，可能与遗传、环境、免疫、病毒感染、肌纤维变性等因素有关。虽然 sIBM 通常不会影响患者寿命，但患者可能出现明显的残疾而影响生活质量。

【临床表现】

sIBM 起病隐匿，进展缓慢。首发症状多为下肢近端无力，也可下肢远端、上肢或四肢均无力起病。肌无力常不对称。sIBM 最常累及股四头肌和（或）手指屈肌。虽然没有一种临床表现是 sIBM 所特异的，但伸膝无力及手指屈曲无力相对较为特异，患者出现这两种症状提示 sIBM 的可能。随着疾病的进展，约 50% 的患者可出现吞咽肌肉受累而导致吞咽困难。少数患者可出现呼吸肌受累而引起呼吸功能不全。IBM 常合并其他疾病如心血管病、周围神经病、糖尿病及其他自身免疫病等。

【辅助检查】

近年来发现抗细胞质 5'-核苷酸酶 1A（cytosolic 5'-nucleotidase 1A，cN-1A）抗体是 sIBM 较为特异的自身抗体。有研究报道，抗 cN-1A 抗体对诊断 sIBM 的敏感性为 33%～76%，特异性为 92%～96%。但研究发现抗 cN-1A 抗体在其他各种自身免疫性疾病患者均可被检出，如干燥综合征（抗 cN-1A 抗体阳性率为 23%～36%）、系统性红斑狼疮（14%～20%）和皮肌炎（15%）等。因此，抗 cN-1A 抗体的存在应谨慎解释，结合患者的临床特点和肌肉组织病理学发现才可做出诊断。

光镜下，IBM 的典型的肌肉病理改变表现为：①镶边空泡（rimmed vacuoles），这种空泡常位于肌膜下或肌纤维的中央，呈圆形，多角形或不规则形态。HE 染色可见空泡边缘有颗粒状嗜碱性物质沉积，镶边空泡由此得名。②炎症细胞的浸润，主要是围绕着肌内膜并局部侵入到非坏死的肌肉纤维内。③肌纤维的萎缩。另外，IBM 患者的 MHC I 在肌纤维表达明显上调；在大多数 IBM 患者中，可以观察到线粒体的变化，特别是细胞色素 c 氧化酶阴性纤维数量的增加。电镜下 IBM 特征性的病理改变为肌浆或肌核内有 15～18 nm 管状细丝包涵体。

IBM 的肌电图表现与 PM 相似，表现为异常的自发性活动增加，短时相的动作单位和多相波增多。所不同的是 IBM 患者还可出现混合电位，即长时相和短时相运动单位可在同一肌肉同时出现。

【诊断】

近年来，不同学者提出了多个不同的诊断标准。尽管 sIBM 缺乏有效的治疗方法，但及时诊断在临床实践中十分重要，可避免不必要的免疫抑制剂等药物治疗。所有已发表的 sIBM 诊断标准的特异性均很高（98%～100%），但敏感性为 11%～84%。其中较为被广泛认可的是 ENMC2010 标准[1]。该标准将 ENMC2010 标准包括三个类别层次："临床-病理定义的 IBM""临床定义的 IBM"和"可能的 IBM"（表 1-1-6）。其中"可能的 IBM"分类标准的敏感性最佳，为 84%。"临床-病理定义的 IBM"的敏感性最低，为 15%，"临床定义的 IBM"的敏感性为 57%。

表 1-1-6　2010 ENMC 关于 IBM 的分类标准

❖ 必备条件
1. 发病晚于 45 岁
2. 症状持续时间超过 12 个月
3. 血清肌酸激酶水平不超过正常值上限的 15 倍

❖ 临床条件
1. 股四头肌伸肌无力明显
2. 手指屈肌无力比肩外展肌无力明显

❖ 病理学条件
1. 肌内膜炎性浸润
2. 镶边空泡
3. 蛋白聚集或电镜下见 15～18 nm 的肌丝
4. MHC-I 上调

❖ 分类标准
"临床-病理定义的 IBM"：必备条件＋至少 1 项临床条件＋病理学条件的 1、2 和 3

"临床定义的 IBM"：必备条件＋所有临床条件＋1 项或 1 项以上病理学条件

"可能的 IBM"：必备条件＋1 项临床条件＋1 项或 1 项以上病理学条件

【鉴别诊断】

与 PM 相似，IBM 需要与多种疾病相鉴别，首先需要与 PM 相鉴别，还需要与感染相关性肌病、代谢性肌病、药物性肌病、激素性肌病及各类遗传性肌病相鉴别。

【治疗】

迄今为止，尚无治疗 IBM 的有效药物。激素和（或）其他免疫抑制剂如 MTX，CTX 治疗无效是 IBM 区别于其他后天获得的免疫相关性肌病的主要特点。有报道 IVIg 可能可以改善或延缓患者的四肢肌无力及食管吞咽困难的进展。近年来有一些新的针对抗蛋白变性药物正在开展临床研究，但疗效如何尚无结论。

（王国春）

【参考文献】

[1] HILTON-JONES D, MILLER A, PARTON M, et al. Inclusion body myositis: MRC Centre for Neuromuscular Diseases. Neuromuscul Disord, 2010, 20 (2): 142-147.

六、肿瘤相关性肌炎

【概述】

特发性炎性肌病是一种皮肤、肌肉、肺部等多器官受累的系统性自身免疫病。自1916年报道2例多发性肌炎合并胃癌的病例以来，人们开始意识到炎性肌病与恶性肿瘤存在关联[1]。表明恶性肿瘤与肿瘤相关的证据包括：来自大型人群研究的流行病学证据、恶性肿瘤与肌炎诊断时间存在关联、治疗恶性肿瘤后肌炎也有所改善或消退、恶性肿瘤复发与新发肌病有关。肿瘤相关性肌炎（cancer associated myositis，CAM）为肿瘤发生前后 3 年之内被诊断出的炎性肌病。

炎性肌病与恶性肿瘤之间的精确关联仍不十分明确[2]。肌炎受损肌肉中的再生细胞高水平表达肌炎特异性自身抗原[3]，同样的抗原中数种已知与炎性肌病相关的恶性肿瘤中也高水平表达，这些发现提示，在部分肌炎患者中，肿瘤组织与肌组织表达同样的自身抗原，是恶性肿瘤与肌炎产生关联，导致针对肿瘤细胞的免疫反应也可能会攻击肌肉组织中类似的自身抗原，引起肌肉损伤。此外，有研究报道[4]，HLA-A28 与恶性肿瘤密切相关，尤其是骨肉瘤、生殖细胞瘤和霍奇金淋巴瘤。

【临床表现】

1. 合并肿瘤的危险因素

来自欧洲的两项大样本回顾性研究[5-6]提出，皮肌炎患者较多发性肌炎更易合并出现恶性肿瘤。45岁以上男性肌炎患者更易合并肿瘤。临床特征方面，皮肤溃疡[7]、皮肤坏死与肿瘤发生密切相关[8]。起病迅速、肌酸激酶水平升高、血沉、C 反应蛋白升高[9]与高肿瘤风险相关。相反，间质性肺炎、关节炎、雷诺现象、抗 Jo-1 抗体是恶性肿瘤的保护因素。

2. 恶性肿瘤的类型

炎性肌病合并肿瘤的类型多样。皮肌炎合并肺癌、卵巢癌、乳腺癌、结直肠癌、宫颈癌、膀胱癌、鼻咽癌、食管癌、胰腺癌、肾癌均有报道。多发性肌炎发生肺癌、肾癌、乳腺癌、膀胱癌、甲状腺癌以及淋巴瘤的风险升高。

【辅助检查】

1. 肌炎特异性抗体

据报道[10-12]，抗 TIF-1r 抗体阳性的皮肌炎患者中，38%～80% 出现恶性肿瘤。抗 NXP2 抗体与恶性肿瘤发生也有一定相关性。

2. 肿瘤标志物

血清中的肿瘤标志物作为恶性肿瘤的筛选价值临床上仍然存在争论。例如，有学者认为 CEA、CA125、CA19-9、CA15-3 可作为皮肌炎患者合并实体肿瘤的筛选标志物[13]，但也有研究认为临床上应用这些标志物预测肿瘤并不准确[7]。

3. 正电子发射计算机体层扫描（PET/CT）

可以用于筛查或监测肿瘤。PET/CT 与常规用于筛查肿瘤的项目如胸腹部 CT、乳腺 X 线、妇科检查、超声检查等对肿瘤的检出率类似。

【诊断】

CAM 的诊断可按照以下步骤进行：①患者所在人群中高罹患率的肿瘤筛查；②合并肿瘤高发生率的肌炎亚型如皮肌炎，尤其是 DM 起病时应筛查恶性肿瘤；③详细询问病史及体格检查；④完善的肌炎自身抗体谱筛查，包括抗 TIF-1r 抗体和抗 NXP-2

抗体；⑤影像学检查，如女性需完善乳腺超声、妇科超声，此外，全身MRI/CT或者PET/CT检查尤为重要，这些影像学检查有助于确认取病理活检的合适部位；⑥必要时完善病理学检查。

【鉴别诊断】

CAM鉴别诊断包括其他炎性肌病、其他合并肌肉损害的系统性风湿病、重症肌无力和肌营养不良，以及多种遗传性、代谢性、药物性和感染性肌病。

1. 抗合成酶综合征

该类疾病表现为发热、肌炎、雷诺现象、"技工手"、关节炎和间质性肺病。患者存在某种抗氨酰基tRNA合成酶抗体。是否合并肿瘤是和CAM的重要鉴别要点。

2. 重叠综合征

肌炎可能与其他系统性风湿病的特征重叠，特别是SSc、SLE和混合性结缔组织病，以及相对少见的类风湿关节炎和干燥综合征。肌肉受累可能是其他系统性风湿病的表现。

3. 药物性肌病

多种药物可诱发类似于炎性肌病的肌肉病变，包括：他汀类药物、抗疟药、抗精神病药、酒精、秋水仙碱、可卡因和青霉胺等。根据详细的临床药物暴露史通常可以鉴别药物性肌病与CAM。

4. 重症肌无力

重症肌无力是一种神经肌肉接头部位的疾病，是由抗乙酰胆碱受体的抗体造成。重症肌无力的典型体征是肌肉易疲劳，具有特征性肌电图改变和抗乙酰胆碱受体抗体。

【治疗】

目前尚无对于CAM的治疗指南或共识。临床上，CAM对糖皮质激素的治疗反应较好，但皮疹容易反复。在我国一项回顾性研究中[12]，34例CAM患者5年生存率为76%，而非CAM患者为91.5%。经过外科切除肿瘤，肿瘤的放疗或化疗后，一半以上CAM患者可达到疾病缓解[14]。

【病例摘要】

患者老年男性，主因"皮疹2个月，四肢近端肌无力伴吞咽困难3周"入院。病程中出现全身多发斑片状红色皮疹、四肢肌痛、近端肌无力、饮水呛咳、声音嘶哑，化验AST及CK升高。既往结肠癌、肝癌病史。查体：头皮、面部、额部、鼻梁、前胸、双肩、腰背部、双手部分PIP关节伸侧双肘关节伸侧可及片状融合红色斑疹，甲周红斑，四肢近端肌肉压痛，双上肢近端肌力4级，双下肢近端肌力3级，远端肌力5级。化验：CK 1625 U/L，抗TIF-1r抗体阳性。入院后诊断：肿瘤相关性肌炎。给予口服泼尼松0.5 mg/(kg·d)治疗4周后渐减量至10 mg维持。随访1年，患者皮疹消退，肌力恢复，肌酶恢复正常。病例详细资料见二维码数字资源1-1-6。

数字资源1-1-6

（李玉慧）

【参考文献】

[1] STERTZ O. Polymyositis. Berl Klin Wochenschr, 1916, 53: 489.

[2] LEVINE S M. Cancer and myositis: new insights into an old association. Curr Opin Rheumatol, 2006, 18(6): 620-624.

[3] CASIOLA-ROSEN L, NAGARAJU K, PLOTZ P, et al. Enhanced autoantigen expression in regenerating muscle cells in idiopathic inflammtory myopathy. J Exp Med, 2005, 201(4): 591-601.

[4] LIMAYE V, LUKE C, TUCKER G, et al. The incidence and associations of malignancy in a large cohort of patients with biopsy-determined idiopathic inflammatory myositis. Rheumatol Int, 2013, 33(4): 965-971.

[5] SIGURGEIRSSON B, LINDEL F B, EDHAG O, et al. Risk of cancer in patients with dermatomyositis or polymyositis. A population-based study. N Engl J Med, 1992, 326(6): 363-367.

[6] CHOW W H, GRIDLEY G, MELLEMKJAER L, et al. Cancer risk following polymyositis and dermatomyositis: a nationwide cohort study in Denmark. Cancer Causes Control, 1995, 6(1): 9-13.

[7] ANDRÁS C, PONYI A, CONSTANTIN T, et al. Dermatomyositis and polymyositis associated with malignancy: a 21-year retrospective study. J Rheumatol, 2008, 35(3): 438-444.

[8] FARDET L, GALICIER L, VIGNON-PENNAMEN M D, et al. Frequency, clinical features and prognosis of

cutaneous manifestations in adult patients with reactive haemophagocytic syndrome. Br J Dermatol, 2010, 162（3）: 547-553.

［9］PROHIC A, KASUMAGIC-HALILOVIC E, SIMIC D, et al. Clinical and biological factors predictive of malignancy in dermatomyositis. J Eur Acad Dermatol Venereol, 2009, 23（5）: 591-592.

［10］TARGOFF I N, MAMYROVA G, TRIEU E P, et al. A novel autoantibody to a 155-kd protein is associated with dermatomyositis. Arthritis Rheum, 2006, 54（11）: 3682-3689.

［11］FIORENTINO D F, CHUNG L S, CHRISTOPHER-STINE L, et al. Most patients with cancer-associated dermatomyositis have antibodies to nuclear matrix protein NXP-2 or transcription intermediary factor 1 γ. Arthritis Rheum, 2013, 65（11）: 2954-2962.

［12］LI Y, JIA X, SUN X, et al. Risk factors for cancer-associated myositis: A large-scale multicenter cohort study. Int J Rheum Dis, 2021, 24（2）: 268-273.

［13］AMOURA Z, DUHAUT P, HUONG D L, et al. Tumor antigen markers for the detection of solid cancers in inflammatory myopathies. Cancer Epidemiol Biomarkers Prev, 2005, 14（5）: 1279-1282.

［14］MASUDA H, URUSHIBARA M, KIHARA K. Successful treatment of dermatomyositis associated with adenocarcinoma of the prostate after radical prostatectomy. J Urol, 2003, 169（3）: 1084.

第二节　系统性硬化症

【概述】

系统性硬化症（systemic sclerosis，SSc，又称硬皮病）是一种由自身免疫介导的弥漫性结缔组织病，主要病理表现为血管炎症病变导致缺血和组织纤维化。临床上以雷诺现象、局限或弥漫性皮肤肿胀、硬化为常见表现，也可出现肺、消化道、心脏、肾等多系统受累。该病多发生于女性，男女比例约为1:9.7。发病高峰年龄为30～50岁。

本病于1980年首次由美国风湿病学会（ACR）定义，将其与其他结缔组织病区分开来[1]。流行病学研究显示，本病在全球的患病率为0.031%～0.66%，其中美国的报道为0.29%～0.66%，欧洲为0.031%～0.277%，日本为0.072%，我国为0.01%。不同人种的研究提示，与高加索人群相比，美国非裔人群发病更早，病情更重[2-3]。

【病因及发病机制】

本病的病因与发病机制尚未完全阐明，目前认为与遗传因素、环境因素和感染等有关，自身免疫异常是发病机制的中心环节。

1. 病因

（1）遗传因素

1）人类白细胞抗原（HLA）：多个大规模全基因组关联研究（GWAS）提示，HLA-Ⅱ类分子是SSc主要的差异性遗传区域。其中，HLA-DRB1*01、HLA-DRB1*11、HLA-A*30和HLA-A*32与本病的遗传易感性有关，而HLA-DRB1*07、HLA-B*57和HLA-Cw*14则具有保护性。HLA-DRB1*0802和DQA1*0501与死亡风险增加有关。除此之外，HLA分子与皮肤病变、系统受累有关，抗体类型的相关性研究，还提示遗传因素可能与不同的疾病亚型有关。此外，不同种族的易感HLA分子也存在差异。

2）淋巴细胞相关位点：研究表明，淋巴细胞的编码基因与SSc易感性有关。其中，有关的T细胞编码基因包括T细胞受体（TCR）ζ链的编码基因CD247、蛋白酪氨酸磷酸酶非受体型22基因（PTPN-22）和核因子激活的B细胞的κ-轻链增强基因（NF-κB）等；B细胞编码基因包括具有锚蛋白重复序列的B细胞支架蛋白-1（BANK-1）基因等，此外，编码BANK-1、干扰素调节因子5（IRF-5）、信号传导及转录激活蛋白4（STAT4）的基因多态性与弥漫型SSc的发病有关。

3）细胞因子相关位点：多个细胞因子编码基因的多态性也与SSc的遗传易感性相关，包括白细胞介素（IL）-12基因、肿瘤坏死因子-α诱导蛋白（TNFAIP）基因的多个位点等[4]。

（2）环境因素：目前认为，某些化学物质和药物可能与SSc的发病有关，比如在肿瘤治疗中，化疗药物（如紫杉烷类、吉西他滨）或放疗可诱发SSc。此外，L-色氨酸、钆（MRI增强造影剂）、硅胶也可能与 SSc 发病有关[2]。矽尘相关性 SSc 也称为 Erasmus 综合征，以暴露于矽尘中的二氧化硅为诱因，表现为 SSc 继发性间质性肺炎，伴或不伴硅肺。另外，吸烟可能与 SSc 皮肤、血管、消化道受累有关。

（3）感染：感染可能是 SSc 的诱发因素之一。研究发现，SSc 患者巨细胞病毒、细小病毒 B19 的隐性感染率明显高于健康人群；在患者血清中存在抗巨细胞病毒蛋白抗原表位的自身抗体，提示病毒感染可能进一步诱发抗原模拟等自身免疫反应，介导 SSc 的组织损伤。

2. 发病机制

本病的发病机制尚不清楚，目前认为自身免疫激活、血管损伤和纤维化是主要机制。

（1）自身免疫机制：本病的自身免疫机制复杂，涉及适应性免疫和固有免疫。B 淋巴细胞在发病机制中具有重要地位，目前已发现 SSc 患者血清中存在大量特异性的自身抗体，并且不同抗体与不同的疾病临床特征相关。多克隆 B 细胞活化和高球蛋白血症也参与 SSc 的发病过程。各种 T 细胞亚群在 SSc 中的致病作用也已报道，比如，辅助性 T 细胞（Th）2 分泌的 IL-4、IL-6 和 IL-13 是促进纤维化的关键细胞因子。Th1、Th17、Treg、Th22 细胞在 SSc 中的作用也多有报道。此外，单核/巨噬细胞、树突状细胞是 SSc 发病过程中重要的固有免疫细胞。

（2）血管病变：血管炎是 SSc 最早出现的重要表现。自身免疫、炎症和感染因素引起早期血管内皮损伤，激活大量细胞因子、血管活性介质以及凝血纤溶通路的异常，包括内皮素-1（ET-1）、血管内皮生长因子（VEGF）、细胞内黏附分子-1（ICAM-1），导致血管舒缩功能异常、微血栓形成和成纤维细胞活化，最终引起不可逆的管腔狭窄、闭塞、血管生成减少、组织缺血缺氧和功能障碍。

（3）纤维化：组织纤维化是 SSc 最有特征性的病理表现。激活的免疫细胞产生大量的细胞因子，包括转化生长因子（TGF）-α、TGF-β、血小板来源的生长因子（PDGF）、表皮生长因子（EGF）、肿瘤坏死因子（TNF）-α、TNF-β、IL-1α、IL-1β、IL-4、IL-6、IL-13 等。这些细胞因子进一步激活金属蛋白酶组织抑制剂和细胞内黏附因子，引起成纤维细胞增生、过量的细胞外基质（ECM）沉积，包括 I、III、VI、VII 型胶原、纤维连接蛋白和糖胺聚糖，导致组织器官的结构纤维化，影响脏器功能。

【临床分型】

按皮肤病变范围和内脏受累情况，将本病分为以下四类：

1. 弥漫型硬皮病（diffuse systemic sclerosis, dcSSc）

皮肤病变累及躯干部位（面颈部及四肢以外），或者肘、膝近端的四肢。本型常出现多系统受累，包括肺间质病变、肾危象和心脏受累等，预后较差。

2. 局限型硬皮病（limited systemic sclerosis, lcSSc）

皮肤病变仅局限于肘、膝远端和头颈部。本型病程发展缓慢，预后较好，但少数患者出现肺动脉高压和食道受累。其中，CREST（C, calcinosis; R, Raynaud's phenomenon; E, esophageal dysmotility; S, sclerodactyly; T, telangiectasis）综合征（钙质沉着，雷诺现象，食管功能障碍，指硬化和毛细血管扩张）是一种特殊的亚型，满足 5 项中的 3 项可诊断。

3. 硬皮病重叠综合征（overlap syndrome）

SSc 可与其他诊断明确的结缔组织病共存，如类风湿关节炎、系统性红斑狼疮或炎性肌病等。

4. 无皮肤硬化的硬皮病（sine scleroderma）

无皮肤硬化的表现，但出现特征性的血管病变、自身抗体和脏器受累表现。

【临床表现】

本病临床表现存在很强的异质性。总体上起病缓慢，起病时可伴有困倦、乏力等非特异性表现。

1. 外周血管

雷诺现象是最常见的临床表现，见于 95% 以上的患者，且多为首发表现，可先于其他表现数年甚至数十年出现。SSc 患者典型的雷诺现象表现为遇冷或情绪激动时，肢端（指/趾）因小动脉痉挛缺血而变为苍白，随后因静脉淤血而变为青紫，血管舒缩正常后回血，变为红色，常伴有麻木感，最初可仅有单个手指，此后逐渐扩展到多个手指。小动脉反复痉挛或出现结构性病变后，组织持续缺血缺氧可导致肢端溃疡瘢痕形成、组织坏疽和指骨吸收变短等。

2. 皮肤

皮肤硬化是本病的标志性表现。病变通常从远端手指和面部开始，逐渐向心性扩展到肢体近端和躯干。皮肤病变通常分为三个阶段：肿胀期、硬化期和萎缩期。早期肿胀期，病变手指弥漫性紧绷肿胀如腊肠，为非凹陷性，皮肤发亮，皮纹消失，汗毛稀疏，可伴皮肤瘙痒；硬化期皮肤增厚硬化，不易捏起，可出现关节活动受限和屈曲畸形；萎缩期，皮肤紧贴骨面，易出现皮肤溃疡、色素沉着和皮下组织钙化。特征性面容改变包括面具脸（面部皮纹消失、表情僵硬）、鼻端变尖、口裂变小（张口受限）、口周放射性沟纹。皮肤毛细血管扩张多见于CREST综合征患者，表现为红色斑点状或线状的皮下毛细血管显露，常见于面部、前胸和四肢，对其他部位的血管病变也有提示作用。皮下钙化多见于病程晚期。

3. 关节肌肉

SSc关节症状多为皮肤和肌腱肿胀硬化引起的关节疼痛、屈曲挛缩和畸形，严重者出现爪形手。也有少数患者出现与类风湿关节炎相似的对称性侵蚀性多关节炎。部分患者可出现近端肌痛和肌无力，通常症状较轻，可伴肌酸激酶的轻中度升高。

4. 脏器受累

（1）肺：是SSc最常见的受累器官，严重时引起呼吸衰竭，易继发反复感染，是本病最主要的死亡原因。主要的受累表现为肺间质病变和肺动脉高压，两者约占硬皮病死因的60%。两者可合并存在。通常起病隐匿，早期可无症状。最早出现的临床表现为干咳、活动后气短、活动耐量下降，随着病情进展可出现呼吸困难和右心衰竭表现。

肺间质病变的发生率为25%～59%，特征性的体征为双下肺吸气相Velcro啰音。高分辨率胸部CT是早期诊断的方法，可见间质性肺病表现，双肺下叶外带网格影、斑片状渗出影常见。病理表现以普通型间质性肺炎和非特异性间质性肺炎最为常见，肺功能主要表现为肺活量减低和弥散功能下降。

肺动脉高压可继发于肺间质病变，也可为肺动脉原位血管炎的表现。右心导管检查提示33%的SSc患者有肺动脉高压。诊断的金标准是右心导管检查肺动脉压力静息时>25 mmHg，活动时>30 mmHg。由于有创的心导管检查在临床上使用受限，常用超声心动图进行估测，主要的评估参数包括三尖瓣最大反流速度和右房压等，估测压力>40 mmHg考虑诊断肺动脉高压。除此之外，六分钟步行试验和血清N末端-前脑利钠肽（N-proBNP）水平有助于早期筛查肺动脉高压和评估心功能。

（2）消化道：是SSc的常见受累部位，且范围广泛，全消化道均可受累。最常见的是食管功能障碍，表现为吞咽困难和反酸烧心，10%～15%的患者可出现Barrett食管化生。口腔可出现口裂变小、口唇变薄、牙齿牙龈病变以及口干症状；胃蠕动障碍和排空延迟，可导致餐后反酸、胀气、呕吐；胃肠道可出现黏膜毛细血管扩张，引起消化道出血，胃镜下可见扩张的胃窦血管呈红色条状，称为"西瓜胃"；小肠运动减弱可出现菌群失调，细菌过度生长，引起消化不良、腹泻，甚至营养不良和恶病质；肠道平滑肌受累可引起便秘、胀气甚至肠梗阻。结肠受累可出现便秘、便失禁。

（3）心脏：可表现为心肌、心包和传导系统病变。心肌纤维化较常见，可引起舒张功能受限，严重者可出现左心衰竭，并继发肺动脉高压，需与缺血性心脏病相鉴别，心脏MRI可表现为心肌炎性渗出或纤维化。严重肺动脉高压可引起右心功能不全。心包炎通常表现为无症状的中少量积液，常与肺动脉高压或肾危象合并出现，提示该病预后不良。传导系统缺血损伤可引起心律失常，如窦性心动过缓。

（4）肾：少数患者可出现肾危象，肾危象是SSc最严重、预后最差的急性并发症，多数发生在早期病程中，平均在发病3.2年内出现。病理表现为肾小动脉炎症、缺血和微血栓形成。临床表现为急进性肾损伤伴恶性高血压，可伴有Ⅲ级或Ⅳ级高血压性视网膜病变，少数患者可不伴有高血压。肾危象发生的高危因素包括广泛或快速进展的皮肤病变、病程早期、男性、抗RNA多聚酶Ⅲ抗体阳性、糖皮质激素、环孢素、新发贫血和心脏受累。SSc患者也可出现其他慢性肾受累，表现为微量蛋白尿、镜下血尿和肌酐缓慢升高。

（5）其他临床表现：少数可出现神经系统受累，如肌腱挛缩引起正中神经受压的表现；血管炎和皮肤病变引起周围神经病变；部分患者出现认知功能下降，可能与脑血管病变或抗神经细胞抗体有关。部分患者可合并原发性胆汁性胆管炎。甲状腺功能异常常见，偶见甲状腺纤维化引起甲状腺功能减退。长病程患者并发淀粉样变风险升高。SSc患者合并肿瘤风险升高，尤其是抗RNA聚合酶Ⅲ抗体阳性患者。

【辅助检查】

1. 常规实验室检查

血常规一般正常，少数可出现贫血，可能为慢性病性贫血、吸收不良引起的营养性贫血或肾危象伴随的微血管病性溶血性贫血。血沉和C反应蛋白多正常或轻度升高。

2. 免疫学检查

本病患者可出现免疫球蛋白升高，多为IgG升高。90%以上的患者抗核抗体（ANA）阳性，核型多为斑点型、核仁型或着丝点型。其中，斑点型通常对应抗DNA拓扑异构酶I（TOPOI）抗体（即抗Scl-70抗体）、抗RNA聚合酶Ⅲ（RNP Ⅲ）抗体以及其他少见的抗体，如抗U11/U12 RNP抗体、抗Ku抗体、抗U1RNP抗体；核仁型对应抗U3RNP抗体、抗Th/To抗体、抗NOR90抗体、抗PM/Scl抗体；着丝点型对应抗着丝点抗体（ACA）[5]。自身抗体的阳性率及对应的临床表型和表现如表1-2-1所示。

表1-2-1 系统性硬化症相关的自身抗体

	阳性率	相关疾病亚型	相关系统受累和重叠其他疾病
抗TOPOI抗体	9.4%～42%	弥漫型	肺间质病变，早发指端溃疡，肺动脉高压，心脏受累
抗着丝点抗体	20%～40%	局限型	肺动脉高压，迟发指端溃疡，肺动脉高压，皮下钙化
抗RNPIII抗体	11%	弥漫型	严重的皮肤病变，腱鞘结节，肿瘤，肾危象，胃窦毛细血管扩张
抗U3RNP抗体	4%～10%	弥漫型/局限型	肺间质病变，肺动脉高压，肾危象，心肌纤维化，胃肠道受累，肌炎
抗U1RNP抗体	6%～7%	重叠综合征	弥漫型结缔组织病，关节炎，肌炎，肺动脉高压
抗Th/To抗体	2%～5%	局限型	肺间质病变，肺动脉高压，肌炎，肾危象少见
抗NOR 90抗体	4.8%	局限型	类风湿关节炎，干燥综合征
抗U11/U12 RNP抗体	3%	弥漫型/局限型	肺间质病变，肺动脉高压
抗PM/Scl抗体	2%	局限型	肌炎，肺纤维化，肢端骨溶解
抗Ku抗体	1.5%～5%	局限型	肌炎，关节炎

3. 病理检查

皮肤病理检查是诊断SSc的重要辅助方法，常见的表现为表皮变薄、皮肤附属器消失，真皮层增厚、纤维化，伴淋巴细胞浸润。

4. 甲褶毛细血管镜检查

这是一种简便、无创的肢端微血管病变检查方法，是诊断本病的重要辅助检查，可以与原发的雷诺现象相鉴别。随病程发展，SSc镜下微血管病变可分为早期、活动期、晚期三个阶段。早期为毛细血管扩张（毛细血管管径扩张＞20μm）、少数巨大毛细血管（毛细血管袢直径扩张＞50μm）和少量毛细血管出血（含铁血黄素沉积表现），活动期表现为毛细血管袢扩张、毛细血管结构紊乱；晚期表现为毛细血管缺失、毛细血管分支（树枝或卷状分布，为新生血管）。

5. 其他辅助检查

关节X线片可见病程晚期的手指挛缩、骨质吸收和软组织内钙化表现，关节超声可用于评估滑膜炎和骨侵蚀；胸部X线片、肺功能和高分辨肺CT可用于评估SSc肺受累情况；超声心动图、六分钟步行试验和右心漂浮导管检查可评估肺动脉高压，心脏MRI可评估心肌受累情况，心电图可检测心脏传导系统受累情况；消化道钡餐、腹盆增强CT用于检测有无胃肠道蠕动功能障碍、肠梗阻，内镜可检查黏膜毛细血管扩张情况。

【诊断】

本病的诊断可参考1980年ACR提出的SSc诊断标准，如表1-2-2所示[6]。近年来的研究证实了SSc的其他特征性临床表现，并发现了更多可早期诊断SSc的方法，包括自身抗体和甲褶毛细血管镜检查。2013年，ACR和欧洲抗风湿病联盟（EULAR）提出了新的SSc的分类标准，如表1-2-3所示[7]，该标准有助于早期即在皮肤出现硬化前诊断SSc。

表1-2-2 1980年ACR制定的系统性硬化症诊断标准

主要条件：近端皮肤硬化：皮肤紧绷、增厚、硬化，范围累及掌指关节或跖趾关节近端，可同时累及面部、颈部或躯干，常常为双侧、对称性
次要条件： 1. 指/趾硬化：病变局限在手指或足趾 2. 指尖凹陷性瘢痕，或指垫消失：由于指端缺血，而非创伤或其他外源性因素引起 3. 双肺纤维化：双肺基底部线状或结节状网格影，也可呈弥漫斑片影或蜂窝肺，且无法归因于原发肺疾病

表 1-2-3　2013 年 ACR/EULAR 制定的系统性硬化症分类标准 *

项目	次级项目	权重/评分
双手手指皮肤增厚，并延伸到掌指关节近端（确诊标准）		9
手指皮肤增厚（以高分为准）	手指肿胀	2
	指硬皮病（掌指关节远端、近指关节近端）	4
指尖病变（以高分为准）	指尖溃疡	2
	指尖凹陷性瘢痕	3
毛细血管扩张		2
甲襞毛细血管异常		2
肺受累（最高 2 分）	肺动脉高压	2
	肺间质疾病	2
雷诺现象		3
自身抗体（最高 3 分）	抗着丝点抗体	3
	抗拓扑异构酶 I 抗体	3
	抗 RNA 聚合酶 III 抗体	3

* 本分类标准不适用于皮肤增厚未累及手指的情况。诊断需除外其他类硬皮病疾病。各分类项目的最高分累加即为总分。总分 ≥ 9 分即确诊 SSc。

满足主要条件或两条及以上次要条件，符合系统性硬化症标准。需注意除外局限性硬皮病和类硬皮病样疾病。

需要指出的是，对于出现雷诺现象、手指肿胀、甲襞毛细血管镜检查异常和（或）特征性自身抗体，但尚未达到诊断标准或出现脏器受累时，临床上应考虑早期 SSc 可能。

【鉴别诊断】

本病需与局灶性硬皮病和类硬皮病样疾病相鉴别。

1. 局灶性硬皮病

该病表现为局部皮肤硬化，但皮肤病变特征与系统性硬化症不同。主要分两种类型：硬斑病和线状硬皮病。硬斑病多为单个或多个硬化斑块，通常分布在躯干部位，由紫红色皮损逐渐扩大并发展为皮肤硬化、萎缩；线状硬皮病表现为皮肤条带状增厚，通常分布在四肢，发生在前额或头皮的称为军刀疤。该病无雷诺现象，辅助检查方面，甲襞毛细血管镜检查正常，自身抗体的阳性率明显低于 SSc。

该病不出现脏器受累，但好发于儿童，可出现毁容、关节挛缩畸形和难治性皮肤溃疡。严重者需加用激素和尝试免疫抑制剂治疗。一般不发展为 SSc，但部分 SSc 患者可合并局灶性硬皮病。

2. 类硬皮病样疾病

多类疾病或理化因素可引起硬皮病样改变，如表 1-2-4 所示。部分需要鉴别的疾病包括：

（1）嗜酸细胞性筋膜炎：是指一种累及皮肤深筋膜而有硬皮病样表现的疾病。多于 40～50 岁发病，男性稍多见，常见于下肢和前臂。通常急性起病，早期受累部位为皮肤和皮下组织，表现为皮肤"木棍样外观"，伴橘皮样粗糙感。后逐渐发展至筋膜和肌肉层，可出现肌萎缩、关节挛缩、活动受限。该病通常不出现硬皮指，甲襞毛细血管镜正常。80% 的患者可出现外周血嗜酸性粒细胞升高。多数患者 ESR 和 CRP 升高，并出现多克隆高球蛋白血症。MRI 可表现为筋膜层增厚。典型的病理表现为线筋膜增厚和炎症，筋膜内有嗜酸细胞浸润。

（2）肾源性系统性纤维化：是一种进行性皮肤纤维化疾病，主要见于慢性肾病 5 期（eGFR < 15 ml/min）的患者，多数依赖透析治疗。使用含钆的造影剂和大剂量促红细胞生成素治疗，是该病的诱发因素。

表 1-2-4　类硬皮病样疾病

自身免疫/炎症性
嗜酸细胞性筋膜炎
移植物抗宿主病
硬化萎缩性苔藓
副肿瘤综合征
POEMS 综合征
代谢性
糖尿病手关节病变
苯丙酮尿症
迟发性皮肤卟啉病
甲状腺功能减退
沉积性
硬化性黏液水肿
系统性淀粉样变
肾源性系统性纤维化
脂性硬皮病
遗传性
厚皮性骨膜病
早老性疾病（早老症、Werner 综合征）
僵硬皮肤综合征（或先天性筋膜营养不良）
化学或医源性
聚氯乙烯、二氧化硅、环氧树脂、L- 色氨酸、博来霉素、放疗后纤维化

早期表现为瘙痒、烧灼感，之后出现丘疹和斑块，上臂、后背和大腿皮下组织变硬，呈"木棍状"外观，与筋膜炎相似，也可出现关节挛缩。该病可并发各脏器纤维化。

（3）POEMS综合征：是一种少见的浆细胞病，可出现皮肤增厚、粗糙、色素沉着、多毛，病理可见基底层细胞黑色素沉积、血管周围淋巴细胞浸润。除皮肤改变外，还可出现多发性神经病、器官肿大、内分泌病和M蛋白阳性。

【治疗】

该病的治疗主要包括免疫治疗、血管病变的治疗和抗纤维化治疗。另外，还可以针对不同的脏器受累予以相应的治疗。

1. 免疫治疗

包括抗炎及免疫抑制治疗。

（1）糖皮质激素：主要用于皮肤肿胀期和关节炎，一般不超过泼尼松每日10 mg，使用时间＜半年。血管炎活动期（如肺间质病变急性加重期、心肌炎、心包积液）可考虑较大剂量激素用于诱导治疗，此后需逐渐减量或停药。糖皮质激素治疗是发生硬皮病肾危象的危险因素之一，即使小剂量也有可能诱发，因此对于予以激素治疗的患者（10 mg/d以上，尤其较大剂量者）需要密切监测血压及肾功能变化，警惕肾危象的发生。

（2）免疫抑制剂和生物/靶向药物：常用于治疗皮肤病变的药物包括甲氨蝶呤和霉酚酸酯，治疗效果不佳可考虑环磷酰胺。甲氨蝶呤和羟氯喹可用于关节炎的治疗[8]。对于肺间质病变、心肌炎等合并系统受累首选环磷酰胺和霉酚酸酯。硫唑嘌呤可作为CTX用于ILD的续贯维持治疗。部分研究证明环孢素、他克莫司、雷帕霉素、利妥昔单抗对系统性硬化症具有一定疗效。小规模研究提示托珠单抗、托法替布、贝利尤单抗和阿巴西普可能有效。

（3）其他：近年来的研究表明，IVIg对于治疗SSc的皮肤、关节肌肉和胃肠道病变可能有一定疗效。对于SSc合并高球蛋白血症、难治性SSc、合并微血管病性溶血或血管紧张素转化酶抑制剂效果不佳的SSc肾危象患者，可考虑血浆置换治疗。严重的皮肤病变和肺间质病变，还可考虑自体造血干细胞移植治疗。

2. 血管病变的治疗

（1）一般治疗：注意肢端保暖，应避免寒冷、情绪紧张等诱因，戒烟，尽量避免服用可加重缺血的药物，如β受体阻滞剂、治疗偏头痛药物（舒马曲坦、麦角胺）。对于肺动脉高压继发右心功能不全的患者，可给予氧疗。

（2）雷诺现象和肢端溃疡治疗：针对雷诺现象，首选二氢吡啶类钙通道阻滞剂扩张血管，常用口服硝苯地平作为一线治疗。症状较重可考虑口服5-磷酸二酯酶抑制剂或前列环素类药物，如效果不佳，可考虑静脉使用伊洛前列素。针对肢端溃疡，应考虑5-磷酸二酯酶抑制剂、内皮素受体拮抗剂或静脉使用伊洛前列素[9]，同时需对症镇痛及抗感染治疗。对于难治、反复发作的患者，可考虑交感神经切除术。

（3）肺动脉高压治疗：治疗药物包括5-磷酸二酯酶抑制剂、内皮素受体拮抗剂、利奥西呱或静脉使用伊洛前列素。对于病情严重的患者，可考虑内皮素受体拮抗剂和5-磷酸二酯酶抑制剂联合，或内皮素受体拮抗剂和伊洛前列素联合治疗方案。对于终末期呼吸、心力衰竭患者，可考虑器官移植治疗。

3. 抗纤维化治疗

目前尚无可以逆转纤维化的药物。吡非尼酮和尼达尼布可靶向抑制TGF-β等纤维化通路中的关键细胞因子，是治疗特发性肺纤维化的经典药物，近年来也被用于治疗SSc肺间质纤维化。尼达尼布已正式获批用于治疗SSc肺间质纤维化[10]。此外，目前正在研究中的潜在抗纤维化药物包括抗TGF-β单克隆抗体、抗结缔组织生长因子抗体、托珠单抗、贝利尤单抗、达比加群、诱导性T细胞共刺激因子（ICOS）抑制剂等[11]。

4. 脏器受累的治疗

胃肠道受累方面，以对症治疗为主。可用质子泵抑制剂、组胺H2受体拮抗剂和促动力药治疗胃食管反流和吞咽困难。小肠细菌过度生长的患者可间断予广谱抗生素（如环丙沙星）治疗，对肠道运动功能障碍者对症予洛哌丁胺止泻，缓泻剂通便，对肠内营养困难出现恶液质的患者予静脉营养支持。

肺受累方面，对于活动期肺间质病变的患者，免疫治疗首选环磷酰胺或霉酚酸酯，其他药物包括环孢素、他克莫司、抗CD20单抗、JAK抑制剂等也有小样本研究或病例报告有效，同时需积极进行呼吸支持治疗，并酌情使用抗生素预防感染。对于稳定期的肺间质纤维化患者，建议长期家庭氧疗以增加器官组织的供氧量；预防感染的措施包括积极接种肺炎链球菌和流感疫苗、避免接触其他呼吸道感染的患者等。对于终末期肺病的患者，可考虑肺移植治疗。

心脏受累方面，对于收缩性心力衰竭患者，考虑 ACEI、卡维地洛治疗，应用 β 受体阻滞剂需警惕加重雷诺现象。对于符合指征的患者，可积极考虑心脏起搏器、植入式除颤器治疗。对于射血分数正常的舒张性心力衰竭患者，以利尿剂治疗（安体舒通和螺内酯）为主[12]。

硬皮病肾危象属于血管病变，早期识别、尽快使用血管紧张素转化酶抑制剂（ACEI，首选卡托普利）是治疗 SSc 肾危象的关键（但不推荐用于预防）。对于血压控制不佳患者，予以 ACEI 加量或联用其他降压药物（避免 β 受体阻滞剂），目标为血压每日降低 10% 或 20 mmHg。严重肾功能不全可行血液透析。出现微血管病性溶血，需考虑血浆置换。转往监护病房的指征包括肺水肿、高血压脑病、微血管病性溶血、快速性心律失常、严重的急性肾损伤。病情控制后，需继续长期服用 ACEI，停用糖皮质激素，如 12～18 个月后仍无法脱离透析，可考虑肾移植[13]。

【预后】

本病总体预后不佳，但随着诊治水平提高，尤其是对肺间质病变、肺动脉高压及肾危象的早发现、早诊断、早治疗，患者的生存情况已明显改善。近期国外发表的多中心观察性研究显示，SSc 患者的标化死亡比为 2.72[14]。SSc 患者的 1 年、3 年、5 年和 8 年生存率分别为 99%、94.8%、88.9% 和 81.3%[15]。中国 SSc 患者的生存分析显示，5 年和 10 年生存率分别为 98% 和 95%，标化死亡比为 2.22，主要的死亡原因包括肺间质病变合并感染、心力衰竭、肾衰竭和肿瘤[16]。

【病例摘要】

患者，女性，56 岁，7 年前出现双手遇冷后变白变紫，伴面部皮肤发紧，双手及前臂皮肤弥漫肿胀，予醋酸泼尼松、甲氨蝶呤、羟氯喹及硝苯地平口服，双手遇冷变色及皮肤肿胀均有缓解，激素规律减停。3 年前逐渐出现爬 2 层楼气短，完善检查后诊断为 SSc 肺间质病变、心包积液，予停用甲氨蝶呤，加用泼尼松、环磷酰胺治疗，活动后气短改善，泼尼松规律减量至 5 mg 每日 1 次维持，2 年前将环磷酰胺替换为硫唑嘌呤，后因白细胞计数降低自行停用。半年前患者出现进食后反酸、卧位明显，严重时呕吐，1 个月前进食后呕吐症状加重，伴少量黄色水样便。体重近 3 个月下降 10 kg。既往慢性甲状腺炎病史。查体：营养不良，面部皮肤变硬并毛细血管扩张，鼻尖变小，嘴唇变薄，口周放射性沟纹，张口受限，双手、前臂及腹部皮肤弥漫变紧变硬，指端皮温低。双肺呼吸音清，下肺可闻及 Velcro 啰音。肠鸣音减弱，1 次/分。辅助检查提示轻度贫血，ANA 1:640 斑点，抗 DNA 拓扑异构酶 I (+++)，腹部 X 线片提示肠梗阻，CT 提示双肺间质性病变、肠壁增厚、水肿伴明显强化。结合病史、查体及辅助检查，诊断系统性硬化症、假性肠梗阻、肺间质病变、轻度贫血明确，予激素、环磷酰胺和对症治疗后症状缓解。病例详细资料见二维码数字资源 1-2。

数字资源 1-2

（李雪 贾园）

【参考文献】

[1] LEROY E C, BLACK C, FLEISCHMAJER R, et al. Scleroderma (systemic sclerosis): classification, subsets and pathogenesis. J Rheumatol, 1988, 15 (2): 202-205.

[2] BARNES J, MAYES M D. Epidemiology of systemic sclerosis: incidence, prevalence, survival, risk factors, malignancy, and environmental triggers. Curr Opin Rheumatol, 2012, 24 (2): 165-170.

[3] LI R, SUN J, REN L M, et al. Epidemiology of eight common rheumatic diseases in China: a large-scale cross-sectional survey in Beijing. Rheumatology (Oxford), 2012, 51 (4): 721-729.

[4] MURDACA G, CONTATORE M, GULLI R, et al. Genetic factors and systemic sclerosis. Autoimmun Rev, 2016, 15 (5): 427-432.

[5] STOCHMAL A, CZUWARA J, TROJANOWSKA M, et al. Antinuclear Antibodies in Systemic Sclerosis: an Update. Clin Rev Allergy Immunol, 2020, 58 (1): 40-51.

[6] SUBCOMMITTEE FOR SCLERODERMA CRITERIA OF THE AMERICAN RHEUMATISM ASSOCIATION DIAGNOSTIC AND THERAPEUTIC CRITERIA COMMITTEE. Preliminary criteria for the classification of systemic sclerosis (scleroderma). Arthritis Rheum, 1980,

[7] VAN DEN HOOGEN F, KHANNA D, FRANSEN J, et al. 2013 classification criteria for systemic sclerosis: an American college of rheumatology/European league against rheumatism collaborative initiative. Ann Rheum Dis, 2013, 72 (11): 1747-1755.

[8] FERNáNDEZ-CODINA A, WALKER K M, POPE J E. Treatment Algorithms for Systemic Sclerosis According to Experts. Arthritis Rheumatol, 2018, 70 (12): 1820-1828.

[9] KOWAL-BIELECKA O, FRANSEN J, AVOUAC J, et al. Update of EULAR recommendations for the treatment of systemic sclerosis. Ann Rheum Dis, 2017, 76 (7): 1327-1339.

[10] SPAGNOLO P, DISTLER O, RYERSON C J, et al. Mechanisms of progressive fibrosis in connective tissue disease (CTD)-associated interstitial lung diseases (ILDs). Ann Rheum Dis, 2021, 80 (2): 143-150.

[11] VOLKMANN E R, VARGA J. Emerging targets of disease-modifying therapy for systemic sclerosis. Nat Rev Rheumatol, 2019, 15 (4): 208-224.

[12] DENTON C P, HUGHES M, GAK N, et al. BSR and BHPR guideline for the treatment of systemic sclerosis. Rheumatology (Oxford), 2016, 55 (10): 1906-1910.

[13] RUBIO-RIVAS M, ROYO C, SIMEÓN C P, et al. Mortality and survival in systemic sclerosis: systematic review and meta-analysis. Semin Arthritis Rheum, 2014, 44 (2): 208-219.

[14] HAO Y, HUDSON M, BARON M, et al. Early Mortality in a Multinational Systemic Sclerosis Inception Cohort. Arthritis Rheumatol, 2017, 69 (11): 1067-1077.

[15] LI X, QIAN Y Q, LIU N, et al. Survival rate, causes of death, and risk factors in systemic sclerosis: a large cohort study. Clin Rheumatol, 2018, 37 (11): 3051-3056.

第三节　复发性多软骨炎

【概述】

复发性多软骨炎（relapsing polychondritis，RPC）是一种少见的自身免疫性炎症，以耳廓、关节、鼻、气道等部位软骨反复发作炎症为特征，也可以出现眼、心脏瓣膜等器官受累。1923年Jaksh-Wartenhorst首次进行了病案报道，1960年"复发性多软骨炎"的名称才正式提出[1-2]。

复发性多软骨炎是个罕见病，高加索人发病率最高，患病率4.5人/百万。各年龄阶段均可发病，但以40～50岁多发，男女发病率相当。超过30%和其他自身免疫病或者血液系统疾病并存[3]。

复发性多软骨炎的确切病因及发病机制不明。研究表明该病有一定的遗传易感性，与人类白细胞抗原（human leukocyte antigen，HLA）Ⅱ类分子有关，特别是HLA-DR4[4]。在感染、化学物质、毒物或者损伤的刺激下导致发病。发病与自身免疫反应有密切关系。软骨基质的主要成分为蛋白聚糖，可以在循环和组织中检测到抗Ⅱ、Ⅸ和Ⅺ型胶原的抗体；除了体液免疫外，细胞免疫也参与了软骨的炎症过程。在疾病的早期，多种炎症细胞浸润，在疾病的晚期，软骨细胞凋亡，软骨纤维化、钙化[5]。

【临床表现】

患者发病和病程中RPC的严重程度和持续时间方面均不同。耳部受累是最常见的临床表现，其他解剖学区域和器官也可受累，包括肋软骨、眼、鼻、气道、心脏、血管系统、皮肤、关节、肾和神经系统。

1. 耳软骨炎

单侧或者双侧的耳廓软骨炎是最常见的起病特征，约40%的患者以此发病。病变多局限于耳廓上2/3的软骨部分，包括耳轮、耳屏，有时也侵犯外耳道，无软骨的耳垂不受累，多为两侧受累。初期耳廓红、肿、热、痛，可在5～10天内自行消退，反复发作，导致软骨的结构损害，耳廓变形，出现"松软耳"，外耳道萎缩。软骨炎导致的咽鼓管破坏、内淋巴积水、感音神经性聋相关的内耳炎或内听动脉或其耳蜗支的血管炎，可以导致急性或隐匿发生的听力和（或）前庭受累，出现听力障碍、耳鸣或眩晕[6]。

2. 眼部病变

约20%的患者在起病时出现，多达约60%的患者在病程的某一时间点出现。眼部受累可为单侧或者双侧。最常见的临床表现是巩膜外层炎、巩膜炎、周边溃疡性角膜炎或葡萄膜炎。重度巩膜炎患者还可能存在坏死性角膜炎症的风险。周边溃疡性角膜炎可迅速导致视力丧失。有RPC患者结膜内发生"鲑鱼肉色斑"病损的报道[7]。单侧或双侧眼球突出可能是由脉络膜、球后部分或其他眼周组织炎症引起的。与眼球突出相伴的临床特征包括：结膜水肿、眼肌麻痹和（或）眼睑水肿。

3. 鼻软骨炎

起病时约20%的患者存在鼻软骨炎，在整个疾病病程中60%的患者发生鼻软骨炎。在急性期表现为局部红肿，压痛，常突然发病，颇似蜂窝织炎，数天后可缓解。反复发作可引起鼻软骨局限性塌陷，发展为鞍鼻畸形。

4. 大气道受累

约半数患者累及喉、气管及支气管软骨，在近1/4的患者中，可发生喉气管狭窄，表现为声音嘶哑、刺激性咳嗽、呼吸困难和吸气性喘鸣。喉和会厌软骨炎症可导致上呼吸道塌陷，造成窒息，须急行气管切开术。在疾病的晚期支气管也可发生类似病变，炎症、水肿及瘢痕形成可导致严重的局灶性或弥漫性的气道狭窄，气管切开术不能有效地纠正呼吸困难。由于呼吸道分泌物不能咳出，继发肺部感染，可导致患者死亡。

5. 关节病变

胸骨旁关节（胸锁关节、肋软骨关节、胸骨柄体关节）受累是RPC的典型表现。高达1/3的患者起病时存在关节炎，50%～70%的患者病程中出现外周关节受累。RPC的外周关节损害特点是非侵蚀性。关节液多为非炎症性的。大小关节均可受累，非对称性关节炎并不少见。关节炎可能在数日至数周内自发消退，抗炎症治疗通常有效。

6. 心血管病变

10%的患者可出现有临床意义的主动脉或二尖瓣病变，发病率从高到低依次是单纯主动脉瓣关闭不全、单纯二尖瓣关闭不全、主动脉瓣合并二尖瓣关闭不全[8]。而心肌炎、心内膜炎或心脏传导阻滞等心脏表现不常见。主动脉瓣关闭不全是常见的严重心血管并发症，可由瓣尖破坏、主动脉环扩张或主动脉根部扩张或增厚引起。瓣膜病可在RPC其他症状发作后数月内发生，也可延迟至十多年后发生。在主动脉瓣听诊区可闻及程度不同的舒张期杂音。其他的表现包括升主动脉和降主动脉动脉瘤，大血管动脉瘤破裂可引起猝死。此外，还可出现因血管炎而导致的血栓形成，可累及降主及腹主动脉、锁骨下动脉、脑内动脉、肝动脉、肠系膜动脉及周围动脉。复发性多软骨炎伴发结节性多动脉炎、肉芽肿性多血管炎及大动脉炎等病例均有报道。

7. 肾病变

RPC中肾损害的发生率仍不清楚。肾受累的表现有显微镜下血尿，蛋白尿或管型尿，反复发作可导致严重肾炎和肾功能不全。肾活检有肾小球性肾炎的组织学证据[9]。尿常规检测异常与复发性多软骨炎肾损害有关，还应考虑到复发性多软骨炎合并系统性血管炎引起的肾受累的可能性。

8. 神经系统病变

少数患者可有中枢神经系统受损和周围神经受损的症状，最常见的神经系统特征性损害是第二、第六、第七和第八脑神经病变[10]，如头痛、癫痫、器质性脑病和痴呆等。

9. 皮肤病变

复发性多软骨炎的皮肤表现不具有诊断意义。皮损的形态是多样的，可表现为阿弗他溃疡、紫癜、丘疹、结节、脓疱、溃疡、血栓性浅静脉炎、网状青斑及肢体远端坏死等。活检常有血管炎、皮肤血管血栓形成、间隔性脂膜炎、嗜中性皮病。

10. 胃肠道病变

RPC患者胃肠道受累少见，除非同时存在系统性血管炎的表现。目前已有同时伴发溃疡性结肠炎、克罗恩病、系统性硬化症、糖尿病性自主神经功能障碍的散发性报告。

【辅助检查】

1. 红细胞沉降率（erythrocyte sedimentation rate，ESR）或C反应蛋白（C-reactive protein，CRP）

ESR或CRP水平升高及轻度白细胞增多或血小板增多与临床和亚临床疾病活动有关。

2. 血常规

急性活动期大多数患者有轻度正细胞正色素性贫血及白细胞中度增高。约10%的患者中存在嗜酸性粒细胞增多。嗜酸性粒细胞增多可能与疾病活动无关，其意义不明确。

3. 尿常规

少数患者有蛋白尿、血尿或管型尿。有时可出现类似于肾盂肾炎的表现。急性活动期尿中酸性黏多糖排泄增加，对诊断有参考价值。

4. 血清学检查

在22%～66%的RPC患者中，血清学检查显示存在抗核抗体（antinuclear antibody，ANA），免疫荧光法通常显示均匀型或斑点型[11]。16%的患者类风湿因子阳性、12.5%的患者梅毒血清学检测假阳性、抗磷脂抗体阳性（临床表现为急性血栓形成）[12]。抗Ⅱ型胶原抗体见于1/2以下的RPC患者，在疾病的早期活动期更常见[13]。总补体、C3、C4多正常，偶有升高。IgA、IgG或IgE在急性期可一过性增高。RPC患者中ANCA阳性率升高，但其与ANCA相关血管炎的关系仍需进一步研究。

5. 影像学

胸部X线片可显示气管缩窄、肺炎或气道梗阻所致肺不张引起的阴影、肺血管增加或肺水肿；颈部侧位片可能显示气管软骨或喉软骨钙化等。包括呼气相成像的胸部CT检查对于喉气管支气管壁增厚、管腔狭窄和软骨钙化检出比传统的X线更敏感。FDG-PET/CT将来可能有助于疾病程度的分期，已有研究表明其能发现无症状性软骨受累，最重要的是，其对于发现早期的对治疗反应更好的气管支气管病变（标准CT显示不了）比CT更敏感[14]。

6. 肺功能监测

对于有咳嗽、呼吸困难、喘鸣或哮鸣音的患者，应进行包括吸气环在内的肺功能测定，气道狭窄或塌陷等可导致阻塞性通气障碍。

7. 纤维支气管镜检查

可发现气管、支气管普遍狭窄，软骨环消失，黏膜增厚、充血水肿及坏死，内有肉芽肿样改变或黏膜苍白萎缩。

8. 超声心动图

如果患者有主动脉炎或心脏扩大的CT表现，应行经胸壁超声心动图。

9. 组织活检

持续性耳部炎性病变的活检应包括常规组织病理学检查，以及针对真菌和分枝杆菌的染色及培养。

【诊断】

根据典型的临床表现和实验室检查在考虑到复发性多软骨炎的可能时，可按1975年McAdam的诊断标准：①双耳软骨炎；②非侵蚀性、血清阴性的多关节炎；③鼻软骨炎；④眼炎，包括结膜炎、角膜炎、巩膜炎、浅层巩膜炎及葡萄膜炎等；⑤呼吸道软骨炎症［喉和（或）气管软骨炎］；⑥耳蜗和（或）前庭功能障碍［感觉神经性听力损失、耳鸣和（或）眩晕］。具有上述标准3条或3条以上者，并由活检组织病理学证实可以确诊；如临床表现明显，并非每例患者均需做软骨活检而可以临床诊断[15]。

【鉴别诊断】

1. 耳部病变

应与急性化脓性或慢性肉芽肿性感染性疾病，如结核、真菌病、梅毒或麻风等相鉴别。系统性血管炎或其他结缔组织病也可引起耳软骨炎，但其双侧耳软骨炎者不多见。皮肤白血病和淋巴瘤也可表现为单侧耳软骨炎。活检和培养可以区分这些疾病与RPC。

2. 鼻软骨炎

需要与感染性肉芽肿病变、肉芽肿性多血管炎（granulomatosis with polyangiitis，GPA）、淋巴瘤样肉芽肿病、癌或淋巴瘤引起的鼻软骨炎相鉴别。除了与上述其他疾病相关的临床表现以外，另一个很有用的鉴别特征是RPC没有黏膜炎症。

3. 眼炎

眼部炎症、听觉前庭功能障碍和多关节炎可见于系统性坏死性血管炎，例如结节性多动脉炎、GPA、Cogan综合征以及白塞综合征。然而，这些疾病都不是RPC那样的广泛性软骨病。

4. 气管支气管狭窄变形

应与感染性疾病、结节病、非感染性肉芽肿病、肿瘤、慢性阻塞性肺疾病、淀粉样变性等疾病鉴别，一般上述疾病经活组织检查明确诊断。复发性多软骨炎患者有耳、鼻等软骨病变，有助于鉴别。

5. 主动脉炎和主动脉病的病变

应与梅毒、马方综合征、Ehlers-Danlos综合征、动脉中层特发性囊性坏死和动脉硬化相鉴别。根据存在的其他临床特征，通常可以鉴别RPC与这些疾病。

6. 肋软骨炎病变

须与脊柱关节炎患者和罕见的滑膜炎、痤疮、脓疱病、骨质增生及骨炎（synovitis, acne, pustulosis, hyperostosis, osteitis, SAPHO）综合征鉴别。这些疾病往往还表现出各自的临床特征，通常容易与RPC区分。

【治疗】

1. 一般治疗原则

药物治疗方案根据临床评估的疾病活动度和严

重程度而不同。开始治疗前,应该进行针对性的检查,明确疾病的范围和严重程度。根据病情的严重程度给予相应的治疗。

2. 药物治疗

(1)非甾类抗炎药(nonsteroidal antiinflammatory drug,NSAID):耳和(或)鼻软骨炎、关节炎,无重要器官受累(即没有以下问题:严重的气道炎症、狭窄或塌陷,心脏疾病,血管炎,RPC引起的眼、肾或神经系统疾病)的治疗可用双氯芬酸钠75~150 mg/d,视剂型一日3次或1次口服;布洛芬0.6 g一日3~4次口服,或选用其他非甾体抗炎药。

(2)糖皮质激素:如果NSAID使用7~10天反应不佳,可以换用糖皮质激素治疗。糖皮质激素可抑制病变的急性发作,减少复发的频率及严重程度。对于较重的患者,开始剂量为:泼尼松30~60 mg/d,晨起一次口服。重度急性发作的病例如喉、气管及支气管、眼、内耳被累及时,泼尼松的剂量可酌情增加,甚至行甲泼尼龙冲击治疗。临床症状好转后,泼尼松可逐渐减量,可能需要7.5 mg/d以长期维持。

(3)免疫抑制剂:环磷酰胺400 mg静脉输注每2周一次或者口服环磷酰胺(起始剂量2 mg/kg)。诱导缓解后可以序贯甲氨蝶呤10~25 mg每周一次口服或静脉注射。也可选用硫唑嘌呤、来氟米特等。在使用免疫抑制剂时,应定期查血尿常规、肝肾功能以监测不良反应发生。

(4)氨苯砜:氨苯砜可有效治疗RPC的主要症状,包括耳和鼻软骨炎。氨苯砜平均剂量为75 mg/d,剂量范围25 mg~200 mg/d,开始从小剂量试用,以后逐渐加量,其疗效尚未得到肯定。氨苯砜主要副作用为恶心、嗜睡、溶血性贫血、药物性肝炎及白细胞下降等。

(5)生物制剂:英夫利西单抗、依那西普、阿达木单抗、托珠单抗、阿巴西普、阿那白滞素、利妥昔单抗和托法替布的疗效较好[16-17]。法国队列研究显示托珠单抗、TNF抑制剂(尤其是阿达木单抗或英夫利西单抗)及利妥昔单抗治疗的临床应答率最高(60%~71%)。阿巴西普和阿那白滞素的应答率各为50%。针对器官特异性应答的分析表明,对于RPC患者的大多数呼吸系统严重受累,TNF抑制剂、托珠单抗和阿巴西普的应答率最高[18]。

3. 手术治疗

(1)鞍鼻畸形的修复:一旦患者持续缓解,可考虑手术修复鞍鼻畸形。

(2)对于气管软化导致的节段性塌陷、难治性狭窄或炎性包块区域,可手术切除或放置可扩张的金属支架,若气管支气管塌陷范围更广泛,则可能需要行气管重建,目前有多种相关技术[19]。

(3)如果RPC患者的瓣膜受累引起难治性心力衰竭,应请外科会诊以考虑瓣膜置换术或瓣膜成形术,以及主动脉瘤切除术。

【病例摘要】

患者女性,39岁,3个月前无明显诱因出现咳嗽、咳白痰、咽痛,剧烈咳嗽时可有胸前区钝痛,先后予红霉素、先锋霉素口服,青霉素静脉输注,症状较前好转。1个月前患者咳嗽加重,声音嘶哑,呼吸困难,吸气时为著,活动后及平卧时可加重,侧卧及坐位可缓解。查体:气管位置居中。胸廓无畸形,肺部呼吸运动度对称,肋间隙正常,叩诊清音,双肺呼吸音粗,未闻及干湿啰音。进一步化验:CRP 201.8 mg/L;ESR 55 mm/h。血常规:WBC 13.79×10^9/L,NEU% 82.9%。ANA、抗ENA抗体、ANCA均阴性。胸部CT:右肺门略增大,右中叶支气管变窄。支气管镜检查:左主支气管黏膜增厚、充血,管腔塌陷,管腔完全闭塞,远端叶段支气管黏膜肥厚,管腔狭窄,尤以下叶狭窄明显。明确诊断为复发性多软骨炎。病例详细资料见二维码数字资源1-3。

数字资源1-3

(安 媛)

【参考文献】

[1] BORGIA F, GIUFFRIDA R, GUARNERI F, et al. Relapsing Polychondritis: An Updated Review. Biomedicines, 2018, 6(3): 84.

[2] MASUDA N, NISHIKAWA R, UEDA T, et al. Severe panuveitis with relapsing polychondritis. Am J Ophthalmol Case Rep, 2018, 11: 3-5.

[3] HASLAG-MINOFF J, REGUNATH H. Relapsing

[4] ZEUNER M, STRAUB R H, RAUH G, et al. Relapsing polychondritis: clinical and immunogenetic analysis of 62 patients. J Rheumatol, 1997, 24, 96-101.

[5] ZAMPELI E, MOUTSOPOULOS H M. Relapsing polychondritis: a diagnosis not to be missed. Rheumatology (Oxford), 2018, 57 (10), 1768.

[6] CLARK L J, WAKEEL R A, ORMEROD A D. Relapsing polychondritis--two cases with tracheal stenosis and inner ear involvement. J Laryngol Otol, 1992, 106, 841-844.

[7] TUCKER S M, LINBERG J V, DOSHI H M. Relapsing polychondritis, another cause for a "salmon patch". Ann Ophthalmol, 1993, 25 (10): 389-391.

[8] LANG-LAZDUNSKI L, HVASS U, PAILLOLE C, et al. Cardiac valve replacement in relapsing polychondritis. A review. J Heart Valve Dis, 1995, 4 (3): 227-235.

[9] CHANG-MILLER A, OKAMURA M, TORRES V E, et al. Renal involvement in relapsing polychondritis. Medicine (Baltimore), 1987, 66 (3): 202-217.

[10] SUNDARAM M B, RAJPUT A H. Nervous system complications of relapsing polychondritis. Neurology, 1983, 33 (4): 513-515.

[11] PIETTE JC, EL-RASSI R, AMOURA Z. Antinuclear antibodies in relapsing polychondritis. Ann Rheum Dis, 1999, 58 (10): 656-657.

[12] BALSA-CRIADO A, GONZALEZ-HERNANDEZ T, CUESTA M V, et al. Lupus anticoagulant in relapsing polychondritis. J Rheumatol, 1990, 17 (10): 1426-1427.

[13] FOIDART J M, ABE S, MARTIN G R, et al. Antibodies to type II collagen in relapsing polychondritis. N Engl J Med, 1978, 299 (22): 1203-1207.

[14] SHARMA A, KUMAR R, MB A, et al. Fluorodeoxyglucose positron emission tomography/computed tomography in the diagnosis, assessment of disease activity and therapeutic response in relapsing polychondritis. Rheumatology (Oxford), 2020, 59 (1): 99-106.

[15] MCADAM L P, O'HANLAN M A, BLUESTONE R, et al. Relapsing polychondritis: prospective study of 23 patients and a review of the literature. Medicine (Baltimore), 1976, 55 (3): 193-215.

[16] MOULIS G, SAILLER L, PUGNET G, et al. Biologics in relapsing polychondritis: a case series. Clin Exp Rheumatol, 2013, 31 (6): 937-939.

[17] MESHKOV A D, NOVIKOV P I, ZHILYAEV E V, et al. Tofacitinib in steroid-dependent relapsing polychondritis. Ann Rheum Dis, 2019, 78 (7): e72.

[18] MOULIS G, PUGNET G, COSTEDOAT-CHALUMEAU N, et al. Efficacy and safety of biologics in relapsing polychondritis: a French national multicentre study. Ann Rheum Dis, 2018, 77 (8): 1172-1178.

[19] LEHMAN J D, GORDON R L, KERLAN R K Jr, et al. Expandable metallic stents in benign tracheobronchial obstruction. J Thorac Imaging, 1998, 13 (2): 105-115.

第四节　复发性结节性非化脓性脂膜炎

【概述】

复发性结节性非化脓性脂膜炎（Weber-Christian 综合征）也称回归热型结节性非化脓性脂膜炎，呈一种特发性的主要累及躯干和大腿皮下脂肪组织的脂膜炎。Weber-Christian 综合征由 Pfeifer（1892 年）首次报道，Weber（1925 年）命名为回归热型非化脓性结节性脂膜炎，其后 Brill 又将本病定名为 Pfeifer-回归热型结节性非化脓性脂膜炎[1]。主要临床表现为反复发作的皮下结节或为片状斑块，同时伴有发热，部分病例可累及内脏。具有多系统损害的 Weber-Christian 综合征，称为系统型脂膜炎；仅有皮损而无内脏损害者，称普通型脂膜炎。

该病男女均可发病，成人发病者以女性为多，儿童发病多为男性。发病年龄为 6 个月至 64 岁，以 20～40 岁女性最为多见。

Weber-Christian 综合征的病因尚不十分明了。一般认为其可能是多种原因引起的一种非特异性反应，或为感染、药物诱发的一种变态反应性疾病。据报道有的病例发病前有反复发作的扁桃体炎，亦有报道部分病例存在着不同情况的结核因子，且个别病例须用抗结核治疗后才能达到病情缓解。卤化物、磺胺、奎宁等药物均可能诱发脂膜炎、皮肌炎、系统性红斑狼疮，从而表明 Weber-Christian 综合征与自身免疫性风湿病相关[2]。

脂肪肉芽肿是由多种因素引起脂肪组织变性，而产生的肉芽肿反应。这些因素分局部和全身两种。局部因素为一过性缺血、小动脉痉挛，全身因素可能为脂肪代谢障碍，某些原因引起脂肪代谢过程中某些酶的异常，如血清淀粉酶、脂肪酶增加，局部脂肪酶、蛋白酶升高，其结果造成脂肪细胞损伤，最终导致脂肪肉芽肿形成。主要病变在脂肪层中，一般分3期。

（1）急性炎症期：发生脂肪细胞变性和细胞间炎症浸润，包括中性粒细胞、淋巴细胞和组织细胞，以中性粒细胞为主，且常见有中性粒细胞核破坏，但不形成脓肿。

（2）巨噬细胞期：以组织细胞浸润为主，吞噬脂肪后而成为泡沫状巨噬细胞，并有少量淋巴细胞、浆细胞和中性粒细胞浸润，往往也可见有多核巨细胞。

（3）成纤维细胞期：病变中主要为成纤维细胞和淋巴细胞，并有大量增生的纤维组织。

在Weber-Christian综合征的病变演变过程，中、小血管也有改变，主要为血管周围细胞浸润、内膜增厚及类纤维蛋白变性。大网膜、肠系膜、心包膜、肝、脾、骨髓及肾上腺周围脂肪中均有同样的病理改变。肝内有弥漫性脂肪坏死和脂肪浸润。肺的病理改变为肺泡腔及间质炎性细胞浸润、肉芽肿性肺炎及脂肪栓塞[3]。

【临床表现】

多数病例伴有头痛、全身乏力、厌食、肌痛、关节肿痛和精神不宁等前驱症状。普通型与系统型间无绝对界限，普通型可随着病情演变而发展为系统型。

Weber-Christian综合征偶尔也可发生心包炎，病程后期可发生心力衰竭。中枢神经系统，可出现脑膜炎症状和颅内高压征。Weber-Christian综合征可与类风湿关节炎、风湿热、溃疡性结肠炎和系统性红斑狼疮重叠，此外也可并发肾小球肾炎。可发生心肌病、冠状动脉闭塞、肉芽肿性肺炎、肠梗阻、肝硬化、骨髓纤维化和腹膜后纤维化等并发症。

多数Weber-Christian综合征病例伴有头痛、全身乏力、厌食、肌痛、关节肿痛和精神不宁等前驱症状。

1. 一般表现

见于普通型和系统型。

（1）发热：以系统型多见。在皮损出现数天后就开始发热，体温逐渐上升，可高达40℃以上，呈弛张热，持续1~2周后，体温开始下降。除弛张热外，还可为间歇热和不规则热。

（2）皮损：好发于四肢和躯干，以臀部和股部最多见。皮损为成批发生的坚实皮下结节，或呈片，大小不一，可小如豌豆，可大如手掌，边缘清楚。结节可与皮肤粘连，表面淡红，有轻度压痛和触痛。少数结节可坏死破溃，流出脂状物质，但不化脓。偶尔皮损可表现为水疱。皮下结节经数天或数周后可逐渐消失，患处皮肤略凹陷或有褐色素沉着。

（3）关节：表现为关节疼痛，以双膝关节疼痛最常见，其次为腕关节、踝关节，有些病例也可表现为游走性关节疼痛。

（4）其他：部分患者可有淋巴结肿大，其中以系统型多见，多位于腋下、腹股沟和气管旁，直径0.5~2 cm。有些患者可出现水肿，为下肢水肿、眼睑水肿或全身水肿。

2. 内脏受累

内脏受累表现仅见于系统型。

（1）呼吸系统：个别患者有胸痛、呼吸困难症状。查体可闻及水泡音、胸膜摩擦音，偶尔可出现渗出性胸膜炎体征。

（2）消化系统：可出现厌食、恶心、腹痛、腹泻、黄疸、消化道出血及肝、脾大。病变如累及肠系膜、网膜、后腹膜和骨盆脂肪组织，可引起上腹部疼痛、触痛和肠蠕动不良，听诊示肠鸣音减弱。这种情况称为腹腔脂膜炎，常伴有高热、腹痛、体重下降等。腹腔脂膜炎可因纤维化而导致肠梗阻。

（3）心血管系统：可表现心肌炎、心肌肥大、心动过速，偶尔也可发生心包炎，病程后期可发生心力衰竭。

（4）眼部损害：有些病例可出现眼部症状，表现为前葡萄膜炎、急性渗出性脉络膜炎和继发性青光眼等。

（5）中枢神经系统：可表现为精神障碍、意识障碍、昏迷、惊厥、脑膜炎症状和颅内高压征，这些症状都是颅内脂肪组织炎所造成的。

（6）与其他风湿病重叠：本病可与类风湿关节炎、风湿热、溃疡性结肠炎和系统性红斑狼疮重叠，此外也可并发肾小球肾炎。

必须指出，普通型与系统型间无绝对界限，普通型可随着病情演变而发展为系统型。

3. 并发症

偶尔也可发生心包炎，病程后期可发生心力衰竭。中枢神经系统，可出现脑膜炎症状和颅内高压征。Weber-Christian综合征可与类风湿关节炎、风湿热、溃疡性结肠炎和系统性红斑狼疮重叠，此外也可并发肾小球肾炎。可发生心肌病、冠状动脉闭塞、肉芽肿性肺炎、肠梗阻、肝硬化、骨髓纤维化和腹膜后纤维化等并发症。

【辅助检查】

1. 血常规、骨髓象及血沉

外周血可见红细胞、血小板减少。白细胞多数减少，可含有中毒颗粒，分类计数中性粒细胞减少，伴有核左移，但合并感染时白细胞增多，血沉增快。骨髓象可见粒细胞、红细胞和巨核细胞不同程度的减少，有时粒细胞可含有少许中毒颗粒，呈感染骨髓象。

2. 尿常规

当合并肾小球肾炎或重叠其他风湿病时，可出现蛋白尿、血尿和管型尿。

3. 生化检查

肝受累可有肝功能异常，CRP 增高。

4. 免疫学检查

部分 Weber-Christian 综合征患者抗"O"滴度升高，重叠其他风湿病时可有类风湿因子滴度升高，抗核抗体阳性，补体降低，IgG、IgM 升高，细胞免疫试验低，淋巴细胞转化率降低。

5. X 线检查

胸部 X 线片表现为肺门及气管旁淋巴结增大，偶尔可见少量胸腔积液，肺内可见纹理增多及点片状影等。累及心血管系统，可见有心脏扩大和心力衰竭。

6. 心电图检查

可见有窦性心动过速、不同类型传导阻滞及心肌炎等改变。

7. 超声检查

影像显示皮下结节，表现为病灶边缘和弥漫性实质样结构的皮下间隙增厚。

【诊断】

普通型根据反复发作的皮下结节或为片状斑块，伴有发热，皮损自发性消退后留下局部凹陷等特点，不难诊断。最后确诊需依赖活组织检查。系统型诊断较复杂，临床除有发热、皮下结节等一般表现外，尚有各脏器受累表现。个别 Weber-Christian 综合征的患者既无发热，也无皮下结节，仅表现为各脏器受累症状，需活组织检查方可明确诊断。

【鉴别诊断】

1. 普通型鉴别诊断

（1）结节性红斑：皮损累及真皮和皮下组织，是由皮肤坏死性血管炎所引起，好发于双侧小腿。红斑消退后仅留有轻度色素沉着，不留有局部凹陷，皮损的组织学改变为血管炎。而不是脂肪组织炎症改变。

（2）硬红斑：皮损好发于双侧小腿屈侧，无发热等全身症状，组织病理为结核样改变，抗结核治疗有效。

（3）皮肤型：恶性网状细胞病皮损质地坚硬，破溃后可形成边缘清楚的深溃疡，覆有分泌物和黑色厚痂，部分病例可有鼻咽部肿瘤史。有进行性全血下降和进行性肝、脾、淋巴结肿大。组织病理改变为网状细胞增生，增生的网状细胞大都不典型或不成熟。

（4）多发性神经纤维瘤：是一种常染色体显性遗传性疾病。皮损为多发性皮下软组织肿瘤，是沿神经干分布的多发性纤维瘤，并有皮肤色素沉着。可累及周围神经及中枢神经，引起相应的临床表现，其病理特征为软疣性纤维瘤和纤维瘤。

（5）淋巴瘤：表现为发热、全身淋巴结肿大，有时伴有关节肌肉不适、肝脾大等。肿大淋巴结的病理改变为异常淋巴细胞增生，无脂膜炎所见的肉芽肿性脂肪组织炎性变。

2. 系统型鉴别诊断

（1）风湿性关节炎：一般起病急骤，以多关节炎为主，伴有发热和白细胞增多，多有不同程度的心脏炎，皮下结节的组织学检查可见阿绍夫（Aschoff）小体，水杨酸制剂治疗有效。

（2）系统性红斑狼疮：具有多统损害特征，容易与本病相混淆，但其皮肤特征和组织学改变与本病有显著不同。再者，免疫学检查，抗核抗体均阳性。若发现有脂膜炎的特征性皮损，则表明为系统性红斑狼疮与本病相重叠。

（3）胰腺癌：表现有严重的消化道症状，如恶心、呕吐、体重减轻等，当压迫胆总管时，可引起进行性加深的黄疸。超声及 CT 检查可发现胰腺癌征象。有时胰腺癌可伴发结节性液化性脂膜炎，但其皮损的组织学改变与本病不同，并有血清淀粉酶和脂肪酶升高。

【治疗】

1. 去除诱发因素

如去除感染病灶，停止应用诱发 Weber-Christian 综合征的药物等。

2. 一般治疗

急性发作期应卧床休息，合并口腔、耳鼻喉慢性感染者，应给予足量有效的抗生素控制感染。尽量避免使用磺胺类药物，因此类药物进入体内容易起到半抗原作用而加重病情。

3. 全身治疗

Weber-Christian 综合征早期，可用抗风湿类药物缓解症状、退热和减轻关节疼痛。非甾体抗炎药如阿司匹林每天 1.5～3 g，分 3 次口服，或双氯芬酸（扶他林）每天 75～150 mg，分 3 次口服。若无效可加用糖皮质激素类药物，如泼尼松 30～60 mg，分 3 次口服，待症状缓解后立即减量并逐渐停药。抗生素与激素药物并用可获得更好的疗效。但应注意，随着病情的演变，Weber-Christian 综合征对激素治疗反应越来越差，此时可换用适量细胞毒性药物如环磷酰胺、硫唑嘌呤，抗疟药氯喹及免疫调节药左旋咪唑。

4. 对症治疗

可用阿托品类解痉药缓解腹痛，出现心力衰竭者可给予适量洋地黄（毛地黄）制剂，水肿严重时可用适量利尿药缓解水肿，眼部继发青光眼者，应酌情采用手术治疗。

【病例摘要】

患者女，41 岁，主因"发热伴四肢肌肉酸痛乏力 1 个月"入院。患者 1 个月前无明显诱因出现发热，体温波动于 38～39℃，伴四肢肌肉酸痛；2 周前出现腹部脐上部位皮下青紫伴局部肿胀、变硬。查体体温 36.9℃，面部水肿，双侧下眼睑皮肤有 2 cm×3 cm 大小瘀斑；脐上有 10 cm×5 cm 大小瘀斑，局部皮肤肿胀发硬，上肢近端、双下肢远端肌肉压痛（＋），四肢肌力基本正常。双下肢轻度凹陷性水肿。实验室检查：血红蛋白 89 g/L；ANA 1:40，抗 ENA 抗体阴性；纤维蛋白原 5 g/L，D 二聚体 4787 ng/ml，凝血时间和部分凝血活酶时间正常。ALT 141 U/L，AST 283 U/L，γ-谷氨酰转肽酶 339 U/L，ALP 742 U/L，LDH 1170 U/L，CK 293 U/L。腹部 CT：脂肪肝，门静脉高压，脾大。骨髓涂片及病理：增生性骨髓象，未见吞噬现象。肌肉活检病理回报：骨骼肌呈炎性肌病样病理改变（左肱二头肌及筋膜），肌筋膜可见水肿、坏死，伴随混合性细胞浸润，肌筋膜下肌纤维再生改变，符合肌筋膜炎的病理特点。皮肤病理示：真皮深层及皮下组织中见多量淋巴细胞及浆细胞浸润，脂肪小叶炎症、坏死，可见泡沫细胞及少量成熟浆细胞，可见核碎。免疫组织化学染色结果：CD3(＋)，CD5(＋)，CD8(＋)，CDl63(＋)，Ki-67（60%＋），CD4（－），CD20（－），根据形态学及免疫组织化学结果考虑为脂膜炎。病例详细资料见二维码数字资源 1-4。

数字资源 1-4

（陈　适）

【参考文献】

[1] WINKELMANN R K, BOWIE E J. Hemorrhagic diathesis associated with benign histiocytic, cytophagic panniculitis and systemic histiocytosis. Arch Intern Med, 1980, 140 (11): 1460-1463.

[2] PANUSH R S, YONKER R A, DLESK A, et al. Weber-Christian disease: analysis of 15 cases and review of the literature. Medicine (Baltimore), 1985, 64 (3): 181-191.

[3] 陈永涛，杨南萍，王忠明，等. 结节性脂膜炎 30 例临床分析. 中国实用内科杂志，2002，22（4）：235.

第五节　抗磷脂综合征

【概述】

抗磷脂综合征（antiphospholipid syndrome，APS）是以反复血栓和（或）病态妊娠为主要临床表现同时具有高滴度抗磷脂抗体（aPLs）的系统性自身免疫病。aPLs 主要包括狼疮抗凝物（LA），抗 β2-糖蛋白 1（anti-β2GP1）和抗心磷脂抗体（aCL）[1]。APS 可继发性系统性红斑狼疮（systemic lupus erythematosus，SLE）等自身免疫病，称为继发性 APS（secondary antiphospholipid syndrome，SAPS）。不合并其他疾病的 APS，称为原发性 APS（primary antiphospholipid syndrome，PAPS）。部分 APS 患者可以在 1 周内出现 ≥3 个器官的血栓，称为灾难性抗磷脂综合征（CAPS）。

【历史发展】

APS 的历史要追溯到 20 世纪初，由于梅毒的高发，科学家们开始寻找梅毒的诊断学试验的方法。1906 年，Wasserman 建立了补体结合试验，是最早使用的梅毒螺旋体感染诊断的血清学试验[2]。1924 年 Kahn 建立了絮状沉淀试验方法[3]。由于缺乏标准的抗原，这个方法敏感性及特异性不高。1941 年 Pangborn 确定心磷脂是主要的活性试剂[2]。使用纯化的心磷脂使得该诊断方法标准化并且检测的效率更高。一些感染性疾病和非感染性疾病，如疟疾、麻风和红斑狼疮等可以出现梅毒血清学假阳性[4]。1952 年 Moore 和 Mohr 发现梅毒血清学试验假阳性（BFP-STS）与自身免疫病相关，在红斑狼疮患者中约为 20%，类风湿关节炎（RA）患者为 5%，在部分妊娠者中也有很低的阳性率[5]。同年 Conley 和 Hartmann 发现了循环抗凝物。1963 年 Bowie 等报道了 11 例 SLE 患者，其中 8 例患者存在循环抗凝物，3 例患者有下肢深静脉血栓，1 例患者存在下肢缺血性溃疡和网状青斑[6]。随后，个案研究显示狼疮抗凝物（LA）相关的血栓前状态可以出现在无 SLE 或其他结缔组织病的情况下[7]。

1980 年 Firkin 报道了 4 例妊娠失败与 LA 相关，而这 4 例患者中仅有 1 例为 SLE[8]。1983 年 Harris 教授使用放免法检测发现近 2/3 的 SLE 患者有高滴度的抗心磷脂抗体，并且 90% LA 阳性的患者 aCL 水平升高，确定 aCL 与 LA 的相关性，并且该研究也证实在 SLE 患者中，aCL 升高与血栓的发生有关[9]。Boey 等同时报道了 LA 与血栓、血小板减少相关[10]。1980—1983 年，有一系列的研究报道了患者 LA、动脉或静脉血栓和复发性流产。Graham Huges 教授对这类疾病产生了极大的兴趣。1987 年这个疾病被命名为"抗磷脂抗体综合征"，随后不久被简称为抗磷脂综合征[11]。此后，原发性抗磷脂综合征被定义[12-13]。随着对 aPLs 认识的不断深入，β2- 糖蛋白 1 是抗体结合的主要靶点[14-16]。1992 年 Asherson 命名了 CAPS[17]。

【流行病学】

目前，尚无抗磷脂抗体在人群中的阳性率数据。在健康献血者中，aCL 的阳性率为 10%，LA 的阳性率为 1%。然而，仅有不足 1% 的人持续阳性[18]。20%~30% 的 SLE 患者有持续的中高滴度抗磷脂抗体并可导致相应的临床表现[19]。在无自身免疫病的患者中，病态妊娠患者抗磷脂抗体的阳性率为 6%，静脉血栓患者中抗磷脂抗体的阳性率为 10%，心肌梗死患者中抗磷脂抗体的阳性率为 11%，小于 50 岁脑卒中患者中抗磷脂抗体阳性率为 17%[20]。APS 的年发病率约为 5/10 万，而患病率为（40~50）/10 万[21]。

【发病机制】

感染是刺激 aPLs 形成的主要危险因素。目前研究比较深入的是抗 β2- 糖蛋白 1 抗体，细菌或病毒的氨基酸序列与 β2- 糖蛋白 1 的氨基酸序列高度同源，通过分子模拟机制刺激抗体的形成[22]。另外，抗 β2- 糖蛋白 1 的错误折叠也可以诱导抗体的形成[23]。β2- 糖蛋白 1 与化脓性链球菌表面蛋白 H 结合，诱导 β2- 糖蛋白 1 构象变化，β2- 糖蛋白 1 隐蔽表位暴露。小鼠在接受鼠蛋白 H-β2- 糖蛋白 1 复合物注射后可产生针对该表位的抗体。健康人可以产生抗 β2- 糖蛋白 1 抗体，但是只有在一定遗传背景或接受再次打击后才会成为致病性抗体。因此，"二次打击学说"是目前 APS 发病的主要机制。机体在一定的遗传背景下，在环境因素、炎症因素或其他非免疫的致血栓的因素（如肥胖、高血压、糖尿病、高脂血症、吸烟、制动、药物和感染等）下导致血栓的形成。

抗 β2- 糖蛋白 1 抗体与 β2- 糖蛋白 1 在细胞表面结合，激活内皮细胞、血小板、单核细胞、中性粒细胞、滋养细胞，表达和释放激活相关的标志物[24]。抗磷脂抗体与抗 β2- 糖蛋白 1 结合后可导致组织因子表达增加[25]、诱导活化的蛋白 C 抵抗[26-27] 及补体系统的激活[28]，并导致炎症、血栓形成和妊娠并发症。

妊娠 APS 动物模型中可以观察到胎盘中性粒细胞的浸润[29]。在抗磷脂抗体介导的先兆子痫小鼠模型中，可以发现胎盘中性粒细胞浸润，清除中性粒细胞可以改善胎盘形态，恢复螺旋动脉的重塑并且改善妊娠结局[30]。补体激活中性粒细胞在母胎界面的募集，导致局部 TNF 水平增加，VEGF 水平降低，导致病态妊娠的发生。中性粒细胞可以被抗 β2- 糖蛋白 1 抗体直接激活，通过 Toll 样受体（TLR）4 和活性氧导致中性粒细胞胞外诱捕网（NET）的产生[31]。

APS 患者 NET 形成增加，NET 清除减低和低密度粒细胞增加，低密度中性粒细胞产生细胞因子和 1 型干扰素的能力增加[31]。

【临床表现】

1. 常见的临床表现

（1）血栓：APS 患者可以出现动脉、静脉或微血管的血栓，其临床表现主要取决于受累血管的种类、部位和大小，患者可同时出现动脉及静脉血栓或多部位血栓。静脉血栓，特别是下肢静脉血栓是 APS 最常见的血栓类型，约占全部患者的 39%。动脉血栓的发生率较静脉血栓低，但动脉血栓的危害更重。20% APS 患者出现脑血栓，11% 患者有短暂性脑缺血发作。狼疮抗凝物持续阳性，三个磷脂抗体同时阳性或心磷脂抗体持续中高滴度阳性患者血栓的发生风险增高[40]。

（2）病态妊娠：产科 APS 临床表现多样，反复出现的小于 10 周的流产是最常见的临床表现，其他的临床表现包括先兆子痫、子痫和胎盘早剥。部分 APS 患者可表现为不孕。尽管抗磷脂抗体可以通过母胎循环进入到胎儿体内，但是 APS 患者的后代并无血栓或 SLE 的表现[41]。不良妊娠结局的危险因素包括合并自身免疫病、既往血栓病史、补体水平降低、狼疮抗凝物阳性或 3 个磷脂抗体阳性[42]。

2. 非标准临床表现

（1）血液系统表现：血小板减少（< 100 000/μl）和自身免疫性溶血性贫血是 APS 重要的血液系统表现。血小板减少是 APS 最常见的血液系统表现，发生率为 20%～53%[43]。在 CAPS 患者中，血小板减少的发生率为 6%～100%[44]。血小板减少是抗磷脂抗体阳性患者血栓发生的危险因素。溶血性贫血的发生率为 6%～10%，并且易合并动脉血栓、心脏瓣膜疾病、网状青斑、癫痫和舞蹈病[44]。

（2）肾表现：肾是 APS 主要的靶器官，血栓事件可以发生在任何大小的血管上。APS 的肾受累可以表现为血栓性微血管病，动脉硬化，纤维内膜增生，局灶性皮质萎缩或动脉和小动脉的纤维闭塞。这些病变可以在原发性 APS 中出现，也可在 aPL 阳性的 SLE 患者中出现。

（3）心血管表现：在 APS 患者中，心脏瓣膜病变的发生率高达 65%[45]。典型的心脏瓣膜病变包括瓣膜增厚 > 3 mm，瓣叶近端或中部的局部增厚；主动脉瓣血管面和（或）二尖瓣心房面的不规则结节[45]；心脏瓣膜病变临床上与中枢神经系统表现相关，如脑缺血、偏头痛、癫痫。

（4）神经系统表现：APS 的神经系统表现包括血栓事件，如脑卒中、短暂性脑缺血发作与脑静脉血栓形成。非脑血栓事件相关的临床表现包括头痛、偏头痛、癫痫、双相情感障碍、横贯性脊髓炎、痴呆、舞蹈症、多发性硬化样病变、精神病、认知功能减退、帕金森病、肌张力障碍、短暂性全遗忘症、强迫症和脑白质病变。

（5）皮肤表现：APS 患者的皮肤表现主要包括网状青斑、溃疡、指端坏疽、皮肤坏死和假性血管炎样皮损。网状青斑是 APS 最常见的临床表现，见于 16%～25% 的患者[46]。

（6）骨关节表现：患者可出现关节痛、关节炎和缺血性骨坏死。

【辅助检查】

1. 抗磷脂抗体

抗磷脂抗体是以磷脂和（或）磷脂结合蛋白作为靶抗原的自身抗体的总称，包括心磷脂抗体（aCL）、抗 β2-糖蛋白 1 抗体（β2-GP1）和狼疮抗凝物（LA）。临床上怀疑 APS 的患者，要同时检测 3 种抗体。抗磷脂抗体不仅具有重要的诊断价值，并且可以作为患者临床分层的重要指标。EULAR 指南中将间隔 12 周不少于 2 次狼疮抗凝物阳性，任意 2 种抗磷脂抗体阳性（LA，aCL，抗 β2-GP1 抗体），或 3 种 aPL 均阳性，或单个 aPL 持续存在高滴度定义为高危 aPLs[47]。

（1）狼疮抗凝物：LA 可以通过稀释的蝰蛇毒磷脂时间法（dRVVT）和活化部分凝血活酶时间（aPTT）测定，如果两者中任一阳性可定义为 LA 阳性。狼疮抗凝物检测包括筛查试验、混合试验和确证试验三个步骤[48]：①筛查试验：若 dRVVT 或 aPTT 正常，则可排除 LA，若两者时间延长，则进行混合试验；②混合试验：将患者血浆与正常血浆（1∶1）进行混合，排除凝血因子缺乏导致的磷脂依赖性凝血时间延长；③确证试验：添加磷脂后延长的凝血时间是否被纠正。LA 检测适用于未服用抗凝药物的患者，LA 定义为加入磷脂前的凝固时间 / 加入磷脂后的凝固时间。目前，LA 的检测程序为筛查试验-确证试验，如果筛查或确证试验阴性，临床上高度怀疑 APS 时，应进行混合试验[49]。

（2）抗心磷脂抗体和抗 β2-糖蛋白 1 抗体：抗心磷脂抗体和抗 β2-糖蛋白 1 抗体包括 IgA、IgG 和

IgM三个亚型，其中IgG和IgM是2006年APS分类标准中的实验室指标。在2006年APS分类标准中，推荐用酶联免疫吸附试验（ELISA）法检测抗心磷脂抗体和抗β2-糖蛋白1抗体。aCL-IgG和IgM抗体检测单位使用GPL和MPL，1个GPL或MPL是指1μg/ml纯化的IgG、IgM型aCL结合抗原的活性。中高滴度抗心磷脂抗体和抗β2-糖蛋白1抗体还可以定义为大于99%百分位数[50]。

2. 非标准磷脂抗体

（1）抗β2-糖蛋白结构域1抗体（抗-D1抗体）：β2-糖蛋白1有5个结构域，其中，结构域1是其主要的抗原表位。在结构域1中，甘氨酸40-精氨酸43是主要的抗原表位[51-52]。抗-D1抗体与血栓（主要是静脉血栓）相关性强于β2-糖蛋白1的其他的结构域[53]。在一项442例抗β2-GP1抗体阳性的患者中，243（55%）患者抗-D1抗体阳性，其中83%患者有血栓病史，抗-D1抗体血栓发生的相对危险度（OR）为3.5，并且抗-D1抗体与病态妊娠相关[54]。在中国一项APS的研究中，抗-D1抗体的阳性率为62%，在血清阴性的APS中阳性率为16%，与IgG型β2-糖蛋白1抗体相比，抗-D1抗体的特异性更高（0.9712），但敏感性相对较低（0.489）[55]。

（2）IgA型抗β2-糖蛋白1抗体：多项研究证实IgA型抗β2-糖蛋白1抗体是动脉粥样硬化性疾病（如急性心梗、急性脑梗）的独立危险因素[56-59]。在SLE患者中，IgA型抗β2-糖蛋白1抗体与血栓相关。并且IgA型抗β2-糖蛋白1抗体与深静脉血栓的相关性高于IgM型抗β2-糖蛋白1抗体[60]。

（3）抗波形蛋白/心磷脂复合物：蛋白质组学证实波形蛋白是aPLs内皮细胞识别的主要分子。带正电荷的波形蛋白和带负电荷的心磷脂可以在体外结合[61]。IgG及IgM抗波形蛋白/心磷脂抗体在APS中的阳性率分别为92.4%及80.0%，在血清阴性APS中阳性率为55.2%及37.9%[61]。这个研究证实抗波形蛋白/心磷脂抗体是APS患者敏感的血清学指标，特别是在血清阴性的APS患者中。但抗波形蛋白/心磷脂抗体的特异性不高[62]。

（4）抗磷脂酰乙醇胺抗体（aPE）：磷脂酰乙醇胺（PE）是一种两性磷脂分子，主要分布于哺乳动物细胞质膜的内层，占总磷脂的20%～50%[63]。aPE在不孕、不明原因的流产及妊娠期高血压中均有一定的阳性率[64-66]。然而，aPE与复发性流产等病态妊娠的关系仍需进一步深入研究。一些研究证实了aPE与脑卒中、肺栓塞和下肢动脉血栓的关系，然而其他的研究并未发现这种相关性。因此，目前并不推荐常规检测aPE[49]。

（5）抗凝血酶原抗体（aPT）和抗磷脂酰丝氨酸/凝血酶原抗体（aPS/PT）：在一项对194例APS患者的前瞻性研究中，aPT是复发性血栓的独立危险因素，并且aPT阳性的患者血栓的发生风险高于aPT阴性的患者（8.6% vs. 3.5%）[67]。在一项对101例SLE患者长达15年的队列研究中，IgG型aPT可以预测SLE患者血栓的发生[68]。

虽然aPT与aPS/PT有一定的相关性，但是这两个抗体属于不同种类的抗体。aPS/PT在APS中的阳性率为63.0%，特异性为92.8%，在aCL阴性，抗β2-GP1抗体阴性，aCL及抗aβ2-GP1抗体同时阴性及血清阴性的APS中，阳性率分别为56.9%，60.5%，50.0%及20.0%，IgG型aPS/PT是血栓的独立危险因素[69]。一项对aPT及aPS/PT的荟萃分析纳入了超过7000例患者及对照，aPS/PT阳性患者血栓的发生风险高于aPT阳性的患者[70]。第14届国际抗磷脂抗体大会推荐检测aPS/PT，由于缺乏前瞻性研究，并不推荐常规检测aPT[49]。

（6）IgA型aPL：IgA型aPL在不同人群中的阳性率不同[71-73]。给小鼠注射IgA型患者的aPLs，可以导致小鼠血栓的发生[74]。目前，IgA型aPL与APS临床表现间的相关性仍存在争论，一些研究证实IgA型aPL与APS血栓、病态妊娠及血小板减少相关，然而，另外一些研究并未发现IgA型aPL与APS临床表现间的相关性[49]。

【诊断】

目前，APS的诊断主要依据修订的Sapporo标准（表1-5-1）。

诊断APS必须具备下列至少1项临床标准和1项实验室标准。

目前，APS分类标准存在一些缺点。例如，目前对于非标准的临床表现，如血小板减少、短暂性脑缺血发作、网状青斑、非细菌性心脏瓣膜增厚和（或）赘生物、自身免疫性溶血性贫血，或者有深静脉血栓合并低到中滴度抗β2-GP1和（或）心磷脂抗体是否应考虑APS尚无定论。并且，IgA型aCL或抗β2-糖蛋白1抗体未纳入到分类标准中。针对磷脂酰丝氨酸，磷脂酰乙醇胺或其他负电荷磷脂的抗体与临床表现相关性尚未确定。

表 1-5-1　抗磷脂综合征的分类标准

（1）临床标准
1）任何器官或组织发生 1 次以上的动脉、静脉或小血管血栓，血栓必须被客观的影像学或组织学证实。组织学还必须证实血管壁附有血栓，但没有显著炎症反应
2）病态妊娠
　a. 发生 1 次以上的在 10 周或 10 周以上不可解释的形态学正常的死胎，正常形态学的依据必须被超声或直接检查证实
　b. 在妊娠 34 周之前因严重的子痫或先兆子痫或严重的胎盘功能不全所致 1 次以上的形态学正常的新生儿早产
　c. 在妊娠 10 周以前发生 3 次以上的不可解释的自发性流产，必须排除母亲解剖、激素异常及双亲染色体异常
（2）实验室标准
1）血浆中出现 LA，至少发现 2 次，每次间隔至少 12 周
2）用标准 ELISA 在血清中检测到中-高滴度的 IgG/IgM 类 aCL 抗体（IgG 型 aCL > 40 GPL；IgM 型 aCL > 40 MPL；或滴度 > 99%）；至少 2 次，间隔 12 周
3）用标准 ELISA 在血清中检测到 IgG/IgM 型抗 β2-GP1 抗体至少 2 次，间隔 12 周（滴度 > 99%）

注：a：APS 的诊断应避免临床表现和 aPL 阳性之间的间隔 < 12 周或 > 5 年。b：当共存遗传性或获得性引起血栓的因素时也诊断 APS，但应注明（A）存在；（B）不存在其他引起血栓的因素。危险因素包括：年龄（男性 > 55 岁，女性 > 65 岁），存在已知的心血管危险因素（如高血压、糖尿病、低密度脂蛋白升高、高密度脂蛋白降低、胆固醇降低、吸烟、心血管病早发的家族史、体质量指数 > 30 kg/m²、微量白蛋白尿、肾小球滤过率 < 60 ml/min）、遗传性血栓倾向、口服避孕药、肾病、恶性肿瘤、卧床和外科手术。因此，符合 APS 分类标准的患者应该按照血栓发生的原因分层。c：过去发生的血栓可以认为是 1 项临床标准，但血栓必须是经过确切的诊断方法证实的，而且没有其他导致血栓的病因。d：浅表静脉血栓不包括在临床标准中。e：通常可普遍接受的胎盘功能不全包括以下 4 方面：（1）异常或不稳定的胎儿监护试验，如①非应激试验阴性提示有胎儿低氧血症；②异常的多普勒流量速度波形分析提示胎儿低氧血症，如脐动脉舒张末期无血流状态；③羊水过少，如羊水指数 < 5cm；④出生体质量在同胎龄儿平均体质量的第 10 个百分位数以下。f：强烈推荐研究者对 APS 患者进行分型：Ⅰ，1 项以上（任意组合）实验室指标阳性；Ⅱa，仅 LA 阳性；Ⅱb，仅 aCL 阳性；Ⅱc，仅抗 β2-GP1 抗体阳性。

血清阴性 APS（SNAPS）主要表现为偏头痛、脑卒中、反复流产、血小板减少和网状青斑，但 aPL 持续阴性[76]。在诊断 SNAPS 时，首先要考虑诊断的正确性；其次，可能存在非标准的抗磷脂抗体，但由于实验室技术问题，未能检测出相应的抗体；最后，可能是 aPLs 阳性的患者，随着治疗等原因，抗体转阴。因此，在临床中，我们应谨慎诊断 SNAPS。

【治疗】

1. 血栓性 APS

（1）血栓的初级预防：目前小剂量阿司匹林在血栓的初级预防中的作用仍然存在争论，主要是因为证据级别相对较低并且缺乏前瞻性研究[77]。对于 aPLs 阳性的患者是否需要应用小剂量阿司匹林预防血栓应在权衡利弊后决定。在 SLE 患者中，应用羟氯喹（HCQ）可以减少血栓发生的风险，但是仍需要更多的研究证实 HCQ 对于无自身免疫病 aPLs 阳性患者的有效性。因此，HCQ 也不用于血栓的初级预防。

（2）血栓的二级预防：对于静脉血栓的患者，可考虑应用肝素或低分子肝素作为初始治疗，可以选择维生素 K 拮抗剂，如华法林（目标 INR 为 2.0~3.0）[78]。对于接受维生素 K 拮抗剂治疗仍反复发生静脉血栓的患者，可将 INR 治疗的目标提高到 3.0~4.0，或加用小剂量阿司匹林治疗，或更换为低分子肝素[47]。

对于单个磷脂抗体低滴度阳性的高龄脑梗患者，阿司匹林单药可能与华法林疗效相当[79-80]，对于中高风险抗磷脂抗体谱患者应考虑应用华法林（目标 INR 为 2.0~3.0），联合或不联合小剂量阿司匹林。对于其他部位动脉血栓的患者，推荐应用华法林或其他维生素 K 拮抗剂进行治疗[78]。利伐沙班不应用于 aPL 三阳的患者。对于维生素 K 拮抗剂充分治疗仍反复发生动脉血栓的患者，可上调 INR 至 3.0~4.0，联合低剂量阿司匹林或更换为低分子肝素治疗。虽然双重抗凝治疗可能会增加患者的出血风险，但是对于心血管疾病高风险或单独抗凝治疗失败的患者仍需要联合治疗。

2. 产科 APS

对于高危 aPL，但无血栓或病态妊娠的女性，可考虑应用低分子肝素。对于单纯产科 APS（无血栓事件）的女性，推荐妊娠期间应用低剂量阿司匹林加预防剂量的低分子肝素联合治疗，低分子肝素应用至产后 6 周以减少血栓风险。对于难治性产科 APS，可考虑增加肝素为治疗剂量，或在妊娠早期加用 HCQ 或泼尼松龙。对于上述治疗仍失败的病例，可考虑 IVIg。对于合并血栓的产科 APS 患者，推荐妊娠期间应用 LDA 和治疗剂量肝素。

既往无血栓病史的 APS 患者长期血栓的发生风险低。因此，我们不推荐无血栓危险因素的产科 APS 患者长期抗凝治疗[78]。

3. 灾难性 APS

灾难性 APS（CAPS）是内科的急危重症，死亡率高，需要多学科的联合治疗。

（1）抗凝治疗：肝素是CAPS治疗的中心环节。急性期通常选择静脉抗凝，患者病情达到稳定期选择华法林口服抗凝。当国际标准化比值（INR）达到目标值2.0～3.5，可以停用静脉抗凝治疗。

（2）糖皮质激素：糖皮质激素可以抑制细胞因子风暴，在CAPS的治疗中起到主要作用。在CAPS的注册分析中，糖皮质激素与抗凝药联合用于超过99%的患者的治疗。目前，对于激素的剂量、给药途径及疗程尚无循证医学证据。通常选择甲泼尼龙1000 mg/d，应用3～5天。

（3）血浆置换：治疗性血浆置换（TPE）可以清除循环中的aPL、免疫复合物、细胞因子、TNF-α和补体。血浆置换（与抗凝及糖皮质激素联合）可以明确提高患者的生存率。与未进行血浆置换的患者相比，血浆置换联合抗凝及激素可以使生存率显著提高到77.8%[81]。血浆置换可以选择新鲜冰冻血浆作为血浆置换液，有研究证实，4%白蛋白作为置换液临床疗效更好[82]。目前，对于CAPS置换液的选择仍然存在争议，新鲜冰冻血浆包括抗凝物质并且可以增加ADAMTS 13活性。而人血白蛋白无凝血因子。因此，可以更好地保存抗凝效果。

（4）IVIg：目前联合应用激素、抗凝、IVIg和（或）血浆置换是被最广泛接受的治疗方案。IVIg可以直接作用于Fc受体，降低抗体的产生并且增加抗体的清除[83]。IVIg还可以通过间接地抑制细胞因子，调节T细胞活性以及抑制补体系统活性来发挥作用。IVIg的用法为0.4 g/（kg·d）应用5天。如果免疫球蛋白与血浆置换联用，应在血浆置换后应用IVIg，防止免疫球蛋白被清除。IVIg耐受性良好，但应用时应注意个别病例有血栓事件的可能，特别是对于那些因出血必须停用抗凝治疗的患者。个案报道提示对于有糖尿病、高血压或高胆固醇血症的老年患者，应用IVIg应警惕血栓事件的发生[83]。

（5）环磷酰胺：对于CAPS以及SLE相关的CAPS推荐环磷酰胺治疗。CAPS的一项观察发现环磷酰胺改善SLE相关CAPS患者的预后，但加重原发性CAPS患者的预后[84]。环磷酰胺的推荐剂量为0.5～1.0 g/m²。

（6）利妥昔单抗：在一项包含441例CAPS患者的注册研究中，有20例患者应用利妥昔单抗治疗。其中，16例患者将利妥昔单与糖皮质激素和血浆置换和（或）IVIg联合作为一线治疗方案。12例患者，在初始治疗失败的情况下作为二线治疗方案。15例患者平均随访9.5个月（1～36个月），利妥昔单抗在CAPS中可能具有治疗作用，特别是对于那些难治或复发的患者，但目前对于利妥昔单抗的最佳剂量仍不详[85]。

（7）依库利单抗：依库利单抗是针对补体C5的人源化单克隆抗体，它阻断致炎性分子C5a以及膜攻击复合物C5b-9[86]。在CAPS的发病机制中，补体系统的激活以及内皮细胞的激活，单核细胞组织因子表达，血小板聚集和TMA在发病中起到了重要的作用。动物实验证实阻断补体C5a与C5a受体结合可以阻止TMA病变和APS并发症[29]。但目前，仅有少量报道了依库利单抗治疗复发性APS或CAPS的报道。

4. 其他治疗

（1）血小板减少及溶血性贫血：当患者PLT<20×10⁹/L，糖皮质激素是一线治疗方案，可考虑应用甲泼尼龙250～1000 mg冲击治疗3天。可以考虑联合或不联合IVIg。不推荐脾切除治疗抗磷脂抗体相关的血小板减少，因为手术可能会增加血栓的发生风险。温抗体介导的自身免疫性溶血性贫血也首选激素治疗。吗替麦考酚酯、环磷酰胺、硫唑嘌呤可以作为免疫介导的血小板减少及溶血性贫血的二线治疗方案。

（2）抗磷脂抗体相关的肾病：抗磷脂抗体相关的肾病通常进展缓慢，并且目前无有效的治疗方案。血栓性微血管病导致的急性肾衰竭可考虑应用血浆置换治疗。

（3）瓣膜病变：抗血栓治疗并不能阻止瓣膜病变的进展，但是，阿司匹林及华法林可以用于高血栓风险的瓣膜赘生物的治疗。

（4）网状青斑：糖皮质激素对网状青斑治疗效果欠佳。低剂量阿司匹林、双嘧达莫、氯吡格雷、己酮可可碱、西地那非、IVIg、组织纤溶酶原激活剂、高压氧疗法联合或不联合抗凝治疗可用于网状青斑的治疗。

【病例摘要】

患者女，41岁，21年前无明显诱因出现鼻衄、牙龈出血、口腔血疱以及双下肢皮肤出血点的症状，就诊于外院，查血小板3×10⁹/L，诊断"原发性血小板减低症"，给予泼尼松口服治疗，最大剂量为每日50 mg，服用一段时间后（具体时间不清）血小板可恢复正常，激素逐渐减量，总共持续时间为半年，激素完全停用，随后未出现上述症状及其他不适。17年前发现后背部、四肢皮肤逐渐出现色素沉着，无皮疹，无瘙痒等不适，未予重视。16年前妊娠时发现血小板低，妊娠至12周余时出现自发性流产。15年前及14年前分别再次出现自发性流产，且流产时妊娠为12周余。2周前早上6:30患者排大便时用力过猛后突然出现右侧肢体无力，患者倒地，被家人送至外院，入住该院神经外科治疗，诊断为"①急性脑梗死（胼胝体膝部及体部、扣带回、左侧额顶叶、右额叶皮层），②中枢性偏瘫（右），③大脑前动脉闭塞（左A2以远），④颅内动脉瘤（左颈内动脉床突上段）"，治疗12天后右侧肢体肌力稍好转，出院后入住另一家中医院行康复治疗，患者住院1天后出现喘憋，伴咳嗽、咳痰，为白色黏痰，无发热，无心慌、胸闷、憋气等不适，为进一步诊治就诊于我院。病例详细资料见二维码数字资源1-5。

数字资源 1-5

（李　春）

【参考文献】

[1] MIYAKIS S, LOCKSHIN M D, ATSUMI T, et al. International consensus statement on an update of the classification criteria for definite antiphospholipid syndrome (APS). J Thromb Haemost, 2006, 4 (2): 295-306.

[2] JAYAKODY ARACHCHILLAGE D, GREAVES M. The chequered history of the antiphospholipid syndrome. Br J Haematol, 2014, 165 (5): 609-617.

[3] KAHN R L. The Kahn precipitation test for syphilis: demonstration. Am J Public Health (N Y), 1924, 14 (6): 498-507.

[4] LUBINSKI H H. Interpretation and significance of false positive serologic reactions for syphilis. Can Med Assoc J, 1947, 57 (1): 33-35.

[5] MOORE J E, MOHR C F. Biologically false positive serologic tests for syphilis; type, incidence, and cause. J Am Med Assoc, 1952, 150 (5): 467-473.

[6] BOWIE E J, THOMPSON J H Jr, PASCUZZI C A, et al. Thrombosis in systemic lupus erythematosus despite circulating anticoagulants. J Lab Clin Med, 1963, 62: 416-430.

[7] MANOHARAN A, GIBSON L, RUSH B, et al. Recurrent venous thrombosis with a "lupus" coagulation inhibitor in the absence of systemic lupus. Aust N Z J Med, 1977, 7 (4): 422-426.

[8] FIRKIN B G, HOWARD M A, RADFORD N. Possible relationship between lupus inhibitor and recurrent abortion in young women. Lancet, 1980, 2 (8190): 366.

[9] HARRIS E N, GHARAVI A E, BOEY M L, et al. Anticardiolipin antibodies: detection by radioimmunoassay and association with thrombosis in systemic lupus erythematosus. Lancet, 1983, 2 (8361): 1211-1214.

[10] BOEY M L, COLACO C B, GHARAVI A E, et al. Thrombosis in systemic lupus erythematosus: striking association with the presence of circulating lupus anticoagulant. Br Med J (Clin Res Ed), 1983, 287 (6398): 1021-1023.

[11] BINGLEY P J, HOFFBRAND B I. Antiphospholipid antibody syndrome: a review. J R Soc Med, 1987, 80 (7): 445-448.

[12] ASHERSON R A. A "primary" antiphospholipid syndrome. J Rheumatol, 1988, 15 (12): 1742-1746.

[13] ALARCÓN-SEGOVIA D, SANCHEZ-GUERRERO J. Primary antiphospholipid syndrome. J Rheumatol, 1989, 16 (4): 482-488.

[14] GALLI M, COMFURIUS P, MAASSEN C, et al. Anticardiolipin antibodies (ACA) directed not to cardiolipin but to a plasma protein cofactor. Lancet, 1990, 335 (8705): 1544-1547.

[15] MATSUURA E, IGARASHI Y, FUJIMOTO M, et al. Anticardiolipin cofactor (s) and differential diagnosis of autoimmune disease. Lancet, 1990, 336 (8708): 177-178.

[16] MCNEIL H P, SIMPSON R J, CHESTERMAN C N, et al. Anti-phospholipid antibodies are directed against a complex antigen that includes a lipid-binding inhibitor of coagulation: beta 2-glycoprotein I (apolipoprotein H). Proc Natl Acad Sci U S A, 1990, 87 (11): 4120-4124.

[17] ASHERSON R A. The catastrophic antiphospholipid syndrome. J Rheumatol, 1992, 19 (4): 508-512.

[18] VILA P, HERNáNDEZ M C, LóPEZ-FERNáNDEZ M F, et al. Prevalence, follow-up and clinical significance of the anticardiolipin antibodies in normal subjects. Thromb Haemost, 1994, 72 (2): 209-213.

[19] ÜNLÜ O, ZUILY S, ERKAN D. The clinical significance of antiphospholipid antibodies in systemic lupus erythematosus. Eur J Rheumatol, 2016, 3 (2): 75-84.

[20] ANDREOLI L, CHIGHIZOLA C B, BANZATO A, et al. Estimated frequency of antiphospholipid antibodies in

patients with pregnancy morbidity, stroke, myocardial infarction, and deep vein thrombosis: a critical review of the literature. Arthritis Care Res (Hoboken), 2013, 65 (11): 1869-1873.

[21] PETRI M. Epidemiology of the antiphospholipid antibody syndrome. J Autoimmun, 2000, 15 (2): 145-151.

[22] CRUZ-TAPIAS P, BLANK M, ANAYA J M, et al. Infections and vaccines in the etiology of antiphospholipid syndrome. Curr Opin Rheumatol, 2012, 24 (4): 389-393.

[23] DE LAAT B, VAN BERKEL M, URBANUS R T, et al. Immune responses against domain I of β(2)-glycoprotein I are driven by conformational changes: domain I of β(2)-glycoprotein I harbors a cryptic immunogenic epitope. Arthritis Rheum, 2011, 63 (12): 3960-3968.

[24] DE GROOT PG, URBANUS RT, DERKSEN RH, et al. Pathophysiology of thrombotic APS: where do we stand. Lupus, 2012, 21 (7): 704-707.

[25] DE GROOT P G, URBANUS R T. The significance of autoantibodies against β2-glycoprotein I. Blood, 2012, 120 (2): 266-274.

[26] WAHL D, MEMBRE A, PERRET-GUILLAUME C, et al. Mechanisms of antiphospholipid-induced thrombosis: effects on the protein C system. Curr Rheumatol Rep, 2009, 11 (1): 77-81.

[27] DAHLBÄCK B. Progress in the understanding of the protein C anticoagulant pathway. Int J Hematol, 2004, 79 (2): 109-116.

[28] PIERANGELI S S, VEGA-OSTERTAG M, LIU X, et al. Complement activation: a novel pathogenic mechanism in the antiphospholipid syndrome. Ann N Y Acad Sci, 2005, 1051: 413-420.

[29] GIRARDI G, BERMAN J, REDECHA P, et al. Complement C5a receptors and neutrophils mediate fetal injury in the antiphospholipid syndrome. J Clin Invest, 2003, 112 (11): 1644-1654.

[30] GELBER S E, BRENT E, REDECHA P, et al. Prevention of Defective Placentation and Pregnancy Loss by Blocking Innate Immune Pathways in a Syngeneic Model of Placental Insufficiency. J Immunol, 2015, 195 (3): 1129-1138.

[31] YALAVARTHI S, GOULD T J, RAO A N, et al. Release of neutrophil extracellular traps by neutrophils stimulated with antiphospholipid antibodies: a newly identified mechanism of thrombosis in the antiphospholipid syndrome. Arthritis Rheumatol, 2015, 67 (11): 2990-3003.

[32] SCHREIBER K, SCIASCIA S, DE GROOT P G, et al. Antiphospholipid syndrome. Nat Rev Dis Primers, 2018, 4: 17103.

[33] CHAMLEY L W, ALLEN J L, JOHNSON P M. Synthesis of beta2 glycoprotein 1 by the human placenta. Placenta, 1997, 18 (5-6): 403-410.

[34] MULLA M J, BROSENS J J, CHAMLEY L W, et al. Antiphospholipid antibodies induce a pro-inflammatory response in first trimester trophoblast via the TLR4/MyD88 pathway. Am J Reprod Immunol, 2009, 62 (2): 96-111.

[35] MULLA M J, MYRTOLLI K, BROSENS J J, et al. Antiphospholipid antibodies limit trophoblast migration by reducing IL-6 production and STAT3 activity. Am J Reprod Immunol, 2010, 63 (5): 339-348.

[36] ALVAREZ A M, MULLA M J, CHAMLEY L W, et al. Aspirin-triggered lipoxin prevents antiphospholipid antibody effects on human trophoblast migration and endothelial cell interactions. Arthritis Rheumatol, 2015, 67 (2): 488-497.

[37] ULRICH V, GELBER S E, VUKELIC M, et al. ApoE Receptor 2 Mediation of Trophoblast Dysfunction and Pregnancy Complications Induced by Antiphospholipid Antibodies in Mice. Arthritis Rheumatol, 2016, 68 (3): 730-739.

[38] DERKSEN R H, DE GROOT P G. The obstetric antiphospholipid syndrome. J Reprod Immunol, 2008, 77 (1): 41-50.

[39] BURTON G J, WOODS A W, JAUNIAUX E, et al. Rheological and physiological consequences of conversion of the maternal spiral arteries for uteroplacental blood flow during human pregnancy. Placenta, 2009, 30 (6): 473-482.

[40] KHAMASHTA M, TARABORELLI M, SCIASCIA S, et al. Antiphospholipid syndrome. Best Pract Res Clin Rheumatol, 2016, 30 (1): 133-148.

[41] MEKINIAN A, LACHASSINNE E, NICAISE-ROLAND P, et al. European registry of babies born to mothers with antiphospholipid syndrome. Ann Rheum Dis, 2013, 72 (2): 217-222.

[42] ALIJOTAS-REIG J, FERRER-OLIVERAS R, RUFFATTI A, et al. The European Registry on Obstetric Antiphospholipid Syndrome (EUROAPS): A survey of 247 consecutive cases. Autoimmun Rev, 2015, 14 (5): 387-395.

[43] CERVERA R, TEKTONIDOU M G, ESPINOSA G, et al. Task Force on Catastrophic Antiphospholipid Syndrome (APS) and Non-criteria APS Manifestations (Ⅱ): thrombocytopenia and skin manifestations. Lupus, 2011, 20 (2): 174-181.

[44] PONTARA E, BANZATO A, BISON E, et al. Thrombocytopenia in high-risk patients with antiphospholipid syndrome. J Thromb Haemost, 2018, 16 (3): 529-532.

[45] AMIGO M C. What do we know about the cardiac valve lesion in the antiphospholipid syndrome (APS)? Lupus, 2014, 23 (12): 1259-1261.

[46] FRANCÈS C, NIANG S, LAFFITTE E, et al. Dermatologic manifestations of the antiphospholipid syndrome: two hundred consecutive cases. Arthritis Rheum, 2005, 52(6): 1785-1793.

[47] TEKTONIDOU M G, ANDREOLI L, LIMPER M, et al. EULAR recommendations for the management of antiphospholipid syndrome in adults. Ann Rheum Dis, 2019, 78(10): 1296-1304.

[48] PENGO V, TRIPODI A, REBER G, et al. Update of the guidelines for lupus anticoagulant detection. Subcommittee on Lupus Anticoagulant/Antiphospholipid Antibody of the Scientific and Standardisation Committee of the International Society on Thrombosis and Haemostasis. J Thromb Haemost, 2009, 7(10): 1737-1740.

[49] LU X, XUE L, LEE Y C, et al. Leptin deficiency-induced obesity exacerbates ultraviolet B radiation-induced cyclooxygenase-2 expression and cell survival signals in ultraviolet B-irradiated mouse skin. Cancer Research, 2004, 64(22): 999-1005.

[50] 国家风湿病数据中心, 中国医师协会风湿免疫科医师分会自身抗体检测专业委员会, 国家免疫疾病临床医学研究中心. 抗磷脂抗体检测的临床应用专家共识. 中华内科杂志, 2019, 58(7): 496-500.

[51] IVERSON G M, VICTORIA E J, MARQUIS D M. Anti-beta2 glycoprotein I (beta2GPI) autoantibodies recognize an epitope on the first domain of beta2GPI. Proc Natl Acad Sci U S A, 1998, 95(26): 15542-15546.

[52] IVERSON G M, REDDEL S, VICTORIA E J, et al. Use of single point mutations in domain I of beta2-glycoprotein I to determine fine antigenic specificity of antiphospholipid autoantibodies. J Immunol, 2002, 169(12): 7097-7103.

[53] DE LAAT B, DERKSEN R H, URBANUS R T, et al. IgG antibodies that recognize epitope Gly40-Arg43 in domain I of beta2-glycoprotein I cause LAC, and their presence correlates strongly with thrombosis. Blood, 2005, 105(4): 1540-1545.

[54] DE LAAT B, PENGO V, PABINGER I, et al. The association between circulating antibodies against domain I of beta2-glycoprotein I and thrombosis: an international multicenter study. J Thromb Haemost, 2009, 7(11): 1767-1773.

[55] LIU T, GU J, WAN L, et al. "Non-criteria" antiphospholipid antibodies add value to antiphospholipid syndrome diagnoses in a large Chinese cohort. Arthritis Res Ther, 2020, 22(1): 33.

[56] STAUB H L, NORMAN G L, CROWTHER T, et al. Antibodies to the atherosclerotic plaque components beta2-glycoprotein I and heat-shock proteins as risk factors for acute cerebral ischemia. Arq Neuropsiquiatr, 2003, 61(3B): 757-763.

[57] STAUB H L, FRANCK M, RANZOLIN A, et al. IgA antibodies to beta2-glycoprotein I and atherosclerosis. Autoimmun Rev, 2006, 6(2): 104-106.

[58] RANZOLIN A, BOHN J M, NORMAN G L, et al. Anti-beta2-glycoprotein I antibodies as risk factors for acute myocardial infarction. Arq Bras Cardiol, 2004, 83(2): 141-144.

[59] FRANCK M, STAUB H L, PETRACCO J B, et al. Autoantibodies to the atheroma component beta2-glycoprotein I and risk of symptomatic peripheral artery disease. Angiology, 2007, 58(3): 295-302.

[60] MEHRANI T, PETRI M. Association of IgA Anti-beta2 glycoprotein I with clinical and laboratory manifestations of systemic lupus erythematosus. J Rheumatol, 2011, 38(1): 64-68.

[61] ORTONA E, CAPOZZI A, COLASANTI T, et al. Vimentin/cardiolipin complex as a new antigenic target of the antiphospholipid syndrome. Blood, 2010, 116(16): 2960-2967.

[62] BONFÁ E, GOSSEC L, ISENBERG DA, et al. How COVID-19 is changing rheumatology clinical practice. Nat Rev Rheumatol, 2020, 17(1): 11-15.

[63] SANMARCO M, BOFFA M C. Antiphosphatidylethanolamine antibodies and the antiphospholipid syndrome. Lupus, 2009, 18(10): 920-923.

[64] SANMARCO M, BARDIN N, CAMOIN L, et al. Antigenic profile, prevalence, and clinical significance of antiphospholipid antibodies in women referred for in vitro fertilization. Ann N Y Acad Sci, 2007, 1108: 457-465.

[65] SUGI T, MATSUBAYASHI H, INOMO A, et al. Antiphosphatidylethanolamine antibodies in recurrent early pregnancy loss and mid-to-late pregnancy loss. J Obstet Gynaecol Res, 2004, 30(4): 326-332.

[66] YAMADA H, ATSUMI T, KOBASHI G, et al. Antiphospholipid antibodies increase the risk of pregnancy-induced hypertension and adverse pregnancy outcomes. J Reprod Immunol, 2009, 79(2): 188-195.

[67] FORASTIERO R, MARTINUZZO M, POMBO G, et al. A prospective study of antibodies to beta2-glycoprotein I and prothrombin, and risk of thrombosis. J Thromb Haemost, 2005, 3(6): 1231-1238.

[68] BIZZARO N, GHIRARDELLO A, ZAMPIERI S, et al. Anti-prothrombin antibodies predict thrombosis in patients with systemic lupus erythematosus: a 15-year longitudinal study. J Thromb Haemost, 2007, 5(6): 1158-1164.

[69] ZHU L, LI C, LIU N, et al. Diagnostic value of antibodies to phosphatidylserine/prothrombin complex for antiphospholipid syndrome in Chinese patients. Clin Rheumatol, 2017, 36(2): 401-406.

[70] SCIASCIA S, SANNA G, MURRU V, et al. Anti-prothrombin (aPT) and anti-phosphatidylserine/prothrombin (aPS/PT) antibodies and the risk of thrombosis in the antiphospholipid syndrome. A systematic review. Thromb Haemost, 2014, 111 (2): 354-364.

[71] MOLINA J F, GUTIÉRREZ-UREÑA S, MOLINA J, et al. Variability of anticardiolipin antibody isotype distribution in 3 geographic populations of patients with systemic lupus erythematosus. J Rheumatol, 1997, 24 (2): 291-296.

[72] CUCURULL E, GHARAVI A E, DIRI E, et al. IgA anticardiolipin and anti-beta2-glycoprotein I are the most prevalent isotypes in African American patients with systemic lupus erythematosus. Am J Med Sci, 1999, 318 (1): 55-60.

[73] TAJIMA C, SUZUKI Y, MIZUSHIMA Y, et al. Clinical significance of immunoglobulin A antiphospholipid antibodies: possible association with skin manifestations and small vessel vasculitis. J Rheumatol, 1998, 25 (9): 1730-1736.

[74] PIERANGELI S S, LIU X W, BARKER J H, et al. Induction of thrombosis in a mouse model by IgG, IgM and IgA immunoglobulins from patients with the antiphospholipid syndrome. Thromb Haemost, 1995, 74 (5): 1361-1367.

[75] ASHERSON R A, CERVERA R, DE GROOT P G, et al. Catastrophic antiphospholipid syndrome: international consensus statement on classification criteria and treatment guidelines. Lupus, 2003, 12 (7): 530-534.

[76] HUGHES G R, KHAMASHTA M A. Seronegative antiphospholipid syndrome. Ann Rheum Dis, 2003, 62 (12): 1127.

[77] ARNAUD L, MATHIAN A, RUFFATTI A, et al. Efficacy of aspirin for the primary prevention of thrombosis in patients with antiphospholipid antibodies: an international and collaborative meta-analysis. Autoimmun Rev, 2014, 13 (3): 281-291.

[78] GARCIA D, ERKAN D. Diagnosis and Management of the Antiphospholipid Syndrome. N Engl J Med, 2018, 378 (21): 2010-2021.

[79] LEVINE S R, BREY R L, TILLEY B C, et al. Antiphospholipid antibodies and subsequent thrombo-occlusive events in patients with ischemic stroke. JAMA, 2004, 291 (5): 576-584.

[80] AMORY C F, LEVINE S R, BREY R L, et al. Antiphospholipid Antibodies and Recurrent Thrombotic Events: Persistence and Portfolio. Cerebrovasc Dis, 2015, 40 (5-6): 293-300.

[81] CERVERA R. Update on the diagnosis, treatment, and prognosis of the catastrophic antiphospholipid syndrome. Curr Rheumatol Rep, 2010, 12 (1): 70-76.

[82] MARSON P, BAGATELLA P, BORTOLATI M, et al. Plasma exchange for the management of the catastrophic antiphospholipid syndrome: importance of the type of fluid replacement. J Intern Med, 2008, 264 (2): 201-203.

[83] ORBACH H, KATZ U, SHERER Y, et al. Intravenous immunoglobulin: adverse effects and safe administration. Clin Rev Allergy Immunol, 2005, 29 (3): 173-184.

[84] BAYRAKTAR U D, ERKAN D, BUCCIARELLI S, et al. The clinical spectrum of catastrophic antiphospholipid syndrome in the absence and presence of lupus. J Rheumatol, 2007, 34 (2): 346-352.

[85] BERMAN H, RODRíGUEZ-PINTÓ I, CERVERA R, et al. Rituximab use in the catastrophic antiphospholipid syndrome: descriptive analysis of the CAPS registry patients receiving rituximab. Autoimmun Rev, 2013, 12 (11): 1085-1090.

[86] SHAPIRA I, ANDRADE D, ALLEN S L, et al. Brief report: induction of sustained remission in recurrent catastrophic antiphospholipid syndrome via inhibition of terminal complement with eculizumab. Arthritis Rheum, 2012, 64 (8): 2719-2723.

第六节　大血管血管炎

一、大动脉炎

【概述】

大动脉炎（Takayasu arteritis，TA）是一种病因未明，主要累及主动脉及其主要分支血管的大血管炎，病理特点与巨细胞动脉炎非常相似。1761年，意大利的Giovan Battista Morgagni报道一例40岁女性出现无脉、心力衰竭，解剖发现大量主动脉病变，这是有史可载的最早的关于TA报道。1908年，日本眼科教授Takayasu报道了一例21岁的女性患者眼底出现了特异性的冠状动静脉吻合[1]。这是第一例关于TA的科学报道，为纪念该学者贡献，该病以他的名字而命名。

大动脉炎在亚洲地区相对常见，在日本的发生率为150/100万人年[2]，90%患者为女性，高峰发病年龄10～40岁[3]，故又被称为"东方美女病"。器官缺血是大动脉炎的主要不良结局，由于该病在早期表现不特异，常表现为发热、消瘦等症状，易被临床忽视，很多患者确诊时已发生不可逆脏器损伤。

大动脉炎的病因不明，目前观点认为TA是一种针对大弹力动脉的自身免疫性疾病。其病例的地理聚集性提示遗传和环境因素参与发病。在某些国家TA与较高的结核病暴露显著相关，提示感染性因素的存在。此外，TA好发于青年女性，提示雌激素可能在促进免疫紊乱过程中发挥一定作用[4]。

【临床表现】

大动脉炎多为亚急性起病，疾病早期常表现为发热、乏力等全身症状。颈动脉疼痛（10%～30%）、无脉或脉搏减弱、肢体间歇性缺血/跛行等表现相对特异，为动脉管壁炎症导致。根据血管受累部位，大动脉炎可分为头臂型，胸主动脉型，腹主动脉型，混合型以及肺动脉型，这些部位的动脉炎症可导致血管狭窄或形成动脉瘤，可以引起疼痛；如果不接受干预，往往遗留不可逆狭窄。

疾病早期的炎症及后期的瘢痕狭窄均可导致受累血管远端的缺血表现，头臂动脉受累可以导致上肢跛行样症状以及无脉、脑缺血或脑梗死；胸主动脉、腹主动脉受累可以导致内脏或下肢缺血，肾动脉狭窄可造成肾萎缩以及肾性高血压，肠系膜血管受累可导致腹痛及缺血性肠病，累及冠脉会出现心绞痛的表现，慢性胸、腹主动脉狭窄会造成上肢血压升高、下肢血压明显减低，血流动力学改变显著增加心脏后负荷，状态持续可造成主动脉瓣反流，继而导致左室扩大、二尖瓣甚至三尖瓣反流以及心功能不全；肺动脉受累会导致肺动脉高压，严重者需要介入干预。肾动脉狭窄以及主动脉狭窄是导致大动脉炎血压升高的两大原因，前者为肾性高血压，后者为心排血量的重新分布所致。

除上述表现外，约50%患者会出现关节、肌肉疼痛，部分患者可出现发热，不到10%的患者会出现以结节红斑为主的皮肤表现，其他皮损较为罕见，包括紫癜、网状青斑和皮肤溃疡等[4]。

【辅助检查】

1. 常规检查

（1）血尿便常规、便隐血、血生化。

（2）血沉、C反应蛋白。

（3）胸部X线片、腹部超声、超声心动图、心电图。

2. 相关检查

（1）抗核抗体、抗ENA谱、抗磷脂抗体、抗主动脉内皮细胞抗体（AECA）。

（2）血管影像检查，包括主动脉CTA、增强MRI以及外周血管彩超，对于CTA以及增强MRI，需要行延迟扫描评估是否存在延迟强化，同时应掌握禁忌证，对于肾功能不全者慎用。部分患者可行PET/CT检查评估病情活动性。

【诊断】

目前大动脉依然沿用1990年ACR制订的分类标准[5]。

（1）40岁以前起病。

（2）肢体跛行（缺血）表现。

（3）肱动脉搏动减弱。

（4）双上肢收缩压相差超过10 mmHg。

（5）颈部或锁骨下血管杂音。

（6）血管造影发现主动脉及其一级分支或四肢主干血管狭窄/闭塞。

具备上述条目中3条或更多者，高度提示大动脉炎诊断。

对于不满足上述分类标准，但存在明确血管改变的患者，在除外其他疾病的前提下，也可诊断大动脉炎。

【鉴别诊断】

本病早期由于缺乏特异表现，易被漏诊，对于以不明原因发热为首发症状的患者，需评估大血管影像，也应与其他发热性疾病，如感染或肿瘤相鉴别。对于明确发现血管狭窄、闭塞者，应与血栓性疾病、动脉粥样硬化、肌纤维发育不良、烟雾病、其他血管炎性疾病鉴别；对于存在动脉瘤样扩张的情况，重点与高血压或粥样硬化导致的动脉夹层、马方综合征、白塞病等疾病鉴别。其他需要鉴别的疾病包括感染性主动脉炎、IgG4相关疾病等。除上述情况外，另一种大血管炎，巨细胞动脉炎与大动脉炎临床及病理表现十分相似，主要区别在于前者发病年龄为 50 岁以上，男性发病较女性常见，主动脉弓下部位血管受累相对少见。

【治疗】

1. 一般原则

糖皮质激素是大动脉炎的基础用药，当形成较大动脉瘤或发生不可逆血管狭窄时，可能需要血管成形术、旁路手术或其他外科治疗。

2. 药物治疗

糖皮质激素作为首选药物，通常以 1 mg/(kg·d) 泼尼松或等量药物起始，多数患者需要维持小剂量激素以控制病情。甲氨蝶呤是最常应用的免疫抑制剂，其他传统免疫抑制包括硫唑嘌呤、来氟米特、霉酚酸酯等。因对年轻女性的生殖系统毒性，环磷酰胺不被用作治疗大动脉炎的一线选择。

此外，生物制剂，如 IL-6 拮抗剂托珠单抗、肿瘤坏死因子 TNF 拮抗剂（单抗类或受体融合蛋白类）成功治疗大动脉炎也有报道。小规模 RCT 研究证实托珠单抗对本病有确切疗效，TNF 拮抗剂治疗的证据仅来自于非对照研究[6-7]。

3. 外科治疗

对于无法通过药物处理的患者，有可能需要手术治疗。动脉瘤、瓣膜病变、严重动脉狭窄/闭塞者要考虑外科干预。

【病例摘要】

患者女性，38 岁，主因"间断颈部疼痛伴发热 2 年余"入院。曾查 ESR、CRP 明显升高，主动脉 CT 造影：主动脉弓、头臂干、左侧颈总动脉、左侧锁骨下动脉多发管壁增厚。给予醋酸泼尼松、霉酚酸酯联合托珠单抗治疗反应良好。病例详细资料见二维码数字资源 1-6-1。

数字资源 1-6-1

（刘　田）

【参考文献】

[1] TAKAYASU M. A case of a peculiar change in the central retinal vessels. Acta Soc Ophthalmol Jpn, 1908, 12: 554.

[2] KOIDE K. Takayasu arteritis in Japan. Heart Vessels Suppl, 1992, 7: 48-54.

[3] LUPI-HERRERA E, SÁNCHEZ-TORRES G, MARCUS-HAMER J, et al. Takayasu's arteritis. Clinical study of 107 cases. Am Heart J, 1977, 93（1）: 94-103.

[4] FIRESTEIN, BUDD, GABRIEL, 等. 凯利风湿病学, 10 版. 粟占国, 译. 北京: 北京大学医学出版社, 2020.

[5] AREND W P, MICHEL B A, BLOCH D A, et al. The American College of Rheumatology 1990 criteria for classification of Takayasu arteritis. Arthritis Rheum, 1990, 33（8）: 1129-1134.

[6] MEKINIAN A, COMARMOND C, RESCHE-RIGON M, et al. Efficacy of biological-targeted treatments in Takayasu arteritis: multicenter, retrospective study of 49 patients. Circulation, 2015, 132: 1693-1700.

[7] HELLMICH B, AGUEDA A, MONTI S, et al. 2018 Update of the EULAR recommendations for the management of large vessel vasculitis. Ann Rheum Dis, 2019, 79（1）: 19-30.

二、巨细胞动脉炎

【概述】

巨细胞动脉炎（giant cell arteritis, GCA）是一种病因不明，累及大、中血管的慢性血管炎疾病。其典型病理表现为肉芽肿增生性炎症，以弹性基膜为中心累及全层的坏死性动脉炎，有淋巴细胞、巨噬细胞、多核巨细胞浸润，一般无纤维素样坏死。GCA 主要累及主动脉和（或）其主要分支，好发于颈动脉分支。因典型患者呈颞部头痛，头皮及颞动脉触痛，间歇性下颌运动障碍，因而，GCA 又称为颞动脉炎（temporal arteritis, TA）；又因常累及颅内动脉称为颅动脉炎（cranial arteritis）。该病多见于 50 岁以上的老年人，平均年龄 70 岁，女性多于男性，且有显著的地域分布（亚洲裔、非洲裔以及阿拉伯人相对少见）[1]。

巨细胞动脉炎的发病机制不明，目前认为该病是动脉血管壁内一种适应性免疫反应的结果，有 Th1、Th17 及多种细胞因子如血管内皮生产因子 VEGF、血小板衍生生成因子 PDGF 及 TGF-β 参与。该病的地理聚集性提示发病存在环境危险因素，吸烟可能增加发病的风险，病原体感染似乎也参与了 GCA 的发病[2]。

【临床表现】

GCA 的症状发作通常为亚急性，但在某些患者中可突然起病。根据受累部位不同，常可出现以下临床表现[1-2]。

1. 全身性症状

主要表现为发热、乏力和体重减轻。在多达一半的 GCA 患者中，会出现发热，通常为低热，发热无规律。然而，在约 15% 的患者中，发热超过 39℃，经常被误诊为感染。厌食和体重减轻通常比较轻微，但有时也可能非常严重。

2. 头痛

头痛是 GCA 的一种常见表现，可在约 3/4 的患者中出现。GCA 患者的头痛无特征性表现，不同患者对头痛的描述差别也非常大，可时轻时重或进行性加重，也可仅在触碰头皮时感到触痛。

3. 颌跛行

近一半的 GCA 患者可出现颌跛行（jaw claudication，又称咀嚼暂停）。颌跛行的 2 个显著特征是：开始咀嚼后快速发作咀嚼停顿和接下来出现严重疼痛。颌跛行是与颞动脉活检阳性相关性最高的症状。

4. 眼部症状

一过性单眼视力受损可为 GCA 的一种早期表现。通常表现为单眼突然出现局部视野缺损或一过性窗帘效应，如未积极治疗，对侧也可在数周内被累及。一过性视力丧失可为永久性视力丧失的一个先兆。永久性视力丧失通常是无痛的且突然起病，可单侧或双侧，视力丧失持续数小时则通常不可逆。GCA 眼部症状还可表现为复视、眼肌麻痹等。

5. 大血管受累

大血管受累指的是主动脉及其主要近端分支的 GCA。10%～20% 患者出可出现主动脉瘤，其中胸主动脉（尤其是升主动脉）比腹主动脉更常受累。主动脉夹层是 GCA 较少出现但非常严重的并发症，主要累及胸、升主动脉，可在存在或不存在动脉瘤性扩张的情况下以及病程早期或晚期发生。GCA 还可影响锁骨下动脉、腋动脉及上肢动脉，多为双侧，但并不对称，导致出现动脉性杂音、脉搏减弱或消失及手臂运动障碍。

6. 中枢神经系统受累

在 GCA 中并不常见但通常很危重。如由于颈动脉或椎动脉病变而出现发作性脑缺血、脑卒中、偏瘫或脑血栓等，是 GCA 主要死因之一。椎动脉炎性受累还可导致眩晕、共济失调、构音障碍、同向偏盲或双侧皮质盲。

7. 其他

累及呼吸系统可出现干咳，累及肌肉骨骼系统可出现类似风湿性多肌痛的表现和外周滑膜炎。其他不常见表现如：构音障碍、感音神经性耳聋、乳房肿块、肠系膜缺血、心包炎等。

【辅助检查】

1. 常规检查

（1）血尿常规、肝肾功能、电解质、血生化、凝血功能。

（2）血沉、C 反应蛋白、IgG、IgA、IgM、补体 C3、C4。

（3）抗核抗体、抗 ENA 抗体谱。

（4）胸部 X 线片、心电图。

2. 相关检查

（1）颞动脉活检是诊断 GCA 的金标准。所有疑似 GCA 的患者都应进行颞动脉活检，仅表现为风湿性多肌痛（PMR）症状的患者不需要进行活检。选择有触痛或有结节的部位可提高检出率，活检的阳性率仅在 40%～80%，双侧颞动脉活检能显著提高阳性率，阴性不能排除 GCA 诊断。

（2）CT 血管造影、磁共振血管造影。

（3）PET/CT 可发现一些隐蔽性血管病变及评估病情活动性。

（4）血管超声检查：颞动脉超声最具特征性表现为颞动脉管腔周围晕征[5]。

（5）眼底检查。

【诊断】

目前采用 1990 年 ACR 巨细胞动脉炎分类标准[3]：①发病时年龄≥50 岁；②新近出现的头痛；③颞动脉触痛或搏动减弱；④ESR 大于 50 mm/h；⑤活检发现以单核细胞浸润为主的坏死性动脉炎或伴多核巨细胞的肉芽肿性病变。

如果患者有某些形式血管炎的诊断，存在上述 5 条标准中的 3 条可诊断为 GCA，其敏感性为 94%，特异性为 91%。

【鉴别诊断】

GCA 临床表现复杂多变且不特异。以血管病变为主要表现者，应与其他系统性血管炎如大动脉炎、肉芽肿性多血管炎、结节性多动脉炎相鉴别；发热为主应与感染性疾病、自身免疫性疾病等相鉴别；头痛为主与偏头痛、神经血管性头痛相鉴别；眼部受累与其他眼部疾病如非动脉炎性前部缺血性视神经病变相鉴别；骨骼肌肉表现应与风湿性多肌痛、类风湿关节炎、骨关节炎鉴别。值得注意的是，30%～50% GCA 患者同时合并风湿性多肌痛。

【治疗】

一旦高度怀疑 GCA 的诊断，应立即开始糖皮质激素治疗[4]。

（1）糖皮质激素：如果 GCA 未出现缺血性器官损害的症状或体征（如视力丧失），建议以相当于 40～60 mg 泼尼松的糖皮质激素作为初始单次剂量，如果可能逆转的症状持续存在或恶化，可增加剂量，必要时可使用甲泼尼龙冲击治疗，直至症状控制。

（2）免疫抑制剂：部分单用激素不能控制或激素减量过程中病情不稳定的 GCA 患者，可加用免疫抑制剂，目前仅甲氨蝶呤有少量临床研究证据证明有效[4]。

（3）生物制剂：对于糖皮质激素和免疫抑制剂无效的 GCA 患者，IL-6 受体单克隆抗体托珠单抗（tocilizumab，TCZ）在三期 RCT 研究中显示有较好的疗效[5]，但仍需更长期的随机试验以评估其有效性和安全性。多项小型随机对照试验发现肿瘤坏死因子抑制剂治疗对于 GCA 患者无效。

（4）抗血小板治疗：在无使用禁忌证时，建议所有的 GCA 患者加用小剂量阿司匹林（≤100 mg/d）治疗，以减少视力丧失、短暂性脑缺血发作和脑卒中的风险。

（5）辅助治疗：为减少治疗相关的不良反应，酌情给予钙剂及维生素 D、质子泵抑制剂等药物。

【病例摘要】

患者女性，67岁，主因"多关节痛1年余，间断头痛、咀嚼乏力10个月"入院。查双侧血压测不出，血管超声提示双上肢动脉闭塞，颞动脉管壁弥漫不均匀增厚。给予激素、环磷酰胺片联合托珠单抗治疗后好转。病例详细资料见二维码数字资源 1-6-2。

数字资源 1-6-2

（刘　田）

【参考文献】

[1] HOFFMAN G S. Giant Cell Arteritis. Annals of internal medicine, 2016, 165（9）: ITC65.

[2] FIRESTEIN, BUDD, GABRIEL, 等. 凯利风湿病学, 10版. 栗占国, 译. 北京：北京大学医学出版社, 2020.

[3] HUNDER G G, BLOCH D A, MICHEL B A, et al. The American College of Rheumatology 1990 criteria for the classification of giant cell arteritis. Arthritis Rheum, 1990, 33（8）: 1122-1128.

[4] HELLMICH B, AGUEDA A, MONTI S, et al. 2018 Update of the EULAR recommendations for the management of large vessel vasculitis. Ann Rheum, Dis, 2019, 79（1）: 19-30.

[5] STONE J H, TUCKWELL K, DIMONACO S, et al. Trail of Tocilizumab in Giant-Cell Arteritis. New Eng J Med, 2017, 377（4）: 311-328.

第七节　中血管血管炎

一、结节性多动脉炎

【概述】

结节性多动脉炎（polyarteritis nodosa，PAN）是一种以极少或无免疫复合物沉积为特征的累及中、小动脉的坏死性血管炎。该病十分罕见，少部分 PAN 是由乙型肝炎病毒引起的，非肝炎引起的 PAN 估计年发病率（0～8）/100万人，患病率为 31/100万人；男性发病多于女性，发病高峰年龄 40～50 岁。1897年英国内科医生 George Still 首次在儿童中报道了 PAN 的症状[1]，而 Bywaters E 在 1971 年报道了成人 PAN 的特点[2]。PAN 的临床特征包括发热、消瘦、关节和肌肉疼痛、多发性单神经炎、紫癜样皮疹、腹痛、睾丸炎和肾受损等。

【病因和发病机制】

迄今为止，PAN 的病因不明，遗传因素和病毒感染的相互作用与发病相关，既往发现乙型肝炎病毒[3]、丙型肝炎病毒和 HIV 病毒感染与发病相关，但是，随着乙型肝炎疫苗的普遍应用，乙型肝炎病毒感染相关 PAN 越来越少见，仅占 PAN 患者的 5% 以下。在乙型肝炎相关的 PAN 中，血管炎的发病机制包括病毒复制或免疫复合物介导的血管直接损伤。在原发性 PAN 中，发病机制不清，但有证据表明血管内皮功能紊乱、炎性因子升高、黏附分子表达升高等与血管炎症相关。

【病理】

PAN 为中、小动脉的局灶性全层坏死性血管炎[4]，病变好发于血管分叉处。机体任何部位动脉均可受累，但却很少累及肺动脉。急性期血管炎症损伤主要表现为纤维素样坏死和多种炎症细胞浸润，正常血管壁结构被完全破坏，形成动脉瘤，可见血栓形成。PAN 常出现炎症、瘢痕与正常血管壁并存的特征性病灶。

【临床表现】

PAN 可见于任何年龄，无明显性别差异。可以分为系统性 PAN 和单器官性 PAN，单器官性 PAN 以仅局限于皮肤的皮肤型最常见；系统性 PAN 中包括特发性与 HBV 感染相关性 PAN。PAN 的临床表现多种多样，单器官性 PAN 的病变仅限于受累器官，但系统性 PAN 可表现为严重的全身多器官病变，部分患者的病情进展较快。由于 PAN 的症状也可出现于其他多种疾病中，给诊断带来相当困难。

（一）系统性 PAN

1. 全身症状

发热、全身不适、体重减轻、关节痛、肌肉痛或肌无力是最常见的全身症状，见于 65%～80% 的患者。

2. 各系统症状

随受累器官不同可出现相应的临床表现。

（1）神经系统：是 PAN 最常见的靶点，见于 36%～72% 的患者，以外周神经受累为主，偶有脑组织血管炎。外周神经炎表现为多发性单神经炎和周围神经炎，如垂腕、垂足、手足麻木、肢体感觉异常等。中枢神经系统受累较少，可出现脑病、癫痫或卒中。

（2）肾受累：临床上有 30%～60% 的患者出现不同程度的肾损害，肾动脉受累导致的血管炎可引起肾梗死或肾动脉瘤破裂。肾小球本身几乎不受累，但肾小球缺血可导致血肌酐水平升高、高血压、血尿、蛋白尿。

（3）消化系统：近 40% 的患者可出现胃肠道表现，常见有腹泻、恶心、呕吐、腹痛、胃肠道出血、肠梗死和穿孔、肝功能异常等。疼痛是肠系膜动脉受累的早期特征，进行性发展可导致肝脾梗死、肠坏死穿孔、动脉瘤破裂出血等。

（4）生殖系统：20% 的患者会出现睾丸疼痛、硬结、肿胀，但尸检发现 80% 的男性患者有附睾和睾丸受累。

（5）其他表现：眼部受累患者可以出现结膜炎、角膜炎、葡萄膜炎，一些患者可以出现视网膜血管炎，表现为视物模糊、复视、视力下降，甚至失明。外周血管受累者可以出现下肢间歇性跛行、肢体坏疽等；心脏受累可有心脏扩大、心律失常、心绞痛，甚至可发生心肌梗死、心力衰竭。肺部很少受累。

（二）皮肤型 PAN

皮肤型 PAN 十分罕见，可见于 40 岁以上的女性，是一种局限性慢性动脉炎，累及脂膜和真皮-皮下组织交界处的小动脉和微动脉，不影响静脉。临床表现为皮肤改变复发和缓解交替出现；常见皮肤溃疡、网状青斑、皮下结节、白色萎缩及紫癜。多见于下肢，但上肢和躯干亦可受累。

【辅助检查】

1. 实验室检查

一般无特异性，可见轻度贫血、白细胞、血小板计数轻度升高；尿液检查可见蛋白尿、血尿，部分患者可出现血肌酐升高。患者可有血沉增快、C 反应蛋白增高、白蛋白下降、球蛋白升高，ANCA 阴性，与乙型肝炎相关者 HBsAg 阳性。

2. 血管造影

肾、肝、肠系膜及其他内脏器官，下肢的中、小动脉有微小动脉瘤形成和节段性狭窄，典型的血管造影表现为节段性扩张和狭窄形成的"念珠样"改变，具有诊断特异性。

3. 病理

在受累脏器进行活检，见到肌性血管壁炎症细胞浸润、血管壁纤维素样坏死、弹力纤维破坏、血管狭窄或血管瘤形成可以确诊。

【诊断】

PAN 初始临床表现各不相同，又缺少特征性表现，早期不易确诊。因此发现可疑病例应尽早做病理活检和血管造影，进行综合分析、诊断。目前临床上仍然常用 1990 年 ACR 的分类标准[5]，具体如下：①体重下降：病初即有，无节食或其他因素；②网状青斑：四肢或躯干呈斑点及网状斑；③睾丸痛或触痛：并非由于感染、外伤或其他因素所致；④肌痛、无力或下肢触痛：弥漫性肌痛（不包括肩部、骨盆带肌）或肌无力，或小腿肌肉压痛；⑤单神经炎或多发性神经炎：单神经炎、多发性单神经炎或多神经炎的出现；⑥舒张压≥ 90 mmHg：出现舒张压≥ 90 mmHg 的高血压；⑦尿素氮或肌酐升高：血尿素氮≥ 14.3 mmol/L 或血肌酐≥ 133 μmol/L，非脱水或阻塞所致；⑧乙型肝炎病毒：HBsAg 阳性或 HBsAb 阳性；⑨动脉造影异常：显示内脏动脉闭塞或动脉瘤，除外其他原因引起；⑩中小动脉活检：血管壁有中性粒细胞或中性粒细胞、单核细胞浸润。在 10 项中有 3 项阳性者即可诊断为 PAN，但应排除其他结缔组织病并发的血管炎以及 ANCA 相关血管炎。

【鉴别诊断】

结节性多动脉炎因为主要累及全身多处中小动脉，故需要与其他血管炎相鉴别，如大动脉炎、巨细胞动脉炎、肉芽肿性多血管炎、显微镜下多血管炎和变应性肉芽肿性血管炎。

1. 大动脉炎

大动脉炎好发于青年女性，一般发病年龄小于 40 岁。患者可出现肢体间歇性的运动障碍，表现为活动时一个或者更多的肢体出现乏力、不适或者症状加重，尤其以上肢最为明显。动脉造影提示病变常为局灶或者节段性。累及锁骨下动脉时可出现一侧或者双侧的肱动脉搏动减弱；累及肾动脉可引起恶性高血压；累及腹主动脉可以造成间歇性跛行。确诊主要依靠血管造影或活检。

2. 巨细胞动脉炎

巨细胞动脉炎好发于中老年，头疼是最常见症状，该病可累及颞动脉。巨细胞动脉炎临床表现包括头疼、发热、消瘦、疲劳、食欲减退、关节和肌肉疼痛等，最严重的并发症是不可逆的视力丧失。化验检查可见血沉增快，CRP 升高，诊断依赖颞动脉活检。

3. 显微镜下多血管炎

显微镜下多血管炎是一种主要累及小血管的寡免疫复合物的坏死性血管炎，临床常见坏死性肾小球肾炎和肺毛细血管炎，无肉芽肿性炎症。PR3-ANCA 阳性多见。

4. 肉芽肿性多血管炎

肉芽肿性多血管炎是一种累及上下呼吸道的坏死性肉芽肿性炎症，也常常在小血管引起坏死性血管炎。临床可表现为鼻腔血性分泌物、溃疡、鼻痂或鼻窦-鼻腔充血/不通畅、鼻息肉、听力丧失或下降、肾小球肾炎等。实验室检查可见 c-ANCA 或 PR3-ANCA 阳性；胸部影像检查提示结节、包块或空洞形成；活检可见肉芽肿表现。

5. 变应性肉芽肿性血管炎

变应性肉芽肿性血管炎是一种常常累及呼吸道的富含嗜酸性粒细胞的坏死性肉芽肿性血管炎。该病的显著特点是哮喘和外周血嗜酸性粒细胞增多。临床上常见鼻息肉、多发性单神经炎或运动神经病。化验检查可见血管外嗜酸细胞浸润或骨髓内嗜酸细胞升高，嗜酸细胞计数≥ 1×10^9/L，镜下血尿，C-ANCA 或 PR3-ANCA 阳性。

【治疗】

糖皮质激素是治疗 PAN 的首选药物。年龄在 65 岁以下，没有神经系统、肾和心脏损害的特发性系统性 PAN，单用糖皮质激素治疗即可；出现上述脏器损害者，则需要泼尼松每日 1 mg/kg 或相当剂量的糖皮质激素联合免疫抑制剂治疗，4～6 周后糖皮质激素逐渐减量，以小剂量维持 1 年以上。免疫抑制剂首选环磷酰胺，也可选用吗替麦考酚，待疾病缓解后，可以采用其他免疫抑制剂如硫唑嘌呤、甲氨蝶呤等维持治疗。近年来有报道对于难治性 PAN，TNF-α 抑制剂治疗可能有效。由于乙型肝炎相关的系统性 PAN 通常临床病变较特发性 PAN 重、神经系统病变更突出，因此治疗需在抗病毒治疗的同时联合糖皮质激素治疗，如泼尼松 1 mg/(kg·d) 或相当剂量的糖皮质激素联合拉米夫定，2 周后糖皮质激素减量至停用；抗病毒治疗则需 6～12 个月。对于血管炎相关脏器受累控制不佳者，可以联合免疫抑制剂治疗。

对于重症者，可以联合使用血浆置换。

【预后】

系统性 PAN 的预后取决于是否有内脏和中枢神经系统受累及病变严重程度。未经治疗者预后差，5 年生存率＜15%，多数患者死亡发生于疾病的第一年，若能积极合理治疗，5 年生存率可达 83%。特发性系统性 PAN 易复发；乙型肝炎相关 PAN，如果经过抗肝炎病毒治疗后病毒得到清除者或出现原 HBeAg 转变为 HBeAb 者，预后良好，几乎不再复发。

【病例摘要】

患者男性，46 岁，32 个月前无明显诱因出现双膝关节、踝关节肿痛，双小腿肌肉胀痛，伴双足踝部水肿，逐渐进展为双小腿水肿，后间断出现低热，平均 2～3 个月发热 1 次，自服解热镇痛药物体温可降至正常。10 个月前左腿出现多个充血性斑疹，大小形状不规则，边界不清，无触痛，后逐渐进展为双下肢大腿和双上肢，仍间断低热，发热时伴皮疹、肌肉、关节肿痛加重。5 个月前出现行走困难。既往高血压病史 7 年，颈动脉斑块 7 年。查体：左上肢血压 170/90 mmHg，右上肢血压 160/80 mmHg。双下肢多发褐色陈旧性斑疹，伴皮肤毛细血管扩张。双踝关节肿，伴压痛。双小腿腓肠肌压痛（+）。辅助检查示贫血，肌酐升高，24 h 尿蛋白定量：1.18 g/24 h。HBsAg 阳性。CRP 及 ESR 升高。RF、抗 CCP 抗体、ANA、ANCA、抗 GBM 均阴性。彩超提示双侧膝关节关节腔积液、滑膜增厚；双侧踝关节滑膜增厚、周围皮下软组织水肿。主动脉 CTA 示主动脉及分支粥样硬化表现，部分层面大血管管壁稍增厚，左肾动脉起始段重度狭窄，右肾动脉起始段管腔中度狭窄。神经电图回报左侧腓神经 CMVP 波幅减低，MCV 减慢。诊断：结节性多动脉炎，双侧肾动脉狭窄，高血压。病例详细资料见二维码数字资源 1-7-1。

数字资源 1-7-1

（张学武）

【参考文献】

[1] STILL G.On a form of chronic joint disease in children. Med Chirurgical Trans, 1897, 80: 47-58.

[2] BYWATER E. Still's disease in the adult. Ann Rheum Dis, 1971, 30: 121-133.

[3] GOCKE D J, HSU K, MORGAN C, et al. Association between polyarteritis nodosa and Australia antigen.Lancet, 1970, 2（7684）: 1149-1153.

[4] COLMEGNA I, MALDONADO-COCCO J A. Polyarteritis nodosa revisited. Curr Rheumatol Rep, 2005, 7（4）: 288-296.

[5] LIGHTFOOT R W, MICHEL B A, BLOCH D A, et al. The American College of Rheumatology 1990 criteria for the classification of polyarteritis nodosa. Arthritis Rheum, 1990, 33（8）: 1088-1093.

二、川崎病

【概述】

川崎病（Kawasaki disease，KD）又称皮肤黏膜淋巴结综合征（mucocutaneous lymphnode syndrome，MCLS），因 1967 年日本川崎富作医生首次报道而得名。是儿童时期常见的一种血管炎性疾病，主要以中型动脉血管炎为主要病变的急性发热出疹性疾病。是发展中国家儿童继发性心脏病最常见的病因。如未得到及时治疗，高达 25% 的患儿可出现冠脉病变。

川崎病的发病率仅次于 IgA 血管炎，为第二常见的儿童期血管炎。该病的发病率有地域和种族差异，在东亚地区的儿童或世界其他地区的亚裔儿童中发病率最高，亚裔的发病率是其他族裔的近 20 倍。近年研究报道日本 0～4 岁儿童发病率为 309/100 000[1]，而高加索人的发病率仅为 14.7/100 000[2]。80%～90% 的川崎病发生在 5 岁以下儿童中[3]，川崎病在 6 月龄以下婴儿中的发病较少见。男性发病多于女性，报道男孩发病率约为女孩的 1.5 倍。该病的发病也有一定的季节性，日本报道川崎病在冬季高发，并在夏季有一个较小的发病高峰[4]，在美国，川崎病具有冬春季节多发的特征[5]。在一些传染性疾病流行期间经常流行性暴发，如在 2019 冠状病毒病（coronavirus disease 2019，COVID-19）流行期间出现大量儿童川崎病样病例。

目前该病的病因尚不明确，公认的因素是在一定的遗传背景下，在环境因素及免疫因素等共同参与下，在固有免疫和获得性免疫机制作用下，机体对一种或多种外来抗原发生免疫应答，导致的血管损伤。尽管临床和流行病学数据提示川崎病与感染相关，但其病因依然未明。以往也曾提出支原体、立克次体、尘螨为本病病原，亦未得到证实。另如在COVID-19流行期间，出现较多伴有高炎症综合征儿童病例，患儿可有与川崎病相似的皮肤黏膜症状[6]。一部分此类患者可能出现冠状动脉扩张，甚至形成巨大冠状动脉瘤。遗传因素如位于染色体19q13.2的1,4,5-三磷酸肌醇3-激酶C（inositol 1,4,5-trisphosphate 3-kinase C，*ITPKC*）基因，FCGR2A（which encodes a low-affinity type Ⅱa Fc fragment receptor），血管生成素1（angiopoietin 1，*ANGPT1*）和血管内皮生长因子A（vascular endothelial growth factor A，*VEGFA*）基因[7]等可能与本病的发病有关。

病理改变主要是血管损伤，以冠状动脉周围炎性细胞浸润最显著，严重病例可破坏管腔内皮细胞、弹力层和中层平滑肌细胞。除血管炎病变之外，还可出现多脏器病理改变，尤以弥漫性间质性心肌炎、质性心肌炎、心包炎及心内膜炎最为显著，并波及传导系统，可在Ⅰ期引致死亡。冠状动脉瘤破裂及心肌炎是Ⅱ、Ⅲ期死亡的重要原因。到了Ⅲ、Ⅳ期则常见缺血性心脏病变，心肌梗死可致死亡。

除冠状动脉有动脉瘤和血栓形成外，主动脉、回肠动脉或肺动脉等血管内膜均有改变。荧光抗体检查可见心肌、脾、淋巴结的动脉壁均有免疫球蛋白IgG沉着。颈淋巴结及皮肤均可出现血管炎，伴有小血管纤维性坏死。还有胸腺高度萎缩，心脏重量增加，心室肥大性扩张，肝轻度脂肪变性以及淋巴结充血和滤泡增大。但肾小球并无显著病变。

【临床表现】

川崎病的临床特征反映其为主要累及中等大小肌性动脉的广泛炎症。典型的表现包括双侧非渗出性结膜炎、嘴唇和口腔黏膜发红、多形性皮疹及颈部淋巴结肿大。约90%的病例存在口腔黏膜表现，70%~90%存在多形性皮疹，50%~85%有肢端改变，75%以上有眼部变化，25%~70%有颈部淋巴结肿大。这些表现可同时存在，或以几种为主要表现。

发热为本病最常见的临床表现。可有持续性发热，7~14天或更久（2周至1个月），体温常达39℃以上，抗生素治疗无效。患儿可出现非渗出性结膜炎表现，常见双侧结膜充血，患儿还常有畏光，在有眼部表现的患儿中，前葡萄膜炎的发生率高达70%。黏膜炎在川崎病的进展中逐渐变得明显，特征为嘴唇发红皲裂，可见杨梅舌。皮疹也是本病的特征表现，发热2~3天即出现弥漫性充血性斑丘疹或多形红斑样或猩红热样皮疹，偶见痱疹样皮疹，多见于躯干部，但无疱疹及结痂，一周左右消退。急性期约20%病例出现会阴部、肛周皮肤潮红和脱屑，患者还可能在卡介苗（Bacille Calmette-Guérin，BCG）接种部位出现皮肤发红或结痂，在常规接种卡介苗的国家，这一发现更有助于增加对川崎病的疑诊程度。另外，患儿可出现肢端改变，手掌和足底早期出现潮红，10天后出现始于手足甲周区域的膜状脱皮，手足呈硬性水肿，恢复期指甲可见横沟纹，称Beau线。患儿可有急性非化脓性颈淋巴结肿胀，以颈前部最为显著，直径15 cm以上，大多在单侧出现，稍有压痛，于发热后3天内发生，数日后自愈。

心血管系统表现包括发生心肌炎、心包炎和心内膜炎的症状，患者脉搏加速，听诊时可闻心动过速、奔马律、心音低钝。可发生瓣膜关闭不全及心力衰竭。做超声心动图和冠状动脉造影，可查见冠状动脉瘤、心包积液、左室扩大及二尖瓣关闭不全。X线片可见心影扩大。大约30%的川崎病患者会在诊断时检出冠状动脉扩张。起病10日内一般不会出现明显的动脉瘤。本病的冠状动脉病变以累及其主干近端及左前降支最多见，其次为左冠状动脉主干及右冠状动脉，左回旋支少见。罕见孤立的远端动脉瘤。

其他表现如关节炎见于7.5%~25%的川崎病患者，发生于急性期或亚急性期，多为自限性且不留畸形。胆囊积液多出现于亚急性期，可发生严重腹痛、腹胀及黄疸，腹部超声检查可以证实。神经系统改变急性期包括无菌性脑脊髓膜炎、面神经麻痹、听力丧失、急性脑病和高热惊厥等，是由于血管炎引起，临床多见，恢复较快，预后良好。其他罕见并发症包括肺血管炎，指（趾）端坏疽等。

【辅助检查】

炎症指标明显增高，如急性期白细胞总数及粒细胞百分数增高，核左移，血小板增多（通常在病程第7日之后发生）、急性期反应物（如CRP或ESR）升高，铁蛋白会在炎症状态下升高，川崎病患儿常表现为正细胞正色素性贫血。可出现无菌性白细胞尿，尿沉渣可见白细胞增多和（或）蛋白尿。

心电图可见多种改变，以 ST 段和 T 波异常多见，也可显示 PR、QT 间期延长，异常 Q 波及心律紊乱。二维超声心动图适用于心脏检查及长期随访，在半数患者中可发现各种心血管病变如心包积液、左室扩大、二尖瓣关闭不全及冠状动脉扩张或形成动脉瘤。监测冠状动脉瘤的最可靠的无创伤性检查方法。出现无菌性脑膜炎的病例，脑脊液中淋巴细胞可高达 50～70/mm³。有些病例可见血清胆红素或谷丙转氨酶稍高。细菌培养和病毒分离均为阴性结果。

【诊断】

日本 MCLS 研究委员会（1984 年）提出此病诊断标准应在下述 6 条主要临床症状中至少满足 5 条才能确定：①不明原因的发热，持续 5 天或更久；②双侧结膜充血；③口腔及咽部黏膜弥漫充血，唇发红及干裂，并呈杨梅舌；④发病初期手足硬肿和掌跖发红，以及恢复期指（趾）端出现膜状脱皮；⑤躯干部多形红斑，但无水疱及形痂；⑥颈淋巴结的非化脓性肿胀，其直径达 15 cm 或更大。但如二维超声心动图或冠状动脉造影查出冠状动脉瘤或扩张，则 4 条主要症状阳性即可确诊。

该诊断标准经历了多次修订，2020 年，日本发布了第 6 次修订的川崎病诊断指南[8]，新版指南对 KD 的 6 项主要临床特征进行了修订，包括删除对特定热程的诊断要求，将"多形性红斑"改为"皮疹"，并包括"卡介苗接种处（卡疤）发红"，新版指南明确了完全性和不完全性川崎病的精确临床定义，基于主要临床特征数目和是否存在冠状动脉异常。新的川崎病标准指出，川崎病的主要临床特征包括：①发热；②双侧球结膜充血；③口唇及口腔的变化：唇红，杨梅舌，口咽部黏膜弥漫性充血；④皮疹（包括卡介苗接种处发红）；⑤四肢末梢改变：急性期手足发红、肿胀，恢复期甲周脱皮；⑥非化脓性颈部淋巴结肿大。

新诊断标准指出诊断完全性川崎病（cKD）或不完全性川崎病（iKD），需排除其他发热性疾病：①符合 5～6 项临床特征，诊断为 cKD；②符合 4 项临床特征，超声心动图显示冠状动脉异常，诊断为 cKD；③符合 3 或 4 项临床特征，未发现冠状动脉扩张，但具有"其他有意义临床特征"列表中的某些特征，排除其他疾病，诊断为 iKD；④符合 3 项临床特征，超声心动图显示冠状动脉异常，排除其他发热性疾病，诊断为 iKD；只有 1 或 2 项主要临床特征，排除其他诊断，也可考虑 iKD。

另外，新版指南大幅修改了与 KD 相关的特定临床特征的描述，并增加了识别重症 KD 和 IVIg 耐药的提示。

（1）不足 4 项主要临床特征，观察到下列"其他有意义临床特征"时考虑 KD：

病程早期肝转氨酶升高。

婴儿尿沉渣中白细胞增多。

恢复期血小板增多。

BNP 或 NT-pro BNP 升高。

超声心动图示二尖瓣反流或心包积液。

胆囊肿大（胆囊积液）。

低白蛋白血症或低钠血症。

（2）如果 KD 患儿出现以下情况，应考虑进入重症监护病房：

有血流动力学表现的心肌炎。

低血压（休克）。

麻痹性肠梗阻。

意识水平下降。

（3）以下特征是预测 IVIg 耐药的风险因素：

白细胞增多伴核左移。

血小板减少。

低白蛋白血症。

低钠血症。

高胆红素血症（黄疸）。

CRP 升高。

年龄 < 1 岁。

（4）如果观察到患儿以下其他非特异性表现，不应排除 KD 诊断：

易激惹。

心血管系统：异常额外心音、心电图改变、冠状动脉以外的外周动脉瘤（腋动脉等）。

消化系统：腹痛、呕吐、腹泻。

血液系统：血沉升高、贫血。

皮肤改变：小脓疱疹、指甲横纹。

呼吸系统：咳嗽、流涕、咽后壁水肿、胸片肺部渗出。

风湿免疫：关节肿痛。

神经系统：脑脊液细胞数增多、癫痫发作、面神经麻痹、四肢瘫痪。

2017 年，美国心脏协会提出了不典型川崎病的诊断流程图[9]，对该病的诊断有很大的参考意义（图 1-7-1）。

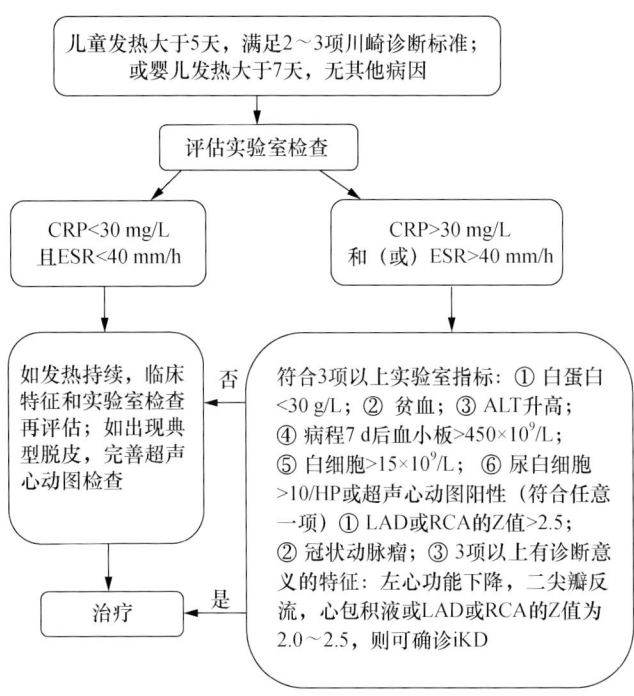

图 1-7-1　不典型川崎病诊断流程图。ALT，丙氨酸转移酶；LAD，左冠状动脉前降支；RCA，右冠状动脉

【鉴别诊断】

本病需与出疹性疾病、淋巴结肿大性疾病、累及心脏及关节的疾病鉴别[10]。

川崎病的皮疹应与出疹性疾病鉴别，包括猩红热、全身型幼年特发性关节炎、渗出多形红斑、麻疹等。与猩红热不同之处为：皮疹在发病后第3天才开始；好发年龄是婴幼儿及较小儿童时期；青霉素无疗效。本症与全身型幼年特发性关节炎的不同之处为：发热期较短，皮疹较弥漫，无热出疹出、热退疹退，手足硬肿，显示掌跖潮红。与渗出性多形红斑又称Stevens-Johnson病不同之处为：无可疑药物过敏史，眼、唇无脓性分泌物及假膜形成；皮疹不包括水疱和结痂。与麻疹等病毒感染的不同之处为：唇潮红、干裂、出血，呈杨梅舌；眼结膜无水肿或分泌物；血沉及C反应蛋白均显著增高。而麻疹有科氏斑，白细胞减少。

与淋巴结肿大疾病如急性淋巴结炎不同之处为：颈淋巴结肿大及压痛较轻，局部皮肤及皮下组织无红肿；无化脓病灶。与EB病毒感染淋巴结肿大区别在于后者可有肝脾淋巴结大，外周血异形淋巴细胞增高及EB病毒抗体及DNA阳性等。

与病毒性心肌炎不同之处为：冠状动脉病变突出；特征性手足改变；高热持续不退。与风湿性心脏炎不同之处为：冠状动脉病变突出；无有意义的心脏杂音；发病年龄以婴幼儿为主。

【治疗】

1. IVIg

根据美国心脏协会（American Heart Association，AHA）和美国儿科学会（American Academy of Pediatrics，AAP）指南[9]，以及最新修订的2021年意大利儿科学会指南[11]，推荐IVIg 2 g/kg治疗，起病最初7~10日内给予IVIg的疗效最明确。使用IVIg前还要确定IVIg抵抗风险，因为IVIg抵抗与冠状动脉异常风险较高有关。根据日本的研究，可用Kobayashi评分评价川崎病IVIg抵抗风险，包括以下危险因素[12]：

（1）钠 ≤ 133 mmol/L（2分）

（2）AST ≥ 100 IU/L（2分）

（3）C反应蛋白（C-reactive protein，CRP）≥ 10 mg/dl（即 ≥ 100 mg/L；1分）

（4）中性粒细胞 ≥ 80%的WBC分类计数（2分）

（5）血小板计数 ≤ 300 000/mm³（1分）

（6）早期诊断，并在病程第4日或第4日前启动初始治疗（2分）

（7）≤ 12月龄（1分）

2. 阿司匹林

阿司匹林具有抗炎作用（例如缩短发热持续时间）和抗血小板作用，因此是最初治疗川崎病的疗法之一。服用剂量每天30~100 mg/kg，分3~4次。日本医生倾向于用AHA和AAP指南推荐的30~50 mg/kg剂量，服用14天，热退后减至每日3~5 mg/kg，一次顿服，起到抗血小板聚集作用。至血沉、血小板恢复正常，如无冠状动脉异常，一般在发病后6~8周停药。此后6个月、1年复查超声心动图。

3. 糖皮质激素

对于对IVIg再次治疗无反应的患者，建议应用糖皮质激素治疗（Grade 2C）。在实践中，我们给予甲泼尼龙冲击剂量治疗[30 mg/（kg·d）、一日1次、连用1~3日]，直到病情完全缓解（如退热）或患者已接受了3次剂量。对于抵抗IVIg的川崎病儿童，一日2~3次口服泼尼松[总剂量1~2 mg/（kg·d）]疗程15~30日，与静脉用甲泼尼龙等效或更有效。

4. 其他治疗方法

IVIg和糖皮质激素治疗失败的患儿发生冠状动脉瘤的风险增加。对严重难治性川崎病，并且不仅对初始标准治疗无反应，而且对至少一次IVIg重复输注和一个疗程的糖皮质激素治疗也无反应的儿童，可应用英夫利西单抗治疗。英夫利西单抗是一种人鼠嵌合单克隆抗体，会与TNF-α结合。研究表明，该药能够有效缓解难治性川崎病的发热和实验室异常[13]。

5. 抗凝治疗

对遗留冠状动脉瘤慢性期患者，需长期服用抗凝药物并密切随访。有小的单发冠状动脉瘤的患者，应长期服用阿司匹林3～5 mg/（kg·d）直到动脉瘤消退或更长[14]。对阿司匹林不耐受者，可用潘生丁每日3～6 mg/kg，分2～3次服。每年检查心脏情况。患者有多发或较大的冠脉瘤，应无限期口服阿司匹林及潘生丁。有巨瘤的患者易形成血栓、发生冠状动脉狭窄或闭塞，并加用口服华法林0.1 mg/kg，顿服，数日后减为维持量，应监测血药浓度及凝血时间。这些患者应限制活动，不参加体育运动。每3～6个月检查心脏情况，如有心肌缺血表现或运动试验阳性，应做冠状动脉造影，了解狭窄病变进展情况。

6. 介入治疗

包括溶栓治疗、冠状动脉成形术及冠脉搭桥术等，用于治疗严重冠脉损伤性疾病。

【预后】

绝大多数患儿预后良好，呈自限性经过，适当治疗可以逐渐康复。自IVIg治疗应用以来，川崎病致死率较低，为0.1%～0.3%。但15%～30%的川崎病患者可发生冠状动脉瘤。由于冠状动脉瘤破裂、血栓闭塞、心肌梗死或心肌炎而死亡。甚至在恢复期中也可因缺血性心脏病猝死。故需密切监测病情，出院后随访包括监测有无发热复发，以及复查超声心动图以评估心脏受累情况[15]。

【病例摘要】

患者，男，1岁9个月，主因"发热7天，皮疹5天，眼睛红3天"入院；体温最高40.4℃，3～4次/天，伴四肢、躯干浅红色皮疹，球结膜充血，无脓性分泌物，杨梅舌，手足硬肿，手掌潮红。血常规五分类+CRP：快速C反应蛋白129 mg/L，白细胞$11.99×10^9$/L，血红蛋白105 g/L，血小板$383×10^9$/L，中性粒细胞百分比68.7%，血沉48 mm/h，冠脉超声示左冠状动脉内径正常，右冠脉增宽。诊断川崎病。给予IVIg 2 g/kg，阿司匹林口服，以及潘生丁抗凝等治疗后，患儿体温下降正常，发病13天后，患儿出现指趾末端脱皮，复查炎性指标血沉及CRP下降，2个月后复查冠脉恢复正常。随诊半年疾病未复发。病例详细资料见二维码数字资源1-7-2。

数字资源1-7-2

（邓江红）

【参考文献】

[1] MAKINO N, NAKAMURA Y, YASHIRO M, et al. Epidemiological observations of Kawasaki disease in Japan, 2013—2014. Pediatr Int, 2018, 60（6）: 581-587.

[2] CIMAZ R, FANTI E, MAURO A, et al. Epidemiology of Kawasaki disease in Italy: surveillance from national hospitalization records. Eur J Pediatr, 2017, 176（8）: 1061-1065.

[3] HUANG W C, HUANG L M, CHANG I S, et al. Epidemiologic features of Kawasaki disease in Taiwan, 2003-2006. Pediatrics, 2009, 123（3）: e401-405.

[4] NAKAMURA Y, YASHIRO M, UEHARA R, et al. Epidemiologic features of Kawasaki disease in Japan: results of the 2007-2008 nationwide survey. J Epidemiol, 2010, 20（4）: 302-307.

[5] HOLMAN R C, BELAY E D, CHRISTENSEN K Y, et al. Hospitalizations for Kawasaki syndrome among children in the United States, 1997-2007. Pediatr Infect Dis J, 2010, 29（6）: 483-488.

[6] VERDONI L, MAZZA A, GERVASONI A, et al. An outbreak of severe Kawasaki-like disease at the Italian epicentre of the SARS-CoV-2 epidemic: an observational cohort study. Lancet, 2020, 395（10239）: 1771-1778.

[7] BREUNIS W B, DAVILA S, SHIMIZU C, et al. Disruption of vascular homeostasis in patients with Kawasaki disease: involvement of vascular endothelial growth factor and angiopoietins. Arthritis Rheum, 2012, 64（1）: 306-315.

[8] KOBAYASHI T, AYUSAWA M, SUZUKI H, et al. Revision of diagnostic guidelines for Kawasaki disease（6th revised edition）. Pediatr Int, 2020, 62（10）: 1135-1138.

[9] MCCRINDLE B W, ROWLEY A H, NEWBURGER J W, et al. Diagnosis, treatment, and long-term management

of Kawasaki disease: A scientific statement for health professionals from the American Heart Association. Circulation, 2017, 135 (17): e927-e999.
[10] 王天有, 申昆玲, 沈颖. 褚福堂实用儿科学. 9版. 北京: 人民卫生出版社, 2022.
[11] MARCHESI A, RIGANTE D, CIMAZ R, et al. Revised recommendations of the Italian Society of Pediatrics about the general management of Kawasaki disease. Ital J Pediatr, 2021, 47 (1): 16.
[12] KOBAYASHI T, INOUE Y, TAKEUCHI K, et al. Prediction of intravenous immunoglobulin unresponsiveness in patients with Kawasaki disease. Circulation, 2006, 113 (22): 2606-2612.
[13] MASUDA H, KOBAYASHI T, HACHIYA A, et al. Infliximab for the Treatment of Refractory Kawasaki Disease: A Nationwide Survey in Japan. J Pediatr, 2018, 195: 115-120. e3.
[14] DALE R C, SALEEM M A, DAW S, et al. Treatment of Kawasaki disease with oral prenisone and aspirin. J Pediatr, 2000, 137 (5): 723-726.
[15] American Academy of Pediatrics. Kawasaki disease. In: Red Book: 2018 Report of the Committee on Infectious Diseases, 31st ed, Itasca: American Academy of Pediatrics, 2018.

第八节　ANCA 相关性血管炎

一、肉芽肿性多血管炎

【概述】

肉芽肿性多血管炎（granulomatosis with polyangiitis, GPA）是以毛细血管、微小动静脉受累为主的全身性坏死性肉芽肿性血管炎，临床典型表现为上呼吸道、下呼吸道和肾受累的三联征病变[1]。GPA 最初由 Klinger 在 1931 年描述，被认为是结节性多动脉炎的特殊类型，后来德国医生 Wegener 先后于 1936 年和 1939 年发表两篇文章，对该病进行了更详细地描述，并认为是一种独立的疾病，此后该病被命名为 Wegener 肉芽肿（Wegener's granulomatosis, WG）[2]。2012 年，在 Chapel Hill 血管炎共识会议（CHCC）上将该病正式更名为肉芽肿性多血管炎。

GPA 的流行病学数据主要来自欧美等西方国家，最新调查显示，GPA 的患病率为（23～218）/100 万，发病率为（4.7～16）/100 万。男性患病高于女性，男：女比值为 1.25～1.45[3]。

本病病因及发病机制尚不明确，其发病可能是遗传因素和环境因素共同作用的结果。有研究显示，Ⅱ型人类白细胞抗原（HLA）、CTLA4、PTPN22 和 SERPINA1 等基因可能是 GPA 的易感基因。另外，金黄色葡萄球菌感染与本病有密切关系，而且鼻腔金黄色葡萄球菌感染还与 GPA 的复发风险增加相关[4]。

【临床表现】

GPA 常表现为多系统受累，也有单器官起病者。可缓慢起病，也可急性发病。

1. **一般症状**

见于约 58% 的患者，可有发热、乏力、食欲下降、体重减轻和全身酸痛不适等。

2. **耳鼻喉表现**

见于 83%～99% 的患者。常有上呼吸道症状，包括流脓血涕、鼻窦炎、鼻黏膜溃疡及出血等，严重者出现鼻中隔穿孔，甚至塌陷，造成特征性"鞍鼻"畸形。声门下气管炎症可致咳嗽、声嘶或喘鸣。中耳或咽鼓管炎症、咽鼓管阻塞可造成中耳炎和传导性听力丧失。少数患者也可出现口腔溃疡、牙龈炎和耳软骨炎。

3. **肺部表现**

66%～85% 的患者在病程中会出现肺部受累，是 GPA 的基本特征之一。常见表现为咳嗽、咯血及胸痛，严重者会出现气短、呼吸困难，甚至呼吸衰竭。肺部影像学上可以见到浸润影、多发结节、空洞形成和间质病变。由于肺部结节为坏死性的，常常形成空洞；而呼吸困难和咯血需警惕弥漫性肺泡出血的可能。由于免疫低下常常伴有严重肺部感染，是 GPA 死亡的主要原因。

4. **肾损害**

20% 的患者在起病时可有肾受累，而 66%～77% 的患者则在病程中会出现蛋白尿、镜下血尿、管型尿、水肿和肾性高血压等肾损害表现，部分患者可进展为终末期肾衰竭。

5. 关节肌肉表现

关节病变在 GPA 中较为常见，发病时超过 30% 的患者有关节病变，总体 59%～77% 的患者会出现关节受累。多数患者表现为关节和肌肉疼痛，但一般无关节破坏和畸形。

6. 眼部表现

眼受累可见于 34%～61% 的患者，可表现为眼球突出、视力下降甚至失明。结膜炎和巩膜外层炎是最常见的眼部表现，而巩膜炎为导致患者视力下降的主要原因。少数患者也可出现视网膜血管炎、葡萄膜炎、动眼神经麻痹和视神经病变。泪腺、泪囊和导管炎症见于约 10% 的患者，而 6%～15% 的患者可出现眼眶的炎性假瘤，其致盲风险高达 50%。

7. 皮肤黏膜表现

占 33%～46%，以皮肤紫癜最为常见，也可表现为斑丘疹、多形红斑、皮下结节、皮肤水泡、溃疡及糜烂。

8. 神经系统表现

约 23% 的患者在病程中出现神经系统病变。以周围神经病变常见，其中多发性单神经炎是最主要的病变类型；部分患者还可出现脑神经受累。10% 的患者可有颅内血管炎和肥厚性硬脑膜炎等中枢神经系统受累，表现为头痛、意识模糊、抽搐、脑卒中、脑脊髓炎等。

9. 其他

33%～46% 的患者出现心包炎、心肌病变，6%～13% 的患者出现胃肠道血管炎，表现为腹痛、血性腹泻、肠穿孔、肠梗阻和腹膜炎，少数患者还可以出现急性胰腺炎。

【辅助检查】

1. 实验室检查

急性期可有血沉和 C 反应蛋白升高；也可出现贫血、白细胞及血小板计数升高。尿液检查可见异常形态为主的镜下血尿、红细胞管型和蛋白尿，肾功能损害者血肌酐水平升高。抗中性粒细胞胞质抗体（ANCA）对于血管炎的诊断和评估具有重要意义，其中在 GPA 患者中以 cANCA 阳性为主，可见于 60%～70% 的患者，20% 的患者 ANCA 为阴性，极少数患者可为 pANCA 阳性。cANCA 的滴度与疾病的活动性并不一定平行。

2. 影像学检查

胸部影像学对 GPA 的诊断非常重要，可出现双肺多发性病变，以双下肺多见。病变可呈结节样、粟粒样的局灶性浸润，部分患者可形成空洞；如出现弥漫性毛玻璃样改变，肺透亮度下降，提示肺泡出血可能。鼻窦 CT 可显示鼻旁窦黏膜增厚，甚至鼻或鼻旁窦骨质破坏。

3. 病理活检

上呼吸道、肺及肾活检是诊断 GPA 的重要依据，尤其对于 ANCA 阴性者更为必要。肺活检具有最高的诊断效率。典型病变为肺小血管的纤维素样变性，血管壁内可见中性粒细胞浸润和局灶性坏死性血管炎，上、下呼吸道有坏死性肉芽肿形成。但多数患者只能见到血管炎、坏死和肉芽肿三种特点中的 1～2 个。肾病理为局灶节段性肾小球肾炎，可见纤维素样坏死和增生性病变。不可逆肾损害患者中，新月体性和硬化性病变常见。免疫荧光检测无或很少免疫复合物以及补体沉积。

【诊断】

GPA 的临床诊断主要依赖于临床表现、血清 ANCA 检查、特征性的病理改变与影像学检查。目前多采用 1990 年美国风湿病学会制定的 GPA 分类标准，符合 2 条或 2 条以上时可诊断为 GPA，诊断敏感性和特异性分别为 88.2% 和 92.0%（表 1-8-1）[5]。

表 1-8-1　1990 年美国风湿病学会 GPA 分类标准

鼻或口腔炎症	痛或无痛性口腔溃疡、脓性或血性鼻分泌物
胸部 X 线异常	胸部 X 线片示结节、固定浸润灶或空洞
尿沉渣异常	镜下血尿（>5 个红细胞/HP）或红细胞管型
病理	动脉壁、动脉周围或血管外部区域有肉芽肿炎症

【鉴别诊断】

GPA 需要与以下几种疾病鉴别。

1. 嗜酸性肉芽肿性多血管炎（EGPA）

与 GPA 均属 ANCA 相关性血管炎，常有呼吸道表现，病理可表现为中小动静脉的血管炎和坏死性肉芽肿，需要与 GPA 相鉴别。EGPA 患者多表现为过敏性哮喘、嗜酸性粒细胞增多、发热和肉芽肿性血管炎。在 ANCA 相关性血管炎中，EGPA 累及神经系统最为多见，以外周神经系统病变常见；不像 GPA，EGPA 肺部受累病变以浸润影为主，且具有时间和空间上的多变性特征，极少出现结节或空洞样病变。另外，EGPA 的肾损害通常较轻，但心脏受累较 GPA 常见，可表现为心肌病、心包炎和冠状动脉病变。实验室检查的突出表现是外周血嗜酸性粒细胞增多，部分患者 IgE 升高，约 1/3 患者 ANCA 阳性，多为 pANCA。

2. 显微镜下多血管炎（MPA）

为另一种常见的 ANCA 相关性血管炎。老年人群患病率较高，常累及肺、肾和皮肤。该病与 GPA 在病理上的区别是无肉芽肿性病变。MPA 肾受累较 GPA 更为多见，见于 69%～100% 的患者，常表现为镜下血尿和红细胞管型尿、蛋白尿，不经治疗病情可急剧恶化，出现肾功能不全。肺病变较 GPA 少见，约见于 50% 的患者，表现为咳嗽、咳痰及咯血，肺部常见表现为浸润、结节等，上呼吸道受累少见。57.6% 的患者有神经系统受累，最常表现为外周神经受累，表现为多发性单神经炎与外周神经病，中枢神经系统受累相对少见。84.6% 的患者 ANCA 阳性，大部分为 pANCA 阳性及 MPO-ANCA 阳性，少部分为 cANCA 阳性。

3. 淋巴瘤样肉芽肿病

是多形细胞浸润性血管炎和血管中心性坏死性肉芽肿病，浸润细胞为小淋巴细胞、浆细胞、组织细胞及非典型淋巴细胞，病变主要累及肺、皮肤、神经及肾间质，但不侵犯上呼吸道。

4. 肺出血-肾炎综合征（Goodpasture syndrome）

是以肺出血和急进性肾小球肾炎为特征的综合征，以发热、咳嗽、咯血及肾炎为突出表现，但一般无其他血管炎征象，血清、肾及肺活检可发现抗肾小球基底膜（glomerular basement membrane, GBM）抗体，一般无上呼吸道病变。

5. 其他

GPA 还需与感染、其他弥漫性结缔组织病和恶性肿瘤相鉴别，尤其要警惕恶性肿瘤（如中线恶性淋巴瘤）和一些感染（结核、真菌等）会模拟 ANCA 相关血管炎的临床表现。

【治疗】

GPA 一旦诊断应尽早治疗，未经治疗的 GPA 预后很差，90% 以上患者可在 2 年内死亡。目前 GPA 的治疗包括诱导缓解和维持缓解两个阶段，糖皮质激素联合细胞毒药物具有较好的疗效，生物制剂主要用于难治性或复发性患者。

1. 糖皮质激素

常常作为活动期的一线治疗药物。诱导缓解阶段通常采用足量糖皮质激素联合免疫抑制剂。泼尼松剂量为 1.0～1.5 mg/(kg·d)，疗程 4～8 周，病情好转后减量至最低剂量维持 2 年以上。对有中枢神经系统血管炎、肺泡出血、呼吸衰竭、进行性肾衰竭等患者，可采用冲击治疗，甲泼尼龙 1.0 g 连用 3 天为一疗程，视病情需要可重复。维持缓解阶段可采用 5～10 mg/d 的泼尼松，研究表明，小剂量糖皮质激素维持 12～18 个月其疾病复发率显著低于过早（6 个月内）停用激素者。

2. 免疫抑制剂

（1）环磷酰胺（CTX）：通常口服环磷酰胺 1.5～2 mg/(kg·d)，也可用 CTX 200 mg，隔日一次，静脉注射，或按 0.5～1.0 g/m² 体表面积静脉冲击治疗，每 3～4 周一次。在诱导缓解治疗 3～6 个月后可改为硫唑嘌呤、甲氨蝶呤、来氟米特或霉酚酸酯等进行维持治疗。

（2）硫唑嘌呤（AZA）：为嘌呤类免疫抑制剂，可作为替代 CTX 或 CTX 诱导缓解后的维持期治疗用药。一般用量为 1～2 mg/(kg·d)。

（3）甲氨蝶呤（MTX）：主要用于维持期治疗，对于病情较轻或不能耐受 CTX 的患者也可使用 MTX 作为诱导缓解的替代药物。一般用量为 10～15 mg，每周 1 次。

（4）其他免疫抑制剂：如环孢素、来氟米特、霉酚酸酯等，可作为 CTX 替代或维持期治疗用药。

（5）IVIg：一般与激素和其他免疫抑制剂合用，剂量为 300～400 mg/(kg·d)，连用 5～7 天，主要用于难治性或重症患者或合并感染者。

3. 生物制剂

利妥昔单抗（Rituximab，RTX）是一种人鼠嵌合型抗 CD20 单克隆抗体，能特异性降低 B 细胞数量。大量证据显示，RTX 能够有效地诱导 GPA 患者疾病缓解并预防复发，疗效和 CTX 相当，对于复发或难治性患者疗效甚至优于 CTX。RTX 用法为每周 375 mg/m³，持续使用 4 周。

4. 其他治疗

（1）复方磺胺甲噁唑（SMZ-Co）：对于病变局

限于上呼吸道的患者，SMZ 剂量为每日 2～6 片，能预防 GPA 复发，延长生存时间。

（2）血浆置换：对活动期或危重患者，如急性肾损伤、严重的肺出血等，可在激素及免疫抑制剂治疗的基础上联合血浆置换治疗。

（3）透析治疗：急性期如出现肾衰竭则需要透析，绝大多数患者通过透析可度过急性期，肾功能得到恢复。

（4）外科治疗：对于出现声门下狭窄、支气管狭窄等患者可考虑内镜治疗或手术治疗。

【预后】

GPA 通过积极的糖皮质激素联合环磷酰胺或其他免疫抑制剂治疗，5 年生存率可达到 80% 以上。影响 GPA 预后的因素主要为：年龄（>65 岁）、心脏症状、胃肠道受累、肾功能不全和没有耳鼻咽喉症状[1]。

【病例摘要】

患者，女，46 岁。耳鸣、听力丧失伴咳嗽、咯血 2 个月余。患者 2 个月余前出现右侧耳鸣，伴右耳道渗出黄色清亮液体，CT 检查提示"双侧上颌窦炎合并中耳乳突炎"，于当地医院应用头孢类抗生素及滴耳液局部治疗，未见好转，且右侧听力明显下降。1 个月余前出现左侧听力进行性下降到丧失。患者有咳嗽、咳少量痰，并有痰中带血。抗核抗体阴性；PR3-ANCA 290 RU/ml，MPO-ANCA < 15 RU/ml；24 h 尿蛋白定量 0.55 g；尿常规示潜血＋＋＋，尿蛋白＋，红细胞 1060.8/μl。ESR 80 mm/h，C 反应蛋白 105 mg/L，降钙素原 0.1 ng/ml，IL-6 632.22 pg/ml。右中耳鼓室内软组织活检病理示少许鳞状上皮黏膜组织呈重度急慢性炎症，伴片状凝固性坏死及肉芽肿形成。全身 PET/CT 提示：双侧眼眶外侧壁软组织密度影；左侧上颌窦内侧壁软组织增厚；鼻咽顶后壁软组织增厚；双侧乳突气房及鼓室内软组织密度影；双肺多发大小不等实性结节，部分内可见支气管充气征及小空泡；右侧咽旁间隙、纵隔内及双肺门区多发大小不等淋巴结；双肾皮质弥漫性、脾 FDG 代谢增高。诊断为肉芽肿性多血管炎。治疗给予甲强龙 500 mg 静脉注射，每日一次，连续 3 日。此后甲强龙 80 mg 静脉注射，每日一次。环磷酰胺 0.2 g 静脉注射，隔日一次，连续 7 次。双耳局部注射地塞米松两次。经过治疗 3 周，咳嗽、咳痰及咯血基本缓解，左侧听力明显改善，右耳无著变，仍有间断耳鸣。病例详细资料见二维码数字资源 1-8-1。

数字资源 1-8-1

（赵 义）

【参考文献】

[1] 王辰，王建安. 内科学. 3 版. 北京：人民卫生出版社，2015.

[2] FALK R J, GROSS W L, GUILLEVIN L, et al. Granulomatosis with polyangiitis (Wegener's): an alternative name for Wegener's granulomatosis. Ann Rheum Dis, 2011, 70 (4): 704-705.

[3] MOHAMMAD A J. An update on the epidemiology of ANCA-associated vasculitis. Rheumatology (Oxford, England), 2020, 59 (Suppl3): iii42-iii50.

[4] FIRESTEIN, BUDD, GABRIEL, 等. 凯利风湿病学, 10 版. 栗占国，译. 北京：北京大学医学出版社，2020.

[5] LEAVITT R Y, FAUCI A S, BLOCH D A, et al. The American College of Rheumatology 1990 criteria for the classification of Wegener's granulomatosis. Arthritis Rheum, 1990, 33 (8): 1101-1107.

二、显微镜下多血管炎

【概述】

显微镜下多血管炎（microscopic polyangitis，MPA）是一种主要累及小血管的无免疫复合物沉积的系统性坏死性血管炎，主要侵犯肾、皮肤和肺等脏器的小动脉、微动脉、毛细血管和微小静脉。常表现为坏死性肾小球肾炎和肺毛细血管炎。

1923 年，Friedrich Wohlwill 报道了两名患者以肾小球肾炎和小血管肺肉芽肿性炎症为主要表现，当时认为是结节性多动脉炎的特殊表现。随着时间推移医学界逐渐意识到这种微血管炎是一种独立疾病，不同于经典的结节性多动脉炎。1953 年 Pearl Zeek 发现这种疾病主要是累及内脏器官的小动脉或小静脉，也可累及中等大小血管[1]。20 世纪 50 年代，Wainwright 和 Davson 首次应用显微镜下多血管炎描述该疾病[2]。1985年，Savage及其同事将显微镜下多血管炎定义为局灶节段性肾小球肾炎和咯血为表现的小血管炎[3]。1994年，Chapel Hill 会议提出显微镜下多血管炎的命名，并将其定义为无免疫复合物沉积的肺毛细血管炎和肾小球肾炎[4]。2012年Chapel Hill 会议延续了显微镜下多血管炎的名称，注重以病因、发病机制和临床表现进行分类[5]。

欧洲MPA发病率为（2.4～16）/100万，美国、阿根廷、西班牙发病率略高，土耳其、澳大利亚发病率低[6-9]。发病年龄45～74岁，男性略多于女性[6]。

目前MPA病因不清，可能的原因有如下几种：

（1）遗传因素：日本的研究显示HLA-DRB1*0901可能与MPA的发病相关[10]。

（2）环境因素：病例对照研究发现22%～46%的抗中性粒细胞胞浆抗体相关性血管炎（antineutrophil cytoplasmic antibody associated vasculitis，AAV）患者有二氧化硅接触史[11-12]，推测二氧化硅可能引起免疫应答及炎症反应。在动物模型中通过气管内灌注二氧化硅以剂量依赖的方式诱导了中性粒细胞的加速凋亡[13]。体外实验证实二氧化硅可诱导人外周血淋巴细胞的凋亡[14]。二氧化硅可激活肺泡巨噬细胞、刺激淋巴细胞、趋化中性粒细胞、诱导炎症和激活成纤维细胞。中性粒细胞释放髓过氧化物酶（myeloperoxidase，MPO）后被肺泡巨噬细胞吞噬并呈递给具有免疫活性细胞，导致抗MPO抗体产生[15]，从而导致血管炎的发生。

（3）细菌感染：细菌感染可能与血管炎的启动和复发有关。目前研究发现金黄色葡萄球菌感染可导致肉芽肿性多血管炎（granulomatosis with polyangiitis，GPA）的发生[16-17]，但尚无研究证实细菌感染与MPA发病。另有研究发现系统性血管炎患者体内存在抗中性粒细胞自身反应B细胞，在含有胞嘧啶-磷酸-鸟嘌呤（cytosine phosphorylated guanine，CpG）基因序列的寡聚脱氧核苷酸的刺激下可以产生ANCA，而CpG基因序列源于细菌，由此推测细菌感染可能与AAV发病相关[18]。

（4）药物：多种药物可导致AAV的发生，最常见的是丙硫氧嘧啶，其他药物有肼苯哒嗪、青霉胺、米诺环素等[19-20]。

【发病机制】

MPA的发病机制尚不明确。目前已证实ANCA在MPA的发病机制中起重要作用。促炎因子包括肿瘤坏死因子可激活中性粒细胞，导致ANCA靶抗原迁移至中性粒细胞表面，从而产生ANCA，而ANCA可激活中性粒细胞，导致细胞氧化应激及脱颗粒，导致炎症及血管损伤[21]。Guilpain等发现MPO-ANCA阳性MPA患者血清可激活MPO并产生次氯酸，导致内皮细胞裂解[22]。动物实验证实MPO-ANCA可导致寡免疫复合物沉积的坏死性新月体型肾小球肾炎（necrotizing crescentic glomerulonephritis，NCGN）和肺血管炎[23-24]。

病例报道新生儿发生肺出血和肾功能不全，推测可能是母体向胎儿传递MPO-ANCA导致发病[25]，但也有病例报道显示经胎盘传输MPO-ANCA不足以导致血管炎的发生[26]。另外，在临床中部分血管炎患者ANCA阴性，这提示有其他因素例如遗传易感性参与疾病的发病过程。Kain等发现90%的活动性AAV相关NCGN患者存在抗溶酶体膜蛋白-2（lysosomal membrane protein-2，LAMP-2）抗体，而LAMP-2的主要抗原表位与革兰氏阴性杆菌阴性（如大肠杆菌和肺炎克雷伯菌）的鞭毛蛋白Fim H同源。动物实验显示Fim H免疫的大鼠发生寡免疫复合物沉积的NCGN，且体内存在抗LAMP-2抗体[27]。这项研究提示鞭毛细菌可能通过分子模拟方式导致抗人LAMP-2抗体，从而发生NCGN。

补体系统在固有免疫及获得性免疫中起重要作用。有三条补体激活通路：经典途径、旁路途径、凝集素途径。三条通路包括C3a、C3b、C5a以及膜攻击复合物。C5a是一种有效的促炎介质，与C5aR（CD88）结合后刺激淋巴细胞迁移、活化、脱颗粒，血管通透性增加以及蛋白酶、氧化自由基的释放。CD88表达于中性粒细胞、肥大细胞、嗜碱性粒细胞、嗜酸性粒细胞、单核细胞以及血管上皮细胞。证据表明补体系统参与AAV的发病[28]。

其他如B细胞、T细胞也在AAV的发病中起一定作用[29]。

【临床表现】

MPA可急性起病，表现为快速进展性肾小球肾炎和肺出血，也有部分患者起病隐匿，间断血尿、紫癜等。典型的病例多有肾、肺、皮肤、神经系统等系统损害。

1. 全身症状

可表现为体重减轻、低热、关节痛、肌痛、乏力等。

2. 肾表现

80%～100%患者出现肾受累[30-32]。肾小球受累最常见的表现为蛋白尿、血尿、红细胞管型。寡免疫复合物沉积的肾小球肾炎是快速进展型肾小球肾炎的主要原因，表现为快速恶化的肾功能、小到中量的蛋白尿，持续镜下血尿，尿沉渣可见红细胞管型。严重高血压和大量蛋白尿相对少见。一部分患者进展缓慢，轻度尿检异常，缺少肾外或全身表现[33]。

3. 肺表现

25%～50%的患者出现肺部受累[30,34]。常见的表现为咯血、肺部阴影、胸腔积液、肺水肿、胸膜炎、间质性肺病[30-31]。最典型的肺部表现是弥漫性肺泡出血（图1-8-1），常表现为呼吸困难、咳嗽、咯血、胸膜性疼痛等，血红蛋白突然下降，胸部CT可见双侧磨玻璃影，诊断主要依靠支气管镜肺泡灌洗，可发生于12%～55%的患者[32,35]。MPA患者中7%～43%合并肺间质纤维化[36-39]，多数患者在诊断时已出现肺间质病变（图1-8-2）[40-41]。肺间质纤维化的病因不清，可能原因有慢性亚临床肺泡出血和（或）局部炎症。MPO-ANCA阳性者易出现肺纤维化[40]。MPA相关肺纤维化的预后较差[38-42]。

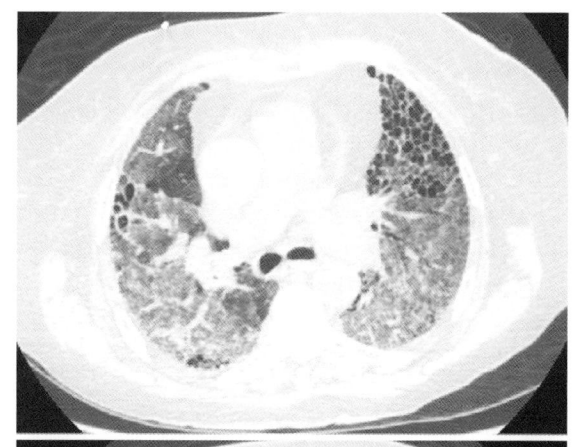

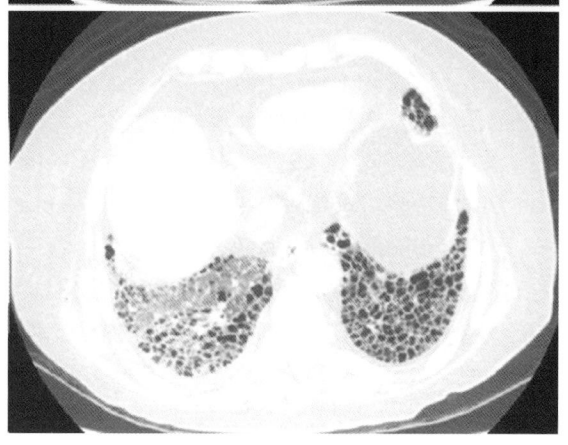

图1-8-2 MPA肺间质病变：双肺蜂窝状改变及磨玻璃影

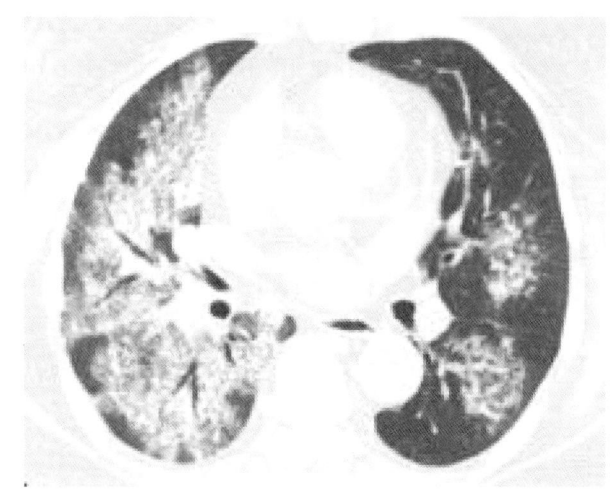

图1-8-1 MPA弥漫性肺泡出血：两肺磨玻璃影伴小叶内间质增厚，形成"铺路石"征，以右肺明显

4. 神经系统表现

MPA患者中20%～58%可出现周围神经病[30,43-44]。包括感觉神经和运动神经受累，通常表现为多发性单神经炎或者远端对称性多神经炎[43]。最易受累的神经有腓神经、肘部神经和正中神经，但极少累及脑神经。超过50%的患者发展为慢性神经病。但周围神经病不影响患者整体死亡率[33,44]。中枢神经系统受累少见，主要为蛛网膜下腔出血、脑血管病、脑膜炎以及弥漫性脑出血等[43,45]。

5. 皮肤损害

30%的患者存在皮肤损害[46]。紫癜是最常见的表现，其他表现为溃疡、坏死、网状青斑、结节、荨麻疹等[33,45-46]。

6. 其他

胃肠道出血或穿孔、心脏（心包炎或心肌炎）、耳鼻喉（鼻窦炎、听力丧失）和眼部受累（巩膜外层炎、虹膜睫状体炎、视网膜血管炎）少见[31,33]。

【辅助检查】

1. 常规检查

红细胞沉降率（ESR）、C反应蛋白（CRP）等炎症指标升高，部分患者有贫血、白细胞和血小板增多，存在肺泡出血的患者血红蛋白下降迅速。累及肾时出现蛋白尿、镜下血尿和红细胞管型，严重者伴有血清肌酐和尿素氮水平升高。

2. 抗中性粒细胞胞质抗体（ANCA）

ANCA的检测方法包括间接免疫荧光法（IIF）

和酶联免疫吸附测定法（ELISA）等。ANCA 的靶抗原包括 MPO、蛋白酶 3（PR3）、乳铁蛋白、溶菌酶、组织蛋白酶 G、弹性蛋白酶、高迁移率蛋白 1～2 及细菌/渗透增强蛋白等[47]。ANCA 是 MPA 的重要诊断依据，也是监测病情活动和预测复发的重要血清学指标。其中约 60% MPO-ANCA（核周型 ANCA）阳性，肺受累者常有此抗体，另有约 40% 的患者为 PR3-ANCA（胞质型 ANCA）阳性，但也有 10% 患者阴性[35,47]。

3. 影像学检查

胸部 CT 可发现双侧分布不均匀的磨玻璃影、实变、支气管血管束增粗、小叶间隔增厚、蜂窝状改变，肺部结节或空洞少见[35,48]。

4. 肺功能检查

合并肺间质纤维化的患者肺总量、用力肺活量以及一氧化碳弥散量可出现不同程度的下降[38-39]。

5. 活组织病理检查

病理特征为小血管的节段性纤维素样坏死，无坏死性肉芽肿性炎，在小动脉、微动脉、毛细血管和静脉壁上，有多核白细胞和单核细胞的浸润。肾：光镜下通常可见坏死性肾小球肾炎，伴有新月体形成。逐渐发展为慢性和不可逆的肾小球损害，例如纤维新月体、节段或球性肾小球硬化[33]。免疫学检查无或少免疫球蛋白沉积。极少有免疫复合物沉积，这具有重要的诊断意义。肺：可见肺血管炎、非特异性炎症、出血、肺纤维化[48]。皮肤活检可见白细胞破碎性血管炎，无免疫球蛋白或补体沉积[49]。

【诊断】

本病诊断尚无统一标准，如出现系统性损害并有肺部受累、肾受累以及可触及的紫癜应考虑 MPA 的诊断，尤其 MPO-ANCA 阳性者。2022 年美国风湿病学会（American College of Rheumatology，ACR）和欧洲风湿病联盟（the European League Against Rheumatism，EULAR）发布了新的分类诊断标准（表 1-8-2）[50]。

表 1-8-2　MPA 的分类诊断标准草稿

项目	权重
鼻腔血性分泌物/溃疡/鼻痂	−3
pANCA 或 MPO-ANCA 阳性	6
肺间质病变	5
少或无免疫复合物沉积的肾小球肾炎	1
cANCA 或 PR3-ANCA 阳性	−1
嗜酸性粒细胞超过 10%	−4

以上 6 项评分综合≥5 分分类诊断为 MPA。

在临床中以下情况有助于 MPA 的诊断：①中老年男性；②具有上述起病的前驱症状；③肾损害表现：蛋白尿、血尿和（或）急进性肾功能不全等；④伴有肺部或肺肾综合征的临床表现；⑤伴有胃肠道、心脏、耳、关节等全身各器官受累表现；⑥ANCA 阳性；⑦肾、肺活检有助于诊断[51]。

系统性血管炎常用的评分系统为伯明翰系统性血管炎疾病活动度评分表第 3 版（表 1-8-3）[52]和 5 因子评分体系。

表 1-8-3　伯明翰系统性血管炎疾病活动浓度评分表第 3 版

临床表现	定义	最高评分	
		持续	新发或加重
1. 一般情况		**2**	**3**
肌痛	肌肉疼痛	1	1
关节痛/关节炎	关节疼痛或关节炎症	1	1
发热≥38.0℃	口腔或腋下体温升高。直肠温度≥38.5℃	2	2
体重下降≥2 kg	除去节食因素	2	2
2. 皮肤		**3**	**6**
梗死	组织坏死或破碎性出血	1	2
紫癜	无外伤因素出现皮下或黏膜下出血	1	2
溃疡	皮肤完整性破坏	1	4
坏疽	广泛组织坏死	2	6
其他皮肤血管炎	网状青斑，皮下结节，结节红斑	1	2

续表

临床表现	定义	最高评分 持续	最高评分 新发或加重
3. 黏膜/眼		**3**	**6**
口腔溃疡/肉芽肿	阿弗他口炎，深溃疡和（或）草莓样牙龈增生，除外红斑狼疮和感染	1	2
生殖器溃疡	外生殖器或会阴的溃疡	1	1
分泌腺炎症	唾液腺或泪腺炎症	2	4
显著突眼	眼球突出至少 2 mm	2	4
巩膜炎/巩膜外层炎	巩膜炎症	1	2
结膜炎/眼睑炎/角膜炎	除外干眼症引起	1	1
视物模糊	视力较基础或从前下降	2	3
突发视力丧失	急性视力丧失	*	6
葡萄膜炎	葡萄膜炎症（虹膜、睫状体、脉络膜）	2	6
视网膜异常（血管炎、血栓、渗出、出血）	荧光血管造影上视网膜血管鞘或者视网膜血管炎的证据；视网膜动脉血栓或静脉阻塞；视网膜软性渗出（除外硬性渗出）/视网膜出血	2	6
4. 耳鼻喉		**3**	**6**
鼻衄/结痂/溃疡/肉芽肿	由出血、黏液、鼻分泌物、浅褐色或深褐色结痂导致鼻塞，鼻镜发现鼻溃疡或肉芽肿	2	4
鼻窦受累	鼻窦压痛或疼痛（由影像学证实）	1	2
声门下狭窄	喉镜下观察到声门下区炎症和变窄并引起的声音嘶哑或喘鸣	3	6
传导性耳聋	中耳受累导致听力丧失（由听力测试确定）	1	3
神经性耳聋	听神经及耳蜗受累导致听力丧失（由听力测试确定）	2	6
5. 胸部		**3**	**6**
喘息	临床检查发现喘息	1	2
结节或空洞	影像学发现新的损伤	*	3
胸腔积液或胸膜炎	胸膜性疼痛和（或）查体发现胸膜摩擦音；影像学证实胸腔积液	2	4
阴影	由胸部 X 线或 CT 证实	2	4
支气管受累	支气管假瘤或溃疡	2	4
大咯血/肺泡出血	肺大出血，并伴有可变性肺部阴影	4	6
呼吸衰竭	需要人工辅助通气	4	6
6. 心血管系统		**3**	**6**
无脉	临床检查发现任何肢体外周动脉搏动消失	1	4
心脏瓣膜病	临床或超声发现主动脉/二尖瓣/肺动脉瓣受累	2	4
心包炎	心包性疼痛或临床检查发现心包摩擦音	1	3
缺血性胸痛	典型的心绞痛或心梗病史	2	4
心肌病	超声心动图证实的室壁运动异常并导致心功能受损	3	6
充血性心力衰竭	有病史或临床检查发现心力衰竭	3	6
7. 腹部		**4**	**9**
腹膜炎	提示腹膜炎的典型腹痛	3	9
便血	最近新发	3	9
缺血性腹痛	提示肠缺血的典型腹痛（影像学或手术证实）	2	6

临床表现	定义	最高评分 持续	最高评分 新发或加重
8. 肾		**6**	**12**
高血压	收缩压＞95 mmHg	1	4
蛋白尿	尿常规尿蛋白＞+或24 h尿蛋白＞0.2 g	2	4
血尿	尿红细胞＞10个每高倍镜视野，通常伴随红细胞管型	3	6
肌酐125～249 μmol/L	仅适用于首次评估时的肌酐水平	2	4
肌酐250～499 μmol/L		3	6
肌酐≥500 μmol/L		4	8
肌酐升高＞30%或肌酐清除率下降＞25%	肾功能恶化。若肾功能较前次恶化，可在每次评估时使用	*	6
9. 神经系统		**6**	**9**
头痛	不同以往的持续性头痛	1	1
脑膜炎	临床证实脑膜炎	1	3
器质性意识障碍	定向力、记忆力或其他智力受损，除外代谢性、精神性、药物或毒物因素	1	3
癫痫（非高血压性）	临床或脑电图证实脑电活动异常	3	9
卒中	由中枢神经系统血管炎导致的局部神经体征持续＞24 h	3	9
脊髓损害	由临床或影像学证实	3	9
脑神经麻痹	脑神经麻痹的临床证据：听神经麻痹如感音性耳聋。若由压力导致视神经麻痹则不计分	3	6
感觉性周围神经病变	非皮节分布的客观存在的感觉障碍	3	6
多发性单神经炎	单发或多发运动神经麻痹	3	9

注：计分规则：仅当临床表现由活动性血管炎所导致时进行计分，需排除其他可能病因例如感染、药物或其他合并症。
* 不适用。

【鉴别诊断】

1. 结节性多动脉炎

结节性多动脉炎主要累及中型和（或）小型动脉，无毛细血管、小静脉及微动脉累及，是一种坏死性血管炎，极少有肉芽肿；损害为肾血管炎、肾梗死和微动脉瘤，无急进性肾炎，无肺出血。周围神经病变多见，20%～30%有皮肤损害，表现为痛性红斑性皮下结节，沿动脉成群出现。ANCA较少阳性（＜20%），血管造影见微血管瘤、血管狭窄，中小动脉壁活检有炎性细胞浸润。

2. 嗜酸性肉芽肿性多血管炎（EGPA）

EGPA是累及小、中等血管的系统性血管炎，有血管外肉芽肿形成及高嗜酸细胞血症，患者常表现为变应性鼻炎、鼻息肉及哮喘，可侵犯肺及肾，出现相应症状，可有ANCA阳性，但以核周型ANCA阳性为多。

3. 肉芽肿性多血管炎（GPA）

GPA为坏死性肉芽肿性血管炎，病变累及小动脉、静脉及毛细血管，偶可累及大动脉，临床表现为上、下呼吸道的坏死性肉芽肿、全身坏死性血管炎和肾小球肾炎，严重者发生肺出血-肾炎综合征，胞质型ANCA阳性。

4. 肺出血-肾炎综合征（Goodpasture syndrome）

以肺出血和急进性肾炎为特征，抗肾小球基底膜抗体阳性，肾病理可见基底膜有明显免疫复合物沉积。

5. 狼疮肾炎

具有典型系统性红斑狼疮表现，加上蛋白尿即可诊断，肾活检见大量各种免疫复合物沉着，可与MPA鉴别。

6. 感染性心内膜炎

该病为细菌感染导致，可出现全身多系统受累，全身症状有发热、疲乏、盗汗、体重减轻、关节痛等,部分患者可有心脏杂音,可出现不同部位及内脏的栓塞表现以及肾小球肾炎等。该病血培养阳性,心脏超声可见赘生物。抗感染治疗有效。

7. 淀粉样变性

是多种原因导致的淀粉样物质在体内沉积导致受累脏器逐渐衰竭,常见沉积于心脏、肾、肝、皮肤等,表现为心脏扩大、心力衰竭、心律失常、肾功能不全、肝大、皮损等。病理刚果红染色在偏振光显微镜下可见绿色折光淀粉样物质沉积。

【治疗】

近年来 AAV 的治疗取得了较大进步。主要分为几个阶段:诱导缓解、维持缓解及治疗复发。

诱导缓解一线治疗方案是糖皮质激素联合环磷酰胺(cyclophosphamide,CTX)或利妥昔单抗治疗,其他可选择的方案为甲氨蝶呤(methotrexate,MTX)、霉酚酸酯(Mycophenolate mofetil,MMF)、血浆置换等[53]。

1. 糖皮质激素

泼尼松/泼尼松龙 1 mg/(kg·d),晨顿服或分次服用,一般服用 4~8 周后减量,等病情缓解后以维持量治疗,维持量有个体差异。建议小剂量泼尼松/泼尼松龙(5~10 mg/d)维持 2 年或更长。对于重症患者和肾功能进行性恶化的患者,可采用甲泼尼龙冲击治疗,每次 0.5~1.0 g 静脉滴注,每日 1 次,3 次为 1 个疗程,1 周后视病情需要可重复。激素治疗期间注意防治不良反应。不宜单用泼尼松治疗,因其导致缓解率低,复发率高。糖皮质激素的副作用包括:继发感染、高血压、高血糖、骨质疏松等。

2. 环磷酰胺

可采用口服,剂量一般 2~3 mg/(kg·d),最大剂量 200 mg/d 持续 12 周。亦可采用环磷酰胺静脉冲击疗法,剂量 0.5~1 g/m² 体表面积,每月 1 次,连续 6 个月,严重者用药间隔可缩短为 2~3 周,以后每 3 个月 1 次,至病情稳定 1~2 年(或更长时间)可停药观察。研究对比环磷酰胺静脉注射和口服的疗效相当,但静脉注射环磷酰胺累积剂量低、副作用少[54-56],但长期随访两组生存率、肾功能及不良事件无明显差别[57]。CTX 的副作用包括继发感染、骨髓抑制、肝功能异常、出血性膀胱炎、膀胱肿瘤等。用药期间需监测血常规和肝功能、肾功能。建议可应用复方磺胺甲噁唑(400/80 mg,每日 1 次)预防感染。

3. 利妥昔单抗

利妥昔单抗临床缓解率 70%~100%[58-64]。利妥昔单抗的临床研究(RAVE 和 RITU-XVAS)证实其治疗效果与 CTX 相当,且对于复发性病例效果更好[62-63, 65]。目前研究证实利妥昔单抗用于维持缓解效果较好[65-66]。因价格昂贵,多用于 CTX 治疗效果欠佳、有 CTX 禁忌证或希望保留生育能力的患者。诱导缓解用法:利妥昔单抗 375 mg/m²,每周一次,共 4 次。维持缓解 375 mg/m²,第 0 d、14 d、6 m、12 m、18 m 各用一次。但其作为维持缓解治疗的疗程、长期治疗的效果及不良反应尚不明确。利妥昔单抗常见的副作用:感染、骨髓抑制、血管性水肿、胃肠道反应、皮疹/皮肤瘙痒、低免疫球蛋白血症等。用药过程中需监测血常规、肝肾功能、免疫球蛋白水平等。

4. 硫唑嘌呤

由于环磷酰胺长期使用不良反应多,诱导治疗一旦达到缓解(通常 4~6 个月后)可应用硫唑嘌呤[67-68]。目前欧洲指南推荐小剂量激素联合硫唑嘌呤作为维持缓解首选治疗方案[53]。硫唑嘌呤 1~2 mg/(kg·d)口服,维持至少 1 年。常见的不良反应有脱发、皮疹、骨髓抑制、胃肠道反应、肝功能异常等。用药前需完善巯基嘌呤甲基转移酶基因检测。用药期间严密监测患者血常规、肝肾功能。

5. 甲氨蝶呤

对于无严重脏器受累或危及生命的患者可选用 MTX 联合激素作为诱导缓解[53, 69],也可作为维持缓解治疗方案。无严重脏器受累主要指以下情况:无肾受累;不伴骨破坏或软骨塌陷、嗅觉或听力障碍的鼻或鼻窦病变;不伴溃疡的皮肤病变;不伴咯血及肺部空洞的肺部结节或阴影。对于环磷酰胺或利妥昔单抗存在使用禁忌也可考虑使用 MTX,剂量为 15~25 mg,每周 1 次,口服或静脉注射。MTX 常见的不良反应有骨髓抑制、肝功能异常、胃肠道反应、黏膜溃疡等。MTX 用药后 24 h 可应用叶酸片 5~10 mg 预防不良反应。

6. 霉酚酸酯

对于无重要脏器受累或危及生命的患者可作为诱导缓解治疗,也可用于维持缓解治疗[53, 70-72]。霉酚酸酯:2.0~3.0 g/d,口服。常见的不良反应为胃肠道反应、贫血和白细胞减少、机会性感染、致畸等。

7. 血浆置换

对于就诊时即已需透析的患者可能有益[73]。欧洲指南推荐当出现并发抗 GBM 抗体病、严重肺泡出血者或存在严重肾病变（快速进展型肾小球肾炎伴血肌酐升高）时可考虑血浆置换。应用血浆置换主要根据临床经验，需要谨慎权衡血浆置换可能带来的风险（如深静脉置管相关并发症、感染等）与其潜在获益。

8. 来氟米特

来氟米特可作为诱导缓解治疗方案，用量 30 mg，每日一次。但不良反应多[74]。常见的不良反应有：脱发、肝功能异常、带状疱疹、胃肠道反应、白细胞减低等。

9. 新药展望

（1）补体靶向治疗：阿伐可泮（Avacopan）是口服 C5aR 拮抗剂，目前在临床研究阶段。I 期临床试验显示耐受性良好，无剂量限制或严重不良事件的相关报道[75]。II 期临床试验证明阿伐可泮不劣于激素治疗组，阿伐可泮联合激素治疗组改善白蛋白/肌酐比、SF-36 量表结果等[76]。III 期多中心随机对照临床试验显示阿伐可泮治疗 AAV 患者 26 周缓解率与泼尼松相当，治疗 52 周的持续缓解效果优于泼尼松[77]。常见的不良反应包括腹泻、头晕、下腹痛、恶心、咽痛等[75]。

（2）IL-6 受体拮抗剂：个案报道及临床研究显示对于难治性 AAV 有效[78-82]。常用剂量 8 mg/kg，每 4 周静点 1 次。常见的不良反应：感染、胃肠道反应、肝损伤、白细胞/中性粒细胞减少、血小板减少、过敏、结膜炎等。

【预后】

未经治疗的系统性血管炎预后极差，1 年随访约 90% 死亡率[49]。激素和免疫抑制剂的应用极大改善了患者的结局，荟萃分析显示 MPA 的 5 年生存率为 45%～76%[83]。但 AAV 仍会导致慢性器官损害，如终末期肾病、呼吸衰竭等。影响生存预后的主要因素是起病时肾功能不全的严重程度[84]。

【病例摘要】

患者女性，51 岁，主因"干咳 1 年余，双下肢肿胀伴疼痛 8 月，发现尿检异常 7 个月"入院。患者 1 年余前无明显诱因出现干咳，痰少，夜间较重，无胸闷、喘息等不适。8 个月前患者出现双下肢肿胀伴疼痛，左踝部皮肤发红，伴触痛，同时右手 PIP2、双腕、双肘、双肩疼痛，外院查双下肢动静脉 B 超未见异常，予头孢克洛＋洛索洛芬钠片止痛，患者症状未见好转，7 个月余前就诊于外院查血红蛋白 73 g/L，尿蛋白＋，尿潜血＋＋＋，24 h 尿蛋白 0.78 g，CRE 98 μmol/L↑，ESR 106 mm/h↑，hsCRP 18.76 mg/L↑，RF 285 IU/ml↑，MPO-ANCA 225 AU/ml↑，pANCA P1∶40，抗 Ro-52 抗体＋＋＋，ANA＋胞质型 1∶160，余自身抗体均阴性，抗 CCP 抗体、抗磷脂抗体谱阴性，诊断为 ANCA 相关性小血管炎，予吗替麦考酚酯分散片 0.75 g bid、泼尼松 30 mg qd 治疗，患者未服用上述吗替麦考酚酯，泼尼松自行减量为 10 mg qd。监测肾功能 Scr 125～138 μmol/L，24 h 尿蛋白 3.21～3.5 g。2 个月前出现双小腿疼痛、脚趾麻木，为进一步诊治入院。病程中患者神清，精神可，饮食、睡眠欠佳，大小便如常，体重无明显变化。既往有淋巴结结核病史 29 年余。患者近 2 年体检发现贫血，血红蛋白最低 66 g/L，提示小细胞低色素性贫血，应用补铁治疗后血红蛋白接近正常。平素月经量多。个人史及家族史无特殊。病例详细资料见二维码数字资源 1-8-2。

数字资源 1-8-2

（程永静）

【参考文献】

[1] ZEEK P M. Periarteritis nodosa and other forms of necrotizing angiitis. N Engl J Med，1953，248（18）：764-772.

[2] WAINWRIGHT J，DAVSON J. The renal appearances in the microscopic form of periarteritis nodosa. J Pathol Bacteriol，1950，62（2）：189-196.

[3] SAVAGE C O，WINEARLS C G，EVANS D J，et al. Microscopic polyarteritis：presentation, pathology and prognosis. Q J Med，1985，56（220）：467-483.

[4] JENNETTE J C，FALK R J，ANDRASSY K，et al. Nomenclature of systemic vasculitides. Proposal of an international consensus conference. Arthritis Rheum，1994，

37（2）：187-192.

[5] JENNETTE J C, FALK R J, BACON P A, et al. 2012 revised International Chapel Hill Consensus Conference Nomenclature of Vasculitides. Arthritis Rheum, 2013, 65(1): 1-11.

[6] BERTI A, CORNEC D, CROWSON C S, et al. The Epidemiology of Antineutrophil Cytoplasmic Autoantibody-Associated Vasculitis in Olmsted County, Minnesota: A Twenty-Year US Population-Based Study. Arthritis Rheumatol, 2017, 69（12）：2338-2350.

[7] MOHAMMAD A J. An update on the epidemiology of ANCA-associated vasculitis. Rheumatology (Oxford), 2020, 59（Suppl 3）：iii42-iii50.

[8] PIERINI F S, SCOLNIK M, SCAGLIONI V, et al. Incidence and prevalence of granulomatosis with polyangiitis and microscopic polyangiitis in health management organization in Argentina: a 15-year study. Clin Rheumatol, 2019, 38（7）：1935-1940.

[9] NILSEN A T, KARLSEN C, BAKLAND G, et al. Increasing incidence and prevalence of ANCA-associated vasculitis in Northern Norway. Rheumatology (Oxford), 2020, 59（9）：2316-2324.

[10] TSUCHIYA N, KOBAYASHI S, KAWASAKI A, et al. Genetic background of Japanese patients with antineutrophil cytoplasmic antibody-associated vasculitis: association of HLA-DRB1*0901 with microscopic polyangiitis. J Rheumatol, 2003, 30（7）：1534-1540.

[11] HOGAN S L, SATTERLY K K, DOOLEY M A, et al. Silica exposure in anti-neutrophil cytoplasmic autoantibody-associated glomerulonephritis and lupus nephritis. J Am Soc Nephrol, 2001, 12（1）：134-142.

[12] BEAUDREUIL S, LASFARGUES G, LAUERIERE L, et al. Occupational exposure in ANCA-positive patients: a case-control study. Kidney Int, 2005, 67（5）：1961-1966.

[13] LEIGH J, WANG H, BONIN A, et al. Silica-induced apoptosis in alveolar and granulomatous cells in vivo. Environ Health Perspect, 1997, 105（5）：1241-1245.

[14] AIKOH T, TOMOKUNI A, MATSUKII T, et al. Activation-induced cell death in human peripheral blood lymphocytes after stimulation with silicate in vitro. Int J Oncol, 1998, 12（6）：1355-1359.

[15] de LIND VAN WIJNGAARDEN R A, VAN RIJN L, HAGEN E C, et al. Hypotheses on the etiology of antineutrophil cytoplasmic autoantibody associated vasculitis: the cause is hidden, but the result is known. Clin J Am Soc Nephrol, 2008, 3（1）：237-252.

[16] STEGEMAN C A, TERVAERT J W, DE JONG P E, et al. Trimethoprim-sulfamethoxazole (co-trimoxazole) for the prevention of relapses of Wegener's granulomatosis. Dutch Co-Trimoxazole Wegener Study Group. N Engl J Med, 1996, 335（1）：16-20.

[17] STEGEMAN C A, TERVAERT J W, SLUITER W J, et al. Association of chronic nasal carriage of Staphylococcus aureus and higher relapse rates in Wegener granulomatosis. Ann Intern Med, 1994, 120（1）：12-17.

[18] HURTADO P R, JEFFS L, NITSCHKE J, et al. CpG oligodeoxynucleotide stimulates production of anti-neutrophil cytoplasmic antibodies in ANCA associated vasculitis. BMC Immunol, 2008, 9: 34.

[19] GAO Y, ZHAO M H. Review article: Drug-induced anti-neutrophil cytoplasmic antibody-associated vasculitis. Nephrology (Carlton), 2009, 14（1）：33-41.

[20] PENDERGRAFT W F 3rd, NILES J L. Trojan horses: drug culprits associated with antineutrophil cytoplasmic autoantibody (ANCA) vasculitis. Curr Opin Rheumatol, 2014, 26（1）：42-49.

[21] FALK R J, TERRELL R S, CHARLES L A, et al. Anti-neutrophil cytoplasmic autoantibodies induce neutrophils to degranulate and produce oxygen radicals in vitro. Proc Natl Acad Sci U S A, 1990, 87（11）：4115-4119.

[22] GUILPAIN P, SERVETTAZ A, GOULVESTRE C, et al. Pathogenic effects of antimyeloperoxidase antibodies in patients with microscopic polyangiitis. Arthritis Rheum, 2007, 56（7）：2455-2463.

[23] XIAO H, HEERINGA P, HU P, et al. Antineutrophil cytoplasmic autoantibodies specific for myeloperoxidase cause glomerulonephritis and vasculitis in mice. J Clin Invest, 2002, 110（7）：955-963.

[24] LITTLE M A, SMYTH C L, YADAV R, et al. Antineutrophil cytoplasmic antibodies directed against myeloperoxidase augment leukocyte-microvascular interactions in vivo. Blood, 2005, 106（6）：2050-2058.

[25] SCHLIEBEN D J, KORBET S M, KIMURA R E, et al. Pulmonary-renal syndrome in a newborn with placental transmission of ANCAs. Am J Kidney Dis, 2005, 45（4）：758-761.

[26] SILVA F, SPECKS U, SETHI S, et al. Successful pregnancy and delivery of a healthy newborn despite transplacental transfer of antimyeloperoxidase antibodies from a mother with microscopic polyangiitis. Am J Kidney Dis, 2009, 54（3）：542-545.

[27] KAIN R, EXNER M, BRANDES R, et al. Molecular mimicry in pauci-immune focal necrotizing glomerulonephritis. Nat Med, 2008, 14（10）：1088-1096.

[28] CHEN M, JAYNE D R W, ZHAO M H. Complement in ANCA-associated vasculitis: mechanisms and implications for management. Nat Rev Nephrol, 2017, 13（6）：359-367.

[29] CHEN M, KALLENBERG C G. ANCA-associated vasculitides--advances in pathogenesis and treatment. Nat

[30] GUILLEVIN L, DURAND-GASSELIN B, CEVALLOS R, et al. Microscopic polyangiitis: clinical and laboratory findings in eighty-five patients. Arthritis Rheum, 1999, 42(3): 421-430.

[31] LHOTE F, COHEN P, GUILLEVIN L. Polyarteritis nodosa, microscopic polyangiitis and Churg-Strauss syndrome. Lupus, 1998, 7(4): 238-258.

[32] LAUQUE D, CADRANEL J, LAZOR R, et al. Microscopic polyangiitis with alveolar hemorrhage. A study of 29 cases and review of the literature. Groupe d'Etudes et de Recherche sur les Maladies "Orphelines" Pulmonaires (GERM "O" P). Medicine (Baltimore), 2000, 79(4): 222-233.

[33] KARRAS A. Microscopic Polyangiitis: New Insights into Pathogenesis, Clinical Features and Therapy. Semin Respir Crit Care Med, 2018, 39(4): 459-464.

[34] CHUNG S A, SEO P. Microscopic polyangiitis. Rheum Dis Clin North Am, 2010, 36(3): 545-558.

[35] COLLINS C E, QUISMORIO F P Jr. Pulmonary involvement in microscopic polyangiitis. Curr Opin Pulm Med, 2005, 11(5): 447-451.

[36] ARULKUMARAN N, PERISELNERIS N, GASKIN G, et al. Interstitial lung disease and ANCA-associated vasculitis: a retrospective observational cohort study. Rheumatology (Oxford), 2011, 50(11): 2035-2043.

[37] SCHIRMER J H, WRIGHT M N, VONTHEIN R, et al. Clinical presentation and long-term outcome of 144 patients with microscopic polyangiitis in a monocentric German cohort. Rheumatology (Oxford), 2016, 55(1): 71-79.

[38] TZELEPIS G E, KOKOSI M, TZIOUFAS A, et al. Prevalence and outcome of pulmonary fibrosis in microscopic polyangiitis. Eur Respir J, 2010, 36(1): 116-121.

[39] HUANG H, WANG Y X, JIANG C G, et al. A retrospective study of microscopic polyangiitis patients presenting with pulmonary fibrosis in China. BMC Pulm Med, 2014, 14: 8.

[40] BORIE R, CRESTANI B. Antineutrophil Cytoplasmic Antibody-Associated Lung Fibrosis. Semin Respir Crit Care Med, 2018, 39(4): 465-470.

[41] COMARMOND C, CRESTANI B, TAZI A, et al. Pulmonary fibrosis in antineutrophil cytoplasmic antibodies (ANCA)-associated vasculitis: a series of 49 patients and review of the literature. Medicine (Baltimore), 2014, 93(24): 340-349.

[42] ALBA M A, FLORES-SUAREZ L F, HENDERSON A G, et al. Interstitial lung disease in ANCA vasculitis. Autoimmun Rev, 2017, 16(7): 722-729.

[43] ZHANG W, ZHOU G, SHI Q, et al. Clinical analysis of nervous system involvement in ANCA-associated systemic vasculitides. Clin Exp Rheumatol, 2009, 27(1 Suppl 52): S65-S69.

[44] SUPPIAH R, HADDEN R D, BATRA R, et al. Peripheral neuropathy in ANCA-associated vasculitis: outcomes from the European Vasculitis Study Group trials. Rheumatology (Oxford), 2011, 50(12): 2214-2222.

[45] VILLIGER P M, GUILLEVIN L. Microscopic polyangiitis: Clinical presentation. Autoimmun Rev, 2010, 9(12): 812-819.

[46] KLUGER N, PAGNOUX C, GUILLEVIN L, et al. Comparison of cutaneous manifestations in systemic polyarteritis nodosa and microscopic polyangiitis. Br J Dermatol, 2008, 159(3): 615-620.

[47] RADICE A, BIANCHI L, SINICO R A. Anti-neutrophil cytoplasmic autoantibodies: methodological aspects and clinical significance in systemic vasculitis. Autoimmun Rev, 2013, 12(4): 487-495.

[48] ANDO Y, OKADA F, MATSUMOTO S, et al. Thoracic manifestation of myeloperoxidase-antineutrophil cytoplasmic antibody (MPO-ANCA)-related disease. CT findings in 51 patients. J Comput Assist Tomogr, 2004, 28(5): 710-716.

[49] KALLENBERG C G. The diagnosis and classification of microscopic polyangiitis. J Autoimmun, 2014, 48-49: 90-93.

[50] SUPPIAH R, ROBSON J C, GRAYSON P C, et al. 2022 American College of Rheumatology/European Alliance of Associations for Rheumatology Classification Criteria for Microscopic Polyangiitis. Arthritis Rheumatol, 2022, 74(3): 400-406.

[51] 中华医学会风湿病学分会. 显微镜下多血管炎诊断及治疗指南. 中华风湿病学杂志, 2011, 15(4): 259-261.

[52] FLOSSMANN O, BACON P, DE GROOT K, et al. Development of comprehensive disease assessment in systemic vasculitis. Postgrad Med J, 2008, 84(989): 143-152.

[53] YATES M, WATTS R A, BAJEMA I M, et al. EULAR/ERA-EDTA recommendations for the management of ANCA-associated vasculitis. Ann Rheum Dis, 2016, 75(9): 1583-1594.

[54] ADU D, PALL A, LUQMANI R A, et al. Controlled trial of pulse versus continuous prednisolone and cyclophosphamide in the treatment of systemic vasculitis. QJM, 1997, 90(6): 401-409.

[55] GUILLEVIN L, CORDIER J F, LHOTE F, et al. A prospective, multicenter, randomized trial comparing steroids and pulse cyclophosphamide versus steroids and oral cyclophosphamide in the treatment of generalized Wegener's granulomatosis. Arthritis Rheum, 1997, 40(12): 2187-2198.

[56] DE GROOT K, HARPER L, JAYNE D R, et al. Pulse versus daily oral cyclophosphamide for induction of remission in antineutrophil cytoplasmic antibody-associated vasculitis: a randomized trial. Ann Intern Med, 2009, 150（10）: 670-680.

[57] HARPER L, MORGAN M D, WALSH M, et al. Pulse versus daily oral cyclophosphamide for induction of remission in ANCA-associated vasculitis: long-term follow-up. Ann Rheum Dis, 2012, 71（6）: 955-960.

[58] SMITH K G, JONES R B, BURNS S M, et al. Long-term comparison of rituximab treatment for refractory systemic lupus erythematosus and vasculitis: Remission, relapse, and re-treatment. Arthritis Rheum, 2006, 54（9）: 2970-2982.

[59] JONES R B, FERRARO A J, CHAUDHRY A N, et al. A multicenter survey of rituximab therapy for refractory antineutrophil cytoplasmic antibody-associated vasculitis. Arthritis Rheum, 2009, 60（7）: 2156-2168.

[60] KEOGH K A, YTTERBERG S R, FERVENZA F C, et al. Rituximab for refractory Wegener's granulomatosis: report of a prospective, open-label pilot trial. Am J Respir Crit Care Med, 2006, 173（2）: 180-187.

[61] KEOGH K A, WYLAM M E, STONE J H, et al. Induction of remission by B lymphocyte depletion in eleven patients with refractory antineutrophil cytoplasmic antibody-associated vasculitis. Arthritis Rheum, 2005, 52（1）: 262-268.

[62] JONES R B, TERVAERT J W, HAUSER T, et al. Rituximab versus cyclophosphamide in ANCA-associated renal vasculitis. N Engl J Med, 2010, 363（3）: 211-220.

[63] STONE J H, MERKEL P A, SPIERA R, et al. Rituximab versus cyclophosphamide for ANCA-associated vasculitis. N Engl J Med, 2010, 363（3）: 221-232.

[64] STONE J H, TUN W, HELLMAN D B. Treatment of non-life threatening Wegener's granulomatosis with methotrexate and daily prednisone as the initial therapy of choice. J Rheumatol, 1999, 26（5）: 1134-1139.

[65] ALBERICI F, SMITH R M, JONES R B, et al. Long-term follow-up of patients who received repeat-dose rituximab as maintenance therapy for ANCA-associated vasculitis. Rheumatology（Oxford）, 2015, 54（7）: 1153-1160.

[66] GUILLEVIN L, PAGNOUX C, KARRAS A, et al. Rituximab versus azathioprine for maintenance in ANCA-associated vasculitis. N Engl J Med, 2014, 371（19）: 1771-1780.

[67] JAYNE D, RASMUSSEN N, ANDRASSY K, et al. A randomized trial of maintenance therapy for vasculitis associated with antineutrophil cytoplasmic autoantibodies. N Engl J Med, 2003, 349（1）: 36-44.

[68] PAGNOUX C, MAHR A, HAMIDOU M A, et al. Azathioprine or methotrexate maintenance for ANCA-associated vasculitis. N Engl J Med, 2008, 359（26）: 2790-2803.

[69] DE GROOT K, RASMUSSEN N, BACON P A, et al. Randomized trial of cyclophosphamide versus methotrexate for induction of remission in early systemic antineutrophil cytoplasmic antibody-associated vasculitis. Arthritis Rheum, 2005, 52（8）: 2461-2469.

[70] TUIN J, STASSEN P M, BOGDAN D I, et al. Mycophenolate Mofetil Versus Cyclophosphamide for the Induction of Remission in Nonlife-Threatening Relapses of Antineutrophil Cytoplasmic Antibody-Associated Vasculitis: Randomized, Controlled Trial. Clin J Am Soc Nephrol, 2019, 14（7）: 1021-1028.

[71] HU W, LIU C, XIE H, et al. Mycophenolate mofetil versus cyclophosphamide for inducing remission of ANCA vasculitis with moderate renal involvement. Nephrol Dial Transplant, 2008, 23（4）: 1307-1312.

[72] HAN F, LIU G, ZHANG X, et al. Effects of mycophenolate mofetil combined with corticosteroids for induction therapy of microscopic polyangiitis. Am J Nephrol, 2011, 33（2）: 185-192.

[73] JAYNE D R, GASKIN G, RASMUSSEN N, et al. Randomized trial of plasma exchange or high-dosage methylprednisolone as adjunctive therapy for severe renal vasculitis. J Am Soc Nephrol, 2007, 18（7）: 2180-2188.

[74] METZLER C, MIEHLE N, MANGER K, et al. Elevated relapse rate under oral methotrexate versus leflunomide for maintenance of remission in Wegener's granulomatosis. Rheumatology（Oxford）, 2007, 46（7）: 1087-1091.

[75] BEKKER P, DAIRAGHI D, SEITZ L, et al. Characterization of Pharmacologic and Pharmacokinetic Properties of CCX168, a Potent and Selective Orally Administered Complement 5a Receptor Inhibitor, Based on Preclinical Evaluation and Randomized Phase 1 Clinical Study. PLoS One, 2016, 11（10）: e0164646.

[76] JAYNE D R W, BRUCHFELD A N, HARPER L, et al. Randomized Trial of C5a Receptor Inhibitor Avacopan in ANCA-Associated Vasculitis. J Am Soc Nephrol, 2017, 28（9）: 2756-2767.

[77] JAYNE D R W, MERKEL P A, SCHALL T J, et al. Avacopan for the Treatment of ANCA-Associated Vasculitis. N Engl J Med, 2021, 384（7）: 599-609.

[78] TAKENAKA K, OHBA T, SUHARA K, et al. Successful treatment of refractory aortitis in antineutrophil cytoplasmic antibody-associated vasculitis using tocilizumab. Clin Rheumatol, 2014, 33（2）: 287-289.

[79] BERTI A, CAVALLI G, CAMPOCHIARO C, et al. Interleukin-6 in ANCA-associated vasculitis: Rationale for successful treatment with tocilizumab. Semin Arthritis Rheum, 2015, 45 (1): 48-54.

[80] SAKAI R, KONDO T, KURASAWA T, et al. Current clinical evidence of tocilizumab for the treatment of ANCA-associated vasculitis: a prospective case series for microscopic polyangiitis in a combination with corticosteroids and literature review. Clin Rheumatol, 2017, 36 (10): 2383-2392.

[81] SUMIDA K, UBARA Y, SUWABE T, et al. Complete remission of myeloperoxidase-anti-neutrophil cytoplasmic antibody-associated crescentic glomerulonephritis complicated with rheumatoid arthritis using a humanized anti-interleukin 6 receptor antibody. Rheumatology (Oxford), 2011, 50 (10): 1928-1930.

[82] SAKAI R, SHIBATA A, CHINO K, et al. Corticosteroid- and cyclophosphamide-free treatment of anti-neutrophil cytoplasmic antibody-associated vasculitis using tocilizumab. Mod Rheumatol, 2015, 25 (5): 810-811.

[83] MUKHTYAR C, FLOSSMANN O, HELLMICH B, et al. Outcomes from studies of antineutrophil cytoplasm antibody-associated vasculitis: a systematic review by the European League Against Rheumatism systemic vasculitis task force. Ann Rheum Dis, 2008, 67 (7): 1004-1010.

[84] LITTLE M A, NIGHTINGALE P, VERBURGH C A, et al. Early mortality in systemic vasculitis: relative contribution of adverse events and active vasculitis. Ann Rheum Dis, 2010, 69 (6): 1036-1043.

三、嗜酸性肉芽肿性多血管炎

【概述】

嗜酸性肉芽肿性多血管炎（eosinophilic granulomatosis with polyangiitis，EGPA），是一种少见的、可累及全身多个器官的系统性血管炎，其特征为成人发病的哮喘、血液中嗜酸性粒细胞增多、组织中有嗜酸性粒细胞浸润及中小血管的坏死性血管炎，血管外有嗜酸性肉芽肿形成[1]。原名为Churg-Strauss综合征（CSS），1951年由Churg和Strauss首次报道，因患者多哮喘、过敏性鼻炎及嗜酸性粒细胞增多，也曾被称为变应性肉芽肿性血管炎（allergic granulomatous angiitis），2012年ChapelHill血管炎共识会议将CSS更名为：嗜酸性肉芽肿性多血管炎（EGPA）[2]。该疾病发病率为（1～3）/100万，哮喘患者的发病率增至34.6/100万，女性发病率高于男性。EGPA的发病机制尚不清楚，但与过敏和特应性疾病（包括变应性鼻炎、鼻息肉和哮喘）密切相关，大约70%的患者血IgE水平升高，外周血和组织嗜酸性粒细胞增多，有报道使用白三烯抑制剂或抗免疫球蛋白E单克隆抗体可能与EGPA的发展有关联。根据抗中性粒细胞胞质抗体（ANCA）结果可分为两个主要的临床病理亚群[5]：即ANCA阳性亚型，通常是pANCA＋，以血管炎症状为主；ANCA阴性亚型，占60%以上，以嗜酸性粒细胞器官浸润受累为突出表现。

【临床表现】

EGPA是一种系统性疾病，其发展经历三个不同阶段：前驱症状期、嗜酸性粒细胞浸润期和血管炎期。EGPA的临床表型变异大，各阶段相互间有重叠，也不一定严格遵循上述分期顺序，有些患者缺乏"嗜酸性"或"血管炎"表现[3]。各期的临床表现如下。

1. 前驱症状期

该期可持续数年，通常8～10年，具有过敏特征，表现为过敏性鼻炎、鼻窦炎、鼻息肉、支气管哮喘或兼而有之。几乎100%的患者都有支气管哮喘，往往是该病的首发表现。该哮喘特征是成人期发病、痰中嗜酸性粒细胞增多，但过敏原试验常为阴性。常伴复发性鼻炎和鼻窦炎，约一半的患者有鼻息肉，如果没有接受免疫抑制治疗，鼻息肉切除后会反复发生。

2. 嗜酸性粒细胞期浸润期

该期典型表现为外周血和组织中嗜酸性粒细胞增多，可出现嗜酸性粒细胞肺浸润、胃肠道受累和嗜酸性心肌病导致的心力衰竭。

3. 血管炎期

以紫癜、神经病变及肾小球肾炎为主要表现，常伴有全身症状（比如发热、不适、体重减轻、疲乏）。可能会出现危及生命的血管炎，如急性弥漫性肺泡出血。

各系统受累的临床表现如下。

1. 呼吸系统

EGPA患者以哮喘发病，75%伴过敏性鼻炎，是EGPA的典型初始症状。也可有反复发作的鼻炎或鼻息肉。肺部游走性或一过性浸润影是EGPA特征性影像学表现之一。胸部高分辨率CT对EGPA肺实质病变的显示更敏感，约86%的活动期EGPA可出现肺部磨玻璃影，25%可发现肺外周小结节影，66%的患者表现为气道壁增厚和支气管扩张。少数患者可能出现弥漫性肺泡出血。

2. 神经系统

周围神经受累最常见，占50%以上，主要表现为多发性单神经炎，通常严重，感觉运动均受累，并可导致手腕及足下垂。中枢神经系统受累少见。

3. 皮肤

皮肤受累是血管炎期的主要表现之一，约见于50%的患者，紫癜最常见，其他症状有结节样皮疹、网状青斑、多形红斑、荨麻疹，严重时皮肤坏死溃疡。

4. 肌肉骨骼

可出现关节痛、肌痛，甚至关节炎，一般是在血管炎期。

5. 心脏

心脏受累是死亡的主要原因，全心脏结构都可能累及，包括心肌炎和心内膜纤维化导致的心力衰竭、冠状动脉血管炎（可能并发心肌梗死）、心瓣膜疾病和心包炎。心肌损害由心肌内嗜酸性粒细胞浸润所致，是导致EGPA死亡的最主要原因。钆增强心脏磁共振成像对炎症和纤维化的检测具有很高的敏感性，无症状患者中异常的比例高，但其临床和预后意义尚不清楚。

6. 胃肠道

胃肠道受累较少，主要表现为非特异性腹痛、腹泻和轻微出血，由嗜酸性粒细胞性胃肠炎或血管炎导致的肠系膜缺血引起，严重时可肠穿孔。

7. 肾

EGPA比其他两种ANCA相关血管炎GPA和MPA的肾受累少、程度轻，如表现为孤立性轻度蛋白尿和微量血尿，肾功能不全不常见。肾嗜酸性粒细胞性浸润或肉芽肿性炎症很少见。

【辅助检查】

1. 实验室检查

外周血嗜酸粒细胞增多是EGPA的特征之一，比例常高于10%，病程各个阶段均可见，是EGPA诊断依据之一，并与疾病活动相关。ANCA在30%～40%的EGPA中呈阳性，靶抗原是MPO。ANCA阳性患者出现血管炎表现概率更高，更类似于ANCA相关性血管炎，而ANCA阴性者更常表现为高嗜酸性粒细胞增多症的特点，出现心肌病、胃肠道受累和肺浸润。二者预后不同，ANCA阳性者容易复发，ANCA阴性患者死亡风险高。发病时或疾病活动期C反应蛋白升高、血沉增快、补体可升高。此外，还可出现轻-中度的贫血、血清IgG和IgE可升高、类风湿因子呈低滴度阳性。如果累及肾可见血尿、轻度蛋白尿，可伴尿白细胞增多或多种细胞管型。

2. 影像学检查

鼻窦CT检查可发现鼻窦炎的表现。肺部影像学表现为多变的游走性病变，激素治疗后短时间内变化明显。常见的影像学异常包括广泛的支气管壁增厚、斑片状磨玻璃影和肺纹理增粗，还可出现多发小叶中心结节、树芽征、小结节、空气潴留、支气管痰栓、肺气肿、实变灶、支气管扩张、肺小血管纹理增粗、肺不张、肺间质性改变等。

3. 组织病理学检查

病理学检查对EGPA的诊断非常有帮助。其组织学特点是坏死性小血管炎伴嗜酸性粒细胞浸润、血管周围及血管外嗜酸性肉芽肿形成[4]。血管炎表现为血管壁纤维素样坏死及内弹力层破裂，肉芽肿改变是由嗜酸性坏死基质和栅栏状巨细胞组成。不同受累器官其病理表现并不完全相同。皮肤紫癜病理中有嗜酸性血管炎，也存在无嗜酸性粒细胞浸润的白细胞破碎性血管炎，此时很难与其他小血管炎区分。坏死性血管炎和嗜酸性肉芽肿可见于肺炎和肺结节。心脏受累时，呈现为嗜酸性细胞浸润引起的心肌炎、心内膜炎与小血管炎的混合表现。胃肠道受累表现为黏膜糜烂伴嗜酸性粒细胞浸润，有时伴有血管炎和嗜酸性肉芽肿。而周围神经和肾组织中很少观察到嗜酸性粒细胞浸润，这二者是ANCA阳性EGPA患者常见的累及器官，周围神经病变的特点是神经外膜的坏死性血管炎，肾组织学表现为免疫性坏死性新月体肾炎，肾间质有时可见嗜酸性粒细胞浸润。

【诊断】

目前EGPA的诊断主要参考1990年美国风湿病学会提出的分类标准，包括以下几项：①哮喘；②外周血中嗜酸性粒细胞增多＞10%；③鼻窦病变；④肺非固定性浸润影；⑤组织病理提示血管外嗜酸性粒细胞增多的血管炎；⑥多发性单神经病或多神经病。

如果符合≥4条分类标准，诊断的敏感性是85%，特异性是99.7%。

【鉴别诊断】

1. 支气管哮喘

支气管哮喘不累及其他系统器官，外周血嗜酸性粒细胞一般为轻度升高或正常，比例低于15%，X线上无游走性肺部炎性浸润影，ANCA阴性。

2. 过敏性支气管肺曲霉病

该疾病不累及肺外器官（不包括上呼吸道），胸部CT常见中心性支气管扩张、烟曲霉特异性IgE水平增高、烟曲霉皮试速发反应阳性及血清烟曲霉抗原沉淀抗体阳性等可与EGPA鉴别。

3. 寄生虫病

嗜酸性粒细胞增多相关疾病胃肠道症状明显的患者，需要排除蠕虫感染。嗜酸性粒细胞增多综合征可有神经病变、心脏病和肺部表现，以及嗜酸性粒细胞增多可发生在许多血液疾病和IgG4相关疾病中，应注意鉴别。

4. 其他血管炎

如果患者以血管炎为主要表现，应与其他系统性血管炎，尤其是其他ANCA相关血管炎、结节性多动脉炎进行鉴别。

【治疗】

1. 糖皮质激素

糖皮质激素是EGPA治疗的主要药物。诱导缓解期推荐剂量为泼尼松1 mg/（kg·d），病情缓解后，逐渐减量至7.5 mg/d维持治疗[6]。

2. 免疫抑制剂

联合免疫抑制剂可能会减少复发风险及减少激素维持剂量，常用免疫抑制剂包括环磷酰胺、硫唑嘌呤或甲氨蝶呤等。

3. 生物制剂

利妥昔单抗是一种针对CD20抗原并导致B细胞耗竭的嵌合单克隆抗体，对标准治疗无效的EGPA患者有一定疗效。奥马珠单抗（Omalizumab）和美泊利单抗（Mepolizumab）可用于难治性哮喘的治疗。

4. 其他治疗

血浆置换适用于弥漫性肺泡出血和严重肾小球肾炎等重症患者。

【病例摘要】

患者男，66岁。因"咳嗽喘憋12年，手足麻木8年，再发1个月"于2016年入院。既往过敏性鼻炎史及高血压病16年。12年前咳嗽咳痰、喘憋，化验白细胞$11.88×10^9$/L，其中Eo%为6.16%略高，血沉及C反应蛋白轻度升高，IgE增高。吸入性过敏原筛查：蟑螂、虾、蟹低敏感。胸部X线片：两肺纹理增重。肺功能阻塞型通气功能障碍，支气管扩张试验阳性，诊断支气管哮喘，给予吸入糖皮质激素治疗好转。8年前出现耳鸣、听力下降，双足及双手麻木伴低热，化验外周血嗜酸性粒细胞63.77%明显升高，IgE 549 IU/ml，血沉及CRP高，IgG高，RF阳性，ANA阴性，抗ENA谱阴性，ANCA-PR3及ANCA-MPO阴性。肌电图提示神经源性损害（右下肢著，感觉、运动纤维明显受累）。肺部CT提示：双肺多发支气管扩张并黏液栓塞，纵隔多发肿大淋巴结，左肺上叶下舌端、左肺下叶后基底段慢性炎症。纤支镜灌洗液真菌培养、细菌培养阴性，嗜酸性粒细胞计数高。诊断嗜酸性肉芽肿性多血管炎，予甲泼尼龙40 mg qd联合环磷酰胺治疗，症状明显好转，外周血嗜酸性粒细胞恢复正常，炎症指标正常，RF滴度下降。泼尼松逐渐减至小剂量及免疫抑制剂硫唑嘌呤维持治疗。1个月来再发双足趾端麻木，外周血嗜酸性粒细胞升高，胸部CT示双肺多发斑片影；鼻窦CT示双侧上颌窦、筛窦、蝶窦炎。考虑EGPA病情有反复，泼尼松加量至20 mg qd，硫唑嘌呤加量为150 mg qd，病情好转。后复查与原胸部CT对比：原双肺多发斑片影，此次未见。随访至今病情稳定。病例详细资料见二维码数字资源1-8-3。

数字资源1-8-3

（任立敏）

【参考文献】

[1] FIRESTEIN, BUDD, GABRIEL, 等. 凯利风湿病学, 10版. 栗占国, 译. 北京：北京大学医学出版社, 2020.

[2] JENNETTE J C, FALK R J, BACON P A, et al. 2012 revised international chapel hill consensus conference nomenclature of vasculitides. Arthritis Rheum, 2013, 65(1): 1-11.

[3] 嗜酸性肉芽肿性多血管炎诊治规范多学科专家共识编

写组. 嗜酸性肉芽肿性多血管炎诊治规范多学科专家共识. 中华结核和呼吸杂志, 2018, 41（7）: 514-521.
[4] NAKAZAWAL D, MASUDA S, TOMARU U, et al. Pathogenesis and therapeuticinterventions for ANCA-associatedvasculitis.Nature Reviews, 2019, 15（2）: 91-101.
[5] FURUTA S, IWAMOTO T, NAKAJIMA H, et al. Update on eosinophilic granulomatosis with polyangiitis. Allergol Int, 2019, 68（4）: 430-436.
[6] TRIVIOLI G, TERRIER B, VAGLIO A. Eosinophilic granulomatosis with polyangiitis: understanding the disease and its management.Rheumatology, 2020, 59（3）: 84-94.

第九节　免疫复合物相关小血管炎

一、抗肾小球基底膜病

【概述】

抗肾小球基底膜（glomerular basement membrane, GBM）病是指循环中抗 GBM 抗体在脏器中沉积、导致器官损伤（肺、肾受累为主）的一组自身免疫性疾病。最早由 Ernest Goodpasture 于 1919 年报道。20 世纪 50 年代，Stanton 和 Tange 报道了一组表现类似的肺出血-肾炎综合征的患者，并将其命名为 Goodpasture 综合征。1964 年，Scheer 和 Grossman 发现在类似患者中存在"抗肾抗体"，其肾组织中有免疫复合物的线样沉积。1965 年，Duncan 用电镜观察到免疫复合物沉积。这时，才将临床的综合征与"抗肾抗体"相联系。1967 年，Dixon 等证实了一种"肾毒性"抗体（抗 GBM 抗体）在本病发病过程中起重要作用，因此统称这类疾病为抗 GBM 病[1-2]。临床中，常使用 Goodpasture 综合征和 Goodpasture 病作为抗 GBM 病的同义词，主要指的是临床表现为肾小球肾炎伴肺出血的患者。但也有人将所有表现为肾小球肾炎伴肺出血的临床综合征统称为 Goodpasture 综合征，而不考虑其潜在的发病机制。将表现为肾小球肾炎伴肺出血且抗 GBM 抗体阳性的疾病称为 Goodpasture 病。

抗 GBM 病是一组少见的自身免疫性疾病，人群发病率为（0.1～1）/100 万[3-5]，约占急进性肾小球肾炎的 20%。在男女中的发病率大致相同，男性略多于女性。抗 GBM 病可在任何年龄发病，但其年龄分布仍有两个高峰，分别为 20～30 岁和 50～60 岁。在第一个高峰期以男性发病为主，并多有肺出血；而在第二个高峰期以女性为主，常表现为局限性肾受累[4-6]。20 世纪 90 年代初曾有报道认为在我国抗 GBM 病在新月体肾炎中的发生率明显低于国外。但是，随着对本病认识的提高，抗 GBM 病在我国也并不少见，其在新月体肾炎中所占的比例与国外的报道相似[7]。

抗 GBM 病的核心发病机制是患者体内产生了针对 GBM 上某种靶抗原的自身抗体，这种靶抗原被称为 Goodpasture 抗原。这个靶抗原主要是构成 GBM 的Ⅳ型胶原 α3 链的非胶原区 1[Ⅳ（α3）NC1][8]，但抗 GBM 抗体也可能攻击其他 α 链[9]。同时，研究发现，肾结合抗体可识别 α3（Ⅳ）链上的 E_A、E_B 表位及 α5（Ⅳ）链上的 E_A 表位[10]。这些抗原决定簇表位在正常情况下隐匿在 GBM 的Ⅳ型胶原中，在环境因素或其他因素作用下，相关抗原决定簇暴露，则可以诱发自身免疫反应。这在抗 GBM 抗体相关疾病中可能是一个关键的启动因素。

抗 GBM 抗体具有直接致病性，这已通过被动转移试验得到证实。在这些试验中，将从抗 GBM 病患者的血浆或肾小球洗脱液中获得的抗体注射给实验动物后，产生了与抗 GBM 病类似的爆发性肾小球肾炎、肾衰竭和肺出血，并伴有人 IgG 在肾小球基底膜的沉积。提示这些抗体与 GBM 快速紧密结合的能力可能是本病通常急骤发病的基础[11]。

抗 GBM 抗体识别的Ⅳ型胶原的不同抗原表位与疾病的预后相关。回顾性研究显示，针对 NC1 区 N 末端的抗体滴度与肾存活率有关，而针对其他位置的抗体则与肾预后无关[12]。

抗 GBM 病通常为特发性的，但偶尔也出现在肺部感染或吸烟等导致的肺损伤后，这可能与吸烟或感染导致的损伤暴露了可诱发免疫应答的抗原表位有关[4]。同时，这些情况下发生的肺泡毛细血管损伤使已存在的循环抗 GBM 抗体得以到达肺泡基底膜中的抗原也是可能的发病原因[4]。

此外，遗传易感性也是抗 GBM 病发病机制中的重要环节。研究显示，存在HLA-DR15或HLA-DR4者的患病风险增高，而存在HLA-DR1或HLA-DR7者的患病风险较低[13]。

【临床表现】

抗GBM病临床上可表现为Goodpasture综合征、急进性肾小球肾炎（RPGN）Ⅰ型和较少见的单纯肺出血。此外，病例报告发现在抗GBM抗体阳性患者中，约有30%同时合并抗中性粒细胞胞质抗体（anti-neutrophil cytoplasmic antibody，ANCA）阳性。而有5%~10%ANCA阳性患者同时合并抗GBM抗体阳性。这种双抗体阳性的抗GBM病称为RPGNⅣ型[14]。

抗GBM病最常受累的器官是肾。肾损伤的临床表现与其他急进性肾小球肾炎类似，表现为肾功能急性进行性恶化伴血尿、蛋白尿（通常为非肾病范围），尿沉渣可见变形红细胞、白细胞、红细胞管型及颗粒管型等。随着肾功能的恶化，患者尿量进行性减少，直至出现少尿、无尿。

40%~60%的抗GBM病患者有肺受累，其中肺肾同时受累者被称为Goodpasture综合征，此外极少数患者可表现为单纯肺受累[15]。肺受累的主要表现包括咳嗽、咯血、呼吸急促，胸部X线片显示肺部浸润。肺功能检查因肺泡内存在血红蛋白而导致一氧化碳弥散量（DLCO）增加。

抗GBM病患者的病情大多凶险，但据报道有15%~36%的患者为轻型的抗GBM病，可表现为肺出血、镜下血尿、轻度蛋白尿、无肺、肾功能损害；肾病理为轻度系膜增生性肾炎，无新月体形成；免疫荧光可表现为抗GBM病典型的IgG、C3沿肾小球毛细血管壁线样沉积，但预后良好[16]。

【辅助检查】

1. 常规检查

血常规显示血红蛋白（hemoglobulin，HGB）下降。尿液检查可见蛋白尿，以非肾病范围蛋白为主（尿蛋白定量通常<3.5 g/d）。尿沉渣镜检可见变形红细胞、白细胞、红细胞管型、颗粒管型等成分。生化检查提示快速进行性升高的血肌酐及尿素，可伴或不伴电解质紊乱及酸中毒。

2. 血清学检查

（1）抗GBM抗体：抗GBM抗体的检测方法包括直接免疫荧光法（IF）、间接免疫荧光法（IIF）、放射免疫法（RIA）和酶联免疫吸附法（ELISA）。目前临床主要采用直接ELISA法检测血清中的抗GBM抗体。检测的敏感性和特异性根据试剂盒所采用的抗原底物的不同而存在差异。通常来讲，不采用纯化Goodpasture抗原的试剂盒偶尔会出现假阳性[17]。采用天然或重组人α3（Ⅳ）链抗原为底物的试剂盒具有更高的敏感性和特异性。据报道，其敏感性可达95%~100%，特异性可达91%~100%[18]。

（2）抗中性粒细胞胞质抗体（ANCA）：所有疑诊或确诊抗GBM病的患者均应检测ANCA，因为抗GBM病和系统性血管炎具有相似的临床表现，而且10%~50%的抗GBM病患者同时存在ANCA阳性（主要是MPO-ANCA阳性）。

3. 影像学检查

合并肺受累的患者，胸部X线片常表现为新发斑片影或弥漫阴影，胸部CT的典型表现为磨玻璃影或实变影，常为弥漫性双侧分布，偶尔可表现为单侧分布。这些表现更好发于肺中央区域，而不是周围区域。

4. 肾活检病理检查

光镜下通常表现为新月体性肾小球肾炎，也可有少数病例表现轻微，仅有少量或没有新月体形成。免疫荧光检查最重要的表现是IgG沿肾小球毛细血管袢呈线样沉积，提示存在IgG型的抗GBM抗体。肾小球中IgG呈线样沉积时还需与糖尿病肾病相鉴别。在糖尿病肾病中，IgG被非特异性吸附在高通透性的肾小球毛细血管壁上，但其染色强度几乎不能达到抗GBM病的水平。

【诊断】

所有表现为急性或急进性肾炎综合征（血尿、蛋白尿、水肿、高血压伴肾功能损伤）的患者，均应考虑抗GBM病的可能，尤其是合并弥漫性肺（肺泡）出血时。但是在其他肾小球肾炎中，也可见到由肺水肿导致的肺出血，或由其他系统性血管炎（如ANCA相关性小血管炎、系统性红斑狼疮肺受累）引起的肺出血。因此确定抗GBM病的诊断需要证实在血清中或肾中存在抗GBM抗体。由于血清抗GBM抗体检测存在一定程度假阳性和假阴性的可能，因此应在没有禁忌的情况下行肾活检，结合肾病理结果做出诊断。

【鉴别诊断】

1. ANCA相关性小血管炎

ANCA相关性小血管炎可有与抗GBM病类似的

临床表现，以肺-肾受累为主，肾表现为急进性肾小球肾炎，肺部表现可出现弥漫性肺泡出血，伴不同程度贫血。但 ANCA 相关性小血管炎常同时合并其他器官、系统受累的表现，如鼻炎、鼻窦炎、中耳炎、周围神经病变、消化道血管炎等。同时 ANCA 相关性小血管炎的肺部病变除弥漫性肺泡出血外，还可以表现为肉芽肿性结节、间质性肺炎及肺间质纤维化。两者鉴别主要依靠血清学检查和肾病理检查。ANCA 相关性小血管炎血清自身抗体为 ANCA，可包括抗髓过氧化物酶（MPO-ANCA）和抗蛋白酶 3（PR3-ANCA）型。肾病理光镜表现也以新月体性肾小球肾炎为主，但与抗 GBM 病相对均一一致的新月体不同，ANCA 相关性小血管炎可同时出现不同阶段、不同大小的新月体。免疫病理学显示 ANCA 相关性小血管炎是一种寡免疫复合物性肾炎，无免疫沉积或仅有少量非特异性免疫沉积。

2. 系统性红斑狼疮（SLE）

SLE 同时合并肺-肾受累时，可出现类似 Goodpasture 综合征的表现。但 SLE 很容易与抗 GBM 病相鉴别。SLE 通常存在多器官、系统受累表现，血液系统是常见受累系统之一，同时 SLE 存在多种自身抗体，其中以抗 dsDNA 和抗 Sm 抗体最具诊断特异性，但通常无抗 GBM 抗体阳性。SLE 患者通常有免疫球蛋白升高和严重低补体血症（C3 降低为主，伴或不伴 C4 降低），均可与抗 GBM 病鉴别。肾免疫病理检查狼疮性肾炎也呈特征性的"满堂亮"表现，光镜病理除可出现新月体性肾小球肾炎外，更常见的是系膜细胞及内皮细胞的不同程度增生，伴多部位免疫复合物沉积，以及白细胞浸润、白金耳、微血栓等免疫炎症表现。

3. 新月体性 IgA 肾病

单纯肾受累的抗 GBM 病还需与其他类型的急进性肾小球肾炎（新月体性肾小球肾炎）鉴别。其中新月体性 IgA 肾病是最常见的类型。新月体性 IgA 肾病除了可表现为急进性肾炎综合征外，通常没有明显的肾外脏器受累。循环中没有抗 GBM 抗体。肾病理则是以 IgA 和 C3 在系膜区的团块样沉积为主要特点。

【治疗】

抗 GBM 病的首选治疗为血浆置换联合强化免疫抑制治疗。其中血浆置换的目的是去除循环中致病性的抗 GBM 抗体和其他炎症介质，免疫抑制剂则通过抗炎、免疫抑制作用最大限度减少新抗体形成。

根据 KDIGO 指南推荐[19]，使用血浆置换联合糖皮质激素和环磷酰胺对所有抗 GBM 病患者进行免疫抑制治疗，除了那些透析依赖，在足够的活检标本中 100% 形成新月体且没有肺出血（1C）的患者。同时，如果疑诊为抗 GBM 病，即使在确诊之前也应立即开始治疗。

目前研究推荐治疗方案为血浆置换联合糖皮质激素和环磷酰胺[19]。

1. 血浆置换

建议可应用 5% 的白蛋白溶液作为置换液，每日交换 40～50 ml/kg。对于近期进行过肾活检或有肺出血的患者，可在血浆置换结束前使用新鲜冰冻血浆代替白蛋白，以纠正使用白蛋白进行血浆置换导致的凝血因子损耗。建议血浆置换期间连续评估抗 GBM 抗体的滴度和患者的临床状况。血浆置换应持续进行直至抗 GBM 抗体转阴，这个时间通常为 14 天（表 1-9-1）。

2. 免疫抑制治疗

主要应用糖皮质激素联合环磷酰胺。

（1）糖皮质激素：给予甲泼尼龙冲击治疗（15～30 mg/kg，最大剂量 1000 mg/d），持续 3 天，之后改为口服泼尼松治疗［每日 1 mg/（kg·d），最大剂量 60 mg/d］。诱导缓解后，泼尼松在 6 周内逐渐减量至 20 mg/d，之后持续缓慢减量，总疗程大约 6 个月

表 1-9-1 KDIGO 指南推荐抗 GBM 病血浆置换及免疫抑制治疗方案

干预	剂量	治疗时间
血浆置换	应用 5% 的白蛋白溶液作为置换液，每日交换 40～50 ml/kg 对于近期进行过肾活检或有肺出血的患者，可在血浆置换结束前使用新鲜冰冻血浆代替白蛋白	直至抗 GBM 抗体转阴；通常为 14 天
环磷酰胺	口服环磷酰胺 2～3 mg/（kg·d）（年龄 >55 岁患者减量至 2 mg/kg） 当出现白细胞减少时，应减少或暂停应用环磷酰胺 如患者环磷酰胺不耐受或治疗无效，可尝试使用利妥昔单抗或吗替麦考酚酯，但使用经验有限，有效率不详	3 个月
糖皮质激素	给予最大剂量 1000 mg/d 甲泼尼龙冲击治疗，持续 3 天 口服泼尼松 1 mg/（kg·d） 6 周时减量至 20 mg/d	6 个月

（表1-9-1）。

（2）环磷酰胺：应用糖皮质激素的同时联合口服环磷酰胺2～3 mg/(kg·d)（年龄＞55岁患者减量至2 mg/kg），疗程3个月（表1-9-1）。当出现白细胞减少时，应减少或暂停应用环磷酰胺。如患者环磷酰胺不耐受或治疗无效，可尝试使用利妥昔单抗或吗替麦考酚酯。

单纯抗GBM抗体阳性的抗GBM病患者均不需要接受维持缓解治疗，因为研究发现抗GBM病的复发率不足2%[20]。但抗GBM和ANCA两项均阳性的肾小球肾炎患者应像系统性血管炎患者一样接受维持治疗[19]，因为临床复发更常见于双抗体阳性患者。在这类患者中，复发的主要是血管炎而非抗GBM病[21]。对于难治性抗GBM病的患者，还可以尝试应用利妥昔单抗。抗GBM病肾衰竭患者，应在抗GBM抗体检测不出至少6个月以后行肾移植[19]。

由于大剂量应用糖皮质激素和环磷酰胺，患者容易发生包括感染、骨质疏松、胃黏膜损伤等不良反应。建议接受免疫抑制治疗的患者应用复方磺胺甲噁唑预防性治疗肺孢子菌肺炎。预期接受较大剂量环磷酰胺的患者，或发生性腺或膀胱毒性风险较高的患者，建议给予适当的预防措施。同时建议使用制霉菌素预防性治疗口咽部真菌感染。对胃肠道出血风险增加的患者，可预防性使用H2受体阻断剂或质子泵抑制剂。应用钙剂和维生素D或双磷酸盐预防骨质疏松[22]。

【预后】

决定抗GBM病疗效和远期预后的关键因素是早期诊断。研究显示，确诊时已出现少尿或无尿、血肌酐大于600 μmol/L（尤其是透析依赖）和肾活检病理示肾小球中新月体所占比例大于85%是抗GBM病肾预后不良的预测因子[23]。

【病例摘要】

患者，女，63岁，主因"尿中泡沫增多伴血肌酐升高2周余"入院。患者2周余来出现尿中泡沫增多，尿常规示尿蛋白2＋，红细胞3＋，白细胞1＋，肾功能示血肌酐144.23 μmol/L，尿素10.66 mmol/L。患者出现乏力、纳差、恶心、呕吐，无咳嗽、咳痰、咯血。10天内血肌酐由139 μmol/L升至362.2 μmol/L，尿量减至500 ml/d。入院查体：体温37.0℃，脉搏61次/分，呼吸18次/分，血压130/80 mmHg。贫血貌，双肺闻及干湿啰音，双下肢轻度凹陷性水肿。

入院完善检查：白细胞$5.16×10^9$/L，血红蛋白含量75 g/L，血小板计数$337×10^9$/L。尿蛋白＋＋，潜血＋＋＋，白细胞39/μl，红细胞296/μl，变形红细胞为主。24 h尿蛋白定量0.67 g/d，肌酐582 μmol/L，尿素23.77 mmol/L。急查抗GBM抗体152.09 RU/ml↑，ANCA、ANA谱均阴性。临床诊断抗GBM病，立即给予每日血浆置换，同时给予甲泼尼龙500 mg×3天冲击治疗，续贯口服泼尼松50 mg qd及环磷酰胺50 mg bid治疗。待患者病情有所稳定后，行肾活检病理检查，结果显示：肾穿刺组织可见12个肾小球，其中6个细胞纤维性、1个小细胞性、1个小细胞纤维性新月体形成，肾小球毛细血管袢中重度受压。免疫荧光可见IgG＋＋，C3＋＋，沿毛细血管壁呈线样沉积，符合Ⅰ型新月体性肾小球肾炎。患者共进行9次血浆置换，期间多次复查抗GBM抗体逐渐下降，直至抗GBM抗体转阴后停止血浆置换治疗。复查Scr 403 μmol/l。

患者出院后继续上述免疫抑制治疗，口服泼尼松逐渐减量。半年后于当地医院复查血肌酐降至190 μmol/l，HGB正常，尿常规蛋白＋/－，镜检－。

（燕　宇）

【参考文献】

［1］RACUSEN L C. Autoimmune Disease in the Kidney. In: The Autoimmune Disease. 3rd Ed. Pittsburgh: Academic Press, 1998: 603-607.

［2］SALAMA A D, LEVY J B, LIGHTSTONE L, et al. Goodpasture's disease. Lancet, 2001, 358 (9285): 917-920.

［3］SEGELMARK M, BUTKOWSKI R, WIESLANDER J. Antigen restriction and IgG subclasses among anti-GBMautoantibodies. Nephrol Dial Transplant, 1990, 5 (12): 991-996.

［4］BOLTON W K. Goodpasture's syndrome. Kidney Int, 1996, 50 (5): 1753-1766.

［5］PUSEY C D. Anti-glomerular basement membrane disease. Kidney Int, 2003, 64 (4): 1535-1550.

［6］FALK R J, JENNETTE C, NACHMAN P H. Primary glomerular disease. In: Brenner BM, eds. Brenner and Rector's the Kidney, Volume II. 6th ed. Philadelphia: Saunnders, 2001: 1317-1321.

［7］赵明辉，于净，刘玉春，等．100例新月体肾炎的免疫病理分型及临床病理分析．中华肾脏病杂志，2001，17（5）：294-297.

［8］KALLURI R, SUN M J, HUDSON B G, et al. The Goodpasture autoantigen. Structural delineation of two

immunologically privileged epitopes on alpha3（IV）chain of type IV collagen. J Biol Chem，1996，271（15）：9062-9068.
[9] ZHAO J，CUI Z，YANG R，et al. Anti-glomerular basement membrane autoantibodies against different target antigens are associated with disease severity. Kidney Int，2009，76（11）：1108-1115.
[10] PEDCHENKO V，BONDAR O，FOGO A B，et al. Molecular architecture of the Goodpasture autoantigen in anti-GBM nephritis. N Engl J Med，2010，363（4）：343-354.
[11] RUTGERS A，MEYERS K E，CANZIANI G，et al. High affinity of anti-GBM antibodies from Goodpasture and transplanted Alport patients to alpha3（IV）NC1 collagen. Kidney Int，2000，58（3）：115-122.
[12] HELLMARK T，SEGELMARK M，UNGER C，et al. Identification of a clinically relevant immunodominant region of collagen IV in Goodpasture disease. Kidney Int，1999，55（2）：936-944.
[13] PHELPS R G，REES A J. The HLA complex in Goodpasture's disease：a model for analyzing susceptibility to autoimmunity. Kidney Int，1999，56（5）：1638-1653.
[14] FALK R J，JENNETTE C，NACHMAN P H. Primary glomerular disease. In：Brenner BM，eds. Brenner and Rector's the Kidney，Volume II. 6th ed. Philadelphia：Saunnders，2001：1317-1321.
[15] LAZOR R，BIGAY-GAMé L，COTTIN V，et al. Alveolar hemorrhage in anti-basement membrane antibody disease：a series of 28 cases. Medicine（Baltimore），2007，86（3）：181-193.
[16] ANG C，SAVIGE J，DAWBORN J，et al. Anti-glomerular basement membrane（GBM）-antibody-mediated disease with normal renal function. Nephrol Dial Transplant，1998，13（4）：935-939.
[17] LITWIN C M，MOURITSEN C L，WILFAHRT P A，et al. Anti-glomerular basement membrane disease：role of enzyme-linked immunosorbent assays in diagnosis. Biochem Mol Med，1996，59（1）：52-56.
[18] SINICO R A，RADICE A，CORACE C，et al. Anti-glomerular basement membrane antibodies in the diagnosis of Goodpasture syndrome：a comparison of different assays. Nephrol Dial Transplant，2006，21（2）：397-401.
[19] Kidney Disease：Improving Global Outcomes（KDIGO）Glomerular Diseases Work Group. KDIGO 2021 Clinical Practice Guideline for the Management of Glomerular Diseases. Kidney Int，2021，100（4S）：S1-S276.
[20] LEVY J B，TURNER A N，REES A J，et al. Long-term outcome of anti-glomerular basement membrane antibody disease treated with plasma exchange and immunosuppression. Ann Intern Med，2001，134（11）：1033-1042.
[21] JAYNE，D R，MARSHALL P D，JONES S J，Et al. Autoantibodies to GBM and neutrophil cytoplasm in rapidly progressive glomerulonephritis. Kidney Int，1990，37（3）：965-970.
[22] Treatment of anti-GBM antibody disease（Goodpasture disease）. uptodate，2021.
[23] CUI Z，ZHAO M H，XIN G，et al. Characteristics and prognosis of Chinese patients with anti-glomerular basement membrane disease. Nephron Clin Pract，2005，99（2）：c49-c55.

二、冷球蛋白血症性血管炎

【概述】

冷球蛋白血症（cryoglobulinemia）是指血清中存在一类被称为"冷球蛋白"的免疫球蛋白，该类免疫球蛋白可在温度低于37℃的条件下发生沉淀，而在温度高于37℃时再溶解[1]。冷球蛋白的存在并不一定代表疾病，一些老年人体内也可存在冷球蛋白。但如果冷球蛋白在小血管壁发生沉积引发炎症或缺血，则会出现系统性小血管炎的临床表现，此时则称为冷球蛋白血症性血管炎（cryoglobulinemia vasculitis，CV）。在临床实践中，时常用冷球蛋白血症替代冷球蛋白血症性血管炎来特指此类疾病状态。

冷球蛋白是于1933年在一个多发性骨髓瘤患者中发现的[2]，1947年被正式命名[3]。Meltzer及其同事于1966年对冷球蛋白血症进行了系统描述，他们报告了29例血清冷球蛋白阳性的患者，临床表现为紫癜、关节痛和乏力，并伴有器官功能损伤和血清类风湿因子升高[4]。

目前冷球蛋白血症主要分为3大类[5]（图1-9-1）：
Ⅰ型：特征是单克隆丙种球蛋白血症，通常为IgG或IgM。Ⅰ型与瓦尔登斯特伦（Waldenström）巨球蛋白血症相关，少数与多发性骨髓瘤相关，更易产生高黏滞综合征（头晕、意识不清、头痛和脑卒中），坏死性血管炎少见。Ⅱ型：冷球蛋白由IgG和IgM构成，90%以上Ⅱ型冷球蛋白血症由丙肝病毒（HCV）感染引起，其冷球蛋白是由单克隆IgM和多克隆IgG构成。与丙肝无关的Ⅱ型冷球蛋白血症有时被称为原发性冷球蛋白血症。Ⅲ型：冷球蛋白由多克隆IgM和多克隆IgG组成，多与慢性炎症相关，包括感染和自身免疫病。Ⅱ型和Ⅲ型也称为混合性冷球蛋白血症。

冷球蛋白血症全球的患病率不详，但以地中海沿岸国家患病率最高。女性多于男性（男∶女=1∶3），好发年龄45~65岁。在有CV的患者中，Ⅱ型较Ⅲ型更常见，而Ⅰ型罕见。但在无CV的患者中则以Ⅲ型居多

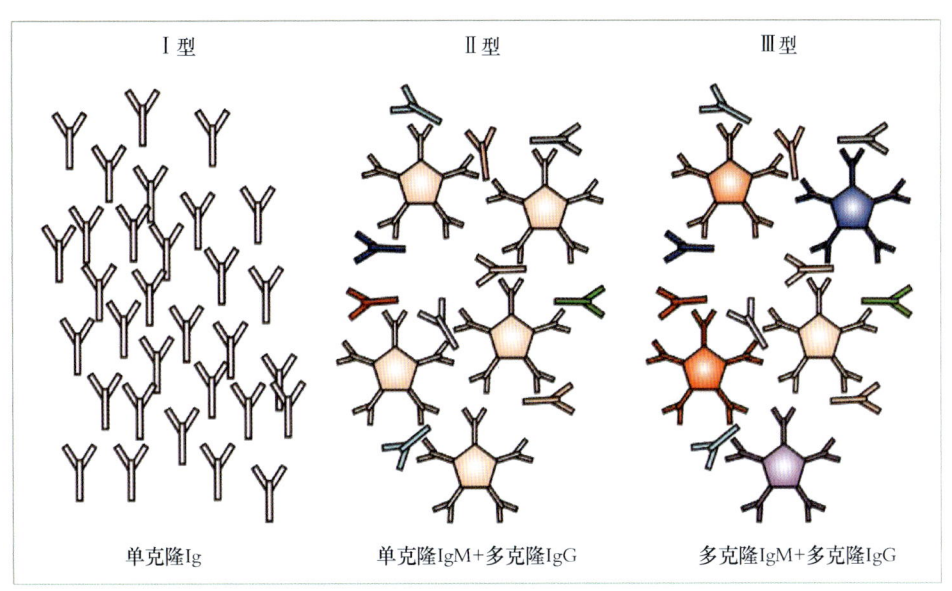

图 1-9-1 冷球蛋白血症的分型
引自 Ramos-Casals M, Stone J H, Cid M C, et al.The cryoglobulinaemias. Lancet, 2012, 379 (9813): 348-360.

在 CV 患者中 HCV 感染可占 30%～100%，而 HCV 感染患者中 12%～56% 会发生冷球蛋白血症性血管炎。

在发病机制方面，Ⅱ型和Ⅲ型 CV 存在 HCV 相关性和非相关性两方面的机制[6]。HCV 的慢性感染可导致 RF 特异性的 B 淋巴细胞克隆扩增，产生大量的冷球蛋白，进而形成免疫复合物。免疫复合物的形成以及在血管壁内的沉积和引发炎症受多种因素影响，如血管内皮细胞表达的 C1q 受体、温度、血流和静水压的变化以及细胞外基质组成。而在干燥综合征等自身免疫病相关的非 HCV 感染相关性的 CV 中，患者体内存在高表达的 B 淋巴细胞活化因子（BAFF），可促进黏膜相关淋巴组织（MALT）内的 B 细胞克隆扩增，产生大量冷球蛋白。但引起 BAFF 升高的原因尚不清楚。Ⅰ型 CV 的发病机制与Ⅱ型和Ⅲ型不同。Ⅰ型冷球蛋白由于缺乏 RF 活性，不能形成免疫复合物，其致病机制是由于冷球蛋白的冷沉淀和高黏滞导致的血管物理性阻塞和组织损伤。

【临床表现】

2%～50% 的冷球蛋白阳性者会发展为冷球蛋白血症性血管炎（CV），这是一种系统性疾病，约 80% 患者会出现紫癜、关节痛和乏力的三联征表现。该病也可累及内脏器官，造成严重后果[7]。

1. 一般状态

CV 患者通常伴有发热、乏力、肌痛等非特异症状，且疲倦、乏力者超过 50%。

2. 皮肤

占 54%～82%。主要表现为皮肤紫癜，由免疫复合物介导的中性粒细胞破碎性血管炎造成，通常间断出现，以下肢为主，胸腹部少见，无瘙痒感，长期反复发生可造成局部皮肤褐色的色素沉着。约 1/4 患者可出现腿部溃疡。患者常有雷诺现象，但血管性荨麻疹、网状青斑和皮肤坏死相对少见。

3. 关节

关节痛见于 44%～71% 的患者，以外周关节为主；关节炎症并不多见，约占 10%，通常无放射学上的骨侵蚀，血清中抗环瓜氨酸肽抗体阴性。

4. 肾

约 1/3 的 CV 患者出现肾受累，病情可轻可重，甚至无临床症状。常见表现为蛋白尿、镜下血尿、红细胞管型，甚至不同程度的肾衰竭。病理常见的是Ⅰ型膜增殖性肾小球肾炎。

5. 神经系统

17%～60% 的 CV 患者可出现周围神经病变。主要表现为感觉异常，如疼痛或烧灼感，常见于下肢，夜间明显。感觉异常先于运动异常。电生理检查经常发现亚临床性周围神经功能异常，其中多发性神经病较多发性单神经病常见。免疫介导脱髓鞘、血管炎、冷球蛋白沉积造成的神经滋养血管阻塞以及细胞介导的免疫损伤等机制可能与神经病变有关。中枢神经系统受累在 CV 患者中罕见。

6. 肝

由于 CV 与 HCV 感染密切相关，因此患者常有肝受累表现，从轻症肝炎或典型的肝硬化都可出现。另外，对于 HCV 阴性者，也要仔细检查肝的情况，因为一部分 CV 患者可合并 HBV 或其他病毒感染，或合并自身免疫性肝病情况。

7. 其他

在Ⅰ型冷球蛋白血症者中有一部分患者会出现高黏滞综合征，表现为头痛、脑病、视物模糊或视力丧失、鼻衄和听力丧失等，严重者可出现快速进展性肾衰竭。血液黏滞度检查有助于早期发现高黏滞状态。少数 CV 患者可出现肺部表现，通常为轻症的小气道受累或间质病变，但也有弥漫性肺泡出血的报道。2%～6%患者有胃肠道表现，有患者可出现腹痛、血便及类似胆囊炎或胰腺炎症状。CV 患者合并冠状动脉病变、心包炎及心功能不全也有报道。CV 患者经常合并其他自身免疫性疾病，如干燥综合征、自身免疫性甲状腺炎和 2 型糖尿病等情况。

【辅助检查】

1. 常规检查

血、尿常规以及生化检查对于 CV 患者评估病情和脏器损害非常重要。低补体（尤其 C4）和高 RF 水平通常提示混合型冷球蛋白血症。

2. 冷球蛋白检测

应采用预热的试管采集血液，而且先在 37℃以上凝固、离心收集血清，之后把血清贮存于 4℃保存数日。需要注意的是，冷球蛋白的检测操作较难，有可能导致假阴性结果，另外检测到冷球蛋白并不代表一定存在疾病。

3. 病理学检查

皮肤活检是最直接的确诊方法。紫癜部位皮肤病理可显示白细胞破碎性血管炎，免疫荧光检查显示不同种类的免疫球蛋白和补体沉积。肾活检超过 70% 的患者表现为Ⅰ型膜增殖性肾小球肾炎。

【诊断】

目前关于 CV 的诊断尚无统一的标准，主要根据临床、实验室和病理证据。具有典型器官受累（如皮肤、肾或周围神经）以及血清中冷球蛋白阳性，要考虑 CV 的可能。也可采用 2011 年 De Vita 等提出的分类标准进行诊断，其敏感性 88%，特异性 93.6%[8]。

血清冷球蛋白检测阳性（需要间隔 12 周以上，两次均阳性），且具备以下 3 项（问卷、临床、实验室）中至少 2 项者：

1. 问卷

以下 3 条至少具备 2 条。

①是否具有一次或多次的皮肤小红疹，尤其在下肢？

②是否曾有过下肢的红疹，且红疹消失后遗留褐色斑？

③是否曾有医生告知你患有病毒性肝炎？

2. 临床

以下 4 条中至少具备 3 条（当前或过去）。

①全身症状：疲倦、低热（不明原因，37～37.9℃，>10 天）、发热（不明原因，>38℃）、纤维肌痛。

②关节病变：关节痛，关节炎。

③血管病变：紫癜，皮肤溃疡，坏死性血管炎，高黏滞综合征，雷诺现象。

④神经病变：周围神经病，脑神经病，血管性 CNS 病变。

3. 实验室

以下 3 条中至少具备 2 条。

①血清 C4 下降。

②血清 RF 阳性。

③血清 M 蛋白阳性。

【鉴别诊断】

CV 需要与其他系统性血管炎、恶性肿瘤、感染（如细菌性心内膜炎）、药物诱导的血管炎以及系统性风湿病相关鉴别。另外，对于 HCV、HBV 或 HIV 感染者，应进行血清补体、RF 和冷球蛋白检测。

【治疗】

CV 的治疗方案应根据病情轻重和个体化原则来制订（图 1-9-2）[7]。

1. 传统免疫抑制治疗

大剂量糖皮质激素和环磷酰胺常被用于疾病严重期的治疗。无论是否存在 HCV 感染，糖皮质激素和环磷酰胺的治疗均有助于疾病的快速控制，或在抗病毒治疗或生物制剂治疗起效前发挥"桥梁"作用。糖皮质激素和环磷酰胺的用法、用量与经典血管炎或系统性风湿病相同，但最好在病情得到控制后尽早减量和停用（通常在 2～3 个月内）。硫唑嘌呤、吗替麦考酚酯可作为替代环磷酰胺的免疫抑制药物或在环磷酰胺诱导缓解后的维持治疗药物。

2. 血液净化

对于病情危重或存在高黏滞状态的患者，可进行血浆置换或血浆净化，可暂时从血液循环中去除冷球蛋白，从而减少免疫复合物的形成。但停止血液净化后可出现冷球蛋白生成的反弹，可采用环磷

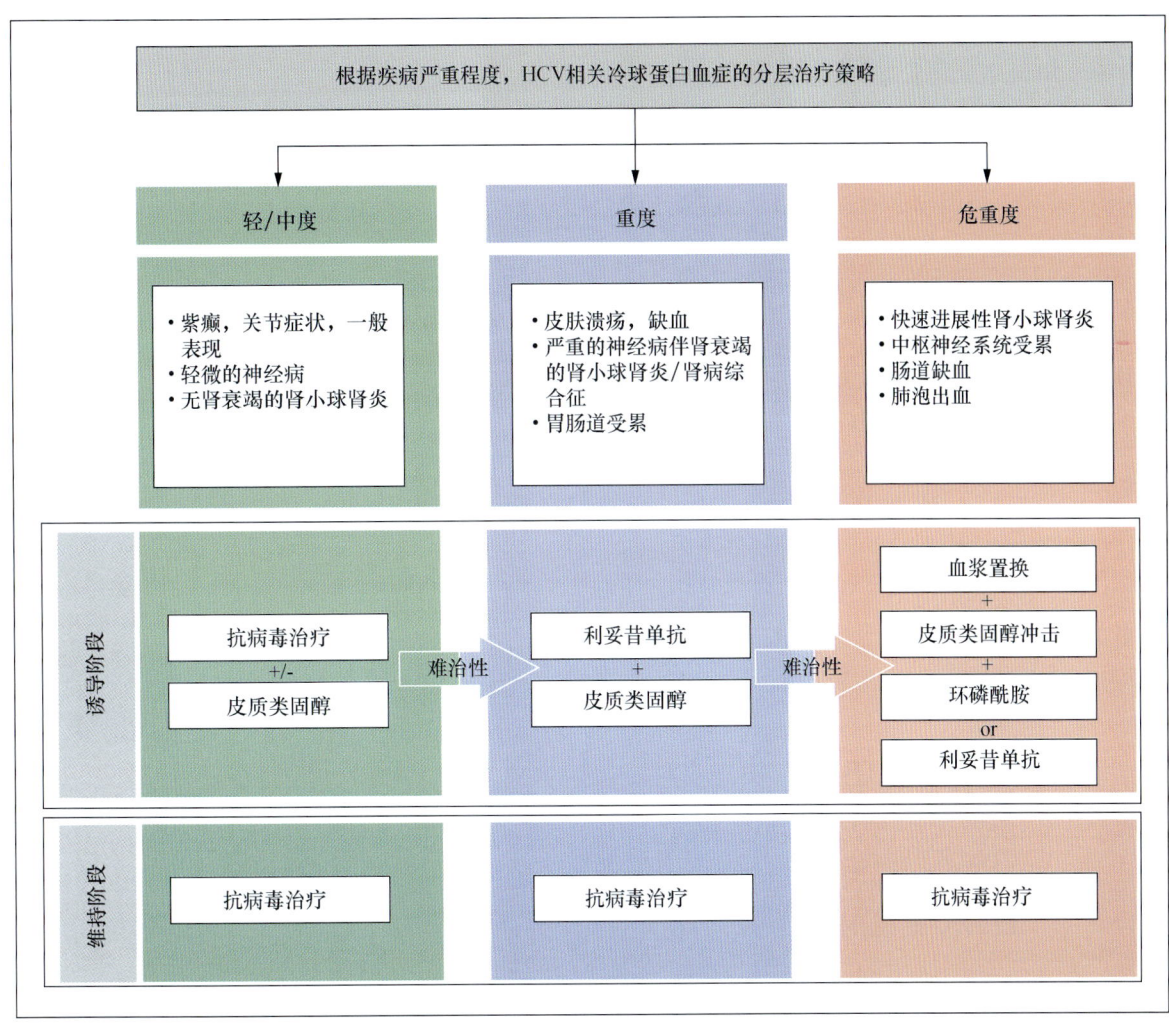

图 1-9-2　HCV 相关冷球蛋白血症治疗方案

引自 Ramos-Casals M, Stone J H, Cid M C, et al.The cryoglobulinaemias. Lancet, 2012, 379（9813）：348-360.

酰胺治疗 6 周来阻止反弹。

3. 抗病毒治疗

针对 HCV 相关性 CV 患者，目前干扰素加利巴韦林治疗效果肯定。通常采用 IFN-α-2a 180 μg 皮下注射，每周一次，联合利巴韦林 1～1.2 g（根据体重调整），口服，每日一次治疗；或 IFN-α-2b 1～5 μg/kg 皮下注射，每周一次，联合利巴韦林 0.8～1.4 g（根据体重调整），口服，每日一次治疗。对于 HCV 病毒基因型为 1 和 4 者，疗程为 48 周；而 HCV 病毒基因型为 2 和 3 者，疗程为 24 周。治疗期间应严密监测患者血象和肝肾功能。

4. 生物制剂治疗

针对 CV 的治疗，目前应用最广泛的是 B 细胞清除。利妥昔单抗为抗 CD20 单克隆抗体，可有效清除外周血中 B 淋巴细胞，减少冷球蛋白的产生。利妥昔单抗与抗病毒药物联合应用，可起到协同作用，并可获得长期的治疗效果。利妥昔单抗用法为：375 mg/m^2，静脉注射，每周 1 次，连用 4 次，之后每 6 个月注射一次。

【预后】

冷球蛋白血症性血管炎患者其发病率和死亡率明显增加，随着治疗改善，HCV 相关性 CV 的 15 年累积生存率为 70.2%，淋巴瘤的发生率增加，但与无冷球蛋白的 HCV 感染者相比，其肝硬化和肝癌的发病率明显降低。主要不良预后因素为年龄（>60 岁）和肾受累。肺部病变和胃肠道受累常常提示病情危重。CV 患者的死亡原因主要包括肾衰竭、广泛血管炎、感染、卒中、严重肝损伤以及淋巴瘤。

【病例摘要】

患者，女，33 岁，反复双下肢皮疹、双踝关节疼痛 1.5 年。双下肢皮疹多于劳累、受凉、情绪激动后出现，皮损为针尖至粟粒大小的暗红色出血性瘀点、瘀斑，边界清，互不融合，以双小腿为著，足背也有累及，伴全身乏力、腹痛、腹泻。上述症状平均每1~2个月出现一次，4~5天可自行消退。此期间患者还间断出现双踝关节疼痛，休息1天可自行缓解，每1~2个月发作一次。既往有乙肝"大三阳"病史33年。实验室检查示尿常规：尿潜血2+RBC/μl，红细胞计数48 μl，红细胞5.83/HPF。ESR 34 mm/h；IgM 8.90 g/L，类风湿因子4600 IU/ml；其他自身免疫相关抗体均阴性。ALT 68 IU/L，AST 41 IU/L。HBsAg（+），HBeAg（+），HBcAb（+）；HBV-DNA定量9.97+E7拷贝/毫升；血清蛋白电泳：白蛋白41.4%，α1球蛋白4.5%，α2球蛋白13.0%，γ球蛋白29.8%；免疫固定电泳：重链IgM阳性、轻链κ阳性；冷球蛋白（+）。诊断为冷球蛋白血症性血管炎（Ⅰ型）、慢性活动性乙型肝炎。给予恩替卡韦、保肝等治疗肝病，给予维生素C 0.1 tid降低血管通透性，双下肢紫癜消退，随诊1年无复发。病例详细资料见二维码数字资源1-9-2。

数字资源1-9-2

（赵 义）

【参考文献】

［1］BROUET J C, CLAUVEL J P, SELIGMANN M. Cryoglobulinemias. Clinical and biological correlations. Ann Med Interne (Paris), 1975, 126 (7): 563-567.

［2］WINTROBE M M, BUELL M V. Hyperproteinemia associated withmultiple myeloma. Bull Johns Hopkins Hosp, 1933, 52: 156-165.

［3］LERNER A B, WATSON C J. Studies of cryoglobulins I: unusualpurpura associated with the presence of a high concentrationof cryoglobulin (cold precipitable serum globulin). Am J Med Sci, 1947, 214 (4): 410-415.

［4］MELTZER M, FRANKLIN E C. Cryoglobulinaemia: a study of 29 patients. I: IgG and IgM cryoglobulins and factors effectingcryoprecipitability. Am J Med, 1966, 40 (6): 828-836.

［5］BROUET J C, CLAUVEL J P, DANON F, et al. Biologicand clinical significance of cryoglobulins: a report of 86 cases. Am J Med, 1974, 57 (5): 775-788.

［6］HOCHBERG M C, GRAVALLESE E M, SILMAN A J, et al. Rheumatology (7th edition): Chapter 171: Cryoglobulinemia. Vol 2, 1422-1427.

［7］RAMOS-CASALS M, STONE J H, CID M C, et al. The cryoglobulinaemias.Lancet, 2012, 379 (9813): 348-360.

［8］DE VITA S, SOLDANO F, ISOLA M, et al. Preliminary classification criteria for the cryoglobulinaemic vasculitis. Ann Rheum Dis, 2011, 70: 1183-1190.

第十节 变异性血管炎

一、白塞病

【概述】

白塞病（Behcet's disease, BD），又称为贝赫切特综合征，是一种病因未明的慢性复发性血管炎性疾病，以口腔溃疡、生殖器溃疡、眼炎和皮肤病变为主要特征，并可累及全身任何大小和类型的血管，属于系统性血管炎。公元前5世纪西方医学之父希波克拉底（Hippocrates）可能首先描述了本病[1]；近代首次科学报道该病的是土耳其皮肤病学家Hulusi Behcet，他于1937年报道了一例有复发性口腔溃疡、生殖器溃疡和眼葡萄膜炎的患者[2]。

白塞病好发于青壮年，发病有明显的地域特点，在我国、土耳其及东地中海地区广泛分布，又被称为"丝绸之路病"。北京大学人民医院风湿免疫科既往的研究证实该病在我国的患病率为0.01%[3]。男性和女性发病率基本相当，男性脏器受累者更常见。

白塞病发病机制仍不清楚，涉及多种因素。遗传、免疫因素、病原体感染和炎症介质等在发病中均可能起作用。研究显示人类白细胞抗原HLA-B51与本病显著相关，但它可能并不直接参与发病。免疫机制在白塞病发病中起主要作用，包括Th-1及Th-17免疫反应、巨噬细胞活化、中性粒细胞过度活化、内皮细胞功能紊乱等[4]。

【临床表现】

白塞病临床表现多样，口腔溃疡、生殖器溃疡和眼炎为主要特征，被称为典型的白塞病三联征。大多数患者以反复口腔溃疡为首发症状，通常每年发作3次以上，表现为口、唇、颊黏膜、咽喉等处的一到数个痛性溃疡，表面可覆盖白膜，大多为浅表溃疡，1~2周可自行愈合，愈合之后一般不留疤痕。也有部分患者首先出现外阴溃疡，男性主要表现为阴囊、阴茎溃疡，而女性累及阴唇、阴道和子宫颈，形状类似口腔溃疡，但出现次数较少。眼部是白塞病的主要致残器官，可出现葡萄膜炎、视网膜血管炎甚至眼底出血等，眼炎反复发作可造成严重的视力障碍甚至失明。白塞病常见皮肤病变为结节性红斑、假性毛囊炎、丘疹脓疱及浅表血栓性静脉炎等。关节表现多为非侵蚀性寡关节炎，也可累及骶髂关节。

白塞病也可累及各个脏器。胃肠道表现为腹痛、腹泻、便秘、便血、溃疡穿孔引起的突发剧烈腹痛等。神经系统损害是白塞病的严重并发症之一，其主要表现为头痛、头晕、意识障碍、精神异常、脑膜刺激征、癫痫、下肢乏力、麻木、感觉障碍等。白塞病血管病变最常见表现是静脉血栓形成，动脉受累可形成动脉瘤，常见于颈动脉、腹主动脉和胸主动脉，肾动脉狭窄可致肾性高血压，心脏血管及瓣膜受累可出现心悸、心绞痛、心律失常、气短等。白塞病肺部受累少见，可出现咳嗽、咯血、胸痛、呼吸困难等症状。附睾炎也可见于部分患者，表现为附睾肿大、压痛。

【辅助检查】

1. 常规检查

（1）血尿便常规、便潜血、肝肾功能、电解质、血生化。

（2）血沉、C反应蛋白、IgG、IgA、IgM、补体C3、C4、蛋白电泳、T3、T4、TSH。

（3）胸部X线片、腹部超声、超声心动图、心电图。

2. 相关检查

（1）抗核抗体谱、抗主动脉内皮细胞抗体（AECA）、HLA-B51。

（2）皮肤活检（必要时）。

（3）眼科检查。

（4）关节超声、骶髂关节CT。

（5）头颅CT或MRI、脑脊液检查、肌电图。

（6）胃镜、肠镜、胶囊内镜。

（7）主动脉CT血管造影、外周动静脉血管超声、颅内动静脉磁共振血管造影。

（8）皮肤针刺试验。

【诊断】

诊断要点：

（1）反复口腔溃疡：1年内反复发作3次。医生观察到或患者诉说有阿弗他溃疡。

（2）反复外阴溃疡：医生观察到或患者诉说外阴部有阿弗他溃疡或瘢痕。

（3）眼部病变：前和（或）后葡萄膜炎，裂隙灯检查时玻璃体内有细胞出现或由眼科医生观察到视网膜血管炎。

（4）皮肤病变：由医生观察到或患者诉说的皮肤结节性红斑、假性毛囊炎或丘疹性脓疱；或未服用糖皮质激素的青春期后患者出现痤疮样结节。

（5）针刺试验阳性：以无菌20号或更小针头斜行刺入皮内，24~48h观察到针刺部位出现小脓疱视为阳性。

有反复口腔溃疡并有其他4项中2项以上者，可诊断为本病，但需除外其他疾病[5]。

【鉴别诊断】

本病以某一系统症状为突出表现者易误诊为其他疾病。以关节症状为主要表现者，应注意与类风湿关节炎、脊柱关节炎等鉴别；皮肤黏膜损害应与多形性红斑、结节红斑、梅毒、Sweet综合征、病毒感染、HIV、系统性红斑狼疮、寻常痤疮、热带口疮等相鉴别；胃肠道受累应与克罗恩病、溃疡性结肠炎、肠结核等鉴别；神经系统损害与感染性、变态反应性脑脊髓膜炎、脑脊髓肿瘤、多发性硬化、精神病相鉴别；血管受累需与大动脉炎、巨细胞动脉炎、血栓闭塞性脉管炎等相鉴别。

【治疗】

1. 一般治疗

急性活动期，应卧床休息。发作间歇期应注意预防复发。应注意漱口，控制口、眼部感染，避免刺激性食物。

2. 药物治疗

白塞病治疗药物包括糖皮质激素、免疫抑制剂及生物制剂等，具体治疗可参考欧洲抗风湿病联盟（EULAR）的白塞病诊疗指南（表1-10-1）[6]。

表 1-10-1　EULAR 关于白塞病的诊疗推荐意见（2018 版）

病变	治疗推荐
皮肤黏膜	1. 局部激素、秋水仙碱首选用于结节性红斑和生殖器溃疡 2. AZA、THA、IFN-α、TNFi、阿普斯特可用于部分病例
眼病	1. 任何累及眼后节者需选用 AZA、CysA、IFN-α、TNF 单抗 2. 使用激素时必须加用 AZA 或其他免疫抑制剂
血管	1. 急性深静脉血栓：激素＋AZA、CTX、CysA 2. 反复深静脉血栓：TNF 单抗，出血风险低且除外肺动脉瘤后加抗凝治疗 3. 肺动脉瘤：大剂量激素＋CTX；复发者：TNF 单抗，手术风险大 4. 其他动脉瘤：激素＋CTX；有症状者：手术或支架
肠道	1. 穿孔、大出血和梗阻时，应该手术 2. 激素＋5 氨基酸水杨酸，严重者：TNF 单抗 ± 沙利度胺
关节	首选秋水仙碱（1～2 mg），复发者：AZA、IFN-α、TNFi
神经	1. 脑实质病变：大剂量激素＋免疫抑制剂（避免 CysA） 2. 病变严重者可首选 TNF 单抗 3. 大脑静脉血栓：大剂量激素＋短期抗凝，同时筛查外周血管

AZA，硫唑嘌呤；THA，沙利度胺；IFN-α，干扰素-α；TNFi，肿瘤坏死因子抑制剂；CysA，环孢素；CTX，环磷酰胺。

3. 外科治疗

消化性溃疡穿孔患者需要急诊手术治疗。动脉瘤、瓣膜病变、继发性青光眼、交感性眼炎等需要考虑手术治疗。

【病例摘要】

患者男性，34 岁，主因"反复口腔溃疡 18 年、外阴溃疡 3 年半"收入院。病程中出现活动后胸闷、上 2 楼即感到气促。查体主动脉瓣第二听诊区可闻及舒张期杂音。左侧肾区可闻及收缩期血管杂音。超声心动图：主动脉瓣脱垂。主动脉 CTA：双肾动脉起始部明显狭窄。予泼尼松、环磷酰胺及托珠单抗治疗，症状明显改善。病例详细资料见二维码数字资源 1-10-1。

数字资源 1-10-1

（刘　田）

【参考文献】

[1] FEIGENBAUM A. Description of Behcet's syndrome in the Hippocratic third book of endemic diseases. Br J Ophthalmol, 1956, 40（6）：355.

[2] BEHCET H. Uber rezidivierende Aphthose durch ein Virus veryrsachte Geschwure am Mund, am Auge, und an den Genitalien. Dermatol Wochenschr, 1937, 105：1152-1157.

[3] LI R, SUN J, REN L M, et al. Epidemiology of eight common rheumatic diseases in China：a large-scale cross-sectional survey in Beijing. Rheumatology（Oxford）, 2012, 51（4）：721-729.

[4] FIRESTEIN, BUDD, GABRIEL, 等. 凯利风湿病学, 10 版. 栗占国, 译. 北京：北京大学医学出版社, 2020.

[5] International study group for Behçet's disease. Criteria for diagnosis of Behçet's disease. Lancet, 1990, 335（8697）：1078-1080.

[6] HATEMI G, CHRISTENSEN R, BANG D, et al. 2018 update of the EULAR recommendations for the management of Behçet's syndrome. Ann Rheum Dis, 2018, 77（6）：808-818.

二、Cogan 综合征

【概述】

1. 定义

Cogan 综合征（Cogan syndrome，CS）是一种罕见的自身免疫性疾病，主要累及内耳和眼睛。典型症状为非梅毒性基质性角膜炎和耳蜗前庭症状，后者类似于梅尼埃病（Meniere's disease）的突发性耳鸣、恶心、眩晕，伴逐渐加重的听力下降；时有系统症状（关节、肌肉、血管炎），尤其是心脏受累；该病的诊断为排他性的。没有血清生物标志物；糖皮质激素是一线治疗药物，早期使用有助于听力恢复；免疫抑制剂对于一些患者有效；目前的最新治疗选择为TNF抑制剂（TNFi）。

2. 历史

该病首先于1934年由Morgan和Baumgartner描述为非梅毒性基质性角膜炎（non-syphilitic interstitial keratitis，IK）伴前庭及听力障碍[1]；1945年眼科医生David Cogan报道了5例患者，并将其定义为一个临床疾病[2]，称之为非梅毒性基质性角膜炎伴（类似于梅尼埃病的）前庭及听力障碍综合征[syndrome of nonsyphilitic interstitial keratitis（IK）and vestibuloauditory]；1960年Cody和Williams报道了CS眼耳之外的诸多系统性症状[3]。1980年Haynes和其同事[4]将Cogan综合征分为典型CS和非典型CS。

3. 流行病学

目前无CS流行病学资料。到2020年的文献中已有300余个例报道[5]，多数为白种人。典型CS无性别差异，非典型CS女性较多；该病主要见于30～40岁人群，年龄范围为3～63岁[6]，自首发症状到确诊的中位时长为12个月[5]；由于部分病例可能被误诊为特发性听力损失或自身免疫内耳病或特发性复发性角膜炎[7]，CS的真实发病数字应高于文献报道。

【病因及发病机制】

CS的病因不明，发病机制亦不清。最初认为由感染引起，目前认为：CS是一种针对1种或多种与内耳、眼或其他器官成分具有交叉抗原免疫原性的感染相关物质并且伴有血管炎的自身免疫病。

1. 感染机制

感染机制的研究结果并不一致，支持证据有：①衣原体感染，衣原体是人类眼及泌尿生殖系统感染常见的病原体，还可能与动脉硬化及血管炎有关。部分患者分离到衣原体[8]、部分患者可以检测到高滴度衣原体近期感染的抗体[4]；②病毒感染，20%～27%的患者起病前有上呼吸道感染症状[1]；少数患者可有腹泻、牙齿感染或疫苗接种史[9]。

2. 免疫机制

支持CS免疫发病机制的证据有：

（1）非特异性免疫：CS患者的角膜和耳蜗组织病理显示有淋巴细胞和浆细胞浸润提示细胞介导的免疫反应[10]。抗HSP-70抗体被认为是自身免疫内耳病的标记；2007年的研究显示50%的CS患者可以检测到抗HSP-70抗体[11]，但无统计学意义；2014年一项研究[12][包括典型CS14例、不典型CS24例、自身免疫性感音神经性听力丧失（ASNHL）55例、对照19例]显示：典型CS患者抗HSP-70抗体阳性率为92.9%、ASNHL患者抗HSP-70抗体阳性率为52.7%。

（2）特异性免疫：CS患者体内发现多种自身抗体。除少数患者可以检测到RF、ANA、ANCA及补体降低外[13-15]，还发现针对耳蜗抗原或内耳组织的抗体[10]、针对内皮细胞抗原的自身抗体[16]、针对Cogan多肽的抗体；Cogan多肽抗原与表达在内耳内皮细胞上的CD148和结合素26具有序列同源性[16]；被动输入这些针对Cogan肽的抗体给Balb/c鼠后，发现这些抗体局限于实验鼠的耳蜗内，而针对其他肽的抗体则不予耳蜗结合；用来源于CD148的肽免疫实验兔后则发生听力下降及基质性角膜炎；因此，CS的耳蜗前庭受累归类于自身免疫内耳病（autoimmune inner ear disease，AIED）。

3. 血管炎机制

CS可以累及所有血管。患者主动脉近端的病理检查可见主动脉瓣区的冠状动脉狭窄及扩张，病变累及动脉壁全层，有时伴有局限性瘤样扩张和冠脉口（coronary ostia）受累，并可见巨细胞、上皮样细胞、类纤维蛋白坏死灶；主动脉瓣尖（aortic valve's cusps）正常或动脉壁样改变[1]；已有CS伴ANCA（＋）并伴ANCA相关肾小球肾炎的报道[13-14]；AAV的病理为坏死性小血管炎，中性粒细胞被前炎症因子预激活后产生循环ANCA而参与CS发病。既往的报道中还发现在53例CS患者中10/18的血管或肌肉活检标本中发现炎症性血管改变，4例符合PAN；在Jung的急性典型CS研究中[17]发现了耳蜗及前庭系统小血管炎致病机制的直接证据。

4. 遗传机制

尚未发现与CS相关的特定基因突变，但CS家庭成员患自身免疫病的几率可能会增加。

【临床表现】

CS临床表现包括眼部表现、耳蜗前庭症状和类似于血管炎的系统症状三个方面。

通常，首发症状单独累及眼睛（41%）或累及耳

（43%），仅16%～25%患者的眼耳同时发病；两个器官受累的间隔时间为1个月到11年（在不典型CS）不等[1]。

1. 眼部损害表现

可于耳蜗前庭症状前、后、同时或单独出现。

最常见的眼部病变是基质性角膜炎（IK）。IK的临床特点为：突然发病，逐渐缓解。伴明显畏光、流泪及疼痛；单侧或双侧；间断发作直到逐渐稳定；最常见的眼部症状是眼红（70%）、畏光流泪（50%）、眼痛（50%）、短时视力下降（42%）[1]；少数情况下，基质性角膜炎无症状，而在因耳蜗前庭症状而进行眼科其他检查时被发现[1]。

第二常见的表现为巩膜炎或浅层巩膜炎；葡萄膜炎（尤其是眼后节炎如视网膜血管炎、视神经炎时）视力下降明显；还可有脉络膜炎、眶内炎症[18]等表现；葡萄膜炎及巩膜炎的表现与IK类似；多数患者双眼受累，但可两眼交替及每日症状不同（from day to day）[9]；一些病例因黑矇或失明来就诊[10]。

其他眼部炎症还可见如结膜炎、CRVO、视乳头水肿、眼压增高、睫状体充血。在CS诊断时[19]，92%的患者有眼部受累，其中IK占51%。

眼科检查（裂隙灯）可见：睫状体充血，角膜基质深层散在浑浊[10]，不规则的颗粒样角膜浸润，尤其是角膜后方近异色缘处[9]；早期的角膜可见双侧白色模糊上皮下浸润，类似于病毒性角膜结膜炎，但多位于角膜外缘，0.5～1 mm大小[20]；角膜炎症消退后可出现上皮下结痂或上皮侵蚀；常伴继发性新生血管形成。

2. 内耳损害表现

可于眼部症状之前、后、同时或单独出现。通常在眼病后1～6个月内，1～3个月内进展到耳聋；急性的前庭症状可以是本病的首发症状，数天或数周之后出现耳蜗症状[21]；通常，耳蜗症状出现后前庭症状好转[1]；听力前庭症状与复发性梅尼埃病的表现非常相似：突然发作的耳鸣、眩晕引起恶心、呕吐、共济失调及眼球震颤，通常伴逐渐加重的听力丧失；听力丧失多为感音性，通常为双侧起病；亦可由发病初的单侧变为双侧；在1～3个月内致耳聋[9-10]；在CS诊断时[19]，98%的患者有内耳受累，其中双侧听力丧失占41%、耳聋占31%；研究显示[9]：在典型CS有17/52（33%）患者的疾病仍局限于眼及耳、在非典型CS有7/59（12%）患者的仍局限于眼睛和内耳。

3. 全身症状

高达63%～78%的CS患者（除眼及内耳症状外）伴有以各种血管炎（大中小）为病理基础的全身症状[9, 12]，累及多系统。最常见的症状为心血管、神经系统及胃肠道；这些表现均无特异性。在少数病例中，全身表现是CS长期存在的唯一表现，包括发热（可达39度）、体重减轻（可达10 kg）[1]，致使诊断延误；至少在2/3的病例中有1个以上器官受累；在1/3的病例中发现系统性疾病[1]。但很少有病理证实的血管炎患者报道[1, 18]。

（1）心脏及血管：心脏各个部位及各级血管均可受累，类似于BD心脏损害[22]，但无特异性。有时，CS相关系统性血管炎可发生在CS数年之后（尽管在治疗之后）。常见症状为主动脉炎及主动脉瓣关闭不全（15%），其中近半数需要手术治疗以避免致死性的左心功能不全[1]；其他心脏改变还有：冠状动脉炎、冠状动脉狭窄、心包炎、心律失常、二尖瓣关闭不全、心肌坏死及心肌炎[1, 21]，严重者可致心衰；CS动脉受累的表现变异较大。可以无症状或无脉症、四肢间歇性跛行、腹痛、指（趾）端坏死、栓塞或雷诺现象。动脉造影可见狭窄、栓塞、广泛瘤样扩张（可累及主动脉根部）[1]等，严重者需要手术治疗。

（2）胃肠：1/4的患者有胃肠症状，如腹泻、直肠出血或黑便、腹痛（有时为肠系膜动脉炎）、消化性溃疡或结肠溃疡[1, 18]；肝大、脾大、肝脂肪变性[1, 9]。

（3）神经系统：症状无特异性，变化较大，从头痛到昏迷[21]；基于脑血管病的偏瘫、基于短暂脑缺血的失语最常见；还可见小脑综合征、椎体综合征、癫痫、脊索疾病、脑膜综合征脑炎、面神经炎、外周神经病变[1, 9]。

（4）肌肉骨骼：症状包括肌痛、关节炎、关节痛、滑膜炎、关节积液；肌肉活检可以正常或坏死、萎缩而类似于肌炎表现[1, 21]。

（5）其他少见表现：皮肤（红斑、荨麻疹、血管性紫癜、结节、溃疡）、肺部（胸痛、气短、咳嗽、咯血、胸膜炎、影像学改变）、淋巴结病变、轻度尿检异常[1, 9, 18, 21]。

【伴发疾病】

8%～10%的CS患者伴发自身免疫病[5]，包括结节病、大动脉炎（TA）、结节性多动脉炎（PAN）、复发性多软骨炎（RP）、脊柱关节炎（SpA）、ANCA

相关血管炎（AAV）、类风湿关节炎（RA）、炎性肠病（IBD）和TINU综合征（间质性肾炎伴葡萄膜炎）。

【辅助检查】

1. 仔细询问病史

除消瘦、发热、皮肤改变、感觉异常、运动改变、乏力、疼痛及跛行等提示系统性疾病的症状及体征，还要注意眼、耳症状，尤其是眼耳症状出现的时间间隔。

2. 查体重点

除眼睛及耳鼻喉专科查体外，还要关注共济失调、自发性眼震、全身淋巴结肿大、心脏血管杂音、四肢脉搏改变等。

3. 实验室检查

CS缺乏特异的实验室指标；主要检查目的为排除伴发病。包括：①血尿便常规及炎症指标，有些患者可有白细胞增高、ESR增快、轻度贫血、血小板增多；在发作期可有高纤维蛋白原血症及CRP增高；还可有轻度蛋白尿及血尿；②肝肾功能检查；③自身抗体如RF、CCP、ANA、ANCA、冷球蛋白、磷脂抗体[1,9]、对内耳组织抗体[9]；④感染排查如EB病毒、莱姆病、尤其是梅毒检测。常见感染的筛查多为阴性，部分病例可见衣原体感染[9]。

4. 影像学检查

无特异的影像学表现。通常CT/MR普通扫描脑神经、乳突和听道正常[23]，但亦可在内耳（半规管、前庭或耳蜗）区域见到炎性高信号、钙化改变；需排除听神经瘤；镓强化扫描可见耳蜗、前庭迷路钙化或狭窄和软组织阻塞的表现[1]；怀疑血管炎时应查多普勒血管造影。

5. 内耳功能检查

CS的听力损害呈现为累及全频道的感音神经性听力丧失的特点[7]，在高频更明显，中频相对轻；尽管已有适合于相应疾病的听力损害判定标准，但尚缺乏早期听力损害的判定标准研究。国内一项针对RP早期听力损害研究认为：双侧或单侧多频段或与耳声畸变（OAE）相对应的单侧单频段纯音测听（PTA）异常即可认定为常规PTA检测条件下的早期听力损害[24]。纯音阈值（puretone thresholds）保持稳定而语音辨认（word recognition ability）可有改变；初期的感音声伴眼震图异常；听觉诱发电位降低或消失，提示感音性病变；前庭功能：70%的患者caloric试验或半规管功能异常。

6. 病理检查

组织学检查可有血管炎的证据[10]，一般不需要。

【诊断及分型】

CS为临床诊断，需要具备内耳损害及炎性眼病的症状及体征，结合全身情况，排除其他疾病。

1980年Haynes和其同事[4]将Cogan综合征分为典型CS和非典型CS。

典型CS具有以下特征：①眼炎。主要是非梅毒性基质性角膜炎，有时伴有虹膜炎、结膜炎或结膜下出血；②类似于梅尼埃病的耳蜗前庭受累：突发耳鸣、眩晕、伴进展性（1~2个月内可致耳聋）听力损失；③眼受累与耳蜗前庭受累之间的间隔小于2年。

非典型CS具有下列情况之一：①其他类型的眼炎：伴或不伴IK的炎性眼病，如巩膜炎、浅层巩膜炎、视网膜动脉栓塞、脉络膜炎、视网膜出血、视乳头水肿、突眼、伴或不伴IK的眼球筋膜炎、伴耳蜗前庭损害但不伴IK的虹膜炎、结膜炎、结膜下出血；②典型眼部表现伴不同于梅尼埃病发作的耳蜗前庭症状；③眼部症状和耳蜗前庭症状之间的间隔大于2年。

【鉴别诊断】

CS的伴发病较多。需要鉴别诊断的疾病有以下几类。

1. 间质性角膜炎

最常见的IK原因为感染[6]，包括梅毒、疱疹病毒、衣原体、结核杆菌、风疹病毒、腮腺炎病毒、莱姆病BB螺旋体病、寄生虫等；依据病史及直接的实验室检查即可鉴别；另外，这些感染多不出现前庭症状。

2. 炎性眼病

如巩膜炎、浅层巩膜炎、各种葡萄膜炎、视网膜血管炎、CRVO、脉络膜炎、视神经炎、眶内炎症、眼附器炎等；部分炎性眼病可以伴发内耳及神经系统受累，如Susac syndrome（一组视网膜、耳蜗及大脑小动脉病变，表现为视力丧失、耳聋及CNS症状[1]）、小柳原田综合征（为葡萄膜大脑炎伴脑膜炎病变，表现为葡萄膜炎伴耳蜗前庭受累、脱发、色素脱失及白癜风[1]）；CS亦可伴有假性脑膜炎，但没有毛发脱色及脱发[21]。

3. 其他疾病相关的内耳病

分为耳蜗及前庭受累，但多同时发生，如梅尼埃病、耳石症、AIED、突聋。

梅尼埃病为各种原因导致迷路积水（内淋巴系统）疾病，其临床表现与CS的耳蜗前庭损害表现一致，但不伴有眼部损害；CS的内耳病变部位与梅尼埃病不同；组织病理学研究显示：CS内耳病变累及耳蜗及前庭的神经上皮伴相关的内淋巴、纤维化、迷路炎性骨化[17]。

4. 伴眼及内耳损害的系统性疾病

多见于其他自身免疫病。

（1）系统性血管炎：大中小血管炎均可累及眼睛及内耳[25-26]；尽管各类血管炎有其相应的特点，如：①大动脉炎（TA）及颞动脉炎（GCA）：TA与CS均可累及大动脉，两者的鉴别较困难，但角膜炎及巩膜炎在TA很少见[7,27]。②结节性多动脉炎（PAN）：基于在病理上CS受累血管与PAN的相似性，应注意系统性血管炎的存在。③AAV。典型肉芽肿性多血管炎（GPA）表现为上下呼吸道受累及肾脏受累，常累及眼睛，耳部受累以中耳疾病多见；可有鼻出血性病变、鞍鼻畸形等表现；嗜酸性肉芽肿性血管炎（EGPA）的哮喘及嗜酸细胞增多为鉴别点；显微镜下多血管炎（MPA）肾受累为主，可伴有炎性眼病；AAV的病理为坏死性小血管炎，化验ANCA阳性，可与CS鉴别。④变应性血管炎（BD）的皮肤黏膜病变。⑤眼及内耳的单器官血管炎的表现则可与CS完全相同。⑥SLE的眼及内耳损害。⑦伴血管炎的其他疾病如肿瘤、感染不再赘述。

（2）炎性关节炎及干燥综合征：炎性关节炎如类风湿关节炎可有眼部损害，以干燥性角结膜炎最常见，多与继发性干眼症相关，明显的关节受累及实验室检查有助于与CS的鉴别。

（3）复发性多软骨炎：该病以眼、耳鼻喉器官及气管部位的软骨受累为主要临床表现[28]，眼部受累表现多样，耳蜗和前庭病变常见，但易被忽略而误诊；尽管该病IK少见，且伴有气道软骨受累或可资鉴别，但该病的眼及内耳受累的临床表现及诊断要求与CS高度重叠、难以截然区分；或许CS为RP的一部分，临床应予以深入研究。

【治疗】

由于缺乏RCT证据，本病尚无治疗指南；目前的CS治疗多依据个案报道及其他自身免疫疾病的治疗经验；本病亦无CS病情评价及疗效判定工具。临床常依据对激素的治疗反应而定。

治疗的目的是：预防不可逆的感音性听力下降、耳聋、前庭功能障碍、眼部损害及血管炎并发症[5]。

CS的药物治疗方案制订需参考病变累及的范围，尤其是系统性血管炎存在与否[1]。

治疗用药原则：在发作急性期，激素是首选药物；传统的免疫抑制剂如MTX多用于激素依赖者或复发患者，但效果一般；生物制剂[29]如单抗类TNFi如Infliximab可以使89%患者的听力改善、86%患者的激素减量，但其使用的最佳时机尚不确定，多推荐早期应用；其他类型TNFi的使用尚有争议；抗CD20（Rituximab）及IL-6Ri（Tocilizumab）可以安全使用，但其对听力的治疗效果需要大样本研究；CS的反复发作需要长期使用免疫抑制剂。

1. 局部治疗

（1）眼受累的局部治疗：基质性角膜炎对含糖皮质激素的眼药水或阿托品反应良好；其他较轻的炎性眼病如浅层巩膜炎、结膜炎可给予局部治疗（含糖皮质激素的眼药水）。

（2）耳蜗前庭局部治疗：耳蜗前庭受累的局部治疗（如滴耳液）效果不佳；未见激素鼓室注射治疗CS的报道。

2. 全身治疗

适应证：①听力前庭受累的治疗需要早期、全身治疗；②较严重的炎性眼病如巩膜炎、葡萄膜炎、突眼等；③系统性血管炎致短期内病情进展者。

（1）糖皮质激素：起始治疗通常需要大剂量糖皮质激素（GC）[1~2mg/（kg·d）泼尼松]，口服或静脉注射。

激素治疗可以短期获益；静脉输注MP可以使听力损失明显改善[10]或稳定，但不能预防耳聋，并且仍可发生双侧耳蜗前庭功能障碍[30-31]；激素治疗可使局限性血管炎相关的迷路缺血获益；随着时间延长，螺旋器发生退变，外淋巴间隙发生纤维化及骨肿瘤性疾病，此时，激素治疗效果不佳。

治疗有效时应在2~6个月内逐渐减量；治疗2周无效者应及时停用GC[9]。

（2）免疫抑制剂：对于激素抵抗或疗效不佳者加用免疫抑制剂对部分患者有效；常用CTX、AZA、CyA、MTX；但没有有限推荐。

伴有系统性血管炎者应强化治疗：如大剂量激素及免疫抑制剂联合应用[7]。

一项62例首选单用激素（70%）或联用免疫抑制剂（30%）治疗CS的研究显示：分别有30%单

用激素和22%联合用药患者的出现内耳治疗反应；82%单用激素和79%联合用药患者出现眼部治疗反应；82%单用激素和71%联合用药患者有全身治疗反应[19]；内耳治疗反应对英孚利昔、DMARDs和激素的治疗反应分别为80%、39%、35%；而眼睛及系统症状及炎症标志物的治疗反应相似；无论治疗与否，50%～90%的患者将进展到严重感音神经性听力损失。

（3）生物制剂：为治疗CS选择之一。研究发现依那西普（Etanercept）不能保持或改善听力，但可以改善语言识别功能[32]；英孚利昔可助于诱导内耳治疗反应，适用于常规免疫抑制剂及激素治疗不佳者[19]；建议早期使用、尤其是在内耳疾病的可逆转期使用[33]。利妥昔单抗（Rituximab）为B细胞抑制剂，适合于抗体依赖、细胞介导的自身免疫病，有助于严重病例避免耳聋及耳蜗植入，且有助于减少激素及免疫抑制剂的药物使用，推荐每周一次，连续4周为一疗程的方案，但不推荐为一线治疗[34]。

3. 其他

亦有干细胞移植治疗CS的尝试，但需要进一步探讨其疗效及远期效果[35]；严重主动脉炎及主动脉关闭不全患者除激素治疗外，还需外科换瓣治疗[18]；听力下降明显时，应选用人工耳蜗植入[7]。

【预后】

CS的病情演变难以预测。多数患者对激素及免疫抑制剂反应良好。

眼耳单独受累、无系统受累者预后良好，平均寿命如常人[10]；角膜疾病可以改善，即使没有治疗的情况下。

听力损失的远期预后较差而不可逆[10,21]。

远期预后与伴严重血管炎、病情反复及治疗反应差有关。

基于目前对CS认识到提高和治疗的改进，2017年的研究显示：5年累计复发率为13%、10年累计复发率为31%；而2016年的资料则为75%：22%无复发、3%无缓解[5]。

【病例摘要】

患者男性，27岁，角膜白斑病史7年。半年前双耳突聋，3个月前视力下降，先后就诊于耳鼻喉科及眼科，分别诊断为突聋及视神经炎；经风湿科全面检查诊断为RP伴不典型CS综合征，提示眼睛与内耳在RP及CS中的复杂关系。病例详细资料见二维码数字资源1-10-2。

数字资源1-10-2

（王振刚）

【参考文献】

[1] ILIESCU D A, TIMARU C M, BATRAS M, et al. COGAN'S SYNDROME. Rom J Ophthalmol, 2015, 59(1): 6-13.

[2] COGAN D. Syndrome of non-syphilitic interstitial keratitis and vestibulo-auditory symptoms. Arch Ophthalmol, 1945, 33(2): 144-149.

[3] CODY D T, WILLIAMS H L. Cogan's syndrome. Laryngoscope, 1960, 70(4): 447-475.

[4] HAYNES B F, KAISER-KUPFER M I, MASON P, et al. Cogan syndrome: studies in thirteen patients, long-term follow-up and a review of the literature. Medicine (Baltimore), 1980, 59(6): 426-441.

[5] ESPINOZA G M, WHEELER J, TEMPRANO K K, et al. Cogan's Syndrome: Clinical Presentations and Update on Treatment. Curr Allergy Asthma Rep, 2020, 20(9): 46.

[6] VOLLERTSEN R S, MCDONALD T J, YOUNGE B R, et al. Cogan's syndrome: 18 cases and a review of the literature. Mayo Clinic Proceedings, 1986, 61(5): 344-361.

[7] GAUBITZ M, LÜBBEN B. Cogan's syndrome: Organ-specific autoimmune disease or systemic vasculitis? A report of two cases and review of the literature. Clin Exp Rheumatol, 2001, 19(4): 463-469.

[8] DAROUGAR S, JOHN A C, VISWALINGAM M, et al. Isolation of Chlamydia psittaci from a patient with interstitial keratitis and uveitis associated with ontological and cardiovascular lesions. Br J Ophthalmol, 1978, 62(10): 709-714.

[9] GRASLAND A, POUCHOT J. Typical and atypical Cogan's syndrome: 32 cases and review of the literature. Rheumatology, 2004, 43(8): 1007-1015.

[10] BELHOUCHA B, BELGHMIDI S. Atypical Cogan's Syndrome: Case Report of an Oculoaudiovestibular Disease. American Journal of Medical Case Reports, 2014, 7: 139-142.

[11] BONAGURI C, ORSONI J G, ZAVOTA L, et al. Anti-

68 kDa antibodies in autoimmune sensorineural hearing loss: are these autoantibodies really a diagnostic tool? Autoimmunity, 2007, 40 (1): 73-78.

[12] BONAGURI C, ORSONI J, RUSSO A. Cogan's Syndrome: AntiHsp70 Antibodies are a serological Marker in the Typical Form. Isr Med Assoc J, 2014, 16 (5): 285-288.

[13] YAMANISHI Y, ISHIOKA S, TAKEDA M, et al. Atypical Cogan's syndrome associated with antineutrophil cytoplasmic autoantibodies. Br J Rheumatol, 1996, 35 (6): 60-63.

[14] BRIJKER F, MAGEE C C, TERVAERT J W, et al. Outcome analysis of patients with vasculitis associated with antineutrophil cytoplasmic antibodies. Clin Nephrol, 1999, 52 (6): 344-351.

[15] VOLLERTSEN R S. Vasculitis and Cogan's syndrome. Rheumatic Dis Clin North Amer, 1990, 16: 433-439.

[16] LUNARDI C, BASON C, LEANDRI M, et al. Autoantibodies to inner ear and endothelial antigens in Cogan's syndrome. Lancet, 2002, 360 (9337): 915-921.

[17] JUNG D H, NADOL J B JR, FOLKERTH R D, et al. Histopathology of the inner ear in a case with recent onset of Cogan's syndrome: evidence for vasculitis. Ann Otol Rhinol Laryngol, 2016, 125 (1): 20-24.

[18] BERROCAL J R G, VARGAS J A. Cogan's syndrome: an oculo-audiovestibular disease. Postgrad Med J, 1999, 75 (882): 262-264.

[19] DURTETTE C, HACHULLA E, RESCHE-RIGON M, et al. Cogan syndrome: characteristics, outcome and treatment in a French nationwide retrospective study and literature review. Autoimmun Rev, 2017, 16 (12): 1219-1223.

[20] American Academy of Ophthalmology. The Eye MD Association. External disease of the cornea, 8th section, 2011.

[21] NDIAYE I C, RASSI S J, WIENER-VACHER S R. Cochleovestibular impairment in pediatric Cogan's syndrome. Pediatrics, 2002, 109 (2): E38.

[22] 潘丽丽. 白塞病患者心脏及大血管受累的临床进展. 中华风湿病学杂志, 2017, 21 (10): 697-700.

[23] GLUTH M B, BARATZ K H, MATTESON E L, et al. Cogan syndrome: a retrospective review of 60 patients throughout a half century. Mayo Clin Proc, 2006, 81 (4): 483-488.

[24] 王振刚, 陈楠, 王艳妮. 年龄≤60岁复发性多软骨炎患者听力损失的特点及其早期检测. 中国医刊, 2020, 55 (11): 1203-1207.

[25] 王振刚. 系统性血管炎相关内耳损害的研究进展. 中华风湿病学杂志, 2019, 23 (10): 711-715.

[26] 王振刚. 系统性血管炎相关性眼部病变的诊疗进展. 中华风湿病学杂志, 2015, 19 (11): 781-786.

[27] RAZA K, KAROKIS D, KITAS G D. Cogan's syndrome with Takayasu's arteritis. Br J Rheumatol, 1998, 37 (3): 369-372.

[28] 王振刚, 曹凯, 王燕妮, 等. 伴眼部损害复发性多软骨炎192例临床分析及Rose标准应用. 中华风湿病学杂志, 2021, 25 (2): 22-27

[29] PADOAN R, CAZZADOR D, PENDOLINO A L, et al. Cogan's syndrome: new therapeutic approaches in the biological era. Expert Opin Biol Ther, 2019, 19 (8): 781-788.

[30] PLEYER U, BAYKAL H E, ROHRBACH J M, et al. Cogan I syndrome: too often detected too late? A contribution to early diagnosis of Cogan I syndrome. Klin Monbl Augenheilkd, 1995, 207 (1): 3-10.

[31] MIGLIORI G, BATTISTI E, PARI M, et al. A shifty diagnosis: Cogan's syndrome. A case report and review of the literature. Acta Otorhinolaryngol Ital, 2009, 29 (2): 108-113.

[32] MATTESON E L, CHOI H K, POE D S, et al. Etanercept therapy for immunemediated cochleovestibular disorders: a multi-center open-label, pilot study. Arthritis Rheum, 2005, 53 (3): 337-342.

[33] GHADBAN R, COURET M, ZENONE T. Efficacy of Infliximab in Cogan's Syndrome. J Rheumatol, 2008, 35 (12): 2456-2458.

[34] ORSONI J G, LAGANÀ B, RUBINO P, et al. Rituximab ameliorated severe hearing loss in Cogan's syndrome: a case report. Orphanet J Rare Dis, 2010, 5: 18.

[35] BEN-AMI E, BERRIH-AKNIN S, MILLER A. Mesenchymal stem cells as an immunomodulatory therapeutic strategy for autoimmune diseases. Autoimmun Rev, 2011, 10 (6): 410-415.

第十一节 单器官血管炎

一、原发性中枢神经系统血管炎

【概述】

原发性中枢神经系统血管炎（primary angiitis of the central nervous system，PACNS）是一种病因尚不明确、无系统受累的血管炎的一种罕见类型，它局限于中枢神经系统，主要累及脑实质、软脑膜和脊髓的中小血管[1]。

1922 年 Harbitz 首次报道了一种原因不明的血管炎[2]；1959 年 Cravioto 和 Feigin 首次提出了"孤立性中枢神经系统血管炎"这一概念[3]；到了 1988 年，Calabrese 首次将这种原因不明的血管炎称为"原发性中枢神经系统血管炎"[4]。

随着医学研究的不断提升与进展，PACNS 病例的报道数量不断增加。但由于其临床表现的不典型性，很难以与其他疾病相鉴别，因而 PACNS 确诊数量偏少，目前仍属罕见病。目前国内仅有散在的 PACNS 个案报道数十例，缺乏大样本研究，国外尚有数篇大于 100 例的报道。目前 PACNS 的发病率仅占所有中枢神经系统血管炎的 1%[5]，总体发病率估计为 2.4/10 万[6]。本病可见于各个年龄段，多见于 40～60 岁，中位发病年龄为 50 岁，无明显性别差异，偶见于儿童[7-8]。

PACNS 的病因和发病机制尚不清楚，目前认为感染可能是脑血管炎相关的触发因素，特别是水痘-带状疱疹病毒（VZV）与其之间有一定关联[9]。事实上，许多病原体均与中枢神经系统血管炎相关[10]。

组织学发现，炎症影响供应脑实质、脊髓、脑膜的血管，且大小血管均有受累[4,8]。免疫细胞的浸润使得中枢神经系统血管壁受损，管壁增厚，形成节段性狭窄，从而影响脑循环。随着炎症进展，血管壁受损变得薄弱、破裂，这可能是引起颅内出血的原因[2,4,7-8]。另外，PACNS 可由发生在脑动脉壁的抗原特异性免疫反应引起，尽管这一炎症过程的触发因素尚不清楚，但来自病原体的抗原的特异性激活可能在 PACNS 的起病过程中至关重要[10]。

【临床表现】

本病通常起病缓慢，少数可急性起病，病程中可进行性加重，治疗缓解后可有复发。其临床表现复杂多样，且无特异性，多数患者同时存在多种表现。其中头痛、局灶性神经系统功能缺损、癫痫和认知障碍是 PACNS 常见的临床表现[1,11]。

1. 头痛

头痛为最常见的临床表现，50%～60% 的患者可有此表现[12]。不同患者之间的头痛形式和程度各有不同，常表现为亚急性起病或隐匿起病，也有少数患者可表现为急性起病。患者常在头痛几天或几周后出现其他神经系统的表现[1,8]。

2. 持续性的局灶性神经功能缺损或脑卒中

主要表现为多次发作的、多灶性的脑梗死或短暂性脑缺血发作，也有部分患者表现为脑出血。患者可表现为局灶神经功能缺损，如感觉障碍、运动障碍、言语障碍、共济失调、视觉障碍等，还可表现为类似帕金森综合征的锥体外系症状、头晕、眩晕等[12-13]。

3. 癫痫或其他脑病表现

部分患者以癫痫发作为主要表现，或表现为认知障碍、遗忘综合征、反应迟钝、其他精神症状等[12-14]。

4. 脊髓病

约有 5% 的患者表现为脊髓受累，单纯脊髓受累罕见[15]。脊髓受累主要表现为下肢进行性无力、远端麻木、尿便障碍或后背疼痛等[1,15-16]。

5. 其他罕见症状

可有视神经炎表现[17-18]。有学者认为，有团块样损伤表现的患者相比较无此表现的患者出现症状的时间往往更早[19]。

【辅助检查】

实验室检查及影像学检查通常不具有特异性，但是在鉴别其他疾病方面有一定的帮助。

1. 血清学检查

血清学相关检查包括急性期反应物、抗核抗体、抗中性粒细胞胞质抗体、抗磷脂酶抗体等大多是正常的[10]。少数可见红细胞沉降率、C 反应蛋白轻度升高[8,10,12-13]，或有低度的 ANAs、ANCAs 升高。这些异常升高的抗体在 3 个月后复查转阴[13]。

2. 脑脊液检查

80%～90% 的患者脑脊液存在异常[8]。PACNS 患者通常无颅内压显著升高的征象，约 90% 患者脑脊液的淋巴细胞计数和蛋白水平呈轻、中度升高[20]。

3. 影像学检查

影像学检查主要包括头颅CT、头颅MRI、MRA或颅内血管造影等。

（1）CT：可表现为不同程度的异常低密度影或高密度影，但敏感性不高。部分患者可表现为团块影而被误认为胶质瘤或其他脑肿瘤。

（2）MRI：是最敏感的影像学检查手段，几乎所有患者头颅MRI均提示有异常表现[12-13]。其多表现为累及皮层和皮层下的多发性脑梗死，为单或双侧的长T1、长T2信号，在FLAIR相表现为异常高信号[12, 21]。还可表现为进行性融合的白质病灶、脑实质内血肿、微出血、易被误诊为肿瘤的单发或多发的团块样的病灶伴水肿等[1, 14, 22-24]。脊髓MRI多表现为小片状或小点状均匀强化。

（3）MRA、CTA等颅内血管检查：可表现为双侧大脑半球多发性、节段性狭窄和扩张的呈串珠样的血管表现[7, 25]，当受累血管管径小于0.2 mm时，结果常为阴性。PACNS在高分辨率磁共振血管壁成像（HR-VWI）上主要表现为受累血管壁呈弥漫、均匀、向心性增厚伴钙化，其与MRA相比，对异常血管的检出率更高[26]。^{18}F DPA-714-PET显像可能对诊断和监测PACNS疗效评估方面有作用[27]。氟脱氧葡萄糖-PET、SPECT由于特异性不高、分辨率较低，目前不常用于PACNS检查[1]。

（4）血管造影术：虽然只有中等程度的敏感性和特异性，但由于累及血管的大小不同决定了治疗的结果和反应，明确血管受累情况至关重要，因而血管造影术也经常被用于诊断[10]。

4. 脑活检

脑组织活检病理诊断的标准为：①淋巴细胞性炎性反应：脑实质、软脑膜血管周围可见超过两层的淋巴细胞浸润；②管壁改变：管壁模糊不清，内皮细胞明显可见；③缺血样改变；④噬神经细胞现象；⑤脑水肿；⑥除外其他诊断。符合上述所有条件者可确诊为PACNS，如①不符合，则为很可能的PACNS[28]。

PACNS的典型病理改变特征为原发的血管透壁性损害及血管破坏性炎性反应[8]。最常见的病理类型为以血管为中心的单核细胞浸润伴肉芽肿形成的肉芽肿性血管炎（图1-11-1），另外还可表现为淋巴细胞性血管炎（图1-11-2）、坏死性血管炎（图1-11-3）、β淀粉样蛋白相关性脑血管炎（图1-11-4）等，其中坏死性血管炎病情较重，预后较差[7, 29]。

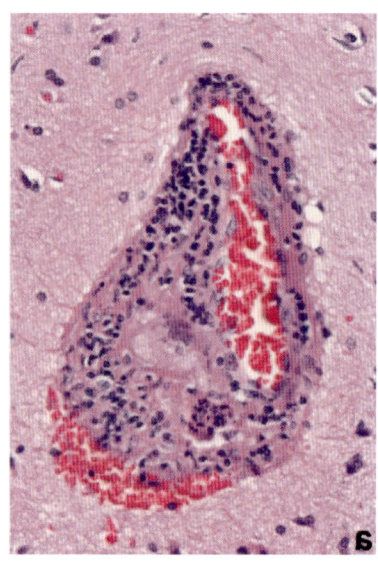

图1-11-1　肉芽肿性血管炎（×400）

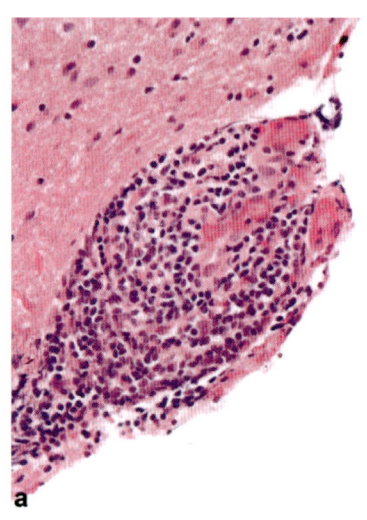

图1-11-2　淋巴细胞性血管炎（×400）

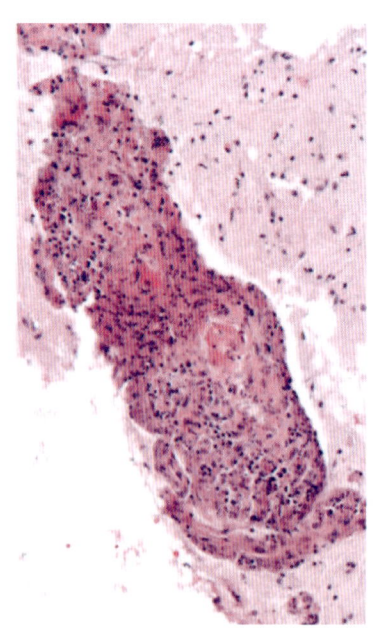

图1-11-3　坏死性血管炎（×400）

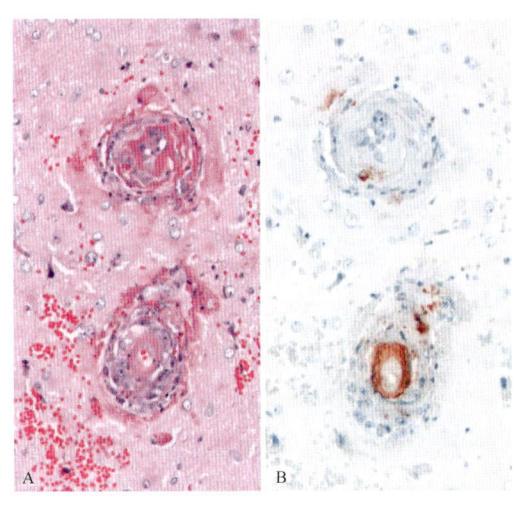

图 1-11-4　肉芽肿性血管炎伴 β-A4 淀粉样蛋白沉积（×200）

【诊断】

脑活检是诊断 PACNS 的金标准，但由于病灶不均匀分布，仅 50%～75% 病例可以通过活检诊断[29]。在未能获取到活检标本时，需依赖于临床表现、影像学检查、实验室检查和脑脊液检查的综合评估结果。

目前临床上常用的标准是 1988 年 Calabrese 和 Mallek 提出的临床诊断标准[4]：①经过全面的临床和实验室检查后，存在不能解释的神经功能缺损；②影像学（血管造影）和（或）病理学证实的中枢神经系统血管炎性过程；③排除系统性血管炎或其他导致此种血管或病理学特点的继发性疾病。符合上述三条，可临床诊断为 PACNS。在临床上和研究上也使用此标准诊断儿童原发性中枢神经系统血管炎[30]。

在我国，因脑组织活检有创而不易被国内的患者接受，国内的专家商讨出以临床及影像为主、不受病理检查的限制、可提高 PACNS 的临床检出率的专家共识[31]，具体如下：①有仅限于中枢神经系统的脑损害症状体征；②脑脊液检查无异常或仅有轻度非特异性异常；③符合上述血管炎性改变的 MRI 病灶特点及血管影像学特点；④对免疫抑制剂治疗较敏感；⑤经持续 3～6 个月的病程随访，除可有复发病变外，未发现其他相关性血管炎改变的疾病，可排除系统性、感染性血管炎；⑥经病理检查有符合 PACNS 的证据。符合上述①～④及⑥条者为确诊；符合①～⑤条为临床确诊；符合①～④条为可能。

依据血管受累情况，PACNS 分为造影阳性型（中、大血管受累型）、造影阴性型（小血管受累型）及脊髓型。又可依据临床表现，造影阳性型分为脑梗死型、颅内出血型、快速进展型；造影阴性型按照病理类型分为肉芽肿性、淋巴细胞性、β 淀粉样蛋白相关性脑血管炎型[1]。

【鉴别诊断】

PACNS 由于临床表现多样，且无特异性表现，故与许多其他累及中枢神经系统的疾病极为相似，故在诊断 PACNS 前需与其他疾病鉴别。

1. 可逆性脑血管收缩综合征

本病多发生于产后或服用血管活性物质后，头痛性质为撕裂样，急性发作，脑脊液正常或接近正常，70% 患者 MRI 正常。血管造影常有异常表现，大脑动脉呈串珠样表现，但异常可在 6～12 周内恢复正常。脑组织活检无异常，使用尼莫地平治疗有效。

2. 继发性中枢神经系统血管炎

主要包括免疫相关血管炎和感染性血管炎。前者除有中枢神经系统功能损伤外，可有系统性血管炎或自身免疫病的相关表现及实验室相关抗体、特异性血清学检查的阳性结果。常见疾病如巨细胞动脉炎、Takayasu's 动脉炎、川崎病、结节性多动脉炎、神经白塞病、系统性红斑狼疮、韦格纳肉芽肿、干燥综合征、硬皮病等[32]。感染性血管炎则包括细菌（结核分枝杆菌等）、病毒（人类免疫缺陷病毒、水痘-带状疱疹病毒等）、真菌（曲霉菌、放线菌等）、弓形虫等病原体所致的血管炎[33]，可表现为类似 PACNS 的影像学表现或脑脊液表现，通过筛查病原体相关抗体及病原体 PCR 可协助除外诊断[20]。

3. 其他血管造影或 MRI 有阳性表现的疾病

血管造影阳性的患者还需与早发颅内动脉粥样硬化、烟雾病等鉴别。脑 MRI 提示有多发性脑梗死灶者需鉴别心内膜炎（亚急性细菌性心内膜炎或无菌性血栓性心内膜炎）、动脉粥样硬化性栓塞、抗心磷脂抗体综合征或其他合并高凝状态的疾病，有其他 MRI 阳性表现的患者尚需与脑肿瘤、遗传病及一些脱髓鞘疾病等相鉴别[33]。另外，PACNS 与淋巴瘤特别是霍奇金淋巴瘤相关，而很少与非霍奇金淋巴瘤相关[34-35]。以小血管内克隆淋巴细胞增殖为特征的血管内淋巴瘤，可影响中枢神经系统产生类似于脑血管炎的表现[36]。

【治疗】

PACNS 是一组异质性疾病，疾病表现复杂，治疗上应针对具体类型制订个体化的治疗方案。

目前一线治疗药物为激素和（或）环磷酰胺。

诱导缓解期可予甲泼尼龙冲击治疗 1 g/d，静脉滴注 3～5 天，如治疗有效，可序贯口服泼尼松 2～3 个月。病情较重者，可激素联合环磷酰胺 2 mg/(kg·d) 口服或每个月 1 g/m² 静脉输注。维持期予硫唑嘌呤、吗替麦考酚酯治疗 6～12 个月[37]。

若一线治疗药物使用后无缓解，可予吗替麦考酚酯、硫唑嘌呤等二线治疗药物。若上述治疗药物无效或不耐受、激素减量后复发、MRI 证实的疾病持续进展或足量激素及免疫抑制剂治疗后仍复发 2 次以上者，可考虑使用肿瘤坏死因子 α 拮抗剂或利妥昔单抗等生物制剂[38]。使用生物制剂过程中应警惕有无感染、肿瘤等并发症。

另外，按照受累血管大小及部位，可分为不同的治疗策略：①大血管或近端血管受累，血管造影阳性，或有脑梗死表现或病程快速进展者，推荐诱导治疗方案为甲泼尼龙 1 g/d 冲击 3～5 天或者泼尼松 1 mg/(kg·d) 口服联合环磷酰胺 2 mg/(kg·d) 3～6 个月或者静脉输注丙种球蛋白每月 0.75 g/m²，共 6 个月。②小血管或远端血管受累，造影为阴性，但脑活检为阳性，有皮层及软脑膜强化但无脑梗死者，可用甲泼尼龙冲击或泼尼松口服治疗，若有效，泼尼松可逐渐减量，效果不佳者可加用环磷酰胺口服或静脉使用。若上述两种诱导治疗有效，可予环磷酰胺或丙种球蛋白维持治疗。若无效或疗效欠佳，可考虑加用肿瘤坏死因子 α 拮抗剂或利妥昔单抗治疗[1]。

虽然以颅内肿块样表现为特点的 PACNS 较罕见，相关手术干预的文献报道尚缺乏，但是现有的结果显示肿块切除或许是获益的[19]。

所有药物治疗的患者均应接受骨质疏松的预防治疗和预防伊氏肺孢子虫等感染。

【预后】

PACNS 患者长期生存率下降[8]。PACNS 进展迅速，总体预后差，1/4～1/3 的患者复发，病死率在 6%～15%，多死于脑梗死[12-13]。累及小血管的患者，表现为 MRI 上明显增强的软脑膜；脑血管造影阴性但脑组织活检阳性的患者，通常累及部位为小血管，这类患者对治疗反应迅速，神经系统结局良好[39-40]。

对于高度怀疑 PACNS 的患者，可行多学科联合讨论，在排除其他疾病后，可在病理结果出来前尽早进行激素干预，以最大限度地控制病情和改善患者预后[41]。

在治疗开始后的 4～6 周，可通过 MRI 和 MRA 及神经系统检查来监测疾病的活动性[20]。之后在药物减量期，每 3～4 个月或出现新的神经系统功能缺陷时，重复上述影像学检查以监测疾病有无进展[1, 10]。对于影像学稳定但临床症状恶化的患者，可能需要重复脊髓液检查和血管造影。对于在最初诊断时未经活检验证的患者，尽管进行了免疫抑制治疗，但症状仍有恶化者，应考虑进行脑活检[10]。

【病例摘要】

患者女性，19 岁，主因"反复头痛伴恶心、呕吐 4 年，发现尿蛋白 5 个月"入院。患者为慢性病程，4 年间反复出现头痛、发热、伴恶心、呕吐、局灶性抽搐，曾先后出现肢体活动障碍、失语、视物模糊等中枢神经系统受累表现，有白细胞及血沉升高，头 MRI 提示"炎症、脑梗死、脑软化灶"，头 CTA 提示"左侧大脑中动脉远端血管分支减少，局部受推移，左侧颞顶叶缺血？"，脑脊液未见明显感染表现，外院考虑"原发性中枢神经系统血管炎"，曾予激素及丙种球蛋白冲击治疗有效，但病情仍有反复。5 个月前出现肾受累，表现为大量尿蛋白。查体生命体征平稳，神志清楚，反应稍迟钝，满月脸，双侧面部可见红斑及毛细血管扩张，眼睑水肿，左侧眼睑稍下垂，伸舌稍左偏，颈部无抵抗，心肺腹查体无明显异常。生理反射正常，肌张力正常，肌力 5 级。肢体无瘫痪，病理反射未引出，Kernig 征阴性。入院后完善化验示血沉升高，免疫球蛋白降低，免疫相关特异性抗体指标未见异常，脑脊液不支持感染，头 CT 示左侧额叶、颞叶、枕叶多发脑梗死。经联合会诊后考虑诊断为"中枢神经系统血管炎"，肾组织病理考虑为"局灶节段硬化性肾小球肾炎"，予激素冲击、鞘内注射地塞米松及甲氨蝶呤、降颅压等治疗，治疗期间患者突发听力下降，耳鼻喉诊断为双耳重度神经性耳聋，治疗效果欠佳。后患者及家属要求出院回当地治疗。病例详细资料见二维码数字资源 1-11-1。

数字资源 1-11-1

（何　菁）

【参考文献】

[1] 中国免疫学会神经免疫学分会，中华医学会神经病学分会神经免疫学组，中国医师协会神经内科医师分会神经免疫专员委员会. 原发性中枢神经系统血管炎诊断和治疗中国专家共识. 中国神经免疫学和神经病学杂志, 2017, 24（4）：229-239.

[2] HARBITZ F. Unknown forms of arteritis, with special reference to their relation to syphilitic arteritis and periarteritis nodosa. Am J Med Sci, 1922, 163（1）：250-272.

[3] CRAVIOTO H, FEIGIN I. Noninfectious granulomatous angiitis with a predilection for the nervous system. Neurology, 1959, 9：599-609.

[4] CALABRESE L H, MALLEK J A. Primary angiitis of the central nervous system. Report of 8 new cases, review of the literature, and proposal for diagnostic criteria. Medicine（Baltimore）, 1988, 67（1）：20-39.

[5] BIRNBAUM J, HELLMANN D B. Primary angiitis of the central nervous system. Arch Neurol, 2009, 66（6）：704-709.

[6] BERLIT P, KRAEMER M. Cerebral vasculitis in adults：what are the steps in order to establish the diagnosis? Red flags and pitfalls. Clin Exp Immunol, 2014, 175（3）：419-424.

[7] GIANNINI C, SALVARANI C, HUNDER G, et al. Primary central nervous system vasculitis：pathology and mechanisms. Acta Neuropathol, 2012, 123（6）：759-772.

[8] SALVARANI C, BROWN R J, CALAMIA K T, et al. Primary central nervous system vasculitis：analysis of 101 patients. Ann Neurol, 2007, 62（5）：442-451.

[9] NAGEL M A, COHRS R J, MAHALINGAM R, et al. The varicella zoster virus vasculopathies：clinical, CSF, imaging, and virologic features. Neurology, 2008, 70（11）：853-860.

[10] SALVARANI C, BROWN R J, HUNDER G G. Adult primary central nervous system vasculitis. Lancet, 2012, 380（9843）：767-777.

[11] BEUKER C, SCHMIDT A, STRUNK D, et al. Primary angiitis of the central nervous system：diagnosis and treatment. Ther Adv Neurol Disord, 2018, 11：1277006639.

[12] SALVARANI C, BROWN R J, CHRISTIANSON T, et al. An update of the Mayo Clinic cohort of patients with adult primary central nervous system vasculitis：description of 163 patients. Medicine（Baltimore）, 2015, 94（21）：e738.

[13] DE BOYSSON H, ZUBER M, NAGGARA O, et al. Primary angiitis of the central nervous system：description of the first fifty-two adults enrolled in the French cohort of patients with primary vasculitis of the central nervous system. Arthritis Rheumatol, 2014, 66（5）：1315-1326.

[14] BERNSTEIN J E, PODKOVIK S, KASHYAP S, et al. Primary Angiitis of the Central Nervous System Presenting as a Cerebral Mass Lesion：A Case Report and Literature Review. Cureus, 2020, 12（6）：e8511.

[15] SALVARANI C, BROWN RJ, CALAMIA KT, et al. Primary CNS vasculitis with spinal cord involvement. Neurology, 2008, 70（24 Pt 2）：2394-2400.

[16] SOLIS O E, MEHTA R I, KALANITHI S, et al. Primary angiitis of the CNS（PACNS）with predominant cranial neuropathy and spinal cord involvement. Neuropathology, 2010, 30（3）：267-272.

[17] RAO N M, PRASAD P S, FLIPPEN C N, et al. Primary angiitis of the central nervous system presenting as unilateral optic neuritis. J Neuroophthalmol, 2014, 34（4）：380-385.

[18] HASSAN A S, TROBE J D, MCKEEVER P E, et al. Linear magnetic resonance enhancement and optic neuropathy in primary angiitis of the central nervous system. J Neuroophthalmol, 2003, 23（2）：127-131.

[19] MOLLOY E S, SINGHAL A B, CALABRESE L H. Tumour-like mass lesion：an under-recognised presentation of primary angiitis of the central nervous system. Ann Rheum Dis, 2008, 67（12）：1732-1735.

[20] HAJJ-ALI R A, CALABRESE L H. Primary angiitis of the central nervous system. Autoimmun Rev, 2013, 12（4）：463-466.

[21] SINGH S, JOHN S, JOSEPH T P, et al. Primary angiitis of the central nervous system：MRI features and clinical presentation. Australas Radiol, 2003, 47（2）：127-134.

[22] HO M G, CHAI W, VINTERS H V, et al. Unilateral hemispheric primary angiitis of the central nervous system. J Neurol, 2011, 258（9）：1714-1716.

[23] AY H, SAHIN G, SAATCI I, et al. Primary angiitis of the central nervous system and silent cortical hemorrhages. AJNR Am J Neuroradiol, 2002, 23（9）：1561-1563.

[24] YOU G, YAN W, ZHANG W, et al. Isolated angiitis of the central nervous system with tumor-like lesion, mimicking brain malignant glioma：a case report and review of the literature. World J Surg Oncol, 2011, 9：97.

[25] ZUCCOLI G, PIPITONE N, HALDIPUR A, et al. Imaging findings in primary central nervous system vasculitis. Clin Exp Rheumatol, 2011, 29（1 Suppl 64）：S104-S109.

[26] 孔德政. 高分辨率磁共振血管壁成像在原发性中枢神经系统血管炎中的诊断价值. 长春：吉林大学, 2020.

[27] BACKHAUS P, ROLL W, BEUKER C, et al. Initial experience with［（18）F］DPA-714 TSPO-PET to image inflammation in primary angiitis of the central nervous system. Eur J Nucl Med Mol Imaging, 2020, 47（9）：

[28] ALRAWI A, TROBE J D, BLAIVAS M, et al. Brain biopsy in primary angiitis of the central nervous system. Neurology, 1999, 53（4）：858-860.

[29] MILLER D V, SALVARANI C, HUNDER G G, et al. Biopsy findings in primary angiitis of the central nervous system. Am J Surg Pathol, 2009, 33（1）：35-43.

[30] BENSELER S M, SILVERMAN E, AVIV R I, et al. Primary central nervous system vasculitis in children. Arthritis Rheum, 2006, 54（4）：1291-1297.

[31] 李建章. 原发性中枢神经系统血管炎及诊断商讨. 中国实用神经疾病杂志, 2017, 20（7）：1-3.

[32] GOMES L J. The role of imaging in the diagnosis of central nervous system vasculitis. Curr Allergy Asthma Rep, 2010, 10（3）：163-170.

[33] HAJJ-ALI R A, SINGHAL A B, BENSELER S, et al. Primary angiitis of the CNS. Lancet Neurol, 2011, 10（6）：561-572.

[34] ROSEN C L, DEPALMA L, MORITA A. Primary angiitis of the central nervous system as a first presentation in Hodgkin's disease: a case report and review of the literature. Neurosurgery, 2000, 46（6）：1504-1510.

[35] BORENSTEIN D, COSTA M, JANNOTTA F, et al. Localized isolated angiitis of the central nervous system associated with primary intracerebral lymphoma. Cancer-Am Cancer Soc, 1988, 62（2）：375-380.

[36] ZUCKERMAN D, SELIEM R, HOCHBERG E. Intravascular lymphoma: the oncologist's "great imitator". Oncologist, 2006, 11（5）：496-502.

[37] HAJJ-ALI R A. Primary angiitis of the central nervous system: differential diagnosis and treatment. Best Pract Res Clin Rheumatol, 2010, 24（3）：413-426.

[38] PIPITONE N, OLIVIERI I, SALVARANI C. Recommendations of the Italian Society of Rheumatology for the treatment of the primary large-vessel vasculitis with biological agents. Clin Exp Rheumatol, 2012, 30（1 Suppl 70）：S139-S161.

[39] SALVARANI C, BROWN R J, CALAMIA K T, et al. Primary central nervous system vasculitis with prominent leptomeningeal enhancement: a subset with a benign outcome. Arthritis Rheum, 2008, 58（2）：595-603.

[40] SALVARANI C, BROWN R J, CALAMIA K T, et al. Angiography-negative primary central nervous system vasculitis: a syndrome involving small cerebral vessels. Medicine（Baltimore）, 2008, 87（5）：264-271.

[41] 黄文宏, 刘暌, 熊文平, 等. 原发性中枢神经系统血管炎1例报道及文献复习. 中国临床神经外科杂志, 2020, 25（4）：233-235.

二、临床孤立性主动脉炎

【概述】

主动脉炎是一组累及主动脉的炎症性疾病。根据病因可分为感染性主动脉炎和非感染性主动脉炎，后者多与风湿免疫疾病密切相关，常伴有系统性动脉炎的症状或体征。在过去的40多年里，随着主动脉手术标本病理研究的深入，人们发现部分主动脉炎患者既无感染相关证据，又缺乏系统性血管炎的临床表现，多于接受影像学检查时偶然发现主动脉病变，或于主动脉手术后病理发现局限于主动脉及其周围组织的炎症。2012年教堂山共识会议将这类局限性的主动脉病变归入单器官血管炎。2015年美国心血管病理学会和欧洲心血管病理学会共识中正式将这类特殊类型的主动脉炎命名为"临床孤立性主动脉炎"（clinically isolated aortitis, CIA）[1]，既往的文献曾使用"无症状主动脉炎"（asymptomatic aortitis）、"特发性主动脉炎"（idiopathic aortitis）、"孤立性主动脉炎"（isolated aortitis）等多种名称命名该类主动脉炎。CIA的具体病因尚不清楚，可能与遗传、感染、免疫等因素相关（图1-11-5）。高龄、结缔组织病史、糖尿病、心血管瓣膜病变被认为是CIA的危险因素[2]。近来也有接受集落细胞刺激因子治疗后出现CIA的报道[3]。目前有关CIA的流行病学资料主要基于主动脉切除术后病理学研究。本病在欧美国家发病率较高，白人为主，我国相对少见，主要见于50岁以上的女性，平均发病年龄为65岁[4]。CIA占所有主动脉炎的4.3%～8.4%。

【临床表现】

近半数患者无明显的临床症状，或仅有乏力、发热、食欲减退、体重减轻等非特异性炎症表现。当主动脉瘤或主动脉夹层形成时，可出现胸背部疼痛、呼吸困难，但缺乏主动脉以外的系统性血管炎或其他自身免疫疾病的表现。

【辅助检查】

1. 实验室检查

可见轻度贫血，轻度血小板升高，ESR、CRP升高。ANA、抗ENA抗体谱、ANCA、RF一般阴性，IgG4通常正常。暂未发现提示本病的特异性标志物。

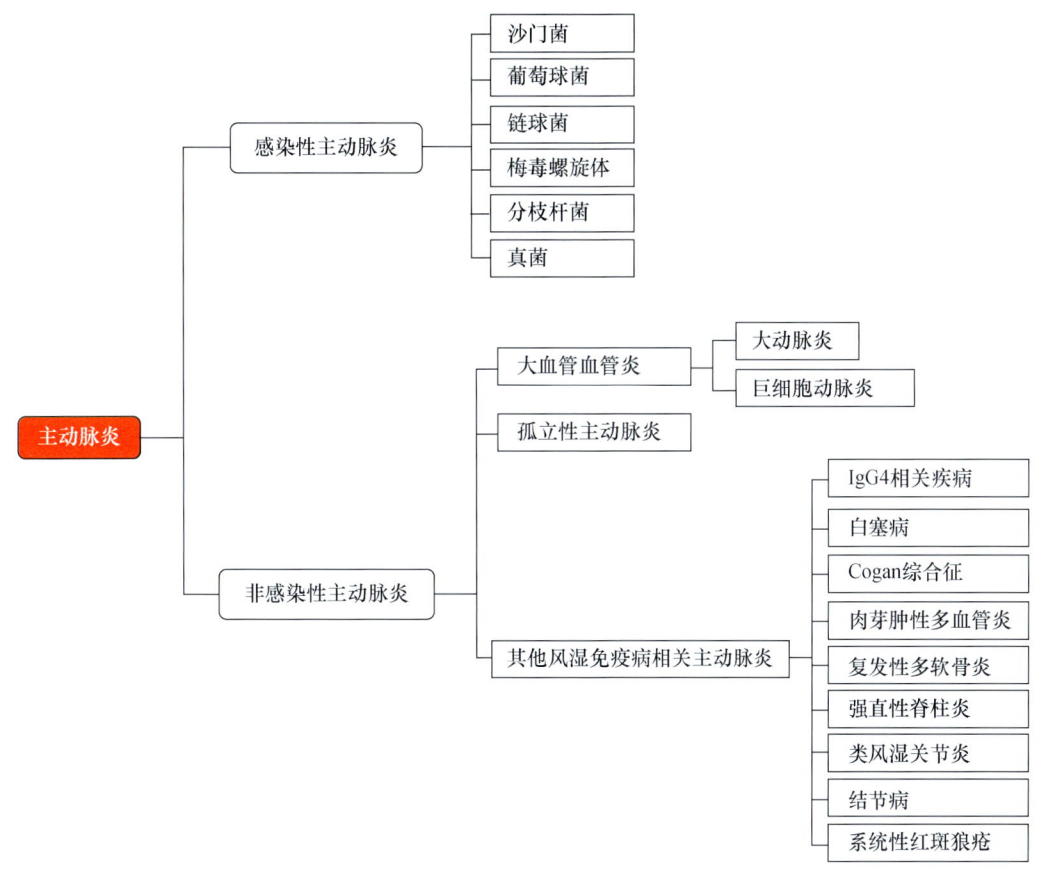

图 1-11-5　主动脉炎病因分类

2. 影像学检查

CTA 或 MRA 是首选的影像学检查，可见血管壁增厚，管腔狭窄或扩张。动脉瘤形成（42.5%）是 CIA 最常见的主动脉事件，主要累及升主动脉和主动脉弓。主动脉夹层（10%）相对少见。部分患者可表现为主动脉周围肿块，主要位于胸-腹主动脉，常需要和 IgG4 相关疾病（IgG4-related disease，IgG4-RD）、腹膜后肿瘤鉴别。炎症活动期 PET/CT 可显示病变部位标准摄取值升高。影像学检查难以除外感染性主动脉炎。

3. 病理

CIA 病变部位主要局限在升主动脉-主动脉弓-胸腹主动脉，主动脉分支一般不受累，是区别于其他大血管炎的重要特征。病理主要表现为肉芽肿性炎，可见巨细胞肉芽肿形成，但缺乏特异性。少数患者亦可见大量淋巴浆细胞浸润，常需与 IgG4-RD 鉴别。病理表现为化脓性炎症通常提示感染因素造成的主动脉炎，一般可以除外 CIA。

【诊断】

目前 CIA 尚无统一的诊断标准，其诊断需要除外可引起主动脉炎的其他疾病。影像学和组织病理学检查是诊断 CIA 的主要依据（图 1-11-6）。当影像学提示主动脉病变或组织病理学提示主动脉非化脓性炎症，患者无系统性血管炎临床表现，无主动脉以外血管受累的证据，无能引起主动脉炎的其他风湿免疫疾病相关证据，排除感染性主动脉炎后，可拟诊 CIA。

准确诊断 CIA 需要对患者进行长期密切的随访。临床观察中发现，近 20% 的 CIA 患者未来可进展为系统性血管炎或其他风湿免疫疾病，其中以巨细胞动脉炎（giant cell arteritis，GCA）最为常见[4]。GCA 患者可以单纯主动脉瘤或主动脉夹层为首发表现，数月后才出现颞区头痛、咀嚼痛等特异性症状[5-6]。北欧的一项尸检研究也表明，至少 90% 临床诊断为 CIA 的患者同时存在有颞动脉炎的组织学表现，说明 CIA 可以是 GCA 早期的表现形式[7]。病理表现为淋巴浆细胞浸润的 CIA 也可能是 IgG4-RD 的一种表现形式，随着病程进展逐渐出现 IgG4-RD 其他脏器受累的表现[8]。系统性血管炎如大动脉炎（Takayasu arteritis，TA）、肉芽肿性多血管炎或其他可累及主动脉的系统性风湿免疫疾病在发病初期均可表现为

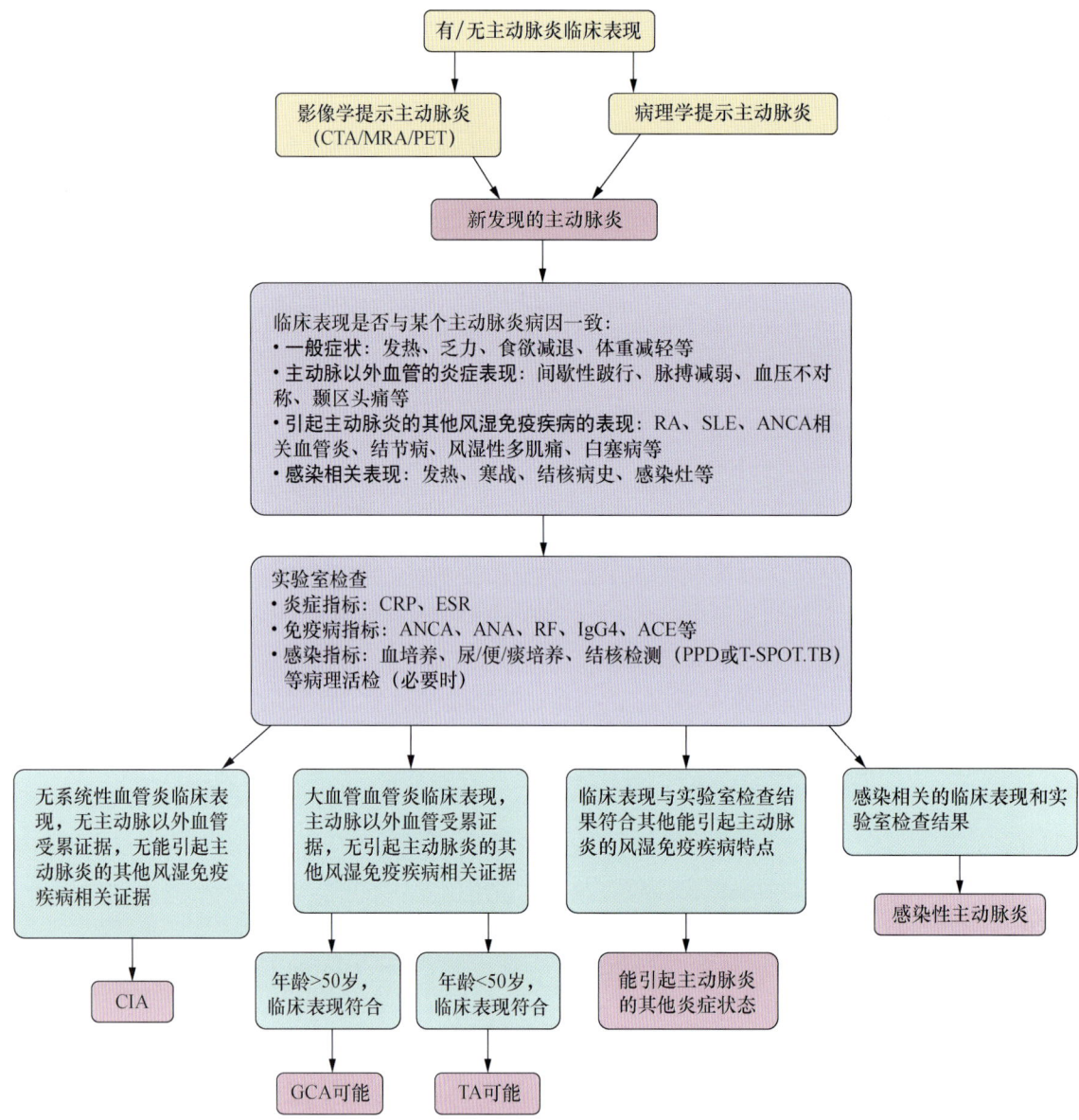

图 1-11-6 CIA 诊断及鉴别诊断流程

CTA，电子计算机断层扫描血管造影；MRA，磁共振血管成像；PET，正电子发射断层显像；RA，类风湿关节炎；SLE，系统性红斑狼疮；CRP，C 反应蛋白；ESR，红细胞沉降率；ANCA，抗中性粒细胞质抗体；ANA，抗核抗体；RF，类风湿因子；ACE，血管紧张素转换酶；PPD，结核菌素试验；T-SPOT.TB，结核感染 T 细胞斑点试验；CIA，临床孤立性主动脉炎；GCA，巨细胞动脉炎；TA，大动脉炎

CIA。因此，目前尚不能确定 CIA 是一种独立的主动脉炎症状态，还是累及主动脉的系统性风湿免疫病的早期表现形式。密切的随访，对于明确 CIA 的诊断，以及疾病转归的早发现、早干预而言都至关重要。

【鉴别诊断】

CIA 需要与引起主动脉炎的其他疾病鉴别。

1. 感染性主动脉炎

一些病原体感染导致的主动脉炎在影像学上常与非感染性主动脉炎难以区分，因此在获得有效病理证据之前，常需要排除感染因素造成的主动脉炎。沙门菌是引起主动脉炎最常见的病原体，其次为葡萄球菌和链球菌，梅毒螺旋体、分枝杆菌及一些真菌相对少见。感染性主动脉炎患者常有发热、寒战、腹泻等感染相关症状，或有明确的感染灶，其中以感染性心内膜炎最为常见。50% 的患者可合并菌血症，结合病原学检查结果不难鉴别。

2. GCA

GCA 亦多见于欧美老年女性，病理也可见肉芽肿增殖性炎症，二者鉴别诊断较为困难。GCA 的平均发病年龄较 CIA 大，前者多在 70 岁以上，而后者多在 60～70 岁[9]。GCA 患者可伴有颞部头痛、下颌运动疼痛、视力受损等系统性血管炎表现，而CIA患者缺乏主动脉以外的动脉炎症状，颞动脉超声有助于评估颞动脉受累情况，当出现典型的低回声晕轮征时常提示GCA。此外，与GCA不同，CIA病变主要局限在主动脉主干而少有主动脉分支受累，当影像学出现颈动脉、锁骨下动脉、肾动脉或髂动脉等分支血管病变时基本可除外CIA可能[9]。

3. TA

TA的病理亦可出现肉芽肿性改变。该病常见于40岁以下的亚洲青年女性，当累及主动脉及其主要分支时可出现肢体无力、感觉异常、双侧血压不对称、单侧肢体脉搏减弱或无脉等表现。影像学主要表现为血管壁增厚、管腔狭窄，动脉瘤相对少见。根据本病发病人群的人口学特征、临床表现以及影像学检查结果，不难与CIA鉴别。

4. IgG4-RD

病理表现为淋巴浆细胞浸润时需要与IgG4-RD鉴别。IgG4-RD常见于老年男性，常有泪腺、唾液腺、胰腺等多器官受累，累及主动脉时常表现为动脉周围肿物，以腹主动脉和髂血管受累为主，但亦可出现动脉瘤。IgG4-RD患者可伴有血清IgG4水平的升高（>135 mg/dl）。IgG4、IgG染色对二者的鉴别诊断至关重要，当组织病理学出现大量IgG4阳性淋巴浆细胞浸润（IgG4+细胞/IgG+细胞>40%，IgG4+细胞>10/高倍镜视野），伴席纹状纤维化或闭塞性静脉炎时，应高度怀疑IgG4-RD。近来发现，FDG PET/CT能够在患者出现相应症状之前发现IgG4-RD的潜在病变部位，因此，当出现泪腺、唾液腺、胰腺等特征性部位标准摄取值升高时应高度怀疑IgG4-RD可能。

5. 其他炎症状态相关的主动脉炎

包括白塞病、Cogan综合征、肉芽肿性多血管炎、复发性多软骨炎、强直性脊柱炎、类风湿关节炎、结节病、系统性红斑狼疮等。

【预后】

CIA较其他血管炎更容易发生主动脉不良事件。一项长达52个月的随访研究结果显示，45%的CIA患者会在半年内出现新发血管事件，其中以主动脉瘤最为常见（42.5%），发生概率约为GCA和TA的2倍。CIA患者的5年无症状生存率仅为38%，约为GCA和TA的一半。14%最初诊断为CIA的患者会在52个月的随访期内发展成系统性血管炎[10]。

【治疗】

1. 药物治疗

糖皮质激素仍然是目前大血管炎保守治疗的主要手段。然而，对于CIA患者是否能从早期糖皮质激素或其他免疫抑制治疗中获益目前尚存在争议。有研究认为，早期或术后糖皮质激素干预能够预防CIA进展为系统性动脉炎，降低未来发生动脉瘤或主动脉夹层等主动脉不良事件的风险。但有限的前瞻性研究结果显示，糖皮质激素似乎并不能显著降低CIA患者发生远期主动脉不良事件的风险[11-13]。近来也有报道显示出硫唑嘌呤、环磷酰胺、甲氨蝶呤、托珠单抗治疗CIA的疗效，但仍需大规模临床研究的证实[4, 13-15]。此外，密切随访，定期进行CT血管造影，监测炎症指标，当患者出现新的大血管病变或出现系统血管炎症状或体征时，重新分类诊断，视病情调整相应的治疗方案十分重要。

2. 手术治疗

CIA患者发生主动脉不良事件的风险很高，近40%的CIA患者需要接受手术治疗，主要的手术指征包括严重的主动脉瘤、主动脉反流、主动脉夹层等。

【病例摘要】

患者男，64岁，主因"间断发热伴背部疼痛2周"就诊，未诉其他不适。患者既往体健，个人史、家族史无特殊。查体未见明显异常。实验室检查提示WBC 8.2×10^9/L，Hb 96g/L，PLT 299×10^9/L，ESR 120 mm/h，CRP 61.3 mg/L，尿便常规、肝肾功能、甲状腺功能未见异常。补体正常，ANA、抗dsDNA抗体、抗ENA抗体谱、ANCA、RF均阴性，血清IgG4正常，Coombs试验阴性。血、尿培养阴性，超声心动图未见赘生物及瓣膜病变。胸部CT未见结核病灶及肿大淋巴结，可见主动脉血管壁增厚。进一步完善胸腹部CTA提示升主动脉起始段至髂总动脉分叉处主动脉全长血管壁增厚，主动脉分支血管正常，未见明显的狭窄或动脉瘤形成。PET-CT提示后纵隔肿物伴高代谢。穿刺活检提示组织变性，少量淋巴细胞，未见浆细胞，IgG4（-）。初步考虑"孤立性主动脉炎"。患者无手术指征，予泼尼松1 mg/(kg·d)口服保守治疗，6个月后激素逐渐减量至7.5 mg/d，患者未再诉发热，复查炎症指标正常。病例详细资料见二维码数字资源1-11-2。

数字资源 1-11-2

（池熙荧　刘燕鹰）

【参考文献】

[1] STONE J R, BRUNEVAL P, ANGELINI A, et al. Consensus statement on surgical pathology of the aorta from the Society for Cardiovascular Pathology and the Association for European Cardiovascular Pathology: I. Inflammatory diseases. Cardiovasc Pathol, 2015, 24 (5): 267-278.

[2] SCHMIDT J, SUNESEN K, KORNUM J B, et al. Predictors for pathologically confirmed aortitis after resection of the ascending aorta: a 12-year Danish nationwide population-based cross-sectional study. Arthritis Res Ther, 2011, 13 (3): R87.

[3] MILLER E B, GROSU R, LANDAU Z. Isolated abdominal aortitis following administration of granulocyte colony stimulating factor (G-CSF). Clin Rheumatol, 2016, 35 (6): 1655-1657.

[4] CLIFFORD A H, ARAFAT A, IDREES J J, et al. Outcomes Among 196 Patients With Noninfectious Proximal Aortitis. Arthritis Rheumatol, 2019, 71 (12): 2112-2120.

[5] MARIE I, PROUX A, DUHAUT P, et al. Long-term follow-up of aortic involvement in giant cell arteritis: a series of 48 patients. Medicine (Baltimore), 2009, 88 (3): 182-192.

[6] AGARD C, PONGE T, FRADET G, et al. Giant cell arteritis presenting with aortic dissection: two cases and review of the literature. Scand J Rheumatol, 2006, 35 (3): 233-236.

[7] OSTBERG G. An arteritis with special reference to polymyalgia arteritica. Acta Pathol Microbiol Scand Suppl, 1973, 237: 231-259.

[8] KHOSROSHAHI A, STONE J R, PRATT D S, et al. Painless jaundice with serial multi-organ dysfunction. Lancet, 2009, 373 (9673): 1494.

[9] TALARICO R, BOIARDI L, PIPITONE N, et al. Isolated aortitis versus giant cell arteritis: are they really two sides of the same coin? Clin Exp Rheumatol, 2014, 32 (3 Suppl 82): S55-S58.

[10] FERFAR Y, MORINET S, ESPITIA O, et al. Long-Term Outcome and Prognosis Factors of Isolated Aortitis. Circulation, 2020, 142 (1): 92-94.

[11] WANG H, SMITH R N, SPOONER A E, et al. Giant cell aortitis of the ascending aorta without signs or symptoms of systemic vasculitis is associated with elevated risk of distal aortic events. Arthritis Rheum, 2012, 64 (1): 317-319.

[12] MILLER D V, ISOTALO P A, WEYAND C M, et al. Surgical pathology of noninfectious ascending aortitis: a study of 45 cases with emphasis on an isolated variant. Am J Surg Pathol, 2006, 30 (9): 1150-1158.

[13] ESPITIA O, SAMSON M, LE GALLOU T, et al. Comparison of idiopathic (isolated) aortitis and giant cell arteritis-related aortitis. A French retrospective multicenter study of 117 patients. Autoimmun Rev, 2016, 15 (6): 571-576.

[14] SARTORELLI S, TOMELLERI A, PALMISANO A, et al. Clinically isolated aortitis successfully treated with methotrexate monotherapy. Rheumatology (Oxford), 2020, 59 (10): e54-e56.

[15] HUANG I J, PUGH T, LIEW J. Early Initiation of Tocilizumab in Clinically Isolated Aortitis. Cureus, 2019, 11 (4): e4479.

第十二节　有可能病因的血管炎

一、丙型肝炎病毒相关性血管炎

【概述】

丙型肝炎病毒（HCV）与许多疾病相关，特别是自身免疫性疾病，如冷球蛋白血症、干燥综合征。HCV 相关冷球蛋白血症大多数病例是混合性的冷球蛋白血症（MC）[1]。尽管其内在机制尚未得到充分的研究阐明，冷球蛋白的形成至少与慢性 HCV 感染相关。20%～30% 的 MC 患者肾损害主要是膜增生性肾小球肾炎（MPGN）。因此，对这些患者的治疗主要集中在病毒载量的降低上免疫复合物的清除和 B 细胞的功能[2]。

冷球蛋白血症本质上是血管炎，它可能涉及多个器官。冷球蛋白的沉积和补体导致多种病理表现，包括紫癜、皮肤溃疡和肾小球肾炎。MC 最常见的症状是虚弱、外周神经病、关节痛和紫癜三联征，雷诺现象，干燥综合征，肾受累，肺部疾病，腋下温度升高 > 37.2℃ 和红细胞减少。频繁发作 MC 的主要症状是周围神经病变和皮肤溃疡，对治疗几乎没有反应，因此可能损害患者的生活质量。

【临床表现】

1. 皮肤表现

紫癜是 MC 主要的皮肤表现，损伤范围直径为 3～10 mm 不等；随着溢出红细胞的裂解和再吸收，病变颜色由最初的鲜红色逐渐变暗至褪色，这些表现明显提示存在出血及炎性反应。紫癜是体位性、间断胜的，通常位于远端肢体，主要由于静脉淤滞、冷球蛋白沉积而引起。慢性腿部溃疡通常出现在外踝部位，是紫癜相对常见的并发症。

2. 肾损害

有报道称约 1/3 的 HCV 相关性 MC 患者存在肾损害。临床上，冷球蛋白血症性肾小球肾炎范围可以从无症状的血尿、蛋白尿到明显的肾炎或肾病综合征。并且极易进展成慢性肾功能不全，其中肾小球病变主要是 I 型膜增生性肾小球肾炎。尽管需要透析的终末期肾衰竭极为少见。

3. 周围神经病变

50%～86% 的 MC 患者会出现周围神经病变，并且可能是对称或非对称的感觉或感觉运动神经元病。通常表现为多发性单根神经炎，纯运动神经病比较罕见。神经病变通常可以由精确的物理诊断检测出，但神经生理的研究在轴突性神经病变的诊断中是必不可少的。轴突的损伤与冷球蛋白沉积或血管炎闭塞神经滋养管相关，同时抗神经元抗体可能在影响神经组织结构中起辅助作用[2]。

4. 风湿病表现

关节痛是 MC 患者最常见的风湿病症状，通常表现为双侧对称性关节炎。其特征为累及中等大小或大关节的轻度非糜烂性单关节炎，或对称性的类似类风湿性的多关节炎。

5. HCV 感染相关性淋巴瘤

约 90% 非霍奇金淋巴瘤（non-Hodgkin lymphoma, NHL）患者合并 MC。这类 NHL 症状隐匿和（或）临床表现与慢性 HCV 感染症状相似，易被误诊，约 65% 的 HCV 相关性 NHL 表现为淋巴结外器官受累。HCV 相关性 MC 患者在发展至淋巴瘤前可出现持续发热、贫血、淋巴结病等继发症状，这可作为 HCV 相关性 MC 性低度恶性 B 细胞淋巴瘤的一个预测因素，应密切注意。

6. 其他脏器损害

约 2/3 HCV 相关 MC 患者出现轻、中度慢性肝炎症状。对于冷球蛋白血症是否为肝硬化进展中独立的危险因素尚存有争议。有研究显示约 20% 的冷球蛋白血症患者出现继发于肠系膜血管炎的腹痛及胃肠道出血等症状。最常见的心血管表现是冠脉的血管炎并发心肌梗死、心包炎以及充血性心力衰竭等。常见的肺损害通常是无症状性的，但一些患者往往会进展为弥漫性间质性肺纤维化。

【辅助检查】

1. 一般实验室检查

血沉常增快，血红蛋白量降低，血小板减少，血凝障碍，丙种球蛋白、γ 球蛋白增高，类风湿因子常阳性且滴度较高。

2. 免疫学检查

I 型正常，混合性冷球蛋白血症患者补体常降低，尤其是 C4 降低。免疫球蛋白 M（IgM）常增高，部分患者免疫球蛋白 A（IgG）和免疫球蛋白 A（IgA）增高。类风湿因子、抗核抗体、冷球蛋白阳性。

3. 冷球蛋白测定

90% 以上 I 型和 80% 以上 II 型患者血中冷球蛋白含量 > 1 mg/ml，80% 以上 III 型患者则 < 1 mg/ml。

4. 其他

抗人球蛋白试验（Coombs 试验）阳性，抗核抗体阳性，直接免疫荧光显示血管壁有 Ig、补体和纤维蛋白原沉积。

【诊断】

MC 诊断尚未标准化。意大利冷球蛋白血症研究组于 1989 年提出联合血清学与临床、病理学指标的 MC 分类标准，并于 2002 年修订。CV 的实验室检测包括冷球蛋白检测，血清总蛋白和免疫球蛋白定量，补体水平，单克隆丙种球蛋白症的血清学评价，RF 活性，病毒标志物（抗 HCV 抗体、HCV RNA、HBV 血清学检测、HBV DNA 及其他），血生化及尿常规等。需要注意的是冷球蛋白水平、RF 活性或补体 C4 水平下降与疾病的严重程度仅有较弱的相关性[4]。

【治疗】

对有症状的 HCV 感染相关性冷球蛋白血症的治疗,以抗病毒治疗为主。对于此类患者的最佳抗病毒治疗方案尚无明确的治疗指南推荐。

1. 抗病毒治疗

目前多采用的治疗方案是聚乙二醇干扰素(PEG-IFN-α)联合利巴韦林[5],抗病毒疗程则需根据患者感染 HCV 的类型及 HCV RNA 转阴的情况决定。若 HCV RNA 基因为 1 型,或 HCV RNA 定量 ≥ $2×10^6$ copies/ml 者,可治疗至 12 周时检测 HCV RNA,再根据检查结果再考虑停药或继续治疗;若 HCV RNA 基因为非 1 型,和(或)HCV RNA 定量 < $2×10^6$ copies/ml 者,治疗时间为 24 周。PEG-IFN-α 和利巴韦林联合治疗能取得较好的近期和远期疗效。PEG-IFN-α 可以缓解混合型冷球蛋白血症的多种临床症状,同时也会加重冷球蛋白血症相关的血管炎表现[3]。利巴韦林主要通过肾代谢,若不及时清除体外,易产生溶血,可引起严重的肾功能损害,使用时需谨慎。已存在肾功能损害的患者使用利巴韦林时,应根据药物的血浆浓度进行调整(10~15 μmol/L),若肾小球滤过率 < 50 ml/(min·1.73 m^2),不建议使用利巴韦林。对症状较轻的 HCV 感染相关性冷球蛋白血症患者,如伴有紫癜、关节痛、周围感觉神经病变或轻度肾损害,抗病毒治疗可改善临床症状。

2. 其他治疗

除了治疗原发病,避免寒冷,注意保暖。各种治疗方法均为暂时性对症处理。对于紫癜和关节炎,可使用低剂量的激素对症治疗。治疗神经性疼痛可包括营养神经、抗抑郁药和抗惊厥药。有明显混合型冷球蛋白血症症状的患者,如广泛血管炎、较重的运动神经病、重度肾病等,是使用大剂量糖皮质激素的指征,也可结合细胞毒性药物(常使用环磷酰胺)治疗改善急性期症状、减少冷球蛋白的产生。但糖皮质激素可能会使 HCV 进一步复制,而长时间使用环磷酰胺也可加重 HCV 感染,促进肝病的恶化。因此在使用糖皮质激素时应注意症状控制后减量,检测患者肝功及 HCV 病毒复制情况。糖皮质激素、细胞毒性药物配合血浆置换术,可清除循环性的冷球蛋白、毒素、炎性介质,暂时改善较重的临床症状。当对细胞毒药物产生抵抗或不能耐受时,可使用利妥昔单抗。利妥昔单抗更能选择性控制 RF 阳性 B 淋巴细胞克隆产生冷球蛋白。利妥昔单抗用于改善 HCV 相关性冷球蛋白血症所致系统性血管炎症状的治疗安全有效。

【病例摘要】

患者,女,48 岁,主因"下肢紫癜 4 年,加重伴水肿 3 个月"入院。患者 4 年前无明显诱因出现双下肢点片状紫红色皮疹,略高于于皮面,压之不褪色,可自行消退,偶有关节痛,就诊化验血常规正常,尿蛋白+,考虑过敏性紫癜,间断给予激素和抗过敏治疗,紫癜和关节痛可缓解。3 个月前出现双下肢及颜面部水肿。患者 20 年前行剖宫产手术,有输血史。丙型肝炎病史 15 年。查体:眼睑及面部水肿,多颗龋齿(双下第二磨牙及右第一侧切牙),齿龈萎缩。辅助检查:尿蛋白 1.0 g/L,BLD 大量;Alb 28.8 G/L↓,24 h 尿蛋白定量 2.23 g;相位差镜检红细胞示异形红细胞 > 80%,尿 β2 微球蛋白 473 μg/L 升高,ESR 101 mm/h;CRP13.6 mg/L↑。ANA1:80 着丝点/均质、抗 SSA(-)、抗 SSB(-),抗 Scl-70、Jo-1、Sm 及抗 ds-DNA 均(-);IgG 19.9 g/L↑,IgM 4.96 g/L↑、C3 0.431 g/L↓、C4 0.011 g/L↓、RF 1870 IU/ml↑;血 Kappa 链 1460 mg/dl、Lambda 链 546 mg/dl 均升高;血、尿 M 蛋白(-);尿 Kappa 链 28.4 mg/dl、lambda 链 14.3 mg/dl 均升高;乙肝五项阴性、抗 HCV(+)。丙肝病毒定量 1.75E+006 IU/ml。骨髓穿刺活检:骨髓增生活跃,可见三系成分,未见肿瘤成分;肌电图:腓神经神经源性损害。患者以下肢紫癜起病,伴关节痛,水肿,神经系统损害,结合 ANA1:80 及抗 HCV(+),诊断丙肝合并冷球蛋白血症明确。病例详细资料见二维码数字资源 1-12-1。

数字资源 1-12-1

(陈 适)

【参考文献】

[1] 朱战涛,马伏英,周俊英,等.丙型肝炎病毒相关冷球蛋白血症研究进展.中华临床感染病杂志,2015(3):283-286.

[2] 程虹.单克隆丙种球蛋白病相关性冷球蛋白血症肾损害诊治.中国实用内科杂志,2018,38(6):515-518.

[3] 范晓红，王力芬，刘林昌，等.冷球蛋白血症对丙型肝炎患者病毒学应答的影响.中华肝脏病杂志，2011，19（10）：721-725.
[4] RAMOS CASALS M, STONE J H, CID M C, et al.The cryoglo-bulinaemias. The Lancet, 2012, 379（9813）: 348-360.
[5] SAADOUN D, RESCHE RIGON M, POL S, et al.PegIFNα/ribavirin/protease inhibitor combination in severe hepatitis C virus-associated mixed cryoglobulinemia vasculitis. J Hepatol, 2015, 62（1）: 24-30.

二、乙型肝炎病毒相关血管炎

【概述】

1. 定义

与乙型肝炎病毒（HBV）感染相关的血管炎包括结节性多动脉炎（PAN）[1]、冷球蛋白血症性血管炎（CV）[2]和白细胞破碎性血管炎（LCV）[3]。这些疾病被认为与免疫复合物的形成有关。随受累动脉的部位不同，临床表现多样。

2. 历史发展

1970年Gocke[4]和Trepo、Thivolet[5]等首次描述了HBV与PAN之间的特异性关联。1974年Brouet[6]等将冷球蛋白血症分为Ⅰ、Ⅱ和Ⅲ型。Ⅰ型与淋巴增生性疾病有关。Ⅱ型和Ⅲ型称为混合性冷球蛋白血症（MC）。1977年Levo等[7]首次提出HBV作为MC病原体的潜在作用。2012年ChapelHill会议将乙肝病毒相关性血管炎归类于可能病因相关性血管炎[8]。

3. 流行病学

随着HBV疫苗的开发，HBV相关血管炎的患者逐渐减少。在法国，HBV相关PAN的频率已从1982—1986年间的48.8%下降至1997—2002年间的17.4%[9-10]。有1.2%～4%的HBV患者可发生冷球蛋白血症性血管炎[11-12]。HBV感染引起的LCV非常罕见，仅有少数病例报告[13]。

4. 病因与发病机制

在乙肝相关血管炎患者中，已确定乙型肝炎传播途径为异性性行为、静脉内药物滥用、输血和外科手术。

在HBV-PAN中，至少确定了两种机制（图1-12-1）。首先，病毒复制可能诱导血管壁的直接损伤[15]。其次，循环免疫复合物HBsAg抗原和抗HBs抗体的沉积和（或）原位免疫复合物的形成导致血管病变。IC激活经典的补体途径，导致炎性细胞的募集。因此在活动性的HBV相关性血管病变期间，血清补体水平较低。

乙肝相关PAN具有特征性的节段性血管炎性病变，以中小动脉分支点为主。动脉分支部位发生PAN病变可能由于静水力或黏附分子表达增加和这些部位内膜巨噬细胞数量增加所致。炎性浸润通常

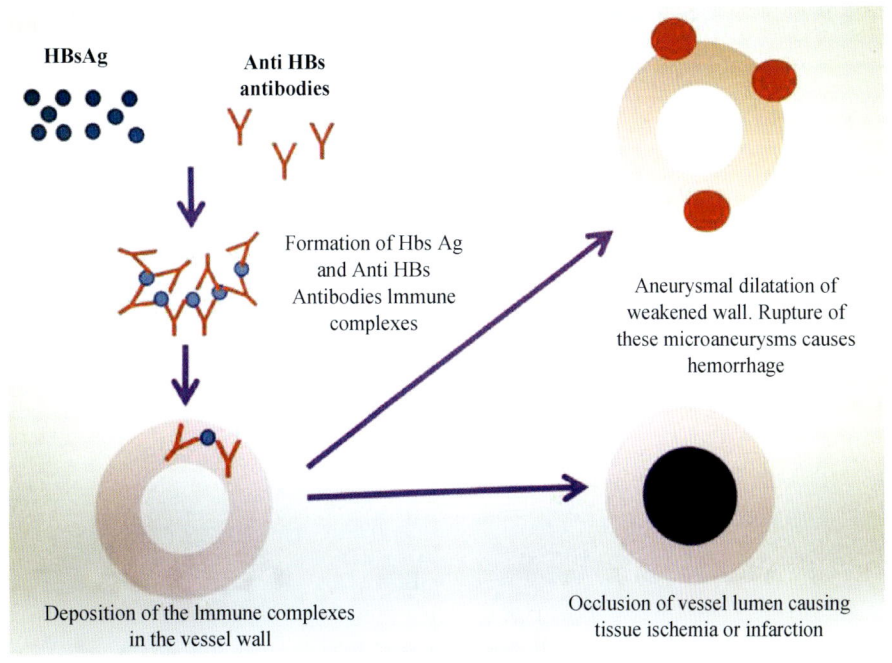

图1-12-1 HBsAg相关PAN发病机制示意图[14]

是混合的，包括淋巴细胞、巨噬细胞以及数量不等的中性粒细胞和嗜酸性粒细胞。在活动性病变中经常观察到纤维素样坏死，在纤维素样坏死的血管中更常存在中性粒细胞。在后期，淋巴细胞和巨噬细胞浸润通常占主导地位，新生血管生成变得明显。在晚期病变中，血管重塑导致血管壁内发生内膜增生和弥漫性纤维化变化[16-18]。血栓形成也可能导致血管闭塞。严重的血管壁损伤可能导致微动脉瘤的形成。

在HBV感染所致MC患者中，Visentini等[19]发现了单克隆B细胞VH1-69编码的特异基因型和表型的表达，可能通过B细胞持续表达VH1-69的抗原刺激导致MC。由多克隆IgG分别与单克隆和多克隆IgM结合而成的免疫复合物，IgM具有类风湿因子（RF）活性，即抗多克隆IgG，低温将引发血管内冷球蛋白沉淀。许多研究表明HBV复制在CV发作中起到决定性作用，因此通过有效的抗病毒治疗，病毒抑制后疾病消退[20]。目前尚无关于隐匿性HBV感染（HBsAg阴性、HBcAb阳性和存在病毒复制）与CV之间相关性的数据。

白细胞碎裂性血管炎（LCV）是皮肤血管炎中最常见的形式，HBV导致LCV通常由乙型肝炎抗原与免疫球蛋白所构成的循环免疫复合物沉积在血管壁激活传统补体途径，剧烈的炎症反应产生细胞碎屑，血管壁损伤后继发红细胞、纤维蛋白和血清渗出、小血管壁纤维素样坏死。循环中IL-1、IL-6、IL-8、TNF-α升高。下肢血管存在湍流和静脉压升高使LCV通常倾向于发生在腿部[21]。

与HBV相关PAN不同，HBV感染所致MC和LCV主要累及小血管。

【临床表现】

1. 乙肝病毒相关PAN

通常发生于年龄小于40岁的患者[22]。HBV感染和乙肝相关血管炎首次表现之间的平均时间间隔为596±628天（范围30～1695天）。诊断肝炎至PAN的平均时间间隔为217±800.9天。其临床特征与其器官受累有关。

（1）全身症状：常见的全身症状包括发热、寒战、盗汗、肌痛、关节痛、厌食和体重减轻。

（2）周围神经系统：最常累及的器官系统是周围神经系统，达到50%～75%，表现为多发性感觉运动单神经炎，主要表现为腕或足下垂。

（3）皮肤：有30%～60%的患者皮肤受累，常有可触及的紫癜、网状青斑、皮肤结节和皮肤溃疡。动脉闭塞可导致手指坏疽[23]。

（4）消化系统：有15%～40%的患者胃肠道受累，表现为腹痛、胃肠道出血，肠系膜动脉多见微动脉瘤。

（5）泌尿系统：有10%～60%的患者肾受累，肾动脉狭窄引起高血压，以及肾微动脉瘤破裂引起无症状性肾梗死，临床上表现为血尿、蛋白尿和（或）急性肾损伤。虽然睾丸炎很少是本病的首发表现，但睾丸炎是乙肝相关血管炎最具特征性的症状，通常为单侧，是睾丸动脉缺血的结果。

（6）中枢神经系统：中枢神经系统受累少见，占3%～25%，表现为脑卒中。当存在CNS受累时，提示预后不良[24]。

（7）耳：耳部受累的表现为听力丧失，通常表现为突然发作或病程迅速进展，为双侧和对称性的神经耳聋。

（8）肝：此外，确诊乙型肝炎病毒结节性多动脉炎前患者通常出现轻度肝炎的症状，表现为乏力和转氨酶轻度升高，通常无黄疸。出现PAN后患者的肝炎前驱期加重，黄疸和转氨酶急剧升高。

2. 乙肝病毒相关的MC

临床表现是免疫复合物在器官和组织中沉积所致。常见腿部紫癜、关节痛和无力（Melzer三联征），典型表现为遇冷及长期站立后发病。还可出现雷诺现象、更严重的皮肤病变（大溃疡）、神经以及淋巴增生性疾病[25-26]，肾受累时出现单纯性蛋白尿/血尿，肾炎/病综合征及急性肾损伤不常见。

3. HBV感染引起的LCV

通常在乙肝病毒活动后约1～3周出现。

（1）皮肤：主要表现为双侧下肢和臀部可触及的紫癜、斑疹，单侧表现和局限性病变少见。查体时也可出现出血性水疱和大疱、脓疱、结节、结痂性溃疡或网状青斑。病变直径可为1 mm～1 cm。皮损无症状，也可有瘙痒、灼伤或刺痛。

（2）皮肤外表现：皮肤外表现较少见。全身症状可能包括低热、不适、体重减轻、肌痛和关节痛。其他不太常见的表现包括肾、胃肠道、肺或神经系统症状。

皮肤白细胞碎裂性血管炎通常为自限性，预后较好，而全身受累通常与更严重的病程相关。当IgA是免疫复合物中的优势免疫球蛋白时，会出现全身受累，类似过敏性紫癜（HSP）。IgG 或 IgM 免疫复合物引起的 LCV 由于全身表现较少，预后优于 HSP。

【辅助检查】

1.实验室常规检查

ESR 升高，CRP 水平升高，免疫球蛋白水平升高，白细胞及中性粒细胞升高，正细胞正色素性贫血。肾损害时尿常规可有轻度蛋白尿、血尿、管型尿，血肌酐可升高。

2.活动性 HBV 复制的标志物

使用放射免疫测定法检测患者血清中 HBsAg、抗 HBsAb、HBeAg、抗 HBeAb 和抗 HBcAb。使用病毒聚合酶链反应（PCR）测定血清中是否存在 HBV DNA。通过 HBsAg、HBeAg 和抗 HBcAb 阳性以及抗 HBsAb 和抗 HBeAb 阴性、HBV DNA 升高证实活动性 HBV 感染。同时通过测定病毒 DNA 评估复制率。

3.乙肝病毒相关 PAN 特异性检查

（1）血清学检测：血清抗中性粒细胞胞质抗体（ANCA）：应用间接免疫荧光（IIF）和 ELISA 的方法检测患者血清中是否存在 ANCA，乙肝相关血管炎的患者血清 ANCA 阴性。

（2）血管造影：只有在出现腹部表现、肾功能不全或活检未能诊断的情况下，才会进行腹腔、肠系膜上动脉和肾动脉造影。动脉病变可出现狭窄、闭塞和（或）动脉瘤。出现梭状和圆形扩张，直径为 1～5 mm，均被认为是动脉瘤。

（3）活检诊断乙肝病毒相关 PAN 的"金标准"是活检。选择用于活检的最常见组织包括皮肤（包括具有中等大小动脉的皮下脂肪）（图 1-12-2）、腓肠神经、腓浅神经或桡神经（包括神经的整个横截面）和肌肉（图 1-12-3），但肌肉的诊断灵敏度低于神经（17% vs. 39%）。活检可见好发于分支点的中小动脉中性粒细胞和单核细胞浸润，出现局灶性、节段性全壁坏死性炎症。在病变的急性期，肝血管造影正常，但肝功能异常时可进行肝活检，以评估病变向慢性肝炎或肝硬化的进展程度。但需要注意的

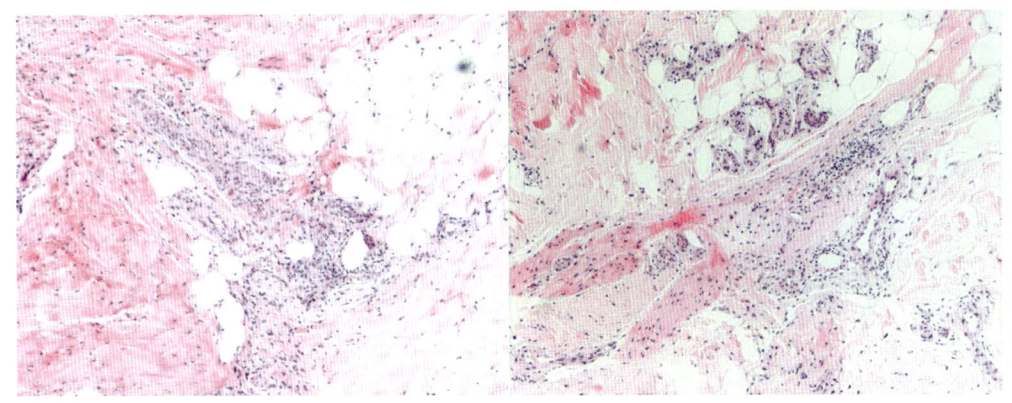

图 1-12-2 患者女，67 岁，反复双下肢红斑伴水肿 7 年余，考虑诊断乙型肝炎病毒相关结节性多动脉炎。左小腿皮肤活检标本：小块皮肤组织，表皮角化亢进，真皮层小血管周围散在淋巴细胞及灶状中性粒细胞浸润，皮下脂肪组织中可见纤维间隔增宽，其间可见增生血管，部分血管腔闭塞，部分脂肪细胞可见变性坏死，局灶可见淋巴细胞、中性粒细胞浸润

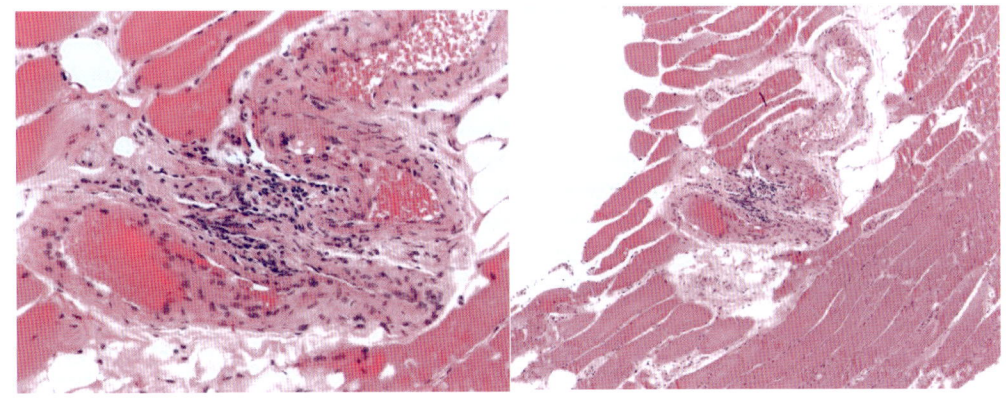

图 1-12-3 患者男，45 岁，肌痛伴发热 4 周，考虑诊断乙型肝炎病毒相关结节性多动脉炎。左下肢腓肠肌活检标本：肌肉及脂肪组织，其间可见血管，部分血管迂曲，周围可见灶状淋巴细胞浸润

是，由于破裂出血的风险，肾和肝活检不是诊断的首选。

（4）氟 18- 氟脱氧葡萄糖（18F-FDG）正电子发射断层显像（PET）：18F-FDG 在糖酵解率较高的细胞中蓄积，这是一种存在于肿瘤细胞和活化的白细胞中的代谢过程。如果病变中有高浓度的炎症细胞，如粒细胞和活化的巨噬细胞，则会显示 18F-FDG 摄取和保留增加。而 18F-FDG 从身体的几乎所有其他部位（包括血室内）清除非常迅速。18F-FDG 摄取的显著降低与症状、实验室结果的改善相对应（图 1-12-4）。18F-FDG PET 在血管炎症成像中的有前景的作用。与 CT 和 MRI 相比，该技术允许进行全身筛查，而不会受到金属植入物的干扰和副作用。与传统核医学技术不同，它具有早期成像（1 h）、空间分辨率更高、与临床表现高度一致性。因此，对于无法进行活检的患者，使用常规诊断模式诊断很困难，18F-FDG PET 可进行血管炎的早期诊断。但是与 CT 和 MRI 相比，其缺点是成本相对较高、解剖信息有限[27]。

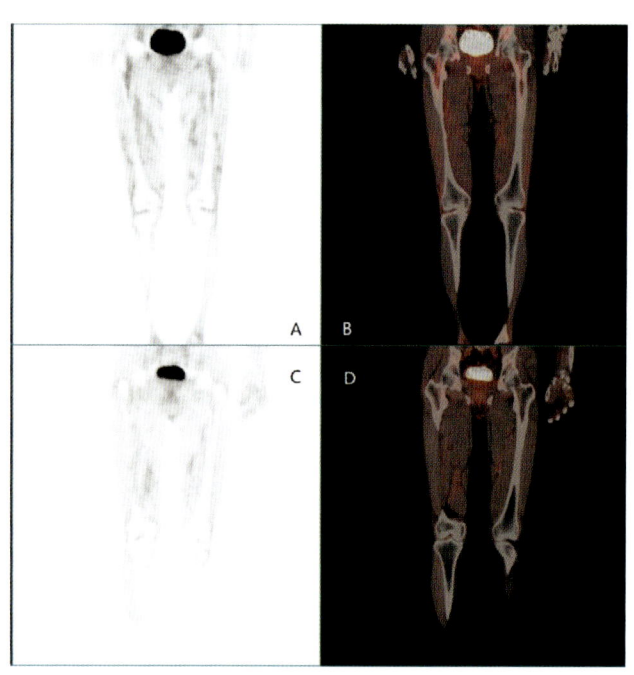

图 1-12-4　A、B：患者患乙型肝炎病毒相关结节性多动脉炎半个月，18F-FDG PET/CT 显示双下肢血管走行区域可见弥漫性 18F-FDG 摄取增加；C、D：乙型肝炎病毒相关结节性多动脉炎治疗一年后，症状缓解，复查 18F-FDG PET/CT，与前次 18F-FDG PET/CT 相比，双下肢血管 FDG 代谢范围减少

4.乙肝病毒相关 CV 特异性检查

（1）血清学结果：混合冷球蛋白［IgM 和（或）IgG］、RF 阳性和 C1q、C2 和 C4 水平降低，低水平的 C4 是疾病活动的主要标志。C3 水平一般不受影响或轻度下降。

（2）活检：皮肤紫癜样皮疹出现白细胞碎裂性血管炎；神经出现缺血性神经病、冷球蛋白沉积性病变；肝出现汇管区炎细胞浸润；肾出现①肾小球肾炎：膜增生性肾小球肾炎（最常见），不典型膜性肾病，毛细血管内增生性肾小球肾炎，局灶增生性或局灶增生坏死性肾小球肾炎。②小动脉炎：坏死性肉芽肿性血管炎。

5.乙肝病毒相关 LCV

病变主要位于毛细血管后小静脉，尚有细小动脉和毛细血管的炎症。活检有三个主要病理组织学特征（图 1-12-5）：①血管改变表现为血管内皮肿胀，严重时管腔狭窄，血栓形成，出现纤维蛋白样变性或纤维素样坏死。②细胞浸润主要是大量中性粒细胞在血管周围和侵入管壁内，所以血管的边界不清，最明显的特征是有很多分散的核碎裂，常称为核尘，是中性粒细胞衰变溃肩而成。③通常血管有红细胞外渗。对于新发白细胞碎裂性血管炎，强烈建议采用直接免疫荧光法。免疫荧光用荧光素标记的抗 IgG、IgM、IgA 和 C3 的抗体进行。IgA 强沉积而无其他抗体沉积提示 HSP。

【诊断】

1.乙肝病毒相关 PAN

没有试验或临床结果可靠地表明存在或不存在乙肝病毒相关 PAN。因此，该疾病的诊断需要结合临床、血清学、血管造影和活检结果。

（1）临床及血清学：血清学检测到 HBsAg、HBeAg 和抗 HBcAb 阳性以及抗 HBsAb 和抗 HBeAb 阴性、HBV DNA 升高，同时有明显全身症状和多系统受累的患者怀疑乙肝相关血管炎，包括体重下降 ≥ 4 kg（排除节食或其他原因所致）；皮肤可见网状青斑（四肢和躯干）；睾丸痛和（或）压痛，除外感染、外伤或其他原因；肌痛、乏力或下肢压痛；多发性单神经炎或多神经炎；舒张压 ≥ 90 mmHg；血尿素氮 > 400 mg/L 或肌酐 > 15 mg/L，并除外脱水或（和）尿路梗阻等肾外因素。

（2）血管造影：出现腹部和肾中小动脉的微动脉瘤、血管狭窄或内脏梗死（如肾梗死），并除外动脉硬化、纤维肌性发育不良或其他非炎症性病变，是乙肝相关 PAN 的标志。

（3）中小动脉壁活检：诊断的"金标准"是中

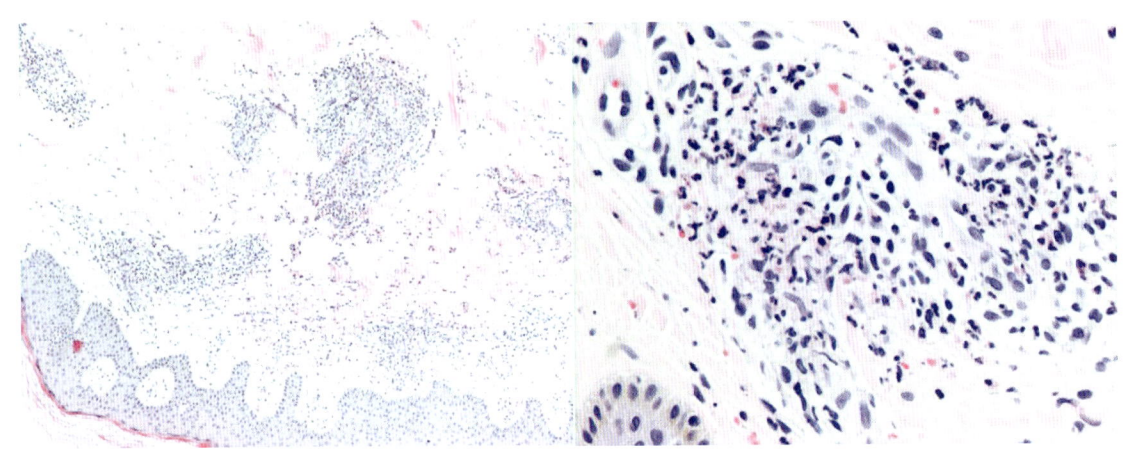

图1-12-5 患者男，38岁，紫癜样皮疹、血尿3周，关节痛2周，腹痛1周余，考虑诊断乙肝病毒相关LCV。左踝内侧皮肤活检标本：表皮轻度角化，棘层细胞增生，上皮脚杵状下延，真皮浅层可见小血管增生，内皮细胞肿胀，部分血管壁坏死，周围可见较多量中性粒细胞浸润，其间可见核碎片，病理表现符合白细胞碎裂性血管炎

小动脉壁活检，可见中性粒细胞和单核细胞浸润，出现局灶性、节段性全壁坏死性炎症。

（4）其他：此外，还需除外既往患有哮喘、鼻窦炎或中耳炎，血清ANCA阳性、血清冷球蛋白阳性的患者[28]。

2. 乙肝病毒相关CV

（1）血清学：HbsAg阳性和存在HBV-DNA复制、RF阳性，C1q、C2和C4水平降低，C3不受影响或轻度下降，血清中冷球蛋白显著增高。

（2）临床表现［以下4项至少满足3项（现在或过去）］：①全身症状：疲劳、低热（37～37.9℃，10天，无诱因）、发热（＞38℃，无诱因）；②纤维肌痛、关节表现：关节痛、关节炎；③血管表现：紫癜、皮肤溃疡、坏死性血管炎、高黏滞综合征、雷诺现象；④神经表现：外周神经病变、脑神经改变、血管中枢神经改变。并排除其他CV原因，如HCV感染、慢性感染、淋巴增生性疾病及其他结缔组织病等。

3. 乙肝病毒相关LCV

（1）典型的临床症状：双下肢及臀部紫癜。

（2）血清学：ESR、CRP升高，补体C3、C4下降，HBsAg、HBeAg和抗HBcAb阳性以及抗HBsAb和抗HBeAb阴性、HBV DNA升高。抗HCV抗体（-），抗HIV抗体（-），冷球蛋白（-）。类风湿因子RF（-）；抗中性粒细胞胞质抗体（ANCA）胞质型/核周型（-）。抗核抗体谱（-）。

（3）皮肤活组织检查：发现LCV病理学特征。

（4）其他：还需评估全身受累，根据临床表现检查血、尿、便常规，CT，如有需要，进行其他部位活检。

（5）排除其他可能的病因：药物、其他病原体感染、脓毒症、恶性肿瘤等。

【鉴别诊断】

1. 显微镜下多血管炎（MPA）

MPA为非肉芽肿性坏死性小血管炎，以小动脉、小静脉、毛细血管等受累为主，可累及肺部、肾等，出现急进性肾小球肾炎、肺出血等，p-ANCA常常阳性。而乙肝相关血管炎不累及肺和肾小球，是与MPA最大的不同。

2. 嗜酸性肉芽肿性多血管炎（EGPA）

EGPA是肉芽肿性小血管性血管炎，肺部血管受累伴外周血和组织中嗜酸性粒细胞增多、哮喘等，肾受累以坏死性肾小球肾炎为特点，且p-ANCA常常阳性。

【治疗】

1. 乙肝病毒相关PAN

短期糖皮质激素治疗与血浆置换和抗病毒治疗相结合可有效控制疾病活动和促进病毒血清转换。

（1）轻症患者：轻度HBV相关性PAN，即无器官受累时，主要采用以下药物治疗：①抗病毒药物，主要是恩替卡韦（0.5 mg/d）和（或）富马酸替诺福韦二吡呋酯片（300 mg/d）。②可以选用IFN-α，剂量为300万单位，开始时每周3次，如果4～6个月时没有发生血清转换，那么剂量应增加到每周6百万单位。大多数患者对治疗效果良好，不会超过6个月。③当病毒学缓解，但血管炎的症状持续存在时，加用全身性糖皮质激素。

（2）重症患者：①全身性糖皮质激素 1 mg/kg 泼尼松龙等效治疗 1 周，如果疾病未进展，则第 2～8 周迅速减量至停药。激素的快速停用促进免疫清除感染肝细胞的乙肝病毒，有利于 HBeAg 向 HBeAb 的血清转化。而糖皮质激素和环磷酰胺治疗有助于病毒持续存在，并促进慢性肝炎和肝硬化的发生，故禁止长期使用环磷酰胺和皮质类固醇。但在危重难治性病例中，可考虑更长时间的糖皮质激素和抗病毒治疗。②在糖皮质激素第 2～8 周迅速减量至停药的同时开始使用抗病毒药物。③血浆置换可改善总体预后。血浆置换每周 3 次，共 3 周，每周 2 次，共 2 周，然后每周一次，共 1 周。一旦发生 HBeAg 至抗 HBeAb 的血清转化或临床症状恢复维持 2～3 个月后，停止血浆置换。

在停止免疫抑制治疗或达到治疗目标（持续血清转换）后至少持续 6 个月，停止抗病毒治疗和监测 HB VDNA 水平[29]。当病毒无复制和血清转换后，HBV 相关 PAN 很少出现复发。在一个大型法国队列中，患者平均随访 68 个月后的复发率为 11%[30]。除 HBV 感染的状态外，复发的其他预测因素仅为皮肤结节。HBV 相关 PAN 患者的死亡率较高，但 HBV 阳性状态并非是死亡率的独立预测因素。死亡原因可能与基础病、治疗副作用有关。早期多系统受累，尤其是胃肠道受累常为致死性。法国血管炎组给出的五因素评分（FFS）可用于评估乙肝相关 PAN 患者的预后[31]。在计算 FFS 时，以下每个因素的评分均为 1 分：尿蛋白 > 1g/24 h、肌酐 > 140 mmol/L、特异性胃肠道受累、特异性心肌病和特异性中枢神经系统受累。FFS 为 0 时的 5 年生存率和相对死亡风险为 88.1% 和 0.62；FFS 为 1 为 74.1% 和 1.35；FFS ≥ 2 分别为 54.1% 和 2.40。

2. 乙肝病毒相关 CV

根据临床表现治疗乙型肝炎病毒（HBV）诱导的冷球蛋白血症性血管炎（图 1-12-6）[32]。

（1）抗病毒药物：无论肝病的严重程度如何，均可选择具有高耐药屏障的强效抗病毒药物核苷（酸）类似物（NA）长期给药治疗，如恩替卡韦、富马酸替诺福韦酯和替诺福韦艾拉酚胺作为单药治疗，可充分抑制病毒、使 ALT 正常化、冷球蛋白消失和 HBV 相关 CV 的临床血管炎（即紫癜、乏力和关节痛）消退。而拉米夫定、阿德福韦和替比夫定不推荐用于治疗慢性乙型肝炎。需要注意的是，替诺福韦停药后 HBV 复发的发生时间比恩替卡韦停药后更早，并且倾向于更严重。接受替诺福韦治疗的有肾病风险的患者应定期进行肾监测，至少包括估计的肾小球滤过率（eGFR）和血清磷酸盐水平。接受富马酸替诺福韦二吡呋酯治疗的患者如有发生风险和（或）基础肾病，应考虑换用恩替卡韦或替诺福韦艾拉酚胺。在重度 HBV 相关 CV 患者中，NA 获得的临床结果并不完全令人满意，仅 50% 周围神经病变患者的抗病毒药物治疗后病情获得临床消退，这可能是周围神经的不可逆损伤所致。对于 HBsAg 阳性的 CV 患者，在症状消失后也应长期抗病毒治疗。在实现 HBsAg 消失和血清转化且 HBV DNA 检测不到，可停用抗病毒药物。

（2）IFN-α：IFN-α 是 HBV 相关 CV 的替代治疗，仅在少数患者中诱导快速病毒抑制，在肝外表现的管理方面不优于 NA，而且容易导致大量严重副作用。

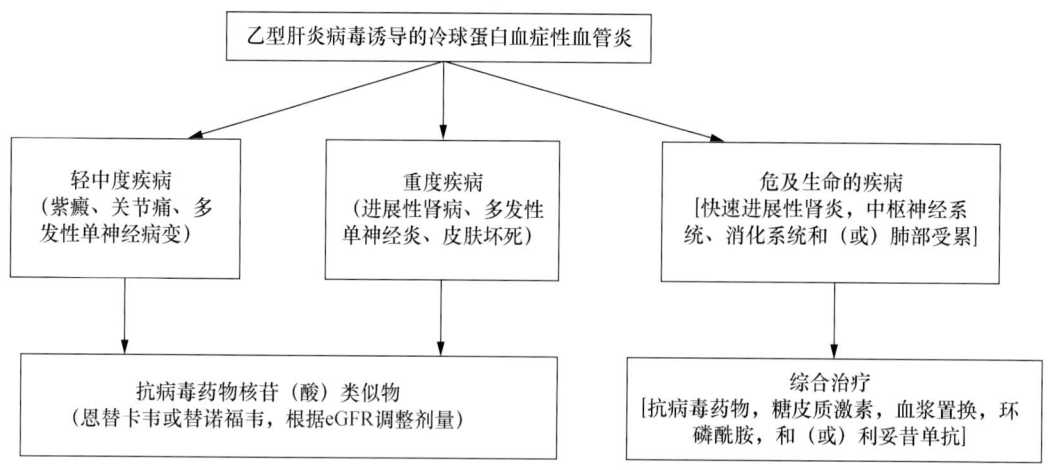

图 1-12-6　乙型肝炎病毒诱导的冷球蛋白血症性血管炎

（3）糖皮质激素、免疫抑制剂：既往治疗中使用的糖皮质激素治疗对血管炎的临床症状有效，但对抑制HBV病毒血症和免疫学特征无效，且长期使用糖皮质激素会导致严重副作用。不推荐使用免疫抑制剂，因为可能出现突然病毒复制[33]。

（4）利妥昔单抗：利妥昔单抗是一种选择性表达于B细胞的抗CD20抗原的单克隆抗体。CD20阳性细胞在MC中扩增并活化，在冷球蛋白生成中发挥至关重要的致病作用。Terrier等[34]报告利妥昔单抗联合NA治疗HBV相关MC伴紫癜和肾病患者的临床缓解结果令人满意。但考虑到HBsAg阳性受试者以及既往感染（仅HBcAb阳性）受试者中病毒再激活的相关风险，应始终在开始利妥昔单抗治疗前开始NA预防。

（5）血浆置换：血浆置换被提出用于治疗许多MC相关临床疾病，如肾小球肾炎、溃疡和周围神经病变[35]。血浆置换和利妥昔单抗联合适用于治疗NA治疗无效或复发的非霍奇金淋巴瘤和冷球蛋白血症性肾病患者。

3. 乙肝病毒相关LCV

（1）轻症患者：对于轻度疾病患者通常病程良好。治疗包括支持性措施如抬高腿部、休息、压力袜和抗组胺药可消退紫癜，以及去除基础病因即使用减少抗原负荷的抗病毒药物。

（2）重症、复发、慢性病程的患者：治疗较为复杂，包括使用抗病毒药物、全身性皮质类固醇和免疫抑制剂，以控制免疫复合物的形成和减轻炎症反应。

白细胞碎裂性血管炎的死亡率较低（约2%），与全身受累与严格的皮肤受累有关。大约90%的患者皮损在数周至数月内自行消退，其余10%持续慢性疾病平均2～4年。无发热的关节痛可能预示慢性病程。

【病例摘要】

患者，女，63岁，间断发热、乏力、全身肌痛、关节痛、双下肢紫癜样皮疹3个月，检查示肝功能异常，HBV DNA升高，肾功能异常，胸CT提示少量胸腔积液，予恩替卡韦抗病毒及保肝治疗，病情未见好转。1个月前患者出现四肢麻木进行性加重，伴肌力下降1周，少尿1天。乙肝病原携带史20余年，此次发病前肝功能正常。查体：双小腿可见粟粒大小紫癜样皮疹，四肢肌张力下降、痛觉过敏，双侧桡骨膜反射及踝反射减弱。肌电图示双胫前肌、左第一骨间肌、双三角肌呈肌源性损害，双下肢被检神经感觉传导功能异常，右腓总神经运动电位波幅降低。化验：乙型肝炎表面抗原、乙型肝炎核心总抗体、HBV DNA升高，肝功能异常，RF高滴度阳性、补体C4降低，C3正常，IgMκ型M蛋白（＋），ANCA（－）。考虑诊断乙型肝炎病毒相关冷球蛋白血症明确。病例详细资料见二维码数字资源1-12-2。

数字资源1-12-2

（何 菁）

【参考文献】

[1] KAPPUS M R, STERLING R K. Extrahepatic manifestations of acute hepatitis B virus infection. Gastroenterol Hepatol（N Y），2013，9（2）：123-126.

[2] ENOMOTO M, NAKANISHI T, ISHII M, et al. Entecavir to treat hepatitis B-associated cryoglobulinemic vasculitis. Ann Intern Med，2008，149（12）：912-913.

[3] BONKOVSKY H L, LIANG T J, HASEGAWA K, et al. Chronic leukocytoclastic vasculitis complicating HBV infection. Possible role of mutant forms of HBV in pathogenesis and persistence of disease. J Clin Gastroenterol，1995，21（1）：42-47.

[4] GOCKE D J, HSU K, MORGAN C, et al. Association betweenpolyarteritis and Australia antigen. Lancet，1970，2（7684）：1149-1153.

[5] TREPO C, THIVOLET J. Hepatitis associated antigen and periarteritis nodosa（PAN）. Vox Sang，1970，19（3）：410-411.

[6] BROUET J C, CLAUVEL J P, DANON F, et al. Biologic and clinical significance of cryoglobulins. A report of 86 cases. Am J Med，1974，57（5）：775-788.

[7] LEVO Y, GOREVIC P D, KASSAB H J, et al. Liver involvement in the syndrome of mixed cryoglobulinemia. Ann Intern Med，1977，87（3）：287-292.

[8] JENNETTE J C, FALK R J, BACON P A, et al. 2012 revised International Chapel Hill Consensus Conference Nomenclature of Vasculitides. Arthritis Rheum，2013，65（1）：1-11.

[9] GUILLEVIN L, MAHR A, CALLARD P, et al. Hepatitis B virus-associated polyarteritis nodosa: clinical characteristics,

outcome, and impact of treatment in 115 patients. Medicine (Baltimore), 2005, 84 (5): 313-322.

[10] GUILLEVIN L, LHOTE F, COHEN P, et al. Polyarteritis nodosa related to hepatitis B virus. A prospective study with long-term observation of 41 patients. Medicine (Baltimore), 1995, 74 (5): 238-253.

[11] FERRI C, SEBASTIANI M, GIUGGIOLI D, et al. Mixed cryoglobulinemia: demographic, clinical, and serologic features and survival in 231 patients. Semin Arthritis Rheum, 2004, 33 (6): 355-374.

[12] MAZZARO C, MASO L D, MAURO E, et al. Survival and Prognostic Factors in Mixed Cryoglobulinemia: Data from 246 Cases. Diseases, 2018, 6 (2): 35.

[13] BONKOVSKY H L, LIANG T J, HASEGAWA K, et al. Possible role of mutant forms of HBV in pathogenesis and persistence of disease. J Clin Gastroenterol, 1995, 21 (1): 42-47.

[14] SHARMA A, SHARMA K. Hepatotropic viral infection associated systemic vasculitides-hepatitis B virus associated polyarteritis nodosa and hepatitis C virus associated cryoglobulinemic vasculitis. J Clin Exp Hepatol, 2013, 3 (3): 204-212.

[15] TREPO C, GUILLEVIN L. Polyarteritis nodosa and extrahepatic manifestations of HBV infection: the case against autoimmune intervention in pathogenesis. J Autoimmun, 2001, 16 (3): 269-274.

[16] LIE J T. Systemic and isolated vasculitis. A rational approach to classification and pathologic diagnosis. Pathol Annu, 1989, 24 Pt 1: 25-114.

[17] CID M C, GRAU J M, CASADEMONT J, et al. Immunohistochemical characterization of inflammatory cells and immunologic activation markers in muscle and nerve biopsy specimens from patients with systemic polyarteritis nodosa. Arthritis Rheum, 1994, 37 (7): 1055-1061.

[18] COLL-VINENT B, CEBRIÁN M, CID M C, et al. Dynamic pattern of endothelial cell adhesion molecule expression in muscle and perineural vessels from patients with classic polyarteritis nodosa. Arthritis Rheum, 1998, 41 (3): 435-444.

[19] VISENTINI M, PASCOLINI S, MITREVSKI M, et al. Hepatitis B virus causes mixed cryoglobulinaemia by driving clonal expansion of innate B-cells producing a VH1-69-encoded antibody. Clin Exp Rheumatol, 2016, 34 (3 Suppl 97): S28-S32.

[20] MAZZARO C, DAL MASO L, URRARO T, et al. Hepatitis B virus related cryoglobulinemic vasculitis: A multicentre open label study from the Gruppo Italiano di Studio delle Crioglobulinemie - GISC. Dig Liver Dis, 2016, 48 (7): 780-784.

[21] NAKAMURA T, WAKIGUCHI H, OKAZAKI F, et al. Purpuric drug eruption without leukocytoclastic vasculitis associated with vancomycin. Asian Pac J Allergy Immunol, 2020, 38 (1): 47-51.

[22] HAQ S A, PAGNOUX C. Infection-associated vasculitides. Int J Rheum Dis, 2019, 22 (1): 109-115.

[23] NGUYEN Y, PAGNOUX C, KARRAS A, et al. Microscopic polyangiitis: Clinical characteristics and long-term outcomes of 378 patients from the French Vasculitis Study Group Registry. J Autoimmun, 2020, 112: 102467.

[24] CASTAIGNE P, CAMBIER J, ESCOUROLLE R, et al. Les manifestations nerveuses centrales de la périartérite noueuse. A propos d'une observation anatomo-clinique [Manifestations of the central nervous system in periarteritis nodosa. Apropos of an anatomo-clinical observation]. Ann Med Interne (Paris), 1970, 121 (3): 375-382.

[25] INVERNIZZI F, GALLI M, SERINO G, et al. Secondary and essential cryoglobulinemias. Frequency, nosological classification, and long-term follow-up. Acta Haematol, 1983, 70 (2): 73-82.

[26] RAMOS-CASALS M, STONE J H, CID M C, et al. The cryoglobulinaemias. Lancet, 2012, 379 (9813): 348-360.

[27] BLEEKER-ROVERS C P, BREDIE S J, VAN DER MEER J W, et al. Fluorine 18 fluorodeoxyglucose positron emission tomography in the diagnosis and follow-up of three patients with vasculitis. Am J Med, 2004, 116 (1): 50-53.

[28] HENEGAR C, PAGNOUX C, PUÉCHAL X, et al. A paradigm of diagnostic criteria for polyarteritis nodosa: analysis of a series of 949 patients with vasculitides. Arthritis Rheum, 2008, 58 (5): 1528-1538.

[29] GUILLEVIN L, MAHR A, COHEN P, et al. Short-term corticosteroids then lamivudine and plasma exchanges to treat hepatitis B virus-related polyarteritis nodosa. Arthritis Rheum, 2004, 51 (3): 482-487.

[30] SAMSON M, PUÉCHAL X, DEVILLIERS H, et al. Long-term follow-up of a randomized trial on 118 patients with polyarteritis nodosa or microscopic polyangiitis without poor-prognosis factors. Autoimmun Rev, 2014, 13 (2): 197-205.

[31] GUILLEVIN L, LHOTE F, GAYRAUD M, et al. Prognostic factors in polyarteritis nodosa and Churg-Strauss syndrome. A prospective study in 342 patients. Medicine (Baltimore), 1996, 75 (1): 17-28.

[32] VIGANÒ M, MARTIN P, CAPPELLETTI M, et al. HBV-associated cryoglobulinemic vasculitis: remission after antiviral therapy with entecavir. Kidney Blood Press

Res, 2014, 39 (1): 65-73.
[33] European Association for the Study of the Liver. Electronic address: easloffice@easloffice.eu; European Association for the Study of the Liver. EASL 2017 Clinical Practice Guidelines on the management of hepatitis B virus infection. J Hepatol, 2017, 67 (2): 370-398.
[34] TERRIER B, MARIE I, LACRAZ A, et al. Non HCV-related infectious cryoglobulinemia vasculitis: Results from the French nationwide CryoVas survey and systematic review of the literature. J Autoimmun, 2015, 65: 74-81.
[35] FERRI C, MORICONI L, GREMIGNAI G, et al. Treatment of the renal involvement in mixed cryoglobulinemia with prolonged plasma exchange. Nephron, 1986, 43 (4): 246-253.

三、药物性 ANCA 相关血管炎

【概述】

早在 20 世纪 40 年代就出现了药物诱发的血管炎报道，在 20 世纪 80 年代发现 ANCA 及其靶抗原蛋白酶 3（PR3）和髓过氧化物酶（MPO）之后，药物和血管炎的关系才逐渐建立。许多曾经被认为是"药物性狼疮"的病例实际上是药物性 ANCA 相关血管炎。目前最常见的引起 ANCA 相关血管炎（AAV）的药物是丙基硫氧嘧啶（PTU）、肼屈嗪、米诺环素和掺入左旋咪唑的可卡因。其他与临床有关的药物还包括别嘌醇、青霉胺、普鲁卡因胺、氯氮平、苯妥英钠、利福平、头孢噻肟、异烟肼和吲哚美辛、肿瘤坏死因子拮抗剂等[1]。

目前尚无明确的流行病学证据统计药物性 AAV 的患病率。据统计，在日本的 Graves 病患者中，抗甲状腺药物引起的血管炎的年发病率为（0.53～0.79）/10 000。其中，PTU 引起的 AAV 年发病率为（0.47～0.71）/10 000；甲巯咪唑引起的 AAV 年发病率为（0.057～0.085）/10 000[2]。我国对 216 例甲亢患者进行了血清 ANCA 筛查，发现 ANCA 阳性仅出现在接受 PTU 治疗的患者中，阳性率为 22.6%；ANCA 阳性患者中有 27.3% 出现临床血管炎表现[3]。

药物性 AAV 发病机制尚不明确。肼苯哒嗪可以逆转 PR3 和 MPO 的表观遗传沉默，这可能导致中性粒细胞中这两种自身抗原的表达增加，从而破坏耐受性并导致疾病[4]。某些药物如 PTU 和左旋咪唑的代谢产物会作为 MPO 的底物引起免疫反应；在动物模型试验中发现在 PTU 存在的情况下，大鼠的中性粒细胞外陷阱（NET）的形成可能受损，最终导致 ANCA 阳性的肺毛细血管炎和寡免疫复合物沉积的肾小球肾炎的发生[5]。此外，也有报道认为 PTU 改变了血红素铁周围的 MPO 结构，MPO 构型改变可诱导抗原性[6]。

由于药物引起的 AAV 比较少见，因此容易被误诊。经常使用这些药物的临床医生应意识到药物导致 AAV 的可能性。在服用这些药物的患者中检测到 ANCA 时，应及时进行评估，确定是否存在血管炎的临床表现和器官受累。

【临床表现】

药物性 AAV 的表现可轻可重，部分患者仅表现为发热和皮肤血管炎，部分可出现上呼吸道受累、胸膜炎、肺部表现，甚至新月体肾炎。由于这些表现有时不易和药物性狼疮相鉴别，因此建议常规检测 ANA 谱和 ANCA。药物性狼疮患者常常存在 ANA 和抗组蛋白抗体阳性，且常出现抗 dsDNA 和低补体血症；而药物性 AAV 常显示高滴度的 MPO-ANCA，可伴有弹性蛋白酶-ANCA 或乳铁蛋白-ANCA。

药物性 AAV 患者的肾活检可显示有坏死性和新月形肾小球肾炎，免疫荧光显示为寡免疫复合物沉积，病理表现与原发性 AAV 无法区分。两项中国的研究发现中国 PTU 相关 AAV 患者的肾病理的严重程度相对轻于原发性 AAV 患者，但病理差异不明显[7-8]。

（1）抗甲状腺药物引起的 AAV：常用的抗甲状腺药物包括 PTU 和甲巯咪唑均可诱导 AAV，但其中 90% 与 PTU 相关。药物使用时间越长，越容易出现 ANCA 阳性，但只有一小部分会发展为临床血管炎。发展为 PTU 相关 AAV 的危险因素包括以下几个方面：首先接触 PTU 的时间越长，越容易出现 AAV。在一项研究中出现临床血管炎和仅有血清 ANCA 阳性患者中 PTU 的中位时间分别为 48 个月和 24 个月[9]。有学者提出服用 PTU 超过 18 个月的患者应注意检测 ANCA，不建议服用时间超过 3 年[10]。其次，我们的研究发现 PTU 相关性 MPO-ANCA 的滴度和亲和力显著高于无血管炎的患者，且停用 PTU 的患者，抗体的亲和力和滴度均显著下降，因此 MPO-ANCA 的亲和力可能与发病相关，但 PTU 相关性 MPO-ANCA 识别的抗原决定簇较为局限[11-12]。与原发性 AAV 不同，PTU 相关 AAV 多为年轻女性，这与甲亢患者多为女性有关。在临床表现上，PTU 相关性 AAV 与原发性 AAV 有类似表现，多数表现较轻，但也可能发生新月体性肾小球肾炎和严重的肺泡损伤。高滴度的 MPO-ANCA 更容易导致 AAV 的临床症状，特别是损伤肺和肾。我国的研究显示 PTU 组的肾受累程度较轻，表现为较高的 GFR，较少的蛋白尿，较少的新月体和较轻的间质炎症[7, 8]。总体而言，只要药物能够尽早停用，PTU 相关性 AAV 的严重程度常比原发性 AAV 轻，预后较好。当 PTU 诱导 AAV 发生后不建议将 PTU 转换成其他抗甲状腺药物，因为也有少数报道其他抗甲状腺药物可能导致疾病复发。

（2）肼苯哒嗪引起的 AAV：肼苯哒嗪是一种直接松弛血管平滑肌的降压药，可引起药物性狼疮，通常表现为发热、关节痛、浆膜炎和各种皮肤损害。由于这些表现也可出现在药物性 AAV 中，故临床上不易鉴别。目前认为，与肼苯哒嗪引起的狼疮综合征不同，肼苯哒嗪诱导的 AAV 通常表现更重，多引起快速进展性的坏死性新月体性肾小球肾炎，可伴有关节炎、上呼吸道受累和皮肤血管炎。血清学显示高滴度 MPO-ANCA，可有弹性蛋白酶和乳铁蛋白抗体阳性。多数患者存在 ANA 和抗组蛋白抗体，并且可合并双链 DNA 抗体和低补体血症。此类患者除了停用肼苯哒嗪外往往需要免疫抑制剂治疗。

（3）可卡因和左旋咪唑相关的血管炎：左旋咪唑是一种抗寄生虫药。由于左旋咪唑与可卡因具有相似的外观和气味，并可通过刺激交感神经系统来模仿或增强可卡因的欣快感，因此被掺入可卡因中。由于服用左旋咪唑的患者皮肤血管炎和自身抗体（包括 ANCA）的阳性率升高，可卡因相关性 AAV 数量的上升与左旋咪唑的检出存在时间相关性，因此目前认为左旋咪唑是可卡因相关 AAV 的罪魁祸首。临床上，患者常表现为发热、关节痛、肌痛和疼痛性紫癜（又称为网状紫癜伴皮肤坏死）。实验室表现主要为高滴度的抗 MPO-ANCA，部分出现抗 PR3-ANCA，ANA 和抗磷脂抗体。已显示 HLA-B27 阳性增加左旋咪唑相关的粒细胞缺乏症的风险，但尚未知其与 AAV 的相关性[13]。

（4）米诺环素引起的 AAV：米诺环素是一种广谱、长效的抑菌类抗。它属于四环素类抗生素，同时也具有抗炎特性，通常用于治疗痤疮，也曾被作为缓解病情抗风湿药。米诺环素诱导的 AAV 总体少见，年轻女性更容易出现 ANA 和 MPO-ANCA 阳性。

（5）肿瘤坏死因子拮抗剂引起的 AAV：抗 TNF 药物目前广泛用于类风湿关节炎和血清阴性脊柱炎。研究表明，这些药物会导致月 10% 的患者出现自身抗体，如 ANA，抗心磷脂抗体和抗双链 DNA。少数患者可出现 AAV[14]。

【辅助检查】

大多数药物引起的 ANCA 相关性血管炎的患者 MPO-ANCA 阳性，且滴度很高。除 MPO-ANCA 外，还可出现针对组织蛋白酶 G、弹性蛋白酶或乳铁蛋白的抗体，少数 PR3-ANCA 阳性。停用可疑药物后，部分患者可依然保持 MPO-ANCA 阳性，但并不与临床血管炎相关。

组织活检是诊断血管炎和评估疾病严重程度的必要工具，由于肾是 AAV 最常见的受累器官之一，因此经常会进行肾活检。肾 AAV 的组织病理学特征是"寡免疫复合物"性坏死性新月形肾炎。但是，在 PTU 相关性 AAV 肾损害中，有时可见到免疫复合物沉积。除肾外，有时还要进行皮肤和肺活检。典型的皮肤病变是白细胞碎裂性血管炎，表现为白细胞破碎和血管纤维素样坏死。

【诊断】

目前尚无药物诱导的 AAV 的定义，诊断主要依赖全身症状，包括器官特异性症状、详细的用药史、药物治疗的总持续时间、各种抗体的存在，以及停用药物后症状的缓解情况，并且排除了感染、肿瘤及其他的血管炎类型。所有疑似药物性 AAV 的患者，均应进行 ANCA 检测，如果有条件可以进行 ANCA 的多种靶抗原检测，有助于诊断药物性 AAV。其血清学特点为除具有高滴度 MPO-ANCA 阳性外，多具有多抗原性。组织活检有助于明确是否为 AAV。

【鉴别诊断】

出现发热、关节肌肉痛和肺、肾等损害，伴随 ANCA 阳性，首先要除外感染、肿瘤和其他结缔组织病，特别是 SLE。病理表现为寡免疫复合物性坏死性小血管炎有助于 AAV 诊断。确定为 AAV 后，需要和 GPA 和 EGPA 鉴别。

【治疗】

常用的治疗方法与原发性 AAV 相似，需要评估疾病活动性和严重程度。怀疑药物性 AAV 者需要立即停用可疑药物。对于仅出现全身性特异症状（包括发热、乏力、关节痛和体重减轻）且无器官受累的患者，停用可疑药物，部分患者可能即可缓解。对于器官功能受到严重威胁的患者，还应接受皮质类固醇和免疫抑制剂（尤其是环磷酰胺）的治疗。此外，有快速进展性肾小球肾炎和大量肺泡出血的患者应接受静脉甲泼尼龙冲击治疗或甚至是利妥昔单抗或血浆置换。

尽管尚不确定药物性 AAV 患者免疫抑制治疗的最佳持续时间，但通常认为应短于原发性 AAV 的治疗持续时间，这取决于器官损伤的严重程度。国内的研究报告了 11 例 PTU 诱导的血管炎患者的长期预后，他们均具有器官损害。除了两名因延迟转诊和延迟停用 PTU 而发展为终末期肾病的患者外，其他患者均成功地在 1 年内终止了免疫抑制剂的治疗，并且平均随访 55.0 个月（25～98 岁）也没有复发[15]。但是，将 AAV 全部归因于某种药物有时可能并不正确，因此停用可疑诱发药物后应仔细、频繁地监测患者。

【病例摘要】

患者女性，39 岁，1 个月前出现发热伴咳嗽、气短，5 天前出现咯血伴尿中泡沫增多。既往有甲状腺功能亢进症，长期服用丙基硫氧嘧啶。入院后肺 CT 示：双肺弥漫渗出，考虑肺泡出血可能性大。有血尿、蛋白尿，肌酐急剧上升至 756 μmol/L，MPO-ANCA 阳性。肾病理示：肾小球局灶节段病变伴新月体形成，未见电子致密物沉积，未见明显肉芽肿形成。患者有肺和肾受累，MPO-ANCA 阳性，肾病理提示寡免疫复合物沉积的坏死性肾小球肾炎，考虑 AAV 诊断明确。因患者有长期服用 PTU 史，考虑 PTU 相关 AAV 可能性大，予停用 PTU，大剂量激素冲击后病情明显好转，后序贯口服激素，静脉用环磷酰胺，逐渐脱离透析。随访 1 年激素减量至 7.5 mg，病情稳定。病例详细资料见二维码数字资源 1-12-3。

数字资源 1-12-3

（叶　华）

【参考文献】

[1] CHEN M, GAO Y, GUO X H, et al. Propylthiouracil-induced antineutrophil cytoplasmic antibody-associated vasculitis.Nat Rev Nephrol，2012，8（8）：476-483.

[2] CIN M O, GURSOY A, MORRIS Y, et al. Prevalence and clinical significance of antineutrophil cytoplasmic antibody in Graves' patients treated with propylthiouracil. Int. J. Clin. Pract，2009，63（2）：299-302.

[3] GAO Y, ZHAO M H, GUO X H, et al. The prevalence and target antigens of antithyroid drugs induced antineutrophil cytoplasmic antibodies (ANCA) in Chinese patients with hyperthyroidism. Endocr Res，2004，30（2）：205-213.

[4] DE LA CRUZ-HERNANDEZ E, PEREZ-PLASENCIA C, PEREZ-CARDENAS E, et al. Tran- scriptional changes induced by epigenetic therapy with hydralazine and magnesium valproate in cervical carcinoma. Oncol Rep，2011，25（2）：399-407.

[5] IRIZARRY-CARO J A, CARMONA-RIVERA C, SCHWARTZ D M, et al. Brief report: drugs implicated in systemic autoimmunity modulate neutrophil extracellular trap formation. Arthritis Rheumatol，2018，70（3）：468-474.

[6] LEE E, HIROUCHI M, HOSOKAWA M, et al. Inactivation of peroxidases of rat bone marrow by repeated administration of propylthiouracil is accompanied by a change in the heme structure. Biochem. Pharmacol，1988，37（11）：2151-2153.

[7] YU F, CHEN M, GAO Y, et al. Clinical and pathological features of renal involvement in propylthiouracil-associated ANCA-positive vasculitis. Am JKidney Dis，2007，49（5）：607-614.

[8] CHEN Y X, ZHANG W, CHEN X N, et al. Propylthiouracil-induced antineutrophil cytoplasmic antibody (ANCA) -associated renal vasculitis versus primary ANCA- associated renal vasculitis: a comparative study. J. Rheumatol，2012，39（3）：558-563.

[9] GAO, Y. CHEN M, YE H, et al. Thetargetantigensof antineutrophil cytoplasmic antibodies (ANCA) induced by propylthiouracil. Int Immunopharmacol，2007，7（1）：55-60.

[10] GUNTON J E, STIEL J, CLIFTON-BLIGH P, et al. Prevalence of positive anti-neutrophil cytoplasmic antibody (ANCA) in patients receiving anti-thyroid medication. Eur J Endocrinol，2000，142（6）：587.

[11] YE H, ZHAO M H, GAO Y, et al.Antimyeloperoxidase antibodies in sera from patients with propylthiouracil-induced vasculitis might recognize restricted epitopes on myeloperoxidase molecule. Clin Exp Immunol，2004，

138(1): 179-182.
[12] YE H, GAO Y, GUO X H et al.Titre and affinity of propylthiouracil-induced anti- myeloperoxidase antibodies are closely associated with the development of clinical vasculitis. Clin Exp Immunol, 2005, 142(1): 116-119.
[13] JIN Q, KANT S, ALHARIRI J, et al. Levamisole adulterated cocaine associated ANCA vasculitis: review of literature and update on pathogenesis. J Community Hosp Intern Med Perspect, 2018, 8(6): 339-344.
[14] ZIOLKOWSKA M, MASLINSKI W. Laboratory changes on anti-tumor necrosis factor treatment in rheumatoid arthritis. Curr Opin Rheumatol, 2003, 15(3): 267-273.
[15] GAO Y, CHEN M, YE H, et al.Long-termoutcomesofpatients with propylthiouracil-induced anti-neutrophil cytoplasmic auto-antibody-associated vasculitis. Rheumatology (Oxford), 2008, 47(10): 1515-1520.

第二章 自身炎症性疾病

第一节 家族性地中海热

【概述】

家族性地中海热（familial Mediterranean fever，FMF）是一种以反复发作性发热和浆膜炎为特征的遗传性自身炎症性疾病，与由编码热蛋白（pyrin）的 FMF 基因（*MEFV*）发生功能获得性突变有关，而热蛋白的功能之一是调节 IL-1β 的产生。患者主要表现为自限性发热和浆膜炎。大多数 FMF 患者的首次发作在儿童期早期，10 岁前和 20 岁前的初次发作率分别为 65% 和 90%。FMF 大多见于地中海沿岸地区的人群，西班牙系犹太人、亚美尼亚人、北非人和土耳其人是潜在的携带者，其次德系犹太人、希腊人和意大利人也可能是携带者。亚洲最早报道的国家为日本，近些年来韩国和我国也均有报道。

FMF 为常染色体隐性遗传病，系致病基因 *MEFV* 发生突变所致。5 个主要突变为外显子 10 上的 M694V、V726A、M680I、M694I 以及外显子 2 上的 E148Q。*MEFV* 定位于染色体 16p13.3，编码含 781 个氨基酸的蛋白质，国际 FMF 联盟（International FMF Consortium，IFMFC）将 MEFV 蛋白质称为炎素（pyrin，吡啉），又将 pyrin 称为热蛋白（marenostrin）。Pyrin 主要表达于中性粒细胞和单核细胞胞浆中，由 N 端的 pyrin 结构域（PYD）、一个 B-box 锌指结构域、一个卷曲螺旋结构域和 c 端的 B30.2 结构域组成。Pyrin 蛋白的 PYD 可竞争性与凋亡相关斑点样蛋白（apoptotic associated speck-like protein，ASC）结合，从而减少 NALP3 与 ASC 结合，抑制 NALP3-炎症小体形成。MVEF 突变系功能丧失性突变，可导致 pyrin 数量减少或功能改变，致使 NALP3-炎症小体过度活化，产生炎症反应。

【临床表现】

FMF 特征是发作不规律，在大多数情况下，发热和浆膜炎症的反复发作表现为腹痛和胸痛。患者在两次发作间期可无症状。发作频率也有很大变化。发病间隔不规律，从 1 周到数月或数年不等。剧烈运动、情绪压力、间发性感染、寒冷暴露、手术等与一些患者的发作有关。

1. 反复性发热

发热可能是 FMF 的首发也是唯一的症状，尤其是年幼儿童。几乎所有病例在发作期间都有此表现。轻微的发作可能伴随低热，但大多数 FMF 患者的体温可达 38～40℃。发热的持续时间短，持续 12h 至 3 天。

2. 腹痛

95% 的 FMF 患者有阵发性腹痛。腹痛和压痛最初可能是局限的，然后范围逐渐扩大。由于腹痛的原因是腹膜炎症，常出现腹膜炎的体征，如压痛、反跳痛、板状腹，这些表现可能误认为是外科急腹症而导致诊断延迟，有时甚至导致误行手术治疗。

3. 胸痛

33%～84% 患者的疼痛性发作局限于胸部，胸痛可能是由胸膜炎症引起的，也可能是由膈下炎症引起的牵涉痛所致。胸膜炎症通常表现为单侧胸痛，随着吸气或咳嗽加重。患者常有少量的一过性胸腔积液。发作常在 3 日内缓解，但也可能持续 1 周。出现胸膜炎的患者也可能会伴发心包炎。

4. 关节痛

约 75% 的患者会有突然发作的关节疼痛，常为单个大关节受累（膝、踝或髋）。症状和体征在发作后的 24～48h 达到峰值，此后逐渐消失。关节炎通常完全消失而不会导致关节破坏。然而，重度迁延性病例可发生永久性畸形、功能受限。关节炎偶尔可持续数周到数月。

5. 丹毒样皮肤损害

12%～40% 的 FMF 患者有丹毒样皮肤损害，可有疼痛，隆起和红斑，病灶通常发生于小腿、踝或足部。病变可能是一过性皮温升高，不伴相关疼痛或压痛。丹毒样皮损可能是儿童 FMF 的起病特征，可能误诊为感染性丹毒或蜂窝织炎。

6. 其他罕见表现

肾淀粉样变性可以是 FMF 患者的首发，同时也是唯一的表现。肾淀粉样变性患者可表现为无症状蛋白尿或临床上明显的肾病综合征，这些患者可逐渐发生进行性肾病和终末期肾病。运动诱导的肌痛是 FMF 的一种典型表现，常累及下肢（大腿和小腿）。极少数患者会出现症状性急性心包炎，心包炎的临床特征包括胸痛、心包摩擦音和心电图上广泛的 ST 段抬高。可出现轻微头痛及无菌性脑膜炎表现。罕有患儿可出现单侧阴囊肿胀的急症。

【辅助检查】

1. 实验室检查

急性 FMF 发作期，患者有发热表现时，可出现以中性粒细胞为主的白细胞增多，急性期反应物水平升高，如 ESR、C 反应蛋白（C-reactive protein, CRP）、血清淀粉样蛋白 A（serum amyloid A，SAA）和纤维蛋白原升高。尿液分析结果可见血尿或蛋白尿。

2. 基因检测

基因检测用于支持 FMF 的诊断，并排除可能在临床上类似于 FMF 的其他自身炎症性疾病。FMF 常为常染色体隐性遗传。检出个体 *MEFV* 基因的 2 个致病突变可确诊。

【诊断】

FMF 的诊断主要根据家族史、典型的发作特点、对秋水仙碱的治疗反应，同时需要排除其他可引起相似表现的原因。包括临床诊断和基因诊断。

1. 临床诊断

成人 FMF 患者广泛接受的标准包括以色列的 Tel Hashomer 标准[1]，包括以下主要标准和次要标准及支持标准。

（1）主要标准：FMF 临床诊断的主要标准包括累及一个或多个以下部位的典型发作：

腹膜炎（泛发性）

胸膜炎（单侧）或心包炎

单关节炎（髋、膝或踝）

仅有发热

典型发作定义为存在以下所有特征：浆膜炎所致疼痛、反复发作（同样类型的发作 ≥ 3 次）、出现发热（直肠温度 38℃ 或更高）和短病程（持续 12 h 至 3 日）。倘若仅有发热的发作看似复发性和短病程，且没有其他检测到的病因，则考虑为典型发作。

（2）次要标准：FMF 临床诊断的次要标准包括累及一个或多个以下部位的不完全性发作：

腹部

疼痛

单关节炎

劳力性腿痛

对秋水仙碱有良好的治疗反应

不完全性发作（必须是复发性）定义为疼痛的复发性发作，但不符合典型发作的标准，如发作少于 3 次、低于 38℃（100.4℉）的发热和（或）发作少于 12 h 或超过 4 日。

（3）支持标准：FMF 的支持标准包括：

FMF 家族史

适宜的种族来源

发病年龄 < 20 岁

需要卧床休息的重度发作

发作可以自行缓解

发作间期无症状

发作伴有一过性炎症反应，表现为一个或多个实验室结果异常：白细胞计数、ESR、SAA 和（或）纤维蛋白原

阵发性蛋白尿 / 血尿

剖腹探查未见异常或切除的阑尾正常

父母为血亲联姻。

若患者存在下列任何一项，我们即诊断为 FMF：

≥ 1 条主要标准

≥ 2 条次要标准

1 条次要标准 + 5 条支持标准

1 条次要标准 + 前 5 项支持标准中至少 4 项

对 FMF 患儿而言，有学者在成人 FMF 患者 Tel Hashomer 诊断标准基础上，总结出适合儿童 FMF 的新诊断标准[2]，见表 2-1-1。

该诊断标准中的 5 项临床症状，有 ≥ 2 项符合时，则该诊断标准对儿童 FMF 诊断的敏感性为 86.5%，特异性为 93.6%。

2. 基因检测

基因检测用于支持 FMF 的诊断，并排除可能在临床上类似于 FMF 的其他自身炎症性疾病。FMF 常为常染色体隐性遗传。检出个体 *MEFV* 基因的 2 个致病突变可确诊。不过，约 33% 符合 FMF 临床标准的患者只有一个可识别的突变。此外，符合临床诊

表 2-1-1　儿童家族性地中海热的诊断标准

临床症状	临床体征
发热	持续时间为 6～72 h，体温＞38℃，发作次数≥3 次
腹痛	持续时间为 6～72 h，发作次数≥3 次
胸痛	持续时间为 6～72 h，发作次数≥3 次
关节炎	持续时间为 6～72 h，发作次数≥3 次，单关节炎
FMF 家族史	+

注："+"表示 FMF 家族史呈阳性。

断标准的患者中有 10%～20% 不携带任何已知可导致 FMF 的基因突变。

【鉴别诊断】

（1）周期性发热综合征：FMF 必须与其他遗传性周期性发热综合征如伴有阿弗他口炎、咽炎及淋巴结炎的周期性发热（periodic fever with aphthous stomatitis, pharyngitis, and adenitis，PFAPA）、与隐热蛋白相关的周期性综合征（cryopyrin-associated periodic syndrome, CAPS）等相鉴别，因为这些疾病具有周期性或阵发性发热的共同特征。然而，每一种周期性发热综合征还伴有一系列不同于 FMF 的临床特征。

（2）全身型幼年特发性关节炎或成人 Still 病：患者表现为弛张高热、皮疹、浆膜炎和淋巴结肿大。关节炎常在发病时明显，但有时可在数周或数月后出现。

（3）系统性血管炎：多种血管炎亦可表现为剧烈腹痛，包括结节性多动脉炎、过敏性紫癜和白塞病。然而，这些血管炎为多器官系统受累且有皮肤小血管炎和肾小球肾炎等表现。

（4）感染：许多感染可类似于 FMF，但通常可通过血培养或血清学分析与 FMF 相鉴别。

（5）恶性肿瘤：反复发热也可能是恶性肿瘤的主要表现，如淋巴瘤、白血病或骨髓增生异常综合征等。

（6）腹痛的其他原因：其他疾病引起的急性腹痛可类似于 FMF 相关腹痛，如阑尾炎、胆囊炎、胰腺炎和小肠梗阻等。

【治疗】

FMF 的治疗目标是预防急性发作，尽可能减少发作间期的亚临床炎症，防止淀粉样变性的发生和进展。欧洲抗风湿病联盟（EULAR）提出的 FMF 管理指南建议[3]，确诊 FMF 后须尽早使用秋水仙碱治疗。5 岁以下儿童的起始剂量推荐为 ≤0.5 mg/d，5～10 岁儿童为 0.5～1 mg/d，10 岁以上儿童和成人为 1～1.5 mg/d，如果药片剂量为每片 0.6 mg，上述剂量依次变为 ≤0.6 mg/d、0.6～1.2 mg/d、1.2～1.8 mg/d。如果患者在诊断前就已经有并发症出现（如淀粉样变性等）或病情较重，应加大起始剂量。

约 5% 的 FMF 患者对秋水仙碱无反应，2%～5% 的患者无法耐受该药，主要是由于胃肠道副作用。IL-1 抑制剂是这些患者首选的二线治疗方法。卡那单抗 canakinumab（人抗 IL-1β 单克隆抗体），是一种针对 IL-1β 的人 IgG 抗体，一篇纳入 8 项研究、40 例 crFMF 患者的系统评价显示，卡那单抗的完全缓解率和部分缓解率分别为 68% 和 32%[5]；Anakinra（阿那白滞素）是重组的 IL-1 受体拮抗剂，一篇有关 IL-1 抑制剂治疗 FMF 的系统评价纳入了来自病例报告或研究的 64 例阿那白滞素治疗者，发现 77% 的患者经治疗获得完全缓解，另 19% 的患者出现了发作频率和炎症减少[4]。一些 FMF 患者可能发生其他相关表现，这些表现对秋水仙碱或 IL-1 抑制剂无反应，有发热肌痛或关节炎的患者可应用糖皮质激素和甲氨蝶呤治疗。

【病例摘要】

患儿男，1 岁 9 个月，土家族，主因"发热 50 天"入院；每天发热 2～3 次，每次热峰在 39℃ 左右，持续 7 天抗感染治疗好转，入院前 42 天，患儿再次出现发热，体温最高约在 39℃，发热时伴胸痛，出现颈周皮疹，无痒感，当地查血常规：白细胞 10.98×10⁹/L，中性粒细胞 48.74%，淋巴细胞 35.34%，血红蛋白 117 g/L，血小板 321×10⁹/L，CRP 52 mg/L，胸部 X 线片示肺炎，抗感染治疗皮疹 2～3 天渐消退，入院前 39 天，体温最高 40.4℃，出现左踝关节疼痛，不愿意行走，3～4 天渐恢复出院；此后每 4～5 天出现发热，均为高热，伴胸痛，每次持续 1 周左右，发热时伴颈肩部及腹部红色皮疹，入院后血常规提示白细胞 16.08×10⁹/L，血红蛋白 102 g/L，血小板 294×10⁹/L，CRP 50 mg/L，SAA＞240 mg/L，心脏彩超提示双侧冠状动脉未见明显扩张，铁蛋白 1069 ng/ml，血沉 103 mm/h，发热时多次胸部 CT 平扫提示胸膜影增厚，基因检测结果显示 MEFV 基因杂合突变（母源），最终诊断家族性地中海热。

（邓江红　李彩凤）

【参考文献】

[1] LIVNEH A, LANGEVITZ P, ZEMER D, et al. Criteria for the diagnosis of familial Mediterranean fever. Arthritis Rheum, 1997, 40 (10): 1879-1885.

[2] YALCINKAYA F, OZEN S, OZCAKAR Z B, et al. A new set of criteria for the diagnosis of familial Mediterranean fever in childhood. Rheumatology (Oxford), 2009, 48 (4): 395-398.

[3] OZEN S, DEMIRKAYA E, ERER B, et al. EULAR recommendations for the management of familial Mediterranean fever. Ann Rheum Dis, 2016, 75 (4): 644-651.

[4] DE BENEDETTI F, GATTORNO M, ANTON J, et al. Canakinumab for the Treatment of Autoinflammatory Recurrent Fever Syndromes. N Engl J Med, 2018, 378 (20): 1908-1919.

[5] SEVILLANO Á M, HERNANDEZ E, GONZALEZ E, et al. Anakinra induces complete remission of nephrotic syndrome in a patient with familial mediterranean fever and amyloidosis. Nefrologia, 2016, 36 (1): 63-66.

第二节　NLRP3 相关自身炎症性疾病

【概念】

NLRP3 相关自身炎症性疾病（NLRP3-associated autoinflammatory disease，NLRP3-AID），既往又被称为冷炎素相关周期性综合征（cryopyrin-associated periodic syndromes，CAPS），是一组罕见的常染色体显性遗传的自身炎性疾病，包括家族性寒冷性自身炎症综合征（familial cold autoinflammatory syndrome，FCAS）、穆克勒-韦尔斯综合征（Muckle-Wells syndrome，MWS）及新生儿起病的多系统炎性疾病/慢性婴儿神经皮肤关节综合征（neonatal-onset multisystem inflammatory disease，NOMID）/（chronic infantile neurologic cutaneous and articular syndrome，CINCA）三种表型。

NLRP3-AID 与 NLRP3 基因突变相关，NLRP3 基因定位于 lq44，编码 NALP3（又称 cryopyrin）[1]。NALP3 也是 NOD 蛋白家族成员之一，与 NOD2 的区别在于其 EBD 由 PYD（pyrin domain）而不是由 CARD 构成。NALP3 也是胞浆中的模式识别受体，主要表达在中性粒细胞、单核细胞及软骨细胞。NALP3 分子 LRD 识别配体后，其 NACHT 结构域发生寡聚化。PYD 和 NACHT 分别与接头蛋白 ASC（apoptosis-associated speck protein with a CARD）及 CARDINAL（CARD-inhibitor of nuclear factor-Kβ-activating ligand）结合，激活 caspas 1，形成活化的 NALP3-炎症小体，切割 IL-1β 前体生成有活性的 IL-1β，介导炎症反应。NALP3 分子 NACHT 结构域突变也是一种功能获得性突变，可导致 NALP3-炎症小体过度活化，IL-1β 异常产生。IL-1β 是体内主要的内源性致热源，亦可诱导滑膜细胞和软骨细胞产生胶原酶及金属蛋白酶，产生全身及骨关节症状。

迄今已发现 170 多种基因突变与 NLRP3-AID 有关[2]，都位于 NACHT 结构域第 3 外显子。目前仍未完全清楚 CAPS 基因型与表型的关系，将本病按轻（FACS）、中（MWS）、重（CINCA）分组，注意到轻重组间 CIAS1 基因型很少有重叠。CINCA 综合征多与 Y570C、F309S 或 F523L 有关，重叠仅发生在相邻两组间，如 R260w 和 V198M 见于 MWS 和 FACS，T348M 发生在重型 MWS 和轻型 CINCA，D303N 主要见于中重度 CINCA 综合征。

【临床表现】

NLRP3-AID 以北美及欧洲多见，其他地区也有报道。NLRP3-AID 共同的临床特征是反复发作性炎症反应、发热、关节痛及荨麻疹（图 2-1-1）。

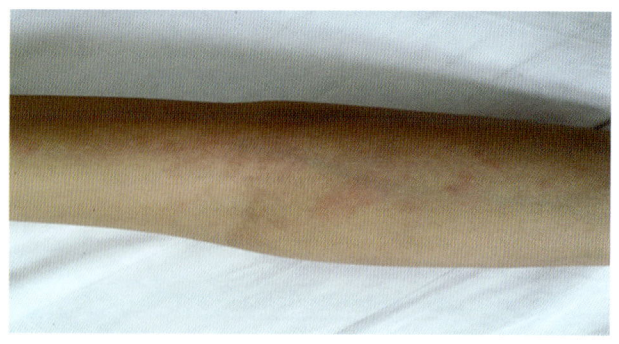

图 2-2-1　NLRP3-AID 的荨麻疹

1. FCAS

FCAS 患者多于生后 6 个月内发病，症状发生于暴露在寒冷环境后数小时内，主要临床症状包括发热、皮疹、关节痛，皮疹通常从暴露的肢端开始出现，大多数发作时会发展至全身的其他部位，包括红色斑疹、斑块、荨麻疹样皮损，有时会出现瘀斑，并可产生一种烧灼感或痒感。多数患者出现关节痛，最常累及手、膝及踝关节，但也可以累及足、腕及肘关节，未发现明显的关节炎。大多数患者主诉发热期出现结膜炎。尚可出现头痛、嗜睡、肌肉酸痛、乏力、多汗等全身非特异性症状。重症患者可出现肾淀粉样变，常为致死原因。症状通常在 24 h 内自行缓解，次日复发，持续终身。

2. MWS

MWS 常于婴幼儿期起病，首发症状为周期发作性非瘙痒性荨麻疹，皮疹可由寒冷诱发，伴低热、关节痛、荨麻疹、结膜炎、头痛、乏力、肌痛和腹痛等症状[3]。炎症发作通常持续 24～48 h。至青少年期，出现进行性感音神经性耳聋症状。成年期不少患者可继发系统性淀粉样变，累及肾时预后不佳。其他常见临床表现包括：口腔、外阴溃疡、胱氨酸尿症、鱼鳞病和显微镜下血尿。部分患者可有特殊面容，表现为凸额、鞍鼻，还可出现身材矮小和弓形足。

3. CINCA

本病于 1981 年首次被描述[4]，1987 年 Prieur 等[5] 报道了 30 例有类似临床表现的患者，并命名为 CINCA。

CINCA 出生后就可开始发病。弛张热至少持续 2 周为该病的特点。约 50% 患儿为足月小儿。皮疹、关节病和神经系统症状是其典型三联征。皮疹见于所有患者，多在出生时出现，为无瘙痒移行性荨麻疹，这些皮疹在一昼夜内就可变形。关节症状可为关节痛、关节肿胀、关节积液，严重病例可出现关节明显畸形[6]。神经系统受累表现为头痛、癫痫、短暂偏瘫、腿部肌肉痉挛，可出现慢性脑（脊）膜炎、脑萎缩、脑积水、视乳头水肿和感音神经性耳聋，部分患者随着病程延长可有智商下降。眼部受累可出现进行性视力下降，严重患者可出现失明。此外，患儿常有凸额塌鼻样特殊面容（图 2-2-2）、身材矮小和声音嘶哑，亦可出现肝脾大和淋巴结肿大。少数患者可出现继发淀粉样变[7]。

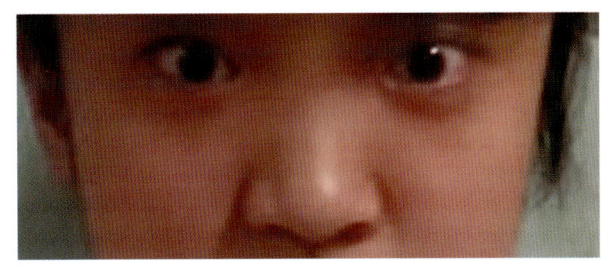

图 2-2-2　CINCA 综合征患者特殊面容

【辅助检查】

NLRP3-AID 的实验室检查结果包括白细胞（WBC）增多伴中性粒细胞增多、血小板增多和急性实相反应物升高。荨麻疹皮疹的活检显示血管周围有明显的中性粒细胞浸润，与典型过敏性荨麻疹中的淋巴细胞和嗜酸性粒细胞浸润不同。慢性脑膜炎患者的腰穿可能显示颅压升高、中性粒细胞增多和蛋白质升高。长骨的 X 线片可以显示骨骺病变。

【诊断】

Hoffman 等曾提出 6 条支持 FCAS 的诊断标准：①暴露于寒冷环境后出现反复间歇性发热、皮疹；②遗传特性为常染色体显性遗传；③发病年龄为出生后 6 个月内；④症状大多在 24 h 内自行缓解；⑤症状发生时有结膜炎表现；⑥没有耳聋、眶周水肿、淋巴结肿大和浆膜炎症状。确诊本病需行基因学检测。

MWS 的诊断主要依据临床症状，包括周期复发性荨麻疹、关节炎或结膜炎、感音神经性耳聋，NLRP3 基因突变能进一步支持诊断。

CINCA 综合征诊断依靠皮疹、关节病和神经系统症状典型的三联征，确诊需行基因学检测，但 50% 的患儿没有 NLRP3 基因的异常。

【鉴别诊断】

本病由于其炎症反应明显，需要和感染性疾病尤其是细菌感染进行鉴别；另外需要与引起发热、皮疹和关节炎的其他风湿性疾病如幼年特发性关节炎（全身型）进行鉴别。

【治疗】

IL-1 受体拮抗剂可用于治疗本病。每天注射阿那白滞素（Anakinra，重组人 IL-1 受体拮抗剂）可以迅速改善临床症状和血清学指标。卡那单抗（Canakinumab）是选择性 IL-1β 人源性单克隆抗体,每8周注射一次,有研究表明对于儿童患者有很好的疗效和安全性[8]。非甾体抗炎药能减轻疼痛,糖皮质激素可以减轻发热和疼痛[9]。

【病例摘要】

患儿为7岁2个月女孩,主因"间断发热、皮疹7年余"入院,查体:体温36.5℃,脉搏109次/分,呼吸22次/分,血压85/43 mmHg,发育稍落后,营养欠佳,神志清楚,精神反应可,呼吸平稳,面色红润,前胸及腹部可见大片皮疹,表面融合成片,突出表面,伴痒感,双侧颈部可触及数枚肿大淋巴结,心肺腹查体无异常。双侧"4"字征阳性,神经系统查体未见异常。化验检查结果:全血细胞分析:白细胞 14.21×10^9/L,红细胞 4.67×10^{12}/L,血红蛋白103 g/L,血小板 336×10^9/L,中性粒细胞百分率83%,淋巴细胞百分率14.9%;动态红细胞沉降率:90 mm/h;血清淀粉样蛋白A:768 mg/L;听力检查:右耳50 dBnHL,左耳50 dBnHL;颅脑MR平扫:双侧大脑半球及小脑半球呈萎缩样改变幕上脑室扩张,侧脑室周围少许长T2信号,垂体后叶T1W高信号减低,右侧眶周软组织局限性突起;全外显子基因检测:NLRP3基因c.1991T>C突变。诊断为慢性婴儿神经皮肤关节综合征。加予醋酸泼尼松片口服抗炎,甲氨蝶呤片、叶酸片口服抑制免疫反应及对症治疗。

(张俊梅 李彩凤)

【参考文献】

[1] GIAT E, LIDAR M. Cryopyrin-associated periodic syndrome. Isr Med Assoc J, 2014, 16(10):659-661.

[2] AHMADI N, BREWER C C, ZALEWSKI C, et al. Cryopyrin-associated periodic syndromes: otolaryngologic and audiologic manifestations. Otolaryngol Head Neck Surg, 2011, 145(2):295-302.

[3] TRAN T A. Muckle-Wells syndrome: clinical perspectives. Open Access Rheumatol, 2017, 11(9):123-129.

[4] PRIEUR A M, GRISCELLI C. Arthropathy with rash, chronicmeningitis, eye lesions, and mental retardation. J Pediatr, 1981, 99(1):79-83.

[5] PRIEUR A M, GRISCELLI C, LAMPERT F, et al. A chronic, infantile, neurological, cutaneousand articular (CINCA) syndrome: a specific entity analyzed in 30 patients. Scand J Rheum Suppl, 1987, 66:57-68.

[6] HOUX L, HACHULLA E, KONE-PAUT I, et al. Musculoskeletal symptoms in patients with cryopyrin-associated periodic syndromes: a large database study. Arthritis Rheum, 2015, 67(11):3027-3036.

[7] NEVEN B, PRIEUR A M, QUARTIER D M. Cryopyrinopathies: update on pathogenesis and treatment. Nat Clin Pract Rheumatol, 2008, 4(9):481-489.

[8] TER HAAR N M, OSWALD M, JEYARATNAM J, et al. Recommendations for the management of autoinflammatory diseases. Ann Rheum Dis, 2015, 74(9):1636-1644.

[9] CANTARINI L, LUCHERINI O M, FREDIANI B, et al. Bridging the gap between the clinician and the patient with cryopyrin-associated periodic syndromes. Int J Immunopathol Pharmacol, 2011, 24(4):827-836.

第三节 肿瘤坏死因子受体相关周期性综合征

【概述】

肿瘤坏死因子(TNF)受体相关性周期性综合征(TRAPS)是一种遗传性周期性发热综合征的自身炎症性疾病,由1型TNF受体(TNFRSF1A)的突变引起[1]。TRAPS于1982年首次被描述。它最初在爱尔兰/苏格兰血统的人群中发现,因此被称为家族性爱尔兰热[2]。后来TRAPS在其他种族多样性中被检测到,包括高加索人、日本人和地中海人。遗传模式以前被认为是常染色体显性遗传,但是也有关于常染色体隐性TRAPS的报道。TRAPS罕见,患病率约为1/100万。多数病例报告在白种人和亚洲人群中。

TNFR1/p55/CD120(TNF受体超家族成员1A)属于TNF受体超家族,在人类中包括29种蛋白质,它们与TNF家族的一种或多种细胞因子相互作用。在诱导凋亡、激活NF-κB炎症途径或caspase介导的信号传导中其重要作用[3]。在Infevers数据库中,43种错义突变已经被验证为致病性,56种为可能的致病突变[4-5]。目前该病的发病机制尚不清楚,早期研究发现患有TRAPS的患者在活化白细胞中可溶性TNFR1(sTNFR1)含量低,膜结合TNFR1 （mTNFR1）含量增加。基于此 McDermott 等提出"缺陷脱落假说"[1]。金属蛋白酶诱导的脱落的缺陷可能是可溶性 TNFR1（sTNFR1）水平低的原因，可拮抗 TNFα 与其受体的结合，因此可利用更多的炎性细胞因子来激活 TNFR1 信号通路。后续研究发现不是所有与 TRAPS 相关的变异都导致异常的 TNFR1 脱落，并且脱落缺陷是细胞特异性的[6]。TRAPS 中的大多数致病性变异都会影响胞外域的折叠，有研究认为突变的 TNFR1 受体优先相互作用并被结构性激活，或者这些受体对 TNF-α 细胞因子的亲和力增加[7]。

【临床表现】

1. 发热

TRAPS 的典型特征是在无感染的情况下，数月或数年间反复发热。发热通常每 5～6 周发作 1 次，但无严格周期性。通常没有明显的诱发因素，部分患者躯体和情绪应激时会诱发发作。发热及相关症状一般至少持续 5 日，经常持续 2 周以上。最常见的临床表现包括发热（96%）、肌痛（69%）、关节痛（69%）红斑疹（60%）、腹痛（70%）、急性结膜炎（37%）、眼眶水肿（28%）、关节炎（22%）、淋巴结病（16%）、肝或脾大（4%）、胸痛（33%）和头痛（13%）。继发性浆膜炎可出现反复心包炎、腹膜炎、胸膜炎和睾丸炎[8-10]。

2. 皮疹

发作期间，皮肤症状可出现在多达 75% 的患者中。它们可以包括分布性离心的迁徙性红斑和水肿性斑块，在某些情况下还包括荨麻疹或丹毒样皮疹。皮肤活检显示真皮单核细胞和淋巴细胞浸润，并且通过免疫组织化学检查发现，浸润由 T 细胞（CD3＋，CD4＋，CD8＋）和单核细胞（CD68＋）组成，但对 B 细胞（CD79a- 和 CD20-），多核巨噬细胞，肉芽肿或肉芽肿呈阴性白细胞分裂血管炎[11]。

3. 继发性淀粉样变性（AA 型）

10%～15% 的患者出现继发性淀粉样变性的临床表现，继发性淀粉样变性也称为 AA 型淀粉样变性，因为沉积的蛋白是血清 AA。这种淀粉样变性主要累及肾，但也可累及肝、甲状腺及其他器官。TRAPS 患者淀粉样变性的症状和体征与其他疾病中的继发性淀粉样变性相似。蛋白尿或肾病综合征的体征/症状提示淀粉样变性。其他提示性临床特征和实验室检查结果包括肝大、蜡样皮肤和易发瘀斑、肌肉增大、心力衰竭和心脏传导异常、周围和或自主神经病变以及凝血障碍。

【辅助检查】

在活动性疾病期间，C 反应蛋白、血沉血清淀粉样蛋白 A、纤维蛋白原、中性粒细胞增多，可出现血小板增多和正常色素性贫血（继发于慢性炎症）。在发作间期，急性期反应物可以升高，但低于爆发期间的水平。继发性淀粉样变性累及肾和其他器官时，患者可能出现蛋白尿、肾功能不全以及受累器官功能障碍。

【诊断】

TRAPS 的诊断通常是结合临床症状和实验室检查，并得到基因检测的支持。

2002 年，Hull 等建议，如果符合以下标准，则可以诊断 TRAPS：①持续 5 天以上的周期性炎症症状（发热、皮疹、肌痛、腹痛、眼部受累）；②激素治疗但未使用秋水仙碱治疗后症状改善；③家族史阳性[12]。

在 2019 年，Gattorno 等报道了一个新的基于证据的 TRAPS 分类标准，该标准由 33 位国际专家临床医生和遗传学家组成的小组开发和验证。TRAPS 的新标准包括：存在确认的 *TNFRSF1A* 基因型和至少以下特征之一：发作持续时间超过 7 天、肌痛、迁移性皮疹腹膜水肿、相关亲属患病。在没有确定的 *TNFRSF1A* 基因型的情况下，必须满足以下临床表现至少两种：发作持续时间超过 7 天、肌痛、迁移性皮疹、腹膜水肿、相关亲属患病。这些新的分类标准首次包括基因型和临床特征，因此，该组合以 95% 的敏感性，99% 的特异性和 99% 的准确性优于所有先前报道的分类标准[13]。

【鉴别诊断】

该病需要与感染性疾病、血液肿瘤性疾病、其他自身炎症性疾病等相鉴别。

【治疗】

非甾体抗炎药（nonsteroidal anti-inflammatory drugs, NSAIDs）有助于控制发热，但通常需要使用糖皮质激素来终止发作时的其他临床特征。激素通常可有效减少炎症反应，要控制慢性 TRAPS 症状，就需要延长治疗时间和增加剂量。长期使用皮质类固醇激素治疗不能有效预防淀粉样变性病的发展或降低炎症发作的频率或强度。

在一项针对TRAPS患者的开放标签研究中,依那西普以剂量依赖的方式显着减轻症状,使发作频率和发作时间减少,但症状没有完全缓解[14]。在无症状的期间依那西普也减少急性期反应物的水平,降低了NSAID和糖皮质激素的使用。IL-1抑制剂用于依那西普治疗效果欠佳的TRAPS患者,已被证明能有效控制TRAPS临床表现、降低炎性标志物,预防疾病复发和并发症[15]。

(李士朋　李彩凤)

【参考文献】

[1] MCDERMOTT M F, AKSENTIJEVICH I, GALON J, et al. Germline mutations in the extracellular domains of the 55 kDa TNF receptor, TNFR1, define a family of dominantly inherited autoinflammatory syndromes. Cell, 1999, 97 (1): 133-144.

[2] WILLIAMSON LM, HULL D, MEHTA R, et al. Familial Hibernian fever. Q J Med, 1982, 51 (204): 469-480.

[3] CROFT M, SIEGEL R M: BEYOND T N F. TNF superfamily cytokines as targets for the treatment of rheumatic diseases. Nat Rev Rheumatol, 2017, 13 (4): 217-233.

[4] SARRAUSTE DE MENTHIERE C, TERRIERE S, PUGNERE D, et al. INFEVERS: the Registry for FMF and hereditary inflammatory disorders mutations. Nucleic Acids Res, 2003, 31 (1): 282-285.

[5] VAN GIJN M E, CECCHERINI I, SHINAR Y, et al. New workflow for classification of genetic variants' pathogenicity applied to hereditary recurrent fevers by the International Study Group for Systemic Autoinflammatory Diseases (INSAID). J Med Genet, 2018, 55 (8): 530-537.

[6] HUGGINS M L, RADFORD P M, MCINTOSH R S, et al. Shedding of mutant tumor necrosis factor receptor superfamily 1A associated with tumor necrosis factor receptor-associated periodic syndrome: differences between cell types. Arthritis Rheum, 2004, 50 (8): 2651-2659.

[7] YOUSAF N, GOULD D J, AGANNA E, et al. Tumor necrosis factor receptor I from patients with tumor necrosis factor receptor-associated periodic syndrome interacts with wild-type tumor necrosis factor receptor I and induces ligand-independent NF-kappaB activation. Arthritis Rheum, 2005, 52 (9): 2906-2916.

[8] CUDRICI C, DEUITCH N, AKSENTIJEVICH I. Revisiting TNF Receptor-Associated Periodic Syndrome (TRAPS): Current Perspectives. Int J Mol Sci, 2020, 21 (9): 3263.

[9] CANTARINI L, LUCHERINI O M, VITALE A, et al. Expanding spectrum of TNFRSF1A gene mutations among patients with idiopathic recurrent acute pericarditis. Intern Med J, 2013, 43 (6): 725-727.

[10] RIGANTE D, CANTARINI L, IMAZIO M, et al. Autoinflammatory diseases and cardiovascular manifestations. Ann Med, 2011, 43 (5): 341-346.

[11] SCHMALTZ R, VOGT T, REICHRATH J. Skin manifestations in tumor necrosis factor receptor-associated periodic syndrome (TRAPS). Dermatoendocrinol, 2010, 2 (1): 26-29.

[12] HULL K M, DREWE E, AKSENTIJEVICH I, et al. The TNF receptor-associated periodic syndrome (TRAPS): emerging concepts of an autoinflammatory disorder. Medicine (Baltimore), 2002, 81 (5): 349-368.

[13] GATTORNO M, HOFER M, FEDERICI S, et al. Classification criteria for autoinflammatory recurrent fevers. Ann Rheum Dis, 2019, 78 (8): 1025-1032.

[14] BULUA A C, MOGUL D B, AKSENTIJEVICH I, et al. Efficacy of etanercept in the tumor necrosis factor receptor-associated periodic syndrome: a prospective, open-label, dose-escalation study. Arthritis Rheum, 2012, 64 (3): 908-913.

[15] SIMON A, BODAR E J, VAN DER HILST J C, et al. Beneficial response to interleukin 1 receptor antagonist in traps. Am J Med, 2004, 117 (3): 208-210.

第四节　高免疫球蛋白D伴周期性发热综合征

【概述】

高免疫球蛋白D伴周期性发热综合征(hyperimmunoglobulinemia D with periodic fever syndrome, HIDS)为单基因遗传的自身炎症性疾病,是一种常染色体隐性遗传病。特征是反复发热,通常伴有淋巴结肿大、腹痛及血清多克隆IgD水平升高。该病最初在荷兰的一些患者中被描述。1984年正式命名为高IgD综合征[1]。该病多于1岁内发病。HIDS的发病无性别倾向。主要发生在北欧地区，大约 50% 的患者有荷兰血统。但 HIDS 病例在全世界都有报道。

【发病机制】

HIDS 是甲羟戊酸激酶（mevalonate kinase，MVK）基因发生复合杂合性或纯合性突变所致。最早在 1992 年 Schafer 等发现了甲羟戊酸尿症患儿在 MVK 基因上存在点突变，随后到 1999 年 Houten 等[2]发现 HIDS 患儿与甲羟戊酸尿症同样存在尿甲羟戊酸排泄增加以及甲羟戊酸激酶活性下降，从而促使对 HIDS 患儿的 MVK 基因的靶向测序，并最终由国际高 IgD 研究组织明确 HIDS 的致病基因。MVK 基因，定位在 12q24，包含 10 个编码外显子和 1 个非编码外显子，约 21 kb，编码甲羟戊酸激酶。最常见的突变是 V377I 和 I268T。甲羟戊酸激酶是甲羟戊酸途径中继 3-羟基-3-甲基-戊二酰辅酶 A 还原酶（HMG-CoA 还原酶）之后的第一个酶，将甲羟戊酸转化为 5-磷酸甲羟戊酸。后者进一步被催化合成类异戊二烯和胆固醇。甲羟戊酸途径产生胆固醇，这是细胞膜的结构成分，也是胆汁酸和类固醇激素的前体。此外，甲羟戊酸途径产生非甾醇异戊烯化合物。异戊烯参与多种细胞功能，包括电子传递、参与细胞增殖和分化的蛋白质的戊烯基化。与 HIDS 相关的突变导致甲羟戊酸激酶酶活性显著降低，而临床上更严重的甲羟戊酸尿症的突变导致酶活性的缺乏。HIDS 单核细胞过度产生促炎细胞因子可能是由于甲羟戊酸底物的过度积累，类异戊二烯缺乏导致 IL-1β 分泌异常增高，从而引起炎症反应[3-4]。

【临床表现】

HIDS 发生在儿童早期，通常在 6 月龄左右出现。发作持续 3～7 天，发作间隔 1～2 个月，发作间隔期患儿可完全正常。随年龄增长，发热发作频率和程度趋于减少或降低。疫苗注射、手术、创伤和病毒感染等可诱发该病发作。反复发作的临床表现有：不间断发热、持续数日，以及存在淋巴结肿大、脾大、关节炎、腹痛和皮疹。

1. 发热

HIDS 发作的特征是快速发生的发热，之前常有寒战，且体温升高至 > 38.5℃。发热通常持续 3～7 天，直至发作结束才会消退。大部分患者有以下前驱症状：咽痛、乏力、头痛、腹痛、恶心和呕吐等。

2. 淋巴结肿大

颈部淋巴结肿大是 HIDS 的常见表现，超过 90% 的患者在发热期间可触及淋巴结肿大，最常发生在颈部，但几乎所有淋巴结均可出现肿大。触诊发现淋巴结有触痛或质韧。淋巴结活检显示非特异性的改变。

3. 腹痛

腹痛也很常见。可伴有呕吐或腹泻。疼痛的程度可能类似于急腹症，在一些患者中甚至导致了阑尾切除术或剖腹探查。

4. 皮肤黏膜表现

皮肤表现见于 80% 以上的 HIDS 患者。皮疹通常多发，通常持续单独存在，但也可逐渐融合。皮疹可为弥漫性斑丘疹，延伸至手掌和脚底，也可为结节性、荨麻疹或麻疹样。皮肤活检显示血管周围炎症细胞和抗体或补体成分 C3 沉积，或两者兼有。可能出现口腔和生殖器阿弗他溃疡，所以有部分患者在确诊 HIDS 之前被诊断为白塞综合征。

5. 其他表现

有些患者有关节炎，通常累及大关节，通常是多关节的，多不发生远期关节破坏。50% 的患者发现有可触及的脾大。胸膜炎不常见。继发性淀粉样变性是 HIDS 罕见但很严重的远期并发症[5]。

【辅助检查】

1. 实验室检查

（1）IgD 水平：HIDS 通常特征是血清多克隆 IgD 水平升高，但其水平正常也不能排除该病，表明 IgD 水平升高可能是继发于全身炎症过程的一种附带现象。只有患者的临床表现符合 HIDS 时，IgD 升高才提示该病。所以尽管该病名为高 IgD 综合征，但单纯 IgD 升高不能做出诊断。IgD 的浓度与疾病的严重性无关。

（2）血清 IgA：水平也可能升高。

（3）急性期反应标志物：发作期间可出现急性期反应标志物升高，包括白细胞、ESR、CRP、铁蛋白、血清淀粉样蛋白 A。许多炎症细胞因子，特别是 IL-1、IL-6 和 TNF-α 在发作期间升高。

（4）尿甲羟戊酸：在发作期间可能轻微升高，但在发作间期通常正常。

2. 基因检测

已发现至少 63 种 MVK 基因突变与 HIDS 相关。

临床怀疑患者为 HIDS 时，若发现复合杂合性或纯合性的已知 MVK 突变，即确诊 HIDS。若没有这种突变，且临床高度怀疑 HIDS，但血清 IgD 和 IgA 水平正常，则可能需进行 MVK 基因测序。在临床表现和实验室检查阳性发现符合 HIDS 时，即使基因分析阴性也不能排除 HIDS 的诊断，因为这种情况下患者非常有可能存在目前尚未识别的其他突变。

【诊断】

2008 年国际 HIDS 研究组织总结了 103 例 HIDS 患儿并提出了基因筛查标准[6]：每次发热持续 3～7 天，反复发作超过 6 个月，至少合并以下一项：①兄弟姐妹中有明确的 MVK 致病基因突变；②血清 IgD 水平升高（＞100 IU/L）；③首次发病时间在儿时疫苗接种后；④发热时合并以下症状（至少满足以下 3 条）：颈部淋巴结肿大、腹痛、呕吐或腹泻、大关节痛/关节炎、口腔溃疡、皮疹。

HIDS 诊断涉及多方面的综合考量，包括临床表现、基因检测、血清 IgD 测定和尿中甲羟戊酸的测定。普遍认为，急性发作期间有典型临床表现的患者，如 MVK 有两个突变和（或）尿液中甲羟戊酸水平升高的患者有 HIDS。然而，相当一部分看似典型疾病的患者只有一个可识别的突变或突变阴性。

【鉴别诊断】

HIDS 在鉴别诊断上需要注意排除慢性感染性疾病、免疫缺陷病、恶性肿瘤性疾病、引起腹痛的疾病、反复或周期性发热的其他病因。

1. 引起发热和腹痛的其他疾病

当患者出现发热和腹痛时，需要排除感染性疾病和外科急症，如阑尾炎、肠套叠、胰腺炎、消化性溃疡穿孔等。

2. 引起复发性或周期性发热的其他疾病

（1）家族性地中海热（familial Mediterranean fever，FMF）：典型表现是反复发作的重度疼痛（1 个或多个部位浆膜炎所致）和发热，持续 1～3 日，随后自发消退。发作间期患者感觉自身健康状况完全正常。秋水仙碱可在大多数患者中预防发作，但秋水仙碱对 HIDS 患者疗效差。

（2）肿瘤坏死因子受体相关周期性综合征（TRAPS）：TRAPS 的发热发作持续时间一般比 HIDS 长。最长可能持续 2 周。HIDS 通常没有结膜炎、眶周水肿和肌痛。

（3）周期性发热-阿弗他口炎-咽炎-淋巴结炎（periodic fevers, aphthous stomatitis, pharyngitis and adenitis，PFAPA）：PFAPA 综合征的病因及发病机制未明，在儿童期发病，特征是周期性发热、每 4～6 周定期发作，包括咽炎、阿弗他溃疡和颈淋巴结炎的固定症状。

（4）家族性寒冷性自身炎症综合征（familial cold autoinflammatory syndrome，FCAS）：患者暴露于寒冷时会引起发热、荨麻疹性皮疹、结膜充血和关节痛。

（5）甲羟戊酸尿症：甲羟戊酸尿症也与 MVK 的 2 个等位基因均发生突变有关。但甲羟戊酸尿症的表型更严重，通常致婴儿死亡。甲羟戊酸尿症婴儿除出现发热发作和 HIDS 样表现（包括复发性发热、淋巴结肿大和皮疹）之外，还出现发育迟缓、共济失调、生长迟滞、畸形表现、肝脾大、血细胞减少、肌病和白内障。患儿的 MVK 酶活性极弱或无，且尿中排泄大量甲羟戊酸。有些专家认为甲羟戊酸尿症和 HIDS 属于同一种疾病，只是轻重不同，统称为甲羟戊酸激酶缺乏症（mevalonate kinase deficiency，MKD）。2015 年欧洲儿童风湿病组织（PRINTO 和 Eurofever Project）制定了 MKD 的临床诊断标准[7]，即具有该病的典型的反复发作性发热（除外感染及其他原因）并有发病年龄小于 2 岁（10 分）、口疮性口炎（11 分）、淋巴结肿大或脾大（8 分）、淋巴结疼痛（13 分）、阵发性腹泻（20 分）、持续性腹泻（37 分）以及不合并胸痛（11 分），如果 Cut-of 值＞42 分即可诊断，该诊断标准的特异性为 89%，敏感性为 53%。

3. 引起 IgD 升高的其他病因

单纯 IgD 升高对 HIDS 不具有诊断意义。没有提示 HIDS 的临床表现时，应评估是否为其他原因引起的 IgD 升高，包括霍奇金淋巴瘤、结节病、结核、曲霉菌病、获得性免疫缺陷综合征。

【治疗】

因为该病主要影响患者生存质量，很少导致严重躯体并发症。所以治疗目标是减轻发作期症状，以提高患者生存治疗和避免不必要的治疗。

1. 非甾体抗炎药（nonsteroidal antiinflammatory drug，NSAID）

有助于治疗每次发作，从发作最初开始使用，并在预期发作期间持续使用。NSAID 在发作间期没有作用。任何 NSAID 均可使用，如果一种 NSAID 无效，应该尝试另一种。

2. 糖皮质激素

对于 NSAID 疗效差或无效且可接受短期全身性糖皮质激素潜在不良反应的患者，建议用泼尼松（每日 1 mg/kg，口服，最大剂量 60 mg/d）治疗 4～7 天，根据患者通常的发作持续时间而定。然后在 2 周内逐渐减量至停药。多项研究显示口服糖皮质激素疗效好，通常服用 1～2 周，患者的体温恢复正常，症状明显减轻。

3. 抗 IL-1 治疗

IL-1 抑制剂包括阿那白滞素和卡那单抗[8]。阿那白滞素是一种短效 IL-1 抑制剂，一日给药 1 次。IL-1β 阻滞剂卡那单抗起效慢，半衰期更长（每 4～12 周给药 1 次）；因此，该药主要用于预防治疗，而不是发作期治疗。对 NSAID 或糖皮质激素均无反应的患者，可使用生物药物阿那白滞素。对于频繁发作的患者，可预防性使用卡那单抗，卡那单抗已成功治疗越来越多的 HIDS 患者。

4. 其他治疗

对于需要治疗但抗 IL-1 药物治疗失败的患者，抗 TNF 或抗 IL-6 生物制剂可能也有效[9]。秋水仙碱可以延长发作间期，但不能有效减轻发作期的症状，所以秋水仙碱在 HIDS 中的作用非常小。对于罕见的发生淀粉样变性的 HIDS 患者，目前尚无明确有效的治疗方法。

（李 超 李彩凤）

【参考文献】

[1] VAN DER MEER JW, VOSSEN JM, RADL J, et al. Hyperimmun-oglobulinaemia D and periodic fever: a new syndrome. Lancet, 1984, 1（8386）: 1087-1090.

[2] HOUTEN S M, KUIS W, DURAN M, et al. Mutations in MVK, encoding mevalonate kinase, cause hyperimmunoglobulinaemia D and periodic fever syndrome. Nat Genet, 1999, 22（2）: 175-177.

[3] GOLDSTEIN J L, BROWN M S. Regulation of the mevalonate pathway. Nature, 1990, 343（6257）: 425-430.

[4] KUIJK L M, BEEKMAN J M, KOSTER J, et al. HMG-CoA reductase inhibition induces IL-1beta release through Rac1/PI3K/PKB-dependent caspase-1 activation. Blood, 2008, 112（9）: 3563-3573.

[5] OBICI L, MANNO C, MUDA A O, et al. First report of systemic reactive（AA）amyloidosis in a patient with the hyperimmunoglobulinemia D with periodic fever syndrome. Arthritis Rheum, 2004, 50（9）: 2966-2969.

[6] VAN DER HILST J C H, BODAR E J, BARRON K S, et al. Long-Term Follow-Up, Clinical Features, and Quality of Life in a Series of 103 Patients With Hyperimmunoglobulinemia D Syndrome.Medicine, 2008, 87（6）: 301-310.

[7] FEDERICI S, SORMANI M P, OZEN S, et al. Evidence-based provisional clinical classification criteria for autoinflammatory periodic fevers. Ann Rheum Dis, 2015, 74（5）: 799-805.

[8] TER HAAR N, LACHMANN H, ÖZEN S, et al. Treatment of autoinflammatory diseases: results from the Eurofever Registry and a literature review. Ann Rheum Dis, 2013, 72（5）: 678-685.

[9] TER HAAR N M, OSWALD M, JEYARATNAM J, et al. Recommendations for the management of autoinflammatory diseases. Ann Rheum Dis, 2015, 74（9）: 1636-1644.

第五节 IL-1 受体拮抗剂缺乏症

【概述】

白细胞介素-1 受体拮抗剂缺乏症（DIRA）是一种罕见的常染色体隐性遗传性疾病，因位于染色体 2q 上的 IL1RN 基因及其他 IL-1 家族基因突变致 IL-1 受体拮抗剂（IL-1RA）缺乏而起病。本病由 Aksentijevich I 等研究人员于 2009 年首次报道，相关研究结果发表于 N Engl J Med 杂志[1]。流行病学方面，本病大多在出生时或新生儿早期诊断，目前已发表的文献仅报道此类病例十余例，流行病学资料相对较少。

白细胞介素-1 受体在 TLR 和 IL-1R 介导的信号传导通路中发挥不同作用，信号通路的异常激活可能会导致免疫功能紊乱，引起多种慢性炎症性疾病或自身免疫性疾病。在本病的起病过程中，IL-1RA 作为炎细胞因子 IL-1α、IL-1β 转录后调节因子，其和 IL-1α、IL-1β 竞争性地与 I 型 IL-1 受体结合。

除 IL-1 外，IL-1RA 还阻断 IL-1 受体辅助蛋白与 IL-1 受体的同时结合，从而阻断 IL-1 受体信号复合物的活化形成。IL-1β 触发的信号通路激活 MAP 激酶及 NK-κβ，从而引起促炎细胞因子，趋化因子和炎症的次级介质的表达，因此，*IL1RN* 基因突变最终导致 IL-1α、IL-1β 的活化释放[2]。

【临床表现】

本病多以关节肿胀、活动受限、口腔黏膜病变等症状为首发表现，主要有如下 3 方面临床表现：①无菌性脓疱、红斑和鳞状皮损；②无菌性多灶性骨髓炎；③骨膜炎。

皮肤黏膜方面，以小脓疱聚集或泛发型脓疱病为突出表现，还可出现指（趾）甲凹陷或萎缩、指（趾）甲脱落、口腔黏膜炎、结膜炎、甲沟炎、浅层巩膜炎等表现。

骨骼肌肉方面以骨膜炎及骨髓炎为突出表现，多以关节肿胀或局部皮肤发红、发热、肿胀和疼痛等骨髓炎表现为首发症状，可逐渐出现包括溶骨性病变伴硬化性边缘、长骨远端和近端多发骨骺气球样变、肋骨和锁骨增宽、异位骨化或股骨干骺端近端骨膜隐形以及骨干骨膜抬高等病变类型，随病变进展可出现病理性骨折、肌肉萎缩、关节积液、关节挛缩等表现。

一般情况方面，患者可出现乏力、贫血、肝脾大等症状，多伴 C 反应蛋白等炎性指标升高，部分患者无明显发热；可出现多种自身抗体；此外，部分患者可合并血管炎、动静脉血栓、呼吸困难、肺间质病变等表现[1, 2, 4-12]。

【辅助检查】

1. 一般情况

血常规可见贫血、白细胞升高等[13]；生化检查可见血清碱性磷酸酶升高[13]，腹部超声可在部分患者中见到肝脾大，炎性指标（红细胞沉降率，C 反应蛋白）多有明显升高[1]；

2. 皮肤黏膜

部分患者接受皮肤活检，镜下可见表皮及真皮中性粒细胞广泛浸润、延毛囊分布的脓疱形成、棘皮病及角化过度，邻近的结缔组织和脂肪组织中可观察到血管炎的组织病理学证据[1]，另一些患者中可见到角化不全，表皮变薄，浅层真皮显示单核细胞浸润和大量中性粒细胞[13]。

3. 骨骼肌肉

X 线片及 CT 等放射检查可见长骨远端和近端多发骨骺气球样变、长骨骨干骨膜抬高、多灶性溶骨性病变、股骨近端异位骨化、塌陷性椎体溶骨性病变继发性颈椎融合等病变，关节超声检查在部分患者中见到积液，骨组织活检显示可见化脓性骨髓炎、骨纤维化和硬化改变[1]，骨质间隙内可见急性和慢性炎症细胞浸润，完善骨组织及骨髓培养无致病菌生长[1]。

4. 颅脑

部分患者通过完善磁共振检查可见颅内血管炎或血管病表现[1]，如脑出血、脑梗死、弥漫性脑白质病变等。

5. 肺部

部分患者完善胸部 CT（或高分辨 CT）可见肺间质纤维化[1]。

6. 基因检查

提示 *IL1RN* 突变基因或其父母为 *IL1RN* 突变基因携带者。

【诊断】

本病尚无统一诊断标准。婴儿期起病的无菌性多灶性骨髓炎、脓疱疹、骨膜炎等典型临床表现有助于诊断，当患者出现典型症状时可完善基因检测协助进一步诊断，如可检测到 *IL1RN* 突变则可考虑诊断本病，在已报道的病例中，大部分为 *IL1RN* 突变基因纯合，仅有个别患者为杂合。

【鉴别诊断】

1. 单基因自身炎症性骨病

（1）Majeed 综合征：本病是一种罕见的遗传病，以反复发热、慢性复发性多病灶性骨髓炎（CRMO）、先天性红细胞生成不良性贫血（CDA）为主要特征，可伴皮肤的炎症表现，如 Sweet 综合征[14]，此外，也可出现生长迟缓、关节挛缩等并发症[15]。诊断方面，CRMO 和 CDA 是必备表现，病程中多伴有周期性发热，2005 年 Ferguson 等[16]通过基因检测鉴定出 *LPIN2* 为致病基因，因此，基因检测为诊断及鉴别诊断的重要依据。

（2）化脓性无菌性关节炎-坏疽性脓皮病-痤疮（PAPA）综合征：PAPA 综合征是由于于 1997 年由 Lindor 博士提出，其最常见的临床症状为反复发作的化脓性无菌性关节炎，皮肤症状主要表现为痤疮和复发性坏疽性脓皮病。多数患者会出现痤疮，通常是结节性痤疮。虽然坏疽性脓皮病是PAPA综合征的重要特征，但发生率较低；其最初特征为小的浅表红斑性紫丘疹，逐渐发展为无菌脓疱和侵袭性溃疡性皮肤病变，主要见于四肢。本病是15号染色体上编码CD2结合蛋白（PTSPIP）基因错义突变导致的一种罕见的常染色体显性遗传病，尽早完善基因检测有助于明确诊断。

2. 多基因自身炎症性骨病

（1）慢性复发性多灶性骨髓炎（CRMO）：本病好发于儿童和青少年，起病时表现为轻微骨痛，可能伴有局部肿胀和发热，部分患者以急性起病的较剧烈的疼痛、乏力、低热为前驱症状，其中，一部分患者的炎症过程呈自限性，病灶单发或者仅2~3处，另一部分患者可以表现为持续多年的慢性炎症，并出现后遗症，例如椎体骨折、驼背等，也可伴有皮肤、眼、肺、胃肠道等其他器官受累[17]。CRMO的确切发病机制尚不清楚，目前倾向认为该病是一种多基因的自身炎症性疾病。特别是当骨炎与其他多基因疾病，如炎症性肠病（inflammatory bowel disease，IBD）或银屑病同时出现时。部分研究还在CRMO患者中发现了罕见的 PSTPIP、CLCN7、ACAN、COL1A1 等基因变异[18]，这些变异在本病起病过程中的作用尚需有待于进一步明确。

（2）滑膜炎-痤疮-脓疱病-骨肥厚-骨髓炎（SAPHO）综合征：本病是一种相对多见于成人的自身炎症性疾病，主要累及皮肤及骨骼。近年来有研究[19]提出了SAPHO的四项诊断标准，符合其中的一项即可诊断：①关节炎伴重度痤疮；②关节炎伴掌跖脓疱疹；③肢体、脊柱或胸锁关节骨肥厚；④慢性多灶性骨髓炎。目前，部分研究将CRMO归类为发生于儿童的SAPHO综合征，由于CRMO多见于儿童，多累及长骨干骺端及锁骨近端，而SAPHO综合征好发于成人，故对于青少年的多灶性骨髓炎伴有典型皮疹、低热等，可考虑儿童型SAPHO综合征诊断。

3. IL-1介导的自身炎症性疾病

（1）家族性地中海热（FMF）：主要由 MEFV 基因变异所致。本病的典型临床表现是出现反复但又短暂的发热、腹膜炎、关节滑膜炎和胸膜炎，少数会出现以心包炎为主的浆膜炎表现。一般情况下，每次发作持续12~72h，发作间隔从1周到几个月甚至数年不等，可表现为突然的体温快速上升，大多数患儿体温可自行恢复正常[11]。

（2）NLRP3 相关自身炎症性疾病：本病是由 NLRP3 和与 Cryopyrin 相关蛋白编码下的常染色体突变诱因逐渐形成。该病以周期性发热、寒战、关节痛、眼红或痛和疲劳为典型特征，本病有3种类型：家族性寒冷性自身炎症综合征（FCAS）、淀粉样变性-耳聋-荨麻疹-肢痛综合征（MWS，又名穆克勒-韦尔斯综合征），新生儿起病的多系统炎症疾病（NOMID）。

【治疗】

1. 非甾体抗炎药（NSAIDs）

可用于对症治疗发热、疼痛等症状，单独使用不能带来持续缓解。

2. 糖皮质激素

在部分患者中可达到缓解，但单独使用在大部分患者中不能带来持续缓解。

3. 免疫抑制剂

如甲氨蝶呤、环孢素、霉酚酸酯等，在部分患者中可达到缓解，但单独使用在大部分患者中不能带来持续缓解。

4. 肿瘤坏死因子拮抗剂

单独使用在大部分患者中不能带来持续缓解。

5. 抗白介素（IL）-17单克隆抗体

单独使用在大部分患者中不能带来持续缓解。

6. 针对IL-1通路的药物

使用本类药物后患者病情可能出现戏剧性好转[1]。

（1）阿那白滞素：本药为一种重组IL-1RA，可与IL-1R激动剂竞争性结合靶受体[20]，同时抑制IL-1α和IL-1β，目前是治疗DIRA最常用的药物之一，治疗过程中可能出现过敏反应、注射部位红斑、上呼吸道感染等不良反应。

（2）利纳西普（Rilonacept）：本药可识别IL-1R和IL-1AcP的胞外结构域，与IgG的Fc部分相连，优先中和IL-1β，抑制IL-1R激动剂的激活[21]，既往研究发现其在治疗过程中耐受性良好，可用于治疗阿那白滞素疗效欠佳的患者。

（3）卡那单抗（Canakinumab）：本药是一款选择性抑制IL-1β的人源单克隆抗体，能对炎性通路关键细胞因子IL-1β进行高亲和力的结合[23]，治疗过程中可能出现呕吐、腹泻等不良反应；

（4）MABp1：本药是一种靶向IL-1α的新型人源化单克隆抗体，目前尚处于药物试验阶段，暂未正式用于 DIRA 的临床治疗。

（薛　媛　李彩凤）

【参考文献】

[1] AKSENTIJEVICH I, MASTERS S L, FERGUSON P J, et al. An autoinflammatory disease with deficiency of the interleukin-1-Receptor antagonist. N Engl J Med, 2009, 360（23）：2426-3247.

[2] JESUS AA, OSMAN M, SILVA C A, et al. A novel mutation of IL1RN in the deficiency of interleukin-1 receptor antagonist syndrome：description of two unrelated cases from Brazil.Arthritis Rheum, 2011, 63（12）：4007-4017.

[3] STERN S M, FERGOSON P J. Autoinflammatory bone diseases.Rheum Dis Clin North Am, 2013, 39（4）：735-749.

[4] REDDY S, JIA S, GEOFFREY R, et al. An autoinflammatory disease due to homozygous deletion of the IL1RN locus. N Engl J Med, 2009, 360（23）：2438-2444.

[5] STENERSON M, DUFENDACH K, AKSENTIJEVICH I, et al. The first reported case of compound heterozygous IL1RN mutations causing deficiency of the interleukin-1 receptor antagonist. Arthritis Rheum, 2011, 63（12）：4018-4022.

[6] MINKIS K, AKSENTIJEVICH I, GOLDBACH-MANSKY R, et al. Interleukin 1 receptor antagonist deficiency presenting as infantile pustulosis mimicking infantile pustular psoriasis.Arch Dermatol, 2012, 148（6）：747-752.

[7] BRAU-JAVIER C N, GONZALES-CHAVEZ J, TORO J R. Chronic cutaneous pustulosis due to a 175-kb deletion on chromosome 2q13：excellent response to anakinra. Arch Dermatol, 2012, 148（3）：301-304.

[8] ALTIOK E, AKSOY F, PERK Y, et al. A novel mutation in the interleukin-1 receptor antagonist associated with intrauterine disease onset. Clin Immunol, 2012, 145（1）：77-81.

[9] SAKRAN W, SHALEV S A, SAKRAN W, et al. Chronic recurrent multifocal osteomyelitis and deficiency of interleukin-1-receptor antagonist. Pediatr Infect Dis J, 2013, 32（1）：94.

[10] SCHNELLBACHER C, CIOCCA G, MENENDEZ R, et al. Deficiency of interleukin-1 receptor antagonist responsive to anakinra. Pediatr Dermatol, 2013, 30（6）：758-760.

[11] ULUSOY E, KARACA N E, EL-SHANTI H, et al. Interleukin-1 receptor antagonist deficiency with a novel mutation；late onset and successful treatment with canakinumab：a case report. J Med Case Rep, 2015, 9：145.

[12] MENDONCA LO, MALLE L, DONOVAN F X, et al. Deficiency of Interleukin-1 receptor antagonist（DIRA）：report of the first Indian patient and a novel deletion affecting IL1RN. J Clin Immunol, 2017, 37（5）：445-451.

[13] ZIAEE V, YOUSSEFIAN L, FAGHANKHANI M, et al. Homozygous IL1RN mutation in siblings with deficiency of Interleukin-1 receptor antagonist（DIRA）. J Clin Immunol, 2020, 40：637-642.

[14] SHARMA M, FERGUSON P J. Autoinflammatory bone disorders：up-date on immunologic abnormalities and clues about possible triggers.Curr Opin Rheumatol,2013,25(5)：658-666.

[15] MAJEED H A, KALAAWI M, MOHANTY D, et al. Congenital dyserythropoietic anemia and chronic recurrent multifocal osteomyelitis in three related children and the association with Sweet syndrome in two sibilings. J Pediatr, 1989, 115（5ptl）：730-734.

[16] FERGUSON P J, CHEN S, TAYEH M K, et al. Homozygous mutations in LPIN2 are responsible for the syndrome of chronic recurrent multifocal osteomyelitis and congenital dyserythropoietic anaemia（Majeed syndrome）. J Med Genet, 2005, 42（7）：551-557.

[17] MORBACH H, HEDRICH CM, BEER M, et al. Autoinflammatory bone disorders. Clin Immunol, 2013, 147（3）：185-196.

[18] 赵梦珠，余可宜，沈敏，等. 慢性无菌性骨髓炎 8 例及文献复习中华临床免疫和变态反应杂志, 2019, 4（13）：118-124.

[19] EARWAKER J W, COTTEN A. SAPHO：Syndrome or concept?Imaging findings Skeletal Radio, 2003, 32（6）：311-327.

[20] HALLEGUA D S, WEISMAN M H. Potential therapeutic uses of interleukin 1 receptor antagonists in human diseases. Ann Rheum Dis, 2002, 61：960-967.

[21] ECONOMIDES A N, CARPENTER L R, RUDGE J S, et al. Cytokine traps：multi-component, high-affinity blockers of cytokine action. Nat Med, 2003, 9：47-52.

[22] Novartis Pharmaceuticals Corporation Prescribing information for ILARIS（canakinumab）. http：//www.accessdata.fda. gov/drugsatfda－docs/label/2012/125319s047lbl.pdf. Accessed on 31 Aug 2018.

[23] HONG D S, JANKU F, NAING A, et al. Xilonix, a novel true human antibody targeting the inflammatory cytokine interleukin-1 alpha, in non-small cell lung cancer. Investig New Drugs, 2015, 33：621-631.

第六节 IL-36 受体拮抗剂缺乏症

【概述】

白细胞介素 36 受体拮抗剂缺乏症（deficiency of interleukin-thirty-six receptor antagonist，DITRA）是由白细胞介素 36 受体（*IL36RN* 基因，OMIM 614204）常染色体隐性突变引起的可危及生命的一种自身炎症性疾病。DITRA 综合征是由 Marrakchi 等第一次发现并描述的一种罕见疾病[1]，这些患者表现为泛发性脓疱性银屑病（generalized pustular psoriasis，GPP）并伴有发热及其他全身炎症症状。在泛发性脓疱性银屑病患者中，21%~82% 的患者发生 *IL36RN* 基因突变，即为白细胞介素 36 受体拮抗剂缺乏症患者。在临床上，与泛发性脓疱性银屑病患者相比，DITRA 患者发病年龄小，发病前大多无银屑病病史[2]，临床表现全身炎症症状明显。白细胞介素 36 受体拮抗剂缺乏症多见于儿童早期或青春期，发病年龄较泛发性脓疱性银屑病患者更低，男女发病比例几乎相同。到目前为止，报告的患者不超过 200 名，其中大部分病例来自亚洲。

白细胞介素 36 受体拮抗剂（IL-36RA）是 IL-1 家族的成员之一，能拮抗 IL-36 家族成员（IL-36α、IL-36β 和 IL-36γ）的促炎作用。白细胞介素 36 受体拮抗剂缺乏症患者 *L36RN* 基因突变，IL-36RA 的调节功能受损[3]，患者反复出现泛发性脓疱性银屑病（GPP）的临床表现并伴有明显的发热和全身不适。

【临床表现】

1. 皮肤黏膜表现

泛发性脓疱性银屑病的特征为红色薄斑急性或亚急性泛发性发疹，环状分布，伴多个散在分布的脓疱。儿童可表现为已存在的银屑病斑块上出现脓疱，但更常见的情况为正常皮肤出现脓疱。脓疱通常无菌，但可发生继发性感染。脓疱会逐渐结痂，急性疾病患者最终会进展为泛发性红皮病和皮肤剥脱。DITRA 患者的黏膜受累较 GPP 患者更常见，可能出现口腔脓疱、唇炎、地理舌头和指甲改变。

2. 皮肤黏膜外表现

DITRA 患者可出现全身炎症症状，如高达 42℃ 的高烧、寒战、全身不适和关节疼痛。大约 50% 的患者出现肝功能障碍包括黄疸、转氨酶和胆红素升高以及组织学特征为中性粒细胞性或硬化性胆管炎的显著并发症。眼部炎症包括葡萄膜炎、虹膜炎和结膜炎。肾功能不全合并少尿性肾衰竭、中性粒细胞性肺炎、急性呼吸窘迫综合征和脓毒症也有报道。通常情况下，患者需要在 ICU 进行治疗以纠正液体和电解质失衡，降低继发性脓毒症死亡导致死亡的风险。

【辅助检查】

1. 实验室检查

①急性时相反应物升高：白细胞增多（可达 30 000/μl）、红细胞沉降率（erythrocyte sedimentation rate，ESR）升高和 C 反应蛋白（C-reactive protein，CRP）升高；②低钙血症和其他电解质紊乱；③淋巴细胞减少；④肝酶升高；⑤低白蛋白血症；⑥抗链球菌溶血素抗体升高。

2. 组织病理学

GPP 的典型病理表现包括表皮银屑病样改变（角化不全和表皮突延长），大量中性粒细胞从真皮乳头毛细血管迁移进入表皮，Kogoj 海绵样脓疱（表皮上部生发层变性、扁平的角质形成细胞之间出现中性粒细胞聚集，形成角质层下巨大脓疱），真皮浅层血管周围以淋巴细胞为主的浸润。

【诊断】

IL-36 受体拮抗剂缺乏症最终诊断要根据症状、体征、实验室检查、病理学检查及基因检测的结果确定。当患者在红斑性皮肤基础上出现广泛脓疱时应疑诊为泛发性脓疱性银屑病，实验室检查提示白细胞增多和淋巴细胞减少等异常，病理发现银屑病样改变、表皮内有中性粒细胞浸润和 Kogoj 海绵样脓疱，强烈支持泛发性脓疱性银屑病的诊断。在考虑泛发性脓疱性银屑病诊断的基础上，如果患者发热及全身不适的症状明显，可进行基因检测确认 *IL36RN* 突变，当发现编码 IL-36Ra 的 *IL36RN* 基因发生突变时，可诊断为 IL-36 受体拮抗剂缺乏症。

【鉴别诊断】

很多疾病可能表现出与脓疱性银屑病相似的临

床特征，需要与表现为泛发性脓疱和红斑性斑块的其他疾病相鉴别，临床病史、体格检查和皮肤活检结果有助于鉴别这些疾病。

1. 急性泛发性发疹性脓疱病（acute generalized exanthematous pustulosis，AGEP）

AGEP和急性GPP的临床表现相似，因此难以鉴别。曾报道患者在不同情况下，因不同刺激因素分别出现AGEP和GPP。在有*IL36RN*突变的患者中可能无法区分AGEP和GPP，因为各种刺激在这些患者中引起相似的临床表现。有研究提出，对这些脓疱疹进行疾病分类时应基于基因检测结果，而不是当前的分类。

支持AGEP诊断的临床征象包括突然发病、病程较短（一般在停用诱发疾病的药物后持续不到2周）、多形性皮损、与近期开始使用的药物有关、停药后迅速改善、无关节炎以及无银屑病个人史或家族史。支持AGEP的皮肤活检表现包括存在嗜酸性粒细胞、坏死的角质形成细胞、真皮层混合性大量中性粒细胞浸润以及无迂曲血管。此外，表皮显著银屑病样改变在GPP慢性皮损中常见，但AGEP无此特征。斑贴试验也有助于鉴别这两种疾病。

2. 皮炎继发感染

广泛性皮炎（如特应性皮炎）患者可能出现泛发性脓疱，提示继发性感染皮肤活检显示海绵状皮炎以及脓疱细菌培养结果可鉴别继发感染与GPP。了解脓疱出现前患者的皮肤病史也有帮助。

3. 角层下脓疱性皮病

角层下脓疱性皮病是一种罕见的慢性脓疱性皮肤病，表现为环形红斑性斑块伴无菌浅表性豌豆大小的松弛性脓疱。本病常发生于中年女性。角质层下脓疱性皮肤病最常累及的皮肤部位在躯干、间擦部位和四肢屈侧。角质层下脓疱性皮肤病可见于多种疾病，包括坏疽性脓皮病、单克隆IgA丙种球蛋白病和多发性骨髓瘤。组织学检查显示角质层下脓疱，但与GPP不同，本病不会出现海绵状脓疱。

4. IgA天疱疮

IgA天疱疮是一种罕见的自身免疫性大疱形成性疾病，最常见于中老年人。已报道过两种类型的IgA天疱疮：角质层下脓疱性皮肤病型IgA天疱疮和表皮内中性粒细胞型IgA天疱疮。这两种类型均表现为环形脓疱疹、红斑性斑块和结痂，主要累及躯干和四肢近端。病理组织学检查可见角质层下或表皮内脓疱。通过直接免疫荧光检测发现表皮层细胞间有IgA沉积可与其他疾病鉴别。其他类型的天疱疮罕见情况下可出现脓疱。

5. 体癣

与环形脓疱性银屑病相似，泛发性体癣可出现环形红斑性斑块，周围可见鳞屑和脓疱。患者无全身症状。氢氧化钾涂片或皮肤活检发现真菌菌丝可确诊。

【治疗】

成人和儿童GPP的治疗指南已经存在，但并不适用于DITRA。目前DITRA的治疗基于GPP的经验和治疗推荐，以及关于DITRA患者的病例报道。目前研究表明似乎部分药物对DITRA有一定疗效。这些药物包括阿维A酸、激素（泼尼松、甲泼尼龙等）、DMARDs（如甲氨蝶呤、环孢素、沙利度胺等）、生物制剂类药物有IL-1受体拮抗剂（Anakinra，阿那白滞素）、IL-23拮抗剂（Ustekinumab，优特克单抗）、TNF-a抑制剂（Infiximab 英夫利昔单抗、Etanercept 依那西普、adalimumab 阿达木单抗）、IL-17拮抗剂（secukinumab 苏金单抗）及人免疫球蛋白等。这些药物疗效还需临床试验去验证。DITRA存在*IL36RN*突变受到IL-36刺激时上调IL-1，病例报告显示用阿那白滞素成功治疗了存在*IL36RN*突变的DITRA患者，同时也表明这一发病途径十分重要。随着临床数据的不断增加，IL-1拮抗剂可能会成为DITRA患者的首选疗法。

（尤旭杰　李彩凤）

【参考文献】

[1] MARRAKCHI S, GUIGUE P, RENSHAW B R, et al. Interleukin-36-receptor antagonist deficiency and generalized pustular psoriasis. N Engl J Med, 2011, 365（7）：620-628.

[2] SUGIURA K, TAKEMOTO A, YAMAGUCHI M, et al. The majority of generalized pustular psoriasis without psoriasis vulgaris is caused by deficiency of interleukin-36 receptor antagonist. J Invest Dermatol, 2013, 133（11）：2514-2521.

[3] BAL E, LIM A C, SHEN M, et al. Mutation in IL36RN impairs the processing and regulatory function of the interleukin-36-receptor antagonist and is associated with DITRA syndrome. Exp Dermatol, 2019, 28（10）：1114-1117.

第七节　婴幼儿起病的 STING 相关血管病

【概述】

婴幼儿起病的 STING 相关血管病（stimulator of interferon genes associated vasculopathy with onset in infant，SAVI）是一种单基因遗传的自身炎症性疾病，为 I 型干扰素通路疾病。I 型干扰素通路病这一概念由 Crow[1] 在 2011 年提出，是一组与 I 型干扰素水平异常上调密切相关的遗传性疾病。这组疾病多伴有固有免疫系统的功能失调，疾病均可归因于 I 型干扰素不适当的过度产生，可兼有自身炎症和自身免疫的特点。2014 年 Liu 等研究人员首次于 NEJM 杂志对 6 例 SAVI 患儿[2]进行报道，其主要临床特点为全身炎症反应显著，ESR 和 CRP 明显增高，重度皮肤血管病变导致广泛组织损害。

STING 蛋白又称为跨膜蛋白 173（TMEMl73）、MITA、ERIS 或 MPYS，是一种具备天然免疫功能作用的蛋白分子[3-5]。STING 在自然杀伤细胞、外周淋巴组织的 T 细胞、髓样细胞和单核细胞中高表达，在心脏、肺、卵巢、视网膜、骨髓、阴道及平滑肌等中亦高表达。STING 在细胞内微生物核酸，尤其是双链 DNA 诱导的固有免疫反应中起着重要作用，同时对细胞质内的自身核酸成分也能起识别反应。这些 DNA 成分可能是造成多种自身免疫性疾病的原因，如 SLE、幼年类风湿关节炎、炎症性肠病、Aicardi-Goutièbres 综合征及一些炎症相关的肿瘤性疾病等[6]。

SAVI 是由于 TMEMl73 基因突变，导致 STING 处于组成型激活状态，即使细胞内缺乏游离 DNA 的刺激，STING/IFN 信号通路也持续激活，致使该类患者的单核细胞、成纤维细胞过量产生 I 型 β 干扰素，与干扰素受体结合后经过 JAK-STAT 信号通路进一步刺激包括 STING 在内的高表达，如此循环往复，即可产生大量的炎症风暴，既能引起发热、贫血、关节炎等这些全身表现，又会对 STING 高表达的组织造成持久破坏从而引起早发的系统性炎症、皮肤血管病变及肺部炎症[2]。

总结目前已发现的干扰素通路疾病，可以发现其过度产生可由以下 4 种途径引起：①内源性核酸的异常集聚或化学修饰；②核酸识别过程敏感度的增强或 I 型干扰素信号通路中下游组分的激活；③负向调控干扰素信号通路的分子功能障碍；④调节 I 型干扰素信号通路的其他通路的缺陷[7]。多种基因突变均可导致 I 型干扰素通路病。

目前已知的基因有 TREX1、RNASEH2A、RNASEH2B、ADAR1 等，以上基因突变可引起 Aicardi-Goutières 综合征（AGS），其典型表现包括基底节钙化，进行性脑萎缩、小头畸形、肌张力低下等，与胎儿宫内病毒感染引起的症状非常相似[8]。另外，一些干扰素通路的基因突变除了引起典型的自身炎症相关的表现外，还伴有关节炎、自身免疫性肝炎、血小板减少、抗核抗体等自身抗体的阳性和寒冷诱发的冻疮样皮疹等。但总体而言，中枢神经系统和皮肤是干扰素通路疾病最常累及的部位，且干扰素刺激基因的高表达是所有干扰素通路疾病的共同表现。

【临床表现】

1. 皮肤损伤

皮肤损伤是 SAVI 早期常见的症状之一，多表现为面部皮疹，常可累及耳廓、鼻尖、颊部和肢端等部位，可伴有皮肤的破损和水泡，严重者可导致肢端坏死和鼻中隔穿孔等。另有文献报道指甲营养不良或缺失、皮肤扩张毛细血管也可能是 SAVI 的早期预兆。

2. 气促

气促也是早期常见的症状，随着年龄的增长，患儿耗氧量增加，后期表现为活动受限，绝大多数的患者在病程中会出现间质性肺病，是部分患儿死亡的重要原因之一，并可继发肺动脉高压等并发症。

3. 炎症反应

半数以上病例出现 ESR 增快或 CRP 升高，另有患儿表现为 IgG、IgA 升高及自身抗体阳性，这些都是炎症反应的主要临床表现，虽不能作为诊断 SAVI 的直接证据，但亦可作为本病的主要诊断要点。另外，生长受限、慢性病贫血等也是全身炎症反应的间接表现之一。

【辅助检查】

1. 一般情况

血常规可见白细胞升高、贫血等；炎性指标（红细胞沉降率 C 反应蛋白）多有明显升高[1]。

2. 胸部 CT

患者完善胸部 CT（或高分辨 CT）可见肺间质纤维化，可合并肺大疱、肺气肿、肺动脉高压等，完善肺组织活检可见肺泡腔扩张，肺泡间隔增宽，纤维组织增生，厚壁畸形血管等表现。

3. 皮肤黏膜

可见到冻疮样皮疹、皮肤毛细血管扩张等，完善皮疹组织活检镜下可见皮肤血管炎表现。

4. 自身抗体

可伴有多种自身抗体阳性，而白介素-1 介导的疾病则罕见自身抗体。

5. 头颅影像学

可见基底节钙化，白质病变等表现。

6. 基因检测

可见第 5 号染色体上的 TMEM173 基因突变，目前发现的致病突变位点有 p.S102P、p.V147L、p.V147M、p.N154S、p.V155M、p.C206Y、p.F279L、p.R281Q、p.R284G，其中 p.V155M 为该基因的热点突变。

【诊断】

本病尚无统一的诊断标准，根据幼年起病、发热、反复干咳、冻疮样皮疹或毛细血管扩张、间质性肺病、炎症指标升高等临床表现，可考虑本病及其他自身炎症性疾病可能，进一步完善基因检测可见第 5 号染色体上的 TMEM173 基因存在 p.S102P、p.V147L、p.V147M、p.N154S、p.V155M、p.C206Y、p.F279L、p.R281Q、p.R284G 等位点突变可协助明确本病的诊断。

【鉴别诊断】

1. 干扰素通路介导的自身炎症性疾病

（1）Aicardi-Goutières 综合征：本病是由编码 MDA5 的 IFIH1 基因发生突变所致。虽然婴儿 STING 相关血管病变和 Aicardi-Goutières 综合征在临床表现和生物标志物方面存在很多相同之处，但是二者仍有很大不同，如婴儿 STING 相关血管病变患者一般不会出现脑部受累。

（2）蛋白酶体相关自身炎症综合征（PRAAS）：本病又称蛋白酶体功能障碍综合征，是一种慢性消耗性自身炎症性疾病，包括 JMP（关节挛缩，肌萎缩，脂膜炎诱发脂营养不良）、CANDLE（慢性非典型中性粒细胞性皮炎伴脂营养不良及发热）、NNS（中条-西村综合征）等疾病类型，可出现皮肤结节、脂膜炎、脂营养不良、发热、肌炎、腹部脂肪、肝脾大等共同特征，由 PSMB8 基因突变所致。

（3）ISG15 缺陷症：本病由 ISG15 基因突变所致，患者可出现基底节区钙化，分枝杆菌感染等严重感染表现，反复多病原感染伴有 CD4＋细胞比例和（或）数量下降需警惕该病可能，综合临床与实验室检查行 MHC Ⅱ蛋白表达及基因测序可协助诊断该病。

（4）脊柱软骨发育不良伴免疫失调（SPENCDI）：本病由 ACP5 基因突变所致，可导致磷酸酶功能异常，表现为骨骼发育不良，钙化，癫痫，自身免疫缺陷等。

2. IL-1β 介导的自身炎症性疾病

（1）家族性地中海热（FMF）：主要由 MEFV 基因变异所致。MEFV 位于 16 号染色体短臂上，有 10 个外显子，最常见的 MEFV 基因变异包括以下 5 种：10 号外显子上的 p.M680I、p.M694V、p.M694I、和 p.V 726 A 以及 2 号外显子上的 p.E148 Q，以上变异占 FMF 的 65%～95%[9-10]，本病的典型临床表现是出现反复但又短暂的发热、腹膜炎、关节滑膜炎和胸膜炎，少数会出现以心包炎为主的浆膜炎表现。一般情况下，每次发作持续 12～72 h，发作间隔从 1 周到几个月甚至数年不等，可表现为突然的体温快速上升，然后在 1～3 天的过程中出现高峰期和快速下降期，大多数患儿体温可自行恢复正常[11]。

（2）NLRP3 相关自身炎症性疾病：本病是由 NLRP3 和与 Cryopyrin 相关蛋白编码下的常染色体突变诱因逐渐形成。它是一种遗传性自身炎症疾病，包括如下 3 种疾病：家族性寒冷性自身炎症综合征（FCAS）、淀粉样变性-耳聋-荨麻疹-肢痛综合征（MWS），新生儿起病的多系统炎症疾病（NOMID）。本病以周期性发热、寒战、关节痛、眼红或痛和疲劳为典型特征，在低温、紧张、运动或其他刺激下加剧恶化[12]。

（3）Majeed 综合征：本病是一种罕见的遗传病，以反复发热、慢性复发性多病灶性骨髓炎（CRMO）、先天性红细胞生成不良性贫血（CDA）为主要特征，可伴皮肤的炎症表现，如 Sweet 综合征，此外，也可出现生长迟缓、关节挛缩等并发症。诊断方面，CRMO 和 CDA 是必备表现，病程中多伴有周期性发热，2005 年 Ferguson 等通过基因检测鉴定出 LPIN2 为致病基因，因此，基因检测为诊断及鉴别诊断的重要依据。

（4）白细胞介素-1受体拮抗剂缺乏症（DIRA）：本病是一种罕见的常染色体隐性遗传性疾病，因位于染色体2q上的 IL1RN 基因及其他IL-1家族基因突变致IL-1受体拮抗剂（IL-1RA）缺乏而起病。婴儿期起病的无菌性多灶性骨髓炎、脓疱疹、骨膜炎等典型临床表现有助于诊断，当患者出现典型症状时可完善基因检测协助进一步诊断，如可检测到 IL1RN 突变则可考虑诊断本病。

【治疗】

目前报道的病例中，约20.0%给予了糖皮质激素经验性治疗，但疗效欠佳，故糖皮质激素治疗无效可能作为SAVI诊断的一个重要参考指标。

免疫抑制剂效果欠佳，已报道的尝试使用的免疫抑制剂包括羟氯喹、硫唑嘌呤、来氟米特、甲氨蝶呤、环孢素A、环磷酰胺、秋水仙碱、沙利度胺均无效。但羟氯喹在体外被证实具有抑制JAK-STAT通路的作用[12]。

部分病例尝试使用丙种球蛋白、利妥昔单抗、妥珠单抗、依那西普、英夫利昔单抗亦无明显疗效。

蛋白酪氨酸激酶（JAK）抑制剂，JAK1/JAK2抑制剂包括鲁索替尼、巴瑞替尼等，JAK1/JAK3抑制剂包括托法替布等，部分研究提示JAK抑制剂在此类患者中具有较好效果，但仍需进一步研究。

【病例摘要】

患儿为1岁1个月女性幼儿，主因"间断发热5个月余，发现血压升高1天"入院，多种抗生素治疗效果欠佳，仍间断发热，最高体温39.3℃，入院查体：神清，精神可，呼吸平稳，三凹征阴性，无鼻煽。全身皮肤无皮疹、出血点，皮肤无发花；左上臂可见卡疤一枚；四肢指趾端无脱皮。双侧颈部及颌下可触及数枚肿大淋巴结，大者1 cm×1 cm，质软，活动度可，与周围组织无粘连，余浅表淋巴结未触及肿大。前囟平软，0.5 cm×0.5 cm，张力不高；口周无发绀，口唇无干红，无杨梅舌，咽无充血，扁桃体不大；双肺呼吸音粗，未闻及干湿啰音，未闻及喘鸣音；心音有力，律齐，未闻及病理性杂音；腹平软，按压后无异常哭闹，未触及包块，肝脾肋下未及，肠鸣音正常。双下肢未及水肿，四肢末梢暖。手足无硬肿。神经系统查体未见异常。追问病史，患儿生后不久出现皮疹，呈冻疮样皮疹，逐渐坏死、结痂脱落，遇冷时颜面、耳轮及四肢远端暴露部位硬肿、皮疹加重，并出现指端坏死，呈干性坏疽，且坏疽进展快，完善肺CT示肺内间质改变，细胞因子检查：IL-6 127 pg/ml（0～7.0），明显升高，查基因发现5号染色体 TMEM173 基因，c.461A＞G（外显子5），p.N154S，符合婴幼儿起病的STING相关血管病诊断，入院后先后予甲泼尼龙冲击、免疫球蛋白静点，仍间断发热，后加用托珠单抗注射液输注，患儿体温正常，出院随诊。

（薛 媛 李彩凤）

【参考文献】

[1] CROW Y J. Type I interferonopathies: a novel set of inborn errors of immunity. Ann N Y Acad Sci, 2011, 1238: 91-98.

[2] LIU Y, JESUS A A, MARRERO B, et al. Activated STING in avascular and pulmonary syndrome. N Engl J Med, 2014, 37 (6): 507-518

[3] SUN W, LI Y, CHEN L, et al. ERIS, an endoplasmie reticulum IFN stimulator, activates innate immtme signaling through dimerization. Proc Natl Acad Sci USA, 2009, 106 (21): 8653-8658.

[4] ISHIKAWA H, BARBER G M. STING is an endoplasmie refieuhml adaptor that facilitates innate immune signaling. Nature, 2008, 455 (7213): 674-678.

[5] ZHONG B, YANG Y, LI S, et al. The adaptor protein MITA links virus-sensing receptors to IRF3 transcription factor Activation. Immunity, 2008, 29 (4): 538-550.

[6] PISCIANZ E, CUZZONI E, SHARMA R, et al. Reappraisal of antimalarials in interferonopathies: new pempectives for old drugs. Curr Med Chem, 2018, 25 (24): 2797-2810.

[7] LEE-KIRSCH M A, WOLF C, KRETSCHMER S, et al. Type I interferonopathies-an expanding disease spectrum of immunodysregulation. Semin Immunopathol, 2015, 37 (4): 349-357.

[8] AICARDI J, GOUTIÈRES F. A progressive familial encephalopathy in infancy with calcifications of the basal ganglia and chronic cerebrospinal fluid lymphocytosis. Ann Neurol, 1984, 15 (1): 49-54.

[9] KALLINICH T, ORAK B, WITTKOWSKI H. Role of genetics in familial Mediterranean fever. Z Rheumatol, 2017, 76 (4): 303-312.

[10] MORADIAN M M, BABIKYAN D, BANOIAN D, et al. Comprehensive analysis of mutations in the MEFV gene reveal that the location and not the substitution type determines symptom severity in FMF. Mol Genet Genomic Med, 2017, 5 (6): 742-750.

[11] KUCUK A, GEZER I A, UCAR R, et al. Familial

Mediterranean fever. Acta Medica（Hradec Kralove），2014，57（3）：97-104.

[12] PISCIANZ E，CUZZONI E，SHARMA R，et al. Reappraisal of antimalarials in interferonopathies：new perspectives for old drugs. Curr Med Chem，2018，25（24）：2797-2810.

第八节　Aicardi-Goutières 综合征

【概述】

Aicardi-Goutières 综合征（Aicardi-Goutières syndrome，AGS）是最早报道的干扰素通路病，于 1984 年由 Aicardi 和 Goutières 首先提出[1]，是一种罕见的以脑白质受累为主的遗传性脑病，其典型的临床表现包括严重的智力运动发育落后或倒退、锥体束及锥体外系症状和体征、癫痫、小头畸形及冻疮样皮疹，还可出现血细胞减少、肝酶升高、甲状腺功能异常等多种临床表现。

AGS 代表了一系列具有相关临床表现的疾病，最常见的是不能正确降解宿主 RNA 或 DNA。累积的核酸会触发细胞内传感器蛋白，在缺乏清除致病"病原体"能力的情况下参与宿主抗病毒防御机制。可有早发型或晚发型表现。临床表现包括发热、肢端血管病/冻疮、中枢神经系统炎症、癫痫发作、基底节钙化和进行性神经认知功能障碍。AGS 临床表型及基因型复杂。根据基因突变类型 AGS 可分为 AGS1 型（TREX1[2]）、AGS 2（RNASEH2B）、AGS 3 型（RNASEH2C[3]）、AGS 4 型（RNASEH2A[3]）、AGS 5 型（SAMHD 1[4]）、AGS 6 型（ADAR1[5]）。在 AGS6 个致病基因中，TREX1 和 RNASEH2B 最常见，各约占 38%、23%，而 RNASEH2A 约占 6%[6]。AGS6 通过中和内源性逆转录病毒产生的 RNA 的能力受损而产生[7]。因此与 SAVI 的病理生理学相似性比其他形式的 AGS 更高。新发现的 AGS7 型是由干扰素诱导的螺旋酶 C 结构域包含蛋白 1（IFIH1）突变所致，编码蛋白黑色素瘤分化相关蛋白 5（MDA5）。IFIH1 基因是近期发现的 AGS 致病基因，2014 年由 Rice 首先报道[8]，其功能获得性突变导致的氨基酸位点变异包括 p.Arg337Gly，p.Arg779Cys，p.Gly495Arg，p.Asp393Val，p.Arg720Gln，p.Arg779His，p.Ala452Thr 和 p.Leu372Phe 等；IFIH1 基因氨基酸 p.Arg822Gln 位点变异还可导致 Singleton-Merten 综合征（SMS）临床表型，表现为异常面容、牙齿异常、骨质疏松、青光眼、上颌骨发育不全、主动脉及二尖瓣钙化等[9]；IFIH1 基因氨基酸 p.Arg779His 位点变异可引起单基因早发性重型系统性红斑狼疮；小鼠模型 IFIH1 氨基酸 p.G821S 位点变异可导致狼疮样综合征（肾炎及皮肤损害）、发育迟缓、肝钙化灶及细胞因子水平升高[10-11]；IFIH1 基因氨基酸 p.Ala489Thr 位点变异可导致 SMS 和 AGS 混合表型，表现为冻疮样皮疹、基底节钙化、耳朵溃疡性病变、恒牙脱落和拇指外翻等。

【临床表现】

1. 神经系统表现

大多数 AGS 患儿出生时或 1 岁以内即出现严重的神经功能障碍，表现为喂养困难、小头畸形、眼球震颤、肢体痉挛和肌张力障碍、不同程度精神运动发育迟缓或呈倒退性改变、智力障碍、癫痫、脑萎缩、脑白质营养不良及颅内钙化等；小部分可出现脱髓鞘性周围神经病变。极少患儿亦可表现为智力及运动发育正常。

2. 皮肤表现

约 40% 患儿手、足或耳朵部位可出现冻疮样皮疹，小部分还可有特应性皮炎、皮肤血管炎改变。皮肤病理显示免疫复合物和补体沉积于血管壁。

3. 血液系统表现

可有溶血性贫血、血小板减少症、白细胞数量正常或减少，其中约 33% TREX1 基因缺陷相关性 AGS 在新生儿期即出现血小板减少症伴肝脾大及转氨酶升高。

4. 其他系统受累表现

（1）全身症状：宫内发育迟缓，间断发热伴炎症指标升高，生长缓慢。

（2）消化系统：极少数可出现克罗恩病、萎缩性胃炎、乳糜泻、非特异性结肠炎或自身免疫性肝炎等。

（3）泌尿系统：肾病综合征及慢性肾损害等。

（4）呼吸系统：新生儿呼吸窘迫综合征及由神经系统后遗症所致的反复呼吸道感染。

（5）心血管系统：婴儿期起病肥厚性心肌病（3.3%）或自身免疫性心肌炎，见于 TREX1 基因突变。

（6）关节：极少数患儿可出现关节疼痛、肿胀、变形、滑膜积液及滑膜增厚，为非破坏慢性关节病，由 SAMHD1 基因突变所致。

（7）内分泌系统：极少数患儿可出现甲状腺功能减低（约3.9%）、糖尿病（约1.4%）、甲状旁腺功能亢进症或生长激素缺乏症。

（8）眼睛：部分患儿可出现青光眼，多由 SAMHD1 基因突变所致。

（9）其他：系统性红斑狼疮、抗磷脂综合征或脂膜炎等。

【诊断】

主要根据典型临床表现和基因检测诊断。包括临床表现（神经系统异常表现伴或不伴冻疮样皮疹、特应性皮炎、皮肤血管炎等）、血浆和脑脊液 IFN-α 水平增高、Ⅰ型 IFN 刺激相关基因表达增强、典型的颅脑影像学表现（颅内钙化、脑白质营养不良和脑萎缩）及基因检测阳性。基因测序显示 TREX1、RNASEH2B、RNASEH2C、RNASEH2A、SAMHD1、ADAR 或 IFIH1 基因突变[12-14]。极少数可能由未知基因突变所致。

【鉴别诊断】

1. 宫内感染

AGS 新生儿型与宫内感染临床表现类似，如起病于新生儿期、易激惹、喂养困难、惊厥、颅内钙化等，但与 AGS 不同的是，宫内感染常导致颅内带状钙化和多小脑回，且病情多不随着年龄变化而进行性加重，有孕期病史或病原学支持依据。

2. 线粒体脑病

该病可出现颅内钙化及脑白质病变，与 AGS 不同的是，该病体格生长发育多正常，感染后病情明显加重伴乳酸显著升高。

3. 其他遗传代谢性疾病

多具有发育异常及神经系统症状，临床上难以鉴别时，Ⅰ型 IFN 刺激相关基因表达及基因测序检测有助于鉴别此类疾病。

【治疗】

AGS 目前没有确切的治疗方法，临床一般对症治疗（防止呛咳及误吸、鼻饲喂养、AEDs 等）或经验运用静脉注射免疫球蛋白（IVIg）和（或）糖皮质激素。生物制剂是目前也运用到临床治疗。

（1）对症治疗：包括抗癫痫治疗等。

（2）IVIg 和（或）糖皮质激素：通过抗炎治疗抑制自身免疫反应。

（3）生物制剂治疗：根据其发病机制，建议应用 JAK 抑制剂治疗，目前已应用于临床的药物包括鲁索替尼、托法替尼、巴瑞替尼等。

AGS 预后不良，各种药物效果较差。Crow 等报道关于 AGS 家系的随访数据显示：69 例死亡患儿中 37 例死于 5 岁前，26 例早期死亡患儿由 TREX1 基因突变所致[15]。

（邓江红　李彩凤）

【参考文献】

[1] AICARDI J, GOUTIÈRES F. A progressive familial encephalopathy in infancy with calcifications of the basal ganglia and chronic cerebrospinal fluid lymphocytosis. Ann Neurol, 1984, 15（1）: 49-54.

[2] CROW YJ, HAYWARD B E, PARMAR R, et al. Mutations in the gene encoding the 3'-5'DNA exonuclease TREX1 case AicardiGoutières syndrome at the AGS1 locus. Nat Genet, 2006, 38（8）: 917-920.

[3] CROW Y J, LEITCH A, HAYWARD B E, et al. Mutations in genes encoding ribonclease H2 subunits cause Aicardi-Goutières syndrome and mimic congenital viral brain infection. Nat Genet, 2006, 38（8）: 910-916.

[4] RICE G I, BOND J, ASIPU A, et al. Mutations involved in Aicardi-Goutières syndrome implicate SAMHD1 as regulator of the innate immune response. Nat Genet, 2009, 41（7）: 829-832.

[5] RICE G I, KASHER P R, FORTE G M, et al. Mutations in ADAR1 cause Aicardi-Goutières syndrome associated with a type I interferon signature. Nat Genet, 2012, 44（11）: 1243-1248.

[6] 季涛云, 王静敏, 李慧娟, 等. Aicardi-Goutières 综合征一家系并文献复习. 中华儿科杂志, 2014, 52（11）: 822-827.

[7] CROW Y J, BLACK D N, ALI M, et al. Cree encephalitis is allelic with Aicardi-Goutières syndrome: implications for the pathogenesis of disorders of interferon alpha metabolism. J Med Genet, 2003, 40: 183.

[8] RICE G I, DELTORO DUANY Y, JENKINSON E M, et al. Gain of function mutations in IFIH2 cause a spectrum of human disease phenotypes associated with upregulated type interferon signaling. Nat Genet, 2014, 46（5）：503-509.

[9] RUAUD L, RICE G I, CABROL I C, et al. Autosomal dominant early onset spastic paraparesis with brain calcification due to IFIH1 gain of function. Hum Mutat, 2018, 39（8）：1076-1080.

[10] GALLI J, GAVAZZI F, DE SIMONE M, et al. Sine causa tetraparesis：A pilot study on its possible relationship with interferon signature analysis and Aicardi Goutières syndrom related genes analysis. Medicine, 2018, 97（52）：e 13893.

[11] AMARI S, TSUKAMOTO K, ISHIGURO A, et al. An extremely severe case of Aicardi-Goutières syndrome 7 with a novel variant in IFIH1. Eur J Med Genet, 2019, 63（2），103646.

[12] LAMBORN I T, JING H, ZHANG Y, et al. Recurrent rhinovirus infections in a child with inherited MDA5 deficiency. J Exp Med, 2017, 214（7）：1949-1972.

[13] AHMAD S, MU X, YANG F, et al. Breaching Self-Tolerance to Alu Duplex RNA Underlies MDA5-Mediated Inflammation.Cell, 2018, 172（4）：797-810. e13.

[14] JANG M A, KIM E K, NOW H, et al. Mutations in DDX58, which encodes RIG-I, cause atypical Singleton-Merten syndrome. Am J Hum Genet, 2015, 96（2）：266-274.

[15] CROW Y J, CHASE D S, LOWENSTEIN S J, et al. Characterization of hu- man disease phenotypes associated with mutations in TREX1, RNASEH2A, RNASEH2B, RNASEH2C, SAMHD1, ADAR, and IFIH1. Am J Med Genet A, 2015, 167A（2）：296-312.

第九节　家族性冻疮样红斑狼疮

【概述】

家族性冻疮狼疮（familial chilblain lupus，FCL）是一种罕见的遗传性单基因皮肤病，以寒冷引起的皮肤红斑为特征，肢端病变明显，如手指、脚趾、鼻子、脸颊和耳朵，容易溃烂。皮肤红斑狼疮样皮损的患者，皮肤病理组织学表现包括血管周围炎性浸润、免疫球蛋白或补体沉积。患者可能出现关节痛、抗核抗体阳性或淋巴细胞减少。该病多儿童期起病，表现为家族性冻疮样狼疮综合征，该病为常染色体显性遗传，目前涉及的致病基因包括编码细胞内核酸酶的 *TREX1* 和 *SAMHD1*。*TREX1* 或 *SAMHD1* 缺乏可导致Ⅰ型干扰素（IFN）的异常活化。

Ⅰ型干扰素病是一种单基因疾病，由于Ⅰ型干扰素功能异常导致，在儿童风湿病中非常罕见。研究证明参与Ⅰ型干扰素通路功能异常的因素，除上述两种单基因突变外，STING 分子作为通路中重要的调节因子，对Ⅰ型干扰素具有负向调节作用。因此，*TMEM173* 基因作为 STING 分子的编码基因发生突变时，同样产生 FCL 症状[1]。

【临床表现】

FCL 患者典型表现为肢端或末梢皮肤病变，皮肤病变多因为寒冷刺激而加重，以冻疮样斑丘疹或皮损表现为主。受疾病影响手指或脚趾尖以及指甲褶皱，可伴有雷诺现象或坏疽。自发性狼疮主要表现为轻微进展，多见于中年女性；而家族性冻疮样狼疮患者，多于婴幼儿期起病（图2-9-1）。即便如此，该类患者临床表现差异也很大，与患儿起病年龄和家族遗传学特征有关[2]。

FCL 患者除冻疮样皮疹外，还可伴有全身性症状，包括关节痛、脑血栓形成、颅内钙化灶形成、肌炎、间质性肺炎和血液系统病变等多系统受累表现。经典的 *TREX1* 突变患者表现为 Aicardi-Goutières syndrome，即家族性冻疮样狼疮、伴血管炎或不伴神经系统症状。国外文献报告部分病例经过长时间治疗后可发展为系统性红斑狼疮。这种全身临床表现的高患病率可能提示 *TREX1* 相关的 FCL 可能是一种以皮肤受累受累为主的系统性疾病[3-4]。

【辅助检查】

实验室检查可见白细胞减少，血小板减少甚至全血细胞减少，部分患者的抗核抗体滴度升高。ESR、CRP、SAA、Fib 轻至中等程度升高；头颅 CT 可见颅内钙化、脑白质营养不良和脑萎缩样改变。

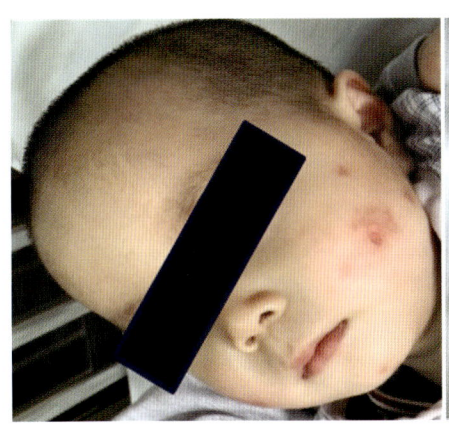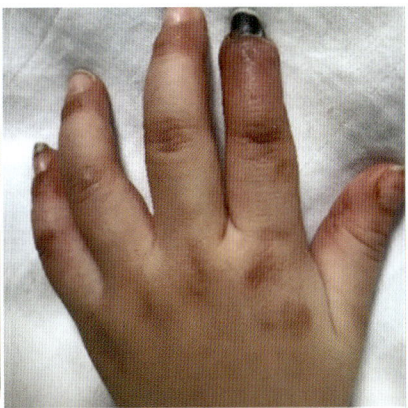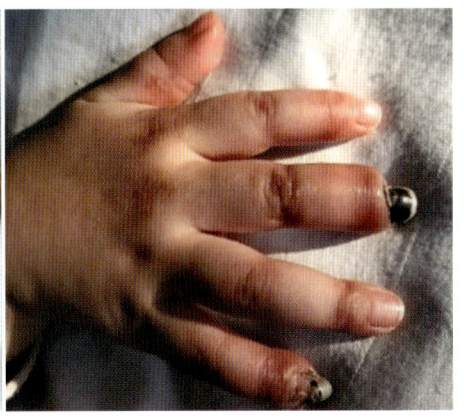

图 2-9-1　FCL 患者皮疹及指端坏疽

【诊断】

该病诊断主要依靠临床表现（神经系统异常表现伴或不伴冻疮样皮疹、特应性皮炎、皮肤血管炎等），辅助检查方面：血浆和脑脊液 IFN-α 水平增高、Ⅰ型 IFN 刺激相关基因表达增强、典型的颅脑影像学表现、基因检测提示 *TREX1*、*SAMHD1* 或 *TMEM173* 突变。

【鉴别诊断】

1. 系统性红斑狼疮

是一种侵犯全身多系统和多脏器结缔组织的自身免疫性疾病。患儿体内存在多种自身抗体及免疫学改变。该病临床表现多样，除发热、皮疹等共同表现外，亦可因受累脏器不同而表现各异。可隐匿起病，常常先后或同时累及泌尿、神经、循环、血液、呼吸等多个系统，有潜在致命性。有一定的家族遗传倾向，但并非单基因突变所致，基因筛查有助于鉴别诊断。

2. 蛋白酶体相关自身炎症综合征（proteasome-associated autoinflammatory syndrome, PRAAS）

PRAAS 主要依赖其典型的临床特征，另外基因筛查阳性有辅助诊断价值。其中中条-西村综合征（NNS）的初步诊断标准已提出：①常染色体隐性遗传（父母近亲结婚或者有家族史）；②手足冻疮样皮疹；③结节性红斑；④反复发热；⑤长的杵状指、脚趾挛缩畸形；⑥进行性局部脂肪肌肉萎缩与消瘦（主要上半身）；⑦肝脾大；⑧基底节钙化。满足其中 5 条即可临床诊断为 NNS。对于 CANDLE 与 JASL、JMP，尚缺乏相应的诊断标准，而主要是依靠临床特征进行诊断。

3. 幼年型皮肌炎（juvenile dermatomyositis, JDM）

幼年型皮肌炎是罕见的儿童自身免疫性肌病，主要为毛细血管病变。患儿以对称性近端肌无力为主要临床表现，皮肤表现为特征性的向阳性皮疹（上眼睑紫红色皮疹，常伴有眼睑肿胀）、Gottron 丘疹（指关节背侧面的红色鳞屑性丘疹）、甲襞毛细血管改变和皮肤溃疡。也可出现全身性症状，如发热、乏力和头痛等。其他临床表现包括钙质沉着（软组织钙化）、非侵蚀性关节痛和关节炎、脂肪营养不良及胰岛素抵抗等。可通过基因筛查除外本病。

【治疗】

目前尚缺乏有效的治疗手段及药物，部分药物仅能暂缓某些临床症状。糖皮质激素能有效控制发热、皮疹、肌炎、血液系统受累等症状。甲氨蝶呤、环孢素、环磷酰胺、吗替麦考酚酯、羟氯喹能有效地改善发热、皮疹、间质性肺炎等症状。

关于生物制剂，目前研究表明 Janus 激酶（JAK）抑制剂对 FCL 有效，可有效控制炎症，改善皮疹、口腔溃疡等症状，且有助于糖皮质激素减量。因此 JAK 抑制剂可能给 FCL 患者带来希望。

【病例摘要】

患儿为 1 岁 9 个月女孩，主因"皮疹 1 年 1 个月，双手指端坏疽 1 个月"入院。查体：体温 36.5℃，脉搏 110 次/分，呼吸 23 次/分，血压 76/45 mmHg，发育正常，面部、耳廓、手指及足趾末端可见冻疮样皮疹，浅表淋巴结均未触及肿大。咽充血，双侧扁桃体未见肿大。双肺呼吸音清，未闻及干湿啰音。心音有力，律齐，未闻及病理性杂音。腹平软，无压痛及反跳痛，未触及腹部包块，肝脾不大。左手第二手指及右手第三、第五手指指端可见干性坏疽。四肢肌力、肌张力正常。神经系统及关节查体无明显异常。化验检查结果：ANA、dsDNA、ENA 谱：正常；补体 C4 0.15 g/L，IgG 7.6 g/L，IgA 0.22 g/L；手部皮肤病理活检：符合大疱性表皮松解症；ANA 滴度 1∶80；ENA 谱、dsDNA 正常；患儿母亲：抗 SSA 抗体阳性，ANA、dsDNA 正常；患儿父亲：ANA、dsDNA、ENA 谱均正常；手部皮肤病理活检：表皮角化过度，棘层肥厚，真皮血管周围淋巴细胞、组织细胞浸润，真皮内可见嗜伊红染物质沉积，congo（−），AB（−）；全外显子基因检测：*TREX1*（NM-016381）核苷酸变化 c.227C＞T（氨基酸变化 p.Ala76Val），杂合变异，位于 Exon1；c.457-458insA（氨基酸变化 p.Cys154MetfsTer3），杂合变异，位于 Exon1。加予醋酸泼尼松片口服抗炎，环孢素、托法替布、沙利度胺口服抑制免疫反应及对症治疗，临床症状明显好转。

（檀晓华　李彩凤）

【参考文献】

[1] PETTY R E, LAXER R M, LINDSLEY C B, et al. Textbook of PEDIATRIC RHEUMATOLOGY. 8th ed. New York：Elsevier，2021.

[2] FIEHN C. Familial Chilblain Lupus - What Can We Learn from Type I Interferonopathies? Curr Rheumatol Rep，2017，19（10）：61.

[3] KÖNIG N, FIEHN C, WOLF C, et al. Familial chilblain lupus due to a gain-of-function mutation in STING. Ann Rheum Dis，2017，76（2）：468-472.

[4] BEN-CHETRIT E, GATTORNO M, GUL A, et al. Consensus proposal for taxonomy and definition of the autoinflammatory diseases（AIDs）：a Delphi study. Ann Rheum Dis，2018，77（11）：1558-1565.

第十节　蛋白酶体相关自身炎症综合征

【概述】

蛋白酶体相关自身炎症综合征（proteasome-associated autoinflammatory syndrome，PRAAS）是由蛋白酶体基因突变引起一系列临床综合征的自身炎症性疾病。它是一种谱系性疾病，包括中条-西村综合征（NNS）[1]、伴脂肪代谢障碍的日本炎症综合征（JASL）[2]、关节挛缩-肌萎缩-小细胞贫血-脂膜炎相关脂营养不良（JMP）综合征[3]以及慢性非典型中性粒细胞性皮炎伴脂营养不良和发热（CANDLE）[4]。PRAAS 最早于 1939 年被描述，患者在婴幼儿或儿童早期反复发热，并伴有结节性红斑、羊膜样皮疹和关节挛缩，随后各亚型综合征逐渐被发现。PRAAS 多数幼年起病，男女发病比例无明显不同，临床主要表现为反复发热、皮疹（环形红斑、结节红斑样脂膜炎）、眼睑水肿、肌炎、关节痛伴小关节挛缩、肝大、无症状性基底节区钙化偶伴智力障碍。

PRAAS 发病机制为基因突变所致蛋白酶体功能失调导致 IFN 产生增加，从而引起一系列器官特异性炎症。目前研究发现，蛋白酶体相关自身炎症综合征相关的致病突变基因包括蛋白酶亚单位（PSM）B8、PSMA3、PSMB4、PSMB9 和蛋白酶体成熟蛋白（POMP）。蛋白酶体是可降解多聚泛素化蛋白的细胞内蛋白酶复合物，参与细胞周期调控、基因修复、核转录因子 Kappa B（NF-κB）和 IFN 途径活化。*PSMB8* 编码诱导型蛋白酶体亚基 β5i，其突变所致的蛋白酶体活性降低导致丝裂原活化蛋白激酶激活、IFN 途径上调及后续的 IL-6、IFN-γ 诱导蛋白-10（IP-10）和（或）IFN 升高一系列炎症反应，从而导致该疾病的发生。目前此病尚缺乏有效的治疗方法，预后极差。国内对该类疾病认识亦不深，可能存在漏诊误诊的情况。

【临床表现】

PRAAS 的常见临床特征包括周期性发热、皮疹、肝脾大、进行性脂肪营养不良和肌萎缩侧索硬化症/肌炎等。不同亚型的综合征各不相同，具体如下。

1. NNS

NNS 是一种罕见的炎症性和消耗性疾病，其致病基因为 *PSMB8*。NNS 通常在婴幼儿期以冻疮样皮疹起病，逐渐出现反复高热、结节性红斑、肌炎、以上半身为主的进展性脂肪性肌肉萎缩、关节挛缩，并形成特征性的瘦小面容和细长增厚的手指。NNS起病时自身抗体阴性，但部分患儿随着疾病进展出现自身抗体滴度增加，包括抗核抗体、抗dsDNA抗体、抗SSB抗体以及抗UIRNP抗体。NNS患儿红细胞沉降率（erythrocyte sedimentation rate，ESR）和C反应蛋白（C-reactive protein，CRP）等炎症指标明显升高，并伴高γ球蛋白血症、肝脾大、基底神经节钙化，组织学改变为局灶性单核细胞浸润的血管病变。同时，NNS患儿的血清和成纤维细胞中IL-6和IP-10升高。

2. JASL

2011年有文章报道了来自日本两个家系的3例以反复发热、结节性红斑、高丙种球蛋白血症及上半身脂肪缺失为主要表现，并伴有手指畸形、肌肉萎缩、关节挛缩、巨舌、ESR和CRP升高的自身炎症综合征，并命名为JASL。其研究表明JASL为*PSMB8*基因的纯合子错义突变所致。

3. JMP综合征

2010年首次报道了来自葡萄牙和墨西哥2个家系的3例以关节挛缩、肌萎缩、小细胞贫血、脂膜炎相关脂营养不良为主要表现的自身炎症综合征。该综合征的临床特点包括严重的多关节挛缩畸形、不同程度的脂肪萎缩与肌肉萎缩、皮肤红斑，还伴有肝脾大、严重的身材矮小、第二性征异常等。手关节、足关节为最初受累的挛缩关节，并较其他关节严重。脂肪营养不良在起病初期以颜面部、手臂及胸部明显，腹部及下肢在疾病后期可受累。所有患儿均有肝脾大、高γ球蛋白血症。所有患者均没有发现黑棘皮病、糖尿病和高胰岛素血症，但存在轻度代谢紊乱，如临界的高甘油三酯血症、显著降低的高密度脂蛋白胆固醇和轻度的肝酶异常。

4. CANDLE综合征

2010年首次报道了来自西班牙、以色列及美国的3个家系4例以早发的反复发热、紫红色斑疹、眶周水肿和红斑、脂营养不良以及急性时相反应物升高为主要表现的患儿，并将这种综合征命名为CANDLE。大多数患儿在出生后2~4周（所有患儿均在出生后6个月）内出现发热、反复发作的紫红色斑疹和环形红斑，皮疹持续数天或数周后消退并遗留紫癜。在婴幼儿后期出现持续性的眶周红斑和水肿、手指或脚趾肿胀、肝大并伴急性时相反应物升高。紫红色斑疹是CANDLE患儿特有的临床表现，其特征性病理改变为血管周围和间质的非典型髓系单核细胞浸润，包括成熟中性粒细胞和部分单核细胞参与的非血管炎性炎症反应。其他常见的早期症状包括外周脂肪进行性丢失（脂肪营养不良）、生长落后、淋巴结肿大和低色素性或正细胞性贫血。其他临床表现包括口周肿胀、腮腺炎、结膜炎或巩膜炎、黑棘皮病、多毛症、软骨炎、无菌性脑膜炎、间质性肺疾病、肾炎、附睾炎、高甘油三酯血症和抗核抗体（ANA）或抗中性粒细胞质抗体（ANCA）间断阳性。最近研究发现，CANDLE的致病基因除了*PMSB8*（编码β8）外，还有*PSMA3*（编码α7）、*PSMB4*（编码β7）、*PSMB9*（编码β1i）和蛋白酶体成熟蛋白（POMP）。

【辅助检查】

PRAAS患者无特异性的血清学改变，患者可出现红细胞沉降率（ESR）、C反应蛋白（CRP）等炎症指标明显升高和慢性贫血。轻度白细胞增多可见于年轻的CANDLE患者，疾病发作期常出现一过性淋巴细胞减少症。除CANDLE以外的所有综合征中都会出现高γ球蛋白血症。免疫球蛋白G（IgG）和IgE在NNS中升高，而IgA和IgG在JASL中升高。抗核抗体和自身抗体阳性在NNS中最常见，在CANDLE中较少见。JMP综合征可出现存在轻度代谢紊乱，如临界的高甘油三酯血症、显著降低的高密度脂蛋白胆固醇和轻度的肝酶异常。但PRAAS患者的病理特征相对明显，PRAAS患者的皮肤活检病理均可见炎症细胞在皮肤各层浸润，部分可累及肌肉层，但不同综合征的病理特点不尽相同。JMP综合征是以淋巴细胞为主的炎性细胞在皮下脂肪组织中浸润，符合脂膜炎表现。NNS的皮肤病理多样化，以淋巴细胞浸润为主，少数以单核细胞、中性粒细胞及组织细胞浸润为主。而CANDLE综合征的皮肤病理较特异，皮肤病理以中性粒细胞在皮肤各层浸润为主，少数以非典型单核细胞浸润为主，还有的表现为典型小叶性脂膜炎。

【诊断】

目前诊断PRAAS主要依赖其典型的临床特征，另外基因筛查阳性有辅助诊断价值。其中NNS的初步诊断标准已提出：①常染色体隐性遗传（父母近亲结婚或者有家族史）；②手足冻疮样皮疹；③结节性红斑；④反复发热；⑤长的杵状指、脚趾挛缩畸形；⑥进行性局部脂肪肌肉萎缩与消瘦（主要上半身）；⑦肝脾大；⑧基底节钙化。满足其中5条即可临床诊断为NNS。对于CANDLE与JASL、JMP，尚缺乏相应的诊断标准，而主要是依靠临床特征进行诊断。对于PRAAS中的四种综合征的鉴别，一般认为，JMP有明显的关节挛缩以及肌肉萎缩，癫痫发作也可见，但无冻疮样皮疹及反复发热，炎性指标一般不高，CANDLE与NNS反之。CANDLE与NNS临床表现近似，但CANDLE的组织学特征是活化的中性粒细胞在真皮大量浸润。JASL以反复发热、结节性红斑、高丙种球蛋白血症及上半身脂肪缺失为主要表现，并伴有ESR和CRP升高。

【鉴别诊断】

由于PRAAS临床表现多样化，还需与其他疾病相鉴别，比如自身免疫性淋巴细胞增生综合征、家族性部分性脂肪营养不良、幼年型皮肌炎、结节性红斑、慢性炎症性神经/皮肤，关节综合征等。典型的PRAAS可与以上疾病鉴别，基因筛查阳性也有助于鉴别。

1. 自身免疫性淋巴增殖综合征（autoimmune lymphoproliferative syndrome，ALPS）

ALPS是由编码细胞凋亡途径的FAS基因发生突变所致的一类良性淋巴组织增生，表现为自身免疫性全血细胞减少的疾病。其临床特征表现为淋巴结病、脾大、恶性肿瘤、自身免疫性疾病样表现等。绝大多数患者最终会发展成为淋巴瘤，少数患者中亦可出现甲状腺癌及乳腺癌等恶性肿瘤。ALPS患者可出现自身免疫性溶血性贫血或血小板减少、自身免疫性肝炎等自身免疫性疾病。

2. 家族性部分性脂肪营养不良（familial partial lipodystrophy，FPLD）综合征

是一种罕见疾病，特征是发生于儿童期、青春期或成年期早期的不同程度脂肪组织丢失。患者可出现代谢性并发症，有时还会出现心肌病、传导障碍和充血性心力衰竭。脂肪萎缩最早见于儿童期或青春期早期，女性更为明显。除脂肪营养不良外，该病还有以下特点：出生后生长迟缓、颅面和骨骼异常（下颌和锁骨发育不全、颅缝闭合延迟、肢端骨质溶解、关节挛缩、鸟样脸和牙齿异常），以及皮肤改变（限制性皮肤病、皮肤萎缩、脱发和斑点状皮肤色素沉着）。畸形表现和早衰特征随时间推移会变得更加明显，学龄期早期可出现完整的临床表型。这些患者的智力正常。部分患者有高胰岛素血症、胰岛素抵抗、糖耐量受损、糖尿病和高脂血症。血清瘦素浓度可偏低或正常。

3. 幼年型皮肌炎（juvenile dermatomyositis，JDM）

幼年型皮肌炎是罕见的儿童自身免疫性肌病，主要为毛细血管病变。患儿以对称性近端肌无力为主要临床表现，皮肤表现为特征性的向阳性皮疹（上眼睑紫红色皮疹，常伴有眼睑肿胀）、Gottron丘疹（指关节背侧面的红色鳞屑性丘疹）、甲襞毛细血管改变和皮肤溃疡。也可出现全身性症状，如发热、体重减轻、乏力和头痛等。其他临床表现包括钙质沉着（软组织钙化）、非侵蚀性关节痛和关节炎、脂肪营养不良及胰岛素抵抗等。

4. 结节性红斑（erythema nodosum，EN）

EN是原发性脂膜炎最为常见的原因。EN患者通常表现为双小腿前方非溃疡性结节。支持EN的病理表现包括以间隔型为主的皮下炎症。小叶周边组织细胞聚集（Miescher放射状肉芽肿）是EN的特征。

【治疗】

对于PRAAS患者，目前缺乏有效的治疗手段及药物，部分药物仅能暂缓某些临床症状。

糖皮质激素能有效控制发热、皮疹、关节痛等症状，但减量后上述症状易反复。NSAIDs对PRAAS患者近乎无效。就免疫抑制剂及免疫调节剂而言，甲氨蝶呤能有效地改善发热、皮疹等症状，但如环孢素、他克莫司、环磷酰胺、硫唑嘌呤、吗替麦考酚酯、羟氯喹等治疗效果却较差。有个例报道沙利度胺能改善CANDLE患者的发热、皮疹、关节痛等症状，并可减少糖皮质激素的用量。与大多数自身炎症性疾病不同的是PRAAS患者对秋水仙碱的治疗反应相对较差。

关于生物制剂，IL-6受体抑制剂能缓解部分患者发热等临床症状，且能降低炎性指标，但可能对另一部分患者效果欠佳；IL-1受体抑制剂、TNF-a受体拮抗剂效果较差，有研究发现TNF-a受体拮抗剂的应用可使皮疹恶化。PRAAS患者对这些生物制剂整体反应欠佳，可能是因为IL-1、IL-6及TNF-a并非PRAAS发病机制中的关键环节。

目前有临床试验探索了Janus激酶（JAK）抑

制剂对 CANDLE 的治疗效果：研究纳入了 12 例 CANDLE 患者，随访发现患者炎症评分较治疗前显著降低，且糖皮质激素使用量减少 73%，并有 4 例患者顺利减停激素。但治疗中也发生了各种感染、股骨头坏死等不良反应。β5i 的选择性抑制剂及 β1i 的选择性抑制剂均处于动物实验阶段。

综上所述，糖皮质激素、甲氨蝶呤、沙利度胺能缓解 PRAAS 患者的部分症状，其他免疫抑制剂、生物制剂疗效差。而且，无论选用以上哪种药物治疗，脂肪萎缩难以得到很好的控制，均呈进行性发展。JAK 抑制剂及免疫蛋白酶体的选择性抑制剂可能给 PRAAS 患者带来希望。

由于目前缺乏有效、确切的治疗手段，PRAAS 患者预后极差。部分患者在童年期便已死亡，而幸运生存至成人的患者也因日渐消耗，最终死于心肺衰竭。

（尤旭杰　李彩凤）

【参考文献】

[1] ARIMA K, KINOSHITA A, MISHIMA H, et al. Proteasome assembly defect due to a proteasome subunit beta type 8 (PSMB8) mutation causes the autoinflammatory disorder, Nakajo-Nishimura syndrome. Proc Natl Acad Sci USA, 2011, 108 (36): 14914-14919.

[2] KITAMURA A, MAEKAWA Y, UEHARA H, et al. A mutation in the immunoproteasome subunit PSMB8 causes autoinflammation and lipodystrophy in humans. J Clin Invest, 2011, 121 (10): 4150-4160.

[3] AGARWAL A K, XING C, DEMARTINO G N, et al. PSMB8 Encoding the β5i Proteasome subunit is mutated in joint contractures, muscle atrophy, microcytic anemia, and panniculitis-induced lipodystrophy syndrome. Am J Hum Genet, 2010, 87 (6): 866-872.

[4] LIU Y, RAMOT Y, TORRELO A, et al. Mutations in proteasome subunit β type 8 cause chronic atypical neutrophilic dermatosis with lipodystrophy and elevated temperature with evidence of genetic and phenotypic heterogeneity. Arthritis Rheum, 2012, 64 (3): 895-907.

第十一节　家族性 Behcet 样自身炎症反应综合征

【概述】

家族性 Behcet 样自身炎症反应综合征又称 A20 单倍剂量不足（A20 haploinsufficiency，HA20），是由肿瘤坏死因子 α 诱导蛋白 3（tumor necrosisfactor α-inducedprotein3，TNFAIP3）基因功能突变导致的一种罕见的早发性自身炎症性疾病，为常染色体显性遗传性疾病。本病于 2016 年首次被报道，因临床表现与白塞病相似，所以也被称为家族性 Behcet 样自身炎症反应综合征。

HA20 多于儿童早期起病，无种族特异性，男女比例约为 1∶2，目前公开报道的患者多为日本人，其次为土耳其人，我国仅有数例报道。

A20 蛋白即肿瘤坏死因子 α 诱导蛋白 3，位于染色体 6q23.3，编码 A20 泛素化蛋白。A20 是炎症反应的负调节因子，由 6 号染色体上 TNFAIP3 编码的 790 个氨基酸组成，包括 N 末端卵巢癌型（ovarian tumour，OTU）结构域和 C 末端 7 个锌指（ZnF）结构域。其中 OTU 结构域具有去泛素（deubiquitination）和泛素化（ubiquitination）双重作用，能够水解与 63 位赖氨酸连接的泛素链（K63 linkages），也可以连接 48 位赖氨酸连接的泛素链（K48 linkages）。ZnF 结构域可帮助识别泛素链辅助泛素化及去泛素化。A20 蛋白主要的目标底物包括 NF-κB 必要修饰剂（NF-κB essential modifier，NEMO）、受体相互作用的丝氨酸/苏氨酸激酶 1（receptor interacting serine/threonine kinase 1，RIP1）和 TNF 受体相关因子 6（TNF receptor-associated factor 6，TRAF6）。

TNFAIP3 基因高度保守且对基因多态性不能耐受。*TNFAIP3* 基因多态性与许多自身免疫性疾病有关，如系统性红斑狼疮、类风湿关节炎、银屑病、Ⅰ型糖尿病、乳糜泻、冠脉疾病、炎性肠病等。

TNFAIP3 功能丧失型突变导致 A20 功能不全，会阻碍 NEMO、RIPK1 激活下游多泛素链并释放，从而使 IκB 蛋白在 IκB 激酶复合体（IκB kinase，IKK）的作用之下快速发生磷酸化修饰，被磷酸化修饰的 IκB 蛋白继而发生多泛素化修饰，并被 26S 蛋白酶体降解掉，从而"释放"NF-κB 蛋白，NF-κB

得以进入细胞核内，激活一系列促炎因子基因的转录，使NF-κB表达增加（抑制A20下调NF-κB表达），同时使炎性小体（NLRP3）活性增加，导致炎性因子（IL-1b、IL-6、IL-18、TNF-a）的过度表达。

【临床表现】

HA20患者的临床表现主要包括反复口腔和（或）外阴溃疡，眼部受累（前葡萄膜炎、脉络丛视网膜瘢痕，视网膜血管炎引发黄斑纤维化而导致视力丧失），消化道表现（腹痛、呕吐、腹泻、腹腔淋巴水肿，小肠肿胀），反复发热，皮疹，关节炎。

部分患者也会出现心血管疾病、肾病综合征、血管炎、呼吸道感染等，表现出自身炎症及自身免疫性疾病的特点。

TNFAIP3不同位点基因突变，其临床表型不同，同一突变位点不同家族成员间临床表型也可能不同。

【辅助检查】

HA20尚无特异性实验室检查。在急性期C反应蛋白、红细胞沉降率等炎症指标增高，在发作间歇期，炎症指标可恢复正常。但在某些未经治疗的患儿体内，炎症指标可持续增高。

部分患者可检测到自身抗体，例如抗核抗体、抗双链DNA抗体等。A20患儿皮肤或黏膜组织病理活检可见非特异性慢性炎症表现。HLA-B51被认为与家族性白塞病高度相关，部分患儿体内也可有HLA-B51阳性。

【诊断】

HA20尚无确切的诊断标准。当患者有复发性口腔溃疡、生殖器溃疡、胃肠道溃疡等类白塞病临床特点，发病年龄小，有阳性家族史时，需要警惕HA20。诊断性全外显子测序可帮助筛选突变基因，同时排除其他遗传性自身炎症性疾病。发现TNFAIP3基因杂合性功能突变进一步支持该病诊断。有条件还应进行A20蛋白表达水平测定。临床表型、基因背景、功能验证的一致性可明确诊断该病。

【治疗】

急性期可全身应用糖皮质激素控制炎症反应，文献中报道秋水仙碱联合或单独应用可获得较好的疗效。其他的免疫抑制剂包括环孢霉素、甲氨蝶呤、硫唑嘌呤等也被广泛应用。近年来随着生物制剂的应用，包括阿那白滞素、利妥昔单抗、托珠单抗、英夫利西单抗和JAK抑制剂也尝试应用于HA20患者中。

对于反复口腔、外阴、消化道溃疡患者需注意局部对症治疗，注意避免局部感染，可外用表皮生长因子促进溃疡修复，必要时可局部或系统应用抗感染治疗，禁食水，补液维持体内酸碱平衡等。

【病例摘要】

患儿为1岁2个月女童，主因"间断发热伴皮疹5个月余，双膝关节饱满10天"入院，查体：双肘关节伸面、足跟可见散在淡红色斑丘疹。右侧颊黏膜可见1小圆形黏膜缺损，舌双侧面可见长约0.5 cm大小黏膜缺损。心肺腹查体未见异常。右膝关节肿胀，无明显活动受限，余关节查体未见异常，神经系统查体未见异常。发热时白细胞、中性粒细胞、CRP和血沉均升高，SAA289 ng/ml，全外显子基因分析报告示：患儿及患儿母亲为TNFAIP3杂合变异，c.133C＞T，导致氨基酸改变p.R45X（无义突变），感染及肿瘤相关化验检查指标均为阴性，故诊断为家族性Behcet样自身炎症反应综合征，予加用泼尼松1 mg/kg每日1次口服，同时加用甲氨蝶呤治疗。

（张俊梅　李彩凤）

【参考文献】

[1] ZHOU Q, WANG H, SCHWARTZ D M, et al. Loss-of-function Mutations in TNFAIP3 Leading to A20 Haploinsufficiency Cause an Early-Onset Autoinflammatory Disease. Nat Genet, 2016, 48（1）: 67-73.

[2] SCHWARTZ D M, BLACKSTONE S A, SAMPAIO-MOURA N, et al. Type I interferon signature predicts response to JAK inhibition in haploinsufficiency of A20. Ann Rheum Dis, 2020, 79（3）: 429-431.

[3] YU M, XU X, ZHOU Q. et al. Haploinsufficiency of A20（HA20）: updates on the genetics, phenotype, pathogenesis and treatment. World J Pediatr, 2020, 16（6）: 575-584.

[4] AESCHLIMANN F A, BATU E D, CANNA S W, et al. A20 Haploinsufficiency（HA20）: Clinical phenotypes and disease course of patients with a newly recognised NF-kB-mediated autoinflammatory disease. Ann Rheum Dis, 2018, 77（5）: 728-735.

第十二节 Blau 综合征

【概述】

Blau 综合征（Blau syndrome，BS）即儿童肉芽肿性关节炎，是一种早期发病的慢性自身炎症性疾病。该病的典型临床表现为肉芽肿性多关节炎、眼葡萄膜炎和皮肤肉芽肿性炎症的三联征，进行性加重，可能导致严重的并发症，如失明和关节破坏。1985 年 Blau[1] 首先报道了本病，4 代 11 位家族成员患有皮肤、关节和眼睛的肉芽肿性疾病。可以表现为家族性形式，叫做 Blau 综合征，也可以表现为散发形式，叫做早发性结节病。该病是一种单基因常染色体显性遗传性疾病，一般于出生后早期发病，典型的发病年龄是 5 岁前。

【发病机制】

Blau 综合征致病基因是位于第 16 号染色体的 *CARD15/NOD2* 基因[2]。*NOD2* 基因位于染色体 16q12，由 12 个外显子组成，编码 1040 个氨基酸。*NOD2* 基因从 N 端到 C 端一共有三部分结构域，位于 N 端的是半胱氨酸天冬酶募集结构域（caspase recruitment domains，CARD），位于 C 端的是亮氨酸重复序列（leucine-rich repeats，LRRs），位于 CARD 和 LRRs 之间的是核苷酸结合与寡聚化结构域（nucleotide binding and oligomerization domain，NBD）。NOD2 是一种细胞质受体分子，主要存在于单核细胞、巨噬细胞、树突状细胞以及小肠内皮细胞，参与感受微生物细胞壁成分并调控炎症过程。NOD2 作为细菌产物的胞内受体，当细菌感染时触发激活 NF-κβ 信号通路，启动单核-巨噬细胞自噬。然而，当 *NOD2* 基因变异，引起自噬信号传导异常，导致自噬缺陷，表现为细菌在自噬溶酶体中定位减少，细菌在细胞内得不到有效降解，使得胞内炎症长期持续存在，进而发生慢性肉芽肿性炎[3]。其中 Blau 综合征的致病基因均位于 *NOD2* 基因的第四个外显子上，常染色体显性遗传性疾病，单个基因突变即可致病。已发现的突变位点有 R334W、R334Q、C495R、G481D、M513T、R587C、R334L、E383D、R471C、C495R[4]，这些突变位点可引起编码细胞受体蛋白发生不可逆改变，使相关联的 NK-κB 炎症调节也发生改变，最终导致一系列自身炎症反应发生。

【临床表现】

1. 皮疹

皮疹是本病早期最突出的临床表现，一般于出生后几个月出现，皮疹的特点是细碎的鳞屑样皮疹，粉红色或棕褐色的丘疹样皮疹，常见于背部和四肢。也可表现为鱼鳞病样皮损、皮肤红斑、皮肤结节、毛细血管扩张等。肉芽肿性改变是皮肤组织病理学检查的特征性表现。

2. 关节炎

于皮疹后不久或同时即出现，皮疹和肉芽肿性关节炎常先于眼部病变出现。常为无痛性关节炎，表现为对称性多关节炎，大小关节均可受累，常累及双肘关节、双腕关节、双膝关节和双踝关节，跖趾关节、掌指关节、指间关节也可受累。表现为滑膜炎、腱鞘炎，少关节炎非常罕见。滑膜明显增生，表现为特征性的无痛性"囊样"增生改变。如未及时早期诊治，可能发生关节挛缩。患儿易被误诊为幼年特发性关节炎。少数患者可发生脊柱受累[5]，有文献报道有患者发生骶髂关节受累[6]。

3. 葡萄膜炎

常常为双侧，眼睛的肉芽肿性病变主要为双侧的葡萄膜炎，临床表现多样，包括白内障、青光眼、视网膜剥离、带状睫状体病等。患儿可表现为畏光、眼痛、视力不清、视物模糊等。如未积极治疗可进展为全葡萄膜炎[7]，严重者可致失明，主要是视网膜剥脱和白内障引起。Blau 综合征眼部损害严重影响患儿生活质量。

4. 其他

本病除典型的三联征外，半数患者伴有间断发热，部分患者有多发性大动脉炎、间质性肉芽肿性肾炎、肝脾肉芽肿病变等全身多个脏器受累。也有报道 Blau 综合征患者出现中枢神经系统受累的临床表现。

【辅助检查】

血常规可出现轻度贫血，白细胞及血小板升高，急性期反应物 ESR 和 CRP 可升高，纤维蛋白原也可升高。所有患者自身抗体均为阴性。胸片检查肺门淋巴结无肿大。关节超声显示腱鞘增厚，关节滑液增多或囊性包块；关节 X 线片显示骨质疏松，但很少提示骨破坏及关节间隙狭窄。

【诊断】

Blau 综合征的诊断主要是根据患者典型的皮疹改变，眼部损害，肉芽肿性多关节炎，家族遗传史，皮肤或关节滑膜病理活检及基因检测来进行诊断。组织病理学改变可见到滑膜增生，非干酪性改变的巨细胞肉芽肿。虽然 Blau 综合征很罕见，但在早期对于出现结节样特征的患儿，应及早考虑 Blau 综合征。

【鉴别诊断】

1. 幼年特发性关节炎

也可出现关节炎及葡萄膜炎，所以 Blau 综合征很容易被误诊为幼年特发性关节炎，但 Blau 综合征起病更早，且有粉红色或棕褐色的丘疹样特征性皮疹，且关节炎为囊样肿胀，与幼年特发性关节炎关节表现不一致，可行皮肤活检或基因检测来协助诊断。

2. 白塞病

可表现为关节炎，皮疹及葡萄膜炎，但患者多数有口腔溃疡或生殖器溃疡，且起病较 Blau 综合征晚，关节炎非囊样增生，可行皮肤活检或基因检测来协助诊断。

3. 要氏综合征

是一种与 NOD2 基因变异相关的多基因多因素自身炎症性疾病。该病成年起病，女性多见，表现为周期性发热、皮炎、关节痛或关节炎、非特异的消化道症状、下肢水肿及浆膜炎[5, 11]。每次发热持续数日，间隔数周至数月。皮疹以红斑丘疹多见，皮疹主要发生在躯干，关节痛或关节炎多发生在下肢中大关节，合并下肢远端肿胀常见。本病常出现口干眼干症状，未见葡萄膜炎。

4. 克罗恩病（Crohn's disease，CD）

该病发生也和 NOD2 基因变异相关[8]。患者也可有皮疹、关节炎或眼部受累的表现。但该病患者消化道症状突出，表现为腹痛、腹泻、可有便血，并常出现瘘管、肠梗阻、肛周病变等并发症。且本病皮疹发生率较低，主要表现为结节红斑或坏疽性脓皮病。

5. 其他皮肤病

因大部分患者以皮损为首要表现就诊，临床上需要与该病相关皮损进行鉴别的疾病包括：湿疹、遗传性鱼鳞病、免疫缺陷病相关皮损、朗格汉斯细胞组织细胞增生症和先天性血管萎缩性皮肤异色症等。

【治疗】

治疗目标是控制炎症，尽可能减少眼睛、关节等重要组织器官的致残率，提高患儿的生活质量，并且尽可能不影响患儿的生长发育。

目前主要应用 NSAIDs 联合糖皮质激素缓解关节、眼部症状。对于病情迁延反复以及器官损害严重的患儿，需加免疫抑制剂治疗。常用的免疫抑制剂有甲氨蝶呤或硫唑嘌呤等。随着生物制剂在风湿性疾病中的广泛应用，生物制剂治疗 Blau 综合征也取得很好的疗效。生物制剂能快速缓解病情，特别在出现眼葡萄膜炎时，应优先考虑，早期生物制剂治疗可有效改善葡萄膜炎患者预后，并且可减少激素和免疫抑制剂的副作用[9]。临床常用的生物制剂包括白介素-1 拮抗剂（阿那白滞素）、肿瘤坏死因子-α 拮抗剂（英夫利西单抗、依那西普）等治疗 Blau 综合征，使患儿关节肿胀及眼部症明显得到改善。如发生白内障、青光眼及视网膜剥脱，需要外科手术治疗。

【病例摘要】

患儿男，3 岁 6 个月，主诉：反复皮疹 2 年 8 个月，关节肿胀半年。入院前 2 年 8 个月患儿出现前胸部及面部多发点状皮疹，无痒感，无发热，当地医院考虑"湿疹"，予激素外用 10 余天后明显好转。入院前 1 年余，患儿再次出现上述皮疹，发生于后背及四肢，予激素外用后好转。入院前半年，患儿出现双腕及双踝关节肿胀，伴发热，发热持续 4 天，最高体温 38.5℃，无皮疹，无口腔溃疡，无关节疼及活动受限，就诊于当地医院查血常规：WBC 16.2×10^9/L，NE% 0.67，HB 102 g/L，PLT 467×10^9/L，CRP 25 mg/L，红细胞沉降率 37 mm/h。双腕彩超示：双腕关节滑膜增厚，关节积液增多。诊断"幼年特发性关节炎？"，予布洛芬治疗，患儿体温正常，关节肿胀有减轻。入院前 1 个月，患儿再次新发皮疹，故就诊于我院。按序预防接种疫苗，否认药物食物过敏史。G1P1，足月顺产，出生史无特殊，生长发育同正常同龄儿。患儿母亲自幼有膝关节肿胀，无关节痛及跛行，未予规律诊治。父亲身体健康。入院查体：体重 14 kg，身高 87 cm，神志清楚，精神反应好。全身皮肤粗糙，躯干及四肢可见多发粟粒大小红色丘疹，双腕关节肿胀，可触及多个囊性包块，背伸受限，双踝关节稍肿胀。查血常规：WBC $13.7×10^9$/L，NE% 0.59，HB 100 g/L，PLT $523×10^9$/L，CRP 30 mg/L，红细胞沉降率 25 mm/h。自身抗体及 RF 阴性，眼科检查及大血管超声未见异常。腕关节滑膜活检提示有小灶性肉芽肿形成，未见坏死。*NOD2* 基因检查发现一个杂合突变，一代测序验证受检者与母亲在 *NOD2* 基因上存在相同突变。诊断为 Blau 综合征，予泼尼松 10 mg qd，甲氨蝶呤及益赛普治疗。

（李　超　李彩凤）

【参考文献】

[1] BLAU E B. Familial granulomatous arthritis, iritis, and rash. J Pediatr, 1985, 107（5）：689-693.

[2] MICELI-RICHARD C, LESAGE S, RYBOJAD M, et al. CARD15 mutations in Blau syndrome. Nat Genet, 2001, 29（1）：19-20.

[3] HUANG S, ZHAO L, KIM K, et al. Inhibition of Nod2 signaling and target gene expression by curcumin. Mol Pharmacol, 2008, 74（1）：274-281.

[4] LI C, ZHANG J, LI S, et al. Gene mutations and clinical phenotypes in Chinese children with Blau syndrome. Sci China Life Sci, 2017, 60（7）：758-762.

[5] ROSE C D, PANS S, CASTEELS I, et al. Blau syndrome: cross-sectional data from a multicentre study of clinical, radiological and functional outcomes. Rheumatology (Oxford), 2015, 54（6）：1008-1016.

[6] MOHAMAD B, SANDEEP A. Sacroiliac Involvement in Blau Syndrome. Joint Bone Spine, 2021, 88（2）：105103.

[7] PILLAI P, SOBRIN L. Blau syndrome-associated uveitis and the NOD2 gene. Semin Ophthalmol, 2013, 28（5-6）：327-332.

[8] MAEKAWA S, OHTO U, SHIBATA T, et al. Crystal structure of NOD2 and its implications in human disease. Nat Commun, 2016, 7：11813.

[9] MATSUDA T, KAMBE N, UEKI Y, et al. Clinical characteristics and treatment of 50 cases of Blau syndrome in Japan confirmed by genetic analysis of the NOD2 mutation. Ann Rheum Dis, 2020, 79（11）：1492-1499.

第十三节　腺苷脱氨酶 2 缺乏症

【概述】

腺苷脱氨酶 2 缺乏症（deficiency of adenosine deaminase 2，DADA2）由 *ADA2* 基因纯合或复合杂合突变导致，是一种常染色体隐性遗传的自身炎症性疾病。腺苷脱氨酶（adenosine deaminases，ADA）主要作用为催化腺苷和 2′-脱氧腺苷脱氨形成肌苷和脱氧肌苷，其包括 ADA1、ADA2 和 ADAR（作用于 RNA）3 种同工酶[1]。其中，ADA2 在 1978 年被分离发现，是一种二聚体分泌性蛋白，主要表达在活化的单核细胞、巨噬细胞和树突细胞上[1-4]。*ADA2* 基因定位在 22q11.1，之前曾被称为 *CECR1* 基因[1]。

2014 年，Zhou Q 等首先于 *N Engl J* 报道了 DADA2[2-3]，目前全球已报道 200 多例 DADA2 病，DADA2 突出的临床表型为血管病变、免疫功能失调和血液系统异常[1,4]，但本病有较强的临床异质性，有些患者到成年期仍无症状（即使其家族中有相同突变位点的发病者），而另一些患者可以出现典型临床表现，甚至儿童时期病情迅速恶化[1,5]。DADA2 发病机制尚不清楚，推测可能与 ADA2 催化功能、生长因子功能和免疫功能障碍有关。治疗上，肿瘤坏死因子 α（tumor necrosis factor-α，TNF-α）拮抗剂可以有效控制炎症、保持血管完整性[6]，造血干细胞移植可以成功治愈骨髓衰竭患者[5,7]。

【临床表现】

1. 血管病变和系统性炎症

（1）血管病变：类似于结节性多动脉炎的血管病变是 DADA2 的标志性表现，患者通常在 10 岁前起病[5]，皮肤、脑、消化道、肾等器官均可受累。受累血管的炎症、缺血和出血导致广泛的临床表现和脏器功能障碍。网状青斑和皮肤血管炎是 DADA2 最常见的皮肤表现，皮肤血管炎表现为皮下结节、皮肤紫癜、溃疡、坏死等[1]。红斑丘疹、荨麻疹、银屑病、狼疮样皮疹、雷诺现象等非特异性表现较少见。受累炎症病变皮肤活检也显示了血管炎证据，包括非肉芽肿性坏死性动脉炎、白细胞破碎性血管炎和脂膜炎[1-2,7]。神经系统表现包括缺血性卒中、出血性卒中、脑神经麻痹和周围神经病变[2,6-7]。缺血性卒中最常见,可以反复发作,常发生在脑干、丘脑、基底神经节和内囊等部位[8],小腔隙性梗死影像学不易发现,严重卒中可导致永久性的神经损伤,如构音障碍、共济失调、脑神经麻痹、认知障碍等,甚至死亡[9]。出血性卒中发生率仅次于缺血性卒中,颅内出血常发生在应用抗凝剂或抗血小板聚集药物治疗后[1,5],部分DADA2患者颅内出血缺乏血管炎证据,有效全身抗炎治疗后仍发生颅内出血[2]。DADA2患者常见的受累脑神经有动眼神经(Ⅲ)、滑车神经(Ⅳ)、展神经(Ⅵ)和面神经(Ⅶ),主要表现为神经性耳聋和视力丧失、视网膜中央动脉阻塞、视神经萎缩、葡萄膜炎、复视、眼球震颤、斜视等眼科并发症[1-2,9]。外周神经病变见于多数DADA2患者,痉挛性截瘫也有报道[10]。消化系统表现一般为腹痛和慢性胃炎,肠坏死、肠穿孔和动脉狭窄罕见[5]。肝硬化及其导致的门脉高压和食管静脉曲张也有报道[11]。肾动脉瘤、中小动脉扩张和肾内动脉狭窄、梗死在DADA2患者也有报道[7-9]。其他表现如睾丸局部缺血梗死[12]。

(2)系统性炎症表现:DADA2患者常见的全身炎症表现有反复间断发热、骨骼肌肉事件、高血压和肝脾大。骨骼肌肉事件中肌痛、关节痛症状较常见,但关节炎和肌炎较少见。罕见的炎症(胸膜炎、心包炎、心肌炎、脑膜炎和淀粉样变)在DADA2患者中也有报道[2-7]。急性期患者超敏C反应蛋白、红细胞沉降率和转氨酶常升高。

2. 免疫功能失调

DADA2患者免疫功能失调表现为免疫缺陷、淋巴增殖性疾病和严重程度不一的临床自身免疫现象。

(1)免疫缺陷:DADA2患者常见的免疫缺陷主要为低丙种球蛋白血症[5],IgM、IgG和IgA均有不同程度降低,某些患者对疫苗接种低反应,这可能与产生抗体的浆细胞减少和转换记忆B细胞受损有关[2-13]。T细胞数量基本不受影响,但有报道称T细胞增殖缺陷,CD4+淋巴细胞轻度至重度减少,NK细胞计数降低[14]。由于免疫缺陷,DADA2患者易发生细菌性、病毒性呼吸道感染,脑膜、胃肠道和泌尿道感染也有报道,病毒感染包括复发性单纯疱疹病毒感染、人乳头瘤病毒性皮肤疣以及带状疱疹病毒感染[15-16]。真菌和分枝杆菌感染并不常见,仅有个例报道见于严重中性粒细胞减少或全血细胞减少症患者和白细胞介素17缺陷患者[5]。

(2)淋巴增殖性疾病:主要表型有谷氨酰胺-tRNA氨基转移酶A亚基缺陷、自身免疫性淋巴增生综合征和Castleman病[17-18],大颗粒性淋巴细胞白血病、霍奇金淋巴瘤也有报道[11,14,19]。

(3)临床自身免疫现象:某些DADA2患者呈现系统性红斑狼疮、自身免疫性全血细胞减少和白塞病样表现[5,20]。

3. 血液系统异常

DADA2患者的血液系统异常主要包括淋巴细胞减少、中性粒细胞减少、纯红细胞再生障碍性贫血、血小板减少以及由于骨髓衰竭导致的全血细胞减少,血液系统异常既可生命早期出现,也可在成年后出现[5-6]。

4. 无症状表型

在DADA2先证病例的遗传筛查中发现了无症状者,很多是成年人,无症状者常有 ADA2 基因缺陷和ADA2蛋白水平低下[8]。

【辅助检查】

1. 血清检查

急性期患者超敏C反应蛋白、红细胞沉降率和转氨酶常升高。常见的免疫缺陷主要为低丙种球蛋白血症,IgM、IgG和IgA均有不同程度降低;CD4+淋巴细胞轻度至重度减少,NK细胞计数降低。

2. 皮肤

皮肤活检可提示血管炎证据,包括非肉芽肿性坏死性动脉炎、白细胞破碎性血管炎和脂膜炎。

3. 神经系统

头颅影像学检查可见缺血性卒中表现,常发生在脑干、丘脑、基底神经节和内囊等部位。

4. 血管

血管造影可见肾动脉瘤、中小动脉扩张和肾内动脉狭窄、梗死等。

5. 基因检测

提示 ADA2 基因突变类型有错义突变、移码突变、剪接缺陷和基因缺失,多数DADA2患者为复合杂合错义突变。常见的 ADA2 致病突变体为p.G47R、p.G47A、p.R169Q、p.Y453C和p.T360A[2,7],其中p.G47R和p.R169Q纯合突变最常见。

【诊断】

目前尚未建立针对DADA2正式的诊断标准。临床、实验室和影像学发现以血管炎、免疫功能失调和血液系统异常为特征的自身炎症性疾病的患者，应怀疑存在DADA2并进行ADA2基因测序和ADA2血浆蛋白水平或活性检测。如发现基因功能丧失的ADA2致病性突变体和较低的ADA2蛋白活性（低于正常水平5%），可以确立DADA2诊断。

【鉴别诊断】

1. 结节性多动脉炎（PAN）

PAN以中等大小动脉受累为主要特征，可表现为皮肤结节红斑、肾动脉狭窄等，由于DADA2影响中小血管，临床表现与PAN类似，因此易被误诊为PAN，临床上对于发病早的疑似结节性多动脉炎合并免疫缺陷的患者，尤其是家族中有类似疾病表现者或父母近亲结婚者，应积极行基因检测筛查有无CECR1基因突变，警惕DADA2的可能

2. 抗磷脂抗体综合征

可有反复发作的多脏器栓塞表现，静脉受累更突出，平均起病年龄较DADA2晚，完善抗磷脂抗体谱、血管超声评估有无血管炎症等可协助本病与DADA2鉴别。

3. 白塞病

白塞病可累及大中小血管，动静脉均可受累，典型临床表现包括口腔溃疡、生殖器溃疡、葡萄膜炎等，由于DADA2影响中小血管，故须与本病鉴别。对于起病早、合并免疫缺陷，尤其是家族中有类似疾病表现者或父母近亲结婚的血管炎患者，可考虑行基因检测筛查有无CECR1基因突变评估有无DADA2。

【治疗】

1. TNF-α拮抗剂

TNF-α是预防和消除血管炎的首选药物[6-8,21]，包括依那西普、阿达木单抗、戈利木单抗、英夫利昔单抗和赛妥珠单抗，这些药物应用可以降低卒中风险和炎症负担，缓解免疫缺陷、肝脾大和中性粒细胞减少，改善生长发育、贫血和血小板减少。但是TNF-α拮抗剂对骨髓衰竭效果甚微。

2. 白细胞介素6

有报道称抗白细胞介素6成功治疗1例模拟多中心Castleman病的DADA2患者[18]，但也有报道患者应用托珠单抗后却出现血管炎事件，包括卒中[7]。

3. 卡那单抗

尽管白细胞介素1拮抗剂对DADA2炎症后遗症没有效果，但卡那单抗可能对继发于DADA2的肾脏淀粉样变性有效[22]。

4. 糖皮质激素和免疫抑制剂

糖皮质激素和硫唑嘌呤、环孢素、环磷酰胺、甲氨蝶呤、霉酚酸酯、他克莫司等传统免疫抑制剂均对DADA2有不同程度的治疗效果，但是血管病变和炎症易反复。

5. 造血干细胞移植

可成功治疗骨髓衰竭、严重免疫缺陷和TNF-α拮抗剂无效患者，对血管炎和其他自身炎症特征也有疗效，但会合并急性和中度慢性自身免疫性疾病及移植物抗宿主病[23]。

【典型病例】

患儿为10岁2个月女童，主因"10年前偏瘫1次，伴间断跛行、斜视、皮疹、发热、腹痛、肢端坏疽5个月"入院，入院查体：神清，精神反应可，消瘦貌，皮肤弹性欠佳。颈软，咽部黏膜无充血，双侧扁桃体无肿大及脓性分泌物。双肺呼吸音粗，未闻及干、湿啰音。心音有力，律齐，各瓣膜听诊区未闻及杂音，腹软，无压痛、反跳痛，肝脾肋下未触及，听诊未闻及血管杂音；双手伸侧及左手大鱼际处可见丘疹，有暗红色结痂，左手食指、中指、小指末端见黑色坏疽，双足趾端皮肤颜色略暗，左侧桡动脉未触及搏动，双足背动脉可触及搏动。四肢肌力及肌张力正常，神经系统查体未见异常。完善双上肢CT增强+重建：双侧前臂及双手多发血管纤细、管壁毛糙，部分显示不清，左上肢静脉普遍较右侧偏细，左小指指尖处变尖变细，相邻近端软组织增厚；颈+胸+腹部CT平扫+增强+重建：主动脉弓及胸腹主动脉管壁稍增厚，模糊，腹主动脉为著，肝左叶略小，肝内静脉血管异常—第二肝门处肝中静脉及肝左静脉与腔静脉未见明确连接，可见侧枝血管与肝右静脉相沟通，肝内可疑存在门体分流，脾大，双肾边缘不光滑，多发肾皮质变薄，强化减低灶，双肾盂饱满，少许积水，右肺多发磨玻璃结节影；双下肢CT平扫+增强：右侧股动脉管壁增厚，管腔略细，右侧胫动脉及胫、腓动脉及分支血管影造充盈较左侧缓慢，右侧胫后动脉近段充盈浅淡，远段及分支无造影剂充盈，右侧腓动脉及远端分支血管影均未见造影剂充盈，右侧腓肠肌密度不均匀，扫描范围内左下腹部分肠管肠壁增厚，动脉分支血管影著明，请放射科

阅片不支持多发性大动脉炎，查24 h尿蛋白明显升高，ENA谱、ANA、ds-DNA、抗心磷脂抗体均正常，完善基因检测：基因ADA2可疑突变，染色体位置chr22-17663510，转录本外显子NM-001282225；exon8，核苷酸氨基酸c.1223G＞C（p.C408S）；基因ADA2，染色体位置chr22-17687998，转录本外显子NM-001282225；exon3，核苷酸氨基酸c.505C＞G（p.R169G）。结合患儿临床表现及基因分析结果，考虑符合ADA2缺乏症诊断。患儿入院后出现呼吸急促、呼吸困难，最快时呼吸频率达60次/分，伴发绀、经皮氧饱和度下降至85%左右，伴剧烈腹痛，听诊右上肺较左侧呼吸音减弱，床边胸部正位提示右侧气胸，纵隔积气，呼吸循环不能维持，家长签字拒绝进一步治疗后自动出院。

（薛 媛 李彩凤）

【参考文献】

[1] LEE P Y. Vasculopathy, immunodeficiency, and bone marrow failure: the intriguing syndrome caused by deficiency of adenosine deaminase 2. Front Pediatr, 2018, 6: 282.

[2] ZHOU Q, YANG D, OMBRELLO A K, et al. Early-onset stroke and vasculopathy associated with mutations in ADA2. N Engl J Med, 2014, 370（10）: 911-920.

[3] NAVON ELKAN P, PIERCE S B, SEGEL R, et al. Mutant adenosine deaminase 2 in a polyarteritis nodosa vasculopathy. N Engl J Med, 2014, 370（10）: 921-931.

[4] AKSENTIJEVICH I, SAMPAIO MOURA N, BARRON K. Adenosine deaminase 2 deficiency. Seattle (WA): University of Washington, 1993-2019.

[5] NANTHAPISAL S, MURPHY C, OMOYINMI E, et al. Deficiency of adenosine deaminase type 2: a description of phenotype and genotype in fifteen cases. Arthritis Rheumatol, 2016, 68（9）: 2314-2322.

[6] OMBRELLO A K, QIN J, HOFFMANN P M, et al. Treatment strategies for deficiency of adenosine deaminase 2. N Engl J Med, 2019, 380（16）: 1582-1584.

[7] MEYTS I, AKSENTIJEVICH I. Deficiency of adenosine deaminase 2（DADA2）: updates on the phenotype, genetics, pathogenesis, and treatment. J Clin Immunol, 2018, 38（5）: 569-578.

[8] BULUT E, ERDEN A, KARADAG O, et al. Deficiency of adenosine deaminase 2: special focus on central nervous system imaging. J Neuroradiol, 2019, 46（3）: 193-198.

[9] SAHIN S, ADROVIC A, BARUT K, et al. Clinical, imaging and genotypical features of three deceased and five surviving cases with ADA2 deficiency. Rheumatol Int, 2018, 38（1）: 129-136.

[10] POSWAR FDE O, DA FONSECA R M, DE ALBUQUERQUE L C, et al. Adenosine deaminase 2 deficiency presenting as spastic paraplegia and systemic vasculitis. J Neurol, 2016, 263（4）: 818-820.

[11] SPRINGER J M, GIERER S A, JIANG H, et al. Deficiency of adenosine deaminase 2 in adult siblings: many years of a misdiagnosed disease with severe consequences. Front Immunol, 2018, 9: 1361.

[12] CLARKE K, CAMPBELL C, OMOYINMI E, et al. Testicular ischemia in deficiency of adenosine deaminase 2（DADA2）. Pediatr Rheumatol Online J, 2019, 17（1）: 39.

[13] SCHEPP J, PROIETTI M, FREDE N, et al. Screening of 181 patients with antibody deficiency for deficiency of adenosine deaminase 2 sheds new light on the disease in adulthoody.Arthritis Rheumatol, 2017, 69（8）: 1689-1700.

[14] TROTTA L, MARTELIUS T, SIITONEN T, et al. ADA2 deficiency: clonal lymphoproliferation in a subset of patients. J Allergy Clin Immunol, 2018, 141（4）: 1534-1537.

[15] ARTS K, BERGERSON J, OMBRELLO A K, et al. Warts and DADA2: a mere coincidence? J Clin Immunol, 2018, 38（8）: 836-843.

[16] GHURYE R R, SUNDARAM K, SMITH F, et al. Novel ADA2 mutation presenting with neutropenia, lymphopenia and bone marrow failure in patients with deficiency in adenosine deaminase 2（DADA2）. Br J Haematol, 2019, 186（3）: e60-e64.

[17] BARZAGHI F, MINNITI F, MAURO M, et al. ALPS-like phenotype caused by ADA2 deficiency rescued by allogeneic hematopoietic stem cell transplantation. Front Immunol, 2018, 9: 2767.

[18] VAN NIEUWENHOVE E, HUMBLET-BARON S, VAN EYCK L, et al. ADA2 deficiency mimicking idiopathic multicentric castleman disease. Pediatrics, 2018, 142（3）: e20172266.

[19] ALABBAS F, ELYAMANY G, ALSHARIF O, et al. Childhood Hodgkin lymphoma: think DADA2. J Clin Immunol, 2019, 39（1）: 26-29.

[20] VAN WELL G, KANT B, VAN NISTELROOIJ A, et al. Phenotypic variability including Behçet's disease-like manifestations in DADA2 patients due to a homozygous c.973-2A＞G splice site mutation. Clin Exp Rheumatol, 2019, 121（6）: 142-146.

[21] CAORSI R, PENCO F, SCHENA F, et al. Monogenic polyarteritis: the lesson of ADA2 deficiency. Pediatr Rheumatol Online J, 2016, 14（1）: 51.

[22] KISLA EKINCI R M, BALCI S, BISGIN A, et al. Renal amyloidosis in deficiency of adenosine deaminase 2: successful experience with canakinumab. Pediatrics, 2018, 142 (5): e20180948.

[23] HASHEM H, KUMAR R, MÜLLER I, et al. Hematopoietic stem cell transplantation rescues the hematological, immunological, and vascular phenotype in DADA2. Blood, 2017, 130 (24): 2682-2688.

第十四节　周期性发热-阿弗他口炎-咽炎-淋巴结炎

【概述】

周期性发热-阿弗他口炎-咽炎-淋巴结炎（periodic fever, aphthous stomatitis, pharyngitis, and adenitis, PFAPA）综合征是一种反复或周期性发热综合征。该病最早在1987年由Marshall等提出[1-2]。周期性发热综合征是由参与固有免疫系统的蛋白质缺陷所致，以自发性炎症发作为特征的炎症性疾病。PFAPA作为非单基因性自身炎症性疾病，与其他自身免疫性疾病的区别是缺乏高水平的自身抗体或自身反应性T细胞。

在被诊断为PFAPA的儿童中，周期性发热通常始于1~4岁，也有发病年龄更小（11月龄）的患儿，男女发病比例无明显不同。该病没有特定族群或种族的好发倾向。大多数患者在10岁前会停止发作，但少数患者在成年后持续发作，且部分患者在成年后才开始发热发作。PFAPA的发病可能与免疫失调、遗传易感性、维生素D缺乏有关，但确切的发病机制仍不清楚。目前研究表明许多与环境因素相关基因变异的多基因遗传或复杂遗传造成了PFAPA的发生。PFAPA综合征与复发性阿弗他溃疡和白塞病存在几个相关基因组非编码区的共有基因突变，这些风险变异靠近白介素12A（IL12A）、信号传导子及转录激活子4（STAT4）、IL10及C-C基序趋化因子受体1-C-C基序趋化因子受体3（CCR1-CCR3）等基因，可分别导致IL-12生成水平和STAT4表达水平上升，IL-10生成水平和CCR1表达水平下降。总体来看，在PFAPA发病机制中，这些变异增加了抗原提呈细胞和CD4+T细胞激活水平。另外，有研究发现维生素D缺乏可能会导致4细胞功能障碍，当25-羟维生素D_3血清水平低于30 ng/ml时更易发生PFAPA综合征[3]。也有报道认为扁桃体"感染"可能是PFAPA发病的触发因素[4]。

【临床表现】

周期性发热是PFAPA综合征发作的标志症状，其他主要临床特征包括阿弗他溃疡、咽炎（有时伴扁桃体渗出）以及颈部淋巴结肿大。

1. 发热

发热起病急骤，常伴寒战。发热前1日可能出现全身不适、易激惹性或情绪变化明显、咽痛或阿弗他溃疡等前驱症状。发热时体温为38.5~41℃，持续2~7日后突然降至正常。发作间期为2~8周。在发热发作间期，PFAPA患儿无临床表现且生长发育正常。

2. 阿弗他溃疡

40%~80%的患者在发作期间会出现阿弗他溃疡，通常位于内唇或颊黏膜，偶尔可见于后咽。相比白塞病的溃疡，PFAPA患者的阿弗他溃疡更小、疼痛更轻，也不会产生瘢痕。

3. 咽炎

65%~100%的患者会发生咽炎，常见渗出，也可能伴腭扁桃体溃疡。

4. 淋巴结炎

60%~100%的患者发热伴颈部淋巴结肿大，可伴压痛。

5. 其他症状

发作期间经常发现口咽部以外的其他症状，包括腹痛（40%~65%）、关节痛（11%~42%）、呕吐（18%~41%）和头痛（18%~65%）。腹泻、咳嗽、鼻卡他和皮疹也偶有报道。若口咽部以外存在显著症状和非典型症状（包括关节炎及严重皮疹），需要考虑其他单基因周期性发热综合征。

【辅助检查】

PFAPA综合征目前尚无诊断性实验室检查，通常主要根据病史和体格检查结果进行诊断。发作期常见白细胞中度增多［(13.6±4.5)×10^9/L］、红细胞沉降率（erythrocyte sedimentation rate, ESR）和C反应蛋白（C-reactive protein, CRP）升高，但在发作间期均恢复正常。发作期也可能出现中性粒细胞增多、单核细胞增多及淋巴细胞轻度减少。PFAPA 综合征患者可在发作期血清 IgD 浓度明显升高，但没有达到高 IgD 综合征（hyper-IgD syndrome，HIDS）中报道的水平。其他免疫球蛋白（IgG、IgM 和 IgA）水平维持在正常范围内。发作时，前降钙素浓度升高与其他急性期反应物（如 CRP）的增加不成正比，这可能是 PFAPA 患者独有的特点，可帮助鉴别 PFAPA 发作与急性细菌感染。

【诊断】

PFAPA 的诊断是基于临床的排除性诊断。首先排除造成反复发热的其他原因，包括反复感染，其次是暴发性或早发性炎症性肠病、淋巴瘤中的 Pel-Ebstein 热以及周期性中性粒细胞减少症。然后再排除其他单基因周期性发热综合征。

PFAPA 目前的诊断仍基于 1987 年 Marshall 等提出、1999 年 Thomas 等修正、2010 年 Feder 等再次进行改进，具体包括：①至少重复出现 6 次发热，且每次热峰＞38.9℃；②每次发热持续时间不超过 10 天；③发热间期在 2～8 周；④至少伴有以下临床症状中的一种：阿弗他口炎、颈部淋巴结炎、咽炎；⑤无明显关节炎、皮疹、中性粒细胞减少；⑥发热间期无症状且生长发育正常；⑦排除其他周期性发热疾病。但是该诊断标准缺乏特异性，需注意与家族性地中海热（FMF）、高 IgD 伴周期性发热综合征（HIDS）、周期性中性粒细胞减少症等其他周期性发热疾病相鉴别。由于目前也有成人 PFAPA 的报道，故年龄限制不作为诊断的必备条件。

目前欧洲发热性疾病注册中心（Eurofever Registry）和国际儿童风湿病试验组织（PRINTO）提出了 HRF 和 PFAPA 的新的循证分类标准[5]，以下 8 项中至少满足 7 项时可诊断为 PFAPA：存在咽扁桃体炎、发作持续 3～6 天、颈部淋巴结炎、周期性，不存在腹泻、胸痛、皮疹、关节炎，对于 PFAPA 的特异性和敏感性分别为 97% 和 93%，而进一步的扩大验证提示其准确度高达 81%～98%。这套分类标准敏感性和特异性均高，适用于转化医学和临床研究，但不能用作诊断标准。

【鉴别诊断】

1. 周期性中性粒细胞减少症

除 PFAPA 外，唯一一种表现为真性周期性发热的儿童期疾病是周期性中性粒细胞减少症，也称"周期性造血"。大多数周期性中性粒细胞减少症患者的发病周期为 21 日（14～35 日），而 PFAPA 的周期为 28 日（26～30 日），且患者自己的周期固定。周期性中性粒细胞减少症发作期间可见中性粒细胞减少，但 PFAPA 没有该表现。此外，周期性中性粒细胞减少症患者可能发生广泛的牙龈病变，口腔炎和多发性口腔溃疡比 PFAPA 为严重，而 PFAPA 患者的阿弗他溃疡更为局限且呈间歇性。周期性中性粒细胞减少症发热期间中性粒细胞计数常明显减低，对单剂量皮质类固醇无反应，并且可通过检测中性粒细胞弹性蛋白酶基因 *ELANE* 的突变来确诊。

2. 单基因周期性发热综合征

非真正周期性（即没有固定的发作间期）的反复发热提示单基因周期性发热综合征，包括 HIDS、FMF、TNF 受体 -1 相关周期性综合征（tumor necrosis factor receptor-1 associated periodic syndrome，TRAPS）或隐热蛋白相关周期性综合征（cryopyrin-associated periodic syndrome，CAPS）。可通过已知单基因周期性发热综合征或自身炎症性疾病相关基因突变的全套筛查来鉴别。

3. 家族性地中海热

PFAPA 患者经常疑诊 FMF，鉴别 PFAPA 和家族性地中海热（FMF）之间有很强的相关性，目前的研究已证实 PFAPA 患儿常合并地中海热（MEFV）基因突变。二者的鉴别要点主要包括：① FMF 呈短期复发性发热，热程多小于 3 日，常伴有浆膜炎、关节肿痛及红斑等全身表现，不伴扁桃体炎。②多数 FMF 对于糖皮质激素治疗不敏感，秋水仙碱是其治疗首选药物。③ PFAPA 发热间歇期 SAA 多正常。④ FMF 多为 *MEFV* 基因的纯合突变或复合杂合突变，而 PFAPA 多为 *MEFV* 杂合突变。⑤ PFAPA 对患儿生长发育无影响，而 FMF 多预后不良，淀粉样变性是其最常见的并发症。但是在 *MEFV* 突变携带者中，尤其是在 FMF 流行地区，很难将 PFAPA 与 FMF 区分开来。

4. 其他

HIDS 发作时也与 PFAPA 高度相似。严重腹泻或呕吐，颈部以外淋巴结肿大，以及免疫或应激触发发作均提示 HIDS。TRAPS 患者的发作期通常超过 1 周，并存在眶周症状、游走性皮疹和肌痛。CAPS 患者有一系列疾病表现，轻者有发作期发热、关节痛和荨麻疹性皮疹，重者有听力损失、脑膜炎及骨异常。

对于其他自身免疫性疾病及恶性肿瘤等，目前可通过自身抗体的检测、全身多器官系统的表现、骨髓细胞学及组织活检等手段加以鉴别。

【治疗】

PFAPA综合征通常为自限性疾病，治疗的主要目标是控制急性发作、减轻临床症状及降低发作频率。临床经验表明，对乙酰氨基酚及非甾体抗炎药（nonsteroidal antiinflammatory drug，NSAID）等退热剂对发热之外的PFAPA症状无效。主要治疗选择包括：糖皮质激素用于发作期治疗，西咪替丁或秋水仙碱用于预防性治疗，扁桃体切除术可能是根治方法。

糖皮质激素是目前公认的一线治疗药物。目前推荐的剂量是：泼尼松龙单剂量0.5～2 mg/kg或倍他米松0.1～0.2 mg/kg，对某些效果不佳患儿需要再次给药。也有报道指出一次给予较大剂量的泼尼松龙1～2 mg/kg（通常使用小剂量0.5 mg/kg）可能终止急性发作效果更佳，但我们在临床中更倾向于使用较低剂量。

西咪替丁、秋水仙碱是目前治疗的二线药物。西咪替丁是一种常见的H2受体拮抗剂，具有免疫调节特性。Feder等于1992年提出将西咪替丁作为PFAPA的有效预防方法，但近年来的临床研究显示西咪替丁治疗的有效率较低。秋水仙碱是治疗FMF的一线用药，越来越多的临床研究证实其可能通过抑制单核细胞释放IL-1β而有益于PFAPA治疗。在PFAPA患者中，尤其是在携带*MEFV*突变的患者中秋水仙碱不仅能缓解发作症状，同时能降低疾病的发作频率。

维生素D在先天免疫系统和适应性免疫系统中都发挥着作用。近期的临床研究发现PFAPA综合征的临床表现与维生素D缺乏症之间存在一定的联系，对一些患有PFAPA综合征的儿童补充维生素D（400 IU/d）显示高热发作次数明显减少，平均发作持续时间亦明显缩短。

对于发热频繁、每次发作时均伴有扁桃体明显肿大、药物治疗效果不佳且生活、学习明显受影响的患儿扁桃体切除术是最好的治疗方法。Garavello等纳入102例患儿的临床研究结果显示99例患儿（97%）在接受扁桃体切除术或扁桃体腺样体切除术后发热于1～6个月内缓解。仅2例患儿（2%）仍有周期性发热，另1例（1%）最后确诊为HIDS。Lantto等进行的平均9年的随访研究显示，术后96%的患儿无复发。扁桃体切除术最常见的风险是围手术期出血，但儿童严重的术后出血很少见。

PFAPA综合征被认为是IL-1产生失控相关的炎症性疾病。IL-1受体抑制剂如anakinra也可考虑在其他药物治疗无效时选用。且在PFAPA的发作间期，促炎性介质如IL-1β、IL-6及IL-12仍处于高表达水平，这似乎提示IL-1受体抑制剂用于发作间期可能可以降低发作频率，当然这尚需大规模的临床对照试验加以验证。

【病例摘要】

患儿为11岁男孩，主因"反复间断发热4年多，再发3天"为主诉入院，查体：T 39℃，R 23次/分，P 94次/分，体重28 kg。营养中等，双侧颈部及颌下可扪及数个花生米大淋巴结，质中等，无触痛，咽充血，左舌根见一约4 mm×5 mm大小的溃疡，双侧扁桃体缺如。余无异常。辅助检查：多次血常规检查：WBC（3.12～7.4）×10^9/L，Hgb 108～125 g/L，PLT（110～19.23）×10^9/L，ESR 15～27 mm/h，ALT 37～72 U/L，AST 50～54 U/L。免疫学检查：IgG 13.90～16.90 g/L处于正常高限，血浆蛋白电泳提示球蛋白比例略高，风湿全套RF 1:80～1:160，其余均正常，乙肝全套HBcAb、HBeAg阳性，HBV-DNA阳性。病毒检查：EBV-IgG（+），CMV-IgG（+）。肺炎支原体抗体IgG（+），肥达反应多次为阴性，多次咽拭培养、血、尿、粪培养均为阴性。心电图、心脏彩超、胸部X线片、头颅CT、骨髓细胞学检查均正常。诊断为周期性发热-阿弗他口炎-咽炎-淋巴结炎。治疗：患儿每次发作后均入院予静脉滴注抗生素（头孢菌素类）、地塞米松、支持对症治疗，本次入院10天后，左肺感染控制，左舌根溃疡痊愈，但仍发热，予停用抗生素改用泼尼松30 mg/d口服，30 h后体温正常。出院后随访：出院后口服泼尼松30 mg/d逐渐减量至10 mg/d维持治疗。服药期间发作1次，停药后间隔2周发作1次，发作时予泼尼松5 mg口服可控制症状。

（尤旭杰　李彩凤）

【参考文献】

[1] MARSHALL G S, EDWARDS K M, BUTLER J, et al. Syndrome of periodic fever, pharyngitis, and aphthous

stomatitis. J Pediatr, 1987, 110（1）: 43-46.
[2] THOMAS K T, FEDER H M Jr, LAWTON A R, et al. Periodic fever syndrome in children. J Pediatr, 1999, 135（1）: 15-21.
[3] NALBANTOĞLU A, NALBANTOĞLU B. Vitamin D deficiency as a risk factor for PFAPA syndrome. Int J Pediatr Otorhinolaryngol, 2019, 121: 55-57.
[4] LANTTO U, KOIVUNEN P, TAPIAINEN T, et al. Microbes of the tonsils in PFAPA（Periodic Fever, Aphtous stomatitis, Pharyngitis and Adenitis）syndrome - a possible trigger of febrile episodes. APMIS, 2015, 123（6）: 523-529.
[5] GATTORNO M, HOFER M, FEOERICI S, et al. Classification criteria for autoinflammatory recurrent fevers. Ann Rheum Dis, 2019, 78（8）: 1025-1032.

第十五节　NLRP12 相关自身炎症性疾病

【概述】

基于 NLRP3 相关自身炎症性疾病（NLRP3-AID）包含三个临床表型的 CAPS（FCAS、MWS、NOMID/CINCA），其中在家族性寒冷性自身炎症综合征 2（familial cold autoinflammatory disease 2, FCAS2）中，不同的家系表现出不同的表型。由于已知与该病相关的基因为 NLRP12，因此，将 FCAS 2 命名为 NLRP12 自身炎症性疾病（NLRP12-autoinflmmnatory disease, NLRP12-AD），是一种常染色体显性遗传性自身炎症性疾病[1-2]。

【临床表现】

FCAS 是一种轻症的 CAPS，发病较早，95% 的患儿在 6 个月内发病，90% 在新生儿期，为寒冷导致的全身炎性反应，最常见症状为周期性发热、荨麻疹（图 2-15-1），以肢端多见，其他症状有关节痛、寒战、结膜炎、肌痛、关节痛等，偶有患者出现腹痛、腹泻、胸痛、神经感音性耳聋症状。根据遇冷的程度和时间不同，疾病严重程度和发作时间也不同，发作一般持续 12 h（30 min 至 72 h），极少病例发生淀粉样变。

【辅助检查】

患儿临床症状周期性发作，发作期，急性时相反应物质升高，如血沉、白细胞计数、中性粒细胞计数、CRP 等。目前，已有报道的 NLRP12 基因突变 包 括 F402L、R284X、C.2072＋3insT、D294E、R352C、G448A 和 H304Y，其中 F402L 最常见[3]。

【诊断】

本病诊断主要依据典型临床表现，对所有出现周期性发热、荨麻疹、不能解释的全身炎性反应和阳性家族史，特别是很早期发病的患儿均应考虑本病的可能。国际儿童风湿病实验研究组织（Paediatric Rheumatology International Trials Organ-isation, PRINTO）和国际 AIDs 注册项目（Eurofever Project）分析总结了 1880 例注册 AIDs 患者后提出了基于循证学的临床分类标准，详见表 2-15-1。

有学者认为，结合典型临床表现和 NLRP12 基因杂合突变则可诊断此病[4]。

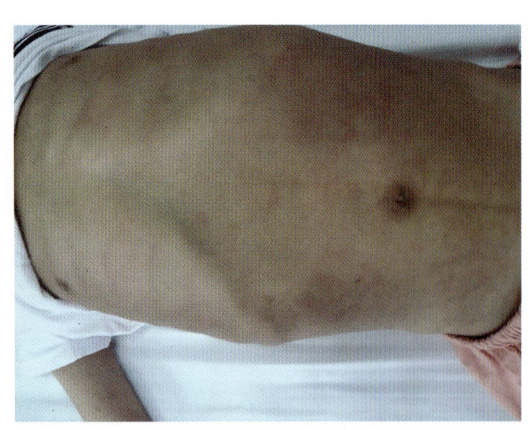

图 2-15-1　NLRP12-AID 的皮肤改变

表 2-15-1　国际 AIDs 注册项目 Eurofever 的 CAPS 临床分类标准

临床表现	得分（分）
荨麻疹样皮疹	25
神经感觉性耳聋	25
结膜炎	10
无渗出性咽炎	25
无腹痛	15
诊断的临界值	≥ 52

【鉴别诊断】

1. 肿瘤坏死因子（tumor necrosis factor，TNF）受体相关周期热综合征（TNF receptor-associated periodic fever syndrome，TRAPS）

该病多有家族史、偶见散发病例。大多在婴儿期后、20岁前发病，症状与FMF及高IgD伴周期热综合征（HIDS）相似，但发作时间要长于FMF或HIDS。发热一般＞1周，甚至数周。游走性肌痛和紧绷感为本病突出特征，约见于80%的患者。腹痛也较常见，有时呈绞痛，可伴便秘、呕吐、恶心等。疼痛性结膜炎可伴眼眶周围水肿。因无菌性胸膜炎或局部肌痛可致胸痛，躯干及肢体可出现向远端移行的红斑或荨麻疹样皮疹。常有大关节痛，但少有关节炎。也可发生头痛及睾丸痛。不典型病例仅见周期性结膜炎或局限性肌痛，或仅有周期热。*TNFR-1*基因筛查可以明确诊断。

2. 周期性发热-阿弗他口炎-咽炎-淋巴结炎（periodic fever，aphthous stomatitis，pharyngitis，and adenitis，PFAPA） 主要临床特征包括阿弗他溃疡、咽炎（有时伴扁桃体渗出）以及颈部淋巴结肿大。发热起病急骤，常伴寒战。发热前1日可能出现全身不适、易激惹性或情绪变化明显、咽痛或阿弗他溃疡等前驱症状。发热时体温为38.5～41℃，持续2～7日后突然降至正常。发作间期为2～8周。40%～80%的患者在发作期间会出现阿弗他溃疡，通常位于内唇或颊黏膜，偶尔可见于后咽。咽炎常伴有渗出，也可能伴腭扁桃体溃疡。淋巴结炎60%～100%的患者发热伴颈部淋巴结肿大，可伴压痛。腹泻、咳嗽、鼻卡他和皮疹也偶有报道。若口咽部以外存在显著症状和非典型症状（包括关节炎及严重皮疹），需要考虑其他单基因周期性发热综合征。

3. 幼年特发性关节炎（全身型）（systemic juvenile idiopathic arthritis，SJIA）

该病为关节炎伴随全身临床症状，典型临床表现包括弛张热，每日高峰超过39℃或更高，持续时间超过2周，至少合并以下症状之一：易消散的皮疹，淋巴结肿大，多浆膜炎或肝脾大。SJIA可发生于任何年龄，但以5岁以前略多见，无明显性别差异。本型的特点为起病多急骤，伴有明显的全身症状。实验室检查以炎症指标显著升高为主要表现，病情控制不佳时可合并巨噬细胞活化综合征。无明显周期性发热特点、与寒冷刺激无显著相关性，家族聚集性亦不显著，基因表型无特异性。

【治疗】

目前该病尚无统一治疗方案，但较多临床研究结果表明该病对皮质类固醇、非甾体抗炎药和抗过敏药有良好的反应。据报告，生物制剂单独使用或联合传统治疗应用，可取得一定的治疗效果。如TNF-α拮抗剂或IL-1拮抗剂治疗，如英夫利昔单抗、阿达木单抗、阿那白滞素和卡那单抗也是物。然而，也有研究结果表明，一些患者起初应用IL-1抑制剂疗效显著，随后可产生耐药性。

【病例摘要】

患儿为4岁女童，主因间断发热、皮疹1年10个月余入院。入院前1年10个月余患儿出现间断发热，体温最高39℃，每日1～3次，伴咳嗽、流涕、乏力，精神及睡眠欠佳，无寒战，无呕吐、腹泻、腹痛，无关节肿痛，对症治疗有效，体温正常时患儿仍有乏力。间隔数天至1个月左右再次出现发热，查白细胞（8.4～13.6）×10^9/L，中性粒细胞百分率54.4%～74.1%，CRP 37～67 mg/dl；血生化、心电图、心脏彩超、腹部超声：正常，诊断肺炎。入院前1年7个月余因反复发热于外院就诊，查白细胞、CRP、血沉明显升高，予美罗培南、IVIg，患儿仍间断发热，逐渐出现双脚、面部、耳部皮疹及水肿，皮疹加重蔓延至全身，下肢及双脚水肿明显，耳部皮肤活检：真皮浅层较多小血管增生并血管周中性粒细胞浸润，组织细胞聚集。后自行予中药治疗（具体不详），出院后1个月左右皮疹逐渐消退，发热逐渐好转，乏力较前好转。此后患儿仍间断有发热、皮疹表现，多于受凉后"感冒时"发生，每次炎症指标均升高，抗感染治疗效果欠佳。入院后辅助检查铁蛋白320 ng/ml；ESR：82～102 mm/h；骨穿：感染性骨髓象，可见嗜血现象；肺CT：肺炎并右侧少量胸腔积液；头颅MRI：未见异常；MRA未见异常，双侧颈部多发小淋巴结，双侧腮腺饱满；血常规＋CRP：CRP 78 mg/L，WBC 15.54×10^9/L，RBC 4.36×10^{12}/L，HGB 89g/L，PLT 258×10^9/L，NEUT% 41.3%，LYMPH% 50.1%。BNP 3485.1 pg/ml，HSTN-I 0.011 ng/ml，心电图：窦性心律，T波Ⅱ、aVF平坦，V_5倒置。腹部超声：双肾实质回声增高，皮实质回声增粗，余未见异常。心脏彩超：左室内径轻度增大，左室收缩功能正常，二尖瓣反流（少量），射血分数正常。基因检查 NLRP12（c.908delT，p.F303fs）突变。加用依那西普及激素、MTX 治疗有效，目前体温正常，激素减停。

（檀晓华　李彩凤）

【参考文献】

[1] BODAR E J, DRENTH J P, VAN DER MEER J W, et al. Dysregulation of innate immunity: hereditary periodic fever syndromes. Br J Haematol, 2009, 144（3）: 279-302.

[2] 唐琳, 侍效春, 李健, 等. NLRP12 自身炎症性疾病 2 例及文献复习. 中华临床免疫和变态反应杂志, 2015, 9（4）: 250-255.

[3] DEL PORTO F, CIFANI N, PROIETTA M, et al. NLRP12 gene mutations and auto-inflammatory diseases: ever-changing evidence. Rheumatology, 2020, 59（11）: 3129-3136.

[4] BEN-CHETRIT E, GATTORNO M, GUL A, et al. Consensus proposal for taxonomy and definition of the autoinflammatory diseases (AIDs): a Delphi study. Ann Rheum Dis, 2018, 77（11）: 1558-1565.

第十六节　化脓性关节炎-坏疽性脓皮病-痤疮综合征

【概述】

化脓性关节炎-坏疽性脓皮病-痤疮综合征（pyogenic sterile arthritis, pyoderma gangrenosum, and acne syndrome，PAPA syndrome），原名化脓性关节炎综合征、坏疽性脓皮病和痤疮，于 1997 年被由 Lindor 等首次报道[1]。好发于 5 岁以下儿童。PAPA 综合征是一种非常罕见的常染色体显性遗传病，现已清楚是由 PSTPIP1（脯氨酸/丝氨酸/苏氨酸磷脂酶反应蛋白 1）基因突变所致。

PSTPIP1 定位于染色体 15q24-25.1，所编码的 CD2 结合蛋白 1（CD2BP1）能与 Pyrin 结合。脯氨酸-谷氨酸-丝氨酸-苏氨酸（PEST）型的酪氨酸磷酯酶（PTP-PEST）能催化 CD2BP1 去磷酸化，松解 CD2BP1 与 Pyrin 的结合，增强 Pyrin 的负性调节作用。PSTPIP1 基因突变（163 E250K、E250Q）可致 CD2BP1 的过度磷酸化，增强 Pyrin-CD2BP1 的结合，干扰 Pyrin 对 NALP3 炎症小体的负性抑制作用，导致 IL-1 过度产生，从而引起 PAPA 综合征。另外两个相关的症状有：坏疽性脓皮病-痤疮-化脓性汗腺炎（PASH）和化脓性关节炎-坏疽性脓皮病-痤疮-化脓性汗腺炎（PAPASH）[2]。

【临床表现】

PAPA 综合征表现为反复发作的关节及皮肤炎症[3]。关节病变常先于皮肤损害，关节炎常累及肘、膝、踝等关节。儿童早期的关节炎，可为自发性或表现为外伤后轻微疼痛，偶尔可出现严重的关节破坏。关节积液呈浆液脓性或血性，关节腔积液细菌培养阴性。关节炎不能自行消退，需皮质激素治疗或外科引流。关节炎反复发作会出现关节强直、肿痛、皮温升高。

皮肤损害主要表现为反复发作无菌性糜烂（图 2-16-1），随着患者进入青春期，皮肤受累可能占主导地位。另一个重要临床表现是囊性痤疮，该症状可以从儿童期持续到成年期；青春期最明显。本病可并发磺胺过敏引起骨髓抑制、也可以出现注射部位脓肿、糖尿病及肾小球肾炎的临床表现。

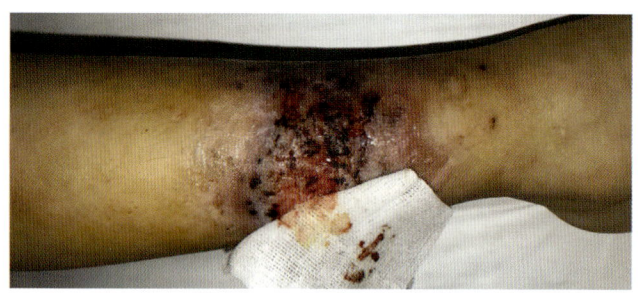

图 2-16-1　化脓性关节炎-坏疽性脓皮病-痤疮综合征皮肤损害

【辅助检查】

全血细胞减少，炎性因子如中性粒细胞和炎性指标如血沉和 CRP 升高，轻至中度贫血，合并脾功能亢进时可伴有血小板减少。促炎性血清 MRP8 和 MRP14 复合物（S100A8/S100A9 或钙卫蛋白）的浓度显著升高。

关节积液病原学检测为阴性；反复慢性病病程的患者，关节 X 线片表现为关节间隙变窄，骨赘形成、关节强直等。

【诊断】

目前针对该病尚无统一诊断标准，根据临床症状，如关节炎、坏疽性脓皮病及囊性痤疮，同时结合辅助检查特点，可疑诊该病。通过基因检测，发现 *PSTPIP1* 基因位点变异为诊断该病的确诊依据。

【鉴别诊断】

1. 幼年特发性关节炎

该病是一类以无菌性、慢性关节炎为主要表现的儿童常见风湿性疾病，根据临床表现及辅助检查特点不同，分为七个亚型，全部亚型均有不同程度的关节炎症状，如关节肿胀、皮温增高、关节腔积液、活动受限等表现。关节腔积液表现为无菌性渗出液。因此需要和本病进行鉴别，但幼年特发性关节炎的关节可伴有骨质破坏、骨赘形成、关节间隙变窄等，且实验室指标根据分型不同，与本病有不相符之处。基因检测结果多无特异性基因位点突变。

2. 角层下脓疱性皮肤病

角层下脓疱性皮肤病是一种罕见的慢性脓疱性皮肤病，表现为环形红斑性斑块伴无菌浅表性豌豆大小的松弛性脓疱。本病常发生于中年女性。角质层下脓疱性皮肤病最常累及的皮肤部位在躯干、间擦部位和四肢屈侧。角质层下脓疱性皮肤病可见于多种疾病，包括坏疽性脓皮病、单克隆IgA丙种球蛋白病和多发性骨髓瘤。组织学检查显示角质层下脓疱，但与泛发性脓疱型银屑病（GPP）不同，本病不会出现海绵状脓疱。

3. IgA 天疱疮

IgA 天疱疮是一种罕见的自身免疫性大疱形成性疾病，最常见于中老年人。已报道过角质层下脓疱性皮肤病型IgA天疱疮和表皮内中性粒细胞型IgA天疱疮。这两种类型均表现为环形脓疱疹、红斑性斑块和结痂，主要累及躯干和四肢近端。病理组织学检查可见角质层下或表皮内脓疱。通过直接免疫荧光检测发现表皮层细胞间有IgA沉积可与其他疾病鉴别。其他类型的天疱疮罕见情况下可出现脓疱。

【治疗】

关节炎可能对激素治疗有反应；然而相关的副作用往往限制类固醇的使用。有报道说阿那白滞素、依那西普、英夫利昔单抗和阿达木单抗在某些患者中可以改善关节症状[4]；然而，对于这种综合征并没有持续有效的治疗方法。有研究表明IL-1抑制剂可能对关节表现和关节功能更有利；TNF对坏疽性脓皮病的抑制作用显著。因此，对于重症患者迫切需要新的治疗策略以改善症状。

【病例摘要】

患儿女，6岁，发现血细胞减少9个月，脾大5个月，皮疹1个月。入院前9个月，因"感冒"查血常规：三系减低（WBC 1×10^9/L，Hb 80 g/L，PLT 70×10^9/L），予抗感染、IVIg等治疗效果不佳，反复测血常规三系减低；5个月前，查体：脾肋下 7 cm；1个月前，双下肢胫前皮肤脓疱疹，局部抗感染、外用药治疗无效。入院后辅助检查：Coombs（3＋），血小板抗体（＋），血生化检查提示球蛋白 48 g/L、白蛋白 20 g/L；病原学检查（－）、骨髓细胞学检查未见异常；皮肤病理：皮肤组织呈假上皮瘤样增生，并可见溃疡形成及炎性渗出及坏死，真皮层血管周围部分成熟淋巴细胞、浆细胞浸润，大量中性粒细胞浸润及碎核。基因检测结果：*PSTPI1* 自发突变（p.E250K）。诊断 PAPA 谱系疾病，依据：年幼起病，病程迁延，血细胞减少，肝脾大，非细菌性化脓性关节炎和皮肤损害；病原学及肿瘤学依据无阳性发现，伴或不伴有全身免疫反应，*PSTPI1* 基因自发突变（p.E250K）。经小剂量激素及白介素-1拮抗剂治疗，皮肤及血液系统症状好转。

（檀晓华　李彩凤）

【参考文献】

[1] LINDOR N M, ARSENAULT T M, SOLOMON H, et al. A new autosomal dominant disorder of pyogenic sterile arthritis, pyoderma gangrenosum, and acne: PAPA syndrome. Mayo Clin Proc, 1997, 72（7）：611-615.

[2] CUGNO M, BORGHI A, MARZANO A V. PAPA, PASH and PAPASH Syndromes: Pathophysiology, Presentation and Treatment. Am J Clin Dermatol, 2017, 18（4）：555-562.

[3] PETTY R E, LAXER R M, LINDSLEY C B, et al, Textbook of PEDIATRIC RHEUMATOLOGY. 8th ed. New York: Elsevier, 2021.

[4] BEN-CHETRIT E, GATTORNO M, GUL A, et al. Consensus proposal for taxonomy and definition of the autoinflammatory diseases（AIDs）: a Delphi study. Ann Rheum Dis, 2018, 77（11）：1558-1565.

第十七节 慢性复发性多灶性骨髓炎

【概述】

慢性复发性多灶性骨髓炎（chronic recurrent multifocal osteomyelitis，CRMO），是一种罕见的多基因多因素自身炎症性骨病，本病通常由多灶性无菌性骨髓炎引起，又称为慢性无菌性骨髓炎（chronic non-bacterial osteomyelitis，CNO）。该病1972年由Giedon首次提出[1]，该病发病率尚不完全清楚，欧美国家报道的发病率为（0.4～1）/10 000，女性多于男性，男女比为1：（1.5～4），该病可发生在儿童的各个年龄段，平均发病年龄为10～12岁，成人也有报道[2-3]。常见临床表现为反复发作的全身多处骨痛，不同部位骨骼受累率在不同文献报道中存在差异，但以下肢骨最常见；皮肤、肠道等在内的多种器官及组织亦可受累，出现炎症性肠病、暴发性痤疮、银屑病、坏疽性脓皮病等，可伴全身症状如发热、乏力等[4]。实验室检查缺乏特异性，可能与多种基因变异相关。CRMO属于除外性诊断，与感染、肿瘤及其他自身炎症性疾病鉴别非常重要而又十分困难。患者预后一般较好，但病情严重者或重要部位骨骼受累者可出现致残致畸。

CRMO是一种自身炎症性疾病，包括嗜中性粒细胞、巨噬细胞、单核细胞和相关的细胞因子在内的先天免疫系统的组成部分都参与疾病的发生发展。据报道CRMO患者的促炎因子如TNF-α和白介素（IL）-6明显升高，抗炎因子特别是IL-10降低[5]。有学者已经提出血清细胞因子谱可作为CRMO的标志物。在一个队列研究中，持续升高的单核细胞趋化蛋白-1、IL-12和IL-2受体与难治性CRMO相关[6]。

【临床表现】

该病最主要的症状为隐匿性发作的骨痛，部分患儿疼痛部位会有肿胀，通常有局部压痛。好发部位依次为胫骨远端、胫骨近端、骨盆、股骨近端、锁骨和跟骨。椎体也可以受累，发生率在4%～30%，多发生在胸椎，其次为腰椎、颈椎；胸骨、锁骨、下颌骨也可以受累[7]。颅骨受累很少见，因此，如果出现颅骨受累，应注意其他疾病可能[8]。病变部位平均为3～4个。在长期随访的报告中，发现大多数单灶表现的患者在进一步的检查中有更多的病灶或在随访期间出现了新的病灶[9]。

骨痛的同时可伴有轻度发热，并且一些患者有关节外表现，例如银屑病、掌跖脓疱病、克罗恩病、痤疮、Sweet综合征等。

【辅助检查】

1. 实验室检查

大多数CRMO儿童的白细胞，CRP和ESR正常，部分患者的CRP和ESR明显升高。在一项小型队列研究中，尿N端肽（NTx）可作为监测疾病活动的潜在生物标志物[10]。血清细胞因子，特别是白细胞介素（IL）-6和C-C基序趋化因子配体11（CCL11）可作为区分CRMO和其他疾病的生物标志物[11]。在临床应用之前，需要对这些生物标记物进行进一步的验证。

2. 影像学检查

全身MRI是CRMO诊断和疾病监测的最有价值的影像学检查。CRMO的MRI表现为病变部位的STIR和T2序列高信号。X线和CT可见长骨干垢端骨溶解破坏、骨硬化，或混合表现，多无骨膜反应，长骨可见皮质变薄。由于CT和X线在区分活动性疾病和慢性损伤方面缺乏敏感性，因此其价值较低。有时还使用其他成像方式，包括骨扫描和PET/CT来进行全身水平评估，以识别所有病变。但是，两者都是基于辐射的技术。骨扫描的敏感性低于MRI；并且由于在生长板（通常发现CRMO病变）处存在生理吸收，因此难以解释骨骼生长儿童的骨闪烁显像结果。

3. 骨活检

对于单灶性病变的患儿建议行骨活检排除恶性肿瘤。骨活检早期表现为中性粒细胞浸润，后期可出现单核细胞、巨噬细胞、淋巴细胞和浆细胞等多种炎细胞浸润，晚期则出现溶骨性改变、骨硬化和骨纤维化。

【诊断】

CRMO主要根据患儿的临床表现及影像学检查初步诊断，尤其是MRI提示多部位骨髓病变，需注意本病，但该病属于除外性诊断，目前尚无统一的诊断标准，需要重点与感染性骨髓炎和肿瘤性疾病鉴别。

【鉴别诊断】

1. 白血病

白血病可表现为骨痛，磁共振表现为 STIR 信号异常。X 线片常显示干骺端透亮带和骨膜反应。骨痛主要由于无菌性骨坏死，通常使孩子从睡眠中醒来。发病的高峰年龄是 2~5 岁，主要影响男孩。超过 60% 的白血病儿童患有肝脾肿大，而 50% 的患者患有淋巴结肿大。发热、体重减轻和面色苍白很常见。血常规异常，可表现为原始细胞和/或血细胞减少症。血小板减少症占 75%。骨髓活检可确诊。

2. 朗格汉斯细胞组织细胞增生症（Langerhans cell histiocytosis，LCH）

LCH 的骨骼受累与 CNO 不同的是，常以中轴骨、颅骨受累多见，单灶病变常见，以溶骨性骨破坏为主，病理可见异常朗格汉斯组织细胞浸润，免疫组化 CD1a 和（或）CD207 阳性。此外，LCH 的皮肤受累表现为丘疹鳞状肉芽肿性病变、口腔及生殖器黏膜病变，而非 CRMO 的掌跖脓疱病、银屑病样等表现。

3. 原发性恶性骨疾病

原发性骨恶性肿瘤包括骨肉瘤、软骨肉瘤、尤因肉瘤。这些疾病的临床症状可模仿 CRMO，但 MRI 表现通常显示所有骨均具有广泛骨破坏的独特模式。骨肉瘤和尤因肉瘤通常会影响长骨的骨干或干骨干。骨活检可鉴别。

4. 慢性感染性骨髓炎

血源性骨髓炎可能伴有局灶性骨痛和功能受限。ESR 和 CRP 升高很常见。可有发热，血液和骨髓培养阳性。MRI 表现可能显示骨膜下或软组织脓肿。

【治疗】

目前的治疗证据来源于回顾性研究和小样本前瞻性研究，尚缺乏大型前瞻性临床试验。目前认为非甾体抗炎药可用于该病的一线治疗，但是研究表明，单药使用非甾体抗炎药会有 50% 的患者在 2 年后复发[12]。二线治疗包括甲氨蝶呤，TNF 抑制剂和双膦酸盐。可以根据病情及治疗反应使用一种或多种上述药物，回顾性研究表明，非生物 DMARD（例如甲氨蝶呤或柳氮磺吡啶）的疗效要低于 TNFi 和双膦酸盐。当存在脊柱病变时，英夫利昔单抗联合或不联合双膦酸盐和单独使用双膦酸盐在小队列研究中显示出良好的预后[13-14]。不建议长期使用糖皮质激素。

【病例摘要】

患儿为 10 岁，女孩。主诉：左足肿痛 8 个月余，右腿压痛 3 个月余，左小腿压痛 1 个月余。查体：右侧胫骨上段及左侧腓骨上段有轻度压痛，余骨关节均无明显无红肿热痛，双侧 4 字征阴性，神经系统查体未见明显阳性体征。左足跛行，长时间行走耐受欠佳。化验检查：血常规、生化、凝血五项、甲功五项、甲状旁腺激素、血氨、乳酸、尿便常规、尿电解质未见异常。CRP、ESR、SF、PCT 未见异常。ANA、dsDNA、ENA、补体、RF、CCP、AKA、Ig 系列、CD 系列未见异常。虎红莱姆、肥达外斐、EB 五项、T-SPOT、TORCH、G、GM 试验未见异常。肿瘤标志物：NSE、CEA、AFP 阴性。胫腓骨 X 线：右侧胫骨近端及左足第 2、第 3、第 4 跖骨骨质破坏，右侧胫骨近端骨质破坏，左腓骨中段骨膜反应。足 MRI：左足第 3 跖骨骨质破坏，第 2、第 4 跖骨受累致少许骨膜下少许 PD 压脂高信号。下肢 MRI：右侧胫骨近端及干骺端信号异常，考虑骨髓水肿；腘肌条片状高信号，考虑炎性改变，左腓骨近中段形态欠规则，信号异常，考虑骨髓水肿。PET/CT 结果回报：符合慢性复发性多灶性骨髓炎表现。诊断：慢性复发性多灶性骨髓炎。治疗：泼尼松，塞来昔布，MTX。

（李士朋　李彩凤）

【参考文献】

[1] GIEDION A, HOLTHUSEN W, MASEL L F, et al. Subacute and chronic "symmetrical" osteomyelitis. Ann Radiol (Paris), 1972, 15 (3): 329-342.

[2] HUBER A M, LAM P Y, DUFFY C M, et al. Chronic recurrent multifocal osteomyelitis: clinical outcomes after more than five years of follow-up. J Pediatr, 2002, 141 (2): 198-203.

[3] 赵梦珠, 余可谊, 沈敏, 等. 慢性无菌性骨髓炎 8 例及文献复习. 中华临床免疫和变态反应杂志, 2019, 13 (2): 118-124.

[4] HOFMANN S R, KAPPLUSCH F, GIRSCHICK H J, et al. Chronic recurrent multifocal osteomyelitis (CRMO): presentation, pathogenesis, and treatment. Curr Osteoporos Rep, 2017, 15 (6): 542-554.

[5] HOFMANN S R, MORBACH H, SCHWARZ T, et al. Attenuated TLR4/MAPK signaling in monocytes from

patients with CRMO results in impaired IL-10 expression. Clin Immunol, 2012, 145（1）: 69-76.

[6] HOFMANN S R, KUBASCH A S, RANGE U, et al. Serum biomarkers for the diagnosis and monitoring of chronic recurrent multifocal osteomyelitis（CRMO）. Rheumatol Int, 2016, 36（6）: 769-779.

[7] 张亚敏, 史晓虎, 李忱, 等. 慢性复发性多灶性骨髓炎研究进展. 医学研究杂志, 2016, 45（7）: 173-175.

[8] PADWA B L, DENTINO K, ROBSON C D, et al. Pediatric Chronic Nonbacterial Osteomyelitis of the Jaw: Clinical, Radiographic, and Histopathologic Features. J Oral Maxillofac Surg, 2016, 74（12）: 2393-2402.

[9] RODERICK M R, SHAH R, ROGERS V, et al. Chronic recurrent multifocal osteomyelitis（CRMO）- advancing the diagnosis. Pediatr Rheumatol Online J, 2016, 14（1）: 47.

[10] MIETTUNEN P M, WEI X, KAURA D, et al. Dramatic pain relief and resolution of bone inflammation following pamidronate in 9 pediatric patients with persistent chronic recurrent multifocal osteomyelitis（CRMO）. Pediatr Rheumatol Online J, 2009, 7: 2.

[11] HOFMANN S R, BOTTGER F, RANGE U, et al. Serum Interleukin-6 and CCL11/Eotaxin May Be Suitable Biomarkers for the Diagnosis of Chronic Nonbacterial Osteomyelitis. Front Pediatr, 2017, 5: 256.

[12] SCHNABEL A, RANGE U, HAHN G, et al. Treatment Response and Longterm Outcomes in Children with Chronic Nonbacterial Osteomyelitis. J Rheumatol, 2017, 44（7）: 1058-1065.

[13] HOSPACH T, LANGENDOERFER M, VON KALLE T, et al. Spinal involvement in chronic recurrent multifocal osteomyelitis（CRMO）in childhood and effect of pamidronate. Eur J Pediatr, 2010, 169（9）: 1105-1111.

[14] KERRISON C, DAVIDSON J E, CLEARY A G, et al. Pamidronate in the treatment of childhood SAPHO syndrome. Rheumatology（Oxford）, 2004, 43（10）: 1246-1251.

第十八节　成人 Still 病

【概述】

成人 Still 病（adult-onset Still's disease, AOSD）是一种以发热、皮疹和关节炎为特征的炎症性疾病。1896 年 George Still 首次描述了儿童发病的"Still 病", 等同于"全身型幼年特发性关节炎"[1]。1971 年, E.G.l. Bywaters 用题为"Still's disease in adult"报告了一个系列的临床表现酷似全身型幼年特发性关节炎标准的成人患者, 故而有了"成人 Still 病"的提法[2]。

成人 Still 病发病率和患病率极低。一项法国的回顾性研究估计年发病率为 0.16/100 000, 男女比例相同[3]。有两个发病高峰, 分别是 15～25 岁和 36～46 岁, 但也有 70 岁以上发病的病案报道。

本病病因尚不清楚, 有研究发现遗传因素和感染因素可能触发 AOSD, 但遗传和感染方面的证据并不一致。

AOSD 是一种非家族性、多基因的系统性自身炎症性疾病。AOSD 的发病机制还不清楚, 主要是基于全身型幼年特发性关节炎和近年来对于系统性自身炎症性疾病发病机制的推测, 认为 AOSD 是一种前炎因子级联反应[4]。

【临床表现】

1. 发热

通常是本病最常见、最早出现的症状。每日均发, 80% 以上的患者呈典型的弛张热, 体温常达 39℃以上, 体温波动大。可以呈现单峰热或者双峰热, 20% 的 AOSD 患者呈现稽留热, 发热间期通常患者一般状况较好[5]。

2. 皮疹

85% 的患者可以出现一过性皮疹, 典型皮疹为橘红色斑疹或斑丘疹。皮疹主要分布于躯干、四肢, 也可累及手掌、足底, 偶尔累及面部。可能出现 Koebner 现象, 即抚摸皮肤有时会引发皮疹; 对紧身衣物压迫皮肤的区域（如腰围线或乳房下方）进行体格检查有时会发现皮疹。典型的皮疹常与发热伴行, 发热时出现, 热退后皮疹消失[5]。

3. 关节及肌肉症状

几乎所有患者都有关节疼痛, 90% 以上存在关节炎。受累关节频率从高到低依次为膝、腕、踝、肘、近端指/趾间关节和肩关节。发病早期受累关节少, 随着病程迁延关节可增多。一些患者会呈现破坏性多关节炎的表现, 晚期有可能出现关节僵直、畸形[6]。肌肉疼痛常见，占80%以上。患者无肌无力，化验检查可以出现肌酸激酶轻度增高[5]。

4. 咽炎

重度的非化脓性咽炎很常见。一项荟萃分析显示69%的患者有咽痛。多数患者在疾病早期有咽痛，咽痛可在发热或者皮疹之前发生，发热时咽痛出现或加重；退热后缓解。也可以在疾病复发时出现。查体可以发现可有咽部充血，咽后壁淋巴滤泡增生及扁桃体肿大，咽拭子培养阴性，抗生素治疗无效。应用颈部MRI研究发现环甲软骨膜炎或无菌性非渗出性咽炎[7]。

5. 肝损害

转氨酶和碱性磷酸酶升高很常见，12%~45%患者肝大。这些变化通常与本病相关，与治疗无关[8]。

6. 心肺损害

30%~40%可以检查发现心包炎、胸腔积液和一过性肺浸润。患者表现为咳嗽、胸膜炎性胸痛或轻度呼吸困难。重度间质性肺疾病、急性呼吸窘迫综合征也鲜有报道。另一种罕见并发症是心肌炎，这可导致心律失常、心力衰竭和心脏压塞[9]。

7. 肝、脾、淋巴结肿大

50%的可见颈部淋巴结肿大、压痛，多为对称性淋巴结肿大。1/3~1/2的AOSD患者可能有脾大。AOSD的淋巴结活检通常显示副皮质区免疫母细胞显著增生，光学显微镜下表现可能与淋巴瘤相似，但免疫组化检查显示良性多克隆性B细胞增生[10]。

8. 巨噬细胞活化综合征（MAS）

继发于自身免疫病的噬血细胞性淋巴组织细胞增生症（hemophagocytic lymphohistiocytosis，HLH）或反应性噬血细胞综合征（reactive hemophagocytic syndrome，RHS）被称为MAS。AOSD-MAS发病率报道不一（1.7%~19%）[11]。MAS可在AOSD病程中任何时间发生，且AOSD和MAS同时出现的情况并不少见。

9. 消化道症状

约50%患者可能会出现腹痛，但其发生率差异很大，从1%到48%。恶心、厌食和体重减轻也可能发生，常伴随其他全身症状。腹部症状可能与淋巴结炎、无菌性腹膜炎或急性胰腺炎相关[12]。

10. 其他临床表现

罕见表现包括肾损害，伴蛋白尿，可能与间质性肾炎、系膜性肾小球肾炎、塌陷性肾小球病或继发性淀粉样变性有关；神经系统损害，如癫痫发作、无菌性脑膜炎、可逆性后部脑白质病或脑炎；眼部损害，如干燥性角膜结膜炎、结膜炎、巩膜外层炎和葡萄膜炎[13]。

【辅助检查】

1. 血液学表现

急性期通常伴有白细胞增多，外周血白细胞计数超过15 000/μl，以中性粒细胞为主。外周血涂片可以出现核左移（包括杆状核粒细胞等），这与脓毒性病变表现类似。大多数可见正细胞正色素性贫血，血红蛋白≤10 g/dl，反应性血小板增多也很常见。

2. 急性期炎症反应

几乎所有患者均出现急性期反应物（如ESR和CRP）明显升高，70%的AOSD患者血清铁蛋白浓度明显升高。可能是炎性细胞因子刺激肝细胞增加铁蛋白合成所致。血清铁蛋白升高与疾病活动度相关，可以作为监测治疗反应的血清学标志[14]。

3. 肝功能

75%的AOSD患者可见血清ALT、AST及乳酸脱氢酶升高。肝活检结果不具特异性，但严重程度可从轻微异常到暴发性肝坏死[15]。

4. 免疫学检查

90%的抗核抗体（antinuclear antibody，ANA）和RF阴性，低于10%的患者可以检测到低滴度的ANA和RF。AOSD患者中常见血清IL-6、TNF-α及干扰素γ水平升高，但这些表现并非AOSD所特有。AOSD中IL-18也会升高，并且与其他系统性风湿病相比，IL-18升高对AOSD似乎更具特异性[16]。

5. 影像学检查

早期关节X线通常正常，或有软组织肿胀征象。晚期可以出现关节间隙狭窄，严重可以出现骨性强直。有研究报道约40%患者最终出现影像学异常[5]。病例研究发现，CT可以发现肺部异常、淋巴结增大、肝脾大，^{18}FDG-PET扫描提示淋巴结、唾液腺和其他组织的摄取增加[17]。

【诊断】

由于AOSD没有诊断性试验，从某种程度上来讲，AOSD是一种排除性诊断。诊断依据来自于特征性的临床表现和实验室检查结果，同时排除可能导致类似表现的其他疾病。目前有多个分类标准，敏感性最高的为日本Yamaguchi标准[18]。

Yamaguchi标准[19]包括4项主要标准和5项次要

标准，符合5项及以上标准且其中至少有2项是主要标准，并排除感染、肿瘤或其他临床表现类似AOSD的疾病，考虑可以分类诊断为AOSD。标准如下：

主要标准：

1. 发热≥39℃持续至少1周。
2. 持续关节痛或关节炎≥2周。
3. 典型皮疹：非瘙痒的斑疹或者斑丘疹，外观呈橘红色，通常在发热期间见于躯干和四肢。
4. 白细胞升高≥$10×10^9$/L，中性粒细胞≥$8×10^9$/L。

次要标准：

1. 咽痛。
2. 淋巴结肿大。
3. 肝大或者脾大。
4. 肝功能异常，特别是AST、ALT和LDH升高。
5. ANA和RF阴性。

排除：感染性疾病、恶性肿瘤、其他类似表现的风湿病。

【鉴别诊断】

1. 感染性疾病

在感染性疾病中尤其注意细菌感染引起的脓毒症、感染性心内膜炎、组织器官的脓肿等；急性肝炎病毒和细小病毒B19等感染也可以出现发热、皮疹和关节炎的表现，但是热型和皮疹等有所不同。HIV感染可以出现发热、淋巴结肿大等。通过血清学检查、血培养等实验室检查来排除。

2. 肿瘤性疾病

淋巴瘤等血液系统肿瘤可以出现发热、肝脾淋巴结肿大等表现，容易和AOSD混淆，淋巴结、皮肤等活检、骨髓穿刺等可以用以排除。

3. 其他风湿性疾病

RA、反应性关节炎、SLE、皮肌炎、系统性血管炎等可以出现关节炎、急性期反应物升高等表现，但是这些疾病患者存在着其他风湿病相关的症状、血清学标志物和脏器损害，而且血清铁蛋白水平通常不超过3000 ng/ml，有助于鉴别。

4. 自身炎症性疾病

高免疫球蛋白D（hyperimm-unoglobulin D，hyper-IgD）综合征和TNF受体相关的周期性综合征（TNF receptor-associated periodic syndrome，TRAPS）等在成人也可首发，表现为发热、皮疹、关节炎等，但是，还可以出现局灶性肌痛、眼部、眶周受累等表现，周期自限性发热等。可以同通过血清IgD和（或）IgA的水平、基因检测等来确诊。

5. 药物反应

某些药物的过敏反应也可出现皮疹、高热等表现，皮肤活检等有助于鉴别诊断。其中药物反应伴嗜酸性粒细胞增多和全身症状（drug reaction with eosinophilia and systemic symptoms，DRESS）综合征临床表现和AOSD酷似[20]，但是，DRESS通常在应用可疑药物2～6周发生，嗜酸性粒细胞升高，可能出现异型淋巴细胞增多，粒细胞通常不高，而AOSD嗜酸性粒细胞通常正常，二者的皮疹和皮肤病理有助于鉴别。

【治疗】

成人Still病的治疗目标是控制症状、防治器官损伤、减少治疗的不良反应。治疗的力度取决于疾病的活动程度。目前尚无AOSD的疾病活动度评估标准。根据临床表现和脏器受累程度分为轻、中、重度。

轻度活动往往指患者表现为发热、皮疹、关节痛或轻度关节炎。少数轻度活动的患者仅用非甾体抗炎药（nonsteroidal antiinflammatory drug，NSAID）就可以有效控制病情，但是多数患者至少需要低剂量的糖皮质激素来控制疾病。

中度活动指的是患者高热、影响活动的关节症状，或者出现了不严重的脏器损害。这些患者需要糖皮质激素来控制病情，并且大多需要缓解病情抗风湿药物（disease-modifying anti-rheumatic drug，DMARD）来长期控制病情，减少复发。

重度活动指的是存在危及生命的严重脏器损害，如严重肝损害等。这些患者需要大剂量糖皮质激素甚至糖皮质激素冲击治疗。应接受生物制剂的早期干预，如IL-1抑制剂或者IL-6抑制剂。

非甾体抗炎药：现在推荐非水杨酸类的NSAID作为治疗首选，例如布洛芬 每次800 mg，每日3～4次。对于发热、皮疹、关节炎有一定的控制作用。肝功能异常并非绝对禁忌证，部分轻度转氨酶升高可能对NSAID治疗有反应[21]。应该监测NSAID的不良反应，同时密切监测有无巨噬细胞活化综合征（MAS）的迹象。

糖皮质激素：对于NSAID无效的轻度疾病或者中度疾病根据疾病的严重程度初始给予糖皮质激素0.5～1 mg/（kg·d）。对于症状控制、实验室指标正常4周的患者，可以快速激素减量，目标是在

8 周降到泼尼松 10 mg/d 以下，并在后续的 3 个月停用糖皮质激素。对于病情严重、危及生命的患者给予甲泼尼龙静脉冲击治疗 1000 mg/d，连用 3 日[22]。应用糖皮质激素需要注意监测预防相关副作用，抑酸、保护胃黏膜、监测血压血糖等。

改善病情药物：对于糖皮质激素依赖的患者，应尽早给予生物或者非生物类的 DMARD。已经有临床研究用于治疗 AOSD 的非生物类 DMARD 有甲氨蝶呤、环孢素、硫唑嘌呤、环磷酰胺、羟氯喹或氯喹、来氟米特、柳氮磺吡啶、他克莫司和吗替麦考酚酯，其中 MTX 证据最多，起始剂量为 7.5～15 mg，一周 1 次，然后根据耐受情况和疾病活动度可以每周 2.5 mg（1 片）的速率每周增加剂量，最大剂量为每周 25 mg[23]。关节炎症为主的患者通常选择甲氨蝶呤或者 TNF 抑制剂[24]。对于全身炎症为主的患者选择 IL-1 抑制剂、IL-6 抑制剂等。对于重型疾病患者，糖皮质激素冲击治疗后首选 IL-1 抑制剂（如阿那白滞素 100 mg/d，皮下注射）联合口服激素治疗[25]。如果对阿那白滞素治疗 4～6 周无反应，或者治疗 2～3 周仍然存在危及生命的脏器损害的患者推荐应用 IL-6 抑制剂（托珠单抗，初始剂量为 4～8 mg/kg，每 2～4 周一次，静脉注射）[26]。

对于常规治疗无效的患者可以选择的治疗有：卡那单抗、列洛西普、利妥昔单抗[27]、IVIG[28]、环磷酰胺[29]和环孢素[30]等。

【病例摘要】

患者为青年男性，26 岁，主因"间断发热伴皮疹及多关节肿痛 1 个月，加重 2 周"收入院。患者 1 个月前无诱因发热，Tmax 38.5℃，夜间发热达峰，服用退烧药可以降至正常，午后体温再次升高，全身红斑疹，无瘙痒，皮疹在发热时出现，热退后皮疹消退，双膝、双踝关节肿胀、疼痛。2 周前体温高峰升高，Tmax 40.5℃，性状同前，关节肿痛加重，持续不缓解，食欲不佳。化验提示：WBC 26.3×10^9/L，NE% 84.2%，HB 143 g/L，PLT 338×10^9/L；生化：ALT、AST 均正常，ALB 34 g/L，甘油三酯 3.38 mmol/L；铁蛋白 69470 ng/ml；EBV、CMV、细小病毒、军团菌、细小病毒、肺炎支原体、衣原体、合胞病毒、柯萨奇病毒、肥达、外斐反应、G、GM 试验均阴性；T-SPO.TB 阴性；ANA、抗 ENA 均阴性，RF 阴性。IgG 18.6 g/L，补体 3 1.4 g/L，补体 4 骨穿：骨髓增生活跃，中晚幼偏高，未见典型噬血细胞。胸腹盆 CT：脾大，颈部、腋窝、纵隔、腹腔、腹股沟区淋巴结大小不一，左侧胸腔少量积液；超声心动图：少量心包积液。患者分类诊断为成人 Still 病。给予甲泼尼龙 1 mg/（kg·d）静点，随后给予甲氨蝶呤 10 mg qw 口服，同时加用抑酸剂、钙剂、维生素 D 预防激素相关副作用。

（安 媛）

【参考文献】

[1] STILL G F. On a Form of Chronic Joint Disease in Children. Med Chir Trans, 1897, 80: 47-60.9.

[2] Bywaters E G. Still's disease in the adult. Ann Rheum Dis, 1971, 30 (2): 121-133.

[3] MAGADUR-JOLY G, BILLAUD E, BARRIER J H, et al. Epidemiology of adult Still's disease: estimate of the incidence by a retrospective study in west France. Ann Rheum Dis, 1995, 54 (7): 587-590.

[4] FAUTREL B. Adult-onset Still disease. Best Pract Res Clin Rheumatol, 2008, 22 (5): 773-792.

[5] POUCHOT J, SAMPALIS J S, BEAUDET F, et al. Adult Still's disease: manifestations, disease course, and outcome in 62 patients. Medicine (Baltimore), 1991, 70 (2): 118-136.

[6] ELKON K B, HUGHES G R, BYWATERS E G, et al. Adult-onset Still's disease. Twenty-year followup and further studies of patients with active disease. Arthritis Rheum, 1982, 25 (6): 647-654.

[7] CHEN D Y, LAN H H, HSIEH T Y, et al. Crico-thyroid perichondritis leading to sore throat in patients with active adult-onset Still's disease. Ann Rheum Dis, 2007, 66 (9): 1264-1266.

[8] GERFAUD-VALENTIN M, JAMILLOUX Y, IWAZ J, et al. Adult-onset Still's disease. Autoimmun Rev, 2014, 13 (7): 708-722.

[9] CHEEMA G S, QUISMORIO F P Jr. Pulmonary involvement in adult-onset Still's disease. Curr Opin Pulm Med, 1999, 5 (5): 305-309.

[10] QUAINI F, MANGANELLI P, PILERI S, et al. Immunohistological characterization of lymph nodes in two cases of adult onset Still's disease. J Rheumato, 1991, 18 (9): 1418-1423.

[11] MEHTA B Y, IBRAHIM S, BRIGGS W, et al. Racial/Ethnic variations in morbidity and mortality in Adult Onset Still's Disease: An analysis of national dataset. Semin Arthritis Rheum, 2019, 49 (3): 469-473.

[12] FAUTREL B. Adult-onset Still disease. Best Pract Res Clin Rheumatol, 2008, 22 (5): 773-792.

[13] GERFAUD-VALENTIN M, MAUCORT-BOULCH D, HOT A, et al. Adult-onset still disease: manifestations, treatment, outcome, and prognostic factors in 57 patients. Medicine (Baltimore), 2014, 93 (2): 91-99.

[14] SCHWARZ-EYWILL M, HEILIG B, BAUER H, et al. Evaluation of serum ferritin as a marker for adult Still's disease activity. Ann Rheum Dis, 1992, 51 (5): 683-685.

[15] DINO O, PROVENZANO G, GIANNUOLI G, et al. Fulminant hepatic failure in adult onset Still's disease. J Rheumatol, 1996, 23 (4): 784-785.

[16] HOSHINO T, OHTA A, YANG D, et al. Elevated serum interleukin 6, interferon-gamma, and tumor necrosis factor-alpha levels in patients with adult Still's disease. J Rheumatol, 1998, 25 (2): 396-398.

[17] ZHOU X, LI Y, WANG Q. FDG PET/CT used in identifying adult-onset Still's disease in connective tissue diseases. Clin Rheumatol, 2020, 39 (9): 2735-2742.

[18] MASSON C, LE LOET X, LIOTE F, et al. Comparative study of 6 types of criteria in adult Still's disease. J Rheumatol, 1996, 23 (3): 495-497.

[19] YAMAGUCHI M, OHTA A, TSUNEMATSU T, et al. Preliminary criteria for classification of adult Still's disease. J Rheumatol, 1992, 19 (3): 424-430.

[20] HUSAIN Z, REDDY B Y, SCHWARTZ R A. DRESS syndrome: Part I. Clinical perspectives. J Am Acad Dermatol, 2013, 68 (5): 693.e1-708.

[21] FRANCHINI S, DAGNA L, SALVO F, et al. Efficacy of traditional and biologic agents in different clinical phenotypes of adult-onset Still's disease. Arthritis Rheum, 2010, 62 (8): 2530-2535.

[22] FAUTREL B. Adult-onset Still disease. Best Pract Res Clin Rheumatol. 2008, 22 (5): 773-792.

[23] FUJII T, AKIZUKI M, KAMEDA H, et al. Methotrexate treatment in patients with adult onset Still's disease—retrospective study of 13 Japanese cases. Ann Rheum Dis, 1997, 56 (2): 144-148.

[24] GERFAUD-VALENTIN M, MAUCORT-BOULCH D, HOT A, et al. Adult-onset still disease: manifestations, treatment, outcome, and prognostic factors in 57 patients. Medicine (Baltimore), 2014, 93 (2): 91-99.

[25] GIAMPIETRO C, RIDENE M, LEQUERRE T, et al. Anakinra in adult-onset Still's disease: long-term treatment in patients resistant to conventional therapy. Arthritis Care Res (Hoboken), 2013, 65 (5): 822-826.

[26] ORTIZ-SANJUáN F, BLANCO R, CALVO-RIO V, et al. Efficacy of tocilizumab in conventional treatment-refractory adult-onset Still's disease: multicenter retrospective open-label study of thirty-four patients. Arthritis Rheumatol, 2014, 66 (6): 1659-1665.

[27] AHMADI-SIMAB K, LAMPRECHT P, JANKOWIAK C, et al. Successful treatment of refractory adult onset Still's disease with rituximab. Ann Rheum Dis, 2006, 65 (8): 1117-1118.

[28] MAHMUD T, HUGHES G R. Intravenous immunoglobulin in the treatment of refractory adult Still's disease. J Rheumatol. 1999, 26 (9): 2067-2068.

[29] TSUJI Y, IWANAGA N, ADACHI A, et al. Successful Treatment with Intravenous Cyclophosphamide for Refractory Adult-Onset Still's Disease. Case Rep Rheumatol, 2015, 2015: 163952.

[30] KALLIOLIAS G D, GEORGIOU P E, ANTONOPOULOS I A, et al. Anakinra treatment in patients with adult-onset Still's disease is fast, effective, safe and steroid sparing: experience from an uncontrolled trial. Ann Rheum Dis, 2007, 66 (6): 842-843.

第三章　纤维炎性及淋巴增生性疾病

第一节　IgG4相关疾病

【概述】

IgG4相关疾病（IgG4 related disease，IgG4-RD）是一种新发现的免疫介导的炎症性系统性疾病，可累及全身多个部位，以大量IgG4阳性浆细胞浸润和席纹状纤维化为特点，通常伴有血清IgG4水平的升高[1]。

2001年 *N Engl J Med* 报道，1型自身免疫性胰腺炎与血清IgG4水平升高有关[2]，且1型自身免疫性胰腺炎患者的胰腺及胰腺外器官均存在以IgG4阳性浆细胞浸润为主的纤维炎性病变，并由此提出IgG4-RD的概念[3]。2003年，在 *J Gastroenterol* 上，本病首次被公认为一种独立的全身性疾病[4]，可以累及全身多个器官系统，包括大唾液腺（下颌下腺、腮腺、舌下腺）、眶周组织和泪腺、胰腺和胆道系统、肺、肾、主动脉、腹膜后、前列腺、皮肤、脑膜及甲状腺等[5]。但直至2012年，本病才被正式命名为IgG4-RD[6]。

IgG4-RD好发于50岁以上中老年人。男女比例为（2~3）:1，可能因受累器官不同存在差异[7]。2009年日本的一项研究表明IgG4-RD的患病率约为6/100 000。

IgG4-RD的病因尚不明确，可能与遗传、环境及免疫等因素相关：

（1）遗传因素：研究表明，在日本人群中，HLA-DRB1*0405和HLA-DQB1*0401基因型可增加疾病易感性；而韩国的一项研究表明，HLA-DQβ1-57基因型与疾病复发相关。此外，T淋巴细胞相关抗原4、肿瘤坏死因子α及Fc受体3的编码基因可能与疾病的易感性和复发有关[1]。

（2）环境因素：IgG4-RD的发生可能与环境因素有关[8]。调查研究表明，IgG4相关胆管炎和胰腺炎患者此前曾有有机溶剂、工业粉尘和金属粉尘接触史。IgG4相关腹膜后纤维化可能与吸烟和石棉接触有关。

（3）分子模拟：幽门螺杆菌与人体内的某些酶存在同源性，且这一同源节段上有HLA分子的DRB1*0405结合基序。因此，幽门螺旋杆菌感染可能通过先天免疫诱导IgG4的产生[1]。

IgG4-RD的发病机制仍未完全明确。目前认为IgG4-RD的炎症和纤维化是由多种免疫因素介导的[1, 8-9]。在抗原刺激下，B细胞和CD4+T细胞首先被激活，活化的CD4+T细胞激活巨细胞、肌成纤维细胞和成纤维细胞，从而导致纤维化。B细胞分化为产生IgG4的浆细胞，进入受损组织与CD4+T细胞协同作用。Treg细胞和Th2细胞活化，表达一系列细胞因子，如IL-4、IL-10、IL-13、TGF-β，促进纤维化并进一步诱导免疫球蛋白转化为IgG4。纤维细胞也可以在Th2细胞因子和CXCL2等趋化因子的作用下浸润靶组织导致纤维化。然而，目前关于IgG4分子在发病中的作用仍存在争议。一些研究指出，IgG4在体内经历了Fab臂交换的过程，IgG4分子重链二聚体的每个半分子分别与另一个半IgG4蛋白结合，从而不能与抗原交联形成免疫复合物[9]，因此IgG4可能不是本病发生的致病因素。

【临床表现】

IgG4-RD可以累及全身多个器官和组织，临床表现也有所不同。常受累的组织/器官包括胰腺、唾液腺、泪腺、肺、胆管、腹膜后组织、肾、大动脉、皮肤、甲状腺、垂体、心包和纵隔等。大多数患者同时或先后出现多个器官病变，少数患者仅有单一器官受累。IgG4-RD通常呈亚急性病程，持续进展，反复发作。IgG4-RD的临床表现主要为肿块样病变及对周围组织的压迫和损伤，严重时可造成器官衰竭。患者可有乏力和体重减轻，发热较少见，约40%患者有支气管哮喘或过敏性鼻炎等过敏性疾病。IgG4-RD各器官组织受累的表现如下[1, 8-9]：

1. 胰腺

胰腺为最常受累的器官之一，胰腺受累的主要表现为 1 型自身免疫性胰腺炎，患者可有黄疸、瘙痒、腹痛、腹泻及新发糖尿病等表现。影像学表现通常为胰腺弥漫性或节段性增大，伴有正常叶瓣的缺失和胰管的弥漫性狭窄。

2. 唾液腺

大唾液腺（下颌下腺、腮腺、舌下腺）是 IgG4-RD 常受累的器官。典型表现为不对称或对称的下颌下腺、腮腺或和舌下腺的无痛性增大，可伴有口干。初期症状不特异，容易被忽视或误诊。

3. 眶部及泪腺

典型的 IgG4 相关性眼病表现为泪腺无痛性肿大，可伴突眼，双侧病变常见，视力通常不受损，严重时可能出现视物模糊、重影。肿块也可能累及眶周肌肉和眼睑，延伸至翼腭窝并累及三叉神经。

4. 胆道

胆道受累主要表现为肝功能异常和梗阻性黄疸，IgG4 相关的硬化性胆管炎常同时伴有自身免疫性胰腺炎，若未经治疗可能进展为终末期肝病。影像学表现为胆囊壁增厚及弥漫性或节段性胆管狭窄。

5. 胸腔器官

肺部、胸膜和纵隔受累可引起炎性假瘤、中央气道疾病、局灶或弥漫性间质性肺炎或胸膜炎，临床常表现为咳嗽、咯血、呼吸困难。影像学表现为实性结节性病变、磨玻璃样改变、肺间质病变、支气管血管束增粗、小叶间隔增厚、纵隔淋巴结增大或胸膜结节性增厚。

6. 血管

血管受累主要表现为血管壁及血管周围浸润，主要累及大血管，如主动脉、肺动脉、髂动脉和髂静脉，偶尔可累及颈动脉分支和冠状动脉等中动脉。主要表现为主动脉瘤/主动脉炎、缩窄性心包炎、冠状动脉周围炎性假瘤，偶尔可见夹层和穿孔。CT 表现为血管壁增厚及增强扫描后管壁均匀强化。

7. 腹膜后组织

腹膜后组织受累可引起腹膜后纤维化、腹主动脉炎或腹主动脉周围炎，主要症状为腹部或腰部疼痛、下肢水肿、下尿路症状、发热（常 < 38℃）和体重减轻。慢性炎症和纤维化可能累及周围结构，如输尿管，导致肾盂积水和急性肾衰竭。典型影像学表现为腹膜后肿块样病变，可包绕临近结构如腹主动脉、髂动脉、下腔静脉、输尿管及腰大肌等。

8. 泌尿系统

肾受累的最常见表现为 IgG4 相关性小管-间质性肾炎，可出现不同程度的蛋白尿和肾功能不全。部分患者出现肾小球病变，以膜性肾病最为常见。前列腺受累可表现为前列腺增大及相关症状。影像学表现为肾弥漫性增大及低密度影、肾盂占位及肾盂或输尿管管壁增厚等。

9. 甲状腺

IgG4 相关硬化性甲状腺炎常累及单个甲状腺叶或整个甲状腺，表现为甲状腺弥漫性肿大变硬或局部肿块。临床症状主要为局部肿胀疼痛、吞咽困难、声嘶、呼吸困难及甲状腺功能减退。部分木样甲状腺炎和桥本甲状腺炎可能与 IgG4-RD 相关。

10. 淋巴结

IgG4-RD 常累及受累器官周围淋巴结引起淋巴结病，常见受累部位为颈部、锁骨上、颌下、腋窝、肺门、纵隔、主动脉旁、腹膜后及腹股沟淋巴结。受累淋巴结直径 1～3 cm，呈无痛性肿大。

11. 其他

除了主要器官外，其他器官或组织也可能受到 IgG4-RD 的累及，包括皮肤（头面部部红斑丘疹）、鼻和鼻窦（鼻塞和嗅觉减退）、周围神经和颅内结构（硬脑膜炎和垂体炎）等。

【辅助检查】

1. 实验室检查

IgG4-RD 的典型改变为血清 IgG4 水平升高（> 135 mg/dl），约 2/3 的患者有血清 IgG4 水平升高的表现。虽然 IgG4 水平与 IgG4-RD 的病情活动度有相关性，但 IgG4 水平升高并不是本病特异的生物学指标，且部分患者 IgG4 水平并不升高。病情控制后，患者血清 IgG4 水平可下降，但可能不能降至完全正常。血清 IgG4 水平下降后再次升高提示疾病复发可能。

除 IgG4 水平升高外，其他 IgG 亚型也可能出现升高，并造成高丙种球蛋白血症。部分患者可同时出现血清 IgE 和嗜酸性粒细胞水平升高，在疾病活动期 ESR、CRP 等炎症指标也可升高。约 30% 患者可有类风湿因子阳性或补体下降，ANA 可出现低滴度阳性，但抗 ENA 抗体、抗 dsDNA 抗体等特异性自身抗体通常为阴性。此外，胰腺和胆道受累者可出现肝酶、胆管酶和胆红素升高，间质性肾炎或肾盂积水患者可出现血肌酐水平升高[9]。

2. 组织病理学检查

IgG4-RD 的典型病理学改变为：①受累组织中大量淋巴细胞和浆细胞浸润，IgG4＋浆细胞＞10/HPF，IgG4＋/IgG＋浆细胞比例＞40%；②纤维组织增生，特征性表现为席纹状或轮辐状纤维化；③闭塞性静脉炎。部分患者可出现嗜酸性粒细胞浸润和管腔未闭的静脉炎[3]。病变区域除小淋巴细胞（T细胞为主）和浆细胞浸润外，亦可存在嗜酸性粒细胞和巨噬细胞，偶尔可以观察到生发中心。席纹状纤维化呈由中心向四周辐射的车轮辐条状，主要由成纤维细胞或肌成纤维细胞组成，在穿刺活检样本中可能观察不到。静脉通道可能被密集的淋巴浆细胞浸润而出现闭塞性静脉炎，而与中静脉伴行的动脉往往不受累。

3. 影像学检查

超声主要用于胰腺、泪腺、唾液腺等器官受累时的筛查。CT 或 MRI 横断面成像对 IgG4-RD 的诊断起着重要作用。IgG4-RD 引起的器官损伤在 CT 中常表现为器官肿大或占位，MRI 表现为 T2 加权像的低信号。对于 CT 及 MRI 敏感性较低的部位如主动脉、大血管、淋巴结，PET 可以作为一项有效的检查手段[9]。

【诊断】

IgG4-RD 的诊断需要结合临床病史、血清学、影像学和组织病理学特征。目前常用的诊断标准有日本制定的 2020 年更新版 IgG4-RD 综合诊断标准（表 3-3-1）[10] 和美国风湿病学会/欧洲风湿病联盟（ACR/EULAR）制定的 2019 年 IgG4-RD 国际分类标准（表 3-3-2）[5]。2020 年更新版 IgG4-RD 综合诊断标准由三部分组成：①临床和影像学特点，②血清学诊断，③病理学诊断。同时满足三条标准为确定诊断，满足①和③两条标准为可能诊断，满足①和②两条标准为可疑诊断。2019 年 ACR/EULAR 制定的 IgG4-RD 国际分类标准包括三部分：①纳入标准，②排除标准，③包含标准，符合初始纳入标准，同时不符合任何一项排除标准，累积权重分数≥20 可分类诊断。

【鉴别诊断】

鉴于 IgG4-RD 的多器官受累的特点，本病须与慢性炎症、实体肿瘤、感染及其他自身免疫疾病相鉴别，如干燥综合征、多中心 Castleman 病、Rosai-

表 3-1-1　2020 年更新版 IgG4-RD 综合诊断标准

1. 临床及影像学特征 一个或多个器官显示特征性的弥漫性/局限性肿大、肿块形成或结节样表现 单一器官受累时，不包括单纯淋巴结肿大
2. 血清学诊断 血清 IgG4 水平升高（＞135 mg/dl）
3. 病理学诊断（下列 3 条标准中符合 2 条） ①大量淋巴细胞和浆细胞浸润，伴纤维化 ②组织中浸润的 IgG4＋浆细胞与 IgG＋浆细胞比值＞40%，且每高倍镜视野下 IgG4＋浆细胞＞10 个 ③典型的组织纤维化，尤其是席纹状纤维化，或闭塞性静脉炎
诊断 确定诊断：1＋2＋3 可能诊断：1＋3 可疑诊断：1＋2

注：

1）结合器官特异性诊断标准：如果根据本标准不能确诊，也可结合脏器特异性诊断标准（IgG4 相关性自身免疫性胰腺炎、IgG4 相关性泪腺、唾液腺炎、IgG4 相关性肾病、IgG4 相关性硬化性胆管炎、IgG4 相关性眼病、IgG4 相关性呼吸道疾病、IgG4 相关性大动脉周围炎/动脉周围炎/腹膜后纤维化等的诊断标准）进行诊断。

2）排除诊断 IgG4-RD 必须与累及脏器的肿瘤相鉴别（如癌，淋巴瘤），与类似疾病相鉴别（如干燥综合征、原发性硬化性胆管炎、多中心 Castleman 病、继发性腹膜后纤维化、韦格纳肉芽肿、结节病、变应性肉芽肿性多血管炎）等。高热、C 反应蛋白/中性粒细胞明显升高的患者，应除外感染、炎症相关的疾病。

3）病理学诊断与针吸活检或内镜活检获得的组织样本相比，IgG＋浆细胞计数通常在手术切除器官，尤其是剔除的组织中更丰富。因此，对针吸活检或内窥镜活检标本，可降低对 IgG＋浆细胞计数的要求。席纹状纤维化是指梭形细胞、炎症细胞和胶原纤维排列整齐，形成席纹状或漩涡状；闭塞性静脉炎是指纤维静脉闭塞伴炎性细胞浸润。两者都有助于 IgG4-RD 的诊断。病理标准中符合①＋③无②，仅适用于 IgG4 和（或）IgG 染色不佳者。

4）激素治疗反应不提倡激素试验性治疗。如果患者对激素治疗反应不好，建议重新考虑诊断。

Dorfman 病（罗道病）、炎性肌纤维母细胞瘤、息肉性肉芽肿、巨细胞动脉炎或系统性血管炎等[8-9]。组织病理学检查对于疾病鉴别诊断有重要作用，当以下病理表现存在时通常不支持 IgG4-RD，包括大量组织细胞浸润、大量中性粒细胞浸润、恶性浸润、巨细胞浸润、明显坏死、原发性肉芽肿性炎和坏死性血管炎等。

【治疗】

IgG4-RD 的治疗目标是控制病灶炎症，恢复器官功能，维持疾病缓解。早期治疗可预防炎症和纤维化导致的不可逆的脏器损伤。有症状、处于活动进展期的患者均需要治疗，部分无症状但可能导致受累器官出现严重的、不可逆转的后遗症（如胆道、

表 3-1-2　2019 年 ACR 及 EULAR IgG4 相关性疾病分类标准

步骤	内容	
1. 纳入标准	包含以下典型器官的临床或影像学特征[a]，例如胰腺、唾液腺、胆管、眼眶、肾、肺、主动脉、腹膜后、硬脑脊膜或甲状腺［利德尔氏甲状腺炎（木样甲状腺炎）］，或以上器官不明原因的炎症伴淋巴浆细胞浸润的病理证据	是或否（如果不符合纳入标准，则该患者不能进一步考虑为符合 IgG4-RD 分类标准）
2. 排除标准	领域及项目（对是否符合排除标准的项目，应根据患者的临床情况进行个体化评估） **临床** 　发热 　对激素治疗无客观反应 **血清学** 　不明原因的白细胞减少症和血小板减少症 　外周血嗜酸性粒细胞增多 　ANCA 阳性（特异性针对蛋白酶 3 或髓过氧化物酶） 　抗 SS-A（Ro）或 SS-B（La）抗体阳性 　抗 dsDNA、核糖体蛋白或抗 Smith（Sm）抗体阳性 　其他疾病特异性自身抗体 　冷球蛋白血症 **影像学** 　怀疑恶性肿瘤或感染的影像学检查，尚未充分证实 　影像学进展迅速 　长骨病变符合 Erdheim-Chester 病 　脾大 **病理学** 　细胞浸润提示恶性肿瘤，尚未充分评估 　符合炎性肌纤维母细胞瘤的标记 　突出的中性粒细胞炎症 　坏死性血管炎 　显著的坏死改变 　原发性肉芽肿性炎症 　巨噬细胞/组织细胞病的病理特征 **已知的以下诊断** 　多中心型 Castleman 病 　克罗恩病或溃疡性结肠炎（如果只存在胰胆病） 　桥本甲状腺炎（如果只有甲状腺受累）	是或否（如果符合排除标准，则该患者不能进一步被考虑为符合 IgG4-RD 分类标准）
如果病例符合纳入标准，同时不符合任何一项排除标准，进行步骤 3		
3. 包含标准	领域及项目	权重 注意：每项领域中只计入最高权重分数
	病理学方面 　无病理信息 　密集淋巴浆细胞浸润 　密集淋巴浆细胞浸润和闭塞性静脉炎 　密集淋巴浆细胞浸润和席纹状纤维化伴或不伴闭塞性静脉炎	＋0 ＋4 ＋6 ＋13
	免疫组化染色 　（淋巴结、胃肠道黏膜表面和皮肤的病理检查不计入免疫组化染色组合分配权重）	0 分：IgG4＋/IgG＋比例 0～40% 或不确定[b]，且 IgG4＋细胞数/高倍为 0～9 7 分：①IgG4＋/IgG＋比例≥41%，且 IgG4＋细胞数/高倍为 0～9 或不确定[b]。②IgG4＋/IgG＋比例 0～40% 或不确定[b]，且 IgG4＋细胞数/高倍≥10 或不确定[b]

步骤	内容		
			14 分：①IgG4＋/IgG＋比例 41～70%，且 IgG4＋细胞数/高倍≥10。②IgG4＋：IgG＋比例≥71%或不确定[b]，且IgG4＋细胞数/高倍为 10～50
			16 分：IgG4＋/IgG＋比例≥71%，且IgG4＋细胞数/高倍≥51
	血清 IgG4 水平		
	正常或未检查	＋0	
	正常～＜2 倍参考值上限	＋4	
	2～5 倍参考值上限	＋6	
	≥5 倍参考值上限	＋11	
	双侧泪腺、腮腺、舌下腺和颌下腺		
	无任何一组腺体受累	＋0	
	一组腺体受累	＋6	
	两组或更多腺体受累	＋14	
	胸部		
	未检查或下列项目均未出现	＋0	
	支气管血管周围和隔膜增厚	＋4	
	胸椎旁带状软组织	＋10	
	胰腺及胆管系统		
	未检查或下列项目均未出现	＋0	
	弥漫性胰腺增大（无分叶）	＋8	
	弥漫性胰腺增大和包膜样低强化带	＋11	
	胰腺（上述任一种）和胆管受累	＋19	
	肾		
	未检查或下列项目均未出现	＋0	
	低补体血症	＋6	
	肾盂增厚/软组织	＋8	
	双侧肾皮质低密度区	＋10	
	腹膜后		
	未检查或下列项目均未出现	＋0	
	腹主动脉壁弥漫性增厚	＋4	
	肾动脉以下的主动脉或髂血管周围或前外侧软组织	＋8	
4. 总分	符合初始纳入标准，同时不符合任何一项排除标准，累积权重分数≥20 可诊断		

[a] 指受累器官肿大或肿瘤样肿块，但以下器官受累常为非肿块病变：①胆管，更倾向发生狭窄；②主动脉，典型特征是管壁增厚或动脉瘤扩张；③肺部，常见支气管血管束增厚。
[b] 指在某些特殊情况下，无法清楚地量化染色阳性细胞的浸润，但仍可确定细胞数至少 10 个/高倍。由于多种原因，通常与免疫染色的质量有关，无法精确计算 IgG4＋浆细胞的数量，但仍可以自信地将结果分组到适当的免疫染色类别中。

肾、主动脉、纵隔、腹膜后和肠系膜等）的患者也需要及时治疗。少数无症状淋巴结病或轻度下颌下腺肿大患者病情进展缓慢，可进行观察随访。目前 IgG4-RD 的治疗药物包括糖皮质激素、传统免疫抑制剂和生物制剂[1, 8-9, 11]。

1. 糖皮质激素

大多数 IgG4-RD 对糖皮质激素敏感。糖皮质激素是所有活动期、未经治疗、没有禁忌证的 IgG4-RD 患者诱导缓解的一线药物。醋酸泼尼松的常用起始治疗剂量为每日 0.6～1.0 mg/kg。2～4 周后根据临床反应调整剂量，每 1～2 周减少 5 mg。使用醋酸泼尼松 2～3 个月后可维持小剂量治疗（2.5～5.0 mg/d）。糖皮质激素治疗后临床症状可迅速改善，但激素减量过程中可能出现病情反复。糖皮质激素治疗的不良反应包括感染、消化道溃疡、血糖升高、血压升高、骨质疏松等。

2. 传统免疫抑制剂

硫唑嘌呤、霉酚酸酯和甲氨蝶呤等药可作为免疫抑制剂用于 IgG4-RD 的治疗。对于单用激素治疗不能充分控制疾病、激素减量过程中病情反复或激素治疗过程中出现明显副作用的患者，可使用激素联合免疫抑制剂提高疗效，减少复发。然而，免疫抑制剂的治疗缺少前瞻性对照研究，在治疗过程中需要对病情和治疗效果进行严格评估，监测不良反应。

3. 生物制剂

利妥昔单抗（抗 CD20 单克隆抗体）主要通过清除 B 细胞达到治疗作用，多用于治疗复发性或难治性 IgG4-RD。利妥昔单抗治疗效果较为显著，除临床症状缓解外，血清 IgG4 水平也显著下降。目前常用的利妥昔单抗的治疗剂量为 375 mg/m^2，每周一次，静脉注射 4 周或 1000 mg/次，2 次，隔 2 周 1 次。目前，也有研究报道英夫利昔单抗和硼替佐米治疗 IgG4-RD 有效，但还需要更多的证据。

受累器官的纤维化程度是治疗反应性的重要决定因素。未经治疗的 IgG4-RD 患者受累器官的淋巴细胞和浆细胞浸润性炎症可能发展为器官广泛纤维化。已明确纤维化的患者对糖皮质激素和利妥昔单抗的反应较差。

【病例摘要】

患者，女，67 岁，主因"发现颌下肿物 4 个月，胰腺占位 2 个月"入院。既往糖尿病史。辅助检查：血常规：白细胞 4.20×10^9/L、血红蛋白含量 108 g/L，血小板计数 263×10^9/L。生化：白蛋白 37.8 g/L，余未见明显异常。糖化血红蛋白 7.3%。免疫：IgG 13.3 g/L，补体 C3 0.937 g/L，补体 C4 0.232 g/L。血清 IgG4 376.0 mg/dl。抗核抗体、抗 ENA 抗体均阴性。颌下腺超声：双侧颌下腺弥漫性病变，呈结节样改变，双侧腮腺周围扁平状淋巴结显示。腹部 MRI：胰腺头部及钩突部形态饱满，T2WI 信号增高，胰腺体尾部显示尚可，DWI 胰腺头部及钩突部信号增高，增强扫描较均匀强化，胰管未见明显增宽。病理：胰腺组织呈慢性炎表现，部分导管扩张，纤维组织增生，未见明确肿瘤成分。免疫组化染色结果：Lambda（＋），Kappa（＋），免疫组化染色 IgG4＋浆细胞＞10/HP，IgG4＋/IgG＋浆细胞＞40%，CD38（＋），CD3（＋），CD20（＋）。结合上述症状、体征、辅助检查结果，考虑"IgG4 相关性疾病"诊断明确。

给予醋酸泼尼松 40 mg qd 口服，并予碳酸钙、阿法迪三预防骨质疏松，法莫替丁护胃治疗。病例详细资料见二维码数字资源 3-1。

数字资源 3-1

（李佳曦　刘燕鹰）

【参考文献】

［1］STONE J H, ZEN Y, DESHPANDE V. IgG4-related disease. N Engl J Med, 2012, 366（6）：539-551.

［2］AITHAL G P, BRESLIN N P, GUMUSTOP B. High serum IgG4 concentrations in patients with sclerosing pancreatitis. N Engl J Med, 2001, 345（2）：147-148.

［3］DESHPANDE V, ZEN Y, CHAN J K, et al. Consensus statement on the pathology of IgG4-related disease. Mod Pathol, 2012, 25（9）：1181-1192.

［4］KAMISAWA T, FUNATA N, HAYASHI Y, et al. A new clinicopathological entity of IgG4-related autoimmune disease. J Gastroenterol, 2003, 38（10）：982-984.

［5］WALLACE Z S, NADEN R P, CHARI S, et al. The 2019 American College of Rheumatology/European League Against Rheumatism classification criteria for IgG4-related disease. Ann Rheum Dis, 2020, 79（1）：77-87.

［6］STONE J H, KHOSROSHAHI A, DESHPANDE V, et al. Recommendations for the nomenclature of IgG4-related disease and its individual organ system manifestations. Arthritis Rheum, 2012, 64（10）：3061-3067.

［7］BRITO-ZERóN P, RAMOS-CASALS M, BOSCH X, et al. The clinical spectrum of IgG4-related disease. Autoimmun Rev, 2014, 13（12）：1203-1210.

［8］MARITATI F, PEYRONEL F, VAGLIO A. IgG4-related disease：a clinical perspective. Rheumatology（Oxford），2020, 59（Suppl 3）：iii123-iii131.

［9］KAMISAWA T, ZEN Y, PILLAI S, et al. IgG4-related disease. Lancet, 2015, 385（9976）：1460-1471.

［10］Umehara H, Okazaki K, Kawa S, et al. The 2020 revised comprehensive diagnostic（RCD）criteria for IgG4-RD. Mod Rheumatol, 2021, 31（3）：529-533.

［11］KHOSROSHAHI A, WALLACE Z S, CROWE J L, et al. International Consensus Guidance Statement on the Management and Treatment of IgG4-Related Disease. Arthritis Rheumatol, 2015, 67（7）：1688-1699.

第二节 腹膜后纤维化

【概述】

腹膜后纤维化（retroperitoneal fibrosis，RPF）是一种病因不明、进展缓慢、比较少见的非特异性炎性疾病，以腹膜后纤维组织增生为特点，通常包绕腹主动脉和髂动脉，并延伸到腹膜后包围邻近结构，如包绕输尿管引起尿路梗阻和肾积水，甚至肾衰竭。主要以远端主动脉为中心，沿其延伸，纤维化一般在肾门与骶骨岬之间，好发于L4～L5水平，但也可发展至肠系膜、脊柱、胰、脾、十二指肠、卵巢、心包、胸膜、肺、肝门等部位。由于无特异性表现，且早期临床症状隐匿，易被临床医师忽视。

1905年法国泌尿科医生Albarran首次描述了这一疾病。直到1948年，Ormond医生在 *Journal of Urology* 杂志上首次证实腹膜后纤维化是一种独立的临床疾病，并指出双侧输尿管阻塞是由于腹膜后炎症造成的，故本病又称Ormond's病。

RPF分为特发性腹膜后纤维化（idiopathic retroperitoneal fibrosis，iRPF）和继发性腹膜后纤维化（secondary retroperitoneal fibrosis，sRPF）。目前，iRPF被认为是慢性主动脉周围炎（chronic periaortitis，CP）的一部分，CP是一组特发性疾病，其共同特征是在主动脉周围腹膜后形成的纤维炎性组织，经常包围邻近结构，如输尿管和下腔静脉，包括iRPF、炎性腹主动脉瘤（inflammatory abdominal aorta aneurysms，IAAAs）及动脉瘤周围腹膜后纤维化（perianeurysmal retroperitoneal fifibrosis，PRF）。iRPF的特点是主动脉周围胶原的沉积，通过延伸到腹膜后，经常阻塞输尿管和其他腹部器官，通常不存在主动脉扩张。在IAAAs中，肿块发生在扩张的主动脉周围，通常不会引起阻塞。PRF的临床表现介于IAAAs和iRPF之间，PRF涉及炎症性动脉瘤，其周围的组织包围了邻近的器官[1]。这些情况具有共同的临床和组织病理学表现，因此可能代表同一疾病的不同表现。主动脉周围炎疾病谱见图3-2-1。

iRPF无明确诱因，约占RPF的70%，是一种少见疾病，其年发病率约1/100 000，患病率约1.38/100 000[2]，没有明显的种族倾向。我国尚无相关的流行病学资料。患者的发病年龄分布在7～85岁，其中40～60岁是该病的高发年龄，儿童也有发病[3]。男女比例为（2～3）:1，男性发病率高与动脉粥

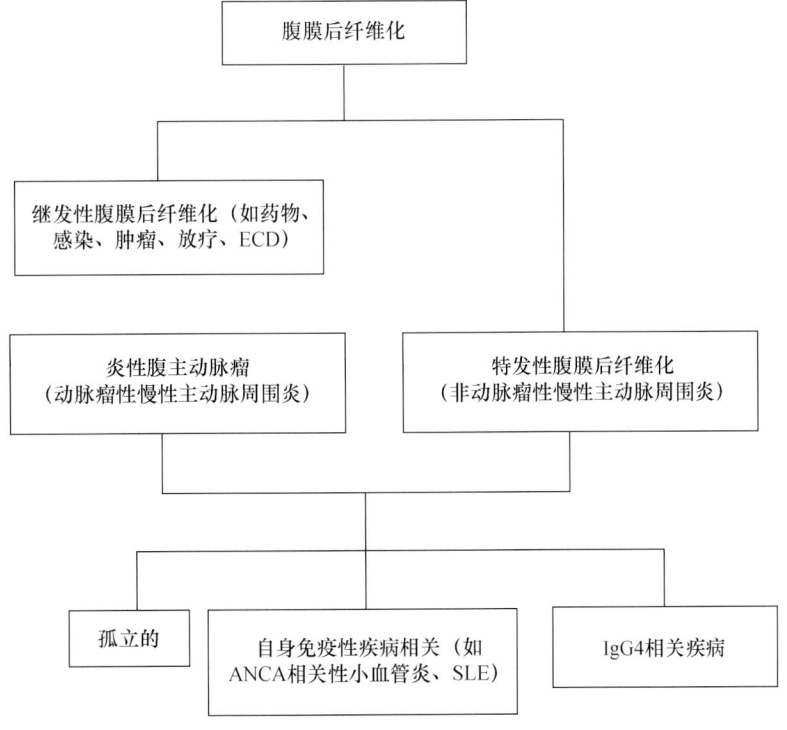

图3-2-1 主动脉周围炎疾病谱
ECD，埃德海姆-切斯特病；ANCA，抗中性粒细胞胞质抗体；SLE：系统性红斑狼疮

样硬化男性高发有关。该病没有家族聚集倾向。

iRPF 的发病机制尚不明确，目前认为可能属于系统性自身免疫性疾病。粥样硬化斑块中发现氧化的低密度脂蛋白和蜡样脂可能是刺激炎症反应的抗原。主动脉中层变薄破坏，释放氧化脂质，由巨噬细胞递呈于 T 细胞和 B 细胞，进而激活自身炎症反应[2,4]。患者多先以原发性主动脉周围炎起病，继而引起主动脉周围组织的纤维炎症反应。近些年随着对 IgG4 相关性疾病（IgG4-related disease，IgG4-RD）的认识，发现部分 iRPF 与 IgG4-RD 密切相关。IgG4-RD 是一类免疫介导的纤维炎症性疾病，可侵犯全身多器官，临床表现异质性较强，如部分自身免疫性胰腺炎、Mikulicz 病、木样甲状腺炎、间质性肾炎、RPF 等[5-6]。IgG4-RPF 占 iRPF 患者的 30%～60%。IgG4-RD 由多种因素参与，包括遗传易感性、环境（微生物感染和分子模拟机制）、固有免疫和适应性免疫系统功能失衡等。

sRPF 约占 RPF 的 30%，其发生有明确原因，如肿瘤、药物、外伤、炎症、放射性物质、子宫内膜异位症等：①药物：是引起 sRPF 最常见原因，已报道的与 iRPF 相关的药物有：美西麦角及其他麦角生物碱类、β 肾上腺素能拮抗剂、非那西丁、肼苯哒嗪、甲基多巴、氨基丙苯、芬那卡因等。药物引起 sRPF 的具体机制不明。②肿瘤：恶性肿瘤也是引起 sRPF 的常见原因，其中又以淋巴瘤和胃肠道肿瘤（如直肠癌、胃癌、胰腺癌）较常见，肾癌、膀胱癌、肺癌、多发性骨髓瘤、甲状腺癌、宫颈癌、精囊横纹肌肉瘤、后腹膜神经母细胞瘤、乳腺癌、睾丸精原细胞癌等也有报道。③感染：结核、组织胞浆菌病、放线菌和霉菌感染等可引起 sRPF。④其他：放疗、外伤、手术可引起 sRPF。

【临床表现】

RPF 早期症状隐匿，呈非特异性。在进展期的临床表现常为邻近脏器、血管、神经受压或受累的症状。

疼痛是最常见的临床症状，多为钝痛，呈持续性，与活动或体位无关。疼痛位于腰部、胁腹部，并可放射至下腹部和腹股沟区，累及胸主动脉者还可出现胸部钝痛等[7]。

全身症状包括体重减轻、乏力、食欲下降、恶心、呕吐、发热、高血压等。高血压可为急性、慢性，个别病例报告为恶性高血压，多因梗阻性肾病导致肾素水平升高所致。

RPF 可向上延伸至肾门，包裹肾静脉导致肾静脉压力升高，引发肉眼血尿。外源性压迫输尿管或影响其蠕动可引起近端扩张积水、继发感染，产生腰痛、尿急、尿频等，双侧输尿管受压则导致肾功能不全。iRPF 累及输尿管的比例达到 80%～100%，而肾衰竭是 RPF 最常见和最严重的晚期并发症。

下肢水肿肿块压迫下腔静脉和（或）髂血管可导致深静脉血栓形成。

RPF 向近端可延伸至小肠、结肠、肠系膜、胆道和纵隔等部位，造成肠梗阻、大便习惯的改变（如腹泻、便秘）、黄疸、主动脉阻塞等症状。若累及门静脉或脾静脉，可致门静脉高压，出现食管胃底静脉曲张和腹水。若纤维化至后腹膜或肠系膜淋巴回流受阻，可引起蛋白丢失性肠病或吸收障碍。纤维化向远端亦可延伸至精索累及阴囊，引起阴囊肿胀。

【辅助检查】

1. 实验室检查

实验室检查对诊断该病特异性不大。据统计有 23% 的患者无异常实验室检查结果。2/3 患者有红细胞沉降率（erythrocyte sedimentation rate，ESR）增快、C 反应蛋白（C-reactive protein，CRP）升高，ESR 和 CRP 在 iRPF 中缺乏特异性和敏感性，但与病情活动相关。贫血并不少见，表现为正细胞正色素贫血，与慢性炎症相一致，但也可能与肾功能障碍有关。一部分患者也可能出现白细胞增多、嗜酸性粒细胞增多、高铁蛋白血症和高丙种球蛋白血症。根据输尿管梗阻的严重程度，肌酐在输尿管梗阻患者中呈不同程度的升高。5%～60% 的患者抗核抗体阳性，但其他自身抗体也可检测阳性，包括类风湿因子、抗平滑肌抗体、抗 ENA 抗体等，此类抗体阳性应注意鉴别是否同时合并其他自身免疫病。血清 IgG4 水平升高（> 135 mg/dl）是诊断 IgG4-RD 的依据之一，故血清 IgG4 水平升高在 IgG4-RD 相关腹膜后纤维化患者中多见[7-8]。

2. 影像学检查

影像学检查对 RPF 的诊断十分重要。包括超声检查、静脉肾盂造影（intravenous pyelography，IVP）、CT、MRI、放射性核素检查等：①超声检查可发现肾盂输尿管积水，有时可发现包绕腹主动脉、下腔静脉及输尿管的低回声团块。但超声有一定局限性，无法确定疾病进展阶段，而且对肥胖和肠道积气的患者，无法准确探查腹膜后脏器的变化。②如肾功能正常，可行 IVP 和增强 CT 检查。IVP 典型表现为双侧输尿管在梗阻平面（多位于第 4～5 腰椎水平）光滑地变细，中段输尿管向内侧偏斜，梗阻部位以上的肾盂、肾盏和输尿管扩张。但它对 RPF 的诊断不具特异性。③ CT 是最常用的检查手段。表现为主动脉周围软组织团块厚度不等，包绕主动脉和下腔静脉，位于肾门之间和骶骨岬之上，并逐渐延伸包绕输尿管，造成不同程度的肾盂积水和肾功能不全。增强扫描后肿块强化程度与疾病的不同阶段有关，早期呈显著强化，晚期强化不明显。CT 值不能判断其组织成分，无法根据 CT 值和对比增强区分肿块的良恶性。④ MRI 可显示病变在 T1WI 上呈低信号，在 T2WI 上因疾病的不同阶段有不同信号强度，当病变的炎性反应活跃时呈高信号，晚期表现为低信号。另外，T2WI 呈现的不均一密度信号提示有恶性肿瘤的可能。不过，影像学检查只是为诊断提供有利的手段，单纯影像学是不能鉴别良恶性肿瘤的。一般良性者对周围脏器表现为包裹，而恶性者可侵及周围组织且进展迅速，明确诊断有赖于活检。⑤ PET/CT 示踪剂 FDG 可在除肿瘤细胞外的中性粒细胞、淋巴细胞、巨噬细胞等炎性细胞中聚集，不仅能较好显示 RPF 病变的范围，而且与疾病活动度具有较好的关联性，可评估药物治疗后的效果；对于恶性肿瘤引起的继发性 RPF，有助于发现恶性肿瘤的原发灶。因此，PET/CT 在 RPF 的诊断和鉴别诊断方面具有明显的优势，并可应用于已有明显肾功能不全的患者。

3. 病理学检查

RPF 确诊需通过肿块活检行病理学检查。可经皮穿刺获得，也可在行开放或腹腔镜探查或输尿管松解手术时获得。RPF 大体所见似一层灰白色或黄褐色光滑致密团块，坚硬如石，包裹腹膜后结构，覆盖于主动脉、下腔静脉、肾动脉、输尿管和腰大肌，也可延伸至髂动脉，罕见的情况下，它会向前延伸到肠系膜根或向后延伸到脊髓。在某些情况下，iRPF 表现为不典型的局限性，可发生在十二指肠周围、胰腺周围、盆腔、输尿管周围或靠近肾门，不以累及主动脉为特征。

组织学上，RPF 表现为一个随病程变化的非特异性炎症过程。在早期阶段，表现为活跃的慢性炎症反应，镜下可见大量淋巴细胞、浆细胞、单核细胞、巨噬细胞、少量嗜酸细胞以及成纤维细胞。巨噬细胞主要在炎症反应少的部位，常可见嗜脂细胞。在疾病发展过程中可见大量成纤维细胞、毛细血管增生和胶原样物质形成。晚期可见纤维组织玻璃样变、增厚的胶原样物质，细胞和血管少见，偶见钙化。RPF 的进展过程，即从慢性炎症到纤维化形成，可在患者身上同时出现。

IgG4-RPF 具有 3 种特征性的组织病理学表现：①受累主动脉及周围软组织中大量炎症细胞（淋巴细胞和浆细胞为主）浸润；②纤维化（如典型的席纹状纤维化）；③微静脉管壁内及其周围炎症细胞浸润，管腔纤维性闭塞，导致闭塞性静脉炎。IgG4-RPF 显微镜下表现类似于 iRPF，但 IgG4-RPF 易见闭塞性静脉炎。尽管 IgG4＋浆细胞也可在 iRPF 组织中找到，但 IgG4-RPF 的 IgG4＋浆细胞占 IgG＋浆细胞的比例高于 40%。

【诊断】

RPF 的诊断主要依据病史和放射学检查，但当诊断不能确定时，可行手术探查。典型的 RPF 表现为胁腹部或腰部疼痛，体检正常或仅血压升高，输尿管阻塞造成肾功能不全，实验室检查包括正色素性贫血、血沉增快，尿常规多为正常，尿培养未发现细菌。腹部 CT 在诊断中更有价值，确诊须通过肿块活检行病理学检查见到纤维组织，同时排除淋巴瘤和肉瘤等恶性疾病。

IgG4-RPF 的诊断标准是根据 2020 年 IgG4-RD 综合诊断标准，结合腹膜后病变的影像学表现、血清学结果、腹膜后病变的病理表现和其他器官受累情况四个方面进行诊断[9-10]。

【鉴别诊断】

与腹膜后淋巴瘤、增生性淋巴结炎、转移瘤、原发性肿瘤、感染、主动脉周围血肿及淀粉样变性鉴别。病理活检在鉴别诊断中尤其重要。

【治疗】

主要目的是抑制炎症反应，解除输尿管梗阻、保存肾功能，改善局部及全身表现，预防炎症进一步发展。疾病的炎症活动和纤维化形成可以在同一时期出现，故需根据临床症状和实验室指标制订治疗方案。治疗主要分为手术和药物两方面。

对于已经发生严重梗阻性肾病而导致肾衰竭的

患者，首先需要通过经皮肾造瘘或放置输尿管支架等保守治疗紧急解除梗阻。

1. 药物治疗

（1）糖皮质激素：对 RPF 早期的炎症反应有很好的抑制作用。①可以缓解急性期水肿造成的输尿管阻塞症状，使输尿管松解术得以有效实施；②作为术后的辅助治疗，用于阻止纤维化的进一步发展，预防阻塞的复发及其他症状；③对于病变较轻，肾功能正常或接近正常，暂不需要外科干预的患者，糖皮质激素可有效缓解病情。因此，一旦确诊 iRPF，首选的药物是糖皮质激素。一般给予醋酸泼尼松口服，起始剂量 $0.5 \sim 1$ mg/（kg·d）。定期评估疾病活动性，包括症状、ESR、CRP 等炎症指标及血清 IgG4，并进行影像学检查评估纤维硬化组织的大小及分布变化，同时观察输尿管压迫、肾盂积水的改善情况。缓解后醋酸泼尼松逐渐减量至维持剂量 $2.5 \sim 10$ mg/d。80% 左右的患者治疗后有反应，表现为疼痛缓解及全身症状改善、ESR、CRP 下降等。激素对于减轻炎症反应及延缓疾病进展非常有益。对于有活动性炎症表现（如 ESR/CRP 升高、活检有活动性炎症等）的患者，对激素治疗反应更明显。尽管某些患者治疗开始时已有严重梗阻性肾病以致肾衰竭，治疗后输尿管受压梗阻情况及肾功能均可能出现逆转。

（2）免疫抑制剂：对糖皮质激素反应差或无法耐受其副作用者，可换用或同时加用免疫抑制剂治疗，包括环磷酰胺、硫唑嘌呤、环孢素、吗替麦考酚酯等。

（3）他莫昔芬：属于抗雌激素类药物。通过抑制蛋白激酶 C 在细胞增殖过程中的作用，促进细胞凋亡，产生转化生长因子 β1 等。不过不能忽视该药的副作用，它可增加血栓形成和卵巢肿瘤的风险，在使用时须仔细权衡。

（4）其他：对于难治性 iRPF 患者可试用生物制剂利妥昔单抗（rituximab，RTX）、英夫利昔单抗或托珠单抗等[11]，RTX 是针对存在于 B 淋巴细胞表面的 CD20 抗原的嵌合抗体。循环 B 细胞是产生 IgG4 的浆细胞的前体，RTX 可导致循环 B 细胞的消耗。因此，RTX 在 IgG4-RPF 治疗中可能更有优势。

2. 手术治疗

手术不仅有助于明确 iRPF 诊断以排除潜在的恶性肿瘤，还可有效解除输尿管的受压、梗阻情况[12]。其适应证：①不能明确诊断 iRPF 的患者，可作为初次治疗。术中需探查腹腔及腹膜后的脏器及组织，并作肿块的深部活检，送快速冰冻切片和常规石蜡切片以除外恶性肿瘤等疾病。②已有肾衰竭或双侧肾积水，经保守治疗（经皮肾造瘘或放置输尿管支架）联合药物治疗失败者。最常采用的手术方案是输尿管松解术（包括开放、腹腔镜或机器人手术）。

【预后】

RPF 进展缓慢，且药物治疗效果显著，如经规范治疗整体预后较好，病死率为 3.3%～7.3%，如疾病控制不佳，出现肾功能不全等严重并发症的预后较差。部分患者病情缓解后可能出现复发，早期停药复发率高达 70% 以上，因此，病情缓解后药物维持治疗至关重要。

【病例摘要】

患者，男，63 岁，主因"左腰腹部疼痛 1 个月，加重 3 天"就诊。1 个月前腰背部酸痛，呈钝痛，伴左下腹及会阴部不适，3 天前症状明显加重。患者既往体健，个人史、家族史无特殊。查体：左肾区叩击痛阳性，其余未见明显异常。实验室检查提示 WBC 5.6×10^9/L，Hb 117g/L，PLT 299×10^9/L，ESR 49 mm/h，CRP 14.18 mg/L，肌酐 208 μmol/L。尿便常规、肝功能、甲状腺功能、肿瘤标志物均未见异常，补体、免疫球蛋白均正常，ANA、抗 dsDNA 抗体、抗 ENA 抗体谱、ANCA、RF 均阴性，血清 IgG4 正常。腹部增强 CT 提示：腹膜后软组织团块，包绕腹主动脉及左肾静脉局部，左侧输尿管粘连，左侧输尿管腹段及左肾盂扩张积水，考虑腹膜后纤维化可能性大。根据病史、临床表现、辅助检查，诊断：特发性腹膜后纤维化。给予甲泼尼龙 40 mg/d 联合环磷酰胺 0.4/2 w 治疗，患者症状明显好转，复查肾功能正常，腹膜后纤维化较前变小。病例详细资料见二维码数字资源 3-2。

数字资源 3-2

（朱丽娟　刘燕鹰）

【参考文献】

[1] PALMISANO A, VAGLIO A. Chronic periaortitis: a fibro-inflammatory disorder. Best Pract Res Clin Rheumatol, 2009, 23 (3): 339-353.

[2] VAGLIO A, SALVARANI C, BUZIO C. Retroperitoneal fibrosis. Lancet, 2006, 367 (9506): 241-251.

[3] MILLER O F, SMITH L J, FERRARA E X, et al. Presentation of idiopathic retroperitoneal fibrosis in the pediatric population. J Pediatr Surg, 2003, 38 (11): 1685-1688.

[4] CORRADI D, MAESTRI R, PALMISANO A, et al. Idiopathic retroperitoneal fibrosis: clinicopathologic features and differential diagnosis. Kidney Int, 2007, 72 (6): 742-753.

[5] LIAN L, WANG C, TIAN J L. IgG4-related retroperitoneal fibrosis: a newly characterized disease. Int J Rheum Dis, 2016, 19 (11): 1049-1055.

[6] UMEHARA H, OKAZAKI K, KAWA S, et al. The 2020 revised comprehensive diagnostic (RCD) criteria for IgG4-RD. Mod Rheumatol, 2021, 31 (3): 529-533.

[7] WANG K, WANG Z, ZENG Q, et al. Clinical characteristics of IgG4-related retroperitoneal fibrosis versus idiopathic retroperitoneal fibrosis. PLoS One, 2021, 16 (2): e0245601.

[8] LIU Y, ZHU L, WANG Z, et al. Clinical features of IgG4-related retroperitoneal fibrosis among 407 patients with IgG4-related disease: a retrospective study. Rheumatology (Oxford), 2021, 60 (2): 767-772.

[9] UMEHARA H, OKAZAKI K, KAWA S, et al. The 2020 revised comprehensive diagnostic (RCD) criteria for IgG4-RD. Mod Rheumatol, 2021, 31 (3): 529-533.

[10] MIZUSHIMA I, KASASHIMA S, FUJINAGA Y, et al. Clinical and Pathological Characteristics of IgG4-Related Periaortitis/Periarteritis and Retroperitoneal Fibrosis Diagnosed Based on Experts' Diagnosis. Ann Vasc Dis, 2019, 12 (4): 460-472.

[11] RUNOWSKA M, MAJEWSKI D, PUSZCZEWICZ M. Retroperitoneal fibrosis - the state-of-the-art. Reumatologia, 2016, 54 (5): 256-263.

[12] 武睿毅, 王国民. 腹膜后纤维化（RPF）诊治的研究进展. 复旦学报（医学版）, 2020, 47 (1): 47-52.

第三节　特发性纵隔纤维化

【概述】

1. 定义

特发性纵隔纤维化（idiopathic mediastinal fibrosis, IMF/idiopathic fibrosing mediastinitis, IFM），是一种原因未明的少见的纵隔内非肿瘤性良性病变，病理表现为纵隔脂肪被致密的纤维组织替代。不同于有感染、肿瘤、放疗等明确病因引起的继发性纵隔纤维化，IMF无明确发病原因，然而近年来发现IMF与自身免疫异常有关，IMF可合并原发性胆管炎、腹膜后纤维化、木样甲状腺炎、眶内炎性假瘤等，这些病变均与IgG4相关疾病密切相关，而且在某些IMF病例中，组织病理学和免疫学变化也与IgG4相关疾病一致，因此部分IMF被认为属于IgG4相关疾病谱[1-2]。

在100多年前就有临床医生报道不明原因出现由纵隔纤维组织增生引起的上腔静脉阻塞综合征，后推测可能为IMF所致[3]。直至1958年N R Barrett在British Journal of Surgery杂志首次报道IMF。N R Barrett指出这是一种原因不明的疾病，以纵隔纤维化为特点，至此，IMF才被正式命名。

2. 流行病学

以年轻人多见，平均发病年龄为40岁。男女患病无明显差异。发病率不同文献报道不一致，缺乏准确的流行病学数据，目前发表的多为小样本量的病例报告或个案，缺乏大样本量的临床研究。

3. 病因及发病机制

IMF至今病因不明，近年来报道可能与自身免疫异常有关（图3-3-1）。部分IMF属于IgG4相关性疾病谱。在抗中性粒细胞胞质抗体（antineutrophil cytoplasmic antibody, ANCA）相关性小血管炎、白塞病、大动脉炎中也有报道。[4] 免疫介导的机制可能与这些疾病相同。

4. 病理表现

IMF主要表现为纵隔内大量纤维组织增生伴胶原化。病理表现为免疫相关炎性反应，继发大量纤维组织增生，从而在纵隔内各间隙蔓延性浸润发展。增生的纤维组织内淋巴细胞弥漫性或灶性分布，围绕血管分布，部分区域淋巴滤泡形成，排列呈小梁

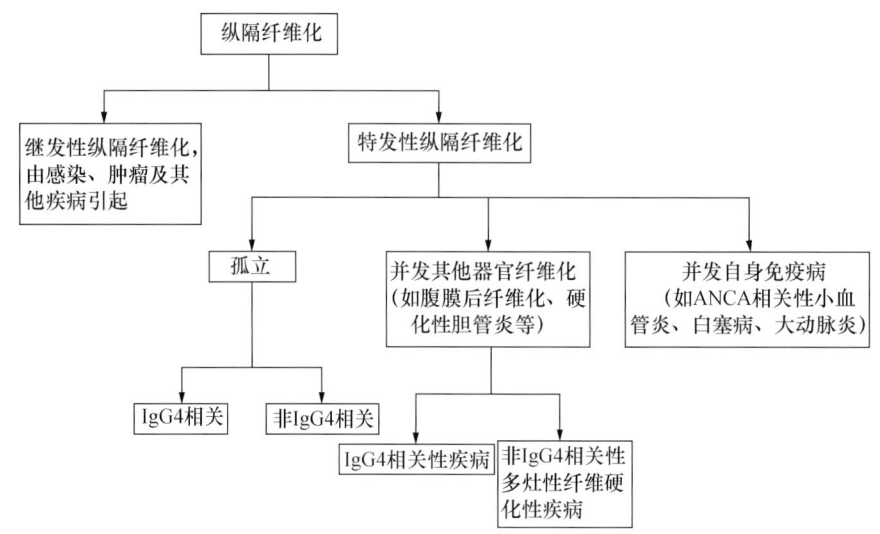

图 3-3-1 纵隔纤维化的病因

状。病变可累及血管神经周围，无包膜，有时可见灶性浆细胞或嗜酸性细胞[5]。镜下可见明显的纤维化并伴有慢性炎症浸润，往往形成淋巴样聚集物（由小血管周围的单核细胞组成）。免疫组化显示，部分患者 IgG4$^+$/IgG$^+$ 浆细胞比例高于正常。有研究者确定了纵隔病变的三个阶段：①第一阶段，病变主要由水肿性纤维黏液样组织构成，其中有纺锤形和炎性细胞及薄壁血管；②第二阶段，病变中可见排列紊乱的胶原组织，其中有局部可见梭形和炎性细胞；③第三阶段，病变主要由致密的、闭塞的少量胶原组成[6]。

【临床表现】

患者多数情况下无明显症状，在 CT 或 MRI 上偶然发现。部分患者症状呈隐袭性逐渐发展，出现纵隔压迫邻近器官时才会表现出明显的症状，主要症状分为局部症状和全身症状。

1. 局部症状

（1）呼吸困难：是有症状患者最常见的主诉。常表现为活动后憋气、呼吸困难、进行性喘憋。上述症状系气管或肺静脉受到压迫阻塞所致。

（2）胸闷胸痛、背痛：也是常见的主诉，疼痛特点不典型，伴有胸骨后不适感，可能与纵隔纤维化压迫附近神经有关。

（3）声音嘶哑：可能与纵隔纤维化压迫喉返神经有关。

（4）咯血：肺静脉受到压迫阻塞者，可出现咯血。也可能与纤维化侵犯导致气管黏膜脆性增加有关。

（5）上腔静脉综合征：纤维组织缓慢浸润、包绕和压迫周围脏器，壁薄的上腔静脉最易受累而出现上腔静脉阻塞，可表现为面部、双上肢水肿，胸腹壁静脉曲张，可伴头晕、头涨等症状[7]。

（6）肺动脉高压：由于纤维组织包裹、压迫肺动脉和（或）肺静脉，可出现肺动脉高压，长期阻塞可继发肺源性心脏病，是导致患者死亡的重要原因之一[8]。

2. 全身症状

（1）非特异性症状：乏力、食欲下降、体重减轻。

（2）特异性症状：纵隔外部位多灶性纤维化（例如眼眶假瘤、硬化性胆管炎、腹膜后纤维化等）。

典型并发症与气道（气管、支气管）、心脏和大血管（上腔静脉、头臂静脉、肺动脉、肺静脉等）以及食管受累有关。上腔静脉狭窄为最常见的并发症，表现为上腔静脉综合征；罕见症状包括后纵隔病变通过椎间孔进入椎管，压迫脊髓，出现跛行。

【辅助检查】

1. 实验室检查

尚无特异性的实验室检查指标。通常表现为炎症标志物如血沉、C 反应蛋白的升高，或血清 IgG4 水平升高。

2. 影像学检查

（1）CT：直接表现：病变呈弥漫性或局限性分布，以弥漫性为主。IMF 表现为软组织密度肿块，密度介于脂肪与肌肉之间，不均匀。增强扫描呈不均匀轻至中度强化。病变较局限时，邻近脂肪侧边缘模糊，似云雾状；病变广泛时，外缘为纵隔胸膜，边界清晰。有时可见 IMF 沿纵隔胸膜蔓延，累及邻近壁胸膜，需与恶性肿瘤鉴别。

间接表现：可见气道（气管、支气管）、心脏和大血管（上腔静脉、头臂静脉、肺动脉、肺静脉等）以及食管狭窄，以上腔静脉狭窄最多见。大静脉狭窄后，多发侧支循环开放也是重要间接征象。偶可见胸腔积液，是炎症反应表现之一。

（2）MRI：T2WI 在一定程度上可显示 IMF 病灶内纤维组织成熟程度。纤维组织中钙含量高，表现为 T2WI 低信号[9]。

（3）CTA：可评价大血管狭窄及侧支血管床开放情况，有利于制订手术计划及监测血管开放情况。

（4）PET/CT：通过测定病变的代谢活性，协助与肿瘤相鉴别。

3. 病理学检查

组织病理学及免疫组织化学检查结果是特发性肺纤维的诊断的最主要指标，故需常规行纵隔镜下组织活检。

【诊断】

IMF 诊断为排除性诊断。符合 IMF 的组织学证据，并排除继发原因（表 3-3-1），可做出诊断。当病理活检不可获得时，CT 或 MRI 符合 IMF 的表现，并且可以排除感染、药物、肿瘤（至少 3 年的随访）等继发性纵隔纤维化时也可做出诊断。

组织学标准包括纤维化混合单核细胞炎性浸润，富含淋巴细胞，巨噬细胞和浆细胞。

表 3-3-1 继发性纵隔纤维化病因

感染因素	组织胞浆菌感染
	结核
	诺卡菌病
	曲霉菌病
	隐球菌病
	非典型分枝杆菌感染
肿瘤因素	淋巴瘤
	间皮瘤
药物/毒物因素	麦角新碱
	放射治疗
其他	埃德海姆-切斯特病
	结节病

需要注意的是，IMF 可并发其他自身免疫病，需要全面评估患者的器官受累情况，根据不同的免疫病分类标准进行诊断。例如最常见的 IgG4 相关疾病，其他如 ANCA 相关性小血管炎、白塞病、大动脉炎等。

【鉴别诊断】

IMF 首先要与继发性纵隔纤维化（感染、药物、放疗所致）鉴别，其次需要与肿瘤鉴别，IMF 经常被误诊为不同的肿瘤，包括原发性肺癌、纵隔转移瘤或淋巴瘤。发生在前纵隔的 IMF 易与胸腺来源恶性肿瘤混淆，而在纵隔内弥漫性分布的 IMF 易与淋巴瘤混淆[5]。

（1）肉芽肿性纵隔纤维化：即感染因素所致的继发性纵隔纤维化，约占纵隔纤维化的 82%。患者常常先有肉芽肿性感染，如组织胞浆菌或结核，CT 上主要表现为纵隔内局限性软组织影伴钙化，周围间隙过量纤维组织增生，呈局限性分布。而 IMF 多呈弥漫性分布，无钙化，累及纵隔多个间隙，无先前肉芽肿性感染，若合并其他免疫异常或其他部位纤维化可协助鉴别。

（2）侵袭性胸腺瘤或胸腺癌：最常表现为重症肌无力，影像学可见前纵隔软组织密度肿块，常偏一侧生长，部分伴钙化，坏死囊变，肿物常境界不清，可压迫纵隔结构变形。而 IMF 无液化、坏死表现。

（3）纵隔淋巴瘤：青年男性多见，表现为纵隔内多结节肿块，可融合呈团块状，可伴有腋窝等浅表部位多发淋巴结肿大。IMF 常无腋窝等浅表部位多发淋巴结肿大，糖皮质激素治疗有效。

需要通过纵隔镜检查、胸廓切开术或胸腔镜检查对肿块活检进行病理诊断。但是即使是胸腔镜活检，也可能会出现误诊，因为硬化型淋巴瘤等恶性肿瘤也可引起纤维组织增生。临床医生应该对患者进行全身评估，关注 IMF 与 IgG4 相关疾病谱的关系，尤其是 IgG4 相关疾病的胸外表现，如硬化性胆管炎、自身免疫性胰腺炎或腹膜后纤维化等，从而协助诊断。

【治疗】

1. 药物治疗

糖皮质激素被视为一线治疗，特别是对于弥漫性病变者更有利，多数患者激素治疗后临床症状得到明显改善，但并非对所有患者均有效。二线治疗包括传统免疫抑制剂（甲氨蝶呤、环磷酰胺、硫唑嘌呤）、B 细胞耗竭治疗（美罗华）等也显示具有一定疗效[10]。

2. 手术治疗

手术治疗在于减轻气道、大血管及食管的狭窄症状。出现上腔静脉阻塞综合征患者可通过股静脉旁路移植或血管腔内支架等手术缓解症状[11]。

【病例摘要】

患者男性，46岁。主诉：声音嘶哑、胸闷13个月。未诉其他不适。患者既往体健，个人史、家族史无特殊。查体未见明显异常。实验室检查示血常规：WBC $7.52×10^9$/L，EO# $0.09×10^9$/L，Hb 149 g/L，PLT $294×10^9$/L；尿便常规、肝肾功能、甲状腺功能未见异常；免疫：IgG 17.0 g/L↑，IgG1 1230 mg/dl↑，IgG4 167 mg/dl↑，IgE 40.05 IU/ml；CRP 16 mg/L↑；ESR 34 mm/h↑；ANA、抗ENA、ANCA均阴性。胸部增强CT：上纵隔见一不规则软组织密度灶，大小约6.0 cm×6.1 cm×6.6 cm，平扫及多期增强扫描CT值约42 HU、45 HU、67 HU，其内密度不均，可见脂肪密度及点状钙化灶，病灶包绕主动脉弓上缘、左锁骨下动脉起始部、左颈总动脉、右侧头臂干、右侧颈总动脉及锁骨下动脉起始段；并累及右侧及左侧头臂静脉及其汇合处、上腔静脉上段，局部管腔可疑稍窄；病灶局部包绕气管，分界欠清，纵隔内气管隆嵴下、右肺门可见多个淋巴结，较大者短径约1.2 cm。病理：（纵隔占位）少许穿刺组织，在纤维结缔组织增生的背景上可见多量浆细胞及少数嗜酸性粒细胞，淋巴细胞灶性增生，不除外硬化性纵隔炎，免疫组化：CD34（−），IgG4（1～2/HPF），IgG（+）。考虑诊断为特发性纵隔纤维化。予甲泼尼龙 500 mg×3 天冲击治疗后序贯减量，3个月逐渐减量至泼尼松 10 mg qd 联合环磷酰胺 100 mg 50 mg qow 治疗。患者未再诉声音嘶哑及胸闷，复查纵隔占位缩小。病例详细资料见二维码数字资源3-3。

【参考文献】

[1] RYU J H, SEKIGUCHI H, YI E S. Pulmonary manifestations of immunoglobulin G4-related sclerosing disease. Eur Respir J, 2012, 39（1）：180-186.

[2] GOROSPE L, AYALA-CARBONERO A M, FERNÁNDEZ-MÉNDEZ M, et al. Idiopathic fibrosing mediastinitis: spectrum of imaging findings with emphasis on its association with IgG4-related disease. Clin Imaging, 2015, 39（6）：993-999.

[3] BARRETT N R. Idiopathic mediastinal fibrosis. Br J Surg, 1958, 46（197）：207-218.

[4] ROSSI G M, EMMI G, CORRADI D, et al. Idiopathic Mediastinal Fibrosis: a Systemic Immune-Mediated Disorder. A Case Series and a Review of the Literature. Clin Rev Allergy Immunol, 2017, 52（3）：446-459.

[5] 许凡勇夏，姚军，俞红兵，等. 特发性纵隔纤维化CT与病理表现. 临床放射学杂志, 2016, 35（2）：202-206.

[6] FLIEDER D B, SUSTER S, MORAN C A. Idiopathic fibroinflammatory (fibrosing/sclerosing) lesions of the mediastinum: a study of 30 cases with emphasis on morphologic heterogeneity. Mod Pathol, 1999, 12（3）：257-264.

[7] NOVELLA SÁNCHEZ L, SANZ HERRERO F, BERRAONDO FRAILE J, et al. Mediastinal fibrosis and superior vena cava syndrome. Arch Bronconeumol, 2013, 49（8）：340-342.

[8] 胡艳，廖纪萍，王广发. 纵隔纤维化引起肺动脉高压一例. 中华结核和呼吸杂志, 2016, 39（3）：230-231.

[9] RHOLL K S, LEVITT R G, GLAZER H S. Magnetic resonance imaging of fibrosing mediastinitis. AJR Am J Roentgenol, 1985, 145（2）：255-259.

[10] WESTERLY B D, JOHNSON G B, MALDONADO F, et al. Targeting B lymphocytes in progressive fibrosing mediastinitis. Am J Respir Crit Care Med, 2014, 190（9）：1069-1071.

[11] MITCHELL I M, SAUNDERS N R, MAHER O, et al. Surgical treatment of idiopathic mediastinal fibrosis: report of five cases. Thorax, 1986, 41（3）：210-214.

数字资源3-3

（张渝昕　刘燕鹰）

第四节 慢性主动脉周围炎

【概述】

慢性主动脉周围炎（chronic periaortitis，CP）是一种罕见的主要位于腹主动脉肾下段、髂动脉及其周围的纤维炎症性疾病，纤维炎性包块常压迫或包绕临近组织或器官而引起一系列的临床症状。最早由 Mitchinson 等在 20 世纪 80 年代描述。慢性主动脉周围炎包括腹膜后纤维化（retroperitoneal fibrosis，RPF）、炎症性腹主动脉瘤（inflammatory abdominal aortic aneurysm，IAAA）、动脉瘤周围腹膜后纤维化（perianeurysmal retroperitoneal fibrosis，IRF）。这三者是同一疾病的不同表现，其中 RPF 最常见，表现为腹膜后纤维炎性组织增生，包绕周围器官，如输尿管、小肠和血管，造成这些器官梗阻，但不伴有腹主动脉扩张。IAAA 表现为腹主动脉瘤样扩张。而主动脉瘤周围腹膜后纤维化，是前二者的合并形式，其动脉周围有团块状的炎性组织包绕动脉瘤周围，其在三者中受累范围最广，也最为少见。CP 根据病因可分为特发性（包括 IgG4 相关和 IgG4 不相关的）和继发性主动脉周围炎，比如继发于其他自身免疫性疾病（SLE、血管炎、RA）、药物和放疗等有明确病因的疾病。小部分患者病变可累及胸主动脉。

目前 CP 流行病学数据少，一些研究估计特发性 RPF 的发病率为（0.1～1.3）/10 万，患病率为 1.4/10 万，IAAA 占所有腹主动脉瘤的 4%～10%。平均发病年龄是 60 岁，偶见于儿童，男女比例是（2～3）:1。多数观点认为该病属于系统性自身免疫病，发病机制尚不清楚，多因素导致免疫紊乱有关。

主动脉周围炎病理改变包括主动脉壁和周围软组织。肉眼表现为灰白色组织包块浸润腹膜后组织，包绕腹主动脉、髂动脉，多数情况下还包绕下腔静脉和输尿管，常从肾动脉起始处一直延伸至盆骨缘。镜下见纤维组织和炎症浸润，纤维成分包括成纤维细胞、肌成纤维细胞和 I 型胶原纤维。炎性浸润包括大量的淋巴细胞、浆细胞、巨噬细胞和分散的嗜酸性粒细胞。在 IgG4 相关病例中，组织学与 IgG4 相关的大动脉炎相似。

【临床表现】

症状不特异，包括全身炎症表现及纤维炎性软组织包块导致的压迫症状。

1. 腰痛、背痛或腹痛

此为最常见的症状，约见于 80% 的患者。通常是持续性、隐匿性、顽固的钝痛，运动或按压时不加重，服非甾体抗炎药可短暂缓解，如果病变导致输尿管受压，可能会出现急性绞痛。

2. 输尿管梗阻

输尿管受压迫是主动脉周围炎最常见的并发症，单侧或双侧受累，可出现肾积水、肾功能不全、肾萎缩。输尿管双侧受累会导致急性肾后性肾衰竭。

3. 全身症状

低热、疲劳、乏力、厌食、体重下降。

4. 其他

腹膜后淋巴管和静脉受压迫可导致下肢水肿或深静脉血栓形成。如性腺血管被包裹，可能出现睾丸痛、阴囊积液、精索静脉曲张等。跛行和肠缺血不太常见。

【辅助检查】

1. 实验室检查

常见有贫血，超 2/3 患者的急性期反应物如血沉和 C 反应蛋白升高，治疗有效后恢复正常。可有肾功能不全，严重程度取决于输尿管梗阻的程度。IgG4 相关 CP 者可有血清 IgG4 水平升高、多克隆的高免疫球蛋白血症。CP 患者应该评估其自身免疫指标，如抗核抗体（ANAs）、抗平滑肌抗体、类风湿因子常常会升高。如出现一些特定抗体，如抗双链 DNA 抗体、Ro（SSA）/La（SSB）或 ANCAs 等阳性，提示 CP 继发于相应的自身免疫疾病。

2. 影像学检查

影像学检查对 CP 的诊断十分重要。B 超是最初发现疾病的检查手段，可直接显示腹主动脉周围的团块，确定是否引起了肾盂、输尿管积水，但敏感性较差，无法鉴别肿物的良恶性质。计算机断层成像（CT）和 MRI 检查是诊断 CP 和判断疗效的主要方法。CT 影像上非动脉瘤型 CP 常表现为均质的组织，平扫时与肌肉等密度，当病变处存在活跃炎性成分时，增强时可强化。CT 也经常用于动脉瘤型 CP 患者的诊断，可同主动脉破裂或者主动脉旁出血、肿瘤等鉴别。MRI 可显示动脉瘤、血管狭窄的程度以及 CT 上表现为正常的硬化区域，在 T1 加权中 CP 表现为低信号，T2 加权像中 CP 表现为高信号，信号强度取决于疾病活动程度。CT 血管造影和 MRI 血管造影可反映受累血管的病理改变，能显示出增厚的血管壁及周围组织。此外，^{18}氟脱氧葡萄糖-正电子发射体层摄影（^{18}FDG-PET）对评估 CP 主动脉周围炎症的代谢活动强度十分敏感。

【诊断】

本病无特异的实验室指标，慢性主动脉周围炎的诊断依赖影像学检查，CT 和 MRI 是诊断 CP 的主要方法。当怀疑有恶性肿瘤、感染，或对治疗无反应时，需要进行组织学检查。

【鉴别诊断】

1. 恶性肿瘤和感染

这二者会出现类似于 CP 的症状及影像学表现，须进行鉴别诊断。在 CT 或 MRI 上可以模拟 CP 的恶性肿瘤包括原发性腹膜后肿瘤（如淋巴瘤和肉瘤）和各种类型的癌（如前列腺癌、乳腺癌、结肠癌）的腹膜后转移，并伴有强烈的促纤维增生反应。类癌在没有转移或原始腹膜后病变的情况下，可能发生腹膜后纤维化。感染相关的 CP 通常继发于邻近感染灶的局部扩散（如脊柱或椎旁脓肿）或由远程感染引发的免疫反应。对有宫内节育器使用史的妇女，应警惕结核杆菌和放线菌感染。

2. 其他自身免疫性疾病

应完善自身抗体的检查，来鉴别是否继发 CP。虽然 IgG4 相关的 CP 和非 IgG4 相关 CP 从临床角度上看无实质性差异，但 IgG4 相关 CP 更常出现 IgG4-RD 的血管外表现，如自身免疫性胰腺炎、硬化性胆管炎、Mikulicz 病、弥漫性淋巴结肿大、眼眶假瘤和肾小管间质性肾炎等。

3. 其他

增殖性疾病，如埃德海姆-切斯特病，应注意鉴别诊断。

【治疗】

目前针对 CP 的治疗为经验性的，包括外科治疗和内科治疗。治疗的首要目标是解除 CP 相关的梗阻症状，主要是逆转输尿管梗阻，保护肾功能。

1. 糖皮质激素

糖皮质激素是一线治疗药物，早期炎症期对激素治疗敏感，疾病晚期时，纤维化将很难逆转。糖皮质激素通常几周内能快速缓解症状，治疗有效后血沉及 CRP 下降，影像学上软组织肿块影可缩小，75%～95% 的病例可达到缓解，但 CP 是一种慢性复发性疾病，病情可反复。泼尼松初始剂量一般为 0.75～1 mg/(kg·d)，在 6～9 个月内逐渐减少到 7.5～5 mg/d 维持。

2. 他莫昔芬

他莫昔芬是一种具有潜在抗纤维化活性的抗雌激素药物，已被建议作为糖皮质激素的替代品，用于糖皮质激素不耐受者。

3. 免疫抑制剂

对于糖皮质激素抵抗或减量困难及复发患者，可以使用免疫抑制剂，如硫唑嘌呤、甲氨蝶呤、吗替麦考酚酯、环磷酰胺、环孢素等。对于复发或难以治性的 IgG4 相关 CP，利妥昔单抗被证明是有效的。

4. 手术和介入治疗

对输尿管梗阻患者，首选双 J 支架置入或肾造瘘术，必要时考虑开放性手术或腔镜手术进行输尿管松解术。对于动脉瘤型 CP 需警惕动脉瘤破裂，当动脉瘤直径 > 5.5 cm 时，建议外科治疗。动脉直径 < 5 cm 时，建议单独糖皮质激素治疗。

治疗过程中，建议每 1～3 个月评估实验室检查，包括炎症标志物血沉、C 反应蛋白及血清肌酐，并重复影像学检查，当 CT 或 MRI 不再显示输尿管梗阻时，可拆除肾造瘘管或双 J 支架，并定期复查肾超声，以早期发现复发性肾积水。

【病例摘要】

患者男，45 岁，因"腰背部疼痛 1 年"就诊。既往高血压，糖尿病。患者 1 年前出现双侧腰背部疼痛，呈持续性钝痛，间断有右侧腹股沟区疼痛，伴乏力、低热、头痛，查血常规示白细胞 10.93×10^9/L，血红蛋白 159 g/L，血小板 346×10^9/L，血沉 25 mm/h，C 反应蛋白 10.8 mg/L，尿常规、肝肾功能及甲状腺功能均正常，当地给予头孢地尼抗感染，仍有双侧腰背部疼痛及阵发性右侧腹股沟区疼痛。进一步检查 T-SPOT 阴性，G 及 GM 试验阴性，免疫球蛋白和 IgG4 正常范围，ANA、抗 ENA、ANCA 及抗 dsDNA 均阴性。腹部血管彩超：腹主动脉管壁欠光滑，中下段管壁周围混杂回声包绕，考虑炎性病变。腹部CT：腹主动脉下段至双侧髂总动脉起始部周围见软组织密度影包绕，局部管腔略窄，肠系膜下动脉包绕其中。主动脉CT造影示：腹主动脉远段管壁偏心性明显增厚。PET/CT示：腹主动脉周围节段性软组织包绕伴FDG代谢增高。查体：一般可，血压120/90 mmHg，腹软，无压痛、反跳痛，肝脾肋缘下未触及，双下肢无水肿。诊断慢性主动脉周围炎、腹膜后纤维化，给予甲泼尼龙40 mg/d，腰背部疼痛数天内缓解，1个月后复查血沉10 mm/h，CRP 3.8 mg/L恢复正常，激素规律减量至5 mg qd，1年后复查原片所示腹主动脉周围节段性FDG代谢增高灶未见明确显示。病例详细资料见二维码数字资源3-4。

数字资源3-4

（任立敏）

【参考文献】

[1] MARVISI C, ACCORSI BUTTINI E, et al. Aortitis and periaortitis: The puzzling spectrum of inflammatory aortic diseases. Presse Med, 2020, 49（1）：104018.

[2] PALMISANO A, MARITATI F, VAGLIO A. Chronic Periaortitis: an Update. Curr Rheumatol Rep, 2018, 20（12）：80.

[3] PUGH D, GRAYSON P, BASU N, et al. Aortitis: recent advances, current concepts and future possibilities. Heart, 2021, 107（20）：1620-1629.

第五节 脂质肉芽肿病

【概述】

脂质肉芽肿病（lipid granulomatosis）是一种罕见的非朗格汉斯组织细胞增生症，1930年由Jakob Erdheim和William Chester首次报道，故亦称为埃德海姆-切斯特（Erdheim-Chester病，Erdheim-Chester disease，ECD）。目前全世界报道的病例数超过1500例，此病好发于成年人，平均年龄46～55岁，男性：女性为3:1。ECD临床表现异质性高，从无症状、局部表现到涉及多个脏器甚至致死。最常见的临床表现为长骨受累、毛肾、主动脉浸润、右心房炎性假瘤，中枢神经系统（CNS）受累者预后不佳。经α干扰素（IFN-α）和靶向治疗，现预后已大为改善。

ECD过去被认为是一种炎症性、非肿瘤性疾病，近年发现大部分ECD患者可检测到丝裂原活化蛋白激酶（MAPK）通路RAS-RAF-MEK-ERK的突变（主要为BRAF-V600E和MAP2K1），部分患者检测到PI3K-AKT-mTOR通路的PI3KCA基因突变，因此被认为是肿瘤性疾病，已被纳入2016年世界卫生组织（WHO）的造血肿瘤分类。由于ECD与朗格汉斯细胞组织细胞增生症（Langerhans cell histiocytosis，LCH）的部分患者具有相同的突变位点，且15%的ECD患者同时合并LCH，ECD现在已被列入组织细胞学会2016年修订的组织细胞增生症分类的"L"（朗格汉斯）组。

【临床表现】

ECD相关的病变在全身各系统及脏器均可能出现，而且通常是多系统同时受累。ECD的首发症状因人而异，最常见的是原因不明的尿崩症，其他还包括骨痛、黄斑瘤、眼球突出、心脏压塞、共济失调、全身性症状或鼻窦炎等。

1. 骨骼系统

长骨受累是ECD的标志，主要累及四肢长骨的骨干和干骺端，极少侵犯骨骺，少数病例有报道中轴骨受累。80%～95%的ECD患者影像学检查发现长骨骨质硬化，38%的患者有骨痛症状。传统的影像学检查，包括X线、计算机断层成像（CT）、磁共振成像（MRI）可发现长骨骨质硬化的改变；^{99}Tc骨显像显示股骨远端和胫骨近端放射性示踪剂摄取增加。近年来^{99}Tc骨显像已被正电子发射断层扫描（PET/CT）取代，约95%的患者通过PET/CT检查可发现腿部有氟脱氧葡萄糖（^{18}FDG）高摄取，^{18}FDG PET/CT 有助于评估 ECD 疾病活动及治疗反应。

2. 心血管系统

（1）主动脉及其分支：约 61% 的 ECD 患者存在主动脉及其主要分支病变，主要表现为胸主动脉或腹主动脉周围纤维化，但大部分患者无相关症状，仅在行 CT 或 MRI 等影像学检查时发现胸、腹部主动脉及其分支周围被软组织包绕，形成鞘膜样改变。若病变累及肾动脉可致顽固的肾性高血压，需要植入支架；若病变累及肠系膜动脉可致肠缺血；23% 的患者可见冠状动脉浸润，可并发冠状动脉狭窄和心肌梗死。

（2）心脏：ECD 可累及任何心脏层，约 29% 的 ECD 患者出现心包疾病，包括心包炎、心包积液或心脏压塞，病情严重者可能致命。36% 的患者可通过心脏 MRI 发现右心房假性肿瘤，这是 ECD 的另一个典型特征，但该病变很少引起瓣膜功能异常及心脏传导异常。心肌或房间隔的弥漫性浸润者最终可能发展为心力衰竭。心脏 MRI 适用于评估上述 ECD 心脏受累情况。

3. 泌尿系统及腹膜后浸润

约 1/3 的 ECD 患者出现特征性腹膜后纤维化，在主动脉及肾周可见软组织包绕，输尿管近端也可见软组织包绕导致输尿管阻塞，27% 的患者并发双肾积水且可能需要输尿管支架植入，盆腔输尿管和下腔静脉往往不受侵犯。63% 的 ECD 患者 CT 可见双侧肾周软组织弥漫浸润、增厚，呈毛刺状，被称为"毛肾（hairy kidney）"。

4. 呼吸系统

（1）肺：30%～50% 的 ECD 患者胸部 CT 检查时发现肺受累，包括胸膜、肺实质及肺间质性病变，小叶间隔平滑增厚较为常见，肺小结节、磨玻璃影、叶间裂增厚相对少见，肺囊肿偶见。41% 的患者可能出现胸膜受累的相关症状，但由于症状的非特异性而难以早期诊断。持续的肺部症状，如呼吸衰竭等相对少见，且肺功能检查通常未见异常，却是预后不良的预测因素之一。

（2）鼻窦：ECD 累及上颌窦和蝶窦多见，少数可累及筛窦和额窦，PET/CT 显示鼻窦高代谢是支持 ECD 诊断的一个因素。

5. 内分泌系统

约 25% 的 ECD 患者出现中枢性尿崩症，是 ECD 最常见的首发表现，但并非 ECD 特异性改变。此类患者大部分有垂体前叶功能障碍。垂体 MRI 显示 24% 的患者有垂体和垂体柄浸润。尽管经过有效治疗后垂体浸润会有影像学方面的改善，但尿崩症的临床表现一旦出现就基本难以逆转。

ECD 的病灶还可浸润睾丸、肾上腺、甲状腺等腺体，伴或不伴相关腺体的功能异常。53% 的患者有睾丸功能不全，其中 29% 的患者超声检查可见双侧睾丸浸润。39% 的患者 CT 提示肾上腺浸润，肾上腺功能不全少见。

6. 皮肤

黄斑瘤是 ECD 的最常见皮肤表现，22% 患者出现此病变，为黄褐色硬结斑，好发于眼睑或眶周间隙。还可以出现非特异性斑块或丘疹样病变，主要累及腿部、背部和（或）躯干，外阴及阴蒂皮损极少见。

7. 神经系统

（1）中枢神经系统（central nervous system，CNS）：20%～50% 的 ECD 患者累及 CNS，是 ECD 死亡的独立预测因素。ECD 的 CNS 受累表现为占位性病变或退行性变，小脑综合征和锥体综合征是最常见的临床表现，也可出现癫痫、头痛、感官障碍、神经精神症状、认知障碍、颅神经麻痹等，部分患者无临床症状。MRI 可见颅内增强肿块或高信号密度，23% 的患者有脑膜受累，表现为脑膜弥漫增厚或硬脑膜肿块。部分 ECD 患者有颅内血管浸润，特别是基底动脉血管，可导致缺血性卒中。脑脊液检查通常无异常。

（2）周围神经系统：部分患者可出现无症状的周围神经系统受累。

8. 眼眶

25% 的患者出现单侧或双侧眼眶浸润，可表现为眼球突出、眶后疼痛、动眼神经麻痹或失明。

9. 其他

10%ECD 患者合并髓系肿瘤，可能出现牙周病及牙齿缺失，渗出性肠病和继发性硬化性胆管炎已有少数报道。

【辅助检查】

1. 血液及体液检查

红细胞沉降率、C 反应蛋白可反映炎症水平；内分泌系统评估包括晨尿渗透压、早晨血清皮质醇、泌乳素、睾酮、黄体生成素、卵泡刺激素以及甲状腺功能等；血常规、肝肾功能、电解质及维生素 B_{12}

维生素 B_1 水平等。

2. 影像学检查

鉴于 ECD 的临床特点，所有疑诊的患者在基线评估时都应完善全身骨显像或 PET-CT、头颅 MRI、心脏 MRI 等检查。由于 ^{18}FDG PET-CT 可以同时评估其他系统、更准确地指导活检部位而被推荐作为一个早期筛查及随访跟踪的工具。基于患者症状或器官受累情况，还可以选择完善眼眶 MRI、肾动脉超声、胸部 CT、肺功能检查、睾丸超声、肌电图等检查。

3. 组织病理学

ECD 组织细胞来源于单核细胞-巨噬细胞系，典型病理表现为 CD68、CD163（＋），CD1a 和 CD207（－）、S-100（±）的富含脂质的泡沫样组织细胞及 Touton 巨细胞（吞噬了脂质的多核巨噬细胞）浸润受累组织，可伴有少量淋巴细胞、浆细胞及不同程度的纤维化，电镜下无 Birbeck 颗粒。由于 ECD 常合并血液系统肿瘤，如有不能解释的血细胞减少或增多建议行骨髓活检。

4. 分子学检测

建议所有疑诊 ECD 的患者都应进行 *BRAF-V600E* 突变检测。检测方法包括免疫组化、聚合酶链反应（PCR）、焦磷酸测序、微滴式数字 PCR（ddPCR）和目标序列捕获的第二代测序（NGS）。免疫组化敏感性低，ddPCR 最敏感。如 *BRAF-V600E* 突变阴性，需采用另一种方法或另一个部位活检组织复核。*BRAF-V600E* 突变阴性的 ECD 患者建议采用 NGS 的方式检测 MAPK 通路（KRAS、NRAS、ARAF、RAF1、MAP2K1、MAP2K2、BRAF 缺失等）和 PI3K-AKT 通路的基因突变（*PI3KCA*）。脱钙的骨标本不适用于分子分析，故应不脱钙或使用基于 EDTA 的方法进行脱钙处理骨标本。在无法获取组织完成病理学评估的情况下，可用细胞游离 DNA 进行相关突变的分子检测，阳性结果可作为诊断参考依据。

【诊断】

当患者有不明原因骨痛（尤其是四肢远端）及特征性下肢对称性骨质硬化的影像学表现，伴有皮肤、心脏或神经系统表现等多系统受累时，应怀疑 ECD。ECD 的诊断结合临床表现、影像学、病变部位的特征性病理学表现和分子诊断结果作为诊断依据。具体诊断标准见表 3-5-1。

表 3-5-1　ECD 的诊断标准

临床或形态学	（1）腿部对称性骨干和干骺端骨硬化，在 PET-CT 上最明显和（或） （2）其他典型的 ECD 表现：CT 发现肾周浸润（毛肾）；CT 发现主动脉周围软组织包裹；心脏 MRI 发现右心房假瘤；黄色瘤；眼球突出；面部鼻窦骨硬化
组织病理学	典型的泡沫状或富含脂质的组织细胞，有时伴有纤维化，有时伴有 Touton 巨细胞；免疫组化染色 CD68 或 CD163 阳性，CD1a 阴性
分子诊断	在病理表现为组织细胞增生症的样本中检测到以下一种突变： （1）*BRAF-V600E* 突变 （2）除 *BRAF-V600E* 以外的 *BRAF* 基因突变或 MAPK 通路的其他突变如 KRAS、NRAS、MAP2K1、ARAF、MAP3K1 等 （3）激活 MAPK 通路的基因融合突变 （4）CSF1R 的激活突变

【鉴别诊断】

1. LCH

LCH 和 ECD 均为组织细胞疾病，均可累及多个部位，但 LCH 在儿童期发病更常见。LCH 骨骼受累为单发性或多发性溶骨性病变，放射影像学检查通常显示"穿凿样"改变，可伴软组织肿块。LCH 皮肤受累更常见，包括褐色至淡紫色丘疹、湿疹性皮疹等。LCH 与 ECD 一样均起源于骨髓的髓样前体细胞，可检出携带 *BRAF-V600E* 突变，通过形态学和免疫组化评估来与 ECD 相鉴别，LCH 细胞具有典型的中央核沟和 Birbeck 颗粒，CD1a 和 S100（＋）。但需要注意的是，ECD 可合并 LCH。

2. 窦组织细胞增生症（Rosai-Dorfman disease，RDD）

这是一种巨噬细胞相关疾病，最常表现为累及淋巴结和其他器官的系统性疾病，罕见局限于皮肤，RDD 的皮肤病变为坚实的硬丘疹。RDD 与 LCH、ECD 临床表现及组织学之间的鉴别见表 3-5-2。但需要注意的是，临床上可能出现 ECD、LCH 及 RDD 三者间的互相重叠。

3. 佩吉特骨病

由于异常增快的骨转换导致单个或多个部位骨骼的异常生长、畸形，引起继发的骨骼关节病变、病理性骨折以及相关的神经系统、循环系统损害，

表 3-5-2 ECD、LCH 及 RDD 鉴别要点

	ECD	LCH	RDD
CD68 和 CD163	+	+	+
CD1a 和 CD207	−	+	−
S100	−或+/−	+	+
XIIIa 因子	+	−	−
Touton 巨细胞	+	−	−
其他组织学特点	纤维黄色瘤	电镜下见 Birbeck 颗粒	伸入现象：组织细胞吞噬淋巴细胞
皮肤	黄色或红棕色斑块	鳞屑状红斑	坚硬的丘疹
心脏	心肌浸润、右心房肿物、主动脉鞘膜	无特异性	无特异性
肺	小叶间隔增厚，CT 见磨玻璃影或中心小叶不透明	肺上叶和中叶的结节性和囊性变化	无特异性
腹膜后	肾周浸润	无特异性	无特异性
骨	股骨和胫骨骨痛	颅骨，近端肢体累及，骨盆，肩胛骨	无特异性
淋巴结	无特异性	不常见，但可能危及生命	无特异性
中枢神经系统	小脑或脑干病变、硬脑膜损伤、脑实质损伤	小脑或脑干病变、硬脑膜损伤、脑实质损伤、非浸润性神经变性	硬脑膜损伤

以下肢长骨、骨盆、脊柱及颅骨受累多见。影像学可见病灶部位局限性溶骨性病变（骨质疏松）与成骨性病变（骨皮质增厚）混合存在，伴骨骼畸形（如下肢畸形弯曲）。特征性影像学改变以及病理活检可协助 ECD 与佩吉特骨病的鉴别诊断。

4. POEMS 综合征

是一种与浆细胞病有关的多系统病变，临床上以多发性周围神经病（polyneuropathy）、脏器肿大（organomegaly）、内分泌障碍（endocrinopathy）、M 蛋白（monoclonal protein）血症和皮肤病变（skin changes）为特征。患者 X 线片可出现骨质硬化伴或不伴溶骨性损害，内分泌系统病变常见，故需要与 ECD 鉴别。受累骨的病理活检可协助两者的鉴别诊断。

5. IgG4 相关性疾病（immunoglobulin G4-related disease，IgG4-RD）

ECD 患者可能出现类似于 IgG4-RD 的血清 IgG4 水平升高，但 ECD 患者不会出现 IgG4-RD 典型的临床表现，包括淋巴结炎、硬化性胰胆管炎、泪腺和唾液腺受累及肾小管间质性肾炎。IgG4-RD 相关的腹膜后纤维化通常发生在腹主动脉和髂动脉的前外侧，包裹输尿管远端并导致远端输尿管狭窄；ECD 相关的腹膜后纤维化通常影响肾周区域、肾盂和近端输尿管，导致输尿管近端阻塞。IgG4-RD 的组织学特征是大量淋巴浆细胞浸润、富含 IgG4＋浆细胞、席纹状纤维化、嗜酸性粒细胞浸润和闭塞性静脉炎。故组织病理学可协助 ECD 与 IgG4-RD 的鉴别。

6. 大动脉炎

好发于年轻女性，病变主要累及主动脉及其主要分支血管壁全层（外膜、中膜和内膜），表现为血管壁增厚，而 ECD 是血管外膜及周围间隙有软组织包绕，血管壁本身不受累。故影像学可协助两者间的鉴别。

【治疗】

ECD 的治疗方案取决于疾病表型。少数患者病变呈惰性发展或无症状，此时仅需定期随访而不必积极地治疗。有症状或疾病进展者建议治疗。ECD 的传统治疗包括糖皮质激素、细胞毒药物、长春新碱和自体造血干细胞移植，但这些疗法的治疗效果不佳，3 年生存率仅 40%。IFN-α、针对 *BRAF-V600E* 突变和细胞外信号调节激酶（MEK）抑制剂的靶向治疗使预后大大改善，现 5 年生存率接近 80%。

治疗方案的选择需考虑受累器官、基因突变检测及药物的可及性。对于 *BRAF-V600E* 突变阳性者，如有心脏、神经系统受累、终末期器官受累，一线

治疗为 BRAF 抑制剂；如无重要脏器受累，也可选用 IFN-α。对于 *BRAF-V600E* 突变阴性且无心脏、神经系统受累、无终末期器官受累者，一线治疗为 MEK 抑制剂；如靶向治疗药物不可及，一线治疗方案为 IFN-α。

1. 靶向治疗

（1）BRAF 抑制剂：是 *BRAF-V600E* 突变（+）ECD 的一线治疗，包括维罗非尼（vemurafenib）、达拉非尼（dabrafenib）、康奈非尼（encorafenib）等。维罗非尼已批准用于 *BRAF-V600E* 突变（+）的 ECD 患者，起始用量为 480～960 mg，每日 2 次。常见的不良反应包括皮疹、鳞状细胞癌、关节痛、QTc 延长和疲劳。达拉非尼建议起始剂量为 50～75 mg，每天 2 次。

（2）MAPK/MEK 抑制剂：包括可美替尼（cobimetinib）、曲美替尼（trametinib）等。可美替尼获美国 FDA 认定为突破性疗法，批准用于治疗不携带 *BRAF-V600E* 突变的 ECD 患者。当 BRAF 抑制剂治疗无效或治疗时出现病情进展、存在对 MEK 抑制剂敏感的突变或野生型 BRAF 时可考虑使用 MEK 抑制剂。重症患者还可考虑与 BRAF 抑制剂联用。

（3）mTOR 抑制剂：包括西罗莫司（sirolimus），适用于 PIK3CA 突变的患者。

（4）其他酪氨酸激酶抑制剂：如伊马替尼、索拉非尼有个案报道有效。

2. 传统治疗

（1）IFN-α 和聚乙二醇干扰素（PEG-IFN-α）：IFN-α 是治疗 ECD 传统的一线药物，在临床上被广泛应用。IFN-α 标准剂量为 3 mIU，3 次/周（PEG-IFN-α 每周 135 μg），心脏、CNS 受累患者高剂量 IFN-α 6～9 mIU，3 次/周（PEG-IFN-α 每周 180 μg）疗效更佳。主要不良反应包括发热、流感样症状、肌痛和关节痛、神经和胃肠道症状、脱发、瘙痒、转氨酶升高、骨髓抑制、抑郁症等。

（2）生物制剂：轻度或无重要脏器累及且 IFN-α 效果不佳者可考虑使用生物制剂，包括 IL-1 受体拮抗剂阿那白滞素（anakinra）、卡纳单抗（canakinumab）、IL-6 拮抗剂托珠单抗（tocilizumab），TNF-α 拮抗剂英夫利昔单抗（Infliximab）等。

（3）细胞毒药物：克拉屈滨（cladribine）曾被用于多系统受累的 ECD，作为一线治疗无效时的二线治疗。

（4）糖皮质激素及免疫抑制剂：糖皮质激素单药对控制 ECD 病情无效，常与其他治疗联用。主要利用其快速抗炎作用缓解器官肿胀、压迫，如眼眶肿物致眼球突出、视力下降的抢救等。口服小剂量甲氨蝶呤可能对 ECD 眼部病变有效。

（5）手术：手术切除通常应用于缓解肿物压迫及脏器损害，而不能治愈 ECD。

【病例摘要】

患者女，56 岁。因全身骨痛、气促 5 年，皮肤脓疱 3 年入院。患者骨痛范围先后累及胸廓、双肩、双上臂、腰椎及坐骨，病程中有肺部炎性结节、心包积液及皮肤脓疱。3 年前胸部 CT 示多发胸椎、胸骨柄右侧及右锁骨胸锁关节端多发成骨性骨质破坏。腰椎+骨盆 MRI 见多发骨质破坏，考虑为血液系统疾病基础上并发感染。骨髓细胞学检查及血清免疫固定电泳排除多发性骨髓瘤。腰 2/4、右肱骨病理活检见髓腔内大量中性粒细胞及较多浆细胞浸润，组织细胞明显增生，并见少量多核巨细胞。后行胸 8/9、腰 2/4、骶 1 椎体成形术，术后予抗感染、止痛治疗，但仍全身骨痛。入院后全身骨扫描示颅骨、多个脊椎骨、多根肋骨、骨盆、双侧肱骨及股骨多发点片状亲骨性显像剂浓聚影，全身多发骨代谢异常活跃。左肩关节骨活检病理示：组织细胞增生形成的肉芽肿，伴大量中性粒细胞浸润及多核巨细胞，免疫组化：CD68（+），CD1a、朗格汉斯细胞特异性凝集素（Langerin）、S-100、CD30、ALK、CD3、CD20、CMV 均（-），Ki67 散在（+）。外周血 *BRAF-V600E* 突变（-）。诊断：Erdheim-Chester 病。予干扰素 α、甲泼尼龙、环磷酰胺及沙利度胺等药物治疗后，骨痛好转，气促、脓疱样皮疹无再复发。治疗过程中曾有一过性白细胞下降，调整干扰素用量及停用环磷酰胺后恢复正常。病例详细资料见二维码数字资源 3-5。

数字资源 3-5

（戴 泠）

【参考文献】

[1] SWERDLOW S H, CAMPO E, PILERI S A, et al. The

of lymphoid neoplasms. Blood, 2016, 127 (20): 2375-2390.
[2] GOYAL G, HEANEY M L, COLLIN M, et al. Erdheim-Chester disease: consensus recommendations for evaluation, diagnosis, and treatment in the molecular era. Blood, 2020, 135 (22): 1929-1945.
[3] HAROCHE J, COHEN-AUBART F, AMOURA Z. Erdheim-Chester disease. Blood, 2020, 135 (16): 1311-1318.
[4] 梁锦坚, 李谦华, 莫颖倩, 等. Erdheim-Chester 病一例. 中华内科杂志, 2019, 58 (3): 215-217.

第六节　朗格汉斯细胞组织细胞增生症

【概述】

1. 定义

朗格汉斯细胞组织细胞增生症（langerh-ans cell hinstiocytosis，LCH）是一类罕见的组织细胞疾病，以类似于表皮朗格汉斯细胞的树突状细胞累积为特点，可以表现为局部组织或多系统受累。临床上根据器官受累情况，将 LCH 分为单系统 LCH（single system LCH，SS-LCH）和多系统 LCH（multiple system LCH，MS-LCH）。单系统 LCH 是指 1 个脏器/系统受累，MS-LCH 是指 2 个或以上脏器/系统受累。

传统认为 LCH 包括三种临床类型，即莱特勒、西韦病（Litterer-Siwe 病，简称 L-S 病）、汉-薛-柯综合征（Hand-Schüller-Christian 病，简称 H-S-C 病）及嗜酸性肉芽肿（eosinophilic granulomaofbone，EGB）。嗜酸性肉芽肿是指孤立的骨病变，Hand-Schüller-Christian 病通常是指具有颅骨病变、眼球突出症和尿崩症的临床三联征，也有用其来指代多系统 LCH。Letterer-Siwe 病是另一种变异，通常在 3 岁之前发作，以发热、淋巴结肿大、肝脾大和多发性骨病变为特征，通常是致命性的。目前尚不明确这些类型到底代表不同疾病还是同一病理进程的不同表现。

2. 历史发展

朗格汉斯细胞由德国科学家 Paul Langerhans 于 1868 年首次描述，是一类树突状抗原递呈细胞，存在于所有分层上皮细胞中，主要位于鳞状细胞的中上部，也存在于淋巴样器官（脾、胸腺和淋巴结）以及真皮内。在电子显微镜下，朗格汉斯细胞的特征性标志是 Birbeck 颗粒，呈棒状或网球拍状，其来源及功能尚不清楚。组织病理学上，LCH 的特征是 CD1a+/Langerin+ 的朗格汉斯细胞增殖，其中 Langerin 是在 Birbeck 颗粒中表达的蛋白质。目前基因表达分析显示，LCH 细胞更可能来源于骨髓树突状细胞前体而非皮肤朗格汉斯细胞。第一例朗格汉斯细胞组织细胞增生症（LCH）于 1893 年由 Alfred Hand 报道[2]。该患者是一个 3 岁男孩，患有多尿症，眼球突出症和肝脾大；此后陆续有类似病例被报道。基于相似的组织病理学模式，Hand-Schuller-Christian 病，Letterer-Siwe 病和嗜酸性肉芽肿于 1953 年统一命名为组织增生症 X，并于 1985 年更名为 LCH。

3. 流行病学

该病可发生于任何年龄，儿童多见，男孩发病率略高于女孩。儿童发病率约为 2.6/100 万，从年龄分段来看，5～14 岁发病率约为 4.6/100 万，1～4 岁发病率约为 2/100 万，而 1 岁以下儿童的发病率更高，约 7/100 万。成人的发病率为（1～2）/100 万，发病高峰年龄在 20 至 35 岁之间，男女比例约为 4:1。北欧国家的白种人发病率似乎较高，约 2/100 万，而亚洲和非洲的发病率则较低，约 1/100 万。

4. 病因

LCH 疾病性质不明，起初被认为是一种炎性反应疾病，1994 年首次报道了 LCH 中存在细胞克隆性扩增，从而对该病的理解从反应性趋向于肿瘤性，2010 年在高危患者的髓系前体细胞 CD34+ 干细胞中发现鼠类肉瘤滤过性毒菌致癌同源体 B1（V-raf murine sarcoma viral oncogene homolog B1，BRAF）基因突变，将其归结为一种肿瘤性疾病。2016 年 WHO 修订的组织细胞和树突细胞肿瘤分类中将 LCH 定义为炎性髓系肿瘤。

目前发现，LCH 中增殖的朗格汉斯细胞特征更类似髓样树突状细胞，而不一定是表皮来源的朗格汉斯细胞。LCH 的大多数病例表现出克隆性增殖和端粒缩短的特点。另外，在大多数情况下都能检测

到 *BRAF-600E* 和 *ARAF* 突变。这些发现均提示 LCH 具有"肿瘤"样特征。成年 LCH 患者可患有支持"肿瘤"表型的髓样或实体癌。另一方面，初步证据显示 LCH 患者中 IL-17A 升高，并且 IL-17A 受体的状态决定了疾病的程度。这表明 LCH 是种"混合性"疾病，同时具有肿瘤形成和免疫失调的特征。这有助于解释该病包含了从自发缓解到进展性致死性病变的广谱临床表现。

5. 发病机制

（1）MAPK 信号通路的活化：多种体细胞突变可以导致 MAPK 信号传导的组成性激活和下游转录因子的激活从而促进细胞增殖和存活。其中致癌性 *BRAF-V600E* 的突变是 LCH 致病机制的最重要发现，超过一半的患者存在该基因突变。BRAF 蛋白是丝氨酸/苏氨酸激酶 RAF 家族成员，并且是 MAPK（RAS-RAF-MEK-ERK）信号通路的关键组成部分，该通路可以激活细胞生长增殖必不可少的转录因子。V600E，即 15 号外显子编码区第 1799 号位点的碱基由 T（胸腺嘧啶）突变为 A（腺嘌呤），导致其编码的谷氨酸被缬氨酸取代，是 *BRAF* 中最常见的突变，是人类恶性肿瘤的主要驱动因素之一，可以导致下游 MEK 和 ERK 组成型激活。LCH 中 *BRAF-V600E* 突变的发生频率为 25%~65%。目前发现，多系统 LCH 患者中 *BRAF-V600E* 突变的发病率高于孤立器官受累患者。*BRAF-V600E* 也与疾病的复发风险增高相关。此外，二代基因测序技术发现 *BRAF* 基因尚存在 *BRAF-V600K* 突变、*BRAF-V600DLAT* 插入突变以及 12 号外显子末端的剪接突变（R506-K507insLLR）等。这些突变的激酶活性尚未经过充分评估，但推测它们的功能可能类似于 *BRAF-V600E*，可以导致 BRAF 的组成型激活。

LCH 中第二个最常见的突变基因是 *MAP2K1*，它也是 MAPK 途径的成员。双特异性激酶 MAP2K1（也称为 MEK1）位于 BRAF 的下游，有助于激活 ERK1 和 ERK2。据报道，约有 50% 野生型 BRAF 的 LCH 患者发生 *MAP2K1* 突变。研究表明，LCH 中的 BRAF 和 MAP2K1 是互斥的。在近 80% 的 LCH 患者中，MAPK 途径基因的突变已得到证实。预计未来会发现更多类型的 MAPK 途径基因突变，因为所有的 LCH 患者 ERK 通路均被激活。

（2）其他驱动因素：MAPK 以外的少数可能的驱动因素包括 PI3K（PI3K-AKT-mTOR）途径激活。PI3K 途径是调节细胞周期的细胞内信号传导途径。该途径的激活是关键的致癌因素。迄今为止，已经报道了三种 PI3K 途径的改变：PICK1，PIK3R2 和 PIK3CA。其中，*PIK3CA*（E542K）是唯一一个可以发生体细胞突变而致癌的基因，在 LCH 中目前仅报道了一个病例。

肺 LCH 与吸烟密切相关，超过 90% 的患者是吸烟者。可能的机制包括吸烟可能促进非肿瘤性 CD1a 阳性树突状细胞在气道周围的蓄积，以及有利于致瘤性突变 CD1a 阳性细胞的存活。

【临床表现】

LCH 的临床表现多样，从可能自发缓解的单器官受累到进展性的多系统受累均可见。任何器官都可以单独或组合性受累，但是骨骼和皮肤受累的频率更高。儿童期 LCH 中，约 2/3 的患者存在骨病变，约 1/3 的患者存在皮肤病变。只有约 10% 的病例没有皮肤或骨骼受累。1 岁以下儿童的预后通常较差，因为 1 岁以下儿童中有 2/3 为多系统受累，其中约 50% 患者累及肝、肺或骨髓。成年 LCH 中，有 1/3~2/3 存在多系统受累。骨骼是最常受累的器官，其次是皮肤黏膜，约 20% 的患者发生尿崩症，下丘脑-垂体受累也可导致其他内分泌异常。孤立的肺 LCH 主要发生在成年患者，被认为是 LCH 的一种特定类型。尽管 PLCH 细胞具有相似的组织病理学特征，但大多数呈现多克隆增生。肺 LCH 与吸烟密切相关。超过 90% 的患者是吸烟者，戒烟可能会导致未经治疗而缓解。

1. 皮肤病变

大约 10% 的儿童仅有皮肤受累，而 50% 的多系统 LCH 的儿童存在皮肤受累。但皮肤病变的模式不能预测系统病变的发生或程度。最常见的皮损为微小的红色、红棕色或黄色丘疹，具有特征性的顶端出血。好发于间擦部位、耳后及头皮。LCH 仅局限于生殖器的非常罕见，但外阴、腹股沟和肛周可能是 LCH 的最初表现。尽管指甲病变并不常见，但仍可发生，包括指甲营养不良、甲床紫癜、甲板缺失和甲沟炎。指/趾甲均可受累。大多数指甲受累的患者患有多系统疾病。在成年人中，皮肤病变可为丘疹或弥漫性病变，有时在不同部位会同时出现两种形式的病变。可能会发生胸部和背部的痤疮样病变，临床上与寻常痤疮相似。可出现黄瘤病灶。

2. 口腔病变

LCH 患儿可能有口腔黏膜受累。黏膜溃疡为疼痛性，主要累及颊黏膜。牙槽骨病变是最常见的口腔病变，这些溶骨性病变可导致严重的牙周炎，从而出现牙龈溃疡。牙齿从下面的骨头上脱落，在X线上看起来像是"漂浮的"。所有患者均应寻找可触及的肿块和牙龈病变，并完成牙科评估。

3. 骨病变

小儿LCH中最常见的受累器官是骨骼。病变可以是无症状性，也可引起疼痛。颅骨最常受累，其次是长骨，然后是扁平骨。骨性病变往往发生在年龄较大的儿童和年轻人中。有颅骨病变的患者发生尿崩症的风险增加。

4. 淋巴结和骨髓

约20%的患者可以有淋巴结肿大，颈部淋巴结最常受累，需要活检证实。骨髓受累发病率的数据相对较少，大多数骨髓受累者是伴有肝、脾、皮肤、淋巴结等弥漫性疾病的幼儿。骨髓受累后可以出现血细胞减少，可以表现为紫癜。

5. 肺

约10%的患者存在肺受累，成人高于儿童，肺LCH平均发生在病程的第三个十年。超过90%的肺LCH的成年人是吸烟者，部分患者无自觉症状，约25%的病例可发生气胸。高分辨率CT是最敏感的检查方法，可以看到弥漫性微结节浸润和囊肿形成。

6. 肝和脾

肝和脾受累往往提示预后较差。肝受累包括囊性或肿瘤样病变，也可为整个肝大，可伴有肝功能障碍。朗格汉斯细胞的直接浸润或肝门结节增大的间接影响可以出现阻塞性病变，最终均可导致胆汁性肝硬化。脾受累表现为脾大甚至巨脾，随之出现的脾功能亢进可以导致血细胞减少。

7. 中枢神经系统

约有6%的LCH患者在诊断时即存在中枢神经系统受累，其风险与骨受累的部位存在关联。存在面骨或颅前/中窝的骨病变时，中枢神经系统受累率接近25%。不同部位受累临床表现不同，最常见的表现是尿崩症和神经退行性症状。尿崩症主要表现为烦渴和多尿，尿崩症也是儿童LCH康复后常见的长期后遗症之一。神经退行性症状主要表现为共济失调及认知功能障碍。针对中枢神经系统病变，首选的检查方法是MRI。

8. 内分泌系统

尿崩症是最常见的表现，下丘脑受累所致。其他的内分泌表现包括性腺功能减退、生长障碍、糖代谢异常以及甲状腺肿大等。

【辅助检查】

1. 实验室检查

（1）血常规：通常无特异性改变。多系统LCH可出现中度到重度的贫血，多为正细胞正色素性贫血，重症患者可以出现血小板减少。

（2）炎症指标：部分病例可见血沉增快和C反应蛋白增高，可能与疾病活动相关。

（3）血液生化及免疫指标：转氨酶和胆管酶增高可能代表肝受累。尿崩症患者可出现血钠升高，血浆渗透液高于尿渗透压。免疫球蛋白、自身抗体，以及血清血管紧张素转换酶通常正常。

（4）内分泌激素：可出现生长激素缺乏、性激素缺乏、促肾上腺皮质激素缺乏等。

2. 影像学检查

LCH骨受累X线可以表现为各种形式。椎体或椎骨异常变平是常见的表现，LCH也是扁平椎最常见的病因。在扁平骨中，病变通常很好被界定，呈现出"穿凿样"溶骨性病变。由于不同部位病变程度可能存在差异，有时会呈现"孔中孔"样表现。在长骨骨干，病变可能具有侵袭性外观，可见骨膜反应。这种表现需要与尤因肉瘤、感染或淋巴瘤相鉴别。肺部受累病变多位于上部，胸部X线片通常可在肺上部和中部发现网状阴影。结节的大小从微结节到直径约1 cm不等，尽管组织病理学检查通常会显示出空化现象，但在胸部X线片中通常很难分辨这一特征。胸部X线片上弥漫性的微结节型可能发展为囊肿（甚至是蜂窝状肺）、大疱和气胸。高分辨CT上LCH的经典模式包括亚固体和固体密度的结节（大小从几毫米到2 cm不等，但大部分很小，在毫米范围内），并且会自然地向空化方向发展（此特征通常会帮助诊断），最终变成囊肿，通常形状怪异。不同类型的结节和囊肿可以同时并存，代表在慢性病程中可能同时出现不同进展阶段的表现。晚期的囊性病变可能同时出现网状模糊影，这是肺纤维化的迹象。超声检查通常可以发现颈部甲状腺及腹腔脏器病变。颅内病变，尤其是垂体病变建议采用MRI检查，常见的表现包括垂体后亮点缺失，垂体柄增粗。

3. 免疫组织化学染色

朗格汉斯细胞表达组织细胞标记物CD1a、S100以及CD207（langerin蛋白）。LCH是肉芽肿性疾病，在组织学上的特征是能找到包含杆状或球拍状细胞器（朗格汉斯细胞）的大型组织细胞（CD1a＋、CD207＋），同时存在多种淋巴细胞（可见到调节性T细胞的富集）、巨噬细胞、嗜酸性粒细胞的浸润。

【诊断】

LCH 的诊断基于活检，同时也需要结合临床表现解读病理学结果。通常优先选择溶骨性病变或皮肤病变进行活检。LCH 是肉芽肿性疾病，以 LC 增生为主要特点，根据形态学标准可以识别 LC，LC 是一个大型组织细胞，在高倍镜下有明显的核沟，胞质略嗜酸性，细胞界限常不清晰。但是还需要进一步的确认，包括免疫组化染色 CD1a 和 CD207 阳性，或者电子显微镜下发现 Birbeck 颗粒。Birbeck 颗粒是细胞质内具有中心条纹的杆状细胞器，有时其末端出现囊状扩张，从而使 Birbeck 颗粒呈现"网球拍"状外观。病变组织内还包含多核巨细胞和其他炎性细胞，包括嗜酸性粒细胞簇。根据 2009 年国际组织细胞协会制定的标准，LCH 的病理诊断分为初诊、诊断及确诊 3 级标准。初诊是指仅光镜下见典型的 LCH 细胞。诊断是指在初诊基础上，下列 4 项中满足 2 项及以上：① ATP 酶阳性，② CD31/S100 蛋白阳性，③ α-D-甘露糖酶阳性，④ 花生凝集素受体阳性。确诊是指在初诊基础上，下列 3 项中满足 1 项及以上：① CD207（langerin）阳性，② CD1a 阳性，③ 电镜下发现病变细胞内含 Birbeck 颗粒。

【治疗与预后】

LCH 的临床表现异质性很大，因此治疗要基于器官受累部位、数量，以及疾病严重程度确定方案。通常将患者分为 SS-LCH、低危 MS-LCH 以及高危器官受累的 MS-LCH。高危器官包括骨髓、脾、肝以及中枢神经系统。

对于局部皮肤或骨骼受累的 SS-LCH，建议使用局部疗法。在极少数伴有孤立性皮肤病变的 SS-LCH 病例中，应进行手术切除。在仅皮肤受累的情况下，建议每周口服甲氨蝶呤（MTX）联或不联用 6-巯基嘌呤（或其前体药硫唑嘌呤）。此外，有报道光疗对于单纯皮肤受累的患者也是有效的。轻微的骨骼病变往往会在数月至数年的时间内自行消退，并且活检本身即可能带来痊愈。其他推荐的治疗方法包括皮质类固醇注射、放疗、刮除术/刮除植骨术等。双膦酸盐、羟基脲联或不联用 MTX，均可能对 SS-LCH 伴多灶性骨病变有效。但在多灶性骨受累患者中，通常采用相当于 MS-LCH 的系统化治疗作为初始方案。

若为单个淋巴结受累，在手术切除后建议随访观察直至疾病再度进展。如有 2 个及以上淋巴结受累，或其他部位出现病变，通常建议采用 MS-LCH 的系统化治疗方案。

成人原发性 PLCH 与吸烟有密切关系，几乎所有患者都是吸烟者。因此，在原发性成人 PLCH 的治疗中，戒烟应是重中之重。对于不吸烟者或尽管戒烟但病情仍进展的患者，可以选择全身应用糖皮质激素或克拉屈滨（2-CdA）治疗。而放疗对孤立的 PLCH 无效。对于高度侵袭性 PLCH，不可逆转的肺损伤或严重的肺动脉高压的患者，可考虑进行肺移植。

强烈建议对多灶性骨病变的 MS-LCH 或 SS-LCH 进行系统治疗。目前尚无标准治疗方法，但长春碱和泼尼松的联合治疗可以作为小儿 LCH 的首选，而成年患者接受这一方案的副作用往往比儿童大，导致总体反应较差。对于中枢神经系统受累或复发性、难治性患者，阿糖胞苷或克拉屈滨（2-CdA）也可以作为一线治疗，因为它们能够穿过血脑屏障。此外，同种异体造血干细胞移植在一些侵袭性病例中已有治疗成功报道。

MAPK 和 PI3K 信号通路中基因靶点突变的发现，为 LCH 提供了靶向治疗的可能。BRAF 抑制剂维莫非尼（Vemurafenib）、达拉非尼（dabrafenib）目前认为对于 LCH 患者具有一定疗效，但是需要更多数据来进一步验证其安全性和疗效。也有研究报道使用 MEK1/2 抑制剂曲美替尼（trametinib）成功治疗了带有 MEK1 突变的 MS-LCH，但停止治疗后会再次出现皮肤病变，需要重新治疗。总体而言，联合疗法和靶向疗法的临床试验正在进行中，未来有望得到更多确切的结论。

LCH 患者的预后取决于受累器官及程度，SS-LCH 预后优于 MS-LCH，而具有高风险器官（骨髓、肝、脾和中枢神经系统）受累的 MS-LCH 预后更差。发病年龄也是疾病自然史的重要决定因素。患有多系统疾病的 1 岁以下儿童的预后最差，死亡率接近 50%；1～4 岁儿童的死亡率为 30% 或更低；5 岁或以上的儿童中死亡率只有 6%。儿童 MS-LCH 对多药化疗的早期初始反应是生存的重要预测指标。基线和重复评估非常重要，需要定期随访患者。

【病例摘要】

患者，男，65岁，主诉全血细胞减少8个月，淋巴结肿大1个月。8个月前，患者无明显诱因出现发热，持续5天，自测体温最高38.5℃，查血常规提示全血细胞减少，结合骨髓涂片结果及 SF3B1 Lys700 Glu 突变阳性，诊断为"骨髓增生异常综合征伴环形铁粒幼细胞和单系病态造血（MDS-SLD-RS）"，予以地榆升白片、复方皂矾丸等治疗后患者未再发热，血细胞计数回升。1个月前患者出现咽痛、咳嗽、咳白色黏痰，偶见血凝块，行胸部CT提示"双侧腋窝多发淋巴结肿大"，进一步行淋巴结超声检查提示"双侧腋窝查见肿大淋巴结"。左侧腋窝淋巴结活检病理示送检淋巴组织其内见上皮样及圆形组织样细胞片状浸润，Langerin＋，CD1a＋，SOX10－，S100＋，Ki67约30%，BRAF V600E 突变阳性。符合朗格汉斯细胞组织细胞增生症表现，PET/CT 结果：双侧颌下、腋窝、腹股沟、腹腔内、腹膜后、盆壁、髂窝区多发淋巴结 FDG 代谢明显活跃，考虑朗格汉斯细胞组织细胞增生症多发累及；双侧口咽部 FDG 代谢活跃，炎性可能，不除外朗格汉斯细胞组织细胞增生症浸润。诊断：①LCH，②MDS-SLD-RS。予以阿糖胞苷化疗，患者病情相对稳定。病例详细资料见二维码数字资源3-6。

数字资源3-6

（龙　丽　陈栖栖）

【参考文献】

[1] JAMES W D, ELSTOND M, TREAT J R, et al. Andrews' Diseases of the Skin. 13th ed. Philadelphia：Elsevier，2020.

[2] AZAR F M, JAMES H, BEATY MD, et al. Campbell's Operative Orthopaedics. 14th ed. Philadelphia：Elsevier，2021.

[3] ADAM A, DIXON AK, GILLARD JH, Ronald CS. Grainger & Allison's Diagnostic Radiology. 7th ed. Philadelphia：Elsevier，2021.

[4] KOBAYASHI M, TOJO A. Langerhans cell histiocytosis in adults：Advances in pathophysiology and treatment. Cancer Sci，2018，109（12）：3707-3713.

[5] GIRSCHIKOFSKY M, ARICO M, CASTILLO D, et al. Management of adult patients with Langerhans cell histiocytosis：recommendations from an expert panel on behalf of Euro-Histio-Net. Orphanet J Rare Dis，2013，8（1）：72.

第七节　嗜酸性粒细胞增多性淋巴肉芽肿

【概述】

嗜酸性粒细胞增多性淋巴肉芽肿（eosinophilic hyperplastic lymphogranuloma，EHLG）是一种罕见的慢性炎症性疾病，主要累及头颈部浅表淋巴结、软组织和唾液腺。

1937年，我国学者金显宅首次报道了一种病因不明的自限性、无痛性、良性类肿瘤病变，命名为"嗜酸性细胞增多性淋巴肉芽肿"[1]。1948年，日本学者木村对该病进行了系统描述，其病理特点为"独特的伴有淋巴组织增生性改变的肉芽肿病变"[2]。为纪念这位学者，EHLG 又称木村病（Kimura disease，KD）。该病主要见于亚洲中青年男性，男女比例为（3～6）:1。

EHLG 病因及发病机制不清。有学者认为该病的发生可能与蚊虫叮咬、病毒、念珠菌或寄生虫感染、过敏、自身免疫异常有关。在某种病因驱动下，患者 IL-4 和 IL-13 等产生增加，导致外周血嗜酸性粒细胞水平和 IgE 升高，提示该病可能与Ⅰ型变态反应有关[3]。外周血嗜酸性粒细胞产生的嗜酸性蛋白、过氧化物酶、高分子蛋白和血小板活化因子等进一步导致了血栓和血管炎症。

【临床表现】

病情进展缓慢，一般不伴发热、体重减轻等全身症状。

首发表现常为皮下结节或软组织肿块伴颈面部淋巴结肿大。淋巴结肿大可累及耳旁、腋窝、腹股沟及滑车。皮下结节及软组织肿块常见于颌面部和上肢，也有位于耳廓、头皮、眼睑、眶周、泪腺、口腔、神经、输精管、鼻窦、乳腺等的报道。肿块慢性进行性增大，无痛或有压痛，表面皮肤正常，少数伴痛性口腔溃疡。部分患者有腮腺、下颌下腺肿大。可伴有皮疹、瘙痒、色素沉着，或局部皮肤破溃。

12%～16%的患者有尿蛋白，其中59%～78%为肾病综合征，肾损害多数发生在软组织肿块或淋巴结肿大之后，少数患者同时出现或以肾受累为首发表现。多数合并肾损害者肾功能正常，少数可出现肾功能不全。

部分患者可能合并存在支气管哮喘、湿疹、溃疡性结肠炎、嗜酸性心肌炎、嗜酸性脂膜炎，分泌性中耳炎等，高嗜酸细胞血症可导致动脉闭塞或静脉血栓栓塞。

【辅助检查】

1. 实验室检查

外周血嗜酸粒细胞和IgE增高。患者常出现外周血嗜酸性粒细胞数量和比例增高［（0.5～6.1）×10^9/L，10%～50%］，伴有血清IgE升高。

2. 影像学检查

包括CT、超声、磁共振（MRI）等，在该病的诊断中缺乏特异性，但通过影像学检查可了解病变部位、大小以及与周围组织的关系，并用于术前评价。影像学表现有3种类型：①多发结节型，CT所见多发结节边界清晰，增强扫描呈均匀强化，MRI在T1WI上呈低或等信号，T2WI上呈稍高或高信号，DWI上呈高信号，病变呈明显均匀强化；②弥漫肿块型，CT表现为边界模糊的皮下弥漫性肿块，增强扫描呈轻中度不均匀强化，MRI上T1WI呈稍低或等信号，T2WI呈混杂稍高信号，DWI呈不均匀稍高信号；③混合型，同时具有结节及肿块特点[4]。该病的影像表现缺乏特异性，容易与淋巴瘤混淆。超声下常表现为边界不清的皮下包块，或成片状，内部回声不均，呈粗大"网格状"，伴或不伴血流信号；此外，超声可见单发或多发肿大淋巴结，可伴液化，一般无钙化。

3. 病灶活检

病理是本病最重要的诊断依据。病变组织镜下均可见淋巴滤泡形成，生发中心增生，滤泡间大量成熟嗜酸性粒细胞浸润，伴淋巴细胞、浆细胞、肥大细胞浸润、毛细血管后微静脉增生，常见生发中心扩内嗜伊红色无定形物沉积，嗜酸性微脓肿形成及间质纤维组织增生[5]。免疫组化示生发中心特征性网状型IgE表达。滤泡生发中心淋巴细胞表达CD20、CD79a和Bcl-6，外套层细胞表达Bcl-2，滤泡间淋巴细胞大部分表达CD3、CD45RO，滤泡树突网CD21和CD23阳性，血管增生并大量分布在滤泡间，CD34阳性表达。骨髓象显示有核细胞增生活跃，成熟嗜酸性粒细胞浸润。EHLG合并肾受累时病理常见系膜增生性肾小球肾炎，此外，还可见微小病变、局灶节段硬化性肾小球肾炎或膜性肾病等，也有合并新月体肾炎的病例报道[6]。肾病理中少见嗜酸性粒细胞浸润，提示EHLG肾损害的机制可能与嗜酸性粒细胞浸润无关。

【诊断】

EHLG的诊断需结合临床表现与实验室检查，病理是该病的确诊依据。

【鉴别诊断】

1. 血管淋巴样组织增生伴嗜酸性粒细胞增多（angiolymphoid hyperplasia with eosinophilia，ALHE）

该病也称"上皮样血管瘤"，主要表现为头颈部皮下肿物，约20%可见外周血嗜酸性粒细胞增高，易与EHLG混淆。ALHE与EHLG的不同之处在于：①ALHE可见于各种人种，主要为白种人，中青年女性多见；②皮疹表现为多发的浅表丘疹样结节，耳周及前额多见；③血清IgE多正常；④病理表现以血管增生为主，内皮细胞上皮样变，可见细胞内空泡，而嗜酸性微脓肿及淋巴滤泡增生少见。

2. IgG4相关疾病

IgG4相关疾病可以出现皮下组织、淋巴结及唾液腺肿大，嗜酸性粒细胞和血清IgE升高，但需要和EHLG鉴别。IgG4相关疾病好发于中老年，常见受累组织/器官包括胰腺、唾液腺、泪腺、胆管、腹膜后、大动脉等。外周血嗜酸性粒细胞升高通常＜3000/mm^3，血清IgG4升高及典型的病理表现可作为鉴别依据。

3. 朗格汉斯细胞组织细胞增多症

该病可以累及各个器官，常见受累部位为骨、皮肤、肺和垂体，临床异质性高。临床常表现为发热、皮疹、肝脾淋巴结肿大及骨质破坏。镜下可见病灶内嗜酸性粒细胞浸润、微脓肿形成和间质纤维化。出现特征性的"咖啡豆样"朗格汉斯细胞是病理上的主要鉴别点。免疫组化显示 S-100 和 CD1a 阳性。

4. Castleman 病

Castleman 病又称血管滤泡性淋巴结增生，是一种病因不明的反应性淋巴结病。Castleman 病常表现为进行性无痛性淋巴结肿大，纵隔淋巴结肿大多见，其次为颈部、腋窝、腹部等，多中心型可伴有血细胞减少、肝脾大、皮疹、周围神经病变、肺、肾受累等系统损害。局灶型 Castleman 病需要和 EHLG 相鉴别。淋巴结活检是重要鉴别方法。Castleman 病可见巨大淋巴滤泡，小血管增生，生发中心玻璃样变，滤泡周围有洋葱皮样结排列的成熟淋巴细胞并可见浆细胞成片增生、Russell 小体形成。不同于 EHLG，Castleman 病通常不伴有嗜酸性粒细胞浸润。

5. 淋巴瘤

淋巴瘤可以表现为无痛性进行性淋巴结肿大和软组织肿物，淋巴瘤镜下可见淋巴结组织结构明显破坏，有特异性的免疫组化表现，易与 EHLG 鉴别。

6. 其他

过敏性淋巴结炎、寄生虫感染性淋巴结炎、肿瘤淋巴结转移等需要与 EHLG 相鉴别。

【治疗】

1. 肾上腺糖皮质激素及免疫抑制剂

全身应用肾上腺糖皮质激素（简称激素）治疗通常疗效良好。对于复发患者，可考虑加用免疫抑制剂。已有报道用于 EHLG 的免疫抑制剂包括环磷酰胺、吗替麦考酚酯、环孢素、他克莫司、硫唑嘌呤、来氟米特、长春新碱等[7]。

2. 放射治疗

对于激素治疗效果不佳者，可考虑局部放射治疗[8]。

3. 其他

有报道抗 IgE 单抗可以通过降低嗜酸性粒细胞、抑制炎症发挥治疗作用[9]。

【预后】

该病总体预后良好，但也有合并淋巴瘤、肾癌的报道。Iwai 的研究显示，外周血嗜酸性粒细胞比例在 50% 以上，血清 IgE 水平明显增高（> 10 000 IU/ml），以及唾液腺外多病灶累及是疾病复发的高危因素。此外，有研究提示，病变组织 Ki-67、Notch-1 高表达也预示患者具有较高复发风险。

【病例摘要】

患者，男，18 岁，4 年前无诱因出现左颊部无痛性肿块，伴双眼眶肿胀，未予重视，左颊部肿块逐渐增大，查外周血嗜酸性粒细胞升高，行肿块切除术，病理提示"慢性涎腺炎，腺泡间及小叶间淋巴组织弥漫性浸润及淋巴滤泡形成，伴大量嗜酸性粒细胞片状浸润，嗜酸性微脓肿形成。小叶间纤维组织增生明显，灶状小血管，免疫组化 IgG4 阴性。"考虑"嗜酸性粒细胞增多性淋巴肉芽肿"，行左颊部局部放疗后肿块明显缩小。1 年前双眼眶肿胀加重，查外周血嗜酸性粒细胞升高，血 IgE 升高，颌面部 B 超可见左面颊部、双侧眼眶皮下浅筋膜层边界清楚、形态较规则、血流信号丰富的不均质实性结节。予泼尼松及环磷酰胺治疗后患者淋巴结及软组织肿块明显缩小，外周血嗜酸性粒细胞降至正常。患者随访 2 年，无复发。病例详细资料见二维码数字资源 3-7。

数字资源 3-7

（李 茹　粟占国）

【参考文献】

[1] KIM H T, SZETO C. Eosinophilic hyperplastic lymphogranuloma, comparison with Mikulicz's disease. Chin Med J, 1937, 23: 699-700.

[2] KIMURA T, YOSHIMURA S, ISHIKAURA E. Unusual granulation combinedwith hyperplastic changes of lymphatic tissue. Trans Soc Pathol Jpn, 1948, 37: 179-180.

[3] KIMURA Y, PAWANKAR R, AOKI M, et al. Mast cells and T cells in Kimura's disease express increased levels of interleukin-4, interleukin-5, eotaxin and RANTES. Clin Exp Allergy, 2002, 32 (12): 1787-93.

[4] GOPINATHAN A, TAN T Y. Kimura's disease: imaging patterns on computed tomography. Clin Radiol, 2009, 64 (10): 994-999.

[5] ZHANG G, LI X, SUN G, et al. Clinical analysis of Kimura's disease in 24 cases from China.BMC Surg, 2020, 20 (1): 1.

[6] LIU C, HU W, CHEN H, et al. Clinical and pathological study of Kimura's disease with renal involvement. J

[7] CHEN Y, WANG J Q, XU F, et al. Clinicopathological features and prognosis of Kimura's disease with renal involvement in Chinese patients. Clin Nephrol, 2016, 85 (6): 332-339.

[8] FIONDA B, LOPERFIDO A, BUSSU F, et al.The role of radiotherapy in Kimura's disease: a multicenter systematic review of literature. Eur Rev Med Pharmacol Sci, 2021, 25 (12): 4205-4210.

[9] NONAKA M, SAKITANI E, YOSHIHARA T. Anti-IgE therapy to Kimura's disease: a pilot study. Auris Nasus Larynx, 2014, 41 (4): 384-388.

第八节 窦组织细胞增生伴巨大淋巴结病（Rosai-Dorfman 病）

【概述】

窦组织细胞增生伴巨大淋巴结病（sinus histiocytosis with massive lymphadenopathy，SHML），是一种罕见的组织细胞增生性疾病，患病率 1/200 000，目前全球报道病例 1000 余例。1965 年，Destombe 首先报道此病[1]，1969 年，Rosai 和 Dorfman 对其特征进行了描述[2]，因此，又称 Rosai-Dorfman 病（RDD）。1987 年，组织细胞协会工作组把它归类为非朗格汉斯组织细胞增多症。2016 年，该协会对 RDD 分类进行了更新[3]。在这版分类中，RDD 分为散发性、家族性和皮肤型 RDD。散发性 RDD 又包括经典淋巴结 RDD、结外 RDD、肿瘤相关 RDD 和自身免疫病相关 RDD（图 3-8-1）。其中皮肤型 RDD 属于非朗格汉斯组织细胞增多症的 C 组，其他类型属于 R 组。

RDD 病因不明，病毒，如人疱疹病毒 6 型、副病毒 B19 和 EB 病毒可能参与 RDD 发病，但尚无确切证据。淋巴结 RDD 和结外 RDD 发病可能与激酶突变有关，目前研究较多的包括 ARAF、MAP2K、NRAS、KRAS 和 CSF1R。此外，胞内转运蛋白（SNX24）、转录调节分子（CIC、INTS2、SFR1、BRD4、PHOX2B）、细胞周期调控分子（PDS5A、MUC4）、DNA 错配修复（ERCC2、LATS2、BRCA1、ATM），以及泛素蛋白酶体途径（USP35）基因变异也可能有关[4]。

【临床表现】

1. 经典淋巴结 RDD

主要表现为巨大的无痛性淋巴结肿大，双侧颈部多见，也可累及腹股沟、腹膜后或纵隔淋巴结，可伴有发热、消瘦和盗汗。儿童及青少年起病多见，男女比例为 1.4∶1，非洲裔居多。

2. 结外 RDD

40% 以上 RDD 合并结外病变，罕见无淋巴结病变而仅结外受累者。常见结外部位包括皮肤（10%）、鼻腔（11%）、骨（5%～10%）、眼眶（11%）、中枢神经系统（5%）。19% 患者存在多系统受累。约 10% 的患者可能出现局部压迫、感染、淀粉样变性等合并症，甚至死亡。

10% 结外受累患者合并存在皮肤损害，单独皮肤受累者罕见。皮肤型中年发病较多，男女比例 1∶2，多见于亚裔和白种人。皮肤受累主要表现为结节或丘疹，不伴瘙痒，颜色可为黄色、红色或棕色，还可表现为质硬的斑块、肿瘤样病变、痤疮、发疹性黄色瘤样病变等。皮肤受累一般不合并全身表现。

头颈部受累者亚洲人常见。鼻窦 RDD 可表现为鼻塞、鼻出血、鼻甲畸形和面部不对称，口腔病变常见颚部结节、牙龈或口腔黏膜肿胀、舌体或扁桃体增大。

肺部受累可以表现为肺间质病、结节、气管支气管病变、胸膜炎和阻塞性通气功能障碍，常与淋巴结病变同时存在。临床症状主要为干咳、进行性呼吸困难或急性呼吸衰竭。RDD 心脏受累较少见。

肾受累以散在包块或弥漫性浸润为主，可出现血尿、腹胀腹痛、肾衰竭、高钙血症、淀粉样变和肾静脉血栓。还可见肾盂积水或尿路梗阻。肾受累患者预后较差。

1% 患者可有胃肠道受累，表现为孤立或节段性回盲部、阑尾、远端结肠病变。患者可出现腹痛、便秘、便血、肠梗阻，部分患者无消化道症状。有胰腺和肝受累的报道，但很少见。

眼部病变常见眼睑、结膜、角膜、泪腺肿块，还可表现为葡萄膜炎或压迫性视神经炎。

中枢神经系统受累 75% 为颅内病变，以硬脑膜为主，脊髓病变占 25%。临床主要表现为头痛、癫痫发作、行走困难、运动和感觉异常，或脑神经受累的症状。

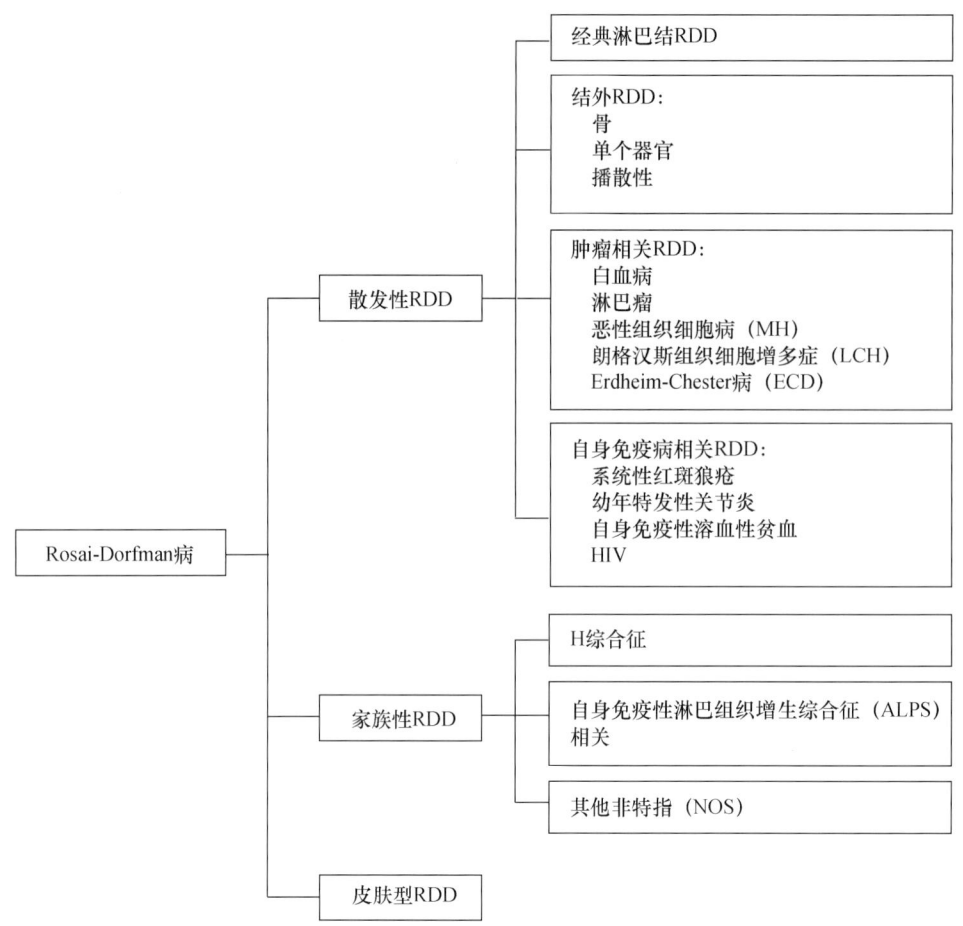

图 3-8-1 RDD 的分类（2016 年组织细胞协会分类）

骨骼受累时常见临床表现为骨痛，而病理性骨折少见。病变主要发生在骨干或干骺端，溶骨或溶骨硬化混合型均可。

3. 自身免疫病相关 RDD

10% 的 RDD 患者可能与自身免疫病共存，如系统性红斑狼疮、幼年特发性关节炎和自身免疫性溶血性贫血等。此外，有些结外 RDD 可能存在 IgG4 水平的升高，病理可见 IgG4 阳性浆细胞高表达，目前 RDD 与 IgG4 相关疾病的关系还有待进一步研究。

4. 肿瘤相关 RDD

在淋巴瘤患者淋巴结病理中可能见到 RDD 的特征表现，两者可能同时或先后发生于同一淋巴结。在骨髓增生性疾病、白血病骨髓移植后、皮肤透明细胞肉瘤和恶性组织细胞病中，也有同时存在 RDD 的报道。

【辅助检查】

1. 实验室检查

RDD 无特征性血清标志分子，可有白细胞增多、自身免疫性溶血性贫血、红细胞沉降率升高及血免疫球蛋白升高。中枢神经系统受累时脑脊液可表现为淋巴细胞升高，蛋白阳性，低糖和细胞伸入现象，但缺乏特异性。

2. 病理

RDD 大体病理表现为病灶呈结节状，包膜可有纤维化。镜下可见淋巴窦显著扩张，组织细胞弥漫浸润、淋巴结结构破坏。皮质内大量活化 B 细胞及成熟浆细胞浸润，间以滤泡结构和组织细胞，表现为明暗带交替存在。淋巴窦内有大量较大的组织细胞，少数多核、非典型，甚至有核分裂象。可见淋巴造血系统细胞伸入现象（emperipolesis）。中性粒细胞偶可形成微脓肿，一般无嗜酸性粒细胞浸润。可见伴席纹状硬化或呈分叶状。免疫组化示 S100、CD68、CD163 阳性，CD1a 和 CD207 阴性。可有大量 IgG4 阳性的浆细胞存在[4]。

结外病理表现与淋巴结相似，但淋巴滤泡增生更显著，伴生发中心形成、纤维化和硬化。组织细胞浸润及伸入现象少。

在淋巴瘤、LCH、ECD 患者中，RDD 相应的病理表现超过 10% 时，诊断为上述疾病相关的 RDD。

皮肤 RDD 病变主要累及真皮，也可有皮下组织受累。病变呈结节状或境界不清，组织细胞浸润呈明暗交替的条带状或片状，或杂乱分布的星空状，伴伸入现象，常见浆细胞及中性粒细胞微脓肿形成。上覆表皮棘层肥厚、基底层角质形成细胞色素沉着、出现溃疡或表皮呈围领状。

3. 影像学检查

PET/CT 检查有助于判断疾病受累情况，但本病与中高分化的淋巴瘤在 PET/CT 中不易鉴别。对受累器官可选择性进行超声、增强 CT 或 MRI 检查，必要时进行胸腹盆 CT 联合扫描。中枢神经系统受累者最常见影像学表现为孤立性轴外均匀强化的硬脑膜肿块，脑实质病变多位于脑干及脑桥部位。

4. 其他

进行 HIV、乙肝和丙肝等感染相关检查、ANA 谱和 RF 等用于鉴别诊断。有血液系统受累时应行骨髓穿刺检查。

【诊断】

RDD 诊断需要临床症状、体检、影像学检查与病理相结合。病理是诊断的金标准。同时，初诊 RDD 还应评价受累程度和是否有合并症等，以指导治疗选择。

【鉴别诊断】

1. 朗格汉斯细胞组织细胞增多症（LCH）

LCH 常见皮疹、淋巴结肿大和溶骨性病变，可以表现为肺、肝、肾、胃肠、中枢神经系统等损害。两者主要需要通过病理进行鉴别。而 CD1a 或 CD207 阴性是排除 LCH 的主要病理特点。

2. IgG4 相关疾病

IgG4-RD 多脏器受累主要包括胰腺、唾液腺、泪腺、肺、胆管、腹膜后组织、肾、大动脉、皮肤、甲状腺、垂体、心包和纵隔等，需要和 RDD 相鉴别。该病与 RDD 在病理的某些形态学特征方面有相似之处，如席纹状纤维化和大量浆细胞浸润。部分 RDD 会有 IgG4 阳性浆细胞数量的升高、甚至可能会有 IgG4/IgG 比值的升高。这两个病的关系还有待进一步研究。组织细胞协会建议，对所有 RDD 患者均应进行 IgG4 阳性浆细胞的评估。临床上，组织学表现和血清 IgG4 需要与器官受累特点、对治疗的反应等情况相结合，对两种疾病的诊断进行鉴别。

3. 淋巴瘤

可以表现为淋巴结肿大、局部肿块等，需要病理进一步鉴别诊断。淋巴瘤细胞核异型性更明显，S100 阴性。

4. 转移癌

根据原发肿瘤的临床表现和转移癌的影像特点可做出初步推测，病理和免疫组化可以帮助判断肿瘤来源。

5. 幼年性黄色肉芽肿

属于来源于单核巨噬细胞的非朗格汉斯组织细胞增多症。该病主要表现为皮下结节和脏器结节样病变，与 RDD 两者病理上均可见席纹状纤维化及浆细胞增多，而幼年性黄色肉芽肿组织病理可见单核细胞、梭形细胞浸润，以及 Touton 型多核巨细胞。免疫组化 CD68 阳性，CD1a 和 S100 阴性可帮助鉴别。

【治疗】

2018 年 Blood 杂志发表了 RDD 病管理的专家共识[5]。总体来说，RDD 治疗应遵循个体化原则。

1. 观察

20%～50% 皮肤或淋巴结 RDD 病程呈自限性，可自发缓解，因此，对于这部分无症状患者，可以随诊观察。

2. 手术

RDD 常常需要手术进行病灶活检；单发的结外病变可行手术切除治疗，如孤立颅内病灶切除等；病灶导致鼻窦或上气道阻塞、脊柱受压或脏器受损时，可手术改善症状。

3. 药物

对于多灶性、无法手术切除的结外病变，可选择全身治疗，但目前尚无标准治疗方案。

糖皮质激素常作为首选，可使病灶缩小，改善症状，但不同患者疗效不一。眶周、中枢神经系统和骨骼病灶泼尼松起始剂量 40～70 mg/d 常可获得部分或完全缓解，眼眶病灶导致视神经压迫时，可考虑局部激素注射。激素起效后需要逐渐减少剂量，但停药经常出现复发。

对于术后维持缓解或激素治疗复发患者文献报道的治疗方案不一。长春花碱、激素联合甲氨蝶呤和 6-巯基嘌呤等均有应用[6]。此外，也有克拉屈滨、氯法拉滨、沙利度胺、来那度胺、环磷酰胺、硫唑嘌呤、利妥昔单抗等成功治疗 RDD 的报道[7-10]。

从 RDD 发病机制看，多种激酶突变可能与之有关。因此，通过二代测序分析患者相关激酶突变，精准选择靶向药可能具有潜在的 RDD 治疗前景。

【病例摘要】

患者，女，73 岁，11 个月前无诱因发现右侧胸部皮下肿物，此后逐渐出现右乳内下象限和右髂腰部皮下肿物，行肿物切除术后病理回报考虑淋巴组织增生性病变。此后患者相继出现左上肢、腹部、鼻侧、颈部及左臀部皮下肿物，并逐渐增大，突出皮面，结节表面皮肤呈暗红色。近 1 个月出现双手近端指间关节、掌指关节、腕、肩、膝、踝关节肿痛，颈部及右颌下淋巴结肿大。入院后完善检查发现血白细胞及血小板升高，贫血，ESR 和 C 反应蛋白升高。超声示双肾积水，双侧输尿管上段扩张。胸部 CT 示双肺多发网格索条影，大小不等的实变影及磨玻璃影，心包积液，双侧胸腔积液。PET/CT 提示全身多发 FDG 代谢增高灶，累及鼻咽顶后壁、颈部及纵隔淋巴结、皮肤、右心房、大血管及关节。入院后行皮下肿物活检，病理诊断 Rosai-Dorfman 病。经激素及免疫抑制剂治疗后病情控制。病例详细资料见二维码数字资源 3-8。

数字资源 3-8

（李 茹）

【参考文献】

[1] DESTOMBES P. Adénites avec surcharge lipidique, del'enfantoudel'adultejeune, observes aux Antilles et au Mali. Bull Soc Pathol Exot, 1965, 58: 1169-1175.

[2] ROSAI J, DORFMAN R F. Sinus histiocytosis with massive lymphadenopathy. A newly recognized benign clinicopathological entity. Arch Pathol, 1969, 87（1）: 63-70.

[3] EMILE J F, ABLA O, FRAITAG S, et al. Revised classification of histiocytoses and neoplasms of the macrophage-dendritic cell lineages. Blood, 2016, 127（22）: 2672-2681.

[4] BRUCE-BRAND C, SCHNEIDER J W, SCHUBERT P. Rosai-Dorfman disease: an overview. J Clin Pathol, 2020, 73（11）: 697-705.

[5] ABLA O, JACOBSEN E, PICARSIC J, et al. Consensus recommendations for the diagnosis and clinical management of Rosai-Dorfman-Destombes disease. Blood, 2018, 131（26）: 2877-2890.

[6] JABALI Y, SMRCKA V, PRADNA J. Rosai-Dorfman disease: successful long-term results by combination chemotherapy with prednisone, 6-mercaptopurine, methotrexate, and vinblastine: a case report. Int J Surg Pathol, 2005, 13（3）: 285-289.

[7] GOYAL G, RAVINDRAN A, YOUNG J R, et al. Clinicopathological features, treatment approaches, and outcomes in Rosai-Dorfman disease. Haematologica, 2020, 105（2）: 348-357.

[8] LE GUENNO G, GALICIER L, URO-COSTE E, et al. Successful treatment with azathioprine of relapsing Rosai-Dorfman disease of the central nervous system. J Neurosurg, 2012, 117（3）: 486-489.

[9] WEI C, ZHOU D B. Long-time remission of laryngeal Rosai-Dorfman disease with thalidomide: a report of three cases. Hematology, 2021, 26（1）: 552-555.

[10] PAGEL J M, LIONBERGER J, GOPAL A K, et al. Therapeutic use of Rituximab for sinus histiocytosis with massive lymphadenopathy（Rosai-Dorfman disease）. Am J Hematol, 2007, 82（12）: 1121-1122.

第九节　多中心网状组织细胞增多症

【概述】

多中心网状组织细胞增多症（multicentric reticulo histiocytosis，MRH）又称类脂质皮肤关节炎，是一种病因不明的非朗格汉斯组织细胞增生症，主要以皮肤、黏膜多发性组织细胞结节和对称性破坏性关节炎为特征的罕见的系统性疾病[1-2]。MRH 除累及皮肤、黏膜及关节外，亦可累及肌肉、腱鞘、淋巴结、眼、唾液腺、喉及甲状腺等其他脏器，出现相应的临床症状，并多在关节受累数年之后出现[3]。该病主要发生于成人，中年女性多见，特别是50～60岁左右的白种女性[4]，发病率为男性2～3倍[5-6]。MRH的发病并没有明显的地域特点。目前没有证据表明MRH的发病具有家族倾向性。

MRH的发现和命名经历了很长的时间。最早由Targett于1897年首次对这种疾病进行了描述，但他的报告中并未提及关节炎，而且描述过于含糊。Caro和Senear在1932年对一名患有多种皮肤肿瘤的患者进行了研究，并根据病理活检结果提出了"网状组织细胞肉芽肿"这个新的术语。之后陆续有其他医生和学者对该病进行了描述和报道，其中以西方国家和日本学者报道的病例为主。Weber和Rreudenthal[7]在1937年详细描述报道了首例全身性疾病患者。1954年，由Glotz和Laymon[8]提出了MRH的正式命名，并建议与单发皮肤结节、少结节或无关节炎的患者区分开来。MRH是一种罕见疾病，由于其罕见性以及临床医生普遍缺乏对该疾病的认识，截至目前，全球共报道了300余例MRH，其中大多数病例报道来自于皮肤科文献。

MRH的确切发病机制尚不清楚，各种刺激导致细胞因子释放而引起组织细胞增殖是该病的特点，MRH组织细胞反应与潜在的自身免疫性或肿瘤疾病相关[9]，约25%的MRH患者可并发恶性肿瘤，如乳腺、宫颈、结肠、胃及肺的肿瘤或黑素瘤[10]。随着对本病研究的深入，发现在MRH皮损中有促炎性细胞因子如白介素-1（interleukin-1，IL-1）、IL-6、肿瘤坏死因子（tumor necrosis factor，TNF）-α的过度表达，这些促炎性细胞因子和皮损及关节症状密切相关[11]。同时，紫外线诱导的同形反应可以引起本病皮损的发展[12]。

【临床表现】

MRH是一种非朗格汉斯组织细胞增生症，其中对称性多关节炎和多发丘疹皮肤病变是最常见的初始症状。大多数患者在发生关节受累后3年左右出现皮肤病变[13]。MRH还可累及多个器官和系统，但相对少见。

1. 关节炎

约40%的患者以肌肉骨骼症状为首发症状。60%的患者有关节炎表现，表现为弥漫性、对称性、进行性、破坏性多关节炎，可致关节畸形、功能丧失。肩关节、手关节、肘关节、髋关节、膝关节、踝关节和跖趾关节是最常受累的关节，中轴关节受累在MRH中较少见[2]。远端指间关节破坏是该病的显著特征之一[14]。MRH的关节炎可以表现为对称性、侵袭性破坏（图3-9-1B[15]），如果不及时治疗可能会导致进行性变形和破坏性关节病，包括关节挛缩和畸形，部分患者甚至需要进行关节置换术。在特征性皮损出现以前，本病极易误诊为类风湿关节炎。

2. 皮肤表现

约18%的患者以皮肤受累为首发表现，但皮肤受累更多出现在关节受累之后[16]。本病典型皮损为粉红色或紫红色的半球形坚实丘疹或结节，直径1 mm至1 cm不等，散在分布，偶可融合，呈无痛性，主要分布于面部、手、耳、前臂、肘、头皮、颈和胸部，最常见于手指和面部背侧，皮损位于甲皱襞处可排列成"珊瑚珠样"，部分病例皮疹的分布与皮肌炎类似（图3-9-1A[15]，图3-9-2[22]）。部分患者黏膜受损，可出现唇舌丘疹、结节或溃疡等[17]，一半以上的

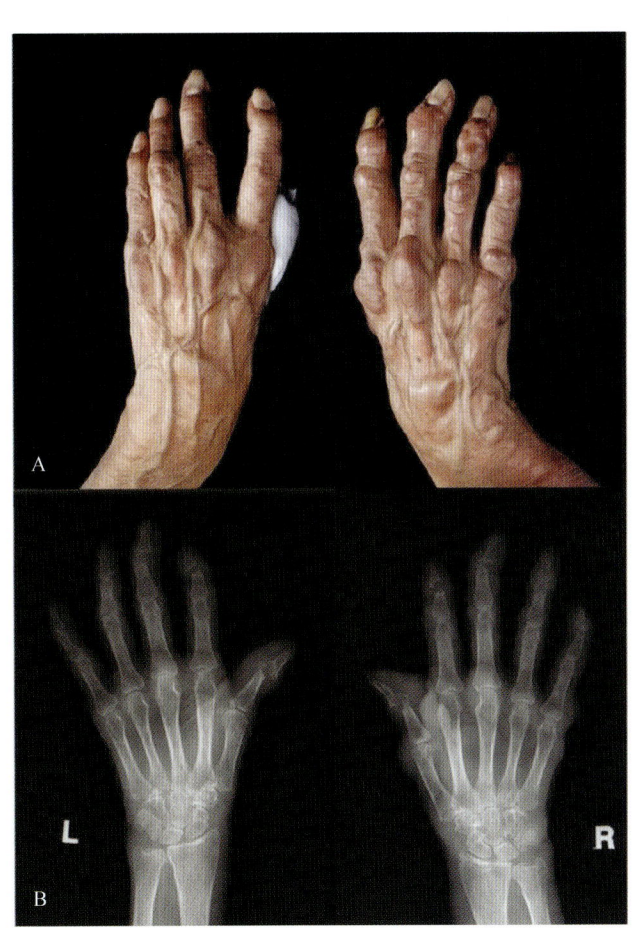

图3-9-1 手背和关节周围区域（MCP、PIP及DIP）的典型结节性皮肤病变（A），双手正位X线，可见关节半脱位、成角畸形、关节面破坏及骨侵蚀，主要影响远端指间关节（B），除了结节性非钙化灶外，PIP、MCP和腕关节的侵蚀变化较小

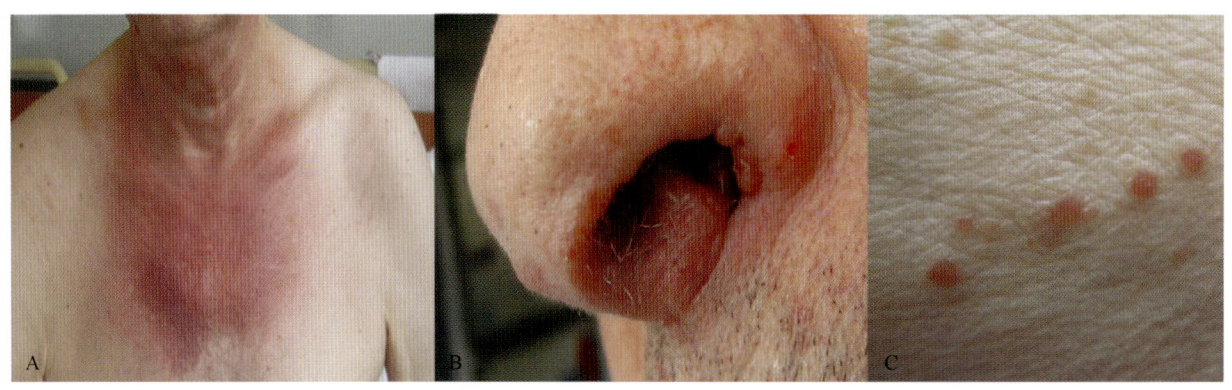

图 3-9-2　A.类似于皮肌炎表现的 V 字征；B.鼻部小结节；C.前臂多个丘疹样病变

病例有口腔黏膜受累。非典型的皮肤病变包括黄斑区光分布性红斑和唇周毛细血管扩张[18]。皮肤和黏膜的皮疹可能会自行消退或通过治疗后消退[19]。紫外线诱发的光过敏现象可能会加重 MRH 皮肤病变的进展[20]。MRH 患者也可能出现指甲改变，包括萎缩、纵向皱纹、脆性增加和色素沉着[16]。

3.其他临床表现

发热、乏力、体重减轻等非特异性症状在 MRH 中较为常见。MRH 还可累及多个器官和系统，出现间质性肺炎、胸腔积液、巩膜炎、结膜炎、下颌下腺及涎腺黏液囊肿、肌痛/肌炎、淋巴结及肝脾大、心脏、肝、生殖道、消化道受累也偶有报道[2]（表 3-9-1）。25%～30% 的病例可伴发恶性肿瘤，如淋巴瘤、白血病、骨髓异常增生综合征等血液系统肿瘤，另外实体瘤，如肺癌、喉癌、卵巢癌、子宫内膜癌、宫颈癌、胃癌、结肠癌、肝癌、间皮瘤、骨肉瘤、恶性黑色素瘤、肾癌、膀胱癌、甲状腺癌、乳腺癌等亦有报道，但无特异性恶性肿瘤类型的倾向，常在 MRH 出现 2 年后发生，一些研究者将 MRH 归属为副肿瘤综合征，但 MRH 与癌症并不呈平行过程[2, 21-22]。在一些病例报告中，MRH 还与高脂血症、高 IgG 血症、分枝杆菌感染、原发性胆汁性胆管炎、机化性肺炎、甲状腺功能异常、妊娠等疾病状态或特殊状态伴发[23-28]。

【辅助检查】

对于 MRH 缺少特异性的实验室检查结果。接近一半的 MRH 病例在确诊时有 ESR 和 CRP 的升高、中度贫血和高脂血症。除非合并系统性自身免疫病，MRH 患者的血清自身抗体检查结果（RF、抗 CCP 抗体、ANA、抗核抗体谱等）一般为阴性[29]。关节滑液的检查分析结果不能用于区分 MRH 与其他自身免疫病。PET/CT 检查对于评估 MRH 病情、特别是在评估是否合并恶性肿瘤方面有一定的作用[30]。

【诊断】

该病确诊依据皮肤病理活检及免疫组织化学染色，疾病早期阶段组织病理可见到淋巴细胞、浆细胞、嗜酸性粒细胞浸润，而晚期则以大量多核巨细胞和少量淋巴细胞浸润为主。其特征性病理改变为皮肤或滑膜活检可见大量毛玻璃样的组织细胞和多核巨细胞浸润，免疫组织化学染色显示 CD68、抗酒石酸酸性磷酸酶（tartrate resistant acid phosphatase，TRAP）、溶菌酶、MAC387、人类肺泡巨噬细胞-56 和 Cathepsin K 阳性，而 S-100 蛋白、CD1a、Ⅷa 为阴性[31]。

随着对本病研究的深入，发现在血清、皮肤活检、关节滑液及组织活检中 CD3、CD4、CD8、CD14、CD45、HLA-DR、RANKL 结果显示阳性，并可检测到 IL-1、IL-2、IL-6、IL-12、TNF-α 等炎症因子。IL-1、IL-2、IL-6、IL-12、TNF-α 等炎症因子的过度表达可能与 MRH 的皮损及关节症状密切

表 3-9-1　MRH 的临床症状

1. 全身表现：发热，乏力，体重减轻
2. 肌肉骨骼症状：对称性多关节炎，远端指间关节受累，侵袭性关节炎，大关节炎
3. 皮肤受累：丘疹样皮疹，黄斑区光分布性红斑，唇周毛细血管扩张
4. 肺部受累：胸腔积液，肺部浸润性病变，间质纤维化
5. 心脏受累：心包积液，心肌炎
6. 胃肠道受累：肝和脾受累
7. 泌尿生殖系统：生殖道和肾受累
8. 其他：肌肉、甲状腺、唾液腺、淋巴结和眼部受累

相关[32]。检测到促炎细胞因子的过度表达在启动治疗干预中也很重要，特别是在针对细胞因子的生物制剂靶向治疗中。

相反，朗格汉斯细胞的标记S100、CD1a及B细胞的标记CD19、CD20往往是阴性的。而巨噬细胞的特殊染色，如溶酶体染色、CD68、CD45和MAC387往往是阳性的。有学者认为，CD68抗原阳性可能是MRH表征的必要标准。MRH免疫表型模式提示MRH是非朗格汉斯组织细胞增生症，这些巨细胞的起源是单核细胞或巨噬细胞[2]。

【鉴别诊断】

约15%的MRH患者合并有自身免疫疾病，合并RA、SLE、pSS、皮肌炎、多发性肌炎、SSc既往均有报告，可能与体内IL-1、IL-2、IL-6、IL-12、TNF-α等炎症细胞因子升高从而导致局部活化的巨噬细胞分泌造成系统的炎症反应有关[33]。对于没有合并皮肤病变的患者鉴别诊断主要包括类风湿关节炎、银屑病关节炎和痛风。

1. 类风湿关节炎（RA）

MRH关节受累远端指间关节更多见，RF、抗CCP抗体一般阴性，而关节破坏较RA更重更快，X线表现关节呈痛风样骨侵蚀而非囊实性变，如伴随典型皮疹鉴别较容易。MRH滑膜组织病理特征性表现为大量嗜伊红染色、毛玻璃样胞质的单一核组织细胞及多核巨细胞浸润[2]，而RA滑膜病理则为异常增生形成绒毛突入关节腔、血管翳形成。

2. 银屑病关节炎（PsA）

PsA也常出现远端指间关节受累，但银屑病的皮肤病变是乳头状或脓疱或脱屑，皮疹表现与MRH不同。PsA关节周围还可以表现为骨小梁稀疏、新骨形成、骨赘增生及关节强直，而MRH缺少这些表现。MRH关节病变更多表现为关节边缘骨侵蚀、软骨下骨溶解和关节间隙扩大。

3. 痛风

痛风也可出现远端指间关节受累。但不同于MRH，痛风往往合并软组织肿胀、有高尿酸血症史，痛风的皮肤受累仅限于受累关节周围的皮肤。且痛风性关节炎是晶体性关节炎，其特征是通过偏振光显微镜可以在关节滑液中发现典型的双折光苹果绿尿酸盐警惕。受累关节可表现为中心边缘或关节周围糜烂，且有骨反应性改变。通过关节超声检查和双能CT检查可以资鉴别。

4. 其他

当MRH的主要表现是皮肤病变而没有关节病变时，需要与皮肌炎、结节病、麻风病、肉芽肿性疾病、Farber病（又称播散性脂质肉芽肿病，Disseminated Lipogranulomatosis，系由于溶酶体酸性神经酰胺酶遗传缺陷致使糖脂神经酰胺贮积在各组织中而引起的一种婴儿致死性脂质贮积性疾病，由Sidney Farber首次描述，是一种罕见的遗传性溶酶体贮积病）、黄色瘤等鉴别。

【治疗】

MRH在不同的患者中表现出完全不同的预后，部分患者病情呈自限性，而部分可以呈侵袭性或毁损性，还有的患者呈缓解与复发交替出现[34]。对于MRH的治疗国内外尚无循证医学证据及统一标准，目前可应用糖皮质激素、细胞毒性药物及生物制剂等[2]。此外，使用双膦酸盐可以改善关节及皮损的症状[35]。

1. 糖皮质激素

糖皮质激素能够明显改善皮损的症状，大多数学者推荐糖皮质激素在疾病早期即开始使用，初始剂量建议7.5～30 mg/d，随症状改善逐渐减量至较小剂量并维持，并可联合使用其他免疫抑制剂[36]。

2. 免疫抑制剂

在单独使用免疫抑制剂治疗的患者中，甲氨蝶呤是有效率最高的药物，也是起始治疗的首选药物，推荐治疗剂量每周10～25 mg，28%的患者关节症状可以完全缓解，38%的皮损完全缓解。当甲氨蝶呤不适用时，可以选用来氟米特（110～20 mg/d）或硫唑嘌呤（100～150 mg/d）或羟氯喹（400 mg/d）或环磷酰胺（每个月750～1000 mg静脉输液或每日1～2 mg/kg口服）代替[2]。柳氮磺吡啶以及苯丁酸氮芥临床效果不明显。也有一些个案报道使用环孢素A、他克莫司、长春新碱、D-青霉胺、吗替麦考酚酯及米诺环素等药物来治疗MRH，但疗效不一。

3. 双膦酸盐

膦酸盐制剂如阿仑膦酸钠、唑来膦酸钠及帕米膦酸钠也可用来改善皮肤及关节症状，既可以单独使用，也可与缓解病情抗风湿药物（DMARDs）联合使用[37]。虽然双膦酸盐治疗MRH的具体机制暂不明确，但是有研究发现RANKL配体在MRH患者的皮肤和关节组织细胞上有表达，双膦酸盐的激活RANKL受体的作用一定程度上抑制了MRH病情的进展[37]。

4. 生物制剂

越来越多的生物制剂被用于治疗MRH。文献中已经报道使用的生物制剂包括依那西普、英夫利昔单抗、阿达木单抗、戈利木单抗、托珠单抗、阿那白滞素等。针对IL-1、IL-6、TNF-α这些细胞因子的生物治疗已被用作二线治疗方案。

（1）TNF-α抑制剂：TNF-α抑制剂是应用最多的生物制剂，但不同种类的TNF-α抑制剂在不同患者中表现出了不同的治疗反应。对激素治疗无反应的MRH患者可尝试依那西普，但是部分患者对于依那西普治疗反应欠佳。英夫利昔单抗目前最常用于治疗MRH的TNF-α单抗类药物，对关节炎、皮肤受累均有一定疗效[2]。对于激素、甲氨蝶呤联合依那西普或戈利木单抗治疗无效的MRH患者，可以尝试考虑更换联合阿达木单抗[38]。当应用一种TNF-α抑制剂效果不佳时，可以尝试更换另一种类。

（2）托珠单抗：对于激素联合甲氨蝶呤治疗无效的MRH患者，可以考虑应用托珠单抗控制病情，有病例报道显示IL-6受体拮抗剂可以有效控制MRH[39]，远期疗效如何尚需进一步观察。

（3）阿那白滞素：对于上述方法治疗无反应的MRH患者，可以尝试应用阿那白滞素。有病例报道1例MRH患者在加用阿那白滞素（100 mg/d），5天后发热和关节炎症状明显缓解，皮损在6周内病情得到控制[40]。

【病例摘要】

患者女性，54岁，因"口干、眼干3年，多关节肿痛伴皮肤结节半年"就诊。3年前患者出现口干、眼干，唇腺活检支持"干燥综合征"。半年前患者开始出现多关节肿痛，累及双膝、双手及双足多关节，并出现双手末端指节皮肤多发小结节，激素、甲氨蝶呤、羟氯喹治疗无效。查体可见双手远端指间关节、末端指节皮肤多发绿豆大小褐色实性结节，质韧，有压痛。双膝、双手、双足多关节肿胀伴压痛。类风湿相关特异性抗体阴性。磁共振及超声检查提示关节滑膜病变。皮肤活检病理示真皮内大量毛玻璃样单核及多核组织细胞增生，诊断为多中心网状组织细胞增多症。甲氨蝶呤联合托珠单抗治疗有效。病例详细资料见二维码数字资源3-9。

数字资源3-9

（魏　慧）

【参考文献】

[1] TROTTA F, COLINA M. Multicentric reticulohistiocytosis and fibroblastic rheumatism. Best Pract Res Clin Rheumatol, 2012, 26（4）：543-557.

[2] TOZ B, BÜYÜKBABANI N, INANC M. Multicentric reticulohistiocytosis：rheumatology perspective. Best Pract Res Clin Rheumatol, 2016, 30（2）：250-260.

[3] 蒙国照, 肖高芳, 高双全, 等. 多中心网状组织细胞增生症2例及文献复习. 临床与试验病理学杂志, 2012, 28（2）：204-207.

[4] ISLAM A D, NAGUWA S M, CHEEMA G S, et al. Multicentric reticulohistiocytosis：a rare yet challenging disease. Clin Rev Allergy Immunol, 2013, 45（2）：281-289.

[5] SELMI C, GREENSPAN A, HUNTLEY A, et al. Multicentric reticulohistiocytosis：a critical review. Curr Rheumatol Rep, 2015, 17（6）：511.

[6] BARROW M V, HOLUBAR K. Multicentric reticulohistiocytosis：a review of 33 patients. Medicine（Baltimore）, 1969, 48（4）：287-305.

[7] WEBER F P, FREUDENTHAL W. Nodular non-diabetic cutaneous xanthomatosis with hypercholesterolaemia and atypical histological features. Proc R Soc Med, 1937, 30（5）：522-526.

[8] GOLTZ R W, LAYMON C W. Multicentric reticulohistiocytosis of the skin and synovia：reticulohistiocytoma or ganglioneuroma. AMA Arch Derm Syphilol, 1954, 69（6）：717-731.

[9] TAJIRIAN A L, MALIK M K, ROBINSON-BOSTOM L, et al. Multicentric reticulohistiocytosis. Clin Dermatol, 2006, 24（6）：486-492.

[10] 许可见, 刘跃华, 方凯, 等. 伴广泛系统受累的多中心网状组织细胞增生症. 临床皮肤科杂志, 2006（4）：206-208.

[11] GORMAN J D, DANNING C, SCHUMACHER H R, et al. Multicentric reticulohisitocytosis：case report with immunohistochemical analysis and literature review. Arthritis Rheum, 2000, 43（4）：930-938.

[12] TANIGUCHI T, ASANO Y, OKADA A, et al. Ultraviolet light-induced Kobner phenomenon contributes to

the development of skin eruptions in multicentric reticulohistiocytosis. Arta Derm Venereol, 2011, 91（2）: 160-163.
［13］SABA R, KWATRA S G, UPADHYAY B, et al. Multicentric reticulohistiocytosis presenting with papulonodular skin lesions and arthritis mutilans. Case Rep Rheumatol, 2013: 201563.
［14］LUZ F B, GASPAR N K, GASPAR A P, et al. Multicentric reticulohistiocytosis: a proliferation of macrophages with tropism for skin and joints, part I. Skinmed, 2007, 6（4）: 172-178.
［15］SANCHEZ-ALVAREZ C, SANDHU A S, CROWSON C S, et al. Multicentric reticulohistiocytosis: the Mayo Clinic experience（1980-2017）. Rheumaotlogy（Oxford）, 2020, 59（8）: 1898-1905.
［16］BARROW M W, HOLUBAR K. Multicentric reticulohistiocytosis: a review of 33 patients. Medicine（Baltimore）, 1969, 48（4）: 287-305.
［17］殷发, 任俊杰, 任雯, 等. 多中心网状组织细胞增生症一例. 中华皮肤科杂志, 2009（9）: 599.
［18］MUNOZ-SANTOS C, SABAT M, SAEZ A, et al. Multicentric reticulohistiocytosis-mimicking dermatomyositis: case report and review of the literature. Dermatology, 2007, 214（3）: 268-271.
［19］TROTTA F, COLINA M. Multicentric reticulohisitocytosis and fibroblastic rheumatism. Best Prac Res Clin Rheumatol, 2012, 26（4）: 543-557.
［20］TANIGUCHI T, ASANO Y, OKADA A, et al. Ultraviolet light-induced Kobner phenomenon contributes to the development of skin eruptions in multicentric reticulohistiocytosis. Acta Derm Venereol, 2011, 91（2）: 160-163.
［21］EL-HADDAD B, HAMMOUD D, SHAVER T, et al. Malignancy-associated multicentric reticulohistiocytosis. Rheumatol Int, 2011, 31（9）: 1235-1238.
［22］TOZ B, BUYUKBABANI N, INANC M. Multicentric reticulohistiocytosis: rheumatology perspective. Best Pract Res Clin Rheumatol, 2016, 30（2）: 250-260.
［23］CONAGHAN P, MILLER M, DOWLING J P, et al. A unique presentation of multicentric reticulohistiocytosis in pregnancy. Arthritis Rheum, 1993, 36（2）: 269-272.
［24］FINELLI L G, TENNER L K, RATZ J L, et al. A case of multicentric reticulohistiocytosis with thyroid involvement. J Am Acad Dermatol, 1986, 15（5 pt 2）: 1097-1100.
［25］DOHERTY M, MARTIN M F, DIEPPE P A. Multicentric reticulohistiocytosis associated with primary biliary cirrhosis: successful treatment with cytotoxic agents. Arthritis Rheum, 1984, 27（3）: 344-348.
［26］RENDALL J R, VANHEGAN R I, ROBB-SMITH A H, et al. Atypical multicentric reticulohistiocytosis with paraproteinemia. Arch Dermatol, 1977, 113（11）: 1576-1582.
［27］GOLD K D, SHARP J T, ESTRADA R G, et al. Relationship between multicentric reticulohistiocytosis and tuberculosis. JAMA, 1977, 237（20）: 2213-2214.
［28］YOSHIMURA K, SATO J, IMOKAWA S, et al. Organizing pneumonia associated with multicentric reticulohistiocytosis. Respirol Case Rep, 2015, 3（4）: 125-127.
［29］TROTTA F, COLINA M. Multicentric reticulohisitocytosis and fibroblastic rheumatism. Best Prac Res Clin Rheumatol, 2012, 26（4）: 543-557.
［30］ZHANG B, ZHOU H, HAN J, et al. 18F-FDG PET/CT findings in multicentric reticulohistiocytosis. Clin Nucl Med, 2016, 41（4）: 333-335.
［31］BIALYNICKI-BIRULA R, SEBASTIAN-RUSIN A, MAJ J, et al. Multicentric reticulohistiocytosis with S100 protein positive staining: a case report. Acta Dermatovenerol Croat, 2010, 18（1）: 35-37.
［32］GORMAN J D, DANNING C, SCHUMACHER H R, et al. Multicentric reticulohistiocytosis: case reports with immunohistochemical analysis and literature review. Arthritis Rheum, 2000, 43（4）: 930-938.
［33］TROTTA F, CASTELLINO G, MONACO A. Multicentric reticulohistiocytosis. Best Pract Res Clin Rheumatol, 2004, 18（5）: 759-772.
［34］JHA C K, KUMAR R, KUNWAR A, et al. Efficacy of vinblastine and prednisone in multicentric reticulohistiocytosis with onset in infancy. Pediatrics, 2016, 137（6）: 133-135.
［35］MAVRAGANI C P, BATZIOU K, ARONI K, et al. Alleviation of polyarticular syndrome in multicentric reticulohistiocytosis with intravenous zoledronate. Ann Rheum Dis, 2005, 64（10）: 151-1522.
［36］TARIQ S, HUGENBERD S T, HIRANO-ALI S A, et al. Multicentric reticulohistiocytosis（MRH）: case report with review of literature between 1991 and 2014 with in depth analysis of various treatment regimens and outcomes. Springerplus, 2016, 5: 180.
［37］GOTO H, INABA M, KOBAYASHI, et al. Successful treatment of multicentric reticulohistiocytosis with alendronate: evidence for a direct effect of bisphosphonate on histiocytes. Arthritis Rheum, 2003, 48（12）: 3538-3541.
［38］MOTEGI S, YONEMOTO Y, YANAGISAWA S, et al. Successful treatment of multicentric reticulohistiocytosis with adalimumab, predinosolone and methotrexate. Acta Derm Venereol, 2016, 96（1）: 124-125.
［39］PACHECO-TENA C, REYES-CORDERO G, OCHOA-ALBIZTEGUI R, et al. Treatment of multicentric

reticulohistiocytosis with tocilizumab. J Clin Rheumatol, 2013, 19 (5): 272-276.

[40] AOUBA A, LECLERC-MERCIER S, FRAITAG S, et al. Assessment and effective targeting of Interleukin-1 in multicentric reticulohistiocytosis. Joint Bone Spine, 2015, 82 (4): 280-283.

第十节　组织细胞性坏死性淋巴结炎

【概述】

组织细胞性坏死性淋巴结炎（histocytic necrotizing lymphadenitis，HNL），简称为坏死性淋巴结炎，由Kikuchi和Fujimoto在1972年几乎同时报道，故又名菊池病或菊池-藤本病[1]。此病罕见，虽然全球范围内均有病例报道，但常见于日本及其他亚洲地区[2]。该病患者常表现为发热和淋巴结肿痛，偶有多器官受累者。HNL多呈良性、自限性病程，大部分患者预后良好，少数患者可复发，有部分患者可发展为自身免疫性疾病，其中以系统性红斑狼疮最为常见。HNL可见于11～70岁的患者，40岁以下青年女性常见，但总体男女比例接近1∶1[3]。

HNL的病因及发病原因不明。患者发病前常有上呼吸道感染的前驱症状，实验室检查往往有白细胞减少和淋巴细胞增多，因此推测HNL的发病可能与病毒感染有关[2]。但至今尚缺乏明确的病毒感染证据。另一方面，HNL患者受累的淋巴细胞及组织细胞的胞质中可见管网状结构，而这种结构也存在于SLE及其他多种自身免疫性疾病的内皮细胞及淋巴细胞内[1-2]，且部分HNL患者在患病期间或患病前后同时患有SLE或其他自身免疫病。因此有人认为HNL的发病可能与自身免疫紊乱有关[4]。此外，研究发现，HLA-DPA1*01和DPB*0202等位基因频率在HNL患者中明显高于健康者，且该等位基因在亚洲人群中更常见，说明HNL的发病存在遗传性基础[5]。因此，有学者推测，HNL的发病机制为具有一定遗传易感性的机体在被病毒感染后，淋巴细胞（以T细胞为主）受到激活，进而介导过度的免疫应答反应，这种免疫反应具有一定的自限性[3]。

【临床表现】

HNL常呈急性或亚急性起病，在数周内逐渐发展[6]。除淋巴结病外也可有结外器官受累，因此HNL是一种全身性疾病。

1. 淋巴结病

多以痛性浅表淋巴结肿大为首发症状，其中70%～98%为颈部淋巴结肿大，以颈后三角最为常见（60%～90%），常伴有腋窝和（或）锁骨上淋巴结受累。肿大的淋巴结触之柔韧、有压痛。全身广泛淋巴结肿大及深部淋巴结肿大少见（1%～22%），且少数患者可有淋巴结融合。全身淋巴结受累广泛者病情常更严重。

2. 全身症状

患者在病程中常有发热（35%～77%），多为低热，热型不典型，常维持1周左右；少数患者会出现高热，可持续1个月以上，部分可伴有上呼吸道感染等前驱症状。其他症状包括体重减轻、恶心呕吐、虚弱、头痛、关节痛、盗汗和咽痛等。

3. 结外病变

5%～30%的患者可有非特异性皮疹，表现多样，可为斑丘疹、荨麻疹、药疹、结节、多形性红斑及狼疮样皮疹等，多见于颜面部及身体上部。极少患者可出现肝、脾大（<5%）。

【实验室及辅助检查】

1. 实验室检查

常缺乏特异性。血常规可表现为白细胞计数正常或减少、淋巴细胞比例升高、异型淋巴细胞增多、贫血以及血小板减少。部分患者血沉及C反应蛋白升高，偶见血清乳酸脱氢酶和转氨酶升高者。患者血培养及骨髓培养阴性，骨穿可见巨噬细胞不典型增生。少数患者病毒学检查显示相关病毒抗体阳性，提示可能存在病毒感染，最常见的为EB病毒和人类微小病毒B19。抗核抗体及类风湿因子阳性对本病缺乏特异性，但需注意排除其他自身免疫病。

2. 病理学检查

淋巴结活检病理检查对于HNL的诊断具有重要意义。典型病理表现为：①病变主要位于副皮质区或皮质区，通常保留部分淋巴结结构，可见滤泡增生；

②副皮质扩张，常可见大片或灶性分布的凝固性坏死，坏死灶边缘清楚，可见大量核碎裂、吞噬碎片和组织细胞增生，部分可见新月体样组织细胞。坏死区特征性表现为无中性粒细胞、嗜酸粒细胞浸润，而浆细胞罕见，这是诊断本病的重要线索；③坏死区周围血管内常见血栓形成，也可见到坏死组织被肉芽组织取代的修复现象；④部分细胞外可见丰富的凋亡小体[1-2]。

根据疾病的进展过程，HNL的病理表现可分为三种类型：①增生型：病变区可见增生的组织细胞、浆样T细胞、免疫母细胞、小淋巴细胞及核碎片等，缺乏凝固性坏死；②坏死型：在上述病变的基础上，以大片凝固性坏死为特点，坏死区可见大量核碎裂、吞噬碎片，坏死组织中缺乏中性粒细胞及嗜酸性粒细胞，浆细胞罕见；③黄瘤样型：病变区可见大量的泡沫样组织细胞增生。此三种病理类型并非严格分界，大部分患者可见增生型和坏死型并存的现象[7]。

淋巴结病理的免疫组化分析有助于HNL与恶性淋巴瘤、SLE等疾病的鉴别。HNL的免疫组化特征性表现为T细胞占明显优势，B细胞少量散在分布，且CD8＋T细胞明显多于CD4＋T细胞。溶菌酶、髓过氧化物酶（MPO）和CD68等组织细胞相关抗原表达升高。同时，CD123阳性的浆细胞样树突状细胞增多也支持HNL的诊断[1, 5, 8]。

【诊断】

详细的病史、体格检查和实验室检查必不可少，但淋巴结活检和病理学检查是HNL诊断的最终标准。因此，在怀疑HNL的患者中，尽可能寻找淋巴结活检或穿刺的机会非常重要。同时，也要完善必要的免疫学检测，有利于其他自身免疫病的鉴别。

【鉴别诊断】

本病临床表现上缺乏特异性，诊断主要依赖病理。但有时病理学表现的多样性也会造成诊断困难或误诊。HNL主要应于以下疾病进行鉴别[6]。

1. 感染性疾病

多种感染可引起坏死性淋巴结炎，表现与HNL相似。在肺结核、组织胞浆菌病、麻风和猫抓热的坏死性淋巴结炎中，有上皮样组织细胞增生伴肉芽肿形成，以及散在的巨细胞。

淋巴结核患者多有结核病史或结核接触史，以午后低热为主，可伴有盗汗、乏力、消瘦等结核中毒症状，部分患者伴有皮疹、关节痛等症状。其肿大淋巴结常可融合，呈串珠状，伴有感染时可有局部皮肤红肿热痛，部分患者可有寒性脓肿形成并溃破。实验室检查常可见结核菌素试验阳性。淋巴结病理检查可见干酪样坏死，类上皮细胞和朗格汉斯巨细胞及肉芽肿形成，抗酸染色常能找到抗酸杆菌，抗结核治疗有效。

在梅毒坏死性淋巴结炎中，通常有明显的血管周围浆细胞浸润。在小肠结肠炎引起的淋巴结炎中，有明显的嗜酸性粒细胞，而在细菌感染中通常有大量的中性粒细胞浸润。此外，在单纯疱疹坏死性淋巴结炎中可见中性粒细胞和病毒包涵体。特殊染色和免疫组化染色有时有助于确定病原体。

2. 淋巴瘤

HNL很容易与淋巴瘤混淆。坏死灶边缘的免疫母细胞和浆细胞样树突状细胞的增殖，以及淋巴窦闭塞，可以模拟T细胞和B细胞性非霍奇金淋巴瘤。免疫组化染色有助于鉴别。B细胞淋巴瘤很容易排除，因为病灶区内B细胞很少。而T细胞淋巴瘤诊断较难，因为病变中的大多数淋巴细胞都是T细胞。组织细胞MPO阳性有助于鉴别，但MPO阳性有时会被误认为髓样肉瘤。对于HNL而言，免疫组化不能代替经典的HE染色切片。

3. 系统性红斑狼疮（SLE）

SLE的淋巴结病变在组织学和免疫组化上与HNL难以区分。SLE淋巴结病变表现为局灶性或融合性皮质旁坏死，周围有含脂质的组织细胞。坏死灶内有大量凋亡细胞。与HNL相似，坏死灶内缺乏中性粒细胞和嗜酸性粒细胞。有时可见由细胞核DNA、多糖和免疫球蛋白聚集形成的苏木精小体，这是SLE淋巴结病最特异的组织学特征。此外，在坏死灶中有时可见到血管内Azzopardi现象（苏木精染色的细胞核物质）。由于SLE淋巴结病与HNL在组织学上很难区分，因此患者的系统性表现以及自身抗体检测极为重要。

【治疗】

HNL为自限性疾病，自然病程为1～6个月，多数患者（约80%）不需要特殊治疗，可自行缓解。而有症状且合并淋巴结外病损或多系统损害的患者常需要药物治疗[8]。目前，尚无标准、统一的HNL治疗方案。通常抗感染及抗结核治疗无效，非甾体抗炎药可用于缓解症状。大部分文献推荐中等剂量糖皮质激素及羟氯喹治疗，可迅速缓解症状并缩短病程，少数严重患者可应用IVIg治疗。

【预后】

虽然大部分患者预后良好，但有文献报道部分患者可复发，复发率可达3%～4%[9]。也已有因HNL而死亡的病例报道，死亡原因主要有心肌浸润、血小板减少继发脑出血、继发性噬血细胞综合征、弥散性血管内凝血等。另外，部分患者在随访过程中可发展为SLE。研究表明，患病期间合并体质量下降、皮肤表现、关节痛和抗核抗体阳性者更易发展为SLE[10]。

【病例摘要】

患者女性，17岁，间断头痛、发热3个月，体温最高达38.7℃，无头晕、恶心及呕吐，就诊于神经内科，头颅CT未见明显异常，腰穿检查示颅压增高（270 mmH$_2$O），考虑为"病毒性脑膜炎"，予甘油果糖、阿昔洛韦等治疗后症状减轻。2个月前患者头部胀痛再次加重，伴高热、咽痛，当地化验显示：血常规白细胞14.09×10^9/L，中性粒细胞9.34×10^9/L，血红蛋白134 g/L，血小板345×10^9/L；生化正常；血沉28 mm/h；抗结核杆菌抗体阴性。肺部CT示右肺中叶、左肺下叶少许斑片影。再次腰穿检查示颅压＞330 mmH$_2$O。给予抗感染及降颅压等治疗，头痛症状稍有缓解，但仍有间断发热，间断应用洛索洛芬钠治疗，体温可降到正常，但停药后体温升高。病程中患者发现右侧颈部多个肿物，大者如花生米，有压痛。超声显示右颈部多发肿大淋巴结。遂行颈部淋巴结活检，病理示淋巴结组织边缘可见少许残存的淋巴滤泡，副皮质区可见碎屑样坏死，可见多数核碎片，其中可见大量组织细胞增生，散在免疫母细胞、单核样细胞，无中性粒细胞及嗜酸性粒细胞；免疫组化显示CD3（＋），CD20（部分＋），CD21（FDC网＋），CD23（－），CD68（弥漫＋），EBV（－），CD8（＋），CD4（部分＋），Ki-67（＋，50%），CD138（－）。特殊染色结果：抗酸（－），六胺银（－），病理诊断为"组织细胞坏死性淋巴结炎"。给予患者甲泼尼龙40 mg静脉注射，一天两次治疗，症状逐渐缓解，复测颅压为180 mmH$_2$O，后改为甲泼尼龙20 mg bid 口服，并规律减量，治疗半年，患者未再出现头痛及发热，颈部肿大淋巴结消退，遂停用甲泼尼龙，随访3个月，病情稳定。此病例为组织细胞坏死性淋巴结炎并发颅高压，极为罕见，最终经淋巴结病理检查确诊，糖皮质激素治疗好。病例详细资料见二维码数字资源3-10。

数字资源3-10

（赵　义）

【参考文献】

［1］HUTCHINSON C B，WANG E. Kikuchi-Fujimoto disease. Arch Pathol Lab Med，2010，134（2）：289-293.

［2］BOSCH X，GUILABERT A，MIQUEL R，et al. Enigmatic Kikuchi-Fujimoto disease：A comprehensive review. Am J Clin Pathol，2004，122（1）：141-152.

［3］BOSCH X，GUILABERT A. Kikuchi-Fujimoto disease. Orphanet J Rare Dis，2006，1：18.

［4］BAENAS D F，DIEHL F A，HAYE SALINAS M J，et al. Kikuchi-Fujimoto disease and systemic lupus erythematosus. Int Med Case Rep J，2016，9：163-167.

［5］TANAKA T，OHMORI M，YASUNAGA S，et al. DNA typing of HLA class Ⅱ genes（HLA-DR，-DQ and -DP）in Japanese patients with histiocytic necrotizing lymphadenitis（Kikuchi's disease）. Tissue Antigens，1990，54（3）：246-253.

［6］ANAMARIJA M P，SARAH M C. Kikuchi-Fujimoto disease：A review. Arch Pathol Lab Med，2018，142（11）：1341-1346.

［7］KUO T T. Kikuchi's disease（histiocytic necrotizing lymphadenitis）. A clinicopathologic study of 79 cases with an analysis of histologic subtypes, immunohistology, and DNA ploidy. Am J Surg Pathol，1995，19（7）：798-809.

［8］DEAVER D，HORNA P，CUALING H，et al. Pathogenesis, diagnosis, and management of Kikuchi-Fujimoto disease. Cancer Control，2014，21（4）：313-321.

［9］BI L，LI J，LU Z，et al. Recurrence of histiocytic necrotizing lymphadenitis：A case report and literature review. Exp Ther Med，2014，7（5）：1167-1169.

［10］DUMAS G，PRENDKI V，HAROCHE J，et al. Kikuchi-Fujimoto disease：Retrospective study of 91 cases and review of the literature. Medicine（Baltimore），2014，93（24）：372-382.

第十一节 嗜酸性血管中心性纤维化

【概述】

嗜酸性血管中心性纤维化（eosinophilic angiocentric fibrosis，EAF）是一种主要累及鼻中隔和鼻外侧壁的慢性进展性纤维炎症性疾病，亦可累及眼眶、咽部甚至上呼吸道。该病最早于1983年由Holmes和Panje报道，当时被称为"鼻内面部肉芽肿"（intranasal granuloma faciale）[1]。1985年Roberts和McCann报道了3个病例，并采用其组织学特征首先将其定义为"嗜酸性血管中心性纤维化"[2]。

1. 流行病学

该病极为罕见，确切的发病率和患病率不明，目前全世界报道病例不足百例。2017年发表的一项系统回顾分析显示[3]共纳入59例嗜酸性血管中心性纤维化患者，其中27例男性，32例女性，这些患者平均年龄46岁（范围为16～81岁）。该疾病表现为惰性病程，确诊前症状持续时间从数月至20年不等，平均病程为3年[3-4]。

2. 病因与发病机制

目前嗜酸性血管中心性纤维化的病因尚不清楚，现已提出的促成因素包括超敏反应、创伤和手术操作等，但其作用尚未得到证实。另外，面部肉芽肿、IgG4相关性疾病可能与嗜酸性血管中心性纤维化有一定的关联性，仍需进一步探讨。

（1）超敏反应：目前报道的文献中，部分患者对抗生素过敏，有荨麻疹、过敏性鼻炎或哮喘等病史，且由于该病的病理表现可见嗜酸性粒细胞的浸润，故有作者认为该病可能是一种对局部刺激不正常的炎症反应[5]，但目前尚无有利的证据证明过敏因素在此病的发生发展中有明确作用。

（2）创伤和手术操作：部分文献报道患者有鼻部受伤史，亦有文献报道患者多次手术可能会导致更快的复发，甚至病变向附近组织扩展[2,6]。1例累及声门以下的患者在取活检后症状迅速恶化并最终需要行气管切开[7]。大部分患者在手术之前已有症状和病变存在，因此推测损伤（手术或者外伤）可能会促进病情的进展，但无直接证据表明损伤是此病的起始促发因素。

（3）面部肉芽肿：多项病例报告显示，嗜酸性血管中心性纤维化与面部肉芽肿（granuloma faciale，GF）有相关性[1,3,7-8]，该疾病主要的特点是真皮的良性病变，所累及的鼻面部的皮肤病理检查显示为血管周围嗜酸细胞和组织细胞浸润。面部肉芽肿可先于嗜酸性血管中心性纤维化出现，亦可以在之后出现。两者在镜下病理上有相似的特征，均可出现嗜酸性粒细胞的浸润、微血管炎症、进行性纤维化，以及相似的细胞毒性、调节性和辅助性T细胞亚群，这提示两者可能是发生在不同部位的相同病变。但是，面部肉芽肿的镜下病理没有嗜酸性血管中心性纤维化的特征性的螺旋样结构，故至今仍不明确两者是否存在关联。

（4）IgG4相关性疾病：部分研究报道认为嗜酸性血管中心性纤维化是IgG4相关性疾病的亚型，部分患者病变局部活检IgG4阳性细胞数达到50/HPF，IgG4阳性细胞比IgG阳性细胞达到40%以上[9-10]。该研究还提出IgG4相关性疾病及嗜酸性血管中心性纤维化镜下病理表现有相似性，早期为炎性细胞浸润，后期出现纤维化。但由于报道病例数量极少，目前两者之间的关联仍需进一步证实。

（5）一些研究试图阐明嗜酸性血管中心性纤维化的发病机制[11]。该研究对病灶部位进行了免疫组化研究，结果发现梭形细胞纤维化的区域与波形蛋白、胶原产生强烈、弥漫的反应；炎性浸润呈多型性，并与B细胞和T细胞标记产生反应，但没有特定的分布模式，也没有轻链限制；螺旋分布的纤维化区域中其他标记的检查均为阴性。免疫组化的结果证实该病的本质为炎性反应而不是肿瘤。

【临床表现】

截至目前，有研究报道嗜酸性血管中心性纤维化最常见的受累部位为鼻腔，可达到70%以上，少数患者可出现鼻窦、眼眶、咽部、呼吸道、泪腺、牙龈、眶后组织甚至肺部的受累[12-14]。不同的器官受累的临床表现各不相同，主要表现如下：

1. 鼻部症状

该病最常累及鼻中隔，其次是鼻外侧壁。累及鼻部的患者几乎都有鼻塞的表现，亦可表现为鼻部肿大、疼痛、鼻衄甚至进行性呼吸困难等。

2. 眼部症状

该疾病累及眼眶主要表现为溢泪和眼球突出，部分患者可能由于局部肿块压迫导致复视、局部眼球运动受限甚至视力下降等。

3. 咽部症状

咽部症状主要表现为声音嘶哑、咽部异物感，甚至部分患者可能出现吞咽困难，但较少出现咽痛表现。

4. 呼吸道

该病累及呼吸道主要表现为进行性呼吸困难，主要为吸气性呼吸困难，部分患者甚至需要气管切开来改善症状。

【辅助检查】

1. 常规检查

目前报道的患者除上述受累脏器外，无其他内脏受累。常规检查、自身抗体检查、炎症指标、心电图、腹部超声等检查均正常，但有少部分文献报道患者血常规嗜酸性粒细胞及血清 IgE 水平升高[13]。

2. 影像学检查

CT、MR 检查鼻部的影像学表现主要为软组织影和息肉样改变[15]。除累及鼻腔外，亦可出现鼻窦、眼眶部、咽部、泪腺等部位浸润。影像学上累及鼻腔的患者鼻窦 CT 表现为鼻窦黏膜增厚或等强度软组织肿块影[15]（图 3-11-1）。鼻窦 MRI 所显示的病变呈 T1 等信号，T2 等信号或低信号，T1 增强相呈不均匀强化。T2 低信号与病变中的纤维化成分含量相关[15]（图 3-11-2）。

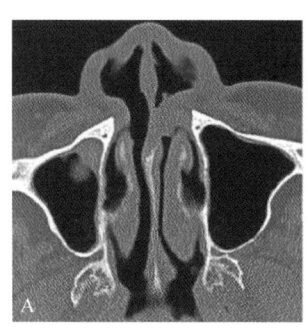
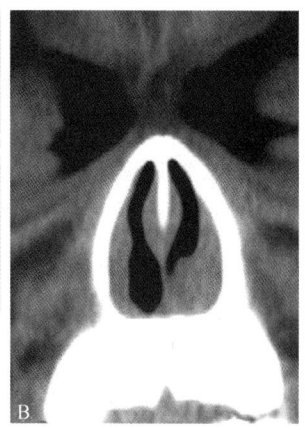

图 3-11-1　嗜酸性血管中心性纤维化 CT 表现

3. 内镜检查

鼻内镜检查对于该病的诊断具有重要意义，通过该项检查可对病灶进行活检以明确诊断。但在鼻内镜下该病并无特异性临床表现，部分患者可见鼻腔狭窄、鼻中隔偏曲甚至穿孔等。

4. 病理

嗜酸性血管中心性纤维化患者大体标本可见切面呈白色、坚实、纤维样。其病理镜下表现可分为两期[10]。早期表现为黏膜下毛细血管和小静脉的嗜酸细胞浸润为主的血管炎。嗜酸性粒细胞聚集并穿过血管壁，同时可有浆细胞、淋巴细胞以及成纤维细胞的浸润。其中较成熟的病灶可表现为早期纤维化，特点为梭形成纤维细胞增殖，形成假性肉芽肿结构，但没有肉芽肿特征性的多核巨细胞和上皮样组织细胞，微动脉和小动脉亦没有受累和坏死；进展期表现在致密纤维化的基质中可以观察到粗大的纤维束成洋葱皮样螺旋环绕小静脉和毛细血管（图 3-11-3），导致血管腔变窄，在其周围常常有轻微的炎症反应和淋巴滤泡形成，但没有坏死和肉芽肿。

【诊断与鉴别诊断】

嗜酸性血管中心性纤维化无明确的分类诊断标准，该疾病以其组织病理学特征命名，故目前文献报道的诊断均以其典型的镜下病理表现诊断。诊断中仍需要除外感染、其他肉芽肿性疾病、Kimura 病、肿瘤等。鉴别诊断主要通过临床表现、组织学特征及免疫组化结果进行鉴别，列举如下：

1. 肉芽肿性多血管炎

临床表现为上呼吸道受累、肺部病变及肾小球肾炎，亦可出现关节、眼、皮肤等其他部位受累。实验室检查方面炎症指标 C 反应蛋白及红细胞沉降率升高，常有抗中性粒细胞胞质抗体（antineutrophil cytoplasmic autoantibody，ANCA）阳性，病变组织病理常表现为坏死性炎症性肉芽肿性血管炎。激素和免疫抑制治疗有效。

2. 嗜酸性肉芽肿性多血管炎

即 Churg-Strauss 综合征，常表现为慢性鼻-鼻窦炎、哮喘、游走性肺部阴影以及单神经炎，实验室检查方面大部分患者血嗜酸性粒细胞增多。病变组织活检常表现为肉芽肿性血管炎并伴组织内嗜酸性粒细胞浸润。激素和免疫抑制治疗有效。

3. Kimura 病

即嗜酸性粒细胞增生性淋巴肉芽肿，常见于东亚男性，主要表现为头颈部巨大皮下包块，部分患者伴有肾损伤。光镜下以良性血管淋巴结增生伴有嗜酸性粒细胞浸润为特征，没有洋葱皮样纤维化的改变。

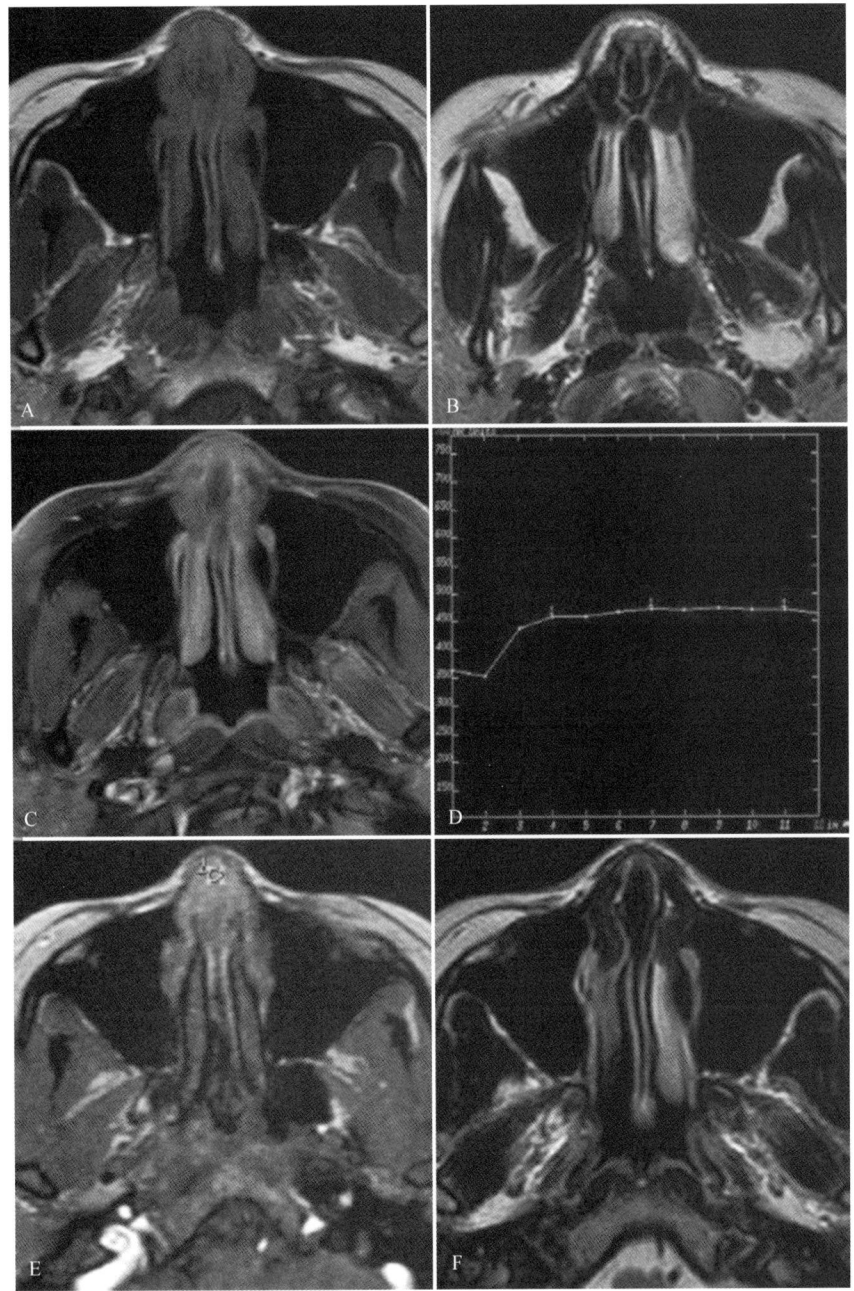

图 3-11-2　嗜酸性血管中心性纤维化 MRI 表现

单纯软组织包块的治疗可行手术切除,有肾受累的患者需采用口服糖皮质激素及免疫抑制剂治疗。

4. 鼻咽纤维血管瘤

是发生于青少年男性的罕见肿瘤,主要症状为进行性鼻塞,阵发性鼻出血,该病变镜下呈现薄壁血管、无平滑肌,常呈鹿角状,有纤维或黏液样间质。虽为良性病变,但具有侵袭性,可侵犯颅底并反复引起出血并危及生命,手术切除治疗有效。

5. 鼻型结外 NK/T 细胞淋巴瘤

该病最典型的受累部位在鼻咽部,亦可累及其他结外部位,肿瘤细胞中存在 EB 病毒的潜伏性感染,易合并噬血细胞综合征。典型的组织学特点为血管中心性/血管破坏样生长,伴有区状坏死。免疫表型与 NK 细胞相似,大多数病例中非典型细胞表达 CD2、CD56 和胞质 CD3。一部分患者对积极联合化疗有反应,但总体预后较差。

【治疗】

该病目前仍无有效的治疗方法,2017 年发表的一项系统回顾分析显示[3]单纯手术治疗患者达到 48%,手术治疗联合药物治疗 37%,单纯药物治疗 15%。药物治疗包括全身糖皮质激素、局部糖皮质激

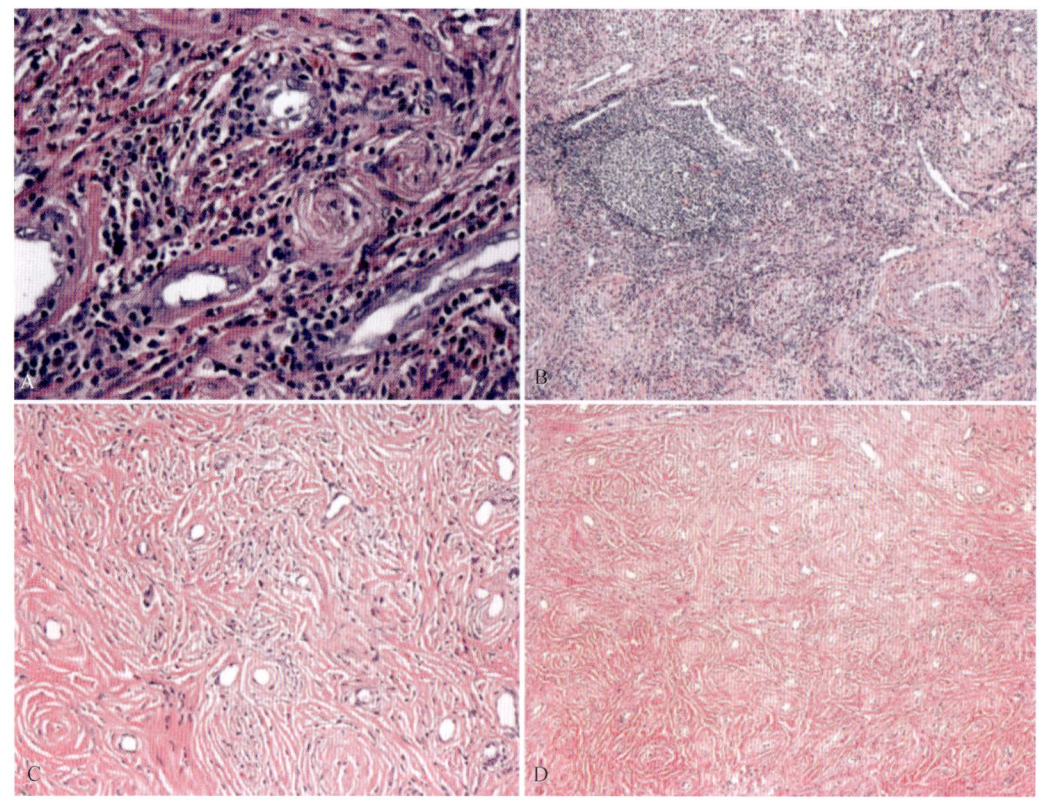

图 3-11-3 嗜酸性中心性纤维化病理表现

素以及免疫抑制剂的使用。手术切除是目前该病常用的治疗方法，所选择的术式主要为内镜切除术及鼻中隔成形术，但根据病变范围及受累器官可能选择其他不同的手术方式。大部分病例手术切除后疾病仍然持续存在甚至进展。对于糖皮质激素，目前无统一的使用剂量及疗程，均根据临床医生的经验使用，部分患者使用糖皮质激素疗效欠佳。目前文献报道的免疫抑制剂包括硫唑嘌呤、羟氯喹、利妥昔单抗等，用量及疗程根据临床医生经验选择。另外，有文献使用氨苯砜治疗该病的报道，但有的患者获得病情缓解，有的患者仍有病情进展。针对该病的治疗，仍需要进一步的评估和探索。

【病例摘要】

患者男，74岁，主因"左眼肿胀2个月余"入院。2个月余前无明显诱因出现左眼肿胀，伴间断涕中带血，无鼻塞、头痛，无脓涕，无视力下降、视物模糊、复视等不适。查体左侧眼睑肿胀，结膜充血，眼球活动正常，心肺及腹部查体未见异常。进一步完善血常规、尿常规、生化、凝血、肿瘤标志物、自身抗体均未见异常，外院鼻窦增强MRI提示左侧上颌窦后脂肪间隙、眼眶、眼睑、颌面部软组织及翼外肌多发异常强化灶，进一步完善鼻内镜下肿物活检术，病理提示致密增生的纤维组织伴纤维化及玻璃样变，其内静脉壁"洋葱皮样"增厚，管腔狭窄及闭塞，可见嗜酸性粒细胞浸润，免疫组化IgG（＋），IgG4（－），SMA（＋），ALK（－），CD34（血管＋），CD68（＋）。根据患者临床表现、体征及辅助检查结果，考虑患者嗜酸性血管中心性纤维化诊断明确，予以甲泼尼龙40 mg qd及局部曲安奈德注射治疗后患者左眼肿胀明显消退。后续激素按照每2周减10%进行减量并联合来氟米特20 mg qd治疗，患者目前规律随访，左眼肿胀完全消退。病例详细资料见二维码数字资源3-11。

数字资源 3-11

（翟佳羽）

【参考文献】

[1] HOLMES D K, PANJE W R. Intranasal granuloma faciale. Am J Otolaryngol, 1983, 4（3）: 184-186.

[2] ROBERTS P F, MCCANN B G. Eosinophilic angiocentric fibrosis of the upper respiratory tract: a mucosalvariant of granuloma faciale? A report of three cases. Histopathology, 1985, 9 (11): 1217-1225.

[3] HEFT NEAL M E, ROWAN N R, WILLSON T J, et al. ACase Report and Systematic Review of Eosinophilic Angiocentric Fibrosis of the Paranasal Sinuses.Ann Otol Rhinol Laryngol, 2017, 126 (5): 415-423.

[4] FANG C H, MADY L J, MIRANI N M, et al. Sinonasal eosinophilic angiocentric fibrosis: a systematic review. Int Forum Allergy Rhinol, 2014, 4 (9): 745-752.

[5] TABAEE A, ZADEH M H, PROYTCHEVA M, et al. Eosinophilic angiocentric fibrosis. J Laryngol Otol, 2003, 117: 410-413.

[6] GOLDMAN N C. Angiocentric eosinophilic fibrosis. Otolaryngol Head Neck Surg, 2003, 128: 445-446.

[7] PAUN S, LUND V J, GALLIMORE A. Nasal fibrosis: long-term follow up of four cases of eosinophilic angiocentric fibrosis. J Laryngol Otol, 2005, 119 (2): 119-124.

[8] HOLME S A, LAIDLER P, HOLT P J. Concurrent granuloma faciale and eosinophilic angiocentric fibrosis. Br J Dermatol, 2005, 153 (4): 851-853.

[9] DESHPANDE V, KHOSROSHAHI A, NIELSEN G P, et al. Eosinophilic angiocentric fibrosis is a form of IgG4-related systemic disease. Am J Surg Pathol, 2011, 35 (5): 701-706.

[10] AHN J, FLANAGAN M. Eosinophilic Angiocentric Fibrosis: A Review and Update of Its Association With Immunoglobulin G4-Related Disease. Arch Pathol Lab Med, 2018, 142 (12): 1560-1563.

[11] THOMPSON L D, HEFFNER D K. Sinonasal tract eosinophilic angiocentric fibrosis. A report of three cases. Am J Clin Pathol, 2001, 115 (2): 243-248.

[12] OKUYAMA S, YAZU H, ITO Y, et al. Eosinophilic Angiocentric Fibrosis in Bilateral Upper Eyelid Conjunctivas: A First Case Report. Am J Case Rep, 2020, 21: e924042.

[13] KIRATLI H, ONDER S, YILDIZ S, et al. Eosinophilic angiocentric fibrosis of the orbit. Clin Exp Ophthalmol, 2008, 36 (3): 274-276.

[14] OKAMOTO K, MOTOISHI M, KAKU R, et al. A surgical case of eosinophilic angiocentric fibrosis of the lung. Surg Case Rep, 2015, 1 (1): 52.

[15] YANG B T, WANG Y Z, WANG X Y, et al. Nasal cavity eosinophilic angiocentric fibrosis: CT and MR imaging findings. AJNR Am J Neuroradiol, 2011, 32 (11): 2149-2153.

[16] HAN S C, PARK J H, HONG S N. Eosinophilic Angiocentric Fibrosis Invading the Nasal Septum: A Case Report and Review of Literature. Ear Nose Throat J, 2021, 100 (8): 557-561.

第十二节　淋巴瘤样肉芽肿病

【概述】

淋巴瘤样肉芽肿病（lymphomatoid granulomatosis，LG）是一种血管中心性和血管破坏性淋巴网织增生性疾病，某些病例可发展为T细胞淋巴瘤。可能与EB（Epstein-Barr）病毒感染有关[1]。1972年Liebow等[2]首先报道该病。在2004年版WHO肺肿瘤组织学分类中，将淋巴瘤样肉芽肿肿瘤细胞定义为Epstein-Barr（EB）病毒阳性B细胞，伴有丰富的反应性T细胞，从良性、交界性到恶性（分为Ⅰ、Ⅱ、Ⅲ级）呈谱系变化[3-4]。Ⅲ级为弥漫性大B细胞淋巴瘤的一种亚型，即为结外多系统和多器官受累的、富于T细胞的EB病毒阳性大B细胞淋巴瘤。该病变罕见，临床缺乏特异性，极易造成误诊或漏诊[4]。因病死率高，可达60%，通常在出现症状后14个月内死于泛发性肺部疾病和继发性感染。

【临床表现】

LG临床罕见，多数与免疫缺陷有关。可累及多种器官，常见受累器官包括肺、中枢神经、肾及皮肤。常首发于肺。文献报道，一般影像学发现肺的多结节性、进展性病灶时，要靠开胸肺活检、经组织病理学检查确诊。经皮肺穿刺或气管镜标本检查，病理确诊困难[4]。

全身症状包括发热、周身不适、乏力、体重减轻、关节疼痛和皮肤损害等。通常在出现症状14个月内死于泛发性肺部病变和继发感染。因其主要侵犯肺部，故最常见的主诉为下呼吸道症状，如咳嗽、咯血、胸痛及呼吸困难。有部分患者出现神经系统损害，表现为精神错乱、共济失调、癫痫发作及脑神经功能障碍等。皮损主要为浸润性红色斑块及皮下或真皮结节，亦可发生溃疡斑丘疹或红斑性损害。多对称发生于下肢和臀部，亦可泛发全身。皮损可先于肺部损害或同时发生，而且常伴全身症状，如发热、倦怠、体重下降、肌痛及关节痛等胸外症状，常见因不同部位受累而出现相应临床表现。

1. 呼吸系统

呼吸道症状常为主诉，患者大多有咳嗽、咳痰、呼吸困难或气喘、胸痛等。肺部受累是本病最常见的早期表现，常伴有不同程度的发热、消瘦，少数患者也可只有肺部X线异常而无临床症状。有些患者起病时就有肺部受累，呈进行性发展，另有一些患者也可在病程之中发生进行性肺部受累，病变主要位于两下肺野，尤以两肺外带为多见，肺尖部很少受累，病变几乎总是呈双侧性，并且波及范围很广，但也可为非对称性。虽然肺部病变具有淋巴瘤的特征，但很少有双侧肺门淋巴结肿大，淋巴结肿大仅发生在其他器官系统，而且表现也不典型。临床病情与淋巴瘤相似的患者，约1/3可出现肺空洞，可因大咯血而死亡。肺实质大片破坏引起呼吸衰竭也是本病的主要死亡原因。本病发生呼吸道受累的范围一般不大，但有时也以呼吸道病变为主要临床特征，表现为阻塞性细支气管炎。

2. 神经系统

表现有周围神经病、脑神经麻痹和各种中枢神经系统症状及体征。神经系统受累时可出现失语、头痛、感觉异常、偏瘫、共济失调、精神错乱、抽搐等。可发生于肺病变以前、中间、甚至肺部病变缓解时。周围神经病变多为非对称性中枢神经系统病变，可累及脑和脊髓的任何部位，可出现Bell麻痹、暂时性失明、复视、突眼、视力下降或眩晕；常见症状包括失语、轻偏瘫、失明、运动失调、截瘫、动眼神经麻痹、脑神经麻痹、头痛、感觉异常、意识模糊、昏迷、抽风、四肢瘫、视神经水肿、耳聋、面瘫、感觉迟钝、脑水肿、脑膜脑炎等。周围神经受累出现下肢感觉异常。可发生在其他系统病变出现之前。

3. 皮肤

肺外最常见受累部位是皮肤，为大片浸润性红斑结节、溃疡，部分患者以首发皮肤损害出现；皮损可以先于肺受累2～9年出现。由于皮肤损害发生率高、活检容易以及病变的典型组织学所见，因此在疑诊淋巴瘤样肉芽肿时应仔细进行皮肤科检查。最常见的典型的皮损所见是红紫色斑疹、丘疹或为硬而隆起的皮下结节（有时发生溃疡），大小1～4cm，直径2～3cm，多位于肢体。病损可发生于任何部位，但常见于臀部、腹部、股部和下肢。修复过程常伴有瘢痕和色素沉着。其他皮损为非特异性改变如小疱广泛的鳞癣、斑状脱发、局部无汗和环状斑块、皮下结节，有时很大，偶尔也可为其主要临床表现。主要皮肤损害也可表现为：开始呈红色最后转变成铜钱色，硬结状的皮下损害。皮肤损害通常与肺部病变同时发生，但可发生在肺部病变之前或之后数月到数年，有无皮肤损害与预后无关[5]。

4. 肾受累

约半数患者有肾组织学改变但无临床症状。临床上明显肾受累罕见。

5. 其他

部分患者可有肝大、肝衰竭。少数患者有淋巴结肿大、脾大和腹水等，也可为本病的早期表现。由于本病广泛浸润肝，可造成进行性肝衰竭，而死亡多数病例可出现淋巴结肿大，个别病例可出现巨脾并伴有淋巴瘤样肉芽肿浸润，可引起白细胞计数减少。

【辅助检查】

1. 实验室检查

（1）血常规及血沉：少数患者有严重贫血，白细胞计数可升高或降低，淋巴细胞可增多，血沉加快。

（2）尿常规：一般正常，有时可见有轻度蛋白尿和白细胞。

（3）生化检查：当肝实质广泛受侵犯时，转氨酶可升高。

（4）免疫学检查：部分患者可有IgG或IgM升高，细胞免疫试验多为阴性；类风湿因子、狼疮细胞、抗核抗体均为阴性。

（5）外周血检查：可有贫血，白细胞计数减少或增多，淋巴细胞增高或降低。

（6）血液检查：血沉可正常或增快，类风湿因子可阳性，RF常阳性，ANA常阴性。

（7）免疫球蛋白检查：免疫球蛋白IgA、IgG可轻度增高。

（8）病理检查：LG的病理学特点是病变浸润各级血管，受浸润的血管闭塞，是EB病毒介导的纤维素样坏死和淋巴样肿瘤细胞渗出造成，病变严重者血管呈中心性坏死，可类似系统性血管炎。根据浸润的大B细胞数量和血管坏死程度进行病变分级：Ⅰ级病变以小淋巴细胞浸润为主，EB病毒阳性大B细胞很少（<5个/高倍视野）或缺乏，即单克隆性不明显，纤维素渗出和血管坏死少见，呈良性。Ⅲ级病变与DLBCL、非霍奇金淋巴瘤一致，EB病毒阳性大B细胞数量明显增多（>20个/高倍视野）或成片，出现双核、多核及奇异形细胞，可见泡状核和突出的核仁，类似霍奇金细胞；血管中心性和血管纤维素样坏死病变严重，各种小淋巴细胞相对数量减少。Ⅱ级病变介于Ⅰ级和Ⅲ级之间，可见血管坏死及EB病毒（＋）大B细胞（5～20个/高倍视野）[6]。

（9）免疫表型：EBV阳性，B细胞常表达CD20和CD79a，CD15阴性；LMP1阳性。部分单克隆细胞胞质Ig阳性，不典型淋巴细胞可CD3阳性，其中CD4＋细胞为多。

2. 其他辅助检查

（1）X线检查：胸部X线片所见依病变进展时期而不同，典型者表现为两肺中、下叶有多发性结节状阴影，大小不一，直径自数毫米至10 cm不等，1/3伴有厚壁空洞形成，20%左右仅为单侧肺结节阴影。少数表现为肺大片浸润性阴影，1/3可见胸膜腔积液，但肺门淋巴结不肿大。偶尔可见两肺呈弥漫性网状结节性和绒毛状肺泡浸润或呈多发性结节性病变，类似于转移性肺癌病变，多为双侧性，主要累及两下肺野，特别是两肺外带结节影可迅速增大或缩小，而且甚至可以完全消失。少数患者有纵隔或肺门淋巴结肿大。

（2）其他影像学检查：根据病情、临床表现、症状、体征，选择做心电图、超声、CT、MRI等检查。

3. 相关检查

免疫球蛋白A、免疫球蛋白G、免疫球蛋白M、总胆固醇、抗核抗体、浆细胞、淋巴细胞、狼疮细胞、类风湿因子、脑脊液、免疫球蛋白、血沉。

【诊断】

1. 诊断标准

（1）发病年龄和性别：本病可见于各年龄阶段，老年相对多见，平均发病年龄为50岁，男女比为1.7∶1。

（2）临床表现：呼吸道症状最多见，可伴发热、消瘦。皮肤病变也较多见，表现为大片浸润性红斑、结节、溃疡等。中枢神经系统也常常受累，可表现为精神异常、共济失调、偏瘫、抽搐；脑神经受累可出现Bell麻痹、暂时性失明、复视、突眼、视力下降或眩晕；周围神经受累出现下肢感觉异常。少部分患者有肝受损，可有肝脾大等，但浅表淋巴结极少受累。

2. 诊断步骤

临床上出现上述肺部病变或伴随皮肤神经系统病变或伴肝脾淋巴结肿大时，要考虑到本病可能，进一步可行胸部X线检查，如出现多发结节影伴空洞形成是重要的诊断线索，但必须经病理证实才能最后确诊[7]。

【鉴别诊断】

需与淋巴瘤、肉芽肿性多血管炎、感染性肉芽肿病、阻塞性支气管炎、肺转移性肿瘤等相鉴别。

【治疗】

本病至今尚无令人满意的治疗方法，在病程早期用糖皮质激素治疗，可获得一定疗效，用激素与免疫抑制剂联合治疗，较单用激素治疗效果好。

1. 药物治疗

皮质类固醇激素适用于早期局限性病变，即良性淋巴细胞性血管炎及肉芽肿，采用中量到大剂量的皮质类固醇激素可缓解病情。常用泼尼松，亦可应用免疫抑制剂治疗，早期联合应用环磷酰胺和皮质激素可使病情长期缓解。

2. 放射治疗

孤立性病灶可行小剂量放射治疗。

【预后】

本病预后不良，大多在发病后2年死亡。本病预后与肺和肺外部位受累程度以及组织学分级相关。

【病例摘要】

女性，42岁，左肩胛区、胸壁及左颈部持续钝痛9个月，伴胸痛、乏力。查体：贫血貌，T 36.6℃，全身浅表淋巴结未触及肿大。左下肺呼吸音减弱。肝肋下2 cm，质软无压痛，脾肋下2 cm，压痛（＋），无叩痛。实验室检查WBC 5.14×10^9/L，NE 80.1%，EO 0.8%，Hb 86 g/l，PLT 289×10^9/L，ESR 84 mm/h，CRP 91 mg/L，胸部CT示肺多发占位，坏死改变明显，伴右侧少量胸腔积液，两侧腋窝多发肿大淋巴结。腹部CT示肝内多发低密度占位，增强早期呈环形增强，延时扫描为等密度，脾大，脾内簇状低密度占位，上腹部腹膜后多发淋巴结肿大。

病理结果：（右下肺）肺内有大片不规则、地图样凝固性坏死（其内有核碎片和中性粒细胞），其边缘区有厚层多种细胞存在，部分呈片状分布。有小圆形T淋巴细胞（CD3＋＋，CD45RO＋＋，CD4弱＋，CD8＋，Granzyme B＋＋）；B细胞（CD20灶片＋＋＋，CD79a灶＋，PAX-5灶＋＋，CD30灶＋，EBV＋）及少量单核、多核、含有嗜酸性核仁的R-S样细胞（CD15－，EMA－，CD30灶

+），并有较多核分裂象和病理性核分裂象，未见嗜酸性和中性粒细胞，病灶中小血管和肌性血管壁有多种淋巴细胞浸润，致壁增厚腔狭窄。未见类上皮样结核结节。免疫组织化学染色结果：散在灶片状中-大细胞：CD20＋，CD79a＋，PAX-5＋，CD30＋，EMA－，AE1/AE3－，CD68－，S-100－，CD15－，CD1a－，EBV＋。弥漫小细胞：CD3＋，CD45RO＋，CD4＋，CD8＋，Gramzyme B＋。组织化学染色：PAS染色（－）。

根据临床表现，体征及组织病理学结果，符合肺淋巴瘤样肉芽肿病。病例详细资料见二维码数字资源3-12。

数字资源 3-12

（陈 建）

【参考文献】

[1] 何春年，张静，段国辰. 淋巴瘤样肉芽肿的临床病理特点. 中华病理学杂志，2007，36（5）：336-338.
[2] 陈灏珠. 实用内科学. 12版. 北京：人民卫生出版社，1726-1727.
[3] LIEBOW A A, CARRINGTON C R, FRIEDMAN P J. Lymphomatoid granulomatosis. Hum Pathol, 1972, 3 (4): 457-558.
[4] 滕晓东. 对2004年版肺肿瘤组织学分类的体会，中华病理学杂志，2005，34（8）：544-546.
[5] BALDI A, GROEGER A M, ESPOSITO V, et al. Lymphomatoid granulomatosis of the lung: a clinico-pathological study. Anticancer Res, 1998, 18 (6B): 4621-4624.
[6] CADRANEL J, WISLEZ M, ANTOINE M. Primary pulmonary lymphoma. Eur Respir J, 2002, 20 (3): 750-762.
[7] HOCHBERG E P, GILMAN M D, HASSERJIAN R P. Case records of the Massachusetts GeneralHospital. Case 17-2006--a 34-year-old man with cavitary lung lesions.N Engl J Med, 2006, 354 (23): 2485-2493.

第十三节　结节病

【概述】

结节病（sarcoidosis）是一种罕见病，病因不明，异质性强。临床表现为多系统损害，常侵犯肺、双侧肺门淋巴结，也可以侵犯几乎全身每个器官。部分呈自限性，大多预后良好。病理特征为非干酪样肉芽肿。1887年英国医生Jonathan Hutchinson首次描述了结节病的损害——面部和肢体多发性突出表面损害[1]。

结节病的患病率尚未明确，世界范围内均有发病，患者以40岁以下的年轻人居多，发病高峰年龄为20～29岁。女性略高于男性。

结节病的确切病因不明，职业和环境暴露、感染等可能是疾病的诱发因素，一项大样本的病例对照研究显示患者一级亲属的发病率增加[2]，提示遗传因素可能参与发病。免疫发病机制至关重要，巨噬细胞和树突细胞在发病初始阶段发挥了重要作用，结节病性肉芽肿内的淋巴细胞大部分是CD4＋Th1淋巴细胞；肉芽肿外周是CD4＋T以及CD8＋T细胞[3]。结节病性肉芽肿可以完全消退不留后遗症，也可出现闭塞性纤维化，最终发生间质纤维化。

【临床表现】

结节病的临床表现与受累脏器和部位、疾病分期、肉芽肿性病变的活性有关，可以急性、亚急性和慢性起病。急性少见，亚急性和慢性常见。2/3患者无症状，体检时发现。

1. 全身症状

发热，多为低热，偶有体温39～40℃；乏力、盗汗、食欲减退、体重下降等。

2. 呼吸系统

结节病最常累及肺部，约90%的患者肺部受累。呼吸道症状一般比较轻，以干咳多见，也可出现呼吸困难和胸痛等。肺受累的典型表现是弥漫性间质性肺疾病，其他较少见的肺部表现包括气胸、胸膜增厚、乳糜胸和肺高压。肺结节病是死亡的主要原因。喉部受累通常影响声门上区，声门下区受累相对较少，真正的声襞受累罕见[4]。主要症状包括吞咽困难、呼吸困难和声音嘶哑。鼻窦结节病仅占约1%，鼻窦受累在鼻内结节病患者中很常见[5]。也可累及口腔的任何结构，尤其是扁桃体最常受累。

3. 淋巴结、肝和脾

40%的患者存在周围淋巴结肿大。90%的患者在影像学检查中可见肺门和（或）气管旁纵隔淋巴结肿大，前/后纵隔淋巴结肿大在结节病患者中较少见[6]。周围淋巴结受累以颈前、颈后、锁骨上淋巴结多见，腹股沟、腋窝、肘窝次之。当结节病累及全身浅表淋巴结伴发热时，一定要和淋巴瘤等鉴别，病理检查是金标准。肝结节病患者通常无症状，但许多都有肝功能检查结果异常或肝大；少数患者可发生晚期肝病。体格检查发现6%的结节病患者有脾大。结节病很少导致脾功能亢进。

4. 皮肤

20%～30%结节病出现皮肤损害，皮肤结节病常常是一种早期表现。疹型结节病是一种常见的结节病特异性皮肤表现，表现为直径1～10 mm的无鳞屑丘疹，皮疹的颜色可以为肤色、黄褐色、红褐色、紫罗兰色或色素脱失。最常发生于鼻翼、唇、眼睑、前额、颈后发际线处和（或）既往创伤部位（如瘢痕及文身处）[7]。此外还可以出现结节状皮损、斑块状皮损、冻疮样狼疮表现的皮疹、结节性红斑或者无症状/轻微压痛的皮下结节。

5. 眼部

25%的结节病患者存在眼部受累，有5%的患者以眼部受累为主诉症状[8]。结节病的眼内表现分为前、中和后葡萄膜炎，前葡萄膜炎通常主要引起角膜缘（角膜与巩膜交界处）疼痛和发红；后或中葡萄膜炎更可能无疼痛，但是多伴随"飞蚊症"。前、中或后葡萄膜炎可能出现视力下降。根据眼结节病国际研讨会（International Workshop on Ocular Sarcoidosis，IWOS）的共识指南，已经列出7中眼内结节病的类型，但是，眼结节病诊断是基于眼内表现结合结节病全身性证据[9]。结节病也可以累及眼外的眼眶组织，包括泪腺、结膜、眼外肌和视神经鞘。最常见的症状为可触及的眼眶肿块和眼眶肿胀。眼眶CT发现泪腺受累和眼眶肿块。

6. 骨骼肌肉系统

可能有高达10%的结节病患者存在骨骼肌肉系统受累。急性多关节炎，尤其是对称性踝关节受累常见，肿胀通常出现于关节周围的软组织，引起关节周炎而非真正的关节炎。关节炎也可呈现慢性迁延病程。弥漫性肉芽肿性肌炎罕见，往往提示疾病进展，预后不佳。

7. 心脏

心脏受累的发生率不清楚，有时可引起猝死，猝死可能是心脏结节病的首发表现[10]。小样本研究发现5%的系统性结节病有心脏受累。患者可能无症状，或者心悸、晕厥、头晕或胸痛。心脏结节病的表现包括：心脏传导阻滞和心律失常、心力衰竭、瓣膜功能障碍、心梗样表现及心包疾病。束支传导阻滞和房室传导阻滞最常见。

8. 神经系统

约5%的结节病患者有神经系统受累，可累及中枢或周围神经系统的任何部位。出现神经系统结节病的患者可能没有该病的全身性特征表现。25%～50%的神经系统结节病患者有周围性面神经麻痹的表现。面神经麻痹可以是单侧的或双侧的（同时或先后出现），并可反复发作。视神经病变和第Ⅷ对脑神经功能障碍可导致间歇性或进行性视觉、听觉或前庭功能障碍[11]。下丘脑-垂体轴是最常见的累及部位。常表现为糖尿病，也可发生垂体前叶功能障碍，表现为一种或多种垂体激素分泌不足；完全垂体功能减退很少见。累及大脑，引起局灶性或全面性癫痫发作，或导致局限性或广泛性脑病/血管病；累及脊髓可出现脊髓病或神经根病；周围神经性病变的表现包括：单神经病、多发性单神经炎，以及广泛的感觉性、感觉运动性和运动性多神经病；肌电图常显示轴索型神经病[12]。

9. 外分泌腺体

5%的结节病患者会出现无痛性唾液腺和腮腺肿大，也可发生口干燥症和干燥性角膜结膜炎，与干燥综合征和IgG4相关系统性疾病的临床表现相似[13]。

10. 肾

钙代谢异常是最常见的肾和电解质异常。对于没有肾症状也没有确诊肾受累的结节病患者，ATS的指南建议检测基线血清肌酐水平，以筛查肾结节病；对于没有高钙血症症状或体征的结节病患者，推荐检测基线血清钙水平，以筛查钙代谢异常病[14]。肠道钙吸收增加、高尿钙症（见于高达50%的病例）、高钙血症（见于10%～20%的病例）、肾钙沉着症和肾结石。若不治疗，肾钙质沉积会导致慢性肾衰竭和终末期肾病。

11. 胃肠道

0.1%～0.9%的患者可以发现明确胃肠道损害，其中胃是最常见的消化道受累部位，也有累及食管、阑尾、结肠和直肠的报道[15]。

12. 生殖系统

很少累及女性生殖道，有病例报告女性生殖器官和乳房内可发生无症状肉芽肿，子宫最易受累[16]。本病不影响怀孕，而且在妊娠期间病情常有改善。

13. 急性结节病的临床综合征

（1）Löfgren综合征（Löfgren syndrome，LS）：急性起病，女性多见，结节性红斑、肺门淋巴结肿大、游走性多关节痛和发热。男性急性结节病患者可以表现出LS典型的双侧踝关节炎体征，但没有结节性红斑[17]。存在LS的所有表现对于诊断结节病的特异性为95%，可以不需要活检直接临床诊断结节病[18]。

（2）Heerfordt综合征（葡萄膜腮腺热）：是结节病的一个罕见表现，表现为发热、前葡萄膜炎、腮腺肿大、面神经麻痹（因肿大的腮腺压迫）伴发热。存在Heerfordt综合征所有临床表现可以直接诊断，不需要病理活检[19]。

【辅助检查】

1. 常规血液学检查

活动期可有WBC下降，偶有嗜酸细胞增多；高尿钙症比高血钙症更加常见，ALP升高往往提示弥漫性肝受累；血沉升高，但是和病情活动度无关；γ、β球蛋白升高，类风湿因子、抗核抗体可阳性，对诊断无意义。

2. 血清标志物

血清血管紧张素转换酶（SACE）升高对诊断和监测疾病活动度有一定价值[20]。大约2/3的患者血清ACE水平升高。ACE水平升高者中约有5%并非结节病，可见于石棉肺、硅肺、铍尘肺、真菌感染、肉芽肿性肝炎、过敏性肺炎、麻风、淋巴瘤和结核病等。

3. 结核菌素试验

约2/3患者对5IU的结核菌素皮肤试验无反应或呈弱反应。

4. Kveim试验

以经过灭菌处理过的结节病患者的脾细胞悬液进行皮内试验，经过约3周的时间诱发结节病肉芽肿反应。因为试剂的普及程度低、无标准化抗原，且担心疾病传播，不在临床应用[21]。

5. 肺部影像学检查

（1）胸部X线片所有患者均应拍摄胸部X线片，然后进行胸部高分辨CT。

胸部X线摄影分为4期：

Ⅰ期：双侧肺门肿大而无肺实质异常。

Ⅱ期：双侧肺门肿大伴弥散性肺实质改变（网状影主要分布于上肺野）。

Ⅲ期：弥散性肺实质改变而无肺门肿大。

Ⅳ期：网状影伴肺容积损失的证据，还可见广泛钙化以及空洞或囊腔形成。

（2）胸部高分辨CT：可以发现肺实质和纵隔的病变。特征性表现时沿淋巴管周围分布有小结节，主要存在于支气管血管周围间质、靠近肺裂、小叶中心区域。肺实质变化主要分布于中上肺野[22]。

（3）FDG-PET扫描：有助于发现隐匿性病灶，以及有助于评估心脏结节病，值得注意的是该检查不能区分结节病与恶性肿瘤或感染[23]。

（4）MRI：MRI在发现和评估心脏结节病和神经系统结节病具有重要的作用。

（5）其他放射性示踪剂扫描：镓-67可聚集于炎性病灶，镓扫描曾被用于识别结节病病灶。例如，在鼻咽部黏膜正常摄取镓的基础上，加上双侧泪腺和腮腺摄取镓，即可呈现"熊猫征"[24]。

6. 肺功能测定

对肺结节病患者行肺功能测定（PFT）不能检出肺实质性结节病，并且不能准确估计病变的范围。但是动态监测对于评估患者呼吸系统的受损程度非常重要。

7. 支气管镜检查

纤维支气管镜可发现气道内结节，支气管镜肺泡灌洗液（BALF）细胞学检查以及经支气管镜活检是结节病重要的诊断方法。

（1）支气管肺泡灌洗检查：在肺泡炎阶段，灌洗液中细胞总数增加，以T淋巴细胞为主。美国胸腔学会指南不建议常规评估淋巴细胞亚群，但对于BAL淋巴细胞增多且占比≥16%的疑似结节病患者，CD4与CD8比值高于4:1可支持结节病的诊断。BAL液中性粒细胞占比＞2%或嗜酸性粒细胞占比＞1%提示结节病并非正确诊断[25]。

（2）经支气管镜活检：支气管内和经支气管肺活检样本应该送病理学和微生物学检查。此外，对于纵隔淋巴结肿大患者，选择经食管超声、经支气管内超声或者纵隔镜等活检方式应根据淋巴结肿大的位置及专业技术和设备决定。

8. 活组织检查

皮肤、淋巴结、经支气管镜肺活检做病理检查，可获得诊断。

典型结节病肉芽肿的组织病理学表现为非坏死性，致密的中央区充满了巨噬细胞、上皮样细胞、多核巨细胞和 CD4 阳性 T 淋巴细胞，周围包绕着 CD8 和 CD4 阳性 T 淋巴细胞、B 淋巴细胞、单核细胞、肥大细胞和成纤维细胞，更外围由透明胶原蛋白层包绕。病程不同，肉芽肿中淋巴细胞浸润和纤维包绕的比例也不同[26]。

【诊断】

结节病的诊断是通过临床特征、影像学及组织病理学结果综合分析确定的。血液学的异常发现不具有诊断意义。尽管双侧肺门淋巴结肿大是本病的特异性表现，但是肺部影像学不能作为诊断结节病的唯一标准。支气管肺泡灌洗中的淋巴细胞亚群也不是诊断结节病的金标准。

无论临床表现是否"典型"，病理活检所提示的单核细胞肉芽肿性炎症的存在是结节病确诊的必要条件。常见的活检部位包括肺部、淋巴结、皮肤、结膜或唇。需要特别注意的是组织病理学依据是确诊的必要条件，但并非充分条件。在临床上，非干酪样肉芽肿也可见于某些传染病和恶性肿瘤。再者，尽管结节病患者中肝或斜角肌结节活检常为"阳性"，但由其他疾病所致的非干酪样肉芽肿在这些部位很常见，因此在这些部位的病变不作为确诊依据。

Löfgren 综合征（Löfgren syndrome，LS）和 Heerfordt 综合征（葡萄膜腮腺热）：存在所有临床表现，可以不需要活检直接临床诊断结节病。

【鉴别诊断】

1. 感染性疾病

很多感染性疾病，如结核病、梅毒、球孢子菌病、布鲁氏菌病、非典型分枝杆菌等可以出现发热、皮疹、淋巴结肿大、关节炎及脏器受损的表现，需要充分考虑到，尤其是在组织病理学检查的同时要完善感染相关检查以排除。

2. 恶性肿瘤

血液系统肿瘤如淋巴瘤，实体瘤如支气管癌等可以出现发热、肺门及多发淋巴结肿大等表现，PET/CT、组织病理学检查在疾病的诊断过程中至关重要。

3. 其他结缔组织病

ANCA 相关血管炎、白塞病、类风湿关节炎、干燥综合征、IgG4 相关疾病等也可以发热、皮疹、多关节炎、淋巴结肿大，因此特异性自身抗体的检测、脏器损害评估和定性，有助于进一步排除。

4. 药物反应

甲氨蝶呤等引起的药物不良反应也可以出现发热、肺部损害等表现，需要结合患者的用药历史、嗜酸性粒细胞计数、IgE、肺部影像学及 BALF 等进一步排除。

【治疗】

因为较高比例的肺结节病患者无症状且疾病不进展，或者出现自发缓解，所以大多数肺结节病患者无需治疗。约 25% 的患者会出现进展性肺病，并且最多达 10% 的患者出现致失能性器官衰竭。在结节病的治疗中，主要问题是治疗的时机问题，临床医师对治疗指征存有分歧。结节病诊断后的核心问题是明确最易受累器官如肺、眼、心和中枢神经系统的病变程度和疾病活动性。

1. 结节病关节炎

一线治疗是非甾体抗炎药、甲氨蝶呤、局部或低剂量全身糖皮质激素应用，如果有效，还需应用至病情缓解，再逐渐减量。如果无效，可以增加糖皮质激素的用量，换用柳氮磺吡啶、羟氯喹、硫唑嘌呤等单一或者联合用药。

2. 肺结节病

（1）无症状患者群体：无需进行糖皮质激素治疗，包括 I 期放射影像学改变的无症状患者；II 期放射影像学改变但肺功能正常或轻度异常（轻度限制性或阻塞性表现伴气体交换正常）的无症状患者；有 III 期病变但肺功能正常或轻度异常的无症状患者。这些患者可以密切随访 3～6 个月，来确定疾病的进展情况[27]。

（2）糖皮质激素：对于存在肺部症状、随访 3～6 个月肺部损害进展，进行性肺部影像学进展的患者应该给予糖皮质激素治疗。初始治疗通常采用口服泼尼松每日剂量 0.3～0.6 mg/kg（以理想体重计），剂量范围通常为 20～40 mg/d，具体剂量取决于疾病活动度[28]。每 4～12 周再评估 1 次患者，通常的目标是治疗至少 1 年，治疗减量或停止以后复发是常发生的。吸入性糖皮质激素治疗肺结节病，但结果并不一致。

（3）免疫抑制剂：甲氨蝶呤是最常用的免疫制剂[29]。此外，硫唑嘌呤、来氟米特和吗替麦考酚酯等可能控制肺间质纤维化，并且副作用可接受，可以作为二线药物单独或者联合应用[27, 30-31]。如果这些二线药物无效，可以选择TNF-α拮抗剂，英夫利昔单抗或阿达木单抗[32-33]。如果存在应用TNF-α拮抗剂的禁忌证，可以选择羟氯喹、环磷酰胺或者利妥昔单抗等[34-35]。

3. 其他脏器结节病

眼部、神经系统、心脏或肾脏结节病或者高钙血症等即使症状轻微也需治疗，治疗原则同肺结节病。需要通过临床和实验室检查确定受累器官系统的损害程度及病情活动程度。

【病例摘要】

青年男性，24岁，主因"多关节肿痛伴皮肤硬结2周"入院。患者2周前无诱因多关节肿痛，双踝、双膝、左腕关节肿痛，晨僵持续半日，双下肢结节红斑样皮疹，有压痛。2天前畏寒、自觉发热，未测体温。既往无特殊。入院查体：双下肢结节样红斑疹，稍凸出皮面，红色，皮下有硬结，压痛明显。心肺部查体未见异常。双踝肿胀，压痛，踝部皮肤肿胀、青紫，双膝肿胀、压痛，浮髌试验＋；左腕关节肿胀、压痛，活动受限。辅助检查：血常规：白细胞11.38×10^9/L，中性粒细胞79%，胸部X线片未见异常，腹部超声：脂肪肝（中度）；CRP 99.3 mg/L。血沉49 mm/h。血培养阴性，PPD阴性，感染四项、CMV、腺病毒、EB病毒、细小病毒阴性；ANA、抗ENA、RF、抗CCP抗体、HLA-B27均阴性。骶髂关节CT未见异常。关节超声：双踝、双膝关节滑膜增生。进一步检查胸部CT提示纵隔、双肺门多发淋巴结肿大，右肺上叶胸膜下磨玻璃影，双肺多发盘状肺不张。经支气管超声引导下纵隔淋巴结活检：经支气管穿刺涂片，可见少量成熟淋巴细胞中小型的肉芽肿结节，结节类圆，周边清晰，其内为分化较好的上皮样细胞。未见肿瘤细胞。患者明确诊断结节病，Löfgren综合征。

（安 媛）

【参考文献】

[1] HUTCHINSON J. On a Form of Chronic Inflammation of the Lips and Mouth, which sometimes ends Fatally, and is Usually attended by Disease of the Skin and Nalls. Med Chir Trans, 1887, 70: 421-436.

[2] RYBICKI B A, IANNUZZI M C, FREDERICK M M, et al. Familial aggregation of sarcoidosis. A case-control etiologic study of sarcoidosis (ACCESS). Am J Respir Crit Care Med, 2001, 164 (11): 2085-2091.

[3] AGOSTINI C, ADAMI F, SEMENZATO G. New pathogenetic insights into the sarcoid granuloma. Curr Opin Rheumatol, 2000, 12 (1): 71-76.

[4] MCLAUGHLIN R B, SPIEGEL J R, SELBER J, et al. Laryngeal sarcoidosis presenting as an isolated submucosal vocal fold mass. J Voice, 1999, 13 (2): 240-245.

[5] SEND T, TULETA I, KOPPEN T, et al. Sarcoidosis of the paranasal sinuses. Eur Arch Otorhinolaryngol, 2019, 276 (7): 1969-1974.

[6] VAGAL A S, SHIPLEY R, MEYER C A. Radiological manifestations of sarcoidosis. Clin Dermatol, 2007, 25 (3): 312-325.

[7] ELGART M L. Cutaneous sarcoidosis: definitions and types of lesions. Clin Dermatol, 1986, 4 (4): 35-45.

[8] JAMILLOUX Y, KODJIKIAN L, BROUSSOLLE C, et al. Sarcoidosis and uveitis. Autoimmun Rev, 2014, 13 (8): 840-849.

[9] MOCHIZUKI M, SMITH J R, TAKASE H, et al. Revised criteria of International Workshop on Ocular Sarcoidosis (IWOS) for the diagnosis of ocular sarcoidosis. Br J Ophthalmol, 2019, 103 (10): 1418-1422.

[10] SEREI V D, FYFE B. The Many Faces of Cardiac Sarcoidosis. Am J Clin Pathol, 2020, 153 (3): 294-302.

[11] JOSEPH F G, SCOLDING N J. Neurosarcoidosis: a study of 30 new cases. J Neurol Neurosurg Psychiatry, 2009, 80 (3): 297-304.

[12] PAWATE S, MOSES H, SRIRAM S. Presentations and outcomes of neurosarcoidosis: a study of 54 cases. QJM, 2009, 102 (7): 449-460.

[13] O'REGAN A, BERMAN J S. Sarcoidosis. Ann Intern Med, 2012, 156 (9): ITC5-ITC16.

[14] CROUSER E D, MAIER L A, WILSON K C, et al. Diagnosis and Detection of Sarcoidosis. An Official American Thoracic Society Clinical Practice Guideline. Am J Respir Crit Care Med, 2020, 201 (8): e26-e51.

[15] SHARMA A, KADAKIA J, SHARMA O. Gastrointestinal sarcoidosis. Semin Respir Crit Care Med, 1992, 6: 442.

[16] DROESSLER J, WILLIAMS T, HAGGSTROM J, et al. A Periurethral Mass in a Female Patient With Sarcoidosis. Urology, 2018, 114: 18-23.

[17] GRUNEWALD J, EKLUND A. Sex-specific manifestations of Löfgren's syndrome. Am J Respir Crit Care Med, 2007, 175 (1): 40-44.

[18] IANNUZZI M C, RYBICKI B A, TEIRSTEIN A S. Sarcoidosis. N Engl J Med, 2007, 357 (21): 2153-2165.

[19] PETROPOULOS I K, ZUBER J P, GUEX-CROSIER Y. Heerfordt syndrome with unilateral facial nerve palsy: a rare presentation of sarcoidosis. Klin Monbl Augenheilkd, 2008, 225 (5): 453-456.

[20] STUDDY P R, BIRD R. Serum angiotensin converting enzyme in sarcoidosis--its value in present clinical practice. Ann Clin Biochem, 1989, 26(Pt 1): 13-18.

[21] SEMENZATO C, FACCO M, AGOSTINI C. Immunologic events in the pathogenesis of interstitial lung disease: the paradigm of sarcoidosis. In: Interstitial Lung Disease, 5th, Schwarz, MI, King, TE JR (Eds), People's Medical Publishing House, Shelton, CT 2011.

[22] KEIJSERS R G, VELTKAMP M, GRUTTERS J C. Chest Imaging. Clin Chest Med, 2015, 36 (4): 603-619.

[23] CHEN H, JIN R, WANG Y, et al. The Utility of 18F-FDG PET/CT for Monitoring Response and Predicting Prognosis after Glucocorticoids Therapy for Sarcoidosis. Biomed Res Int, 2018, 2018: 1823710.

[24] KEIJSERS R G, VAN DEN HEUVEL D A, GRUTTERS J C. Imaging the inflammatory activity of sarcoidosis. Eur Respir J, 2013, 41 (3): 743-751.

[25] MEYER K C, RAGHU G, BAUGHMAN R P, et al. An official American Thoracic Society clinical practice guideline: the clinical utility of bronchoalveolar lavage cellular analysis in interstitial lung disease. Am J Respir Crit Care Med, 2012, 185 (9): 1004-1014.

[26] MA Y, GAL A, KOSS M N. The pathology of pulmonary sarcoidosis: update. Semin Diagn Pathol, 2007, 24 (3): 150-161.

[27] BRADLEY B, BRANLEY H M, EGAN J J, et al. Interstitial lung disease guideline: the British Thoracic Society in collaboration with the Thoracic Society of Australia and New Zealand and the Irish Thoracic Society. Thorax, 2008, 63 Suppl 5: v1-v58.

[28] BAUGHMAN R P, GRUTTERS J C. New treatment strategies for pulmonary sarcoidosis: antimetabolites, biological drugs, and other treatment approaches. Lancet Respir Med, 2015, 3 (10): 813-822.

[29] CREMERS J P, DRENT M, BAST A, et al. Multinational evidence-based World Association of Sarcoidosis and Other Granulomatous Disorders recommendations for the use of methotrexate in sarcoidosis: integrating systematic literature research and expert opinion of sarcoidologists worldwide. Curr Opin Pulm Med, 2013, 19 (5): 545-561.

[30] BAUGHMAN R P, LOWER E E. Leflunomide for chronic sarcoidosis. Sarcoidosis Vasc Diffuse Lung Dis, 2004, 21 (1): 43-48.

[31] HAMZEH N, VOELKER A, FORSSéN A, et al. Efficacy of mycophenolate mofetil in sarcoidosis. Respir Med, 2014, 108 (11): 1663-1669.

[32] PRITCHARD C, NADARAJAH K. Tumour necrosis factor alpha inhibitor treatment for sarcoidosis refractory to conventional treatments: a report of five patients. Ann Rheum Dis, 2004, 63 (3): 318-320.

[33] MILMAN N, GRAUDAL N, LOFT A, et al. Effect of the TNF-α inhibitor adalimumab in patients with recalcitrant sarcoidosis: a prospective observational study using FDG-PET. Clin Respir J, 2012, 6 (4): 238-247.

[34] DEMETER S L. Myocardial sarcoidosis unresponsive to steroids. Treatment with cyclophosphamide. Chest, 1988, 94 (1): 202-203.

[35] KRAUSE M L, COOPER L T, CHAREONTHAITAWEE P, et al. Successful use of rituximab in refractory cardiac sarcoidosis. Rheumatology (Oxford), 2016, 55 (1): 189-191.

第四章 免疫缺陷性疾病

第一节 概述

免疫缺陷性疾病（immunodeficiency disorders）是指由于免疫系统中任何一个环节或其组分因先天发育不全或后天各种因素所致损伤，使免疫活性细胞和免疫器官的分化、发育或代谢异常而引起的免疫功能障碍[1]。免疫缺陷可以是先天的，也可以是后天获得性的，因此可将免疫缺陷性疾病分为原发性免疫缺陷病（primary immunodeficiency diseases，PID）和继发性免疫缺陷病（secondary immunodeficiency diseases，SID）两类。本章主要讨论 PID。

PID，又称为先天性免疫性疾病（inborn errors of immunity，IEI），是指免疫系统的免疫器官，免疫活性细胞（如淋巴细胞、吞噬细胞）及免疫活性分子（免疫球蛋白、淋巴因子、补体和细胞膜表面分子）发生缺陷引起的某种免疫反应缺失或降低，导致机体防御能力普遍或部分下降的一组临床综合征[2]。它可以是先天遗传所引起，也可以是后天基因突变所致。

【流行病学】

目前关于 PID 的发病率尚无确切的统计学数据，既往报道在不同人群或种族略有差别。2003 年、2006 年、2009 年和 2012 年，美国患病率分别为 66.6/10 万、82.2/10 万、97.4/10 万 和 126.8/10 万[3]。欧洲为 1 ：（16 000～50 000）（德国为 2.72/10 万，英国为 5.90/10 万）[4-6]，拉丁美洲为 1 ：（30 000～160 000）[7]，中东和北非为（0.81～30.5）/10 万[8]，澳大利亚为 2.82/10 万，日本和瑞典为 1/5000，我国香港地区为 1/8000。但是近年来随着对免疫系统的深入认识和免疫学技术的提高，发现的 PID 患者增多，认为 PID 总的发病率在 1/5000[9]。另外不同类型 PID 发病情况差异很大，一般来说，严重的 PID 相对少见，它们发病较早并且患者常常在婴儿期即死亡，如重症联合免疫缺陷病（severe combined immunodeficiency，SCID）的患病率为 1/10 万，而白人健康献血者中选择性 IgA 缺乏症的患病率则达到了 1/328，为最常见的 PID。国内大陆尚未建立完善的 PID 登记制度，缺乏这方面的资料。如按照 1/5000 的发病率，我国每年出生的 2500 万个新生儿中应有 5000 个新发的病例，全部累计患者应达到 6～12 万例。

【分类】

目前 PID 的分类是根据 2019 年国际免疫学会联合会（International Union of Immunological Societies，IUIS）公布的最新分类标准[10]，包括了 430 种 PID，共分为 10 大类：①联合免疫缺陷病（combined immunodeficiency disease，CID）；②伴典型表现的联合免疫缺陷综合征；③抗体免疫缺陷病；④免疫失调性疾病；⑤吞噬细胞缺陷；⑥天然免疫缺陷；⑦自身炎症性疾病（autoinflammatory diseases，AIDs）；⑧补体缺陷；⑨单基因骨髓衰竭综合征；⑩拟表型免疫疾病（表 4-1-1）。

【临床表现】

不同的 PID 由于病因不同临床表现极为复杂，但其共同的临床表现为反复感染、易患肿瘤和自身免疫性疾病。最常见的表现是反复、严重和持续的感染，甚至是机会性感染，非常见的和致病力低下的病原体常为致病的感染源。

详细的病史资料对于疑似 PID 的患者诊断是非常重要的。感染的频率、持续的时间、严重程度、并发症，以及对抗生素的反应都是值得注意的（表 4-1-2）。

通常发生感染的年龄越小，免疫功能的异常就可能越严重。SCID 患者因 B 细胞和 T 细胞功能同时

表 4-1-1 PID 的分类

大类	亚类	种类	基因突变
联合免疫缺陷病	（1）T^-B^+ 重症联合免疫缺陷病 （2）T^-B^- 重症联合免疫缺陷病 （3）其他联合免疫缺陷病	50	58
伴典型表现的联合免疫缺陷综合征	（1）遗传性血小板减少性免疫缺陷 （2）未纳入 CID 的 DNA 修复酶缺陷性疾病 （3）胸腺缺陷伴先天畸形 （4）免疫-骨发育不良疾病 （5）高 IgE 综合征 （6）维生素 B_{12} 和叶酸代谢缺陷 （7）无汗性外胚层发育不良伴免疫缺陷病 （8）钙通道缺陷 （9）其他联合免疫缺陷综合征	60	64
抗体免疫缺陷病	（1）所有血清免疫球蛋白严重降低，B 细胞明显减少或缺失，无丙种球蛋白血症 （2）至少 2 种血清免疫球蛋白降低，B 细胞正常或减少，CVID 表型 （3）血清 IgG 和 IgA 严重降低，IgM 正常/升高，B 细胞数量正常，IgM 过高 （4）同种型、轻链或功能缺陷，B 细胞数量正常	45	39
免疫失调性疾病	（1）家族性噬血淋巴组织细胞增生症 （2）伴有色素减退的家族性噬血淋巴组织细胞增生症 （3）调节性 T 细胞缺陷 （4）伴或不伴淋巴细胞增生的自身免疫性疾病 （5）自身免疫性淋巴细胞增生综合征 （6）合并结肠炎的免疫失调性疾病 （7）对 EB 病毒敏感的淋巴增殖性疾病	44	45
吞噬细胞缺陷	（1）先天性中性粒细胞减少症 （2）动力缺陷 （3）呼吸爆发缺陷 （4）其他非淋巴缺陷	34	41
天然免疫缺陷	（1）孟德尔遗传分枝杆菌易感性疾病（Mendelian susceptibility to mycobacterial disease，MSMD） （2）疣状表皮发育不良 （3）严重病毒易感性疾病 （4）单纯疱疹病毒脑炎 （5）侵袭性真菌感染 （6）慢性皮肤黏膜念珠菌病 （7）Toll 样受体信号通路缺陷 （8）其他非造血组织相关固有免疫缺陷 （9）白细胞相关固有免疫缺陷	53	64
自身炎症性疾病	（1）Ⅰ型干扰素病 （2）炎症小体相关 AIDs （3）非炎症体相关 AIDs	45	42
补体缺陷	未分亚类	30	36
单基因骨髓衰竭综合征	（1）范科尼贫血（Fanconi anemia，FA） （2）先天性角化不良（dyskeratosis congenita，DKC）		
拟表型免疫疾病	（1）体细胞突变相关 （2）自身抗体相关	12	12

表 4-1-2　不同免疫学成分缺陷后的感染特征

特点	T 细胞缺陷	B 细胞缺陷	粒细胞缺陷	补体缺陷
发生感染的年龄	早期发生，通常出生后 2~6 个月即发生	发生于母体来源的抗体消失后，通常发生于出生后 5~7 个月以后、儿童期后期或成人期	早期发生	任何年龄段均可发生
特殊病原体	细菌：分枝杆菌属	细菌：链球菌属、葡萄球菌属、嗜血杆菌属、弯曲菌属	细菌：葡萄球菌属、假单胞菌属、沙雷菌属、克雷伯菌属	细菌：奈瑟菌属、大肠埃希菌属
	病毒：CMV、EBV、水痘病毒、肠道病毒	病毒：肠道病毒*		
	真菌和寄生虫：念珠菌、机会性感染（如卡氏肺囊虫病）	真菌和寄生虫：贾第虫属、隐孢子虫属	真菌和寄生虫：念珠菌属、诺卡菌属、曲霉菌属	
影响的器官	生长发育障碍、长期腹泻、广泛的皮肤黏膜念珠菌感染	反复窦肺感染、慢性胃肠道症状、吸收不良、关节炎、肠道病毒导致的脑膜脑炎	皮肤：皮炎、脓疱、蜂窝织炎	感染：脑膜炎、关节炎、脓毒症、反复窦肺感染
			淋巴结：化脓性淋巴结炎	
			口腔：牙周炎、内部器官溃疡、脓肿、骨髓炎	
特殊性	由于母体来源的移植物移入或输注未经放射线照射的血液而发生 GVHD，卡介苗接种后播散性感染或脊髓灰质炎疫苗接种后发生麻痹，婴儿期低钙抽搐**	自身免疫性疾病、淋巴网状系统恶性肿瘤如淋巴瘤和胸腺瘤、疫苗接种后导致的脊髓灰质炎麻痹	脐带脱落延迟、伤口愈合不良	类风湿性疾病：SLE、血管炎、皮肌炎、硬皮病、肾小球肾炎、血管性水肿

注：CMV，巨细胞病毒；EBV，EB 病毒；BCG，卡介苗；SLE，系统性红斑狼疮；GVHD，移植物抗宿主病
* 见 X 连锁无丙种球蛋白血症；** 见 DiGeorge 综合征。

缺陷往往在出生后的头几个月即可表现出危及生命的感染并通常会夭折。一般情况下，通过胎盘来自于母体的 IgG 在出生后的最初 5~7 个月可对婴儿起保护作用，但当这一被动的保护作用减弱后，X 连锁无丙种球蛋白血症（X-linked agammaglobulinemia，XLA）患者因体液免疫缺陷往往开始表现出临床症状。而常见变异型免疫缺陷病（common variable immunodeficiency，CVID）则有可能在儿童期或成人期才表现出明显的临床症状。

感染的部位和特定的病原体也有助于判断免疫缺陷。B 细胞功能异常可表现为由荚膜菌（如肺炎链球菌和流感嗜血杆菌）引起的反复窦肺感染，并可伴脓毒症。CVID 和 IgA 缺陷患者常可感染蓝氏贾第鞭毛虫，引起慢性胃肠道症状，特别是 CVID 患者常表现为小肠细菌过度生长、耶尔森菌和弯曲杆菌感染、腹泻和吸收不良。XLA 患者易患由肠道病毒（如柯萨奇病毒和埃可病毒）所致的病毒性脑膜脑炎。

由于 T 细胞在控制病毒、真菌、分枝杆菌和原虫感染方面发挥着重要作用，并且还为 B 细胞产生免疫球蛋白提供辅助信号。因此细胞免疫缺陷的患者可表现为细菌感染和机会致病菌感染。鸟分枝杆菌和卡氏肺囊虫作为典型的机会性感染常见于严重的 T 细胞缺陷患者。

吞噬功能异常的患者常表现为由低毒力的革兰氏阴性菌（如大肠埃希菌、沙雷菌和克雷伯菌）感染引起的淋巴结炎或反复脓肿，并且有些机会致病菌（如表皮葡萄球菌和假单胞菌属，特别是洋葱假单胞菌）的感染也提示着白细胞吞噬功能障碍。另外吞噬功能异常也可表现为反复发生的皮肤感染和牙龈炎，往往是由过氧化氢酶阳性的金黄色葡萄球菌感染所致。而黏附分子缺陷往往表现为脐带脱落延迟（>8 周）或伤口愈合不良。

补体组分 C4 和 C2 缺陷时常表现为自身免疫性疾病。补体组分 C3 缺陷则表现为由革兰氏阴性菌引起的严重脓毒症。补体组分 C5～C9 缺陷的特征性表现为奈瑟菌属感染，如脑膜炎奈瑟菌所致的脑膜炎或淋病奈瑟菌所致的脓毒性关节炎。

值得注意的是，某些 PID 可表现出造血系统或其他器官系统的自身免疫性疾病。例如 CVID 往往在确诊前就可能被诊断为自身免疫性溶血性贫血，补体组分 C1、C4 和 C2 缺陷通常伴随有狼疮样疾病。

对于疑似 PID 的患者，详细的家族史也可以提供有价值的信息。如严重的 PID 多为 X 连锁遗传，因此母系家族中往往存在着男性亲属患少见而频繁的感染并早期夭折。但是由于 X 连锁疾病也有相当比例是新发突变，所以无家族遗传史的患者也不能完全排除 PID。另外，CVID 和 IgA 缺陷患者的家族中常有自身免疫性疾病的亲属。

完善的体格检查同样有助于 PID 的诊断。某些具有潜在免疫缺陷的儿童多表现为慢性疾病和体重不足。如果 PID 起病较早，可影响到患者的生长发育，甚至发育停滞。

DiGeorge 综合征因胚胎第 3、第 4 对咽囊发育异常可表现为特殊面容，包括上颚发育不良、小口、眼距过宽和眼裂倾斜，以及低耳位和后续耳旋转；并且还可能伴有甲状旁腺功能减退、胸腺缺如或胸腺发育不全和先天性心脏病（如法洛四联症、室间隔/房间隔缺损及肺动脉闭锁或狭窄等）。短肢性侏儒症和软骨-毛发发育不良的患者可表现为毛发异常、结缔组织发育不全和免疫缺陷。慢性肉芽肿病（chronic granulomatous disease，CGD）患者可表现为化脓性淋巴结炎。牙龈炎和牙侵蚀症是吞噬细胞缺陷（如黏附分子缺陷）患者的特征性表现。反复口腔溃疡是周期性中性粒细胞减少症患者的特征性表现。广泛的黏膜念珠菌病可提示 T 细胞缺陷。颈淋巴结病和肝脾大多见于 B 细胞缺陷患者（如 CVID 和 IgA 缺陷）。而扁桃体和淋巴结缺如常见于 XLA 或 SCID 患者。湿疹-血小板减少-免疫缺陷综合征（Wiskott-Aldrich syndrome，WAS）、共济失调-毛细血管扩张症（ataxia-telangiectasia，AT）和 CVID 患者易发生淋巴网状内皮系统的恶性肿瘤。渐进性共济失调可能是 AT 患者的首发症状，可早于免疫缺陷的临床表现。

【诊断】

PID 具有高度的异质性，其缺陷可引起免疫应答的多方面缺如或紊乱，临床上表现为机体对微生物的易感性增加，易患变态反应性疾病和自身免疫性疾病，以及淋巴组织增生和肿瘤等。因此要想及时发现 PID，应从基层医师做起。美国国立儿童健康和人类发展研究院启动了一项教育计划，以提高对 PID 的警惕，作为这个计划一部分的 Jeffrey Modell 基金会提出了 PID 的预警症状。2003 年 Cooper 等在 *Am Fam Physician* 杂志上撰文，转摘了 PID 的预警症状（表 4-1-3）。这些预警症状是在美国生活条件下建立的，因此仅供国内参考，绝不能完全套用，更不能将预警症状作为 PID 的诊断。

表 4-1-3　原发性免疫缺陷病预警症状

病史	症状
1 年中有 8 次或 8 次以上的中耳炎	生长发育停滞
1 年中有 2 次或 2 次以上的严重鼻窦炎	缺乏淋巴结或扁桃体
1 年中有 2 次或 2 次以上的肺炎	皮肤病变：毛细血管扩张，出血点
发生过 2 次或 2 次以上的非常见部位或深部的感染	皮肌炎样皮疹，红斑性狼疮样皮疹
反复发生的深部皮肤或脏器感染	共济失调（AT）
需要应用静注抗生素才能清除的感染	1 岁以后出现的鹅口疮
非常见或机会致病菌感染	口腔溃疡
家族中有 PID 病史者	

当疑似 PID 时，全血细胞计数和分类，以及血清免疫球蛋白（包括 IgG、IgA 和 IgM）水平测定和流式细胞仪分析 T 细胞亚群（包括 CD3＋、CD4＋和 CD8＋）、B 细胞（CD19＋）和 NK 细胞（CD16＋/56＋）比例是主要的实验室检查[11]，可对大多数患者做出诊断，必要时可进行抗原特异性抗体水平测定和迟发型超敏反应皮肤试验（表 4-1-4）。

近年来 PID 的分子诊断研究进展迅速，尤其是二代测序技术的应用，430 种引起 PID 异常的基因已被确认，并且各种新的基因突变类型还在不断增多[10]。

【治疗原则】

目前，PID 治疗措施主要包括一般预防和对症治疗、替代治疗和免疫重建等。

1. 一般治疗

预防和控制感染，注重营养，加强教育，并且

表 4-1-4　原发性免疫缺陷病实验室检查

检测项目	检测目的	检测结果
全血细胞计数和分类	T细胞、B细胞和T、B细胞联合缺陷	T细胞、B细胞或血小板减少
迟发型超敏反应皮肤试验	T细胞缺陷	阴性
血清IgG、IgM、IgA和IgE水平	体液免疫缺陷	一种或全部血清免疫球蛋白减少
流式细胞仪检测	T细胞、B细胞和T、B细胞联合缺陷	T细胞、B细胞或NK细胞减少
疫苗接种后针对特异性抗原的抗体检测	体液免疫缺陷	抗体反应降低或缺如
补体检测（CH_{50}、C3、C4）	补体缺陷	降低或缺如
二氢罗丹明/四唑氮蓝试验	吞噬功能缺陷	异常

许多患者在应用静脉注射免疫球蛋白（intravenous immunoglobulin，IVIg）或其他治疗后，都能较正常地生长发育和生活，应鼓励这部分患者尽可能参加日常活动。对重症患者，应该采取适当的隔离措施以预防感染。若患者尚有一定抗体合成能力，可接种灭活疫苗，如百白破三联疫苗。细胞免疫缺陷患者禁用活疫苗，如卡介苗、麻疹疫苗和脊髓灰质炎疫苗等，以防发生疫苗诱导的感染。

在发生感染时，明确感染源以选择适当的抗生素、抗寄生虫药或抗病毒治疗十分重要，可利用抗生素单独治疗或与IVIg协同治疗。对于WAS患者，在缺乏合适的造血干细胞移植（hematopoietic stem cell transplantation，HSCT）供者时，应用IVIg和脾切除术可能改善血小板数目，降低严重出血的风险，但是由于发生肺炎球菌菌血症的风险增加，脾切除的患者应该预防性给予青霉素。

T细胞缺陷患者不宜输血或新鲜血制品，若必需输血或新鲜血制品，应该输注未感染过巨细胞病毒并经照射处理过的血制品，以防发生移植物抗宿主病（GVHD）。最好不做扁桃体和淋巴结切除术，脾切除术为禁忌。完全IgA缺陷的患者可产生针对IgA的IgE类抗体，因此在使用血浆和血制品时有发生过敏反应的危险。因此，IgA缺乏症的治疗以对症治疗为主。

2. 替代治疗

（1）IVIg替代治疗：IVIg被广泛用于低IgG血症的标准治疗。抗体缺陷患者经IVIg治疗后，可使症状完全缓解，获得正常生长发育。据统计，70%的PID患者都需要应用IVIg治疗，包括CVID、IgG亚类缺陷、XLA、SCID和高IgM血症等。IVIg的推荐剂量为400～600 mg/kg，每3～4周1次。但有研究提示应用＞600 mg/kg的剂量疗效更好，能够有效预防肺部疾患的发生。一般情况下，使患者的血清IgG浓度保持在5 g/L以上即可预防大多数患者的全身性感染。最重要的是，治疗剂量应个体化，应灵活调整IVIg的剂量，以能控制感染为尺度。对于婴儿期暂时性低丙种球蛋白血症的患者来说，仅当发生严重或反复感染时才需要给予IVIg替代治疗[12-13]。

（2）输注新鲜白细胞：用于吞噬细胞缺陷患者伴严重感染时，分离的白细胞应先进行放射处理，以抑制其中可能存在的T细胞。由于白细胞在体内存活时间短，反复使用会发生不良免疫反应，故仅用于严重感染时，而不作常规替代治疗。

（3）细胞因子治疗：如胸腺素类、转移因子、IFN-γ和IL-2等。

（4）酶替代治疗：腺苷脱氨酶（ADA）缺陷者，可输注红细胞（其中富含ADA）。

3. 免疫重建

免疫重建是采用正常细胞或基因片段植入患者体内，使之发挥其功能。以持久地纠正免疫缺陷病。

（1）HSCT：HLA配型一致的HSCT是治愈大多数细胞免疫缺陷的唯一有效方法，一般认为SCT对治疗抗体缺陷无明显作用。HSCT治疗PID主要应用在两个方面：淋巴系免疫缺陷和髓系免疫缺陷。前者如X连锁高IgM综合征（X-linked hyper-IgM syndrome，XHIGM）、SCID、WAS；后者主要包括CGD和白细胞黏附分子缺陷。其中，以SCID和WAS应用HSCT移植治疗的最多，占75%左右。但是造血干细胞移植也有一定的风险，其成功率与患者年龄、身体一般状况、是否合并并发症，以及HLA配型是否相合有关。HSCT可以挽救PID患者的生命，重要的是一经诊断就应该立即进行HSCT，否则PID患者易出现不可逆转的感染和并发症，移植难以成功，也失去了HSCT的意义[14]。

（2）胸腺组织移植：包括胎儿胸腺组织移植和胸腺上皮细胞移植，胸腺上皮移植可以纠正大多数 T 细胞缺乏的严重 DiGeorge 综合征患者的 T 细胞缺陷，也可以纠正 NUDE 综合征。

（3）基因治疗：许多 PID 的突变基因已被克隆，其突变位点已经确立。这给基因治疗打下了基础：将正常的目的基因片段整合到患者干细胞基因组内（基因转化），这些被目的基因转化的细胞经有丝分裂，使转化的基因片段能在患者体内复制而持续存在。但是，由于基因治疗在临床实践中使用的转基因载体-逆转录病毒、慢病毒可能导致插入突变，还存在致白血病的危险等，因此，基因治疗还处于摸索和临床试验阶段[15]。

（陈同辛　金莹莹）

【参考文献】

[1] CHINN I K, ORANGE J S. Immunodeficiency Disorders. Pediatr Rev, 2019, 40（5）：229-242.

[2] DELMONTE O M, CASTAGNOLI R, CALZONI E, et al. Inborn Errors of Immunity With Immune Dysregulation：From Bench to Bedside. Front Pediatr, 2019, 7：353.

[3] RUBIN Z, PAPPALARDO A, SCHWARTZ A, et al. Prevalence and Outcomes of Primary Immunodeficiency in Hospitalized Children in the United States. J Allergy Clin Immunol Pract, 2018, 6（5）：1705-1710.e1.

[4] GRIMBACHER B. The European Society for Immunode-ficiencies（ESID）registry 2014. Clin Exp Immunol, 2014, 178：18-20.

[5] EL-HELOU S M, BIEGNER A K, BODE S, et al. The German National Registry of Primary Immunodeficiencies（2012-2017）. Front Immunol, 2019, 10：1272.

[6] SHILLITOE B, BANGS C, GUZMAN D, et al. The United Kingdom Primary Immune Deficiency（UKPID）registry 2012 to 2017. Clin Exp Immunol, 2018, 192（3）：284-291.

[7] ERRANTE P R, FRANCO J L, ESPINOSA-ROSALES F J, et al. Advances in primary immunodeficiency diseases in Latin America：epidemiology, research, and perspectives. Ann N Y Acad Sci, 2012, 1250：62-72.

[8] AL-MOUSA H, AL-SAUD B. Primary Immunodeficiency Diseases in Highly Consanguineous Populations from Middle East and North Africa：Epidemiology, Diagnosis, and Care. Front Immunol, 2017, 8：678.

[9] ZHANG Q, FRANGE P, BLANCHE S, et al. Pathogenesis of infections in HIV-infected individuals：insights from primary immunodeficiencies. Curr Opin Immunol, 2017, 48：122-133.

[10] TANGYE S G, AL-HERZ W, BOUSFIHA A, et al. Human Inborn Errors of Immunity：2019 Update on the Classification from the International Union of Immunological Societies Expert Committee. J Clin Immunol, 2020, 40（1）：24-64.

[11] CABRAL-MARQUES O, SCHIMKE L F, DE OLIVEIRA E B JR, et al. Flow Cytometry Contributions for the Diagnosis and Immunopathological Characterization of Primary Immunodeficiency Diseases With Immune Dysregulation. Front Immunol, 2019, 10：2742.

[12] SRIAROON P, BALLOW M. Immunoglobulin Replacement Therapy for Primary Immunodeficiency. Immunol Allergy Clin North Am, 2015, 35（4）：713-730.

[13] PEREZ E E, ORANGE J S, BONILLA F, et al. Update on the use of immunoglobulin in human disease：A review of evidence. J Allergy Clin Immunol, 2017, 139（3S）：S1-S46.

[14] CASTAGNOLI R, DELMONTE O M, CALZONI E, et al. Hematopoietic Stem Cell Transplantation in Primary Immunodeficiency Diseases：Current Status and Future Perspectives. Front Pediatr, 2019, 7：295.

[15] BOOTH C, ROMANO R, RONCAROLO M G, et al. Gene therapy for primary immunodeficiency. Hum Mol Genet, 2019, 28（R1）：R15-R23.

第二节　联合免疫缺陷病

联合免疫缺陷病（combined immunodeficiency disease，CID）是一组罕见的原发性免疫缺陷病（primary immunodeficiency disease，PID），由于细胞免疫和体液免疫全面受损，患儿对细菌、真菌、病毒及原虫普遍易感，该病起病早，临床表现重，预后差，如果没有得到及时的诊断和治疗，患儿大多在 2 岁以内死亡[1]。

该病的发病机制主要是编码 T 细胞、B 细胞发育过程基因缺陷，导致显著的 T 细胞、B 细胞数目和功能缺陷[2]，根据临床表现的不同，分为重症联合免疫缺陷（severe combined immunodeficiency，SCID）和非重症联合免疫缺陷两大类（表 4-2-1）[3]，其中

表 4-2-1 CID 分类

疾病类型（分子缺陷）	遗传方式	循环 T 细胞	循环 B 细胞	血清 Ig	相关特征
1. 重症联合免疫缺陷（T⁻B⁺ SCID）					
（1）γc 缺陷（IL-2 受体共有 γ 链缺陷）	XL	↓	正常或↑	↓	NK 细胞↓
（2）JAK3 缺陷（JAK3 激酶缺陷）	AR	↓↓	正常或↑	↓	NK 细胞↓
（3）IL-7Rα 缺陷（IL-7 受体 α 链缺陷）	AR	↓	正常或↑	↓	NK 细胞正常
（4）CD45 缺陷	AR	↓	正常	↓	γ/δ T 细胞正常
（5）CD3δ 缺陷	AR	↓	正常	↓	NK 细胞正常，γ/δ T 细胞缺如
（6）CD3ε 缺陷	AR	↓	正常	↓	NK 细胞正常，γ/δ T 细胞缺如
（7）CD3ζ 缺陷	AR	↓	正常	↓	NK 细胞正常，γ/δ T 细胞缺如
（8）Coronin-1A 缺陷	AR	↓	正常	↓	胸腺存在，EBV 相关 B 淋巴细胞增殖
（9）LAT 缺陷	AR	↓或正常	↓或正常	↑	反复感染，肝脾淋巴结肿大，自身免疫性疾病
2. 重症联合免疫缺陷（T⁻B⁻ SCID）					
（1）RAG1/2 缺陷（重组激活基因 1/2 缺陷）	AR	↓	↓	↓	VDJ 重组缺陷
（2）交联修复蛋白 1C 缺陷（artemis DNA 重组酶修复蛋白缺陷）	AR	↓	↓	↓	VDJ 重组缺陷，对辐射敏感
（3）DNA PKcs（依赖 DNA 的蛋白激酶，催化亚基）缺陷	AR	↓	↓	↓	对辐射敏感，小头畸形，生长发育迟缓
（4）Cernunnos/XLF 缺陷	AR	↓	↓	↓	对辐射敏感，小头畸形，生长发育迟缓
（5）LIG4 缺陷	AR	↓	↓	↓	对辐射敏感，小头畸形，生长发育迟缓
（6）ADA 缺陷（腺苷脱氨酶缺陷）	AR	出生即缺乏或呈进行性↓	出生即缺乏或进行性↓	进行性↓	NK 细胞下降，肋骨软骨交界处呈喇叭形，听力障碍，肝或肺部表现；部分性缺乏症状较轻或发病较晚
（7）AK2 缺陷	AR	↓	↓或正常	↓	粒细胞↓（耳聋）
（8）活化 RAC2 缺陷	AD GOF	↓	↓	↓	反复细菌和病毒感染，淋巴组织增殖，中性粒细胞减少
3. 与重症联合免疫缺陷相比较轻的联合免疫缺陷					
（1）CD40L 缺陷（CD40 配体缺陷）	XL	正常；部分进行性↓	sIgM+和 sIgD+B 细胞存在，其他↓	IgM↑或正常，其他↓	中性粒细胞减少症，血小板减少症，溶血性贫血，胆道和肝疾病，机会性感染

续表

疾病类型（分子缺陷）	遗传方式	循环 T 细胞	循环 B 细胞	血清 Ig	相关特征
(2) CD40 缺陷（*CD40* 基因缺陷）	AR	正常	IgM + 和 IgD + B 细胞存在，其他↓	IgM↑或正常，其他↓	中性粒细胞减少症，血小板减少症，溶血性贫血，胆道损伤和肝疾病，机会性感染
(3) ICOS 缺陷（*ICOS* 基因缺陷）	AR	正常	正常	↓	反复感染，自身免疫性疾病，胃肠炎，部分肉芽肿
(4) ICOSL 缺陷（*ICOSL* 基因缺陷）	AR	↓	↓	↓	反复细菌和病毒感染，中性粒细胞减少
(5) CD3 γ 缺陷（*CD3G* 基因缺陷）	AR	正常，但 TCR↓	正常	正常	
(6) CD8 缺陷（CD8 α 链缺陷）	AR	CD8 + T 细胞缺陷，CD4 + T 细胞正常	正常	正常	反复感染，也可无症状
(7) ZAP70 缺陷（ZAP-70 激酶缺陷）	AR	CD8 + T 细胞↓，CD4 + T 细胞正常但功能缺陷	正常	正常	免疫功能失调，部分易并发自身免疫性疾病
(8) ZAP-70 亚基突变和活化突变	AR (LOF/GOF)	CD8 + T 细胞↓，CD4 + T 细胞正常或↓	正常或↓	IgA 正常，IgM↓，IgG 正常或↓，对疫苗的抗体保护性正常	严重自身免疫（大疱性类天疱疮、炎症性肠病）
(9) MHCI 类分子缺陷（*TAP1*、*TAP2*、*TAPBP* 和 *B2M* 基因缺陷）	AR	CD8 + T 细胞↓ CD4 + T 细胞正常 淋巴细胞上 MHCI 类分子表达缺如	正常	正常	血管炎，坏疽性脓皮病
(10) MHC II 类分子缺陷（*C II TA*、*RFXANK*、*RFX5* 和 *RFXAP* 基因缺陷）	AR	总数正常，CD4 + T 细胞↓ 淋巴细胞上 MHCI 类分子表达缺如	正常	正常或↓	生长发育迟滞，腹泻，呼吸道感染，肝/胆道疾病
(11) IKAROS 缺陷（*IKZF1* 基因缺陷）	AD	记忆性 T 细胞缺失	记忆性 B 细胞缺失	↓	反复肺炎感染，肺孢子虫感染，起病年龄早
(12) DOCK8 缺陷（*DOCK8* 基因缺陷）	AR	↓，T 细胞增殖功能受损，Treg 细胞缺陷和功能障碍	↓，记忆 B 细胞↓	IgM↓，IgE↑	NK 细胞↓且功能缺陷，嗜酸粒细胞增多症，反复感染，严重过敏，广泛的皮肤病毒或细菌（金黄色葡萄球菌）感染，易患肿瘤，嗜酸性粒细胞增多，外周 B 细胞缺陷
(13) DOCK2 缺陷（*DOCK2* 基因缺陷）	AR	↓	正常	↓或正常，抗体反应缺陷	NK 细胞数目正常，但功能低下；造血细胞中干扰素反应缺陷，造血和非造血

续表

疾病类型（分子缺陷）	遗传方式	循环 T 细胞	循环 B 细胞	血清 Ig	相关特征
(14) 聚合酶缺陷（POLD1 和 POLD2 基因缺陷）	AR	CD4+T 细胞↓		IgG↓	HPV 感染、淋巴瘤、肺肉芽肿、传染性软疣
(15) RHOH 缺陷（RHOH 基因缺陷）	AR	正常	正常	正常	HPV 感染、淋巴瘤、肺肉芽肿、传染性软疣
(16) STK4 缺陷	AR	CD4+T 细胞↓，初始 T 细胞↓、TEM 和 TEMRA 细胞增多，增殖不良	记忆性 B 细胞↓	IgM↓，IgG、IgA、IgE↑；Ab 反应受损	同歇性中性粒细胞减少、细菌性/病毒性（HPV、EBV 和传染性软疣病毒）/念珠菌感染、淋巴增生、自身免疫性细胞减少、淋巴瘤、先天性心脏病
(17) TCRα 缺陷（TRAC 基因缺陷）	AR	γδT 细胞正常、αβT 细胞缺如、T 细胞增殖功能受损	正常	正常	反复细菌、真菌感染、病毒、自身免疫性疾病、腹泻
(18) LCK 缺陷（LCK 基因缺陷）	AR	总数正常，CD4+T 细胞↓，Treg↓，TCR 信号缺陷	正常	正常	腹泻、反复感染、免疫失调、自身免疫性疾病
(19) ITK 缺陷	AR	CD4+T 细胞↓；T 细胞活化减少	正常	正常或↓	EBV 相关 B 细胞增殖、淋巴瘤、免疫失调
(20) MALT1 缺陷（MALT1 基因缺陷）	AR	正常，T 细胞增殖功能受损	正常	正常，抗体反应缺陷	细菌、病毒、真菌感染
(21) CARD11 缺陷（CARD11 基因缺陷）	AR	正常，T 细胞增殖功能受损	转化 B 细胞功能正常	↓或缺如	卡氏肺囊虫肺炎、细菌感染
(22) BCL10 缺陷（BCL10 基因缺陷）	AR	正常，T 和 Treg 细胞，对抗原和 CD3 抗体刺激增殖能力↓	正常，记忆性 B 细胞和转化 B 细胞↓	↓	反复细菌和病毒感染、念珠菌病、肠胃炎
(23) IL-21 缺陷（IL-21 基因缺陷）	AR	正常，功能正常或↓	↓	IgG 缺陷	严重的早发性结肠炎
(24) IL-21R 缺陷（IL-21R 基因缺陷）	AR	T 细胞增殖因子生成障碍，T 细胞增殖功能异常	正常	正常，但针对某种特定反应异常	对隐孢子虫和卡氏肺孢子虫易感，易患胆管炎
(25) OX40 缺陷（OX40 基因缺陷）	AR	正常，抗原特异性记忆 T 细胞↓	正常，记忆 B 细胞↓	正常	卡波西肉瘤；对 HHV8 的免疫功能受损
(26) IKBKB 缺陷（IKBKB 基因缺陷）	AR	正常，Treg 和 γδT 缺如，TCR 活化异常	正常，BCR 活化异常	↓	反复细菌、病毒和真菌感染、临床可表现 SCID
(27) NIK 缺陷（MAP3K14 基因缺陷）	AR	正常，应对抗原刺激的增殖能力↓	B 细胞及转化记忆性 B 细胞↓	↓	反复细菌、病毒和隐孢子虫感染、NK 细胞↓、NK 细胞活性↓

续表

疾病类型（分子缺陷）	遗传方式	循环 T 细胞	循环 B 细胞	血清 Ig	相关特征
（28）RelB 缺陷（*RELB* 基因缺陷）	AR	正常，多样性及功能缺陷			反复感染
（29）RelA 单倍体不足（*RELA* 基因缺陷）	AD	正常或↑	正常	正常	慢性皮肤黏膜溃疡，NFkB 活化受损；炎症细胞因子的产生↓
（30）Moesin 缺陷（*MSN* 基因缺陷）	XL	正常，迁移及增殖能力降低	↓	↓	反复细菌感染，易罹患水痘，中性粒细胞减少
（31）TFRC 缺陷（*TFRC* 基因缺陷）	AR	正常，增殖能力降低	正常，记忆型 B 细胞降低	↓	反复感染，中性粒细胞减少，血小板减少
（32）c-Rel 缺陷（*REL* 基因缺陷）	AR	正常，记忆 CD4↓，增殖不良	↓，大部分是初始 B 细胞；记忆 B 细胞↓，增殖受损	↓，特异性抗体反应差	反复细菌，分枝杆菌，沙门菌和机会性感染，固有免疫缺陷
（33）FCHO1 缺陷（*FCHO1* 基因缺陷）	AR	↓，增殖能力↓	正常	正常	复发性感染（病毒性、细菌性、分枝杆菌、真菌性），发育不良，淋巴增殖，活化诱导的 T 细胞死亡增加，网格蛋白介导的内吞作用缺陷

注：XL，X 连锁遗传；AR，常染色体隐性遗传；Ig，免疫球蛋白；SCID，重症联合免疫缺陷；TCR，T 细胞受体；↓，下降；↓↓，显著下降；↑，升高。

最常见的为 X 连锁 SCID，即 IL-2RG 突变所致的 SCID。根据编码分子参与免疫反应的过程，将其发病机制主要归纳为 5 类：①祖干细胞早期分化障碍；②细胞代谢产物堆积；③细胞因子信号通路异常；④ VDJ 重排异常；⑤ TCR 异常（表 4-2-2）。

表 4-2-2　CID 发病机制

发病机制	基因缺陷
祖干细胞早期分化障碍	AK2
细胞代谢产物堆积	ADA
细胞因子信号通路异常	IL-2RG
	JAK3
	IL-7RA
VDJ 重排异常	RAG1/RAG2
	Artemis
	DNA-PKcs
	Cernunnos
	LIG4
TCR 异常	CD3δ/ε/ζ
	CORO1A

目前依据人口筛查为基础的 CID 发病率数据有限，以往认为该疾病发病率较低，推测约为 1/100 000，由于有大量的 CID 患者尚未得到明确诊断就已夭折，所以实际数值可能要远高于该值。来自美国的最新研究表明，该疾病在活产婴儿中的发病率为 1/58 000，远远高于以往推测的发病率[4]。国内由于目前尚未开展该疾病的新生儿筛查，且没有建立全国范围的 PID 登记制度，因此无法准确估算 CID 的发病率。如果按照美国统计的发病率，根据中国大陆 2009 年全年新出生人口 1600 万估算，中国大陆每年至少应有 200～300 例新发的 SCID 患者。但是截止到目前，在中国大陆发现的 CID 总共不足 100 例，本中心是中国大陆诊治 PID 最大的中心之一，收治了大量 CID 患者[5]，目前累计病例已达近 200 例。CID 种类多，临床表现也轻重不一，其中 SCID 临床表现重，本节重点介绍 SCID 和 X 连锁高 IgM 综合征。

一、重症联合免疫缺陷

【概述】

重症联合免疫缺陷（severe combined immunodeficiency，SCID）的发现也经历了很长的时间[6]。最早描述两例婴儿伴有严重淋巴细胞减少并最终死亡的病例是两名瑞士的病理学家 Glanzmann 和 Riniker（1950 年），他们认为患儿进行性的淋巴细胞减少是严重的白色念珠菌感染所致（事后再看，这显然是颠倒了因果）。第三例关于婴儿淋巴细胞减少的报道来自一位加拿大病理学家。但他们三人均未将这些现象和免疫系统的异常联系起来。数年后（1958 年），两个瑞士研究小组首次将"无丙种球蛋白血症"和"淋巴细胞减少"联系在一起，并报道了 4 例死于严重真菌及细菌感染的患儿。较早出现临床症状、低淋巴细胞血症、较高的病死率，这些特点将这类疾病同无丙种球蛋白血症区分开来。尸解发现所有淋巴组织极度萎缩或缺失，尤其是胸腺组织明显发育不良。在瑞士小组报道的病例中，有 2 人是 Glanzmann 和 Riniker 报道患者的堂兄弟（cousins），提示遗传因素的存在。这两个瑞士小组强调患儿体内浆细胞和淋巴细胞发育同时出现异常（粒细胞正常），导致联合的体液免疫和细胞免疫缺陷，最终导致患儿严重感染而死亡。根据临床表现和病理学特征，这类疾病最早被命名为"联合体液及细胞免疫缺陷"或"瑞士型无丙种球蛋白血症"。1970 年，WHO 委员会命名为重症联合免疫缺陷（severe combined immunodeficiency，SCID）。"瑞士型 SCID"多为常染色体隐性遗传病，表现为 T 细胞和 B 细胞的同时缺乏。随后在美国又不断发现一些 X 连锁隐性遗传的 SCID 患者，B 细胞数目多正常。在 1972 年，SCID 的致病基因被发现。当时在纽约，一位婴儿根据临床症状诊断为 SCID，考虑进行骨髓移植治疗，于是 Hillaire Meuwissen 医生将患儿及其父母双方的血样标本送至西雅图的一位红细胞遗传学方面的专家 Elo Giblett。Giblett 教授选取了一系列多形蛋白作为检测标志物，其中包括腺苷脱氨酶（adenosine deaminase，ADA）。一般情况下，ADA 在电泳过程中可形成一条快速移动带和一条慢速移动带，可是 Giblett 教授却发现，患儿的红细胞裂解物中完全不含有 ADA，而患儿母亲的红细胞裂解物中 ADA 的含量也降低，父亲的 ADA 含量却完全正常。在此之前，Giblett 教授从未见过红细胞标本中缺失 ADA，这使得 Giblett 教授猜测：ADA 活性的丧失可能与 SCID 患儿的临床表现有某种相关性。随后，他请教了一位身在底特律的免疫学家朋友 Flossie Cohen 教授，恰好他那里有一名临床诊断为 SCID 的患儿等待骨髓移植治疗，结果经检测，该患儿体内的 ADA 同样也缺失。于是，人们首次认识到，缺乏 ADA 可能导致 SCID，第一个与 PID 相关的基因缺陷就此被发现。

【临床表现】

SCID 一般在 2～7 个月时发病，早期临床表现不典型，新生儿期麻疹样皮疹可能是唯一症状，也可表现为重症感染，并同时伴有生长发育停滞。感染的特点为临床表现重、难治、反复或是机会致病菌感染，部分患儿出现持续性腹泻。感染谱十分广泛，包括细菌、病毒、真菌以及原虫。细菌感染以中耳炎、肺炎和皮肤感染多见，另外，播散性 BCG 感染也很常见，部分患儿表现为接种卡介苗后的淋巴结结核或肺部结核感染。巨细胞病毒（cytomegalovirus，CMV）感染是最常见的机会性感染，也是 T 细胞缺陷的一个重要标志。真菌感染主要表现为鹅口疮，反复的真菌感染可导致喂养困难和体重减轻。如不及时治疗，患儿通常在 2 岁内死亡（表 4-2-3）[7]。

肺炎、脑炎、中耳炎、皮肤感染、持续腹泻、鹅口疮；②预防接种史：卡介苗接种后播散；③输血史：是否有输注红细胞或其他血制品史，是否在输血制品后出现发热、皮疹、腹泻等移植物抗宿主病（graft-versus-host disease，GVHD）；④生长发育和喂养史：生长发育迟滞和喂养困难是 SCID 常见表现；⑤家族史：家族中尤其是母亲一方是否有早期夭折患儿，包括患儿母亲的兄弟姐妹及其子女，患儿外祖母的兄弟姐妹及其子女；父母是否近亲婚配。

2. **体格检查**

除注意全身健康情况：如贫血、营养不良和生长发育情况以及感染部位的体征外，还应注意出血点、皮疹、卡疤是否有破溃、淋巴结和肝脾大情况。

3. **实验室检查**

根据基因检测结果与实验室检查的匹配程度的不同，目前将 SCID 分为 4 类：经典 SCID、非典型 SCID、Omenn 综合征以及网状系统发育不良。目前采用原发性免疫缺陷治疗联盟（Primary Immune Deficiency Treatment Consortium）推荐的标准[8]，如表 4-2-4 所示。

表 4-2-3 SCID 主要临床特征

临床表现	说明
感染	特点：反复、重症、难治性感染或机会致病菌感染 病原谱：细菌、病毒、真菌、寄生虫（卡氏肺孢子虫）、结核等 感染部位：肺炎、中耳炎和皮肤感染多见
鹅口疮	反复或迁延
难治性腹泻	
卡介苗播散	可表现为肺结核、淋巴结结核等
生长发育落后	
阳性家族史	家族中尤其是母亲一方有早期夭折患儿，包括患儿母亲的兄弟姐妹及其子女，患儿外祖母的兄弟姐妹及其子女；父母近亲婚配
移植物抗宿主病	麻疹样（或狼疮样）皮疹、严重腹泻和肝脾大

【诊断】

1. **病史及临床表现**

根据典型的临床表现，SCID 的初步诊断应该不难。在病史询问时，应围绕以下方面：①感染病史：

表 4-2-4 SCID 实验室诊断标准

类型	实验室指标
经典 SCID	①CD3＋T 细胞＜300/μl ②PHA 刺激后 T 细胞功能消失或＜10% 正常下限* ③具有经胎盘传递而来的母体 T 细胞
非典型 SCID	①CD3＋T 细胞减少：＜2 岁，＜1000/μl；2～4 岁，＜800/ul；＞4 岁，＜600/μl ②PHA 刺激后 T 细胞功能＜30% 正常下限* ③无经胎盘传递而来的母体 T 细胞
Omenn 综合征	①红皮病表现 ②CD3＋T 细胞＞300/μl ③抗原刺激后，T 细胞增殖反应＜30% 正常下限* ④无经胎盘传递而来的母体 T 细胞
网状系统发育不良	①CD3＋T 细胞＜300/μl ②PHA 刺激后 T 细胞功能消失或＜10% 正常下限* ③中性粒细胞缺乏：绝对计数＜200/μl ④感音性耳聋，骨髓中无中性粒细胞

注：*若无法行刺激增殖实验，需满足以下 10 条中的 4 条：①肝大；②脾大；③淋巴结肿大；④高 IgE；⑤ EOS 增高；⑥单克隆 T 细胞；⑦＞80% 的 CD3 或 CD4 为 CD45RO＋；⑧ PHA 刺激后 T 细胞功能＜30% 正常下限；⑨混合淋巴细胞反应的增殖功能＜30% 正常下限；⑩基因检测证实。

在此需要强调的是当血常规淋巴细胞绝对计数 <2000/μl 时,应高度警惕 SCID 的可能,利用流式细胞术检测淋巴细胞亚群(CD3+、CD4+、CD8+、CD19+、CD16/56+)不仅可初步诊断 SCID,并且可大致确定所属类型。2019 年国际免疫学会联合会原发性免疫缺陷病分类委员会对 PIDs 进行了最新分类[3],首先根据是否存在 B 细胞(B+,>400/μl;B-/low,≤400/μl),将经典 SCID 分为 2 大类,即 T-B+ SCID 和 T-B- SCID,再根据是否存在 NK 细胞(NK+,>100/μl;NK-/low,≤100/μl)[9],可以分为 T-B-NK+、T-B-NK-、T-B+NK+、T-B+NK- 四种表型,根据表型可初步推测可能的基因突变类型(图 4-2-1)[10],最终的确诊依赖基因诊断。

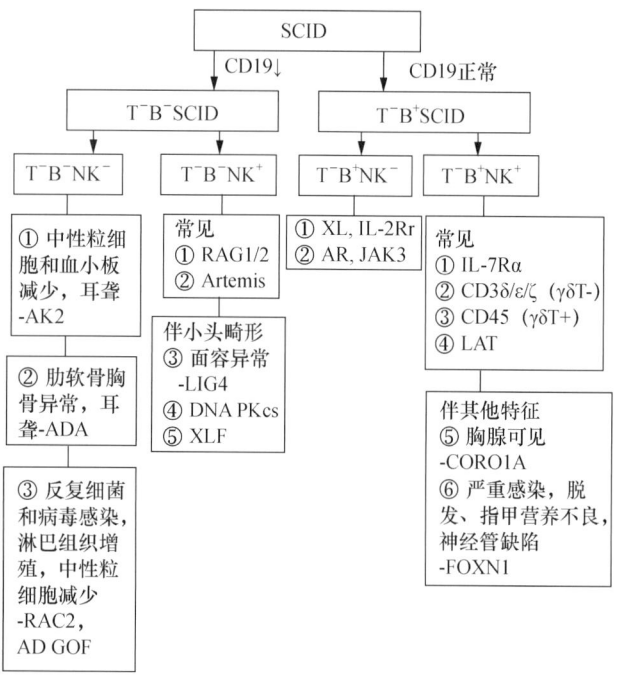

图 4-2-1　SCID 诊断流程(临床诊断路径)

4. 基因诊断

目前,由于高通量测序(即下一代测序)技术逐步广泛地应用于遗传性疾病领域,其在 PID 新病种及其致病基因发现、PID 的人群筛查和临床诊断中的作用越来越受到关注。该技术可以将众多疾病相关基因(包括已知基因或根据通路分析可能致病的相关基因)打包形成多基因并行测序项目,通过一次目前耗资数千元的检测,获得候选致病基因检测结果。该技术大大提高了 PID 筛查的阳性率,使得部分疑难的 PID 得以确诊。但是,该技术目前仍存在很多问题,对于新发现的突变,需要采用生物信息学、编码蛋白质分析和功能分析,最后根据专科医师的知识与经验确定致病突变,阐明遗传变异与疾病发生的关系[11]。因此,上述 SCID 分型对诊断 SCID 仍有重要的临床意义。

【鉴别诊断】

1. AIDS

即艾滋病,为 HIV 感染所致的继发性免疫缺陷病,病毒主要侵犯 CD4+T 细胞,临床表现可与 SCID 相似,但主要表现为外周血 CD4+T 细胞明显降低,CD4/CD8 比值明显降低,HIV 病毒抗原或核酸检测可鉴别。

2. DiGeorge 综合征

即先天性胸腺发育不全,主要表现为细胞免疫缺陷,为 22q11 微缺失,可同时伴有先天性心脏畸形、面容异常、上颚畸形和血钙降低,感染症状较 SCID 轻,胸腺肽替代可基本维持正常的免疫功能[1]。

3. 以 BCG 播散为主要表现的 SCID 需与以下疾病鉴别

①慢性肉芽肿病:除 BCG 播散外,可表现为肛周或皮肤等部位的脓肿,该病外周血免疫球蛋白及淋巴细胞亚群基本正常,可与 SCID 鉴别。

② MSMD:主要是 IFN-γ 和 IL-12 通路中的细胞因子或受体缺陷所导致的免疫缺陷,可通过基因检测与 SCID 鉴别[12-13]。

【治疗】

1. 一般治疗[7]

(1)隔离:保护性隔离、避免接触感染源。

(2)保证营养:对于喂养困难的患儿,可能需要鼻胃管喂养或肠外喂养,推荐水解配方奶粉喂养,一方面容易吸收,另一方面可保证热量供应,尤其是部分表现为 Omenn 综合征伴有肠道炎症的患儿。由于 CMV 可通过母乳直接进入婴儿体内,因此在母亲和孩子 CMV 病毒状况不明确的情况下,不推荐母乳喂养。

(3)预防性抗感染治疗:急性感染期可在治疗细菌感染的基础上,可预防性治疗卡氏肺孢子虫(磺胺甲恶唑,SMZ)、病毒(阿昔洛韦或更昔洛韦)及真菌(氟康唑等)等。

(4)静脉注射免疫球蛋白(intravenous immunoglobulin,IVIg)替代治疗:剂量为每次 400~500mg/kg,每 3~4 周输注 1 次。

（5）定期监测：可每周监测腺病毒、EBV、CMV，以期早期治疗，避免脏器功能损伤。

（6）血制品输注：SCID 患儿输血后可能出现移植物抗宿主病（GVHD），主要表现为麻疹样（或狼疮样）皮疹、严重腹泻和肝脾大，病情严重者可引起多器官功能衰竭，导致患儿死亡，而且影响后续的 HSCT。因此，除非出现危及生命的情况，不建议输注血制品，若需输注，血制品需经射线照光并去除白细胞，而且保证该血制品为 CMV 阴性。

（7）SCID 疫苗接种：由于本身存在 T 细胞缺陷，SCID 患儿不能接种活疫苗，如麻疹病毒疫苗、水痘疫苗、脊髓灰质炎疫苗和卡介苗。但是，由于国内尚未开展 SCID 的新生儿筛查，且生后即接种卡介苗，临床上很多因卡介苗播散就诊的患儿。目前认为：①接种卡介苗年龄越小（<1月），越容易发生播散并且越容易导致死亡；②T 细胞数目越低（<250/μl），越容易发生卡介苗播散；③在未出现结核症状之前进行预防性用药，发生播散的概率及死亡率远远低于出现临床症状后的抗结核治疗[14-15]。因此建议：①有 SCID 家族史的患儿可推迟卡介苗的接种，先明确诊断后再决定是否接种；②临床上高度怀疑 SCID 卡介苗播散的患儿，在未出现明显结核临床表现时，可预防性抗结核治疗。

2. 造血干细胞移植（hematopoietic stem cell transplantation，HSCT）

造血干细胞移植是目前根治 SCID 的方法。根据国外统计数据，目前有 75%～90% 的 SCID 患儿通过造血干细胞移植而得到及时的救治[16]。但是国内的移植成功率远远低于国外，主要原因可能为国内目前尚未开展 SCID 的新生儿筛查[17]，发现的 SCID 患儿多数已经存在严重细菌、病毒、真菌以及原虫感染，自身条件较差，已经错过了移植的最佳时机，再加上移植本身风险较大，需要经过感染、移植物抗宿主反应等关口，对于本身已有感染的患儿无疑雪上加霜。但是，等感染控制再移植也是完全不可能，因为本身 SCID 患儿的感染就很难控制。基于以上原因，再加上移植的费用昂贵，长期生存率低等，使得造血干细胞移植的应用在一定程度上受到限制。

HSCT 治疗 SCID 还需注意的是，HSCT 虽能纠正患儿一部分或所有免疫缺陷，但无法纠正其合并的非免疫紊乱，如软骨-毛发发育不良综合征的身材矮小、毛发稀疏或腺苷脱氨酶（ADA）缺陷病的神经系统紊乱等。

3. 基因治疗

自 1990 年首次基因治疗应用于 ADA 缺乏症疗效欠佳后，经反复多次实验研究后，现已有 SCID 的基因治疗方案被多个中心采纳并应用[18-19]。目前虽有不错的治疗结果，但明确的不良反应是致原癌基因激活和抑制抑癌基因，目前基因治疗仍在不断改良中[20-21]。目前我院正与美国 St Jude 医院合作开展 X-SCID 的基因治疗[22-23]。

【病例摘要】

患儿男，6个月，主因"发热20天，腹泻7天"入院。患儿系第2胎第2产，足月剖宫产，出生后1个月接种卡介苗，接种处曾有破溃流脓，1个月方痊愈。患儿母亲第1胎为男性，出生后4个月起反复感染，7个月时死于"重症肺炎"。患儿母亲有一哥哥，10个月时因"脑炎"夭折。体检：消瘦貌，面色苍白，体重 7 kg，身长 69 cm。全身皮肤可见散在皮疹，略红；全身浅表淋巴结无肿大，卡疤处溃烂。腹稍胀，腹围平脐 44 cm，最大腹围 48 cm，肝肋下 4 cm，质软，脾肋下 1 cm。双下肢呈凹陷性水肿。实验室检查：血常规：白细胞（3～15）×10^9/L，中性粒细胞 0.70～0.90，淋巴细胞 0.10～0.30，血红蛋白 50～80 g/L，血小板（15～30）×10^9/L。免疫学检查：CD3+T 细胞 7.0%、CD4+T 细胞 5.6%、CD8+T 细胞 0.8%，CD19+ 91%，NK 2%。血清 IgG 2.62 g/L，IgA 0.420 g/L，IgM 0.240 g/L。胸部 X 线片：未见胸腺影。心彩超：房间隔缺损。腹部 B 超：肝脾大，肝脾内多个大小不等回声带，腹水。CT：脑萎缩，胸腔积液，肝脾大，脾内多发性低密度病灶，腹水。经基因确诊为 IL-2RG 突变，确诊为 XSCID。先后经高级抗生素抗感染、IVIg 支持等对症支持治疗，20天后呼吸困难，持续高热，水肿加重，进而消化道出血、肺出血和 DIC，经积极抢救治疗无效死亡。病例详细资料见二维码数字资源 4-2-1。

数字资源 4-2-1

二、X 连锁高 IgM 综合征

【概述】

高 IgM 综合征（hyper-immunoglobulin M syndromes，HIGM）是一种较罕见的原发性免疫缺陷病，20 世纪 60 年代由 Asselain 和 Rosen 等首次报道[6]。一例诊断为"无丙种球蛋白血症"的患儿在波士顿研究小组长期随访。1960 年，他出现了血尿，研究小组人员认为他患了急性链球菌感染后肾小球肾炎，并推测体内补体水平应该有明显下降。但实际测定 CH50 时，人们发现检测活性明显增高（主要是针对绵羊红细胞的高滴度抗体所致）。此外，该患儿的血清 IgG 和 IgA 水平明显降低，而 IgM 水平显著升高，如此结果与"X 连锁无丙种球蛋白血症"的诊断存在明显不符。最终，该名患儿成为第一例诊断明确的 X 连锁高 IgM 综合征患者。但是，关于高 IgM 综合征的故事还没有讲完。从疾病发现以来，人们一直认为这是一种 B 细胞功能缺陷导致的疾病，表现为低丙种球蛋白血症，伴有 IgM 水平正常或升高。1986 年，一名 Sezary 综合征（即淋巴瘤）的患者来到纽约医院就诊，该患儿的免疫球蛋白定量分析结果很特别（IgG > 2 g/dl，IgA > 2 g/dl，检测不到 IgM），并到洛克菲勒大学进行评估，结果显示，该患儿来源的 T 细胞可促进正常对照 B 细胞的同种型转换（isotype switching），使正常对照 B 细胞产生类似的免疫球蛋白定量结果。将 Sezary 综合征患者的细胞与洛克菲勒大学的一名高 IgM 血症患儿的 B 细胞共培养（coculture），纠正了高 IgM 血症患儿 B 细胞的缺陷。随后，当时正在洛克菲勒大学 Henry Kunkel 实验室做博士后研究的 Lloyd Mayer 博士，收集了更多高 IgM 综合征患儿的病例，将这些患者来源的 B 细胞和 Sezary 淋巴瘤患者来源的活化的 T 细胞共培养，发现高 IgM 综合征患儿来源的 B 细胞表现出活跃的类别转换。这一结果强烈表明：与抗体类别转换相关的辅助性 T 细胞的功能缺陷是导致高 IgM 综合征的一个原因。直到 1992 年，对 T-B 细胞相互作用的研究，使人们逐渐认识到 CD40-CD40L 相互作用在 T 细胞依赖的 B 细胞激活和同种型转换中起重要作用。这一发现使得人们开始系统地寻找因 CD40-CD40L 信号通路缺陷导致的疾病。1993 年，有 5 个研究小组先后独立证明，表达于 CD4 + T 细胞表面的 CD40L 蛋白编码基因的突变，是 X 连锁高 IgM 综合征的分子基础。

高 IgM 综合征主要特点为反复感染，血清 IgG 和 IgA 明显降低，IgM 水平正常或升高，B 细胞数正常。经典的 HIGM 分为 4 类：① CD40L 缺陷；② CD40 缺陷；③活化诱导的胞苷脱氨酶（AID）缺陷；④尿嘧啶 DNA 转葡糖基酶（UNG）缺陷[24]。目前将由于 CD40L 或 CD40 异常导致的 HIGM 归类到联合免疫缺陷中，而活化诱导的胞苷脱氨酶（AID）、尿嘧啶 DNA 转葡糖基酶（UNG）异常以及新发现的 INO80 基因和 MSH6 基因缺陷引起的 HIGM 因仅累及 B 细胞而划归到体液免疫缺陷中[3]，这 6 种基因突变中，以 CD40LG 突变所导致的 X 连锁高 IgM 血症最为常见。

CD40LG 所编码的 CD40L 是 TNF 超家族成员，主要表达于活化的 CD4 + T 细胞表面，可作用于 CD40 分子，使 B 细胞分泌的免疫球蛋白发生转化类别转换。CD40LG 基因一旦发生突变，可使 T 细胞表面 CD40L 表达降低，或导致 CD40L 不能与 CD40 分子结合，或影响了 CD40 分子三聚体的形成。因此 CD40L 缺陷损伤 T 细胞和 B 细胞相互作用，破坏生发中心形成并影响免疫球蛋白类别转换，无法生成 IgG、IgA 和 IgE 等[25]。

根据国外的统计资料，X 连锁 HIGM（XHIGM）的患病率为 2/1 000 000，目前未发现该病有人种之间的差异[26]。国内目前尚缺乏大样本的研究资料，本中心于 2014 年报道了 20 例中国大陆 XHIGM 患儿，对其临床特征及基因突变进行了深入分析，是国内最大样本的研究，为国内 XHIGM 患儿的早期诊断和治疗提供了临床依据[27]。

【临床表现】

超过 50% 的 XHIGM 在 1 岁以内起病，超过 90% 的患儿在 4 岁以前出现临床症状，主要表现为反复呼吸道感染（大多为细菌感染），频繁发生某些机会性感染，如卡氏肺孢子虫、小隐孢子虫、弓形虫等感染，反复腹泻伴生长发育缓慢。自身免疫性疾病及恶性肿瘤发病率明显升高，各种胃肠肿瘤、肝细胞癌、腺癌、胆管癌均可发生[26]。

1. 细菌感染

由于抗体生成存在缺陷，因此容易罹患胞外细菌感染，主要表现为反复发作的球菌性肺炎、中耳炎、鼻窦炎，肺炎反复发作，最终导致支气管扩张，免疫球蛋白替代疗法，对预防出现上述症状有较好的效果[28]。

2. 机会性感染

肺孢子虫肺炎是最常见的机会性感染，其发生率高达40%[26]。艾滋病也是容易罹患PCP感染的疾病之一，与艾滋病不同的是，该病外周血T淋巴细胞计数正常，HIV检测阴性。

慢性隐孢子虫病也是常见的机会性感染之一，可出现症状性的慢性肠道隐孢子虫病，主要表现为顽固性腹泻，可导致体重下降甚至最终导致死亡。且很多病例存在隐孢子虫病亚临床症状感染，一般便常规镜检往往阴性，只有通过分子生物学检测手段方能检测出。

胆道系统感染也是XHIGM常见的机会性感染之一，主要表现为肝功能异常（谷丙转氨酶升高为主），随病情进展，可演变为硬化性胆管炎，甚至最终转变为胆管癌[29]。慢性肝损伤占到XHIGM的50%，在很多病例中是导致死亡的主要原因。因此，有人尝试肝移植治疗胆道系统感染所致的肝硬化，但是效果欠佳，并且肝移植后可能再次出现胆道系统感染，最终再次出现肝硬化，除非肝移植与骨髓移植同时进行，方可根治[30]。

虽然CD40L-CD40信号通路对于分枝杆菌感染非常重要，但是在XHIGM患儿，结核的感染概率并不高[26-27]。

CMV感染也是XHIGM常见的机会性感染，也是硬化性胆管炎中常见的病原体。

3. 中性粒细胞减少

在CD40L缺陷的男孩中最为常见，其发生率高达50%。中性粒细胞减少可能是暂时的，也可能持续存在，甚至终身存在，其发生机制尚未阐明，部分病例可检测到抗中性粒细胞抗体，髓系细胞前体表达CD40和CD40L，对于刺激髓系发育有重要意义，中性粒细胞属髓系，若髓系前体不表达CD40或CD40L，可能影响髓系进一步的发育，这可能是其原因之一[31]。以往的研究表明，大剂量IVIg对于纠正中性粒细胞减少有很大作用，但是欧洲大样本研究表明这种方法仅对半数病例有效，可用G-CSF纠正中性粒细胞减少[32]。

4. 肿瘤

恶性疾病在XHIGM较为多见，胆道系统和肠道恶性肿瘤是最常出现的，其次是神经内分泌肿瘤，淋巴瘤也有报道[32-34]。

5. 自身免疫性疾病

自身免疫性疾病在XHIGM中非常常见。CD40L缺陷的患儿体内成熟B细胞可生成很多自身反应性抗体，提示CD40L-CD40信号在诱导外周B细胞免疫耐受方面发挥重要作用[35]。levy等[33]对56例XHIGM患儿的临床特征进行了报道，表明：在XHIGM患儿中，11%发生无菌性关节炎，炎症性肠病的发生率为6%，3例患儿出现自身免疫性血小板减少症，1例患儿发生自身免疫性溶血性贫血，某些患儿体内可检测到自身抗体，但无相关症状出现。北美的大样本研究中[27]，79例患儿中有12例患儿（15%）发生贫血，其中3例由于细小病毒感染所致，其余可能是自身免疫性溶血性贫血。

【诊断】

1. 病史及临床表现

根据典型的临床表现，XHIGM的初步诊断并不难。在病史询问时，应围绕以下方面：①感染病史：肺炎、中耳炎、鼻窦炎及肝胆系统；②粒细胞减少病史：询问患儿既往是否有反复的粒细胞减少病史；③家族史：家族中尤其是母亲一方是否有早期夭折患儿，包括患儿母亲的兄弟姐妹及其子女，患儿外祖母的兄弟姐妹及其子女；父母是否近亲婚配。

2. 体格检查

除注意全身健康情况：如贫血、营养不良和生长发育情况以及感染部位的体征外，还应注意出血点、皮疹、淋巴结和肝脾大情况。

3. 实验室检查

XHIGM实验室检查主要表现为血清免疫球蛋白血清IgG和IgA明显降低，IgM水平正常或升高，血常规中性粒细胞减少或缺如。流式细胞术检测CD40L缺陷已经成为诊断XHIGM的经典实验室方法[36]。该方法通过检测活化（佛波醇酯+离子霉素刺激）的Th细胞（CD3＋CD8－）表面CD40L的表达，可初步筛选XHIGM[37]。最终靠基因检测确诊。

4. 基因诊断

*CD40LG*基因位于Xq26.3-27.1，包括5个外显子，第一号外显子编码胞浆区、跨膜区和胞外区6个氨基酸，第二号与第三号外显子编码胞外茎区，第4号、第5号外显子编码C末端147个氨基酸。目前已发现170余种突变类型，其中以错义突变和无义突变最为常见，目前未发现明显的基因型-表现型关系[38]。本中心2014年报道了20例XHIGM患儿，发现了12种新型突变[27]。

泛美免疫缺陷学组和欧洲免疫缺陷学会在1999年

推荐的诊断标准如表 4-2-5 所示[39]。

【鉴别诊断】

1. 其他非 X 连锁 HIGM

目前发现的有 5 种，男女均可发病，可出现与 XHIGM 类似的临床表现，每种类型又各有其特点，其鉴别点详见表 4-2-6[3]。

2. 普通变异型免疫缺陷病（common variable immunodeficiency，CVID）

若 XHIGM IgM 水平不高，则单凭临床表现及血清免疫球蛋白和淋巴细胞亚群检测很难与 CVID 区分，流式细胞术检测 Th 细胞表面 CD40L 表达可鉴别，最终需基因鉴别。

3. SCID

尤其是 X-SCID，均为男性发病，临床均可表现为细菌及机会性感染，但 SCID 往往临床表现更重，且有其独特的淋巴细胞亚群特点[40]，流式细胞术检测 Th 细胞表面 CD40L 表达可鉴别，最终仍然依靠基因检测。

4. XLA

均为男性发病，均可出现反复细菌感染，免疫球蛋白 IgG 和 IgA 降低，但 XHIGM 中 IgM 水平正常或升高，且 XLA 淋巴细胞亚群中 CD19＋B 细胞明显降低可鉴别。

【治疗】

1. 一般治疗[41]

（1）保护性隔离：避免接触感染源。

（2）抗感染治疗：急性感染期，可应用抗细菌、病毒以及真菌药物，由于 XHIGM 容易感染卡氏肺孢子虫，应预防性口服 SMZ；对于 CD40L 缺陷所导致的粒缺，可用 G-CSF（吉粒芬）升高粒细胞。

（3）免疫球蛋白替代疗法（IVIg）：XHIGM 一旦确诊，即应静脉注射免疫球蛋白，IVIg 的推荐剂量为 400～600 mg/kg，每 3～4 周一次。可纠正体

表 4-2-5 XHIGM 诊断标准

类型	实验室指标
明确诊断	血清 IgG 降低伴有： ① CD40L 基因缺陷 ②家族中母亲一方的男性如表兄弟、侄子或舅舅等出现 XHIGM 的表现或确诊为 XHIGM
疑似诊断	血清 IgG 降低伴有： ① T 细胞数目正常或 T 细胞对抗原的增殖反应正常 ② B 细胞数目正常或增高但无法产生抗原特异性 IgG 抗体 ③有以下表现中的一项或多项： a. 5 岁以内出现的反复细菌感染 b. 1 岁以内出现的卡氏肺孢子虫感染 c. 中性粒细胞减少 d. 隐孢子虫相关的腹泻 e. 硬化性胆管炎 f. 细小病毒诱发的再生障碍性贫血 g. CD40L 蛋白表达缺如
可能诊断	血清 IgG 降低，T 和 B 细胞数目正常伴有： ①血清 IgM 升高 ② 1 岁以内出现的卡氏肺孢子虫感染 ③细小病毒诱发的再生障碍性贫血 ④隐孢子虫相关的腹泻 ⑤严重的肝病（硬化性胆管炎常见）

注：1. 少数患儿 IgM 水平降低；
2. 血清免疫球蛋白水平及 B 细胞数目的检测在新生儿期不可靠。

表 4-2-6 HIGM 分类及特点

疾病类型（分子缺陷）	遗传方式	血清 Ig	相关特征
（1）CD40L 缺陷（*CD40LG* 突变）	XL	IgG、IgA↓，IgM↑	中性粒细胞减少症、血小板减少症、溶血性贫血、胆道和肝疾病、机会性感染
（2）CD40 缺陷（*CD40* 基因突变）	AR	IgG、IgA↓，IgM↑	中性粒细胞减少症、胃肠和肝疾病、机会性感染
（3）AID 缺陷（*AICDA* 基因缺陷）	AR	IgG、IgA↓，IgM↑	细菌感染，生发中心和淋巴结增大
（4）UNG 缺陷（*UNG* 基因缺陷）	AR	IgG、IgA↓，IgM↑	生发中心和淋巴结增大
（5）INO80（*INO80* 基因缺陷）	AR	IgG、IgA↓，IgM↑	细菌感染
（6）MSH6（*MSH6* 基因缺陷）	AR	IgG 数量不定，伴缺陷；部分 IgM↑；B 细胞正常；转化记忆性 B 细胞↓；Ig 类别转换和体细胞高频突变缺陷	有癌症家族史

液免疫缺陷，但对于机会性感染的预防作用尚存在争议。

（4）可溶性的CD40L：对于CD40L缺陷，人们尝试注入可溶性的CD40L，但是由于CD40不仅表达于免疫细胞，还表达于其他细胞系，因此此方法特异性不强，在纠正B细胞产生抗体的功能的同时，可能导致其他细胞系功能的紊乱，目前不推荐使用[42]。

2. 造血干细胞移植（hematopoietic stem cell transplantation，HSCT）

造血干细胞移植是目前根治XHIGM的治疗方法[32]，国外的研究显示，其长期生存率可达70%～75%[43]。Gennery等[44]报道了来自欧洲8个国家的38例接受BMT的HIGM患儿，其中26例（68%）存活，仅有4例（10%）自体免疫重建成功，1例在第二次移植后免疫完全重建。2例是在降低预处理强度后自体免疫重建成功，1例虽然移植物完全植入，但是后期免疫重建很差。因此，总体治愈率为22/38（58%）。虽然移植前有肝病的成功率较无肝病者高，移植前是否存在肝病并不能作为移植是否成功的预测指标之一。移植前有肺部疾病和不匹配无关供者移植是导致移植存活率低的主要原因。全匹配无关供者与同胞供者移植存活率相近。在死亡的12例患儿中，感染是最主要致死原因，其中有6例死于隐孢子虫感染。没有证据显示移植条件，比如供者类型、移植条件、隐孢子虫病的发生率与移植存活率之间存在必然联系。理想的移植时机是患儿未发生严重的感染或脏器功能损害时，但是临床上很难做到，患儿就诊时一般都发生严重的感染，因此大大影响了移植的成功率。2006年，本中心国内首例XHIGM患儿骨髓移植成功，目前，该患儿已停用抗排斥药物，无感染，血清免疫球蛋白水平和造血功能已恢复正常人水平[27]。

3. 基因治疗

近年来，人们尝试应用基因疗法治疗XHIGM。动物实验表明：CD40L敲除小鼠在*CD40L*基因重诱导后，CD40L重新表达，但是却引起淋巴细胞增殖性疾病[45]。因此，人们推测，要实现该基因的精确表达，不仅包括该基因结构的表达，还应该包括调控该基因蛋白的表达。因此，XHIGM基因疗法尚在试验阶段[46]。

【病例摘要】

患儿男，6岁，主因"反复感染5年，发热伴咳嗽1周。"就诊。患儿5年前（1岁）起出现反复肺炎（1～2次/年）、中耳炎（3～4次/年）、腹泻、口腔溃疡，给予抗生素、激素治疗后可好转，但容易复发。患儿系G3P3，足月顺产，第一胎为男孩，6个月开始反复出现发热、肺炎，5岁时夭折，第二胎为女孩，现12周岁，身体健康。患儿身高体重均明显落后于同龄儿。患儿母亲的4个哥哥以及2个表兄弟均早期夭折。体格检查：消瘦，未见皮疹或异常色素沉着，浅表淋巴结未触及。血常规：WBC 5.3×10^9/L，N 30.8%，Hb 113 g/L，PLT 318×10^9/L。血清免疫球蛋白：IgG 2.15 g/L↓（4.95～12.74 g/L），IgA 0.73g/L（0.33～1.89 g/L），IgM 1.78g/L（0.65～2.01 g/L）。淋巴细胞亚群：CD19+ 13.60%，CD3+ 84.22%，CD3+/CD4+ 45.42%，CD3+/CD8+ 37.79%，CD4+/CD8+：1.20，CD16+/CD56+：15.65%。流式细胞术检测*CD40L*表达率：0.09%↓。胸部X线片：两肺可见片状渗出影。患儿入院后予舒普深、SMZ等抗感染，IVIg输注等治疗，发热、咳嗽症状好转，后经基因确诊为*CD40L*突变所致的XHIGM，因家庭经济因素，未行造血干细胞移植，出院后每月IVIg替代治疗。病例详细资料见二维码数字资源4-2-2。

数字资源 4-2-2

（陈同辛　金莹莹）

【参考文献】

[1] CIRILLO E, GIARDINO G, GALLO V, et al. Severe combined immunodeficiency-an update. Ann N Y Acad Sci, 2015, 1356: 90-106.

[2] CUNNINGHAM-RUNDLES C, PONDA P P. Molecular defects in T- and B-cell primary immunodeficiency diseases. Nat Rev Immunol, 2005, 5(11): 880-892.

[3] TANGYE S G, AL-HERZ W, BOUSFIHA A, et al. Human Inborn Errors of Immunity: 2019 Update on the Classification from the International Union of Immunological Societies Expert Committee. J Clin Immunol, 2020, 40(1): 24-64.

[4] KWAN A, ABRAHAM R S, CURRIER R, et al. Newborn screening for severe combined immunodeficiency in 11

screening programs in the United States. JAMA, 2014, 312 (7): 729-738.

[5] YAO C M, HAN X H, ZHANG Y D, et al. Clinical characteristics and genetic profiles of 44 patients with severe combined immunodeficiency (SCID): report from Shanghai, China (2004-2011). J Clin Immunol, 2013, 33 (3): 526-539.

[6] OCHS H D, HITZIG W H. History of primary immunodeficiency diseases. Curr Opin Allergy Clin Immunol, 2012, 12 (6): 577-587.

[7] RIVERS L, GASPAR H B. Severe combined immunodeficiency: recent developments and guidance on clinical management. Arch Dis Child, 2015, 100 (7): 667-672.

[8] SHEARER W T, DUNN E, NOTARANGELO L D, et al. Establishing diagnostic criteria for severe combined immunodeficiency disease (SCID), leaky SCID, and Omenn syndrome: the Primary Immune Deficiency Treatment Consortium experience. J Allergy Clin Immunol, 2014, 133 (4): 1092-1098.

[9] SHEARER W T, ROSENBLATT H M, GELMAN R S, et al. Pediatric AIDS Clinical Trials Group. Lymphocyte subsets in healthy children from birth through 18 years of age: the Pediatric AIDS Clinical Trials Group P1009 study. J Allergy Clin Immunol, 2003, 112 (5): 973-980.

[10] BOUSFIHA A, JEDDANE L, PICARD C, et al. Human Inborn Errors of Immunity: 2019 Update of the IUIS Phenotypical Classification. J Clin Immunol, 2020, 40 (1): 66-81.

[11] NIJMAN I J, VAN MONTFRANS J M, HOOGSTRAAT M, et al. Targeted next-generation sequencing: a novel diagnostic tool for primary immunodeficiencies. J Allergy Clin Immunol, 2014, 133 (2): 529-534.

[12] NOROUZI S, AGHAMOHAMMADI A, MAMISHI S, et al. Bacillus Calmette-Guérin (BCG) complications associated with primary immunodeficiencydiseases. J Infect, 2012, 64 (6): 543-554.

[13] MARCIANO B E, HUANG C Y, JOSHI G, et al. BCG vaccination in patients with severe combined immunodeficiency: complications, risks, and vaccination policies. J Allergy Clin Immunol, 2014, 133 (4): 1134-1141.

[14] NOROUZI S, AGHAMOHAMMADI A, MAMISHI S, et al. Bacillus Calmette-Guérin (BCG) complications associated with primary immunodeficiency diseases. J Infect, 2012, 64 (6): 543-554.

[15] MARCIANO B E, HUANG C Y, JOSHI G, et al. BCG vaccination in patients with severe combined immunodeficiency: complications, risks, and vaccination policies. J Allergy Clin Immunol, 2014, 133 (4): 1134-1141.

[16] PAI S Y, LOGAN B R, GRIFFITH L M, et al. Transplantation outcomes for severe combined immunodeficiency, 2000-2009. N Engl J Med, 2014, 371 (5): 434-446.

[17] KWAN A, PUCK J M. History and current status of newborn screening for severe combined immunodeficiency. Semin Perinatol, 2015, 39 (3): 194-205.

[18] HACEIN-BEY-ABINA S, PAI S Y, GASPAR H B, et al. A modified γ-retrovirus vector for X-linked severe combined immunodeficiency. N Engl J Med, 2014, 371 (15): 1407-1417.

[19] BIFFI A. Clinical translation of TALENS: Treating SCID-X1 by gene editing in iPSCs. Cell Stem Cell, 2015, 16 (4): 348-349.

[20] CICALESE M P, AIUTI A. Clinical applications of gene therapy for primary immunodeficiencies. Hum Gene Ther, 2015, 26 (4): 210-219.

[21] FISCHER A, HACEIN-BEY ABINA S, TOUZOT F, et al. Gene therapy for primary immunodeficiencies. Clin Genet. 2015; 88 (6): 507-515.

[22] THROM R E, OUMA A A, ZHOU S, et al. Efficient construction of producer cell lines for a SIN lentiviral vector for SCID-X1 gene therapy by concatemeric array transfection. Blood, 2009, 113 (21): 5104-5110.

[23] ZHOU S, MODY D, DERAVIN S S, et al. A self-inactivating lentiviral vector for SCID-X1 gene therapy that does not activate LMO2 expression in human T cells. Blood, 2010, 116 (6): 900-908.

[24] 陈同辛, 金莹莹. 高IgM综合征研究进展. 实用儿科临床杂志, 2012, 27 (21): 1624-1628.

[25] HIRBOD-MOBARAKEH A, AGHAMOHAMMADI A, REZAEI N. Immunoglobulin class switch recombination deficiency type 1 or CD40 ligand deficiency: from bedside to bench and back again. Expert Rev Clin Immunol, 2014, 10 (1): 91-105.

[26] WINKELSTEIN J A, MARINO M C, OCHS H, et al. The X-linked hyper-IgM syndrome: clinical and immunologic features of 79 patients. Medicine (Baltimore), 2003, 82: 373-384.

[27] WANG L L, ZHOU W, ZHAO W, et al. Clinical features and genetic analysis of 20 Chinese patients with?X-linked hyper-IgM syndrome. J Immunol Res, 2014, 2014: 683160.

[28] LEE W I, TORGERSON T R, SCHUMACHER M J, et al. Molecular analysis of a large cohort of patients with the hyper immunoglobulin M (IgM) syndrome. Blood, 2005, 105: 1881-1890.

[29] RODRIGUES F, DAVIES E G, HARRISON P, et al. Liver disease in children with primary immunodeficiencies. J Pediatr, 2004, 145 (3): 333-339.

[30] HADZIĆ N, PAGLIUCA A, RELA M, et al. Correction

of the hyper-IgM syndrome after liver and bone marrow transplantation. N Engl J Med, 2000, 342 (5): 320-324.

[31] SOLANILLA A, DÉCHANET J, EL ANDALOUSSI A, et al. CD40-ligand stimulates myelopoiesis by regulating flt3-ligand and thrombopoietin production in bone marrow stromal cells.Blood, 2000, 95 (12): 3758-3764.

[32] LEVY J, ESPANOL-BOREN T, THOMAS C, et al. Clinical spectrum of X-linked hyper-IgM syndrome. J Pediatr, 1997, 131 (1 Pt 1): 47-54.

[33] MALHOTRA R K, LI W. Poorly differentiated gastroenteropancreatic neuroendocrine carcinoma associated with X-linked hyperimmunoglobulin M syndrome.Arch Pathol Lab Med, 2008, 132 (5): 847-850.

[34] FILIPOVICH L, GROSS T. Immunodeficiency and cancer. In: Abeloff M, Armitage J, Niederhuber J, Kastan M, McKenna WG, eds. Clinical Oncology. 3 ed. London, UK: Elsevier/Churchill Livingstone, 2004: 287-298.

[35] HERVÉ M, ISNARDI I, NG Y S, et al. CD40 ligand and MHC class II expression are essential for human peripheral B cell tolerance. J Exp Med, 2007, 204 (7): 1583-1593.

[36] FREYER D R, GOWANS L K, WARZYNSKI M, et al. Flow cytometric diagnosis of X-linked hyper-IgM syndrome: application of an accurate and convenient procedure. J Pediatr Hematol Oncol, 2004, 26 (6): 363-370.

[37] 曹睿明,陈同辛,王玺,等.流式细胞术诊断X连锁高IgM血症的临床应用.中华检验医学杂志,2008,31(5): 509-512.

[38] NOTARANGELO L D, HAYWARD A R. X-linked immunodeficiency with hyper-IgM (XHIM). Clin Exp Immunol, 2000, 120: 399-405.

[39] CONLEY M E, NOTARANGELO L D, ETZIONI A. Diagnostic criteria for primary immunodeficiencies. Representing PAGID (Pan-American Group for Immunodeficiency) and ESID (European Society for Immunodeficiencies).Clin Immunol, 1999, 93 (3): 190-197.

[40] BOUSFIHA A, JEDDANE L, AL-HERZ W, et al. The 2015 IUIS Phenotypic Classification for Primary Immunodeficiencies. J Clin Immunol, 2015, 35 (8): 727-738.

[41] DAVIES E G, THRASHER A J. Update on the hyper immunoglobulin M syndromes. Br J Haematol, 2010, 149: 167-180.

[42] MAZZEI G J, EDGERTON M D, LOSBERGER C, et al. Recombinant soluble trimeric CD40 ligand is biologically active.J Biol Chem, 1995, 270 (13): 7025-7028.

[43] TSUJI Y, IMAI K, KAJIWARA M, et al. Hematopoietic stem cell transplantation for 30 patients with primary immunodeficiency diseases: 20 years' experience of a single team. Bone Marrow Transplant, 2006, 37: 469-477.

[44] GENNERY A R 1, KHAWAJA K, VEYS P, et al. Treatment of CD40 ligand deficiency by hematopoietic stem cell transplantation: a survey of the European experience, 1993-2002.Blood, 2004, 103 (3): 1152-1157.

[45] TAHARA N, KAI H, NIIYAMA H, et al. Repeated gene transfer of naked prostacyclin synthase plasmid into skeletal muscles attenuates monocrotaline-induced pulmonary hypertension and prolongs survival in rats. Hum Gene Ther, 2004, 15 (12): 1270-1278.

[46] HUBBARD N, HAGIN D, SOMMER K, et al. Targeted gene editing restores regulated CD40L function in X-linked hyper-IgM syndrome.Blood, 2016, 127 (21): 2513-2522.

第三节 伴典型表现的联合免疫缺陷综合征

伴典型表现的联合免疫缺陷综合征（combined immunodeficiencies with associated or syndromic features）异质性较强，其共同特点是在CID的基础上，伴有复杂的特征性临床表型，根据疾病特征分为9类：①遗传性血小板减少性免疫缺陷；②未纳入CID的DNA修复酶缺陷性疾病；③胸腺缺陷伴先天畸形；④免疫-骨发育不良疾病；⑤高IgE综合征；⑥维生素B_{12}和叶酸代谢缺陷；⑦无汗性外胚层发育不良伴免疫缺陷病；⑧钙通道缺陷；⑨其他联合免疫缺陷综合征。本文重点介绍湿疹血小板减少伴免疫缺陷综合征和高IgE综合征。

一、湿疹-血小板减少-免疫缺陷综合征

【概述】

湿疹-血小板减少-免疫缺陷综合征（Wiskott-Aldrich syndrome, WAS）是一种罕见的免疫缺陷综合征，先后在1937年和1954年，由Alfred Wiskott和Robert Aldrich报道，之后便以二人的名字命名[1-2]。

WAS 是一种严重的 X 连锁隐性遗传性疾病，以血小板减少、血小板体积减小、湿疹、免疫缺陷、易患自身免疫性疾病和淋巴瘤为特征[3]。

该综合征由 WAS 蛋白（Wiskott-Aldrich syndrome protein，WASp）基因突变所致。WASp 是一种骨架蛋白，主要表达于造血细胞，包括树突状细胞（dendritic cells，DC）、单核巨噬细胞、中性粒细胞、T 细胞、调节性 T 细胞、B 细胞、NK 细胞、NKT 细胞以及血小板，可调节肌动蛋白多聚化，影响细胞骨架及免疫突触形成，在造血细胞分化和迁移、细胞信号传导以及淋巴细胞凋亡中起重要作用[4-5]。由于 WASp 功能复杂，其基因突变导致的临床疾病亦十分多样，包括典型 WAS、X 连锁血小板减少症（X-linked thrombocytopenia，XLT）、间歇性 X 连锁血小板减少症（intermittent X-linked thrombocytopenia，IXLT）和 X-连锁粒细胞减少症（X-linked neutrapenia，XLN）[3]。

发达国家流行病学研究显示 WAS 在或活产婴中的发病率为（1～4）/100 万[6]，美国的数据显示 WAS 在 PID 中的发病率占 1.2%[7]。国内由于尚未建立 PID 登记系统，因此，尚缺乏发病率的资料，目前国内累积病例 100 余例，本中心自 2004 年至今积攒了大量 WAS 病例，不仅对临床特征进行了深入探究，目前正进行发病机制方面的研究[8]。

【临床表现】

典型的临床表现包括反复细菌和病毒感染、湿疹和出血倾向，部分患儿可表现为自身免疫性疾病、肿瘤或 IgA 肾病[9]。

1. **反复感染**

由于 WASp 的广泛表达，多种免疫细胞受累，导致 WAS 患儿感染谱非常广泛，容易感染细菌、病毒（HSP1、HSP2 以及水痘-带状疱疹病毒常见）、真菌以及机会性感染（卡氏肺孢子虫）等。

2. **湿疹**

约 80% 的 WAS 患儿可出现典型的异位性湿疹，其范围和严重程度差异很大。引起湿疹的原因尚不清楚。推测可能与 IgE 升高和 Th1/Th2 失衡有关。

3. **出血**

超过 80% 的 WAS 患儿有出血表现，包括血便、瘀斑瘀点、咯血和血尿等。重者可出现威胁生命的消化道大出血、颅内出血。血小板减少伴血小板体积减小是该病持续、显著的特点。造成血小板减少的原因尚不清楚，推测脾对血小板的破坏（非免疫介导）是主要原因，有证据显示脾切除术能使血小板数量增加、体积增大。

4. **自身免疫性疾病**

WAS 患儿常发生自身免疫性疾病，以自身免疫性溶血性贫血、血管炎、关节炎和肾病最常见。其次包括炎症性肠病、中性粒细胞减少症和血小板减少性紫癜。研究表明超过 40% 的 WAS 患儿发生自身免疫性疾病，部分患儿可同时出现多种自身免疫性疾病。目前认为，其发病机制可能为自身抗体的生成和自身反应性 T 细胞克隆的活化扩增，另外，调节性 T 细胞和 B 细胞归巢障碍可能也是其机制之一。

5. **恶性肿瘤**

WAS 肿瘤的发生率为 10%～20%，主要为淋巴网状恶性肿瘤，以 EB 病毒阳性的 B 淋巴瘤最常见。此外也有个别胶质瘤、听神经瘤和睾丸癌的报道。细胞毒性 T 淋巴细胞和自然杀伤（NK）细胞的免疫监视功能缺陷可能是原因之一。

【诊断】

1. **病史及临床表现**

根据男婴出生后早期起病，具有明显湿疹和感染倾向，以及不明原因的持续血小板减少、伴血小板体积减小等典型 WAS 表现，临床诊断并不困难（表 4-3-1）。

在病史询问时，应围绕以下方面：①感染病史：肺炎、脑炎、中耳炎、持续腹泻、鹅口疮；②既往是否有湿疹病史；③生长发育和喂养史：生长发育迟滞和喂养困难是 WAS 常见表现；④家族史：家族中尤其是母亲一方是否有早期夭折患儿，包括患儿母亲的兄弟姐妹及其子女，患儿外祖母的兄弟姐妹及其子女。

2. **体格检查**

除注意全身健康情况：如贫血、营养不良和生长发育情况以及感染部位的体征外，还应注意出血点、皮疹、淋巴结和肝脾大情况。

3. **实验室检查**

（1）常规实验室检查：血常规血小板减少伴体积减小；血清免疫球蛋白常见 IgG 和 IgM 降低，IgA 和 IgE 升高；外周血淋巴细胞亚群显示 T 细胞数目减少，对抗原的增殖反应能力下降[10]。

（2）流式细胞术检测 WASp：利用流式细胞术检测外周血淋巴细胞胞内 WASp 的表达已成为诊断 WAS 的初步筛查方法[11-12]。目前我院已成功建立该

表 4-3-1 WAS 诊断的线索

病史	
皮疹	湿疹
出血	黏膜出血（鼻衄、便血、血尿）或内脏出血（颅内出血）
感染	反复重症细菌、病毒、真菌或机会性感染
自身免疫性疾病	血细胞减少、血管炎、炎症性肠病、关节炎、肾病
肿瘤	淋巴瘤
体格检查	
皮疹	湿疹
出血	皮肤瘀点、瘀斑
家族史	
X 连锁	每代受累，男性早夭
实验室检查	
血常规	贫血、血小板减少伴血小板体积减小
外周血涂片	血小板减小
血清免疫球蛋白	IgG 和 IgM 降低，IgA 和 IgE 升高
淋巴细胞亚群	T 细胞数目减少，对抗原的增殖反应能力下降

方法，并通过该方法，筛查出很多 WAS 患儿。

4. WAS 临床表型及评分

如前所述，WASp 突变可导致 4 种临床表型：典型 WAS、XLT、IXLT 和 XLN。临床上为了区分这 4 种表型，经过大量研究，设计出 WAS 临床表型评分标准，如表 4-3-2 所示，评分低于 1 分为 IXLT，1～2 分为 XLT，3～4 分为典型 WAS，发生自身免疫性疾病和（或）肿瘤的 WAS 或 XLT 均为 5 分[13-15]。

5. 基因诊断

WASp 基因定位于 Xp11.22-Xp11.23，由 Derry 等于 1994 年借助定向克隆技术分离出来，命名为 WASp 基因，包括 12 个外显子，基因组 DNA 长约 9 kb，其 cDNA 由 1821 个碱基组成，编码由 502 个氨基酸组成的 WASp。目前国内已普遍开展 WAS 的基因诊断，发现了大量的 WAS 患儿，并对其基因型-表型关系进行了探讨[16]。

需要注意的是，部分 WAS 患者在病初无表达 WASp 的细胞，在病程中却有部分细胞可表达 WASp，形成嵌合现象，临床症状得到极大改善，称为回复突变。包括真正的回复突变和第 2 位点突变。WAS 发生回复突变的概率明显高于其他原发性免疫缺陷病，但具体机制尚不清楚，可能与 WASp 影响染色体稳定性有关。由于回复正常的细胞具有生长优势，理论上有利于病情好转，但事实上回复突变对临床表型的影响很难预测，大部分仍最终死于恶性肿瘤。目前回复突变的机制尚不清楚[17]。

【鉴别诊断】

1. 急性病毒感染

急性病毒感染可导致血小板减少，往往伴有白细胞降低，急性期过后可恢复，无反复感染及湿疹病史、血小板体积正常可与 WAS 相鉴别。

2. 特发性血小板减少性紫癜

多继发于感染，可表现为紫癜样皮疹、出血点，血小板减少，骨穿提示产板巨核细胞成熟障碍，血小板体积正常可与 WAS 相鉴别，必要时可行 WASp 检测或基因检测。

3. 再生障碍性贫血

病初可仅仅表现为发热、血小板减少，而不伴有其他两系的变化，骨髓穿刺活检或基因检测可与 WAS 鉴别。

【治疗】

1. 一般治疗

（1）支持治疗：保护性隔离、避免接触感染源，维持内环境稳定。

表 4-3-2 WAS 临床表型评分标准

评分	PLT	MPV	湿疹	感染	自身免疫性疾病/肿瘤
1	↓	↓	－	－	－
2	↓	↓	轻度或短暂	轻症	－
3	↓	↓	持续但可控	反复但可控	－
4	↓	↓	难以控制	重症	－
5	↓	↓	程度不限	程度不限	＋

注：PLT，血小板；MPV，平均血小板体积；↓，数目减少或体积减小；－，不存在；＋，存在。

（2）抗感染治疗：由于WAS患儿容易罹患细菌、病毒、真菌以及机会性感染，在无明显感染症状时，可预防性应用抗感染药物：磺胺甲噁唑，阿昔洛韦或更昔洛韦及呋康唑等。有明确感染征象时，根据药敏结果选择合适的抗生素，足疗足疗程治疗。

（3）IVIg：对于有反复感染伴有血清免疫球蛋白低下的患儿，可予IVIg替代治疗，剂量为每次400～500 mg/kg，每2～3周输注1次。

（4）血小板输注：仅适用于有出血表现的患儿，因为可导致自身免疫反应，导致血小板进一步破坏。

（5）脾切除：对于血小板持续低下的患儿，脾切除有一定效果[18]。脾切除后，需长期应用青霉素预防感染，并重新接种相关疫苗。需要注意的是，准备行造血干细胞移植的患儿，应尽量避免脾切除[19-20]。

2. 造血干细胞移植

造血干细胞移植是目前根治WAS的方法[20]。根据国外统计数据，早期进行造血干细胞移植是目前治疗WAS最有效的手段，HLA同型同胞供体移植效果最佳，5年存活率80%以上[21]。我院自2007年完成了国内首例WAS患儿的造血干细胞移植后，不断开拓创新，目前匹配无关供体移植后的存活率亦高达70%左右。

近年来，为避免移植后的GVHD，人们探索出新的方法，即基因修饰的自体HSCT，在体外通过慢病毒载体将修复的WAS基因导入细胞，再回输给患儿，由于慢病毒载体有导致肿瘤的风险，目前该方法仍在进一步改进探索中[22-23]。

【病例摘要】

患儿男，2个月，因"发现皮肤出血点1个月余，便血半个月"就诊。患儿系G1P1，足月顺产，父母非近亲结婚，母亲有一弟一妹均体健，患儿外婆曾有一弟弟6个月时死亡，原因不明。患儿既往有湿疹病史。体格检查：颈部有针尖大小出血点，淋巴结无肿大。肝肋下2 cm，脾肋下刚及。辅助检查：WBC 8.3×10^9/L，RBC 4.96×10^{12}/L，HGB 142.0 g/L，PLT 35×10^9/L↓，MPV 5.7 fl↓。骨髓细胞学检查示：增生性骨髓象，巨核细胞量中等。淋巴细胞亚群分析：CD3 + 64.15%，CD4 + 39.91%，CD8 + 20.27%，CD19 + 21.94%，NK 15.03%；血清免疫球蛋白IgG 25.90 g/L，IgA 0.30 g/L，IgM 0.21 g/L，C3 0.78 g/L，C4 0.16 g/L，总IgE 32.0 g/L。根据患儿有出血、湿疹病史及相关实验室检查结果，入院后进一步完善WAS相关检查，流式细胞术检测WASp明显降低，母亲为双峰表现，最终基因检测证实为WASp基因突变，291T > G（R86L），患儿在等待造血干细胞移植的过程中死于重症肺部感染。病例详细资料见二维码数字资源4-3-1。

数字资源 4-3-1

二、高IgE综合征

【概述】

高IgE综合征（hyper IgE syndrome，HIES）又称Job综合征，由Davis等于1966年首次报道[24]。HIES是一组罕见的原发性免疫缺陷病，临床主要表现为反复发作的顽固性湿疹、反复细菌感染所致的皮肤及肺脓肿，伴有血清IgE异常增高。

该综合征为常染色显性或隐性遗传病，起初病因不明，进入21世纪，才逐渐发现其致病基因。经典的高IgE综合征包括3个致病基因：2007年发现的TYK2基因[25]、STAT3基因[26]以及2009年发现DOCK8基因[27]。近年来，随着人们对该综合征中各基因突变的深入研究，发现并非所有TYK2和DOCK8基因突变患儿均出现IgE升高，且这两种基因突变具有其他临床特点，如TYK2突变常出现沙门菌和分枝杆菌感染[28]，2019年国际最新分类[29]将其归入固有免疫缺陷中的孟德尔分枝杆菌易感性疾病；而DOCK8突变由于细胞免疫和体液免疫同时缺陷[30]，目前将其归入联合免疫缺陷中。同时，将1994年发现的Comel-Netherton综合征[31]和2014年发现的PGM3基因缺陷[32]归入HIES。本节重点阐述STAT3基因突变所致的HIES。

STAT3基因突变所致的HIES为常染色体显性遗传（AD），因此又称为AD-HIES，占HIES的60%～70%。STAT3是一种转录因子，在Th0细胞向Th17细胞分化的过程中发挥重要作用。正常情况下，

STAT3可被多种细胞因子激活,包括IL-6、IL-10、IL-22、IL-23以及巨噬细胞集落刺激因子等,启动初始T细胞向Th17细胞分化以及Th17细胞发挥杀伤功能。而当STAT3发生突变时,不仅影响Th17细胞的分化,还可干扰上游细胞因子网络,导致免疫功能紊乱[33]。

HIES发病率低于1/10万,常于婴幼儿期起病,无明显种族和性别差异。目前国内尚缺乏该综合征发病率的大样本调查研究,本中心从事该综合征研究多年,临床上发现了大量HIES患儿,积累了一定的诊治经验,以该综合征的免疫机制为研究内容申请中标的2015年国家自然科学基金项目目前正在进行中,为揭示中国大陆HIES特点和HIES免疫学机制奠定基础。

【临床表现】

AD-HIES最主要的三联征为:反复皮肤感染、肺脓肿和血清IgE异常升高,其他常见的表现包括湿疹、皮肤黏膜念珠菌病、结缔组织和骨骼异常以及淋巴瘤。

1. 免疫功能相关表现

(1)湿疹:出生后即可出现,经常被诊断为嗜酸性粒细胞皮炎,反复发作的湿疹常常伴发金黄色葡萄球菌感染[34]。

(2)反复皮肤感染:可表现为反复发作的疖,通常1岁以内起病,多为金葡菌感染所致,且多不伴有红肿热痛。

(3)反复发作的肺炎:可出现肺脓肿或肺囊肿,最常见的病原菌为金黄色葡萄球菌、流感嗜血杆菌和肺炎链球菌,病程迁延,治疗效果差,长期不愈可出现肺坏死或支气管扩张等并发症。

(4)骨髓炎或肝脓肿:肺外感染表现可出现骨髓炎或肝脓肿,多由金黄色葡萄球菌所致。

(5)机会性感染:皮肤黏膜念珠菌病可累及口咽部、阴道、手指甲和脚趾甲;卡氏肺孢子虫肺炎、播散性组织胞浆菌病、隐球菌或曲霉所导致的肺部感染也非常常见。由于记忆性T细胞生成障碍,患儿对水痘和EBV易感。

2. 非免疫相关特征

(1)面容异常:面部不对称,眼睛深邃,宽鼻梁、毛孔粗大,高腭弓也非常常见,另外,可出现乳牙脱落延迟。

(2)骨骼发育异常:骨质疏松易骨折,脊柱侧弯,关节过度伸展,髋关节脱位,往往需外科干预。

(3)血管异常:包括中等动脉迂曲或动脉瘤形成[35],研究最多的是冠状动脉,几乎50%的患儿出现冠脉的迂曲或动脉瘤形成,患儿往往无明显临床症状,仅部分患儿出现心肌梗死的表现。

【诊断】

1. 病史及临床表现

根据典型的临床表现,AD-HIES的初步诊断应该不难。在病史询问时,应围绕以下方面:①感染病史:肺炎、肺脓肿、反复皮肤感染、持续腹泻、鹅口疮;②既往史:湿疹病史、髋关节脱位病史、反复骨折病史;③家族史:家族中是否有早期夭折患儿,父母是否近亲婚配。

2. 体格检查

除注意全身健康情况:如贫血、营养不良和生长发育情况以及感染部位的体征外,还应注意面容、四肢骨骼情况、出血点、皮疹、淋巴结和肝脾大等情况。

3. 辅助检查

实验室血清IgE明显升高,一般大于2000 IU/ml,同时伴有嗜酸性粒细胞明显升高,一般大于700/μl,外周血记忆性T细胞、记忆性B细胞以及Th17细胞缺如;影像学检查胸部X线片或胸部CT提示肺脓肿/肺囊肿或支气管扩张,脊柱X片显示脊柱侧弯;骨密度检测明显降低。

4. 基因诊断

基因测序是确诊AD-HIES的方法,可单基因测序或利用基因pannel筛查STAT3基因突变,目前已发现120余种STAT3基因突变,多为错义突变和无义突变。

国际上,学者根据临床表现及实验室检查,设计了有效的HIES诊断评分系统,称为NIH-HIE,见表4-3-3[36]。评分超过40分基本可诊断HIES,20～40分为疑似,小于20分基本不考虑HIES。由于该评分系统存在一定局限性,敏感性较低,2010年,Woellner等[37]通过对实际病例的分析验证,提出了新的AD-HIES诊断标准:①疑似诊断:临床上出现反复发作的肺炎、新生儿期起病的皮疹、病理性骨折、特征性面容和高腭弓,同时实验室检测出现血清总IgE水平＞1000 IU/ml,NIH-HIE评分大于30分;②初步诊断:上述表现＋Th17细胞数目减少/缺如或有HIES阳性家族史;③明确诊断:上述表现＋明确的STAT3基因突变导致的功能缺失。

表 4-3-3 HIES 诊断评分系统

临床表现	0	1	2	3	4	5	6	7	8	10
IgE 最高值	<200	200~500		501~1000					1001~2000	
皮肤脓肿	无		1~2		3~4				>4	
反复发作的肺炎	无		1		2		3		>3	
肺实质异常	无						支气管扩张		肺膨出	
乳牙脱落延迟	无	1	2	3					>3	
脊柱侧弯,最大弯曲度	<10°		10°~14°		15°~20°				>20°	
轻微创伤造成的骨折	无				1~2				>2	
EOS 计数最高值（×10⁶/L）	<700			700~800			>800			
特征性面容	无		轻度			有				
中线异常	无					有				
新生儿皮疹	无				有					
湿疹	无	轻度	中度		严重					
呼吸道感染次数/年	1~2	3	4~6		>6					
真菌感染	无	口腔	指甲		全身					
其他严重感染	无				严重					
致死性感染	无				有					
关节伸展过度	无				有					
淋巴瘤	无				有					
鼻翼增宽	<1SD	1SD~2SD		>2SD						
高腭弓	无		有							
年龄校正（岁）	<5		2~5		1~2			<1		

【鉴别诊断】

1. 湿疹

重症湿疹常常伴有极高的 IgE 水平，且常常合并皮肤金黄色葡萄球菌感染，容易被误诊为 HIES，但湿疹不会出现 HIES 的其他临床表现比如骨骼异常、面容异常等，且湿疹常常有较为明确的过敏源如食物或环境等。

2. DOCK8 缺陷

如前所述，大部分患儿可出现血清 IgE 明显升高，但 DOCK8 缺陷多同时伴有细胞免疫和体液免疫缺陷，因此除了容易罹患金黄色葡萄球菌和真菌感染外，还容易罹患病毒以及其他一些机会性感染，常伴发淋巴瘤。

3. TYK2 缺陷

TYK2 缺陷亦可出现 IgE 水平明显升高，属固有免疫缺陷中的孟德尔分枝杆菌易感性疾病，与 AD-HIES 不同的是，该疾病容易发生卡介苗接种后结核播散。

4. 湿疹-血小板减少-免疫缺陷综合征

为 X 连锁隐性遗传性疾病，可出现湿疹和 IgE 水平升高，与 HIES 不同的是，该疾病出现血小板减少伴血小板体积明显减小。

5. Comel-Netherton 综合征

由 SPINK5 基因突变所致的常染色体隐性遗传性疾病，可出现皮疹和血清 IgE 水平明显升高，但该综合征多伴有先天性鱼鳞病，竹样头发，常伴发肠病并影响患儿生长发育。

6. Omenn 综合征

是 SCID 的一种，主要表现为起病于新生儿期的红皮病，伴有血清 IgE 水平明显升高，RAG1、RAG2、DCLRE1C 以及 IL2RG 等基因突变均可导致该综合征，一般感染症状较 HIES 更重，常伴有肝脾淋巴结肿大和机会性感染。

7. 慢性肉芽肿

与 HIES 类似，以软组织细菌感染为表现，但 HIES 的软组织感染以皮肤感染为主，系葡萄球菌感染，感染后易形成瘢痕；而 CGD 除了皮肤感染外，更主要的是其他软组织和实质脏器脓肿，反复感染可形成肉芽肿，以胞内菌感染为主。另外，CGD 患儿多为男性（占65%），而 HIES 男女均可发病；CGD 患儿不会出现 IgE 增高，快速的鉴别诊断可行 NBT 或罗丹明 123 染色检测中性粒细胞活化指数，CGD 会降低，而 HIES 正常。

【治疗】

1. 一般治疗

（1）抗感染治疗：有感染征象初期即开始应用抗生素，尤其是针对金黄色葡萄球菌的抗感染治疗在病初非常重要，若治疗不及时，极易发生重症感染，影响重要脏器功能；一旦有明确的感染病灶，可应用广谱抗生素以覆盖 G⁻杆菌，同时可加用抗真菌药物。

（2）皮肤湿疹治疗：无明显感染的情况下，可局部少量应用激素药膏，若合并感染，可应用抗感染药膏（莫匹罗星）。

（3）IVIg：急性感染期，可用于支持治疗，但目前尚无大样本 RCT 研究证实其对改善预后有一定作用。

2. 造血干细胞移植

关于 HIES 是否应尽早 HSCT，由于缺乏大样本长期随访资料，目前仍存在争议。由于 AD-HIES 在有效抗生素治疗后，感染往往能得到很好控制，因此大部分专家建议 HSCT 仅应用于伴发恶性肿瘤的患儿[38]。

【病例摘要】

患儿女，15岁。因"反复咳嗽5个月"就诊于我院。患儿出生后即反复发生皮肤感染。出生后 4～5 个月时开始出现皮疹，初为红色丘疹，继而发展为小疱疹，含有脓液，主要分布于面部及前臂，躯干部少许，伴瘙痒；随年龄增长，皮疹逐渐加重，6～7 岁时甚至出现头皮反复脓疱，含较多脓液，且因面部皮肤化脓性感染反复发作，破溃后留有浅疤痕，造成面部皮肤粗糙。患儿出生后 1 个月时曾因咳嗽、咯血性脓痰在外院抗感染治疗（药物不详），血性脓痰消失后，行右下肺囊肿切除术（未行病理检测）。患儿在学龄期前每年发生肺炎 10 余次，学龄期后每年 5～6 次，虽长期抗感染治疗，但肺部感染持续存在。患儿 10 岁时因"咳嗽、咳脓痰半个月，伴间歇发热"行胸部 CT 检查发现左下肺大疱、右下肺脓肿、两下肺炎症。另外，患儿 7 个月时因"先天性右侧髋关节脱位"于外院行支架固定术；7 岁时因不慎跌落造成右侧股骨骨折，虽经钢板固定，但骨折处愈合不佳，现右下肢活动障碍。患儿出生后 7 个月时发现先天性髋关节发育不良，故 4 岁才能独立行走。体格检查：全身皮肤散在色素沉着，形状不规则，尤以双前臂为著。下颌稍前突。左下肺可及中湿啰音。双手背侧面散在结节状突起，指间关节遍布粉红色瘢痕，不凸出于正常皮肤；右侧髋关节无屈曲，被动活动不受限，两下肢粗细不等，右下肢略细，大腿外侧有一陈旧性缝合瘢痕，长度约 5 cm。辅助检查：血常规：CRP < 1 mg/L，WBC $8.4×10^9$/L，N 48%，HGB 127g/L，BPC $281×10^9$/L；淋巴细胞亚群：NK 2.51% ↓，CD3 + 81.17% ↑，CD4 + 41.66% ↑，CD8 + 36.59% ↑，CD4 + /CD8 + 1.14，CD19 + 12.07%；IgG 15.1 g/L，IgA 1.51 g/L，IgM 1.6 g/L，IgE 22 000 IU/ml ↑；胸部 CT 左肺上叶前段条索样高密度影内可见一类圆形透亮影。两肺下叶可见多发小浅淡高密度小节结影。两肺感染伴间质性病变；肺功能：存在混合性通气功能障碍。患儿行基因测序分析发现，其 STAT3 基因第 22 号外显子杂合子突变（c.2141C > T，T714I）。根据患儿整体临床表现和辅助检查，可确定诊断为 HIES。给予积极的抗感染治疗，感染得到有效控制后出院。但出院后失访。病例详细资料见二维码数字资源 4-3-2。

数字资源 4-3-2

（陈同辛　金莹莹）

【参考文献】

[1] WISKOTT, A. Familiarer, angeborener Morbus Werlhofii? Monatsschr. Kinderheilkd, 1937, 68: 212-216.

[2] ALDRICH R A, STEINBERG A G, CAMPBELL D C. Pedigree demonstrating a sex-linked recessive condition characterized by draining ears, eczematoid dermatitis and bloody diarrhea. Pediatrics, 1954, 13（2）: 133-139.

[3] MASSAAD M J, RAMESH N, GEHA R S. Wiskott-Aldrich syndrome: a comprehensive review. Ann N Y Acad Sci, 2013, 1285: 26-43.

[4] SASAHARA Y. WASP-WIP complex in the molecular pathogenesis of Wiskott-Aldrich syndrome. Pediatr Int, 2016, 58（1）: 4-7.

[5] ZHANG X, DAI R, LI W, et al. Abnormalities of follicular helper T-cell number and function in Wiskott-Aldrich syndrome. Blood, 2016, 127（25）: 3180-3191.

[6] Sullivan KE, Mullen CA, Blaese RM, et al. A mutliinstitutional survey of the Wiskott-Aldrich syndrome. J Pediatr, 1994, 125（6 Pt 1）: 876-885.

[7] MODELL V, GEE B, LEWIS D B, et al. Global study of primary immuno-deficiency diseases（PI）-diagnosis, treatment, and economic impact: an updated report from the Jeffrey Modell Foundation. Immunol Res, 2011, 51（1）: 61-70.

[8] JIN Y Y, WU J, CHEN T X, et al. When WAS Gene Diagnosis Is Needed: Seeking Clues Through Comparison Between Patients With Wiskott-Aldrich Syndrome and Idiopathic Thrombocytopenic Purpura. Front Immunol, 2019, 10: 1549.

[9] BUCHBINDER D, NUGENT D J, FILLIPOVICH A H. Wiskott-Aldrich syndrome: diagnosis, current management, and emerging treatments. Appl Clin Genet, 2014, 7: 55-66.

[10] PICARD C, BOBBY GASPAR H, AL-HERZ W, et al. International Union of Immunological Societies: 2017 Primary Immunodeficiency Diseases Committee Report on Inborn Errors of Immunity. J Clin Immunol, 2018, 38（1）: 96-128.

[11] KAWAI S, MINEGISHI M, OHASHI Y, et al. Flow cytometric determination of intracytoplasmic Wiskott-Aldrich syndrome protein in peripheral blood lymphocyte subpopulations. J Immunol Methods, 2002, 260（1-2）: 195-205.

[12] YAMADA M, OHTSU M, KOBAYASHI I, et al. Flow cytometric analysis of Wiskott-Aldrich syndrome（WAS）protein in lymphocytes from WAS patients and their familial carriers. Blood, 1999, 93（2）: 756-757.

[13] ZHU Q, ZHANG M, BLAESE R M, et al. The Wiskott-Aldrich syndrome and X-linked congenital thrombocytopenia are caused by mutations of the same gene. Blood, 1995, 86（10）: 3797-3804.

[14] ZHU Q, WATANABE C, LIU T, et al. Wiskott-Aldrich syndrome/X-linked thrombocytopenia: WASP gene mutations, protein expression, and phenotype. Blood, 1997, 90（7）: 2680-2689.

[15] IMAI K, NONOYAMA S, OCHS H D. WASP（Wiskott-Aldrich syndrome protein）gene mutations and phenotype. Curr Opin Allergy Clin Immunol, 2003, 3（6）: 427-436.

[16] WANG L L, JIN Y Y, CHEN T X, et al. Distribution and clinical features of primary immunodeficiency diseases in Chinese children（2004-2009）. J Clin Immunol, 2011, 31（3）: 297-308.

[17] STEWART D M, CANDOTTI F, NELSON D L. The phenomenon of spontaneous genetic reversions in the

Wiskott-Aldrich syndrome: a report of the workshop of the ESID Genetics Working Party at the XⅡ th Meeting of the European Society for Immunodeficiencies (ESID). Budapest, Hungary October 4-7, 2006. J Clin Immunol, 2007, 27 (6): 634-639.

[18] LITZMAN J, JONES A, HANN I, et al. Intravenous immunoglobulin, splenectomy, and antibiotic prophylaxis in Wiskott-Aldrich syndrome. Arch Dis Child,1996,75(5): 436-439.

[19] OZSAHIN H, CAVAZZANA-CALVO M, NOTARANGELO L D, et al. Long-term outcome following hematopoietic stem cell transplantation in Aldrich syndrome: collaborative study of the European Society for Immunodeficiencies and the European Group for Blood and Marrow Transplantation. Blood, 2008, 111 (1): 439-445.

[20] MORATTO D, GILIANI S, BONFIM C, et al. Long-term outcome and lineage-specific chimerism in 194 patients with Wiskott-Aldrich syndrome treated by hematopoietic cell transplantation in the period 1980—2009: an international collaborative study. Blood, 2011, 118 (6): 1675-1684.

[21] MAHLAOUI N, PELLIER I, MIGNOT C, et al. Characteristics and outcome of early-onset, severe forms of Wiskott-Aldrich syndrome. Blood, 2013, 121 (9): 1510-1516.

[22] AIUTI A, BIASCO L, SCARAMUZZA S, et al. Lentiviral hematopoietic stem cell gene therapy in patients with Wiskott-Aldrich syndrome. Science, 2013, 341 (6148): 1233151.

[23] COLEMAN A, GERN J E. Lentiviral hematopoietic stem cell gene therapy in patients with wiskott-Aldrich syndrome. Pediatrics, 2014, 134 Suppl 3: S182-S183.

[24] DAVIS S D, SCHALLER J, WEDGWOOD R J. Job's Syndrome. Recurrent, "cold", staphylococcal abscesses. Lancet, 1966, 1 (7445): 1013-1015.

[25] WOELLNER C, SCHÄFFER A A, PUCK J M, et al. The hyper IgE syndrome and mutations in TYK2. Immunity, 2007, 26 (5): 535.

[26] MINEGISHI Y, SAITO M, TSUCHIYA S, et al. Dominant-negative mutations in the DNA-binding domain of STAT3 cause hyper-IgE syndrome. Nature, 2007, 448 (7157): 1058-1062.

[27] ENGELHARDT K R, MCGHEE S, WINKLER S, et al. Large deletions and point mutations involving the dedicator of cytokinesis 8 (DOCK8) in the autosomal-recessive form of hyper-IgE syndrome.J Allergy Clin Immunol, 2009, 124 (6): 1289-1302.

[28] KREINS A Y, CIANCANELLI M J, OKADA S, et al. Human TYK2 deficiency: Mycobacterial and viral infections without hyper-IgE syndrome. J Exp Med, 2015, 212 (10): 1641-1662.

[29] TANGYE S G, AL-HERZ W, BOUSFIHA A, et al. Human Inborn Errors of Immunity: 2019 Update on the Classification from the International Union of Immunological Societies Expert Committee. J Clin Immunol, 2020, 40 (1): 24-64.

[30] KIENZLER A K, VAN SCHOUWENBURG P A, TAYLOR J, et al. Hypomorphic function and somatic reversion of DOCK8 cause combined immunodeficiency without hyper-IgE.Clin Immunol, 2016, 163: 17-21.

[31] OKKERSE A, ORANJE A P, DE LAAT P C. Comèl-Netherton syndrome. Br J Dermatol, 1994, 131 (5): 725-726.

[32] SASSI A, LAZAROSKI S, WU G, et al. Hypomorphic homozygous mutations in phosphoglucomutase 3 (PGM3) impair immunity and increase serum IgE levels. J Allergy Clin Immunol, 2014, 133 (5): 1410-1419, 1419.e1-13.

[33] FORBES LR, MILNER J, HADDAD E. Signal transducer and activator of transcription 3: a year in review. Curr Opin Hematol, 2016, 23 (1): 23-27.

[34] EBERTING C L, DAVIS J, PUCK J M, et al. Dermatitis and the newborn rash of hyper-IgE syndrome. Arch Dermatol, 2004, 140: 1119-125.

[35] CHANDESRIS M O, AZARINE A, ONG K T, et al. Frequent and widespread vascular abnormalities in human signal transducer and activator of transcription 3 deficiency. Circ Cardiovasc Genet, 2012, 2012; 5: 25-34.

[36] GRIMBACHER B, SCHÄFFER A A, HOLLAND S M, et al. Genetic linkage of hyper-IgE syndrome to chromosome 4. Am J Hum Genet, 1999b, 65: 735-744.

[37] WOELLNER C, GERTZ E M, SCHÄFFER A A, et al. Mutations in STAT3 and diagnostic guidelines for hyper-IgE syndrome. J Allergy Clin Immunol, 2010, 125 (2): 424-432

[38] RAEL E L, MARSHALL R T, MCCLAIN J J. The Hyper-IgE Syndromes: Lessons in Nature, From Bench to Bedside. World Allergy Organ J, 2012, 5 (7): 79-87.

第四节 抗体免疫缺陷

抗体免疫缺陷病包括一组疾病,特征为抗体生成缺陷及抗体功能缺陷。本组疾病一般均有血清免疫球蛋白的减少或缺乏。抗体免疫缺陷病分类包括:①所有血清免疫球蛋白严重降低,B 细胞明显减少或缺失,无丙种球蛋白血症;②至少 2 种血清免疫球蛋白降低,B 细胞正常或减少,普通变异型免疫缺陷病表型;③血清 IgG 和 IgA 严重降低,IgM 正常/升高,B 细胞数量正常,IgM 过高;④同种型、轻链或功能缺陷,B 细胞数量正常。本节重点介绍 X 连锁无丙种球蛋白血症和普通变异型免疫缺陷病。

一、X 连锁无丙种球蛋白血症

【概述】

X 连锁无丙种球蛋白血症(X-linked agammaglobulinemia,XLA)是最早为人们所认识的一种原发性免疫缺陷病(primary immunodeficiency diseases,PID),早在 1952 年由 Ogden Bruton 首次发现[1],被认为是 PID 的原型(prototype)。该病的发现过程,根据发现人事后在一次免疫学会上的发言,不是一个严谨的"科学假设-论证"的必然结果,更像是一次"偶然"。一个男孩,反复患 18 次肺炎,辗转求医,来到了 Walter Reed 陆军医院,当时 Bruton 是该医院的一名医生,参与该患儿的诊治。他听说陆军医院有一台电泳仪器(Tiselius electrophoresis apparatus),可以将血清中的蛋白区分成不同的部分,并且其中有一部分包含抗体 γ 球蛋白。当时 Bruton 医生认为,该患儿反复感染,体内应该产生大量的抗体,电泳结果 γ 球蛋白部分应该是明显增加。于是 Bruton 医生将患儿的血清样本送去行电泳分析,等了数天,不见结果,去找电泳分析的技术员,技术员表示在本该出现丙种球蛋白的位置并没有任何条带出现,可能是仪器出了问题。此时,Bruton 医生才明白该患儿体内没有丙种球蛋白及抗体产生,并随机选择了每月 100 mg/kg 剂量的免疫球蛋白开始进行皮下注射(此后,外源免疫球蛋白替代疗法及该剂量被作为推荐方法写入相关指南)。与此同时,Bruton 医生得知在波士顿儿童医院,Charles Janeway 小组也诊断出 2 例类似的"无丙种球蛋白血症"的病例。于是 Bruton 医生到波士顿拜访,和 Janeway 医生一起决定在 1952 年亚特兰大举行的会议(Society for Pediatric Research,SPR)上联合发表包含 3 例"无丙种球蛋白血症"病例的摘要。SPR 会议后不久,在 Janeway 医生的鼓励下,Bruton 医生正式发表了那例男孩的病例报道,成为第一个被报道的 PID 病例。多年后的回顾性分析表明,Bruton 医生报道的病例并不是典型的 X 连锁无丙种球蛋白血症,而是散发的早期的低丙种球蛋白血症患者,而 Janeway 小组的其中 1 例患者最终被证明为 X 连锁高 IgM 血症,而不是无丙种球蛋白血症[2]。

XLA 属于抗体缺陷性疾病,临床上以反复细菌感染为主要表现,外周血成熟 B 细胞缺失或数量减少,血清中各种免疫球蛋白明显降低[3]。

XLA 病因为编码 Bruton 酪氨酸蛋白激酶(Btk)基因突变,导致 B 淋巴细胞分化成熟障碍,无法由前 B 细胞分化为未成熟 B 细胞,导致外周血成熟 B 细胞缺失或数量减少,血清中各种免疫球蛋白同种型水平明显降低[4]。

XLA 是抗体缺陷中最常见的类型,根据国外统计的数据,其在活产婴中的发病率为 1/200 000,而在活产男婴中的发病率为 1/100 000[5]。国内尚无 XLA 发病率的报道,本中心 2016 年报道了 174 例 XLA 患儿的临床特征及基因突变分析,是目前国内最大样本的研究[6]。

【临床表现】

由于受到母体免疫系统保护,XLA 一般要在出生后半年至两岁开始发病,早期临床表现不典型,常表现为反复发作的感染症状。感染的特点为临床表现较重、治疗可好转,但较易反复或造成脏器功能损害[7]。感染部位以呼吸道感染最为常见,其次为中耳炎、鼻窦炎、脓毒症、脑膜脑炎、皮肤感染等。感染谱以细菌为主,常见病原体为肺炎双球菌、流感嗜血杆菌、金黄色葡萄球菌及假单胞菌属[8]。由于 Btk 在 T 细胞上没有表达,因此不影响细胞免疫,即对病毒的感染过程反应正常,但肠道病毒除外[9],因 Btk 变异导致的胃肠道病毒感染、脑炎、脑膜炎、疫苗相关性脊髓灰质炎等均有报道[10]。另有报道，XLA患儿对支原体、贾第鞭毛虫的易感性升高，亦可并发真菌、卡氏肺孢子虫感染，但较罕见[11-12]。

另外，XLA患儿容易并发自身免疫性疾病（关节炎常见）、生长激素缺乏症以及甲状腺激素紊乱。

【诊断】

1. 病史及临床表现

根据典型的临床表现，XLA的初步诊断应该不难（表4-4-1）。在病史询问时，应围绕以下方面：①感染病史：肺炎、脑炎、中耳炎、皮肤感染、持续腹泻；②生长发育和喂养史：身材矮小、骨龄滞后、青春期延迟是XLA常见表现；③预防接种史：是否有类似脊髓灰质炎接种后出现的脊髓灰质炎病毒感染症状；④骨骼关节疾病史：关节积液、疼痛、肿胀、活动受限等；⑤家族史：家族中尤其是母亲一方是否有类似症状的男性亲属等。

表4-4-1 怀疑XLA的情况

临床表现	说明
感染	特点：临床表现较重、治疗可好转，但较易反复或造成脏器功能损害 病原谱：细菌、肠道类病毒、真菌、支原体、贾第鞭毛虫等 感染部位：呼吸道感染、中耳炎、肠道感染和皮肤感染多见
关节炎	化脓性关节炎或非化脓性关节炎
生长发育落后	生长激素缺乏、甲状腺激素分泌紊乱等
阳性家族史	女性为携带者，男性发病，家族中母亲一方有相关症状的男性子代（表兄弟，侄子，舅舅等）

2. 体格检查

除注意全身健康情况，如贫血、营养不良和生长发育情况以及感染部位的体征外，还应注意关节体征、淋巴结和肝脾大情况。浅表淋巴结及脾均不能触及提示免疫器官发育不良，对于诊断有一定意义。

3. 实验室检查

外周血缺乏B细胞和血清免疫球蛋白（包括IgG、IgA、IgM和IgE）明显降低是该病的主要实验室特征。目前采用的是1999年泛美免疫缺陷工作组和欧洲免疫学会制定的标准[13]，如表4-4-2所示。

表4-4-2 XLA实验室诊断标准

类型	实验室指标
明确诊断	男性患儿CD19＋B细胞计数＜2%，伴有以下条件中至少一项： ①检测到*BTK*基因突变 ②中性粒细胞或单核细胞mRNA分析检测到Btk缺失 ③单核细胞或血小板中出现Btk蛋白表达缺失 ④家族中母亲一方的男性如表兄弟、侄子或舅舅等出现CD19＋B细胞计数＜2%
疑似诊断	男性患儿CD19＋B细胞计数＜2%，伴有以下所有4项： ①出生后5年内反复发生细菌感染 ②血清IgG、IgM和IgA水平小于同龄儿两个标准差 ③同族血细胞凝集素缺乏或疫苗接种反应差 ④排除其他原因造成的无丙种球蛋白血症
可能诊断	男性患儿CD19＋B细胞计数＜2%，排除其他原因造成的无丙种球蛋白血症，伴有以下条件中至少一项： ①出生后5年内反复发生细菌感染 ②血清IgG、IgM和IgA水平小于同龄儿两个标准差 ③同族血细胞凝集素缺乏

根据男性患儿出生后6个月起反复细菌感染病史，家族中有男性早期夭折病史，体格检查淋巴结及脾不大，外周血免疫球蛋白明显降低（IgG＋IgA＋IgM＜2 g/L），淋巴细胞亚群B细胞明显降低（CD19＋细胞＜2%），临床初步诊断XLA并不困难，最终的确诊依靠*BTK*基因检测。

4. 基因诊断

XLA缺陷基因*BTK*属于胞浆酪氨酸激酶有关的Tec家族成员，包括19个外显子和PH区、TH区、SH3区、SH2区和TK区5个功能区。国内外已经报道的突变形式以错义突变最多见，其次是无义突变、片段缺失、片段插入等。而且根据国际BTK突变数据库显示，*BTK*突变约60%发生在TK区和PH区。目前未发现*BTK*基因突变与临床严重度之间存在明确的基因型-表现型关系[14-15]。基因检测对于XLA的诊断、治疗、预后分析及遗传学筛查有重要的临床意义。

【鉴别诊断】

1. 非X连锁无丙种球蛋白血症

主要表现为反复细菌感染，血清免疫球蛋白低下，B细胞数明显降低。与XLA主要区别该病男女均可发病,最终的鉴别需基因检测。

2. 普通变异型免疫缺陷

可发生于任何年龄,亦有成人发病,血清免疫球蛋白低下,与 XLA 的主要区别是 B 细胞数目正常。

3. 婴儿暂时性低丙种球蛋白血症

多发生于 2 岁以内,主要表现为血清 IgG 降低,IgM 和 IgA 可正常,B 细胞存在可鉴别。

4. 高 IgM 综合征

临床表现为反复细菌感染,血清 IgG 和 IgA 明显降低,IgM 正常或升高,与 XLA 不同的是外周血 B 淋巴细胞存在,可鉴别。

【治疗】

1. 一般治疗

(1) 避免感染,保证营养。

(2) 抗感染治疗:急性感染期,积极应用抗生素治疗,根据药敏结果选择敏感的抗生素,抗生素治疗的疗程一般为正常健康患儿时程的 2 倍。

(3) XLA 合并关节炎的治疗:首先明确是化脓性关节炎还是自身免疫性关节炎,若为化脓性关节炎,积极抗感染治疗,必要时外科切开引流,若为自身免疫性关节炎,应当在静脉输注免疫球蛋白的基础上,应用非甾抗炎药、免疫抑制剂及生物制剂等。

2. 静脉注射免疫球蛋白(intravenous immunoglobulin,IVIg)替代治疗

IVIg 替代治疗是 XLA 患儿预防感染的有效措施,剂量为每次 400~600 mg/kg,每 3~4 周静脉输注 1 次,在临床应用中,应根据患儿对治疗的反应个体化用药,使免疫球蛋白维持在正常上限水平。不良反应极少发生,主要包括:头痛、寒战、腰背痛和恶心等。

3. 疫苗接种

避免接种减毒活疫苗,尤其是脊髓灰质炎疫苗。可以考虑给确诊患儿及其家属使用灭活脊髓灰质炎疫苗取代减毒活疫苗[16]。

【病例摘要】

患儿男,3 岁,因"反复感染 2 年半"就诊。患儿 2 年半前无明显诱因出现反复呼吸道感染,表现为发热、咳嗽、流涕等症状,每 1~2 个月 1 次,曾患肺炎 1 次,中耳炎 1 次,抗生素治疗后好转,呼吸道感染症状仍有反复。患儿曾有一哥哥,6 个月起反复出现感染,2 岁时因严重感染死亡。体格检查:全身皮肤黏膜无黄染,浅表淋巴结未触及肿大,肝脾不大,皮疹(-)。实验室检查:血常规:WBC $16.3 \times 10^9/L$ ↑,N 52.2%,L 38.8%,Hb 131 g/L,Plt $100 \times 10^9/L$;血清免疫球蛋白:IgG 1.18 g/L ↓,IgA < 0.28 g/L ↓,IgM 0.17 g/L ↓;淋巴细胞亚群分析:CD3 + 92.66% ↑,CD4 + 41.61% ↑,CD8 + 47.59% ↑,CD4 + /CD8 + 0.87,NK 5.10%,CD19 + 0.14%。根据患儿系男性,出生后 6 个月起有反复感染病史,家族中有男性早夭病史,体格检查浅表淋巴结及肝脾均未及,血清免疫球蛋白普遍降低(IgG + IgA + IgM < 2 g/L),淋巴细胞亚群 B 细胞明显降低(CD19 + 细胞 <2%),初步考虑患儿为 XLA,最终经基因确诊为 *BTK* 基因突变。予抗感染治疗及静脉输注免疫球蛋白治疗后好转出院,之后每 3~4 周输注 1 次免疫球蛋白。病例详细资料见二维码数字资源 4-4-1。

数字资源 4-4-1

二、普通变异型免疫缺陷病

【概述】

普通变异型免疫缺陷病(common variant immunodeficiency,CVID)是临床上常见的 PID,属于抗体缺陷病,广义的 CVID 的是指:①血清 IgG 浓度呈年龄特异性降低,伴低水平 IgA 和(或)IgM;②存在 B 细胞;③对免疫接种应答很差或无应答。狭义的 CVID 不包括任何其他已确定的免疫缺陷状态,即剔除了有基因突变的具有上述三个特征的疾病类型[3]。

儿童 CVID 并不少见,在人群中的发病率为 1/25 000,10%~25% 患者呈现家族遗传特征,包括外显率不定的常染色体显性遗传、常染色体隐性遗传及 X 伴性遗传。大多数 CVID 患者在青春期之后发病,通常在 10~29 岁时确诊。所有 CVID 患者中大约 25% 出现在儿童期或青春期,大约在 8 岁时有一个较早的诊断高峰。

【临床表现】

CVID患儿最常见的表现是反复发作的中耳炎、慢性和持续性鼻窦炎、慢性咳嗽以及反复细菌性肺炎。年龄较大的儿童常有支气管扩张和支气管壁增厚。与哮喘表现类似的阻塞性肺病是典型表现，腹泻和吸收不良也很常见。自身免疫性疾病也是该病表现，尤其是自身免疫性血细胞减少[17-18]。

1. 反复感染

反复感染是CVID患者的主要临床表现。CVID患者经常出现上/下呼吸道反复化脓性感染及慢性胃肠道感染。文献报道，CVID患者常反复发生细菌、病毒、真菌和寄生虫感染。尤其是反复呼吸道感染，几乎见于所有患者，严重程度不一。在儿童患者中，鼻窦炎是最常见的临床表现。在成人患者中，由于反复呼吸道感染，高达73%的CVID患者可发展为慢性肺部疾病，以支气管扩张、支气管增厚最为常见。

2. 肺部表现

多达73%的CVID患者（全年龄段）会发生慢性结构性肺部并发症，包括支气管炎扩张和支气管壁增厚。一项纳入54例CVID的儿童的研究显示，超过85%的患者出现了结构性肺疾病。25%的CVID患儿有多发肺结节，尚不清楚这些结节形成的病因，可能是感染性微生物的直接损伤，或代偿性免疫应答改变引起肉芽肿性改变。

3. 胃肠道表现

腹泻、吸收不良和体重减轻在儿童和成人CVID中均是常见的问题。胃肠道感染包括幽门螺杆菌感染和蓝氏贾第鞭毛虫感染。其他肠道病原体也有报道，如沙门菌属、志贺菌属和弯曲杆菌属。有研究报道了克罗恩病和溃疡性结肠炎，但免疫调节异常相关的肉芽肿性病变也可有相似表现。结节性肠道增生在CVID青少年中发生相对频繁。

4. 自身免疫性疾病

20%~25%的患者中可观察到自身免疫。相比于成人，自身免疫性血细胞减少是一种更常见于儿童的起病表现，并可能是该病的首发表现。患儿还可能出现自身免疫性中性粒细胞减少、ITP、溶血性贫血或三者的组合。胰岛素依赖型糖尿病、银屑病、系统性红斑狼疮、类风湿关节炎和幼年特发性关节炎也与CVID相关，但这些疾病不太常见。

5. 恶性肿瘤

CVID成人的恶性肿瘤终生风险为1.4%~7%，最常诊断的恶性肿瘤是B细胞淋巴瘤。虽然针对儿童的研究资料有限，但目前认为早期发生恶性肿瘤在CVID儿童中并不常见。然而，在上述32例儿童的研究中，4例儿童在随访期间发生了恶性肿瘤。其中2例为霍奇金淋巴瘤，1例为非霍奇金淋巴瘤，1例为伯基特淋巴瘤。在另一项儿科CVID患者研究中，27例儿童中有4例发生了恶性肿瘤。说明CVID儿童患者发生淋巴瘤和其他恶性肿瘤的风险也可能增加。

【诊断】

若儿童有反复窦肺感染、慢性腹泻和吸收不良、生长迟滞和（或）自身免疫性疾病（尤其是血细胞减少）等相关病史，应疑诊CVID。诊断基于低丙种球蛋白血症的表现、疫苗应答缺陷，并排除抗体缺陷的其他原因。

许多CVID患儿年幼且长期生病。他们可能有慢性上/下呼吸道感染体征，包括耳炎、脓涕或明显的鼻后滴漏。扁桃体和淋巴组织通常可见，并且有时会增大。可能出现包括啰音、喘鸣及杵状指在内的肺部相关表现。肝脾大提示胃肠道或自身免疫问题。可能出现关节炎、血管炎或白癜风的体征。可能观察到皮肤感染或湿疹。

CVID的诊断标准包括IgG水平下降，联合低水平的IgA和（或）IgM（表4-4-3）。评估儿科低丙种球蛋白血症患者时，一定要参照年龄相关的正常值。6~16岁儿童的IgG正常水平约为1000 mg/dl，1个标准差范围为250，而CVID儿童IgG水平通常低于500 mg/dl。IgM和IgA水平也会下降，但这对确诊价值不大。我们还会测定IgE水平，它有助于排除其他疾病，并可能提示儿童有无特应性疾病。如果抗体滴度下降而免疫球蛋白水平接近正常，则需测定IgG亚类[19-20]。

在CVID相关基因的研究中，编码跨膜激活剂和钙调亲环素配体相互作用体（transmembrane activator and calciummodulating cyclophilin ligand interactor，TACI）基因突变最为常见，TACI又称为肿瘤坏死因子受体超家族成员13b（tumor necrosis factor receptor superfamily 13b，TNFRSF13b），可发生在8%~10%的CVID患者中。患者B细胞内外的TACI表达均存在缺陷，使所有的突变B细胞丧失了活化诱导胞嘧啶脱氨酶mRNA的能力，从而导致配体诱导的IgG和IgA的产生发生异常。已报道

表 4-4-3　CVID 的诊断标准

类型	实验室指标
可以诊断标准	男性或女性患者血清 IgG、IgA 水平明显降低（至少低于相应年龄均值 2 个标准差），并符合以下全部标准： ①患者 2 岁以后发病 ②缺乏同族血凝素和（或）对疫苗应答反应差 ③排除其他可导致低丙种球蛋白血症的原因
可能诊断标准	男或女性患者主要的血清同种型免疫球蛋白（IgM、IgG、IgA）中一种明显降低（至少低于相应年龄均值 2 个标准差），并符合以下全部标准： ①患者 2 岁以后发病 ②缺乏同族血凝素和（或）对疫苗应答反应差 ③排除其他可导致低丙种球蛋白血症病因

的 CVID 患者的 TACI 基因突变总共涉及 6 种突变类型，分别为 A204、C104R、S144X、A181E、S194X、R202H，在 TACI 分子各区均有分布。除 TACI 基因外，其他 CVID 相关的单基因研究还包括诱导共刺激分子（inducible co-stimulator，ICOS）、B 细胞活化因子受体（B cell-activating factor receptor，BAFF-R）、APRIL、CD19、CD81、CD20、CD21、CD27、以及核因子 κB1 和 κB2 等多种基因的缺陷。这些基因的蛋白产物在一些极其重要的免疫调节通路中发挥作用，但在 CVID 中的发生率 < 3%[21]。

【鉴别诊断】

1. XLA

男性患儿出生后 6 个月起反复细菌感染病史，家族中有男性早期夭折史，体格检查淋巴结及脾不大，外周血免疫球蛋白明显降低（IgG + IgA + IgM < 2 g/L），淋巴细胞亚群 B 细胞明显降低（CD19 + 细胞 < 2%），BTK 基因突变可鉴别。

2. 婴儿暂时性低丙种球蛋白血症（transient hypogammaglobulinemia in infants，THI）

多发生于 2 岁以内，主要表现为血清 IgG 降低，IgM 和 IgA 可正常，B 细胞存在。THI 患者在疫苗接种和感染后最终会产生足够的特异性抗体，而 CVID 患者不会。

3. 高 IgM 综合征

临床表现为反复细菌感染，血清 IgG 和 IgA 明显降低，IgM 正常或升高，基因检测可鉴别。

【治疗】

儿童 CVID 的治疗包括：免疫球蛋白治疗，多种避免感染的措施，及时而全面评估发生的感染，对难治性感染使用预防性抗生素疗法，监测肺功能和身体及情感发育，以及警惕多种相关性疾病（即自身免疫病和恶性肿瘤）的症状。IVIg 替代治疗，推荐用法用量为 400～600 mg/kg，每 3～4 周静脉注射 1 次。IVIg 替代治疗可诱导 CVID 患者体内炎性单核细胞减少，保留单核细胞对细菌刺激的反应能力。很多 CVID 患者存在间质性肺病，导致肺功能恶化，而规范 IVIg 替代治疗可以改善预后。同时发现，有炎症性肠病的患儿，即使给予规范 IVIg 治疗，腹泻症状也无明显改善，本节中病例患儿在病程中曾反复输注 IVIg，病情无改善。相关研究显示，CVID 伴自身免疫性疾病患者可能存在某些其他基因缺陷导致的综合征，若 IVIg 治疗无效，造血干细胞移植对这类患者可能有效[20]。

由于暴露增加及其他因素，儿童的病毒感染率通常高于成人，这使得对 CVID 儿童发热发作的处理变得复杂。伴发热的 CVID 儿童应立即接受评估。应尝试识别病原微生物，如使用针对流感病毒或呼吸道合胞病毒的快速病毒检测试剂盒。对于接受免疫球蛋白治疗的儿童，由于存在供者抗体，以 IgG 为基础的诊断性检测将没有用处。根据培养数据和检测结果选择抗生素，并尽可能使用窄谱药物应该有助于避免细菌耐药。可能需要抗病毒药物，以治疗持续或严重的病毒感染。CVID 儿童患者可能感染巨细胞病毒（cytomegalovirus，CMV），尤其 IgG 水平和 CD4 水平较低的儿童中可发生这种情况。

由于患者可发生慢性肺病，应注意监测儿童是否有亚临床的进行性肺损伤。这种监测通常采用连续肺功能测定的形式来实施。胸部 HRCT 检查对于检测早期和进行性肺结构损伤可能是有价值的，但也应考虑累积辐射暴露的风险，应根据患儿的具体情况而定。

【病例摘要】

患儿男，2 岁 10 个月；因"确诊蛋白丢失性肠病 5 个月余，间断腹泻、水肿 40 天"就诊，患儿自发病以来，精神弱，纳食差，食欲食量差，睡眠可，体重下降 2.5 kg。出生史及家族史不详。1 岁后体格生长逐渐落后于同龄儿。查体：血压 70/50 mmHg，体重 7.5 kg，身长 85 cm，BMI 10.38 kg/m², 神志清，精神软，体型消瘦，皮肤弹性差，皮下脂肪菲薄，腹部皮褶厚度 < 4 cm，浅表淋巴结未触及。双下肢有凹陷性水肿，足背尤为明显。辅助检查：血常规 + CRP：WBC 6.5×10^9/L，N 47%，L 50%，RBC 3.45×10^{12}/L，Hb 121 g/L，PLT 324×10^9/L，CRP 1.03 mg/L。血清免疫球蛋白：IgG 2.33 g/L↓（正常值：5.09～10.09 g/L），IgA 0.385 g/L（正常值：0.31～0.67 g/L），IgM 0.330 g/L↓（正常值：0.980～1.780 g/L），IgE 191.29 IU/ml。淋巴细胞亚群：CD3 + 52.6%，CD4 + 25.8%，CD8 + 23.3%，CD4 + /CD8 + 1.1，CD19 + 36.2%，NK 8.2%。胃肠镜检查病理诊断：（胃窦）HP 相关性慢性胃炎（轻度）；（十二指肠）小肠黏膜重度急性及慢性炎，小肠黏膜绒毛明显平坦，伴部分黏膜上皮糜烂，固有层见多量中性粒细胞、淋巴细胞、浆细胞及少量嗜酸细胞浸润，未见扩张淋巴管。（结肠）肠黏膜中度慢性炎，黏膜上皮略平坦，固有层较多量淋巴细胞、少量浆细胞浸润，未见嗜酸细胞及扩张淋巴管。基因检测：*TNFRSF13B*（*TACI*）：Exon3，c.251G > C，p. 84R > T。诊断：原发性免疫缺陷病，普通变异型免疫缺陷病（*TACI* 基因突变），炎症性肠病，重度营养不良，脓毒性休克，多脏器功能衰竭。患儿最终因病情危重死亡。病例详细资料见二维码数字资源 4-4-2。

数字资源 4-4-2

（陈同辛　金莹莹）

【参考文献】

[1] BRUTON O C. Agammaglobulinemia. Pediatrics，1952，9（6）：722-728.

[2] OCHS H D, HITZIG W H. History of primary immunodeficiency diseases. Curr Opin Allergy Clin Immunol，2012，12（6）：577-587.

[3] TANGYE S G, AL-HERZ W, BOUSFIHA A, et al. Human Inborn Errors of Immunity：2019 Update on the Classification from the International Union of Immunological Societies Expert Committee. J Clin Immunol，2020，40（1）：24-64.

[4] CUNNINGHAM-RUNDLES C, PONDA P P. Molecular defects in T- and B-cell primary immunodeficiency diseases. Nat Rev Immunol，2005，5（11）：880-892.

[5] SURI D, RAWAT A, SINGH S. X-linked Agammaglobulinemia. Indian J Pediatr，2016，83（4）：331-337.

[6] CHEN X F, WANG W F, ZHANG Y D, et al. Clinical characteristics and genetic profiles of 174 patients with X-linked agammaglobulinemia：Report from Shanghai, China（2000-2015）. Medicine（Baltimore），2016，95（32）：e4544.

[7] CONLEY M E, HOWARD V. Clinical findings leading to the diagnosis of X-linked agammaglobulinemia. J Pediatr，2002，141：566-571.

[8] CONLEY M E, BROIDES A, HERNANDEZ-TRUJILLO V, et al. Genetic analysis of patients with defects in early B-cell development. Immunol Rev，2005，203：216-234.

[9] WILFERT C M, BUCKLEY R H, MOHANAKUMAR T, et al. Persistent and fatal central-nervous-system ECHOvirus infections in patients with agammaglobulinemia. N Engl J Med，1977，296：1485-1489.

[10] GUO J, BOLIVAR-WAGERS S, SRINIVAS N, et al. Immuno-deficiency-related vaccine-derived poliovirus（iVDPV）cases：a systematic review and implications for polio eradication.Vaccine，2015，33（10）：1235-1242.

[11] CUCCHERINI B, CHUA K, GILL V, et al. Bacteremia and skin/bone infections in two patients with X-linked agammaglobulinemia caused by an unusual organism related to Flexispira/Helicobacter species. Clin Immunol，2000，97：121-129.

[12] SIMONS E, SPACEK L A, LEDERMAN H M, et al. Helicobacter cinaedi bacteremia presenting as macules in an afebrile patient with X-linked agammaglobulinemia. Infection，2004，32：367-368.

[13] CONLEY M E, NOTARANGELO L D, ETZIONI A. Diagnostic criteria for primary immunodeficiencies. Representing PAGID（Pan-American Group for Immunodeficiency）and ESID（European Society for Immunodeficiencies）. Clin Immunol，1999，93：190-197.

[14] LÓPEZ-GRANADOS E, PÉREZ DE DIEGO R, FERREIRA CERDÁN A, et al. A genotype-phenotype correlation study in a group of 54 patients with X-linked agammaglobulinemia. J Allergy Clin Immunol，2005，116：690-697.

[15] BROIDES A, YANG W, CONLEY M E. Genotype/phenotype correlations in X-linked agammaglobulinemia. Clin Immunol，2006，118：195-200.

[16] 沈朝斌，陈同辛. 免疫异常儿童疫苗接种（上海）专家共识. 临床儿科杂志，2014，32（12）：1181-1190.

[17] 罗明珠，徐涛，薛秀红，等. 核因子 κ B2 基因突变致

普通变异型免疫缺陷病一例并文献复习. 中华儿科杂志, 2018, 56（8）: 628-632.
[18] 杨珍, 陈同辛. 普通变异型免疫缺陷病临床表型及TACI基因研究. 中国实用儿科杂志, 2016, 31（12）: 904-909.
[19] RESNICK E S, MOSHIER E L, GODBOLD J H, et al. Morbidity and mortality in common variable immune deficiency over 4 decades. Blood, 2012, 119（7）: 1650-1657.
[20] HO H E, CUNNINGHAM-RUNDLES C. Non-infectious Complications of Common Variable Immunodeficiency: Updated Clinical Spectrum, Sequelae, and Insights to Pathogenesis. Frontiers in immunology, 2020, 11: 149.
[21] MARTINEZ-GALLO M, RADIGAN L, ALMEJUN M B, et al. TACI mutations and impaired B-cell function in subjects with CVID and healthy heterozygotes. J Allergy Clin Immunol, 2013, 131（2）: 468-476.

第五节　免疫失调性疾病

免疫失调综合征是一组原发性免疫缺陷合并自身免疫病，原因在于控制B淋巴细胞和T淋巴细胞自身反应的机制缺陷。2019版分类根据临床及免疫表型将免疫失调性疾病仍分为7大类疾病：①家族性噬血淋巴组织细胞增生症；②伴有色素减退的家族性噬血淋巴组织细胞增生症；③调节性T细胞病；④伴或不伴淋巴细胞增生的自身免疫性疾病；⑤自身免疫性淋巴细胞增生综合征；⑥合并结肠炎的免疫失调性疾病；⑦对EB病毒敏感的淋巴增殖性疾病[1]。本文主要介绍对EB病毒敏感的淋巴增殖性疾病中的X连锁淋巴组织增殖综合征。

【概述】

X连锁淋巴组织增殖综合征（X-linked lymphoproliferative syndrome，XLP）是一种罕见的、常常是致死性的原发性免疫缺陷病，于1975年由Purtilo等首次报道[2]。

该综合征的发病常与EB病毒（Epstein-Barr virus，EBV）感染密切相关，患儿在感染EBV前通常无症状，或仅表现为轻微的免疫异常，只有在感染EB病毒后，触发了免疫缺陷的机制，才会表现出各种各样的临床症状。也有部分患者没有EB病毒感染的证据，而表现出XLP的各种临床表型[3]。虽然临床表现较为复杂，但是大多数XLP患者有三个共同的表现：爆发性传染性单核细胞增多症（fulminant infectious mononucleosis，FIM）/嗜血细胞性淋巴组织细胞增生症（hemophagocytic lymphohistiocytosis，HLH）、淋巴组织增生性疾病/淋巴瘤以及低丙种球蛋白血症；其他较少见的表现有再生障碍性贫血、血管炎、淋巴样肉芽肿病等[4-5]。

目前，XLP归为免疫失调性疾病，已经确定两个致病基因，根据致病基因将其区分为两个临床表型：XLP1和XLP2。XLP1是第一个发现的表型，由SH2D1A基因突变所致，该基因位于X染色体q25-26，编码蛋白为淋巴信号活化分子（signaling lymphocytic activation molecule，SLAM）相关蛋白（SLAM associated protein，SAP），这是临床上最常见的引起XLP的基因突变，大约可见于60%的XLP患者[6]。XLP2是由编码蛋白分子X连锁凋亡抑制剂（X-linked inhibitor-of-apoptosis，XIAP）的基因突变所致，是2006年发现的与XLP相关的分子缺陷[7]。XLP1与XLP2有共同的临床表现，但又各有特点。

据统计，XLP发病率在白种人群大约为（1～3）/100万[8]，由于该病临床表现多样，极有可能误诊为其他与该病有相似表现的疾病，如普通变异型免疫缺陷病等，所以实际数字可能要超过该值。由于我国尚未开展该病的流行病学调查，尚不能对此病的发病率做出准确估计。目前中国大陆共报道19例XLP患儿，本中心2016年报道了5例患儿并对中国XLP患儿的临床特征和基因突变进行了分析，发现了许多与国外的不同之处，对于了解中国人群XLP患儿特点有重要意义[9]。该病预后不良，70%的XLP患者在10岁之前死亡，极少有患者能活过40岁。

【临床表现】

1. XLP1

XLP1是最常见的临床表型，其临床表现主要为致死性传染性单核细胞增多症（FIM）/嗜血细胞性淋巴组织细胞增生症（HLH），丙种球蛋白异常血症和淋巴瘤，其他较少见的临床表现有再生障碍性贫血、血管炎和淋巴瘤样肉芽肿病等[1]（表4-5-1）。

表 4-5-1 XLP 临床分型及特征

疾病类型（分子缺陷）	遗传方式	循环		功能缺陷	相关特征
		T 细胞	B 细胞		
SH2D1A 缺陷（XLP1）（SH2D1A 基因缺陷）	XL	活化 T 细胞正常或↑	记忆 B 细胞↓	NK 和 CTL 杀伤功能部分缺陷	EBV 感染致临床和免疫异常（如 HLH、再生障碍性贫血、淋巴瘤），低丙种球蛋白血症，iNKT 细胞缺如
XIAP 缺陷（XLP2）（XIP/BIRC4 基因缺陷）	XL	活化 T 细胞正常或↑；iNKT 细胞正常或↓	记忆 B 细胞↓或正常	T 细胞容易凋亡	EBV 感染，脾大，淋巴组织增殖，结肠炎，炎症性肠病，肝炎，iNKT 细胞降低

（1）FIM/HLH：FIM 是 XLP1 最严重并且是最常见的临床表现，与 EB 病毒感染有关，大约可见于 60% 的 XLP1 患者，有统计，其发病中位年龄是 3 岁（0.5～40 岁），EB 病毒感染后的平均存活时间是 1～2 个月。其死亡率约为 90%，有报道其中位生存年龄是 4 岁（范围 0.5～40 岁）。肝衰竭所导致的肝性脑病或中枢神经系统、胃肠道或肺出血是最常见的死亡原因。FIM 的症状和体征与一般的传染性单核细胞增多症具有相似的表现，如发热、疲劳、乏力、咽喉肿痛、淋巴结以及肝脾大，部分患者出现脑膜脑炎的表现。实验室检查可以发现肝功能障碍、贫血和血小板减少、异型淋巴细胞增多，并且可出现免疫球蛋白水平降低。

90% 的 FIM 患者出现病毒相关性 HLH 表现，以在不同组织中（骨髓、肝、淋巴结）大量出现高度激活的组织细胞和巨噬细胞为特征，其病程的进展可以分为三个阶段：最初是轻度的全血细胞减少和骨髓增生；2～3 周之后出现大量激活的吞噬了红细胞的组织细胞和巨噬细胞；最后出现淋巴样浸润、同时伴有坏死和出血。HLH 在 XLP1 中的发病机制尚不清楚，并且在部分 XLP 患者，HLH 可能是唯一的表现[10]。

（2）丙种球蛋白异常血症：大约可见于 30% 的 XLP1 患者，EB 病毒感染不是丙种球蛋白异常血症主要的触发因素，在 EB 病毒感染之前，患者也可出现免疫球蛋白降低。本表型主要表现为不同程度的低丙种球蛋白血症，有些患者可出现 IgM 的升高[11]。

（3）淋巴增生性疾病和淋巴瘤：其发病率与丙种球蛋白异常血症类似，可并发有丙种球蛋白异常血症和（或）FIM，淋巴瘤发病的中位年龄在 EBV$^+$ 或 EBV$^-$ 的患者中分别是 5 岁（范围 2～19 岁）或 8 岁（范围 3～33 岁）。淋巴瘤患者的存活率较低，大约为 35%。中位生存年龄取决于 EBV 的感染情况，EBV$^+$ 的患者预后较差，为 6 岁（范围 2～32 岁），EBV$^-$ 的患者为 17 岁（范围 4～39 岁）。有资料报道，对于携带有 XLP1 缺陷基因的患者，其发展为淋巴瘤的风险大约是正常人的 200 倍。迄今为止所发现的淋巴瘤绝大部分都位于淋巴结外部位，约有 75% 原发于回盲区，其他常见部位包括中枢神经系统、肝和肾。病理研究显示 90% 的淋巴瘤为 B 淋巴细胞来源。只有很少一部分为 T 细胞来源。虽然 EB 病毒感染是 XLP1 患者发展成淋巴瘤的高危因素，但最近研究表明，有相当一部分淋巴瘤患者在其发展成淋巴瘤之前，没有 EB 病毒感染的证据。这说明，如同丙种球蛋白异常血症，EB 病毒感染不是 XLP1 患者发展成淋巴瘤的先决条件[10-11]。

（4）较少见的临床表现：其他较少见的临床表现有再生障碍性贫血（约 3%），可表现为全血细胞减少和单纯红细胞障碍性贫血；血管炎（约 3%），可发生于肺、皮肤和脑部等多个脏器；肺淋巴瘤样肉芽肿病等（约 3%）。

2. XLP2

XLP2 常见的临床表现为反复发作的非 EBV 诱发的 HLH、脾大、低丙种球蛋白血症以及消化道表现如结肠炎或炎症性肠病等（表 4-5-2）[12-13]。

表 4-5-2 XLP2 临床表现

临床表现	百分比（%）	起病年龄
HLH	83	0～23 岁
反复 HLH	67	初次发病后 1 年内
脾大	85	0～45 岁
低丙种球蛋白血症	30	0～26 岁
消化道表现（结肠炎、炎症性肠病）	13	4～41 岁

【诊断】

1. 病史及临床表现

根据典型的临床表现如：致死性的 EBV 感染或传染性单核细胞增多症、EBV 或其他病毒诱发的 HLH、低丙种球蛋白血症、淋巴组织增殖性疾病或淋巴瘤以及炎症性肠病等，XLP 的初步诊断应该不难。在病史询问时，应围绕以下方面：①感染病史：扁桃体炎、肺炎、脑炎、中耳炎和反复腹泻；②虫咬后反复皮疹病史；③生长发育史：反复感染导致的生长发育迟滞是 XLP 常见表现；④家族史：家族中尤其是母亲一方是否有早期夭折患儿，包括患儿母亲的兄弟姐妹及其子女，患儿外祖母的兄弟姐妹及其子女。

2. 体格检查

除注意全身健康情况，如贫血、营养不良和生长发育情况以及感染部位的体征外，还应注意出血点、皮疹、淋巴结和肝脾大等情况。

3. 实验室检查

（1）免疫功能：低丙种球蛋白血症是 XLP 患儿常见的实验室检查，淋巴细胞亚群多无特异性。外周血 iNKT 细胞（invariant natural killer T cells）可区分 XLP1 和 XLP2，XLP1 iNKT 细胞缺如，而 XLP2 iNKT 细胞数目正常或轻度减少[14]。

（2）EBV 相关：EBV 相关抗体阳性或 DNA 扩增阳性，部分患儿可出现 CD4/CD8 降低。

（3）HLH 相关：血细胞减少、肝功能异常、高甘油三酯血症、铁蛋白升高、血浆 IL-2rα 升高以及骨髓涂片可见嗜血细胞。

（4）流式细胞术检测 SAP 蛋白或 XIAP 蛋白：目前通过检测 T 或 NK 细胞表面 SAP 蛋白或 XIAP 蛋白已经成为快速诊断 XLP 的方法之一[15]。

4. 基因诊断

（1）XLP 基因检测：对于临床表现典型且流式细胞术检测 SAP 或 XIAP 明显降低或缺如的患儿，可直接行 SH2D1A 基因或 XIAP 基因检测。

（2）基因 panel 筛查：对于临床高度怀疑 XLP 的患儿，可通过建立基因 panel（包括上述 2 种基因及需要鉴别的基因）的方法，筛查相关基因。

（3）高通量测序：通过下一代测序技术，可建立全 PID 套餐，并可发现某些通路上新的基因，目前该技术已广泛应用于临床，目前，我院已开展该项目检测，通过该技术，发现许多新型 XLP 突变类型。

泛美免疫缺陷学组和欧洲免疫缺陷学会在 1999 年推荐的诊断标准如下[16]：

（1）明确诊断标准：SH2D1A 基因突变的男性患者，患有淋巴瘤/霍奇金病、致死性 EB 病毒感染、免疫缺陷、再生障碍性贫血或淋巴细胞组织细胞疾病。

（2）疑似诊断标准：急性 EB 病毒感染后男性患者，患有淋巴瘤/霍奇金病、免疫缺陷、再生障碍性贫血或淋巴细胞组织细胞疾病，其母系的表兄弟、舅舅或侄子在急性 EB 病毒感染后也有过相似的诊断。

（3）可能诊断标准：急性 EB 病毒感染后男性患者，患有淋巴瘤/霍奇金病、免疫缺陷、再生障碍性贫血或淋巴细胞组织细胞疾病。

【鉴别诊断】

1. CVID

一般 2 岁以后起病，临床表现为反复细菌感染，实验室血清免疫球蛋白降低，外周血 B 细胞存在。CVID 容易合并自身免疫性疾病及淋巴瘤，单从临床表现进行鉴别较困难，需要流式细胞术或基因检测进行鉴别。

2. 其他导致 HLH 的疾病

包括家族性 HLH 以及其他导致 HLH 的疾病，临床表现与 XLP 非常相似，流式细胞术或基因检测方可鉴别。

3. Chediak-Higashi 综合征

除了严重的免疫缺陷外，可表现为局部白化病，轻度出血倾向，该疾病由 LYST 基因突变所致，与 XLP 的鉴别点为该综合征中性粒细胞和淋巴细胞存在巨大外泌小体，皮肤活检可见黑素体，且为常染色体隐性遗传。

4. ITK 缺陷

表现为发热、全身淋巴结肿大、肝脾大、肝功能损害、胸腔和心包积液、全血细胞减少及免疫球蛋白减低、淋巴瘤及其他非特异性表现，临床表现与 XLP 非常难以鉴别，流式细胞术检测 SAP/XIAP 蛋白以及基因检测可鉴别。

【治疗】

1. 一般治疗

（1）针对 HLH 的治疗：在发生 HLH 时，证实大剂量的免疫球蛋白、抗病毒药物如阿昔洛韦、免疫抑制剂、α-IFN 和 γ-IFN 效果并不理想。VP-16 在 XLP 患者可以诱导 FIM、VAHS 以及再生障碍性贫血的缓解。另外，英夫利昔单抗可清除EBV感染的B细胞。

（2）IVIg：定期输注免疫球蛋白虽然可以预防XLP患者发生反复的感染，但是并不能预防其他临床表型的发生。

（3）针对淋巴瘤的治疗：规则的化疗有助于淋巴瘤的短期缓解，但是也并不能防止它发展为XLP的其他表型。

2. 造血干细胞移植

到目前为止，HSCT是唯一能治愈XLP的方法，成功率接近80%[17]。HSCT成功与否首先取决于HSCT时的年龄、移植前的感染情况以及移植前是否发生HLH[18]，所以要提高患者的存活率，早期诊断，早期进行移植治疗是必要措施。

【病例摘要】

患儿男，3岁11月，因"反复感染3年余"就诊。患儿出生后42天患肺炎1次，当地医院治疗后好转，8月起接种麻疹疫苗后患儿麻疹，接种乙肝疫苗后无抗体产生，之后反复发生中耳炎，每年1~2次，抗感染治疗可好转。患儿3岁时，出现反复咳嗽，伴间断发热，持续1个月，予抗感染治疗后无好转，拟"肺炎"收入院。患儿出生后湿疹明显，但1岁后自行好转。患儿8个月时因"血小板减少"住院，给予IVIg和中药治疗后痊愈，但此后食用鸡蛋和虾后出现皮肤"出血点"；3岁后发作2次高热惊厥，治疗后好转；有哮喘、过敏性鼻炎病史；患儿一姨表兄2岁6个月时因暴发性EBV感染死亡；患儿母亲一姨表兄2岁时因脓毒症死亡；患儿母亲一舅舅13岁时因脚部感染死亡。体格检查：气稍促，颈部可扪及肿大淋巴结，1 cm×2 cm，质地软，可活动，两肺可及中粗湿啰音，心率120次/分，律齐，腹部隆，肝肋下5 cm，剑突下3 cm，脾肋下2 cm。血常规：WBC $7.6×10^9$/L，N 38.2↓，Hb 134，PLT $350×10^9$/L。EBV-DNA $1.95×10^5$ copies。血清免疫球蛋白：IgG 1.82 g/L↓，IgA 3.67 g/L↑，IgM 1.39 g/L，补体C3：0.98 g/L，C4：0.21 g/L，总免疫球蛋白E：44.9 IU/ml；淋巴细胞亚群分析：CD3+ 56.86%、CD3+CD4+ 36.14%、CD3+CD8+ 18.34%、CD3+CD4+与CD3+CD8+比值1.97，NK 2.05%，CD19 31.3%。患儿入院后予强力阿莫仙+阿奇霉素抗感染治疗，无明显好转，并出现气促和呼吸困难，后转入重症监护室治疗，胸部CT显示大片实变影，病情仍迅速加重，抢救无效死亡。最终经基因证实患儿为*SH2D1A*基因2号外显子大片段缺失。病例详细资料见二维码数字资源4-5。

数字资源4-5

（陈同辛　金莹莹）

【参考文献】

[1] TANGYE S G, AL-HERZ W, BOUSFIHA A, et al. Human Inborn Errors of Immunity: 2019 Update on the Classification from the International Union of Immunological Societies Expert Committee. J Clin Immunol, 2020, 40(1): 24-64.

[2] PURTILO D T, CASSEL C K, YANG J P, et al. X-linked recessive progressive combined variable immunodeficiency (Duncan's disease). Lancet, 1975, 1(7913): 935-940.

[3] ERDÕS M, UZVÖLGYI E, NEMES Z, et al. Characterization of a new disease-causing mutation of SH2D1A in a family with X-linked lymphoproliferative disease. Hum Mutat, 2005, 25(5): 506.

[4] FILIPOVICH A H, ZHANG K, SNOW A L, et al. X-linked lymphoproliferative syndromes: brothers or distant cousins? Blood, 2010, 116(18): 3398-3408.

[5] SPECKMANN C, LEHMBERG K, ALBERT M H, et al. X-linked inhibitor of apoptosis (XIAP) deficiency: the spectrum of presenting manifestations beyond hemophagocytic lymphohistiocytosis. Clin Immunol, 2013, 149(1): 133-141.

[6] COFFEY A J, BROOKSBANK R A, BRANDAU O, et al. Host response to EBV infection in X-linked lymphoproliferative disease results from mutations in an SH2-domain encoding gene. Nat Genet, 1998, 20(2): 129-135.

[7] RIGAUD S, FONDANÈCHE M C, LAMBERT N, et al. XIAP deficiency in humans causes an X-linked lymphoproliferative syndrome. Nature, 2006, 444(7115): 110-114.

[8] PURTILO D T, GRIERSON H L, DAVIS J R, et al. The X-linked lymphoproliferative disease: from autopsy toward cloning the gene 1975-1990. Pediatr Pathol, 1991, 11(5): 685-710.

[9] JIN Y Y, ZHOU W, TIAN Z Q, et al. Variable clinical phenotypes of X-linked lymphoproliferative syndrome in China: Report of five cases with three novel mutations and review of the literature. Hum Immunol, 2016, 77(8):

658-666.

[10] GASPAR H B, SHARIFI R, GILMOUR K C, et al. X-linked lymphoproliferative disease: clinical, diagnostic and molecular perspective. Br J Haematol, 2002, 119: 585-95.

[11] SUMEGI J, HUANG D, LANYI A, et al. Correlation of mutations of the SH2D1A gene and epstein-barr virus infection with clinical phenotype and outcome in X-linked lymphoproliferative disease. Blood, 2000, 96 (9): 3118-3125.

[12] MARSH R A, MADDEN L, KITCHEN B J, et al. XIAP deficiency: a unique primary immunodeficiency best classified as X-linked familial hemophagocytic lymphohistiocytosis and not as X-linked lymphoproliferative disease. Blood, 2010, 116: 1079-1082.

[13] ZHAO M, KANEGANE H, OUCHI K, et al. A novel XIAP mutation in a Japanese boy with recurrent pancytopenia and splenomegaly. Haematologica, 2010, 95: 688-689.

[14] MARSH R A, VILLANUEVA J, KIM M O, et al. Patients with X-linked lymphoproliferative disease due to BIRC4 mutation have normal invariant natural killer T-cell populations. Clin Immunol, 2009, 132: 116-123.

[15] MARSH R A, BLEESING J J, FILIPOVICH A H. Using flow cytometry to screen patients for X-linked lymphoproliferative disease due to SAP deficiency and XIAP deficiency.J Immunol Methods, 2010, 362 (1-2): 1-9.

[16] CONLEY M E, NOTARANGELO L D, ETZIONI A. Diagnostic criteria for primary immunodeficiencies. Representing PAGID (Pan-American Group for Immunodeficiency) and ESID (European Society for Immunodeficiencies).Clin Immunol, 1999, 93 (3): 190-197.

[17] LANKESTER A C, VISSER L F, HARTWIG N G, et al. Allogeneic stem cell transplantation in X-linked lymphoproliferative disease: two cases in one family and review of the literature. Bone Marrow Transplant, 2005, 36: 99-105.

[18] BOOTH C, GILMOUR KC, VEYS P, et al. X-linked lymphoproliferative disease due to SAP/SH2D1A deficiency: a multicenter study on the manifestations, management and outcome of the disease. Blood, 2011, 117 (1): 53-62.

第六节 慢性肉芽肿病

吞噬细胞缺陷包括吞噬细胞数目和功能缺陷，最严重的吞噬细胞数量缺陷疾病为严重先天性中性粒细胞减少，吞噬细胞功能包括移动、趋化、黏附、吞噬和杀菌等。临床最常见的吞噬细胞功能缺陷包括黏附分子缺陷和慢性肉芽肿病。本文主要介绍慢性肉芽肿病。

【概述】

1954年，在SPR年会上，Janeway医生所在的波士顿研究小组报道了一例免疫球蛋白升高、并且易反复感染的男孩病例。当时明尼苏达大学的Robert Good医生在场，恰好手头也有一个类似的病例。他突然想到：如果免疫球蛋白升高是感染的结果而不是原因，会如何呢？于是他不断研究和求证，最终于1957年发现了一种新型免疫缺陷病，即慢性肉芽肿病（chronic granulomatous disease, CGD）。体外试验表明，该病男性患儿来源的多形核白细胞的杀灭细菌作用缺失。在此基础上，Baehner和Nathan医生进一步证明：男性CGD患儿来源的粒细胞内NADPH氧化酶活性降低，对染料四唑氮蓝（nitrobluetetrazolium, NBT）的还原能力缺失。之后，一例女性患者的发现，使人们认识到CGD还存在常染色体隐性遗传方式。此后40年的时间里，人们不断努力揭示氧化呼吸链的组分和结构，确定了性连锁及常染色体隐性遗传CGD的致病基因[1]。

CGD为先天性吞噬细胞（包括中性粒细胞、单核细胞、巨噬细胞和嗜酸性粒细胞）功能缺陷的典型疾病，基因突变导致吞噬细胞呼吸爆发功能障碍，不能杀伤过氧化物酶阳性的细菌和真菌，以反复细菌、真菌感染及肉芽肿形成为主要临床特点，部分患儿表现为卡介苗接种后的局部淋巴结肿大或播散性结核感染。主要感染灶包括皮肤（常见肛周脓肿）、呼吸道、淋巴结、肝、脑和骨骼。常见病原菌包括金黄色葡萄球菌、曲霉菌和肺炎克雷伯菌。另外，近些年的研究表明，CGD不仅仅表现为感染，由于免疫功能紊乱，部分患儿可出现自身免疫性疾病如炎症性肠病等[2-4]。

病原体进入体内，与吞噬细胞表面的受体结合，活化NADPH氧化酶，产生超氧化物质，杀伤细菌和真菌等，该过程称为"呼吸爆发"。CGD患儿编码NADPH氧化酶的基因发生突变，不能发生呼吸爆发反应，因此不能杀伤细菌和真菌等病原体[5]。NADPH氧化酶复合物由6个亚基组成，分别为gp91phox、p22phox、CYBC1、p47phox、p67phox和p40phox，编码上述6种蛋白的基因分别为*CYBB*、*CYBA*、*CYBC1*、*NCF1*、*NCF2*、*NCF4*，其中任何一个基因突变，都可以导致NADPH氧化酶复合物相应亚基缺陷或构象发生变化，造成NADPH氧化酶活性缺陷（表4-6-1）[6]。其中，由CYBB缺陷导致的X-CGD最常见，占CGD的60%~70%。其他CGD任何年龄均可起病，大部分患儿诊断年龄小于5岁。根据美国和欧洲的统计数据，CGD的发病率为1/（200 000~250 000）[5]，而实际发病率可能远远高于此。国内由于目前尚无全国范围的PID登记制度，因此尚缺乏国内CGD发病率的统计数据。中国人口基数如此之大，而目前国内报道的CGD仅200余例，因此推测很多患儿被漏诊，或者在诊断之前发生严重感染死亡，因此，提高医生对该病的认识非常必要。

【临床表现】

约75%的CGD患儿在1岁以内起病，最典型的临床表现为反复细菌和真菌感染，包括反复肺部感染、淋巴结炎、肝脓肿、骨髓炎、皮肤脓肿或蜂窝织炎等。部分患儿症状不典型，可表现为皮炎、胃肠道症状（肠梗阻或肠炎所致的便血）和生长发育迟缓。由于临床表现多样，部分患儿可被误诊为幽门狭窄、牛奶蛋白过敏或缺铁性贫血（表4-6-2）[2,5]。

1. 感染性疾病

几乎所有CGD患儿均患有肺部感染，包括反复肺炎、肺门淋巴结病、脓胸及肺脓肿，主要病原体

表4-6-1 CGD类型

疾病类型（分子缺陷）	遗传方式	受累细胞	受累功能	相关特征
X连锁原发性慢性肉芽肿病（CGD）[*CYBB*：电子传递蛋白（gp91phox）基因缺陷]	XL	N+M	杀伤性（O_2^-产生缺陷）	反复细菌感染，对真菌易感，炎症性肠病表现，麦克尔憩室
AR-CGD-p22缺陷（*CYBA*基因缺陷）	AR	N+M	杀伤性（O_2^-产生缺陷）	反复细菌感染，对真菌易感，炎症性肠病表现
AR-CGD-CYBC1缺陷（*CYBC1*基因缺陷）	AR	N+M	杀伤性（O_2^-产生缺陷）	反复细菌感染，对真菌易感，炎症性肠病表现
AR-CGD-p47缺陷（*NCF1*基因缺陷）	AR	N+M	杀伤性（O_2^-产生缺陷）	反复细菌感染，对真菌易感，炎症性肠病表现
AR-CGD-p67缺陷（*NCF2*基因缺陷）	AR	N+M	杀伤性（O_2^-产生缺陷）	反复细菌感染，对真菌易感，炎症性肠病表现
AR-CGD-p40缺陷（*NCF4*基因缺陷）	AR	N+M	杀伤性（O_2^-产生缺陷）	炎症性肠病表现

N，中性粒细胞；M，单核细胞；XL，X-连锁隐性遗传；AR，常染色体隐性遗传。

表4-6-2 CGD临床特征

特征	说明
生长发育迟滞	
感染	肺部：肺炎，肺脓肿，胸腔积液 淋巴结：淋巴结炎 肝：肝脓肿 骨骼：骨髓炎 皮肤软组织：皮肤脓肿，肛周脓肿
肉芽肿形成	可累及泌尿系统（膀胱）和胃肠道（通常先及幽门，之后逐渐累及食管、空肠、回肠、盲肠、直肠以及直肠周围）
结肠炎	表现为反复腹泻或瘘管形成，在部分患儿该症状可能是唯一临床表现
伤口愈合异常	反复肉芽形成，导致伤口愈合延迟，可能需要二次手术处理

包括金黄色葡萄球菌、曲霉菌、洋葱伯克霍尔德菌以及肠道革兰氏阴性菌。皮肤脓肿和淋巴结炎也是CGD常见的临床表现，主要病原为金黄色葡萄球菌，其次是各种革兰氏阴性菌。部分患儿可出现深部感染，如肝脓肿或骨髓炎在CGD中也非常常见，患儿经常表现为发热、精神萎靡和体重下降，由于感染部位隐匿，容易漏诊。由于CGD感染的病原谱相对比较窄（表4-6-3），因此可根据相关病原特点推测患儿可能患有CGD。

表4-6-3　CGD感染谱

种类	病原	表现
细菌	金黄色葡萄球菌	软组织感染、淋巴结炎、肝脓肿、骨髓炎、肺炎以及脓毒症
	洋葱伯克霍尔德菌属	肺炎和脓毒症
	黏质沙雷菌	常见：骨髓炎和软组织感染；
		少见：肺炎和脓毒症
	放线菌属	肺炎、骨髓炎和脑脓肿
	致病性乙酸菌	坏死性淋巴结炎、脓毒症和脑膜炎
霉菌	曲霉菌	肺炎、骨髓炎、脑脓肿和淋巴结炎
	青霉菌	肺炎、软组织感染、骨髓炎
酵母菌	念珠菌	脓毒症、软组织感染、肝脓肿
	孢子菌	肺炎、软组织感染

分枝杆菌感染在CGD非常常见，可表现为局部感染（感染局部反应或同侧颈部、腋下及纵隔淋巴结肿大）、局限播散（除感染局部反应，双侧颈部、腋下及纵隔淋巴结肿大）和全身播散（除局部感染或局限播散外，出现经血行播散所致的肺结核、骨结核等）。与SCID以及IFN-γ/IL-12通路缺陷不同的是，CGD患儿较少发生非结核分枝杆菌感染，且局部感染和局限播散较多见[2]。

2. 自身免疫性疾病

由于免疫功能紊乱，部分CGD患儿表现为自身免疫性疾病，最常见的是炎症性肠病，临床表现轻重不一，可仅仅表现为轻微腹泻，也可出现严重血便和消化不良，部分患儿甚至需要结肠切除。另有患儿可出现幼年特发性关节炎、牙龈炎、脉络膜视网膜炎、葡萄膜炎、肾小球肾炎或系统性红斑狼疮等[7]。

3. 肿瘤性疾病

由于免疫功能紊乱，CGD可发生肿瘤。研究表明，AR-CGD发生肿瘤的几率远远高于X-CGD，其具体机制尚未明了[8-9]。

【诊断】

1. 病史及临床表现

根据典型的临床表现，CGD的初步诊断应该不难。对于生长发育落后，反复出现严重肺部、淋巴结、肝脾、骨骼和皮肤细菌、真菌感染，有肉芽肿形成，结肠炎及伤口愈合延迟者，应高度怀疑本病；接种卡介苗后出现BCG播散或怀疑结核而抗结核治疗效果不好者，也应怀疑本病。

在病史询问时，应围绕以下方面：①感染病史：肺炎、脑炎、中耳炎、皮肤软组织感染（肛周脓肿）、淋巴结炎、反复发热、反复腹泻、便血、鹅口疮；②预防接种史：卡介苗接种后播散；③生长发育和喂养史：生长发育迟滞是CGD常见表现；④是否有脐带脱落延迟病史；⑤家族史：家族中尤其是母亲一方是否有早期夭折患儿，包括患儿母亲的兄弟姐妹及其子女，患儿外祖母的兄弟姐妹及其子女；父母是否近亲婚配。

2. 体格检查

除注意全身健康情况：如贫血、营养不良和生长发育情况以及感染部位（尤其是肺部、皮肤以及肛周等）的体征外，还应注意皮疹、卡疤是否有破溃、淋巴结和肝脾大等情况。

3. 实验室检查

以往，测定胞内超氧根释放的四氮唑蓝试验（NBT）为常用筛查方法，而近年来，二氢罗丹明（Dihydrorhodamine，DHR）123试验方法更敏感、准确，逐渐替代NBT成为确诊CGD的主要手段，并能发现轻症CGD患者和携带者。

（1）DHR123试验：用流式细胞术分析中性粒细胞在佛波酯（PMA）刺激后，细胞内产生的过氧化氢将无荧光的DHR123氧化为有荧光的罗丹明的程度。检测的平均荧光强度指数与呼吸爆发反应的程度正相关，因此，不仅可诊断X-CGD，也可初步区分X-CGD与AR-CGD，并能初步筛选携带者[10-11]。目前，我院已开展该项检查，通过该检查，初步筛选了许多CGD患儿，当然，最终的确诊依赖基因诊断。

（2）NBT试验：即四氮唑蓝试验，经典的检测CGD的方法。吞噬细胞经体外刺激后，可释放超氧化物，可使得黄色NBT转化为蓝色或黑色结晶，沉积在细胞中，可通过光学显微镜观察该现象。结果判定：正常：>95%；患儿：<5%；X-CGD携带者：20%~80%[12]。由于NBT是一种半定量试验方法，分析的细胞可能不能完全代表体内的实际情况，可能出现假阴性的结果，近年来逐渐被DHR123试验取代。

4. 基因诊断

（1）CGD基因检测：对于起病早，症状重，临床高度怀疑CGD的患儿、DHR123试验阳性的患儿，可首先行CYBB基因检测；起病晚，临床症状相对轻的患儿，则应在考虑X-CGD的同时考虑AR-CGD，可继行CYBA、CYBC1、NCF1、NCF2以及NCF4基因检测。

（2）基因panel筛查：对于临床高度怀疑CGD但又无法区分X-CGD和AR-CGD的情况下，可通过建立基因panel（包括上述6种基因及需要鉴别的基因）的方法，筛查相关基因。

（3）高通量测序：目前，由于高通量测序（即下一代测序）技术逐步广泛地应用于遗传性疾病领域，其在PID新病种及其致病基因发现、PID的人群筛查和临床诊断中的作用越来越受到关注。该技术可以将众多疾病相关基因（包括已知基因或根据通路分析可能致病的相关基因）打包形成多基因并行测序项目，通过一次目前耗资数千元的检测，获得候选致病基因检测结果。目前，我院已开展该项目检测，通过该技术，发现许多新型CGD突变类型。

（4）遗传咨询及产前诊断：基因序列分析不仅可从分子水平明确诊断CGD，还可以筛查携带者及产前诊断CGD胎儿。对于患儿家族中携带者或高风险孕妇，可分析其胎儿羊水细胞相关致病基因cDNA；而致病性基因突变及突变基因携带者不能确定时，取高风险孕妇的胎儿脐静脉血行中性粒细胞DHR试验进行产前诊断，可有效避免CGD患儿出生。

【鉴别诊断】

根据典型的临床表现、实验室检查及基因检测，CGD诊断不难。在明确基因诊断之前，需与其他PID、肉芽肿性疾病以及炎症性疾病相鉴别，主要包括：

1. 囊性纤维化

囊性纤维化可出现洋葱伯克霍尔德菌感染所致的肺炎，与CGD不同的是，该病的感染多局限在肺部，并且反复多次感染病原多为同一种菌株，而CGD的感染菌株多样，可播散[13]。

2. 黏附分子缺陷

为常染色体隐性遗传性疾病，临床上主要表现为反复软组织感染、慢性牙周炎，脐带脱落延迟是主要临床特征，目前已发现3种基因突变可导致该病，DHR123试验正常，外周血CD18或CD15表达降低可与CGD相鉴别[14]。

3. 高IgE综合征

金葡菌和曲霉菌感染在STAT3缺陷导致的AD-HIES非常常见，但是AD-HIES往往有特殊面容、骨骼异常，血清IgE水平异常增高，可与CGD相鉴别[15]。

4. 变应性支气管肺部曲霉病

变应性支气管肺部曲霉病是肺对曲霉感染后的一种超敏反应，常发生于哮喘患儿或囊性纤维化患儿。诊断主要根据病史、血清IgE水平和嗜酸性粒细胞增高、皮肤超敏反应（曲霉接触后）以及血清曲霉抗体明显升高等，而CGD不会出现上述表现[16]。

5. 克罗恩病

CGD可出现结肠炎，可导致肠梗阻甚至肠穿孔，从而导致生长发育迟滞。克罗恩病可出现体重减轻、腹痛、腹泻和结肠炎[17]，与CGD症状类似，鉴别需基因诊断。

【治疗】

1. 一般治疗

（1）感染：CGD感染可发生于任何时期，最常见的病原菌为细菌和真菌，病原学和影像学诊断明确相关感染源后，可行抗感染治疗，由于CGD感染难控制，抗感染原则为足量足疗程。

1）细菌：根据培养结果选择合适的抗生素，且选择穿透力强、组织浓度高的抗生素。

2）真菌：首选伏立康唑或伊曲康唑。目前推荐长期口服伊曲康唑预防真菌感染，推荐剂量5～200 mg/（kg·d），顿服[18]。

3）复方磺胺甲噁唑（sulfamethoxazole，SMZ）：研究表明，长期口服SMZ可有效预防CGD的细菌感染，推荐剂量：20～50 mg/（kg·d），分两次口服。若患儿对SMZ过敏，可用氯唑西林25～50 mg/（kg·d）预防细菌感染。

由于CGD往往有局部脓肿形成，部分患儿可能需要外科切开引流或局部注射抗生素治疗，淋巴结炎或肝脓肿往往需要外科手术干预[19]。而金黄色葡萄球菌所导致的肝脓肿一般不需要外科手术切除，只需内科静脉抗感染治疗、脓液引流以及中等剂量的激素［1 mg/（kg·d），连用1～2个月］治疗即可[20]，但是具体情况仍因人而异，如果上述联合治疗仍无效，则需要外科手术干预。因此，最快速有效的治疗为外科手术与抗生素同时应用。

（2）炎症性肠病：CGD合并炎症性肠病，治疗非常困难。

1）激素：激素治疗有效，但会有副作用如生长发育落后、骨质疏松以及感染发生率增加。目前推荐方案为：1 mg/（kg·d）治疗2周后逐渐减量至0.1～0.25 mg/（kg·d），治疗1～2月[21]。

2）甲硝唑、水杨酸的衍生物、6-巯基嘌呤以及美沙拉嗪均可用于治疗CGD的炎症性肠病。

3）生物制剂：TNF-α抑制剂，即英夫利昔单抗，可用于治疗CGD的炎症性肠病，但是由于生物制剂可加重感染或导致第二肿瘤，限制了其临床应用。

2. 粒细胞输注

目前尚无临床大样本资料评估粒细胞输注的疗效和副反应。但是，个别病例报道显示粒细胞输注可有效治疗细菌和真菌感染[22-25]。患儿往往可耐受粒细胞输注，副反应包括发热、白细胞凝集反应和同种异体免疫反应等。因此，对于准备做造血干细胞移植的患儿，尽量避免粒细胞输注[26]。

3. 免疫治疗

IFN-γ目前已被广泛应用于临床，用于预防CGD感染，其作用机制目前尚未完全明了。研究发现，IFN-γ能提高血清和中性粒细胞一氧化氮（NO）水平，从而代替O_2^-的防御和杀菌功能[27]。一项国际多中心随机对照研究表明，应用IFN-γ治疗能有效降低CGD患儿急性感染的发生率，并且这种作用不受CGD患儿年龄、基因型以及其他预防性抗生素的联合应用影响。但是也有研究表明，联合应用SMZ和伊曲康唑的CGD患儿与加用IFN-γ患儿相比，感染的发生率没有差异[28]。

由于IFN-γ可引起发热和身体不适，因此在急性感染期，一般不使用，否则容易干扰临床对感染的判断[29]。

目前推荐临床使用方法：体表面积>0.5 m²，50 μg/m²，皮下注射，每周3次；体表面积<0.5 m²，1.5 μg/kg，皮下注射，每周3次。主要不良反应为流感样症状（发热、寒战、肌肉疼痛和乏力）、皮疹以及局部红斑或触痛，对乙酰氨基酚可缓解流感样症状。

4. 造血干细胞移植

异基因造血干细胞移植是根治CGD的唯一方法。以往，由于移植经验不足，死亡率较高。近年来，随着非清髓预处理方案的应用，不仅大大降低了治疗相关的毒性，并且使得移植可以在急性感染期进行，目前报道的移植成功率已高达90%，与完全匹配相关的、完全匹配无关的和脐带血供者的成功率相当[30]。研究表明，残存的呼吸爆发反应强的患儿，其移植后长期生存率远远高于呼吸爆发试验弱的患儿[31]。因此，若患儿呼吸爆发反应弱，可能移植后长期预后亦较差。

欧洲骨髓移植工作组建议[32]，异基因HSCT适用于以下情况：

（1）无法长期接受预防性抗细菌和真菌感染的患儿或依从性非常差的患儿。

（2）患儿发生一次或多次危及生命的重症感染。

（3）严重的肉芽肿性疾病伴有器官功能障碍者。

（4）激素依赖的肉芽肿性疾病。

（5）抗生素耐药的重症感染。

5. 基因治疗

基因治疗的出现，开创了治疗CGD的新纪元。其优点是：不必担心移植排斥反应和移植物抗宿主反应，因此不必在移植后用免疫抑制剂；缺点为目前最常使用的转基因载体——逆转录病毒、慢病毒可能导致插入突变，还存在致白血病的危险等[33-34]，因此，基因治疗还处于摸索和临床试验阶段[35]。

【病例摘要】

患儿男，12个月，因"出生后反复发生脓肿，伴发热50天"来诊。患儿系G5P4，足月剖宫产，母亲第1胎为男孩，出生35天后反复发生颜面部和臀部皮肤脓疱，4岁时因脓毒症死亡，第2胎为人工流产，第3胎和第4胎均为女孩，身体健康。患儿既往反复发生颜面部皮肤皮疹，红肿但无流脓，手掌和脚掌时有脓疱，约0.3cm大小，曾发生口腔溃疡3次。6个月时因大剂量应用抗生素发生两次菌群失调性腹泻。出生后1个月接种卡介苗，在接种处发生脓肿溃疡，6个月后形成瘢痕痊愈。患儿外婆有兄弟姐妹16人，其中10人因营养不良死亡，一男孩不明原因于4岁时夭折，存活的姐妹4人、弟弟1人均正常。体格检查：全身浅表淋巴结无明显肿大，颜面部可见新旧程度不一的红色皮疹，无流脓。咽稍红，扁桃体Ⅰ度肿大。腹软，肝肋下2 cm，质软，左上臂可见卡疤，直径1.5～2.0 cm，肛周9点处见一瘢痕，约1.0 cm×1.0 cm大小。辅助检查：血常规：WBC $17.70×10^9$/L↑，L% 29.40%，N% 62.00%，RBC $4.17×10^{12}$/L，Hb 105 g/L↓，Plt $400×10^9$/L，CRP 93.5 g/L↑。血清免疫球蛋白和补体（输IVIg一周后）：IgG 12.10 g/L，IgA 2.51 g/L，IgM 2.09 g/L；C3 1.68 g/L，C4 0.42 g/L。淋巴细胞亚群：总T细胞53%，Ts 25%，Th 28%，Th/Ts 1.12，NK 7%，总B细胞39%。肺部CT：左肺上叶下舌段病变，考虑为炎症伴组织坏死可能性大；左肺门纵隔及左腋下淋巴结增大；右肺下叶炎症。入院后完善相关检查，DHR123试验：刺激指数0.67，母亲双峰1.24和102.32。最终基因确诊为*CYBB*基因缺陷，母亲为携带者。最终患儿在等待造血干细胞移植的过程中死于重症感染。病例详细资料见二维码数字资源4-6。

数字资源4-6

（陈同辛　金莹莹）

【参考文献】

[1] OCHS H D, HITZIG W H. History of primary immunodeficiency diseases. Curr Opin Allergy Clin Immunol, 2012, 12（6）：577-587.

[2] CHIRIACO M, SALFA I, DI MATTEO G, et al. Chronic granulomatous disease：Clinical, molecular, and therapeutic aspects. Pediatr Allergy Immunol, 2016, 27（3）：242-253.

[3] CONTI F, LUGO-REYES S O, BLANCAS GALICIA L, et al. Mycobacterial disease in patients with chronic granulomatous disease：A retrospective analysis of 71 cases. J Allergy Clin Immunol, 2016, 138（1）：241-248.

[4] LEE PP. Disseminated Bacillus Calmette-Guérin and Susceptibility to Mycobacterial Infections-Implications on Bacillus Calmette-Guérin Vaccinations. Ann Acad Med Singapore, 2015, 44（8）：297-301.

[5] ROOS D. Chronic granulomatous disease. Br Med Bull, 2016, 118（1）：50-63.

[6] TANGYE S G, AL-HERZ W, BOUSFIHA A, et al. Human Inborn Errors of Immunity：2019 Update on the Classification from the International Union of Immunological Societies Expert Committee. J Clin Immunol, 2020, 40（1）：24-64.

[7] CARNEIRO-SAMPAIO M, COUTINHO A. Early-onset autoimmune disease as a manifestation of primary immunodeficiency. Front Immunol, 2015, 6：185.

[8] GERAMIZADEH B, ALBORZI A, HOSSEINI M, et al. Primary splenic Hodgkin's disease in a patient with chronic granulomatous disease, a case report. Iran Red Crescent Med J, 2010, 12：319-321.

[9] LUGO REYES S O, SUAREZ F, HERBIGNEAUX R M, et al. Hodgkin lymphoma in 2 children with chronic granulomatous disease. J Allergy Clin Immunol, 2011, 127（2）：543-544.

[10] JIRAPONGSANANURUK O, MALECH H L, KUHNS D B, et al. Diagnostic paradigm for evaluation of male patients with chronic granulomatous disease, based on the dihydrorhodamine 123 assay. J Allergy Clin Immunol, 2003, 111（2）：374-379.

[11] ANG E Y, SOH J Y, LIEW W K, et al. Reliability of acute illness dihydrorhodamine-123 testing for chronic granulomatous disease.Clin Lab, 2013, 59（1-2）：203-206.

[12] ELLOUMI H Z, HOLLAND S M. Diagnostic assays for chronic granulomatous disease and other neutrophil disorders. Methods Mol Biol, 2014, 1124：517-535.

[13] GREENBERG D E, GOLDBERG J B, STOCK F, et al. Recurrent Burkholderia infection in patients with chronic granulomatous disease：11-year experience at a large referral center. Clin Infect Dis, 2009, 48（11）：1577-1579.

[14] VAN D E VIJVER E, VAN DEN BERG T K, KUIJPERS T W. Leukocyte adhesion deficiencies.Hematol Oncol Clin North Am, 2013, 27（1）：101-116

[15] FREEMAN A F, HOLLAND S M. Clinical manifestations, etiology, and pathogenesis of the hyper-IgE syndromes. Pediatr Res, 2009, 65（5）：32R-37R.

[16] GREENBERGER P A. Allergic bronchopulmonary

[17] MARCIANO B E, ROSENZWEIG S D, KLEINER D E, et al. Gastrointestinal involvement in chronic granulomatous disease. Pediatrics, 2004, 114 (2): 462-468.

[18] GALLIN J I, ALLING D W, MALECH H L, et al. Itraconazole to prevent fungal infections in chronic granulomatous disease. N Engl J Med, 2003, 348: 2416-2422.

[19] FELD J J, HUSSAIN N, WRIGHT E C, et al. Hepatic involvement and portal hypertension predict mortality in chronic granulomatous disease.Gastroenterology, 2008, 134 (7): 1917-1926.

[20] LEIDING J W, FREEMAN A F, MARCIANO B E, et al. Corticosteroid therapy for liver abscess in chronic granulomatous disease. Clin Infect Dis, 2012, 54 (5): 6940-6700.

[21] HOLLAND S M. Chronic granulomatous disease. Clin Rev Allergy Immunol, 2010, 38 (1): 3-10.

[22] VON PLANTA M, OZSAHIN H, SCHROTEN H, et al. Greater omentum flaps and granulocyte transfusions as combined therapy of liver abscess in chronic granulomatous disease. Eur J Pediatr Surg, 1997, 7 (4): 234-236.

[23] OZSAHIN H, VON PLANTA M, MULLER I, et al. Successful treatment of invasive aspergillosis in chronic granulomatous disease by bone marrow transplantation, granulocyte colony-stimulating factor-mobilized granulocytes, and liposomal amphotericin-B. Blood, 1998, 92 (8): 2719-2724.

[24] BIELORAI B, TOREN A, WOLACH B, et al. Successful treatment of invasive aspergillosis in chronic granulomatous disease by granulocyte transfusions followed by peripheral blood stem cell transplantation. Bone Marrow Transplant, 2000, 26 (9): 1025-1028.

[25] IKINCIOĞULLARI A, DOGU F, SOLAZ N, et al. Granulocyte transfusions in children with chronic granulomatous disease and invasive aspergillosis. Ther Apher Dial, 2005, 9 (2): 137-141.

[26] HEIM K F, FLEISHER T A, STRONCEK D F, et al. The relationship between alloimmunization and posttransfusion granulocyte survival: experience in a chronic granulomatous disease cohort. Transfusion, 2011, 51 (6): 1154-1162.

[27] NADERI BENI F, FATTAHI F, MIRSHAFIEY A, et al. Increased production of nitric oxide by neutrophils from patients with chronic granulomatous disease on interferon-gamma treatment.Int Immunopharmacol, 2012, 12 (4): 689-693.

[28] MARTIRE B, RONDELLI R, SORESINA A, et al. Clinical features, long-term follow-up and outcome of a large cohort of patients with Chronic Granulomatous Disease: an Italian multicenter study. Clin Immunol, 2008, 126 (2): 155-164.

[29] HOLLAND S M. Chronic granulomatous disease. Clin Rev Allergy Immunol, 2010, 38 (1): 3-10.

[30] GÜNGÖR T, TEIRA P, SLATTER M, et al. Inborn Errors Working Party of the European Society for Blood and Marrow Transplantation. Reduced-intensity conditionin and HLA-matched haematopoietic stem-cell transplantation in patients with chronic granulomatous disease: a prospective multicenter study. Lancet, 2014, 383 (9915): 436-448.

[31] KUHNS D B, ALVORD W G, HELLER T, et al. Residual NADPH oxidase and survival in chronic granulomatous disease. N Engl J Med, 2010, 363 (27): 2600-2610.

[32] EBMT Working Group. European Bone Marrow Transplantation/European Society for Immunodeficiencies guidelines for haematopoietic stem cell transplantation for primary immunodeficiencies. Available online, 2011, Accessed 2-4-16.

[33] OTT M G, SCHMIDT M, SCHWARZWAELDER K, et al. Correction of X-linked chronic granulomatous disease by gene therapy, augmented by insertional activation of MDS1-EVI1, PRDM16 or SETBP1. Nat Med, 2006, 12 (4): 401-409.

[34] STEIN S, OTT M G, SCHULTZE-STRASSER S, et al. Genomic instability and myelodysplasia with monosomy 7 consequent to EVI1 activation after gene therapy for chronic granulomatous disease. Nat Med, 2010, 16 (2): 198-204.

[35] CHIRIACO M, FARINELLI G, CAPO V, et al. Dual-regulated lentiviral vector for gene therapy of X-linked chronic granulomatosis. Mol Ther, 2014, 22 (8): 1472-1483.

第五章 遗传性结缔组织病

第一节 Ehlers-Danlos 综合征

【概述】

Ehlers-Danlos 综合征（Ehlers-Danlos syndrome，EDS）是一组相对罕见，以皮肤伸展过度、关节活动度增加及组织脆性增加为主要特征的遗传性结缔组织病。俄国皮肤科医生 Tschernogobow 于 1892 年首次发现此病并进行报道，总结其临床表现主要包括皮肤弹性增高、关节过度活动及骨关节假瘤样突起。随后，丹麦皮肤科医生 Ehlers 和法国皮肤科医生 Danlos 分别于 1901 年和 1908 年对此疾病进行了报道，发现本病的主要缺陷为结缔组织异常，疾病由此得名[1]。EDS 的发病率约 1/（1 万～2.5）万，男性发病率高于女性。

EDS 患者常有家族遗传史，不同类型的 EDS 遗传方式存在差异，其中以常染色体显性遗传最为常见[2]。基因缺陷细胞外基质及其成分（如糖胺聚糖）紊乱和细胞内加工缺陷，进而影响不同类型胶原的合成和加工，导致胶原纤维量的缺陷和形态异常，引起皮肤、韧带、关节、血管及内脏器官病变[3]。根据临床表现、实验室检查、遗传及病理学改变的不同，曾用不同分类方法将 EDS 进行分型。既往较常用的分类方法包括柏林数字分型（表 5-1-1）[4] 及 Villefranche 分型法（表 5-1-2）[5]。随着对 EDS 研究的不断深入，2017 年一种新的 EDS 国际分型法达成一致[6]。此方案将 EDS 分为 13 类（表 5-1-3），包括最为常见的关节活动过度型（hypermobile EDS，hEDS）、较常见的经典型（classical EDS，cEDS）和血管型（vascular EDS，vEDS），以及其他少见类型。

【临床表现及诊断】

EDS 不同分型临床表现各异，但核心表现主要

表 5-1-1 EDS 柏林数字分型

分型	临床特征	遗传方式
EDS Ⅰ Gravis 型	重度核心表现	AD
EDS Ⅱ Mittis 型	轻度核心表现	AD
EDS Ⅲ 家族性关节松弛型	显著关节活动度增加，中度皮肤过度伸展、瘢痕较少	AD
EDS Ⅳ 血管型	严重擦伤、出现色素沉着和（或）瘢痕，皮肤薄伴静脉丛突出，血管破裂，肠道穿孔，特殊面容	AD 或 AR
EDS Ⅴ X 连锁型	中度核心表现	XR
EDS Ⅵ 眼病-脊柱侧弯型	重度核心表现，眼受累（小角膜、巩膜穿孔、视网膜脱落），脊柱侧弯	
EDS Ⅶ 先天性多关节松弛型	核心表现（以关节活动度增加为主要表现），身材矮小，小颌畸形	AD 或 AR
EDS Ⅷ 牙周病型	中度核心表现，急性牙周炎，牙龈萎缩，早期牙齿脱落	AD
EDS Ⅸ 空缺 *		
EDS Ⅹ 纤连蛋白异常型	核心表现（不包括皮肤质地异常），瘀斑，可被纤连蛋白纠正的血小板聚集异常	AR
EDS Ⅺ 空缺 $MYM		

注：核心表现：皮肤过度伸展、天鹅绒样皮肤、营养不良瘢痕、易发瘀斑、关节活动度增加、结缔组织脆性增加；EDS Ⅸ *：原枕角综合征或 X 连锁皮肤松弛症，现已被重新归类为铜运输障碍疾病；EDS Ⅺ $：原家族性关节不稳固综合征，现重新归类为家族性关节过度活动综合征；AD，常染色体显性遗传；AR，常染色体隐性遗传；XR，X 连锁隐性遗传。

表 5-1-2 EDS Villefranche 分型

临床分型	遗传方式	致病基因	主要标准	次要标准
经典型	AD	COL5A1、COL5A2	皮肤弹性增高、萎缩性瘢痕，关节活动度增加	皮肤光滑、软疣样假性肿瘤、皮下钙盐沉着结节，肌张力减低，运动迟缓，易发瘀斑，家族史，手术并发症
关节活动度增高型	AD	尚不明确	关节活动度整体增高，皮肤弹性增加、皮肤光滑	反复关节脱位，慢性关节疼痛，家族史
血管型	AD	COL3A1	皮肤薄、透明，动脉/内脏/子宫破裂，大量血肿，特征性面容，早衰	小关节活动度增加，肌腱和肌肉撕裂，早发静脉曲张，动静脉瘘，气胸/血气胸，牙龈萎缩，家族史
脊柱侧后凸畸形型	AR	PLOD1	总体关节活动度增加，先天性肌张力减低，进展性侧凸畸形，马方样眼部病变	组织脆性增加，包括萎缩性瘢痕，易发瘀斑，动脉破裂，马方样体型，骨量减少/骨质疏松，家族史
关节松弛型	AD	COL1A1、COL1A2	关节总体活动度增加、反复关节脱位、先天性双侧髋关节脱位	皮肤弹性增加，组织脆性增加，萎缩性瘢痕，肌张力减低，侧后凸畸形，骨量减少/骨质疏松
皮肤脆弱型	AR	ADAMTS2	皮肤脆性显著增加、皮肤下垂	皮肤柔软、苍白、易发瘀斑，胎膜早破，易形成各类疝

注：AD，常染色体显性遗传；AR，常染色体隐性遗传。

表 5-1-3 EDS 2017 国际分型

	临床分型	遗传方式	致病基因	受累蛋白	
1	经典型（cEDS）	AD	主要：COL5A1、COL5A2 少见：COL1A1 c.934C > T, p.(Arg312Cys)	V型胶原 I型胶原	皮肤过度伸展、萎缩性瘢痕、皮肤脆性增加、易发瘀斑、面团样/天鹅绒样皮肤，全身关节活动度增高
2	经典样EDS（clEDS）	AR	TNXB	腱蛋白XB	皮肤过度伸展、天鹅绒样皮肤、易发瘀斑、无萎缩性瘢痕，全身关节活动度增高
3	心脏-瓣膜型（cvEDS）	AR	COL1A2	I型胶原	进行性心脏瓣膜受累，皮肤薄、过度伸展、萎缩性瘢痕、易发瘀斑，关节活动度增高
4	血管型（vEDS）	AD	主要：COL3A1 少见：COL1A1 c.934C > T, p.(Arg312Cys) c.1720C > T, p.(Arg574Cys) c.3227C > T, p.(Arg1093Cys)	III型胶原 I型胶原	动脉破裂，内脏器官破裂（结肠、子宫），严重擦伤，皮肤薄且透明，小关节活动度增加
5	关节过度活动型（hEDS）	AD	不清	不清	全身关节活动度增高，轻度皮肤伸展性增加、柔软的天鹅绒样皮肤，反复疝，脏器脱垂，无法解释的紫纹，慢性疼痛，关节脱位/半脱位
6	关节松弛型（aEDS）	AD	COL1A1, COL1A2	I型胶原	先天性双髋关节脱位、严重全身关节活动度增高，皮肤过度伸展，组织脆性增加，肌张力减退，轻微骨量减少
7	皮肤脆裂型（dEDS）	AR	ADAMTS2	ADAMTS-2	严重皮肤脆性增加、皮肤松弛多余、严重擦伤，内脏脆弱，产后生长迟缓
8	脊柱侧后凸型（kEDS）	AR	PLOD1 FKBP4	LH1 FKBP22	先天性肌张力低下，脊柱侧凸，全身关节活动度增高，骨量减少，蓝巩膜，马方样体型
9	脆性角膜综合征（BCS）	AR	ZNF469 PRDM5	ZNF469 PRDM5	薄角膜、圆锥形角膜、蓝巩膜、眼球破裂及视网膜脱落风险，高度近视

续表

	临床分型	遗传方式	致病基因	受累蛋白	
10	脊椎变异性（spEDS）	AR	B4GALT7 B3GALT6 SLC39A13	β4GalT7 β3GalT6 ZIP13	身材矮小，肌张力减退、肢体弯曲、特征性骨骼特征，骨量减少，皮肤伸展性增加、菲薄的面团样皮肤
11	肌肉挛缩型（mcEDS）	AR	CHST14 DSE	D4ST1 DSE	先天性挛缩（马蹄内翻足），皮肤过度伸展、萎缩性瘢痕、皮肤脆性增加、易发瘀斑，反复关节脱位
12	肌病型（mEDS）	AD 或 AR	COL12A1	XII型胶原	先天性肌张力低下，近端关节挛缩、远端关节活动度增加，面团样皮肤，萎缩性瘢痕
13	牙周病型（pEDS）	AD	C1R C1S	C1r C1s	早发严重牙周炎、非附着龈，胫前斑块，关节活动度增加，皮肤过度伸展，马方样体型

注：cEDS, classical EDS; clEDS, classical-like EDS; cvEDS, cardiac-vascular EDS; vEDS, vascular EDS; hEDS, hypermobile EDS; aEDS, arthrochalasia EDS; dEDS, dermatosparaxis EDS; kEDS, kyphoscoliotic EDS; BCS, brittle cornea syndrome; spEDS, spondylodysplastic EDS; mcEDS, musculocontractural EDS; mEDS, myopathic EDS; pEDS, periodontal EDS; AD, 常染色体显性遗传；AR, 常染色体隐性遗传。

包括关节活动过度、皮肤弹性过高及组织脆性增加。EDS 患者关节活动度增加，目前常用 Beighton 量表对外周关节和脊柱的活动性进行评估（表 5-1-4）[5]。每侧肢体可完成 4 种动作之一即得 1 分，脊柱弹性异常得 1 分，总分最高 9 分，得分 ≥ 5 分即定义为关节活动过度。随着患者年龄增加，可出现反复关节扭伤、脱位或半脱位，导致慢性、难治性关节疼痛及早发退行性关节炎，严重影响关节功能和日常生活。患者的皮肤光滑柔软，可呈"面团样"或"天鹅绒样"触感，轻易伸展且迅速恢复。皮肤伸展过度的定义为：可将不易受到机械应力、不易形成瘢痕的中性部位如颈部或前臂腹侧的皮肤拉伸至少 4 cm 才感受到阻力（图 5-1-1A、B）[7]。患者组织脆性增加、血管壁结缔组织异常，在轻微损伤后即可造成血肿。创伤后可留下增生性及香烟纸样的萎缩性瘢痕（图 5-1-1C、D），疤痕后期可形成 1～2 cm 大小、呈蓝灰色至紫罗兰色的软疣样假瘤，或出现皮下球状物。疣样软瘤是皮下脂肪自萎缩性皮肤瘢痕下疝出所致，多位于易受创伤的前臂、胫部和跟腱；皮下球状物则为脂肪坏死导致的坚硬皮下钙化结节，直径可达数厘米。创伤时一旦形成伤口，常愈合不良且容易出现切口疝。患者可伴发内脏损害，肠壁脆弱可导致自发的肠破裂。女性患者妊娠期子宫破裂风险增加，常危及生命。此外，患者可出现宽大前额、眼距和鼻梁较宽、内眦赘皮等特殊面容。

除以上基本特征外，各型 EDS 临床特征及诊断标准各不相同。基因检测对不同类型的确诊效用也存在差异。常见 EDS 的临床特征及诊断如下：

表 5-1-4 关节活动度 Beighton 量表

关节症状	隐性	单侧	双侧
第 5 指背伸 > 90°*	0	1	2
拇指背伸接触前臂	0	1	2
肘关节背伸 > 90°#	0	1	2
膝关节背伸 > 10°	0	1	2
腰部前屈掌心触地	0	1	1

* 见图 5-1-1E；# 见图 5-1-1F。

1. 经典型 EDS（cEDS）

即柏林数字分型的 EDS I 及 EDS II 型，最初分型将其当做不同类型，但此后发现两者是同一疾病轻重程度不同的表现。前者临床症状重、后者则较轻，但都以核心表现为主要特征，血管并发症和心脏瓣膜病少见。目前认为 cEDS 患病率约为 1/20 000。cEDS 的诊断依靠临床表现，根据家族史和体格检查即可做出。如患者符合主要标准＋任意次要标准，或符合主要标准中的皮肤表现伴广泛的关节过度活动和（或）符合 3 条及以上次要标准时，即可做出诊断[6]。诊断性检测包括 COL5A1 和 COL5A2 的 DNA 测序，超过 90% 的 cEDS 患者在编码 V 型胶原蛋白的基因 COL5A1 和 COL5A2 中存在杂合突变。

（1）主要标准：皮肤过度伸展和较宽的萎缩性卷烟纸样瘢痕形成伴伤口愈合不良，关节活动过度。

（2）次要标准：皮肤柔软呈面团样、易发瘀斑、皮肤质脆、软疣样假瘤、皮下球状物，关节活动过度的并发症，内眦赘皮、疝及阳性家族史。

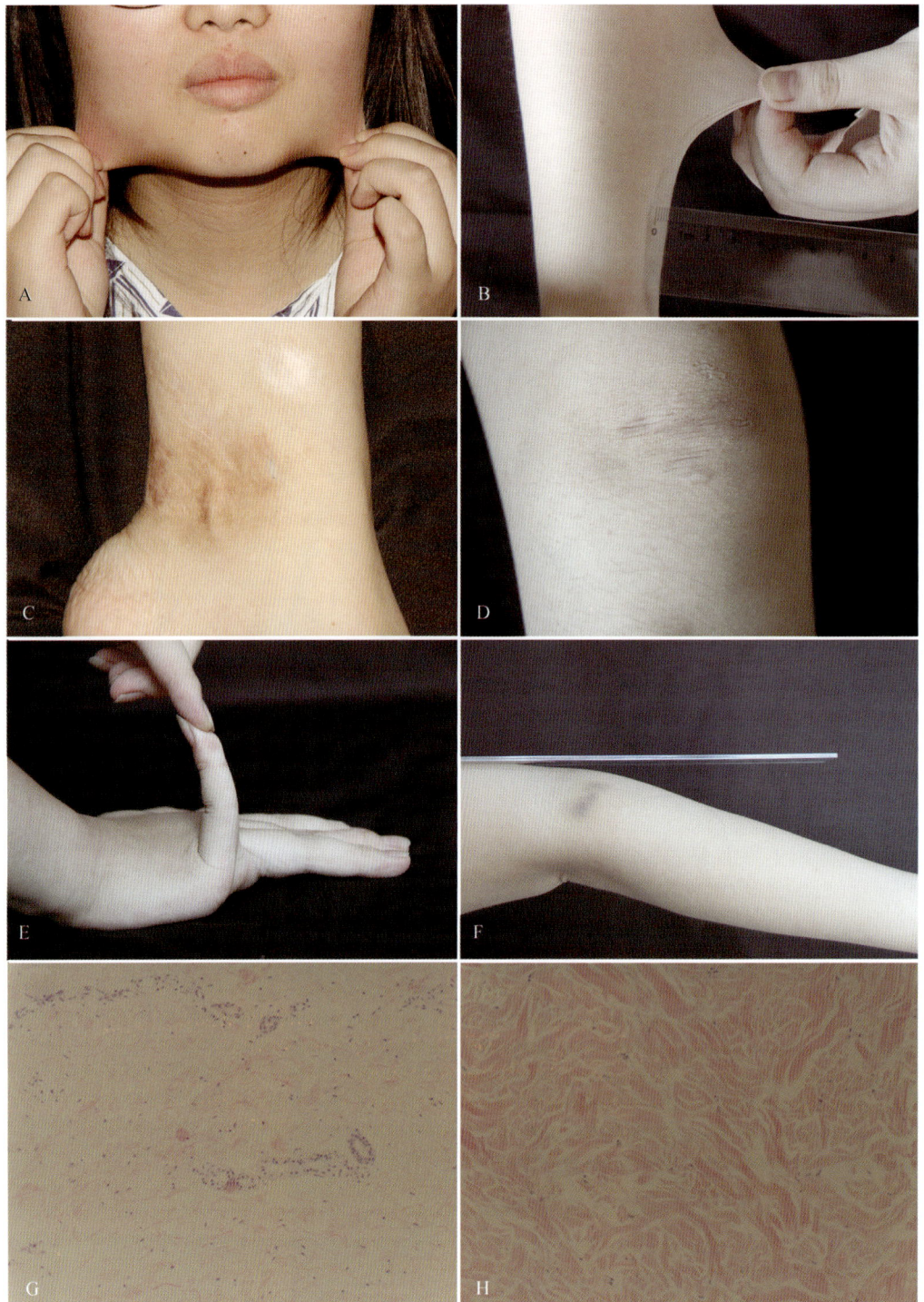

图 5-1-1　EDS 患者常见临床及皮肤病理表现

2. 关节过度活动型 EDS（hEDS）

hEDS 是目前认为最常见的一种类型，患病率高达 1/（5000～20 000）[8]。主要特征为大小关节和脊柱的活动过度，导致反复关节脱位，以肩、髌骨和颞下颌关节最常受累，也可发生脊柱侧后凸和早发性骨关节炎。患者慢性关节疼痛症状明显，对生活质量影响大，实验室及影像学检查多缺乏阳性发现，因此常被误诊为纤维肌痛综合征、疑病症或抑郁症。此型患者皮肤变化轻微，可较光滑柔软、伸展性轻度增加，但通常达不到 cEDS 的程度。伤口愈合基本正常，术后可出现较小而宽的非纸状斑痕，不伴软疣样假瘤[9]。hEDS 可并发胃排空迟缓和肠易激综合征，也可伴发自主神经功能障碍如体位性心动过速综合征。hEDS 的诊断也为临床诊断，需要同时具备以下 3 条[6]。目前 hEDS 尚无可用的基因检测。

（1）广泛的关节活动过度：Beighton量表评分阳性需考虑到年龄差别（青春期前＞6；青春期后＞5；50岁以上＞4）。

（2）符合以下3条中的2条或以上：①符合以下5条或以上：皮肤柔软呈天鹅绒样、轻度皮肤过度伸展、膨胀纹（无体重增减）、双侧压力性足跟丘疹、多发腹壁疝、萎缩性瘢痕（不如cEDS或vEDS严重），盆底、直肠或子宫脱垂，牙列拥挤和高腭。蜘蛛指[腕和（或）拇指征阳性]，臂展身高比＞1.05，二尖瓣脱垂或主动脉根部扩张；②一级亲属阳性家族史；③存在3个月或以上、每日2个或多个肢体肌肉骨骼疼痛，或3个月及以上的慢性疼痛、反复的关节脱位或无创伤性关节不稳；

（3）不伴皮肤脆性增加或其他结缔组织病的证据。

3. 血管型EDS（vEDS）

vEDS的患病率尚无明确数据，根据已有研究资料估计，COL3A1基因突变致病性vEDS患病率可达1/50 000[10]。vEDS以血管和内脏自发破裂风险为主要临床特征。动脉破裂前常存在假性动脉瘤，髂、肠系膜、脑、脾、肾和主动脉均可受累。患者皮肤较薄，可呈半透明且皮下静脉显现或伴发静脉曲张，皮肤过度伸展多较轻。患者可出现以远端关节为主的小关节活动度过度，但程度较轻，且不伴随大关节受累。vEDS还可导致多种骨骼异常如马蹄内翻足、先天性髋关节脱位、肢端早老症等。vEDS常危及生命，80%的患者可在40岁之前出现严重的血管事件或内脏破裂，中位死亡年龄仅为48岁[11]。目前已提出以下诊断标准[6]。

（1）主要标准：阳性家族史（COL3A1基因致病性突变），年轻患者动脉破裂，肠破裂（无已知肠道憩室或其他肠道疾病史），孕晚期子宫破裂（无既往剖宫产史）和（或）严重产后会阴撕裂，非创伤性颈动脉-海绵窦瘘。

（2）次要标准：瘀斑增加（无创伤、不常见部位如脸颊及背部），皮肤薄且呈半透明、静脉透见，特征性面容（脸鼻瘦削、眼大、嘴唇薄），自发性气胸，肢端早老症，马蹄内翻足、先天性髋关节脱位，小关节过度活动，肌腱肌肉断裂，圆锥角膜，牙龈退缩及脆性增加，早发性静脉曲张。

具有上述特征的患者应接受COL3A1基因测序和缺失/重复突变检测以明确诊断。此外，对成纤维细胞进行Ⅲ型前胶原分析也可辅助诊断。

【辅助检查】

（1）成纤维细胞培养及Ⅰ型、Ⅲ型、Ⅴ型胶原定性定量分析Ⅲ型胶原的生化分析异常可确诊vEDS；Ⅰ型、Ⅳ型胶原异常可为cEDS的诊断提供指导。

（2）尿液测定可用于脊柱侧后凸型EDS（kyphoscoliotic EDS，kEDS）的鉴定。kEDS存在赖氨酸羟化酶（lysyl hydroxylase 1，LH1）缺乏，导致Ⅰ型和Ⅲ型胶原中羟基赖氨酸吡啶交联缺乏，交联肽作为胶原分解的产物由尿液排出。利用高效液相色谱法可对赖氨酸吡啶酚（lysylpyridinoline，LP）与羟基赖氨酸吡啶酚（hydroxylysylpyridinoline，HP）的比例进行检测。kEDS时LP/HP可达6（正常0～0.2）。

（3）分子基因检测：随着对各型EDS基因突变位点的研究逐渐深入，基因测序已逐渐成为EDS确诊的重要手段。

（4）皮肤病理可提示真皮胶原纤细、排列紊乱（图5-1-1G、H），但因无明确诊断意义且可能导致皮肤愈合不良，目前已不建议作为常规检查。

（5）产前诊断：存在EDS家族史的患者是否应常规进行产前诊断存在争议。有学者认为，对于cEDS，因不影响胎儿智力发育且不存在严重并发症，应避免产前检测。如需检测，一般需在10～12周时取绒毛膜或在15～18周时取羊水分析DNA。考虑到以上侵入性检查可引起母胎发生出血、胎膜分离和破裂等严重并发症，操作时需谨慎。在检测前需首先确定家族致病的等位基因。

（6）心血管评估：确诊EDS的患者应接受包括超声心动图、腹部血管超声在内的心血管评估，以尽早发现有无心脏瓣膜受累、主动脉扩张或动脉瘤/假性动脉瘤的形成。

【鉴别诊断】

1. 马方综合征

马方综合征是一种由FBN1基因突变所致的常染色体显性遗传病。与EDS类似，马方综合征也可出现关节过度活动、脊柱侧后凸畸形，部分病例可伴二尖瓣脱垂和（或）主动脉扩张。但与EDS不同的是，马方综合征可出现晶状体脱位、鸡胸或漏斗胸、长骨过度伸长，且不伴随EDS典型的皮肤表现。遗传学检查可用于鉴别两种疾病。

2. 皮肤松弛症（cutis laxa，CL）

CL是一种罕见的遗传性或获得性结缔组织病，

其临床表现和遗传方式都存在相当大的异质性。常染色体显性、常染色体隐性和X连锁隐性模式都已在遗传形式中被注意到。其中X连锁形式目前被归类在铜转运疾病中。CL患者皮肤缺乏弹性，呈松弛褶皱状，患者可出现过早衰老的外观。与EDS类似，患者也可以出现血管和心脏瓣膜受累，并常伴发疝气。与EDS不同的是，CL患者皮肤从牵拉状态复原缓慢[12]，而EDS患者的皮肤则可以由牵拉状态迅速复原。由此可协助鉴别两者。

3. Stickler 综合征

Stickler综合征又称遗传性进行型关节-眼病，是一种可累及骨、关节、口、眼、耳多器官的常染色体显性遗传型结缔组织发育不良综合征。和EDS类似，Stickler综合征可存在关节松弛、关节炎及脊柱关节病，但关节脱位不常发生。此外，Stickler综合征还可出现眼部疾病（高度近视和视网膜脱离）、听力损害（听觉丧失和频繁的耳内感染）、颜面异常（小鼻、小颌、腭裂）。

【治疗】

目前尚无药物治疗可以逆转或治愈EDS，因为疾病发病率较低的特点，目前常用的大多数干预措施尚未经过大规模临床试验评估印证。因为EDS影响全身多个系统，症状多样，患者的管理依赖遗传学专家和骨科、风湿免疫科、皮肤科、心血管等多学科医师的通力合作。

对于皮肤弹性或脆性增加的患者，应尽量避免运动和重体力劳动。症状明显的患者尤其是儿童患者可配戴保护性绷带或护具，重点保护膝关节、小腿和前额等部位，以降低皮肤撕裂伤的风险。有伤口需要缝合的患者，应尽量行减张缝合，皮下缝合时应保持充足深度，减少缝合间距。拆线时间一般需延长至普通患者的2倍，并可使用胶布防止瘢痕被牵拉。易发瘀斑者应避免阿司匹林、非选择性NSAID等可能导致血小板降低的药物。有学者提出维生素C可减少瘀斑、促进伤口愈合，但此方法尚无较确切的临床试验数据[3]。

有关节活动过度的患者应避免增加关节应力的运动如跑步和举重，可在医生或物理治疗师指导下参加游泳等非负重性活动。此类患者应接受物理治疗以优化关节功能、减轻疼痛症状和预防反复关节脱位及损伤。可适时使用手杖或折叠手杖，或轻便的矫形器如支架或夹板以强化肌肉力量、减少关节冲击力。疼痛管理对EDS患者十分重要，常用药物包括对乙酰氨基酚、COX-2抑制剂塞来昔布和阿片类药物[13]。因非选择性非甾体抗炎药（nonsteroidal antiinflammatory drug，NSAID）可能会降低血小板功能，应避免用于易发瘀斑的患者。在确诊EDS前，患者可能多次就诊于骨科，甚至进行关节置换术，但多预后不佳，患者术后关节稳定性、疼痛缓解程度均较差。应尽量检查物理治疗或佩戴支具，延迟手术时间。发生脊柱侧后凸的EDS患者，若患者脊柱畸形不断进展，或合并颈部或腰背部疼痛，可能需要间断使用支具甚至进行手术治疗[14]。此类患者手术治疗并发症高，前路手术可能造成大血管破裂，围手术期仔细监测血压和凝血功能、术中仔细止血尤为重要。

血管型EDS发生血管及内脏破裂风险高，推荐患者接受基线超声心动图检查，并采用CT或MRI、MRA等无创性手段进行头颈部、胸腹及盆腔血管及脏器评估。目前尚无可预测肠道破裂风险的确切手段，为防止穿孔，应避免常规肠镜筛查。此类患者应避免血管创伤并禁用抗凝药物。有学者认为维生素C的摄入可改善患者的出血倾向；静脉注射重组Ⅶa因子具有良好的止血效果[15]。一项纳入53例患者的随机临床试验显示，在平均随访的47个月期间，与安慰剂相比，使用塞利洛尔（一种长效β1肾上腺素能受体拮抗剂和部分β2激动剂）可明显降低主要动脉破裂或夹层的发生率[16]。育龄期女性应接受咨询，确保患者知晓妊娠期子宫和血管破裂的风险。2018年欧洲心脏病学会关于妊娠期心血管疾病的管理指南[17]将此型EDS患者的妊娠风险评估为"极高风险、不推荐"。建议考虑妊娠的血管型EDS患者进行共同决策，如合并胸主动脉疾病需在妊娠期接受塞利洛尔治疗。

除此以外，需重视EDS患者的教育和社会心理支持。伴有慢性疼痛、焦虑或抑郁的患者可通过认知行为治疗、物理治疗、心理治疗和团体干预等手段提高机体功能、改善情绪，以减缓疾病的进展。

【病例摘要】

患者女性，16岁，腹泻伴发热2.5个月、关节肿痛伴腊肠样趾2个月。既往患者出生后即有皮肤柔软、伸展过度，其父有类似症状。查体皮肤呈"天鹅绒"样触感，皮肤弹性过度，可触及皮下结节及多处瘢痕；多处关节伸展过度。结合患者皮肤活检及全基因组外显子测序,诊断为 Ehlers-Danlos 综合征。病例详细资料见二维码数字资源 5-1。

数字资源 5-1

(杨 月)

【参考文献】

[1] UITTO J. The Ehlers-Danlos syndrome--phenotypic spectrum and molecular genetics. Eur J Dermatol, 2005, 15(5): 311-312.

[2] PAEPE A, MALFAIT F. The Ehlers-Danlos syndrome, a disorder with many faces. Clin Genet, 2012, 82(1): 1-11.

[3] CALLEWAERT B, MALFAIT F, LOEYS B, et al. Ehlers-Danlos syndromes and Marfan syndrome. Best Pract Res Clin Rheumatol, 2008, 22(1): 165-189.

[4] BEIGHTON P, DE PAEPE A, DANKS D, et al. International Nosology of Heritable Disorders of Connective Tissue. Am J Med Genet, 1988, 29(3): 581-594.

[5] BEIGHTON P, DE PAEPE A, STEINMANN B, et al. Ehlers-Danlos syndromes: revised nosology villefranche. Am J Hum Genet, 1998, 77(1): 31-37.

[6] MALFAIT F, FRANCOMANO C, BYERS P, et al. The 2017 international classification of the Ehlers-Danlos syndromes. Am J Med Genet C Semin Med Genet, 2017, 175(1): 8-26.

[7] MALFAIT F, WENSTRUP R, DE PAEPE A. Ehlers-Danlos Syndrome, Classic Type. In: Adam MP, Ardinger HH, Pagon RA, et al., eds. GeneReviews [Internet]. Seattle (WA): University of Washington, Seattle; 1993-2021. http://www.ncbi.nlm.nih.gov/books/NBK1244/?report=printable.

[8] LEVY H P. Hypermobile Ehlers-Danlos Syndrome. In: Adam MP, Ardinger HH, Pagon RA, et al., editors. GeneReviews® [Internet]. Seattle (WA): University of Washington, Seattle; 1993-2021. http://www.ncbi.nlm.nih.gov/books/NBK1279/?report=printable.

[9] CASTORI M, DORDONI C, MORLINO S, et al. Spectrum of mucocutaneous manifestations in 277 patients with joint hypermobility syndrome/Ehlers-Danlos syndrome, hypermobility type. Am J Med Genet C Semin Med Genet, 2015, 169C(1): 43-53.

[10] BYERS P H. Vascular Ehlers-Danlos Syndrome. In: Adam MP, Ardinger HH, Pagon RA, et al., editors. GeneReviews? [Internet]. Seattle (WA): University of Washington, Seattle; 1993-2021. http://www.ncbi.nlm.nih.gov/books/NBK1494/?report=printable.

[11] WENSTRUP RJ, MURAD S, PINNELL S R. Ehlers-Danlos syndrome type VI: clinical manifestations of collagen lysyl hydroxylase deficiency. J Pediatr, 1989, 115(3): 405-409.

[12] BERK D R, BENTLEY D D, BAYLISS S J, et al. Cutis laxa: a review. J Am Acad Dermatol, 2012, 66(5): 842.e1-842.e17.

[13] ARTHUR K, CALDWELL K, FOREHAND S, et al. Pain control methods in use and perceived effectiveness by patients with Ehlers-Danlos syndrome. Spine (Phila Pa 1976), 2009, 34(4): E153-E157.

[14] SHIRLEY E D, DEMAIO M, BODURTHA J. Ehlers-danlos syndrome in orthopaedics: etiology, diagnosis, and treatment implications. Sports Health, 2012, 4(5): 394-403.

[15] FABER P, CRAIG W L, DUNCAN J L, et al. The successful use of recombinant factor VIIIa in a patient with vascular-type Ehlers-Danlos syndrome. Acta AnaesthesiolScand, 2007, 51(9): 1277-1279.

[16] ONG K T, PERDU J, DE BACKER J, et al. Effect of celiprolol on prevention of cardiovascular events in vascular Ehlers-Danlos syndrome: a prospective randomised, open, blinded-endpoints trial. Lancet, 2010, 376(9751): 1476-1484.

[17] REGITZ-ZAGROSEK V, ROOS-HESSELINK J W, BAUERSACHS J, et al. 2018 ESC Guidelines for the management of cardiovascular diseases during pregnancy. Eur Heart J, 2018, 39(34): 3165-3241.

第二节 马方综合征

【概述】

马方综合征（Marfan syndrome，MFS）（OMIM 154700）是常染色体显性遗传性疾病，由法国医生 Antoine Marfan 于 1896 年首次描述。MFS 发病率为 1/（10 000～20 000）[1]，25% 以上为散发病例，全球各地均有报道，无性别差异[2]。MFS 以骨骼、眼及心血管三大系统缺陷为主要临床表现，亦可累及肺、皮肤及中枢神经系统。1991 年 Dietz 等首次发现 MFS 是由原纤维蛋白基因（FBN1）突变所致[3]。FBN1 编码原纤维蛋白 1，后者是构成微纤丝或弹力纤维的主要成分，广泛分布于主动脉、晶体悬韧带及骨膜。在 20 世纪 70 年代，MFS 没有有效治疗方法时，患者平均死亡年龄为 32 岁[4]，超过 90% 的死因是心血管疾病（主动脉夹层、心力衰竭或心脏瓣膜病）[2]。随着早期诊断、药物治疗以及主动脉根部手术的发展，MFS 预期寿命开始增加。

【病因】

目前已确认 MFS 最常见（90%）的致病基因为 FBN1 突变，此外尚有不足 10% 的 MFS 与编码转化生长因子-β 受体（transforming growth factor-β receptor，TGFBR）基因失活性突变有关。

1. *FBN1* 突变

FBN1 基因包含 65 个外显子，定位于染色体 15q21 区，编码相对分子量为 350 kD 的原纤维蛋白 1，是构成细胞外基质的一种糖蛋白，为结缔组织提供弹性和结构完整性。迄今为止，人类基因突变数据库和 the Universal Mutation Database（UMD）-FBN1 突变数据库中 MFS 已有超过 1800 种突变被报道，遍布于 FBN1 的各个基因，2/3 以上为错义突变，突变位点常位于原纤维蛋白的表皮生长因子样结构区。FBN1 以 FBN1 前体（375 kD）的形式被合成，并分泌入细胞外基质。纤维蛋白单体与其他蛋白，如潜在转化生长因子结合蛋白（latent transforming growth factor binding proteins，LTBPs）聚合成微纤维，这种纤维蛋白-LTBPs 聚合物在非活性状态下与转化生长因子 β（transforming growth factor-β，TGF-β）结合，是重要的钙结合微纤维结构分子和 TGF-β 信号转导的调节因子，因此 FBN1 突变破坏了 FBN1 与 LTBPs 之间的联系，其结果是细胞外基质中潜在的 TGF-β 封存减少，进而 TGF-β 信号通路过量。TGF-β 的过度信号传递可导致 MFS 患者主动脉和主动脉根部扩张等病理改变，更重要的是，TGF-β 中和性抗体可以阻止这些改变[5]。FBN1 突变存在明显的遗传异质型，而其基因型和表型的关系尚不十分明确。

2. *TGFBR* 突变

除 FBN1 突变外，尚有病案报道了排除与 FBN1 基因连锁的 MFS 样病例，此后证实实际上是 TGFBR2 基因突变。这些患者往往具有典型的 MFS 骨骼系统改变及严重的心血管病变，但往往少有严重的眼部病变[6-7]。然而，TGFBR 突变并非 MFS 所特有，Loeys-Dietz 主动脉瘤综合征亦会出现 TGFBR 突变，其有些临床表现与 MFS 重叠，需要鉴别。

【临床表现】

1. 眼

晶状体异位（ectopia lentis，EL）是作为 MFS 诊断标准的典型眼部病变，发生率为 50%[8]，50%～80% 的 MFS 患者在 0～20 岁出现晶体半脱位，约 24% 的患者于 38 岁左右罹患视网膜脱离。EL 曾被认为是先天的，在童年和成年期间均可发病[9]。晶状体多向上移位。尽管 MFS 的一个主要诊断标准是不同程度的 EL，但 EL 并不是 MFS 的独有表现，亦可出现在其他疾病中（如同型半胱氨酸尿症、Weill-Marchesani 和家族性异位晶状体）。

眼部其他表现包括早期和严重近视、角膜扁平、眼球轴长增加、虹膜发育不良、睫状肌发育不良等，患者亦有视网膜脱离和早期白内障或青光眼的倾向。尽管 MFS 患者晶状体多较平坦，但由于眼球过长，近视在早期便会出现，而且更常见，但目前尚不清楚近视是否会随着年龄增长而恶化，或者其他屈光异常是否会随年龄增长而恶化。随时间推移，各种其他眼部问题也会出现（如白内障），且往往比普通人群发病更早[10]。

2. 心血管系统

（1）主动脉：MFS 患者主动脉改变较常见，主要表现为主动脉进行性扩张、主动脉瓣关闭不全、主动脉中层囊样坏死引起的主动脉窦瘤、夹层动脉瘤及破裂。与动脉粥样硬化性动脉瘤和一些其他病因的升主动脉瘤相比，MFS患者主动脉根部扩张通常最明显，而且通常较局限。和普通人群一样，MFS患者急性主动脉夹层亦多发生于冬春季，白天多见[11]。主动脉夹层发生率为1.6%，1/3患者首先表现为B型夹层（累及降主动脉）[12]。

（2）心脏瓣膜：MFS患者主动脉瓣和房室瓣更易钙化。房室瓣增厚常见，常伴脱垂及不同程度的反流。二尖瓣脱垂（mitral valve prolapse，MVP）发生率为40%～54%[13-14]。在MFS患者中，MVP发生率随年龄增长而增加，女性更常见，亦可见三尖瓣脱垂[13]。MFS合并MVP患者可伴轻度二尖瓣反流。在早发和严重MFS儿童中，二尖瓣反流可导致心力衰竭、肺动脉高压，是导致MFS患儿死亡的主要原因。主动脉瓣功能障碍通常是晚期发生的，主动脉根部增宽导致的主动脉瓣环扩张是其主要原因。

（3）肺动脉：10%的儿童MFS患者可出现主肺动脉扩张，并可能与其他心血管损害有关，长期的并发症研究甚少，但似乎发生率不高[15]。

（4）左心室功能：左心室功能不良的主要原因是慢性的主动脉瓣反流，偶尔也有二尖瓣反流。而用主动脉瓣或二尖瓣反流不能解释的扩张型心肌病似乎随着MFS患病率的增加而发生，这可能提示细胞外基质蛋白原纤维蛋白1在心室中的作用。

（5）心律失常：MFS患者可发生心律失常，成人MFS患者室性心律失常发生率可达一半，8%可发生室性心动过速，包括严重的心源性猝死[16]，此外传导阻滞、预激综合征、房颤、房扑等发病年龄亦明显早于正常人群。室上性心律失常（如心房颤动）多与二尖瓣功能不良相关，另外亦有患者QTc延长。

3. 骨骼系统

长骨不成比例的过度生长是MFS最突出的特点。肋骨过度生长导致前胸廓畸形，将胸骨向前推形成隆胸或向后推形成漏斗胸。四肢过度生长导致臂展超过身高的1.05倍，或上下部量比例降低（在没有严重脊柱侧弯的情况下）。

蜘蛛指是另一个典型体征。Walker-Murdoch征（手腕征）表现为：当拇指和小指的远端指骨缠绕在对侧手腕时，拇指和小指远端指骨完全重叠。Steinberg征（拇指征）表现为：拇指远端指骨可完全伸出手掌的尺骨边缘。

在普通人群中，脊柱畸形通常在骨骼成熟后便停止进展。而MFS患者脊柱侧凸和异常后凸会随年龄增长而加重，导致疼痛、活动受限、神经功能受损及限制性肺病。腰椎侧凸较常见，但需达到20°以上方为MFS的骨骼诊断标准。脊柱侧凸的一个并发症是腿长不等，这通常不易识别，却会导致步态障碍及髋部疼痛。髋臼突出症（即髋臼突出到骨盆腔内）在MFS中很常见，可作为骨骼的诊断标准之一，通常在年轻人中没有症状，依检测方法不同，患病率为15%～27%，并不断增加直到骨骼发育成熟[17]。扁平足常见，从轻度/无症状到严重畸形，内踝内侧移位可导致足弓塌陷，通常伴反应性髋关节和膝关节功能障碍，由于扁平足跟骨外翻引起的行走疼痛通常不会随年龄增长而减轻。

尽管关节松弛或过度活动经常出现，但关节可能是正常的，甚至发生挛缩。手指挛缩也很常见，特别是在患病严重且进展迅速的儿童患者中。若干头面部表现经常出现，但特异性不够，不能列入主要标准，包括头骨窄长、上颚高弓、牙齿拥挤，下颌后陷（下颚凹陷）或小下颌、颧骨变平以及向下倾斜的眼睑裂隙。纺锤足趾及拇囊炎会随着年龄增长而越发常见。关节松弛的并发症包括不稳定、肌腱和韧带撕裂、体力活动减少，最终导致退行性关节炎[18]。任何关节都能导致不适及活动范围下降，如经常会因颞下颌关节松弛而导致半脱位及疼痛。

4. 呼吸系统

MFS最早出现的并发症（甚至早于诊断）可能是自发性气胸，发生率为5%～10%，肺尖高发[19]。诱因包括胸部撞击或气道压快速变化。肺泡多囊性变，但仅限于组织病理学改变，患者发展为阻塞性肺病症状的程度目前尚不清楚。

前胸壁畸形可表现为隆胸、漏斗胸或二者兼有，脊柱畸形可包括侧弯或前凸，各种胸廓畸形均会使肺容量缩小，导致限制性呼吸困难。

5. 神经系统

MFS的神经系统异常主要表现为硬脊膜膨胀，即在脑脊液压力正常时硬脑膜伸展，由硬脑膜囊或根袖增宽所致。硬脊膜膨胀是重要的诊断标准之一，在MFS中发生率为63%～92%。前脑膜经常从扩张的神经孔膨出，也有大脑皮质硬脑膜间隙扩大的案例。硬脑膜膨胀常发生于儿童时期。可表现为腰背痛（受累的腰骶神经根疼痛），也可无症状，通常需CT或者MRI进行评估。急性和慢性体位性低颅压均可发生，前者与脑脊液突然渗漏有关，后者的严重程度与腰骶部脑膜膨出的大小有关。硬膜外麻醉可并发腰骶硬膜扩张症[20]。MFS 不累及大脑本身，而脑血管扩张或夹层的风险是否随年龄增长而增加尚不清楚。

6. 皮肤与体表

与其他几种结缔组织疾病（如 Ehler-Danlos 综合征）相比，MFS 患者皮肤质地和弹性通常正常，萎缩纹是最常见的皮肤表现，发生率为 2/3。

MFS 患者更易发生疝。各种类型的膈疝在出生时就很明显，或者在婴儿期和儿童期出现问题。腹股沟疝亦较常见。切口疝同样是一个需要关注的问题，因此腹腔镜更受推荐。

7. 腹部脏器

MFS 本身不会直接累及腹部脏器功能（肝、胰腺、脾、肾、消化道），但 B 型主动脉夹层时可能会影响腹部脏器的供血进而导致损伤及功能异常。单纯肝肾囊肿相对多见，囊肿也可以长得很大[21]。

8. 泌尿生殖系统

MFS 女性更易发生子宫脱垂，特别是与分娩相关的。尿失禁可能更早出现且更严重。无论男性还是女性，排尿困难可能与硬脑膜膨胀有关。

9. 骨骼肌

MFS 会导致骨骼肌体积显著变小，而且肌肉质量与表型严重程度呈负相关，患者更易虚弱及乏力，肌肉活检鲜有肌病报道。

10. 肥胖

儿童和青春期的虚弱习惯经常导致患者发展为向心性肥胖。MFS 患者的脂肪不是沉积在皮下，而是更多地沉积于内脏。内脏脂肪沉积易患胰岛素抵抗和 2 型糖尿病，在 MFS 中与主动脉并发症有关[22]。动物及细胞实验均提示，纤维蛋白-1 可影响脂肪细胞的分化并促进脂肪组织的增加。

11. 睡眠

MFS 患者失眠发生率较高，其原因与睡眠呼吸障碍有关。在 MFS 患者中，阻塞性和中枢性睡眠呼吸暂停很常见，和普通人群一样，男性多见，并随着年龄增长而增加[23]。心血管异常（包括主动脉扩张、左室射血分数下降和心房颤动）与睡眠呼吸暂停的存在和严重程度相关[24]。

【辅助检查】

1. 超声心动图及常规临床检查

怀疑 MFS 的患者应依照系统性评分及 Ghent-2 诊断标准（见后文）对患者进行各系统的相应检查。《2022 年美国心脏病学会（ACC）/美国心脏协会（AHA）主动脉疾病诊断和管理指南》推荐应用超声心动图对 MFS 患者行初始诊断及 6 个月的主动脉根部及升主动脉评估[25]。主动脉直径的正常范围随体格和年龄的不同而不同，因此使用诺模图和 Z 值来识别主动脉扩张。常规监测主动脉生长对于降低主动脉夹层的风险至关重要。定期检查经胸超声心动图，系列测量主动脉相关参数，包括主动脉根部最大径、窦管连接处和升主动脉的大小，同时监测主动脉扩张速度，以确定合适的手术干预时间。经胸超声心动图声窗差（如胸骨严重畸形）者，CT 血管造影或 MRI 可提供近端主动脉的准确图像。当升主动脉内径稳定，且未发现主动脉病变时，定期监测；若主动脉直径＜4.5 cm，每年复查一次；≥4.5 cm 者建议更频繁地监测，每年两次；若主动脉直径迅速（每年增加 0.5 cm），应更频繁地监测[26]。

2. 生物标志物

尽管目前对于 MFS 的监测主要是基于超声检查，但超声检查受操作者水平与患者体格等诸多影响。CT 的精确性高于超声检查，但限于射线问题不能频繁应用。另外，由于主动脉夹层的发生和进展可以十分突然且快速，极有可能发生于两次监测之间，且低于手术指征的情况亦有可能出现主动脉夹层。因此，仅依靠影像学的监测并不能可靠地预测夹层的风险并精确反映疾病严重程度。

为了改善危险分层和预测疾病进程，生物标志物作为影像学的辅助监测手段近年来引起了人们的关注。好的生物标志物应该是病理相关的、可检测、有预后价值或能反映疗效的，但目前尚无理想的生物标志物应用于临床。目前关于 MFS 的循环生物标志物的研究更多集中于 TGF-β，其他生物标志物研究尚有限，且均处于探索阶段。近年来关于 MFS 的生物标志物研究总结于表 5-2-1 与表 5-2-2[5]。

3. 基因检测

基因检测在确定诊断方面作用仍然有限。迄今为止，超过 90% 的 MFS 突变是个人或家庭独有。即使在个体都有相同突变的家庭中，表型变异也很突出。因此，很难得出显著的基因型-表型相关性。由于 *FBN1*（65 个外显子）的大小，所有外显子的常规序列分析的成本很高。相比之下，单倍型分离分析可能更易完成，并可提供关于家族中谁遗传了 *FBN1* 基因的易感拷贝的所需信息。然而，约 25% 的患者

表 5-2-1 与 MFS 大动脉病变相关的生物标志物研究

生物标志物	关键发现	推荐应用
TGF-β	• 血 TGF-β > 140 pg/ml 与主动脉根部直径更大、扩张更快及更早期主动脉根部手术相关 • 伴 *FBN1* 突变的 MFS 患者血总 TGF-β1 水平更高 • 氯沙坦治疗有效的患者基线血浆 TGF 水平更高 • 与没有主动脉根部扩张的患者相比，主动脉根部扩张的 MFS 患者血浆 TGF-β 水平更高 • MFS 患者外周血和主动脉瘤组织中 TGF-β1 表达显著升高	预测主动脉根部大小、扩张速度及心血管事件
原纤维蛋白 1	TAA 患者循环原纤维蛋白 1 片段升高	疾病严重程度标志物
tHcy	与较轻表型和无主动脉夹层患者相比，MFS 心血管表现更重及主动脉夹层患者 tHcy 水平更高	疾病严重程度标志物
TIMP	MFS 患者 MMP 与 TIMP 活性失平衡	ECM 重塑的机制解释，潜在治疗靶点

注：TGF，转化生长因子；*FBN1*，原纤维蛋白-1 基因；MFS，马方综合征；TAA，胸主动脉瘤；tHcy，总同型半胱氨酸；TIMP，基质金属蛋白酶组织移植剂；ECM，细胞外基质。

表 5-2-2 与 MFS 无关的主动脉病变的血浆生物标志物在 MFS 中的潜在应用

生物标志物	关键发现	推荐应用
MMP	多个 BAV 队列人群中均发现循环 MMP，特别是 MMP-2 和 MMP-9 水平显著增高	主动脉扩张标志物
LOX	由 *LOX* 基因编码的较高水平的赖氨酰氧化酶基因表达可使 AAA 稳定	利用 LOX/LOXL 酶过表达来稳定 AAA 的治疗价值
血清 PⅢNP	与对照组相比，AAA 患者血清 PⅢNP 水平更高	主动脉扩张标志物
血清 SEP 血浆 E-AT	SEP 和 E-AT 均与弹力蛋白周转率升高和主动脉顺应性降低相关	破裂的预测因子

注：MMP，基质金属蛋白酶；BAV，主动脉瓣二叶畸形；LOX，赖氨酸氧化酶；LOXL，赖氨酸氧化酶同工酶；AAA，腹主动脉瘤；PⅢNP，Ⅲ型前胶原前肽；SEP，弹力蛋白肽；E-AT，弹力蛋白-α1-抗胰蛋白酶复合物。

有去新生突变，限制了单倍型分离分析的可行性。

【诊断】

尽管 MFS 表型多变，但主动脉根部扩张和 EL 是该病主要特点。随着对 MFS 认识的深入，该疾病的诊断标准亦经历了历次修正。1988 年的柏林标准主要针对临床表现，但依赖特异性较低的特征导致了 MFS 先证者或家庭成员中存在过度诊断的倾向。1996 年的 Ghent-1 标准强调了 *FBN1* 基因突变的重要性，同时诊断更加严格，依赖于对涉及骨骼系统、心血管系统、眼和硬脊膜的"主要"及"次要"临床表现的识别。但 Ghent-1 标准存在一些局限性，如缺乏验证、在儿童中适用性有限、需要昂贵及专业的评估。

目前广泛采用的是 2010 年修订的 Ghent-2 标准（表 5-2-3）[26]，该标准更重视主动脉根部扩张/主动脉夹层和 EL，同时重视 *FBN1* 突变的检测。

表 5-2-3 修订的 Ghent-2 标准（2010 年）

无 MFS 家族史者：
1. 主动脉标准（主动脉直径 Z 值 ≥ 2 或主动脉根部夹层）并 EL*
2. 主动脉标准（主动脉直径 Z 值 ≥ 2 或主动脉根部夹层）并可导致 MFS 的 *FBN1* 突变
3. 主动脉标准（主动脉直径 Z 值 ≥ 2 或主动脉根部夹层）并系统评分（表 5-2-4）≥ 7 分*
4. EL 和 *FBN1* 突变伴已知的主动脉根部瘤

有 MFS 家族史者：
1. EL 并 MFS 家族史
2. 系统评分 ≥ 7 分并 MFS 家族史*
3. 主动脉标准（主动脉根部瘤：20 岁以上者 Z 值 ≥ 2 分；20 岁以下者 Z 值 ≥ 3 分；或主动脉根部夹层）并 MFS 家族史*

对带*的标准，只有在以下情况下才能诊断 MFS：不存在 Shprintzen-Goldberg 综合征、Loeys-Dietz 综合征或血管 Ehlers-Danlos 综合征的重要鉴别性特征，且已行 *TGFBR1/2*、胶原生物化学或 *COL3A1* 检测（如需），还应排除其他基因突变（包括 *SMAD3*、*TGFB2* 和 *SKI* 突变）

Z 值：可通过 Z 值计算器（https://www.marfan.org/dx/zscore）得出

注：EL，晶状体异位；MFS，马方综合征。

【鉴别诊断】

主动脉扩张、MVP、EL、MFS 的骨骼表现、硬脊膜膨胀等均非 MFS 独有的表现，故临床上需细致的鉴别诊断。*FBN1* 突变尚可导致其他疾病，如家族性二尖瓣脱垂综合征、家族性晶状体异位等，其临床表现均需与 MFS 鉴别（表 5-2-5）。

胱硫醚 β 合成酶缺乏所致的同型半胱氨酸尿症亦可表现为较高的体格、长骨过度生长及 EL，但不伴典型的主动脉增宽及夹层。与 MFS 相比，同型半胱氨酸尿症为常染色体隐性遗传，常有智力低下、血栓栓塞倾向和冠状动脉粥样硬化高发。血同型半胱氨酸明显升高是鉴别要点。

家族性胸主动脉瘤综合征可表现出与 MFS 相同的血管病变，包括主动脉根部动脉瘤和夹层，但往往缺乏 MFS 其他系统表现，最大扩张处通常位于升主动脉更远的地方，超过窦管连接处（MFS 多位主动脉根部明显）。

Loeys-Dietz 主动脉瘤综合征表现为颧骨发育不良、腭弓、下颌后缩、胸廓畸形、脊柱侧弯、关节松弛、硬脊膜膨胀、主动脉根部动脉瘤和夹层。虽然他们的手指往往很长，但长骨过度生长可能很轻，通常不存在。这些患者没有 EL。独有的特征包括高频率的染色体增多症、悬雍垂宽或二裂、动脉曲折、动脉瘤并夹层遍及整个动脉树。其他不太一致的特征包括蓝巩膜、皮肤半透明、易擦伤、颅缝早闭、腭裂、Chiari I 型脑畸形、学习障碍、先天性心脏病（动脉导管未闭、房间隔缺损）和马蹄内翻足畸形。Loeys-Dietz 主动脉瘤综合征和 Shprintzen-Goldberg 综合又有很大的重叠，后者包括颅突融合、端头过长、腭弓、学习障碍、骨骼过度生长、胸骨畸形和脊柱侧弯。

表 5-2-4 系统性评分

腕征和指征 -3（腕征或指征 -1）
鸡胸 -2（漏斗胸或胸部不对称 -1）
足后部畸形 -2（平足 -1）
气胸 -2
硬脊膜膨胀 -2
髋臼前突 -2
上部量/下部量比例减少，或上肢跨长/身高比值增大，且无严重脊柱侧凸 -1
脊柱侧凸或胸腰椎后凸畸形 -1
肘关节外展减少 -1
面部特征（3/5）-1（正常头颅指数为 75.9 或以下、颧骨发育不全、眼球内陷、缩颌、眼睑下斜）；皮肤萎缩（牵拉痕）-1；屈光度 -1；二尖瓣脱垂（所有类型）-1
总分：20 分

【治疗】

1. 药物治疗

β 受体阻滞剂因其延缓或预防主动脉瘤和夹层

表 5-2-5 MFS 鉴别诊断

鉴别诊断	基因	鉴别特征
Loeys-Dietz 综合征（LDS）	*TGFBR1/2*	悬雍垂裂/腭裂、动脉扭曲、发育过度、弥漫性主动脉瘤/动脉瘤、颅缝融合、马蹄内翻、颈椎不稳、皮肤薄而光滑、易瘀伤
Shprintzen-Goldberg 综合征（SGS）	*FBN1* 及其他	颅缝融合、智商低下
先天性痉挛性蜘蛛指	*FBN2*	皱耳、挛缩
Weill-Marchesani 综合征（WMS）	*FBN1* 和 *ADAMTS10*	微球晶状体、短指、关节僵硬
晶状体异位综合征（ELS）	*FBN1* *LTBP2* *ADAMTSL4*	无主动脉根部扩张
同型半胱氨酸尿症	*CBS*	血栓形成、智力低下
家族性胸主动脉瘤综合征（FTAA） FTAA 伴二叶主动脉瓣（BAV） FTAA 伴动脉导管未闭（PDA）	*TGFBR1/2*、*ACTA2* *MYH11*	缺乏马方样骨骼特征、网状青斑、虹膜絮状体
动脉曲折综合征（ATS）	*SLC2A10*	泛发性动脉曲折、动脉狭窄、面部畸形
Ehlers-Danlos 综合征（血管型、瓣膜型、后凸畸形型）	*COL3A1*、*COL1A2*、*PLOD1*	中等大小动脉瘤、严重瓣膜功能不良、皮肤半透明、营养不良瘢痕、面部特征

的作用，目前被认为是该病的标准治疗。β 受体阻滞剂治疗 MFS 的原理在于其降低近端主动脉的剪切力或降低压力随时间变化的速度（dP/dT），减慢主动脉扩张的速度，而且 β 受体阻滞剂兼具负性肌力及负性变时作用。《2022 年美国心脏病学会（ACC）/ 美国心脏协会（AHA）主动脉疾病诊断和管理指南》推荐对合并主动脉瘤的 MFS 成年患者使用 β 受体阻滞剂[25]。普萘洛尔是第一个被证明可以减缓主动脉扩张的 β 受体阻滞剂；阿替洛尔和美托洛尔等长效药物亦可选择；孕妇可选择拉贝洛尔（阿替洛尔可能会损害胎儿生长）。根据心率滴定 β 受体阻滞剂剂量，使成人 MFS 患者次极量运动后心率不超过 100 次 / 分[26]。

血管紧张素 Ⅱ 受体阻滞剂（angiotensin Ⅱ receptor blocker，ARB）已被指南推荐作为减缓主动脉扩张的一线药物[25]，肾素-血管紧张素系统阻滞剂可能通过阻断 TGF-β 信号而减轻 MFS 的临床表现[27]。血管紧张素转换酶抑制剂（angiotensin-converting enzyme inhibitor，ACEI）在 MFS 中的有益作用归因于血压控制和主动脉壁僵硬的降低[28]。

钙通道阻滞剂（calcium channel blocker，CCB）可能会增加主动脉并发症的风险。用 CCB 治疗的 MFS 小鼠表现出动脉瘤扩张、破裂和过早死亡。MFS 患者应用 CCB 会增加主动脉夹层和主动脉手术的风险[29]。

2. 心血管外科手术治疗

急性主动脉夹层的发生率与主动脉最大直径成正比，因此主动脉扩张到一定程度需外科手术干预。《2022 年美国心脏病学会（ACC）/ 美国心脏协会（AHA）主动脉疾病诊断和管理指南》对成人 MFS 患者主动脉手术指征推荐为：主动脉根部 / 升主动脉直径达 5.0 cm 需外科行主动脉根部及升主动脉置换术；主动脉根部直径 ≥ 4.5 cm，伴主动脉夹层风险增加相关的特征，由多学科主动脉团队中经验丰富的外科医生进行手术，更换主动脉根部和升主动脉是合理的；最大主动脉根部面积（cm²）与患者身高（m）比值为 ≥ 10，如果由经验丰富的外科医生在多学科主动脉团队中进行，手术替换主动脉根部和升主动脉是合理的[25]。《2017 年欧洲心脏病学会（ESC）/ 欧洲心胸外科学会（EACTS）心脏瓣膜病管理指南》对成人 MFS 患者主动脉手术指征推荐为：合并主动脉根部病变的升主动脉最大直径 ≥ 5.0 cm 的 MFS 患者需外科手术修复；以下情况合并主动脉根部病变的 MFS 患者亦考虑手术：①升主动脉最大直径 ≥ 4.5 cm 合并其他危险因素或伴 TGFBR1 或 TGFBR2 突变；②升主动脉最大直径 ≥ 5.0 cm 的主动脉二叶瓣伴其他危险因素或二尖瓣挛缩；③所有升主动脉最大直径 ≥ 5.5 cm 者［其他危险因素：主动脉夹层家族史（或自发血管夹层个人史）、重度主动脉瓣反流或二尖瓣反流、有妊娠计划、高血压和（或）主动脉每年增大速度 > 0.3 cm］；拟行主动脉瓣膜手术时，若升主动脉根部或升主动脉最大直径 ≥ 4.5 cm，特别是伴二叶主动脉瓣时亦需考虑同时行主动脉移植术[30]。儿童 MFS 患者夹层很少见，因此，儿童手术指征包括显示迅速增大（每年大于 1 cm）和进行性主动脉瓣反流的动脉瘤。

主动脉根部择期手术比急诊手术更加可取[31]。Bentall 首创的复合移植物修复术为 MFS 的标准术式，早期死亡率为 1.5%，5 年、10 年、20 年生存率分别为 84%、75% 及 59%；20 年血栓栓塞和心内膜炎发生率分别为 7% 和 10%[32]，手术平均年龄 32 岁。机械主动脉瓣因其使用寿命长作为首选装置，但由于机械瓣膜需要长期抗凝，对于不适合抗凝者，保留瓣膜术式（如 David 术式）更具优势。在接受保留瓣膜手术的 MFS 患者中，25% 的患者在 10 年后出现继发于 MFS 进展的主动脉瓣反流，与 Bentall 术式相比，保留瓣膜手术 5 年死亡率更低（89% vs. 96%），5 年后二次手术率更低（84% vs. 92%）[33]。

对于中重度二尖瓣脱垂 / 反流的患者，二尖瓣置换是经典术式，而近年来管状成形术和瓣叶修补术的结果逐渐鼓舞人心。

3. 运动指导

不建议 MFS 患者行接近峰值运动量的竞技运动，也不要行有碰撞风险的活动。静态（等长）运动比动态（等速）运动更能增加血压，也不应鼓励。应鼓励患者行适度有氧运动。长期中等强度有氧运动将促进骨骼、心血管和心理社会健康[2]。

4. 眼部异常治疗

EL 一般可用眼镜或隐形眼镜来治疗，偶尔需要手术治疗无晶状体眼以获得足够的视力。一旦发育完成，就可植入人工晶状体。由于 MFS 患者晶状体多较平坦，因此不应考虑 LASIK 手术矫正近视。合并白内障者依据常规白内障治疗原则治疗，效果满意。由于眼球变长，无论任何年龄，视网膜脱离的风险均增加，需终身关注，防护眼镜的佩戴极为重要。

5. 骨骼异常治疗

髋臼突出症儿童的对症治疗可能有效，而成人的外科治疗（包括关节成形术）往往无效[34]。脊柱侧凸对支具反应较差，因此，支具仅适用于曲度＜25°的骨性未成熟者[35]，曲度＞45°者应考虑手术[36]。漏斗胸可减少肺容量，严重时会干扰静脉回流及心输出量，但儿童期修复漏斗胸可能会面临肋骨继续延长而再发生畸形的风险。身高过高更多是一个心理问题，特别是对于女孩，应用青春期早期激素治疗可促进骨骺早期闭合。

6. 其他

对于硬脊膜膨胀，无论是内科还是外科，无论是短期还是长期，均无有效治疗方法。阻塞性睡眠呼吸暂停会因颅面畸形和上呼吸道塌陷而加重。所有睡眠呼吸暂停均需治疗，如佩戴无创呼吸机正压通气；儿童时期应考虑矫正一些颅面畸形，如下颌后倾和咬合不正[37-38]。

7. 妊娠

MFS 患者妊娠前需遗传咨询，后代受累风险为 50%。妊娠期间主动脉夹层风险增高，从妊娠晚期到产后 6 个月均有主动脉夹层的报道，A 型及 B 型夹层均有发生。妊娠期间主动脉夹层风险与妊娠前基础主动脉宽度有关，主动脉根部直径＜4 cm 者妊娠期夹层风险较低，超过 4 cm 者不建议妊娠[39]。妊娠患者可用 β 受体阻滞剂，而 ARB 禁用。与主动脉根部内径相等的女性相比，一次或多次妊娠的女性主动脉根部扩张速度更快[40]。分娩方式亦存在争议，对于轻度主动脉根部扩张者，若认为经阴道分娩安全，则首先考虑经阴道分娩。MFS 女性的胎儿更易早产及低体重，剖宫产比例更高[41]。ACEI 的应用和母乳喂养可能加重产后夹层的出现，母乳喂养持续性刺激催产素水平升高，可能加重主动脉壁的破坏。

【病例摘要】

患者男，49 岁，主因"背痛 5 h"于入院。患者 5 h 前突发背部剧烈疼痛，送至我院急诊，血压 180/120 mmHg。既往史及家族史：自幼诊断马方综合征，高血压 3 年，3 年前因眼外伤行左眼晶状体摘除术；患儿母亲、弟弟患马方综合征。辅助检查：胸部 CT：自左侧锁骨下动脉、降主动脉至左侧髂总动脉弯曲线样低密度影，为撕裂内膜片，右侧髂总动脉未见撕裂内膜片影；可见动脉呈真假两腔，均有造影剂充填，动脉真腔密度较假腔高；真腔受压变形，面积均较假腔小，可见腹腔干、双肾动脉自真腔发出。诊断"马方综合征、主动脉夹层"。入院当日行主动脉夹层腔内支架植入术。出院后长期口服美托洛尔。1 年后（50 岁时）因"左眼孔源性视网膜脱离"行晶波切除术，同时诊断"右眼晶状体半脱位"，后出现"左眼继发性青光眼"。10 年后（59 岁时）患"急性心肌梗死"，植入冠脉支架。11 年后（60 岁时）复查 CT，主动脉支架腔外软组织影范围略有增大，腹主动脉下段部分节段假腔范围较前增大，再次行主动脉夹层远端破口修补术。病例详细资料见二维码数字资源 5-2。

数字资源 5-2

（王　岚　马玉良）

【参考文献】

[1] YUAN S M, JING H. Marfan's ayndrome: an overview. Sao Paulo Med J, 2010, 128 (6): 360-366.

[2] JUDGE D P, DIETZ H C. Marfan's syndrome. Lancet, 2005, 366 (9501): 1965-1976.

[3] DIETZ H C, CUTTING G R, PYERITZ R E, et al. Marfan syndrome caused by a recurrent de novo missense mutation in the fibrillin gene. Nature, 1991, 352 (6333): 337-339.

[4] MURDOCH J L, WALKER B A, HALPERN B L, et al. Life expectancy and causes of death in the Marfan syndrome. N Engl J Med, 1972, 286 (15): 804-808.

[5] ISKANDAR Z, MORDI I, LANG C, et al. Biomarkers of aortopathy in Marfan syndrome. Cardiol Rev, 2020, 82 (2): 92-97.

[6] MIZUGUCHI T, COLLOD-BEROUD G, AKIYAMA T, et al, Heterozygous TGFBR2 mutations in Marfan syndrome. NatGenet, 2004, 36 (8): 855-860.

[7] SINGH K K, SHUKLA P C, ROMMEL K, et al, Sequence variations in the 5' upstream regions of the FBNI gene associated with Marian syndrome. Eur J Hum Genet, 2006, 14 (7): 876-879.

[8] DROLSUM L, RAND-HENDRIKSEN S, PAUS B, et al. Ocular findings in 87adults with Ghent-1 verified Marfan syndrome. Acta Ophthalmol, 2015, 93 (1): 46-53.

[9] SANDVIK G F, VANEM T T, RAND-HENDRIKSEN

S, et al. Ten-year reinvestigation of ocular manifestations inMarfan syndrome. Clin Exp Ophthalmol, 2019, 47（2）: 212-218.

[10] KONRADSEN T R, ZETTERSTRÖM C. A descriptive study of ocular characteristicsin Marfan syndrome. Acta Ophthalmol, 2013, 91（8）: 751-755.

[11] SIDDIQI H K, LUMINAIS S N, MONTGOMERY D, et al. Chronobiology of acuteaortic dissection in the Marfan syndrome（from the National Registry ofGenetically Triggered Thoracic Aortic Aneurysms and CardiovascularConditions and the International Registry of Acute Aortic Dissection）. AmJ Cardiol, 2017, 119（5）: 785-789.

[12] WEINSAFT J W, DEVEREUX R B, PREISS L R, et al. Aortic dissection in patients with genetically mediated aneurysms: Incidence and predictors in the GenTAC registry. J Am Coll Cardiol, 2016, 67（23）: 2744-2754.

[13] RYBCZYNSKI M, MIR T S, SHEIKHZADEH S, et al. Frequency and age-related course of mitral valve dysfunction in the Marfan syndrome. Am J Cardiol, 2010, 106（7）: 1048-1053.

[14] FAIVRE L, COLLOD-BEROUD G, LOEYS B L, et al. Effect of mutation type and location on clinical outcome in 1, 013 probands with Marfan syndrome or related phenotypes and FBN1 mutations: an international study. Am J Hum Genet, 2007, 81（3）: 454-466.

[15] STARK V C, HUEMMER M, OLFE J, et al. The pulmonary artery in pediatricpatients with Marfan syndrome: an underestimated aspect of the disease.Pediatr Cardiol, 2018, 39（6）: 1194-1199.

[16] AYDIN A, ADSAY B A, SHEIKHZADEH S, et al. Observational cohort study ofventricular arrhythmia in adults with Marfan syndrome caused by FBN1mutations. PLoS ONE, 2013, 8（12）: e81281.

[17] SPONSELLER P D, JONES K B, AHN N U, et al. Protrusio acetabulae in Marfansyndrome: age-related prevalence and associated hip function. J BoneJoint Surg Am, 2006, 88（3）: 486-495.

[18] AL KAISSI A, ZWETTLER E, GRANGER R, et al. Musculo-skeletal abnormalities inpatients with Marfan syndrome. Clin Med Insights Arthritis Musculoskelet Disord, 2013, 6: 1-9.

[19] HALL J R, PYERITZ R E, DUDGEON D L, et al. Pneumothorax in the Marfansyndrome: prevalence and therapy. Ann Thorac Surg, 1984, 37（6）: 500-504.

[20] VACULA B B, GRAY C, HOFKAMP M P, et al. Epidural analgesia complicated bydural ectasia in the Marfan syndrome. Proc（Bayl Univ Med Cent）, 2016, 29（4）: 385-386.

[21] CHOW K, PYERITZ R E, LITT H I. Abdominal visceral findings in patients withMarfan syndrome. Genet Med, 2007, 9（4）: 208-212.

[22] YETMAN A T, MCCRINDLE B W. The prevalence and clinical impact of obesityin adults with Marfan syndrome. Can J Cardiol, 2010, 26（4）: e137-139.

[23] RYBCZYNSKI M, KOSCHYK D, KARMEIER A, et al. Frequency of sleep apnea inadults with the Marfan syndrome. Am J Cardiol, 2010, 105（12）: 1836-1841.

[24] KOHLER M, BLAIR E, RISBY P, et al. The prevalence of obstructive sleepapnoea and its association with aortic dilatation in Marfan's syndrome.Thorax, 2009, 64（2）: 162-166.

[25] ISSELBACHER E M, PREVENTZA O, HAMILTON BLACK J, et al. 2022 ACC/AHA guideline for the diagnosis and management of aortic disease: A report of the American Heart Association/American College of Cardiology Joint Committee on Clinical Practice Guidelines. J Thorac Circulation, 2022, 146（24）: e1-e149.

[26] LOEYS B L, DIETZ H C, BRAVERMAN A C, et al. The revised Ghent nosology for the Marfan syndrome. J Med Genet, 2010, 47（7）: 476-485.

[27] HABASHI J P, JUDGE D P, HOLM T M, et al. Losartan, an AT1 antagonist, prevents aortic aneurysm in a mouse model of Marfan syndrome. Science, 2006, 312（5770）: 117-121.

[28] YETMAN A T, BORNEMEIER R A, MCCRINDLE B W. Usefulness of enalapril versus propranolol or atenolol for prevention of aortic dilation in patients with the Marfan syndrome. Am J Cardiol, 2005, 95（9）: 1125-1127.

[29] DOYLE J J, DOYLE A J, WILSON N K, et al. A deleterious gene-by-environment interaction imposed by calcium channel blockers in Marfan syndrome. Elife, 2015, 27, 4: e08648.

[30] BAUMGARTNER H, FALK V, BAX J J, et al. 2017 ESC/EACTS Guidelines for the management of valvular heart disease. Eur Heart J, 2017, 38（36）: 2739-2791.

[31] SONG H K, KINDEM M, BAVARIA J E, et al. Long-term implications ofemergency versus elective proximal aortic surgery in patients with Marfansyndrome in the Genetically Triggered Thoracic Aortic Aneurysms andCardiovascular Conditions Consortium Registry. J Thorac CardiovascSurg, 2012, 143（2）: 282-286.

[32] GEISBUESCH S, SCHRAY D, BISCHOFF M S, et al. Frequency of reoperations in patients with Marfan syndrome. Ann Thorac Surg, 2012, 93（5）: 1496-1501.

[33] PATEL N D, WEISS E S, ALEJO D E, et al.Aortic root operations for Marfan syndrome: a comparison of the

Bentall and valve-sparing procedures. Ann Thorac Surg, 2008, 85 (6): 2003-2010.
[34] THAKKAR S C, FORAN J R, MEERS S C, Sponseller PD. Protrusion acetabuli andtotal hip arthroplasty in patients with Marfan syndrome. J Arthroplasty, 2012, 27 (5): 776-782.
[35] SHIRLEY E D, SPONSELLER P D. Marfan syndrome. J Am Acad Orthop Surg, 2009, 17 (9): 572-581.
[36] DEMETRACOPOULOS C A, SPONSELLER P D. Spinal deformities in Marfan syndrome. Orthop Clin North Am, 2007, 38 (4): 563-572.
[37] TADDEI M, ALKHAMIS N, TAGARIELLO T, et al. Effects of rapid maxillaryexpansion and mandibular advancement of upper airways in Marfan'ssyndrome children: a home sleep study and cephalometric evaluation. Sleep Breath, 2015, 19 (4): 1213-1220.
[38] PAOLINI V, LOMABARDO E C, PLACIDI FRUVOLO G, et al.Obstructive sleep apnea in children with Marfan syndrome: relationships between three-dimensional palatal morphology andapnea hypopnca index. Int J Pediatr Otorhinol, 2018, 112: 6-9.
[39] KUPERSTEIN R, CAHAN T, YOELI-ULLMAN R, et al. Risk of aortic dissection in pregnant patients with the Marfansyndrome. Am J Cardiol. 2017, 119 (1): 132-137.
[40] RENARD M, MUIÑO-MOSQUERA L, MANALO E C, et al. Sex, pregnancy andaortic disease in Marfan syndrome. PLoS One, 2017, 12 (7): e018166.
[41] CURRY R A, GELSON E, SWAN L, et al. Marfan syndrome and pregnancy: maternal and neonatal outcomes. BJOG, 2014, 121 (5): 610-617.

第三节 高胱氨酸尿症

【概述】

高胱氨酸尿症（homocystinuria）又称同型半胱氨酸尿症或假性马方（Marfan）综合征，是同型半胱氨酸代谢过程中由于酶缺陷导致代谢紊乱，而引起的一种含硫氨基酸先天性代谢障碍性疾病[1]，属常染色体隐性遗传病。本病由爱尔兰学者 Carson 和 Neill 于 1962 年首先报道并进行描述[2]，1978 年在我国首次报道[3]。高胱氨酸尿症是一种以智力低下、骨骼异常、晶状体脱位及尿中同型半胱氨酸水平增高为主要临床表现的罕见病，估计发病率为 1/30 万[4]。

1985 年 Mudd 和 Skovby 对突变的成纤维细胞进行培养，并对其生化和免疫特征进行分析，进而揭示胱硫醚 β 合成酶（cystathionine β synthase，CBS）缺乏是高胱氨酸尿症的常见病因，疾病临床表现的严重程度和酶缺陷程度高度相关[5]。随着此后研究的不断深入，人们逐渐认识到包括 *CBS*、*MTHFR*、*MTR*、*MTRR*、*MMADHC* 等多种基因突变[6-7]均可导致参与同型半胱氨酸代谢的酶缺陷或功能异常，进而导致疾病的发生（图 5-3-1）。目前已发现本病最常见的生化缺陷型见下文。

同型半胱氨酸在体内的两种代谢途径：①在蛋氨酸合成酶及其辅酶维生素 B_{12} 作用下，通过再次甲基化作用转化为蛋氨酸（又称甲硫氨酸）；②进入转硫基通路，在胱硫醚 β 合成酶及其辅酶维生素 B_6 催化下，通过两步反应形成半胱氨酸。

（1）胱硫醚 β 合成酶缺乏型（经典型）：本型最为常见。正常情况下，同型半胱氨酸在胱硫醚 β 合成酶催化下，以维生素 B_6 为辅酶生成胱硫醚。胱硫醚 β 合成酶缺乏时以上代谢路径受阻，导致同型半胱氨酸在血、尿中大量堆积，进而影响正常蛋白质代谢和胶原纤维的结构。此型患者还可出现蛋氨酸的水平升高。

（2）蛋氨酸合成酶（methionine synthase，MS）缺乏型：蛋氨酸合成酶又称 N5- 甲基四氢叶酸甲基转移酶，在其催化下，甲基由 N5- 甲基四氢叶酸传递给同型半胱氨酸，进而合成蛋氨酸，维生素 B_{12} 是这一反应的辅助因子。在蛋氨酸还原酶缺乏时，同型半胱氨酸无法向蛋氨酸转化而在血、尿中堆积。

（3）亚甲基四氢叶酸还原酶（methylenetetrahydrofolatereductase，MTHFR）缺乏型：MTHFR 的主要作用是在叶酸代谢通路中将 5,10- 亚甲基四氢叶酸转化为具有生物学功能的 5- 甲基四氢叶酸。5- 甲基四氢叶酸进一步进入甲基传递通路，参与同型半胱氨酸的甲基化。MTHFR 缺乏时 5- 甲基四氢叶酸不足，甲基传递通路受阻导致同型半胱氨酸堆积。除此以外，多种非遗传性因素也可导致同型半胱氨酸的代

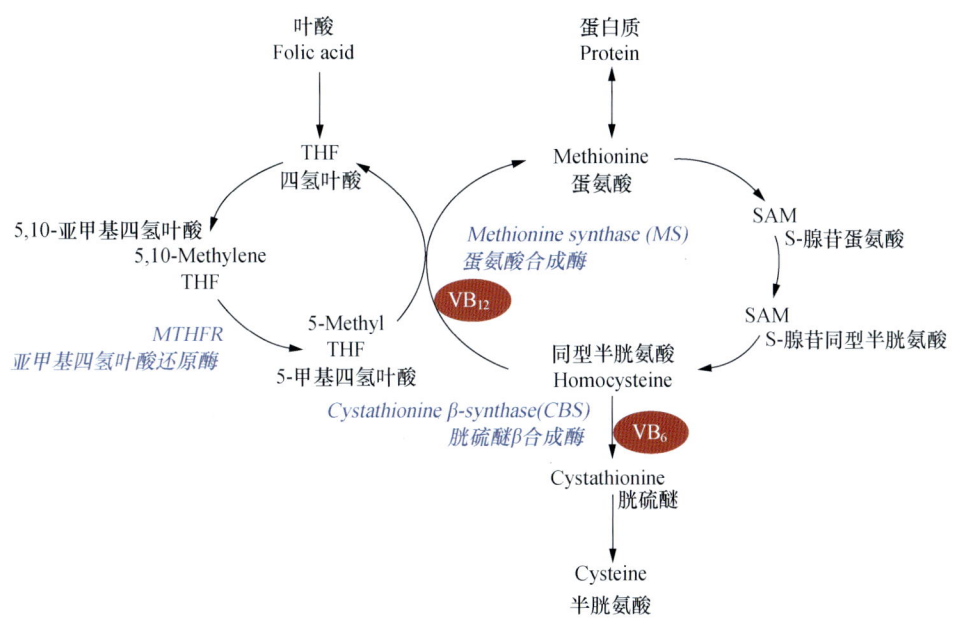

图 5-3-1 同型半胱氨酸代谢通路

谢受阻。非遗传性高胱氨酸尿症的常见病因包括维生素 B_6、B_{12}、叶酸缺乏，甲状腺功能减退，糖尿病，高胆固醇血症，及多种药物如卡马西平、苯妥英、甲氨蝶呤、烟酸的使用等[8]。

【临床表现】

以上多种病因均可导致同型半胱氨酸在组织（包括肌肉骨骼及结缔组织、中枢神经系统、心血管系统等）及血液和尿液中蓄积，进而引发多种复杂的临床表现。因病因不同，临床特征存在差异：

1. 胱硫醚 β 合成酶缺乏型（经典型）

高胱氨酸尿症的典型症状见于胱硫醚 β 合成酶缺乏型的病例。症状多于婴儿期或幼儿期出现。最初可表现为生长发育停滞或体重不增加；随着疾病进展，可出现骨骼异常、眼部症状、血栓形成、智力发育落后等多种表现。

（1）肌肉骨骼异常：典型的骨骼畸形包括马方样细长纤弱体型（Marfanoidhabitus），四肢和指/趾细长（蜘蛛指/趾）、胸骨短小，患者双臂平伸时指尖距超过身高，耻-跟距大于顶-耻距。另可见脊柱侧凸及后凸、鸡胸或漏斗胸、膝外翻、扁平足或足内翻畸形。患者可合并骨骺端增宽、关节挛缩或松弛。骨质疏松非常常见，尤以椎体骨质疏松最为显著，患者易发生骨折。

（2）眼部受累：本病常见眼部特征包括晶状体向下方及鼻侧脱位或半脱位，且多为始发表现，多由晶状体悬韧带断裂所导致。晶状体脱位可引起瞳孔阻滞并造成眼压升高甚至青光眼。除此以外，患者还可出现小眼畸形、虹膜震颤、白内障、视网膜变性或脱离、视神经萎缩等。

（3）皮肤黏膜表现：毛发稀疏质脆、面颊潮红、皮肤薄、毛孔粗大，四肢可出现网状青斑；此外还可出现下颌前突、牙齿拥挤及排列不齐，腭弓高且狭窄。

（4）智力障碍及神经系统异常：患者可存在不同程度的智力发育落后，表现为语言发育迟缓、构音障碍，甚至精神异常。部分患者可出现腱反射亢进及共济失调，步态不稳或呈鸭步。也可出现全身性惊厥，少数患者可伴随肌阵挛性发作和小发作。以上表现可由疾病本身或血栓形成引起的脑血管意外所致。

（5）血栓风险及心脑血管事件：同型半胱氨酸可通过多种途径破坏正常的凝血机制，并损伤血管内皮、刺激血管壁平滑肌细胞生长，从而导致血栓风险的明显增加；随着病程延长还可导致冠状动脉、脑动脉及肾动脉的血管壁增厚和纤维变性，患者可死于冠状动脉闭塞及脑卒中。

2. 蛋氨酸合成酶缺乏型

此种类型与经典型相比症状较轻，可有骨骼畸形、智力及体格发育迟缓；较少出现晶状体异位和血栓事件。

3. MTHFR 缺乏型

此种类型与经典型相比症状较轻，多在童年甚至成人后出现。以智力低下、精神异常、惊厥等神经系统表现为主要特征，可伴随骨骼异常和眼部病变。

【辅助检查】

1. 硝普钠试验

向 1 ml 尿液中加入 5% 氰化钠水溶液并静置 5 min，向溶液中滴入 5% 硝普钠水溶液，如出现红色或紫红色为阳性，提示尿中存在过量的含硫氨基酸。本法可作为高胱氨酸尿症的筛查方法。

2. 血浆及尿液同型半胱氨酸及蛋氨酸定量

对血浆及尿液中同型半胱氨酸及蛋氨酸水平进行测定。经典型高胱氨酸尿症患者可出现蛋氨酸水平升高；蛋氨酸合成酶或 MTHFR 缺乏型患者蛋氨酸水平不高。

3. 细胞检查

巨幼红细胞贫血蛋氨酸合成酶缺乏时血常规提示贫血、MCV > 100 fL，骨髓象提示骨髓增生活跃、造血细胞巨幼变。

4. 酶活性测定

可通过测定羊水细胞的酶活性作为产前诊断；测定患者皮肤成纤维细胞的酶活性进行确诊。

5. 基因检测

对两个副本的 CBS 等高胱氨酸尿症常见突变基因进行测定，除可确诊患者外，还可发现基因突变的携带者。

6. 放射学检查

头颅检测可发现板障增宽、硬脑膜广泛钙化、下颌骨前突；胸部影像学表现包括胸廓狭窄及扁平胸、鸡胸或漏斗胸；脊柱方面可出现椎体变扁或双凹变形、脊柱侧凸及普遍性骨质疏松；长骨改变包括骨骺变扁、干骺端塑形不良及"喇叭口"状改变，骨干部位可见多条生长恢复线，长骨可出现变弯变形；腕骨发育快慢不一，为骨龄确定带来困难。

【诊断】

根据临床表现如典型骨骼发育畸形、晶状体异位等眼部症状、智力发育迟滞，伴血栓形成或栓塞性心脑血管病变，结合血、尿同型半胱氨酸及蛋氨酸检测，及基因及代谢酶活性测定结果进行诊断。

【鉴别诊断】

高胱氨酸尿症因以马方样体型、晶状体异位及心血管表现为常见临床特征，主要需与马方综合征进行鉴别（表 5-3-1）。

马方综合征又称马凡综合征，是一种常染色体显性遗传性结缔组织病。由于编码糖蛋白 fibrillin-1 的基因 FBN1 突变，导致骨骼、眼、心血管异常。与高胱氨酸类似，马方综合征患者也可出现四肢细长、蜘蛛指/趾，双臂平伸指距大于身长，上半身较下半身长；可见脊柱侧凸及后凸畸形、漏斗胸和鸡胸。但与高胱氨酸尿症不同的是，马方综合征多不伴随骨质疏松，亦无干骺端的"杯口"状变形和骨干区的生长恢复线。马方综合征可导致多种眼部病变如晶状体脱位及半脱位、虹膜震颤、白内障、视网膜

表 5-3-1 高胱氨酸尿症与马方综合征鉴别诊断要点

	高胱氨酸尿症	马方综合征
性别差异	男女比例相当	男性＞女性
遗传方式	常染色体隐性遗传	多为常染色体显性遗传
马方样体型	出生时多无，随生长逐渐出现	出生时即可见到蜘蛛指/趾等表现
骨质疏松	+	-
晶状体异位	多向下方和鼻侧异位，约有 1/3 病例可脱位入前房或玻璃体内	多向上方、颞侧或鼻侧脱位，罕有脱位入前房或玻璃体内
心血管受累	常伴血栓形成	常伴二尖瓣脱垂、主动脉根部扩张、主动脉关闭不全、动脉夹层、动脉瘤及先天性心脏病
智力发育迟滞	+	-
血栓事件	+	-
高胱氨酸尿	+	-
巨细胞贫血	可伴随	不伴随

剥离等。但与高胱氨酸尿症常导致的晶状体向下方、鼻侧异位不同的是，马方综合征导致的晶状体异位多为向上方颞侧或鼻侧的异位。约80%的马方综合征患者可伴随先天性心血管畸形，常见畸形包括二尖瓣脱垂或关闭不全、主动脉扩张或关闭不全，由于主动脉中层囊性坏死还可引起主动脉夹层及动脉瘤。此外还可合并先天性房室间隔缺损、法洛四联症等，也可合并各种心律失常。而血栓事件较为少见。与高胱氨酸尿症不同的是，马方综合征不会导致包括同型半胱氨酸、蛋氨酸在内的含硫氨基酸代谢紊乱。通过血、尿同型半胱氨酸及蛋氨酸检测，及遗传学、酶活性检查，可协助两者的鉴别。

【治疗】

经典型高胱氨酸尿症的治疗旨在通过控制血浆同型半胱氨酸的水平，来预防或减轻因同型半胱氨酸蓄积而导致的各种临床症状。常用治疗手段包括低蛋氨酸饮食和补充 L-半胱氨酸。同时给予大剂量维生素 B_6（胱硫醚合成酶的辅酶）100～150 mg 每天一次口服，并增加饮食中维生素 B_{12} 和叶酸的摄入量[9]。大约一半左右的患者对大剂量维生素 B_6 反应良好，可有效降低同型半胱氨酸和蛋氨酸的水平，甚至不必限制饮食。对维生素 B_6 治疗无反应的患者，则仍需限制蛋白质尤其是蛋氨酸的摄入量，通常需要以配方的形式提供其他必需氨基酸[10]。此外，美国食品药品管理局已批准甜菜碱口服溶液（Cystadane®）用于治疗高胱氨酸尿症[11]。甜菜碱可增加甲基化、降低同型半胱氨酸的水平，通常从 100～125 mg/kg 每日两次口服剂量起始，并根据同型半胱氨酸的水平进行滴定。

与经典型高胱氨酸尿症不同，蛋氨酸合成酶缺陷型及 MTHFR 缺陷型高胱氨酸尿症患者不应限制蛋氨酸的摄入量。蛋氨酸合成酶缺乏型需增加蛋氨酸摄入、MTHFR 缺陷型则需增加叶酸的摄入。

此外，维生素 C 100 mg 每天一次口服也可用于预防血栓栓塞。眼球晶状体异位和骨骼畸形可通过手术进行治疗。建议对患者及其家庭进行遗传咨询。

【病例摘要】

患者女，17岁，主诉"右上肢疼痛伴右手 2～4 指末端变黑 4 个月"。患者 9 年前外院诊断"双眼晶状体半脱位、马方综合征"，行"双眼晶状体摘除术"；7 年前外院诊断"上矢状窦血栓形成"。检查血尿常规、肝肾功基本正常；抗心磷脂抗体、抗 β2-糖蛋白 I 抗体、狼疮抗凝物、抗核抗体谱、蛋白 S、蛋白 C、抗凝血酶Ⅲ正常，尿硝普钠试验强阳性、同型半胱氨酸定性阳性。血管超声：右上肢动脉、右侧颈总动脉、锁骨下动脉闭塞。眼科检查：视力双眼 0.08，双眼角膜透明，虹膜震颤，瞳孔轻度上移，对光反射存在，晶状体缺如，玻璃体稍浑浊，眼底、眼压正常。诊断高胱氨酸尿症。治疗：①左锁骨下动脉支架置入、尿激酶溶栓术，抗凝治疗；②饮食咨询，限制蛋氨酸摄入量，维生素 B_6、B_{12} 及叶酸补充。

（杨　月）

【参考文献】

[1] LE T, BHUSHAN V, SOCHAT M, et al. First aid for the USMLE step 1 2020：a student-to-student guide. New York：McGraw-Hill，2020.

[2] CARSON N A, NEILL D W. Metabolic abnormalities detected in asurvey of mentally backward individuals in Northern Ireland. Arch Dis Child，1962，37（195）：505-513.

[3] 裴琼华，吴能定，杨瑾操，等. 同型胱氨酸尿症伴晶状体脱位三例报告. 中华眼科杂志，1981，17（1）：54-56.

[4] WASIM M, AWAN F R, KHAN H N, et al. Aminoacidopathies：Prevalence，Etiology，Screening，and Treatment Options. Biochem Genet，2018，56（1-2）：7-21.

[5] MUDD S H, SKOVBY F, LEVY H L, et al. The natural history of homocystinuria due to cystathionine beta-synthase deficiency.Am J Hum Genet，1985，37（1）：1-31.

[6] EL-SAID M F, BADII R, BESSISSO M S, et al. A common mutation in the CBS gene explains a high incidence of homocystinuria in the Qatari population. Hum Mutat，2006，27（7）：719.

[7] EL-SAID M F, BENER A, LINDNER M, et al. Are heterozygotes for classical homocystinuria at risk of vitamin B12 and folic acid deficiency? Mol Genet Metab，2007，92（1-2）：100-103.

[8] MOLL S, VARGA E A, VARGA E, et al. Homocysteine and MTHFR Mutations. Circulation，2015，132（1）：e6-9.

[9] KUMAR T, SHARMA G S, SINGH L R. Homocystinuria：Therapeutic approach. Clin Chim Acta，2016，458：55-62.

[10] ADAM S, ALMEIDA M F, CARBASIUS W E, et al. Dietary practices in pyridoxine non-responsive homocystinuria：a European survey. Mol Genet Metab，2013，110（4）：454-459.

[11] WILCKEN D E, WILCKEN B, DUDMAN N P, et al. Homocystinuria--the effects of betaine in the treatment of patients not responsive to pyridoxine. N Engl J Med，1983，309（8）：448-453.

第四节 成骨不全

【概述】

成骨不全（osteogenesis imperfecta，OI）又称为脆骨病或Urolik病、Lobstein病、Van der Hoere病，是一种以骨量低下、骨骼脆性增加和反复骨折为主要特征的单基因遗传性疾病。多数为常染色体显性遗传（AD），少数为常染色体隐性遗传（AR）。由重要的骨基质蛋白Ⅰ型胶原（type Ⅰ collagen）编码基因及其代谢相关基因突变所致[1]。

OI最早由Ekman于1788年首次报告，描述了遗传性骨脆性增加和严重骨骼畸形的病例，而蓝巩膜和耳聋未被提及。1831年，Axmann首次描述了他自己和两个兄弟均出现蓝巩膜，骨脆性增加和脱臼的倾向。之后有许多学者的观察表明，在OI的表现中，遗传异质性是导致临床表现变异的主要原因。1979年Sillence首先将OI分为四种类型（Ⅰ型至Ⅳ型），后续随着越来越多的OI患者被学者们发现，新类型的OI也逐渐被认识，目前OI类型至少已达18种（Ⅰ型至ⅩⅧ型）[2]。

OI在新生儿患病率为1/（15 000～20 000）[3]，无性别差异。OI常幼年起病，轻微创伤后反复发生骨折，严重者在宫内或出生时即骨折，导致脊柱侧凸、胸廓塌陷、四肢弯曲等畸形，具有较高的致残率。患者还可伴有灰蓝色巩膜、听力下降、牙本质发育不全、关节韧带松弛和心脏瓣膜病变等骨骼外表现[4]。患者可因呼吸道感染、胸廓畸形及心脏结构异常引发呼吸、循环系统衰竭。

OI的发病机制是由于Ⅰ型胶原蛋白编码基因或其代谢相关调控基因突变，导致Ⅰ型胶原蛋白数量减少或功能异常，引起骨皮质变薄、骨小梁纤细或形态异常，导致骨密度与骨强度下降，进而反复发生骨折和进行性骨骼畸形。历史上，OI被认为是一种Ⅰ型胶原的常染色体显性遗传性疾病，与骨基质蛋白Ⅰ型胶原合成障碍有关。而过去十几年的研究发现，OI患者中也有少数为常染色体隐性遗传或者X连锁遗传，其相关基因突变会影响Ⅰ型胶原分子的修饰、组装、运输等过程，或影响骨骼矿化、成骨细胞分化等，进而导致OI[5]。目前已报道的OI致病基因至少有21种[6]。Ⅰ型胶原蛋白主要分布在骨骼、牙本质、真皮、筋膜、巩膜、器官被膜和纤维软骨中，是骨组织中含量最丰富的重要基质蛋白。Ⅰ型胶原是由2条相同的α1链和1条α2链构成的三螺旋结构，其编码基因COL1A1或COL1A2突变是导致OI患者中Ⅰ～Ⅳ型的致病基因，呈常染色体显性遗传[7]。Ⅴ型OI是由于干扰素诱导跨膜蛋白5基因（IFITM5）突变导致，具有独特的临床表现，也呈常染色体显性遗传[8]。而Ⅵ～ⅩⅧ型OI是常染色体隐性遗传，致病基因主要是翻译后修饰或与胶原相互作用的分子，或参与成骨细胞分化，主要是由于SERPINF1、CRTAP、LEPRE1、PPIB、SERPINH1、FKBP10、SP7、BMP1、TMEM38B、WNT1、CREB3L1、SPARC、MBTPS2等基因突变所致[3]。

【临床表现】

OI的主要临床表现为自幼起病，在轻微外力作用下即可发生反复骨折，并出现进行性的骨骼畸形，导致不同程度的活动受限。身材矮小是OI最为普遍的临床特征，长骨的初始发育缺陷和反复骨折后的愈合、生长板骨内钙化、软组织和肌肉力量的不平衡以及脊柱侧凸均可导致长骨发育缺陷。患者还可以出现特征性的骨骼外表现，包括蓝巩膜、牙本质发育不全、听力下降、韧带松弛、心脏瓣膜病变等[3]（图5-4-1）。

根据临床表型，最初Sillence等将OI分成Ⅰ至Ⅳ型，其中Ⅰ型OI的病情最轻，患者具有典型的临床三联征：骨折、蓝巩膜和听力下降。骨畸形程度较轻，身高基本在正常范围[2]。Ⅱ型OI病情严重，为致死型，多在宫内期间或婴儿早期死亡。主要临床表现包括四肢短小、骨弯曲畸形、颅骨软化、长骨发育不良和蓝灰色巩膜。肋骨骨折、肺部感染或肺发育不良可导致呼吸衰竭，这是患儿致死的主要原因[10]。Ⅲ型OI是所有非致死型OI中最为严重的类型，患者可发生多次骨折，多数患儿呈三角形脸、额头突出、椎体压缩、扁平颅底、蓝巩膜、牙本质发育不全和身材显著矮小。约50%在股骨骨骺处有"爆米花"样改变，成人患者中可有听力损害[11]。Ⅳ型OI临床表现变异度较大，部分临床表现与Ⅰ～Ⅲ型重叠，患者可因反复骨折而致残，部分患者有蓝巩膜、牙本质发育不全、颅骨发育不良和听力表

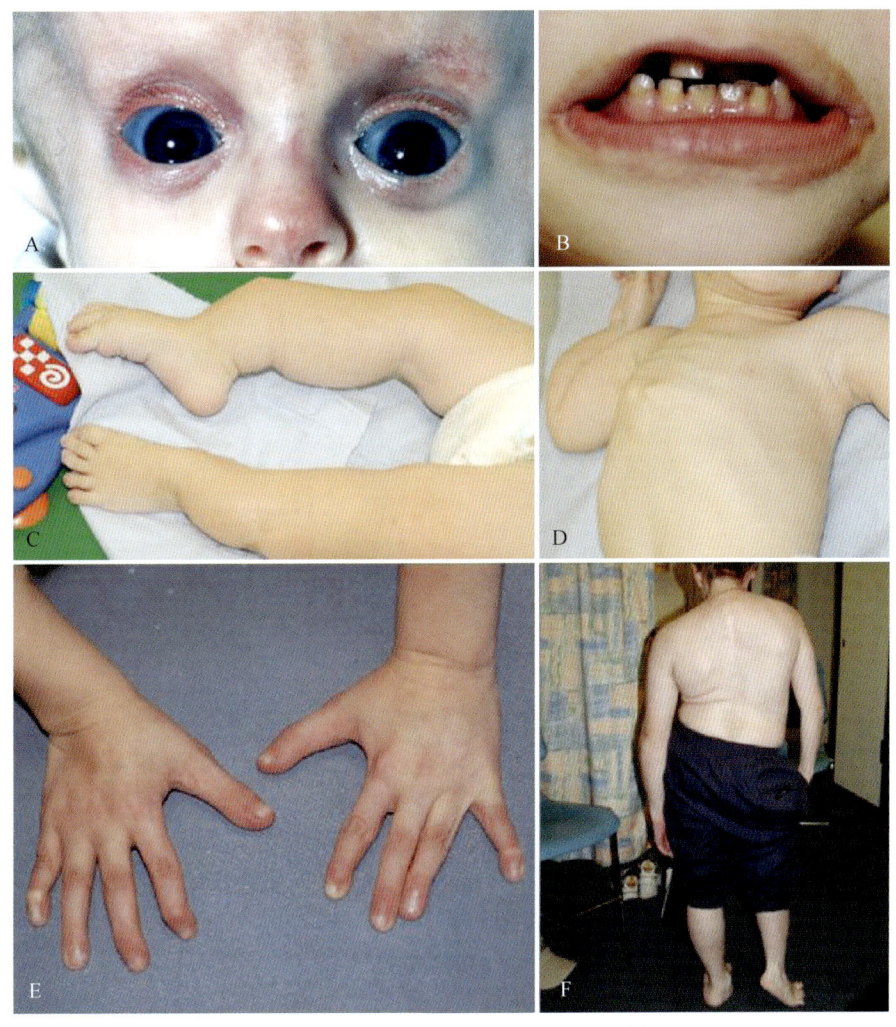

图 5-4-1 成骨不全相关的临床特征[6]
A.巩膜蓝色；B.牙本质发育不全；C.肢体畸形；D.胸隆突畸形（又称鸽胸）；E.斜指；F.脊柱侧凸

失。Ⅴ型 OI 的致病基因不同于Ⅰ～Ⅳ型，具有肥厚性骨痂、桡骨头脱位、前臂骨间膜钙化、桡骨干骺端下密集骺线等独特的临床表现，一般无蓝巩膜及牙本质发育不全[12]。OI 致病基因及其突变谱复杂多样，故疾病表型多样、轻重不一。表 5-4-1 列出了 OI 的主要分型、临床特点、遗传方式和致病基因/蛋白[13]。

【辅助检查】

OI 患者需进行骨代谢生化指标、骨骼 X 线及骨密度等检查，以评估疾病的严重程度，并帮助鉴别诊断。

1. 实验室检查

OI 患者应进行血清钙、磷、碱性磷酸酶、25OH-维生素 D、甲状旁腺素等检查，以便与代谢性骨病进行鉴别，OI 患者多存在维生素 D 缺乏，其余指标一般为正常。OI 患者在骨折后可有骨转换生化指标的一过性轻度升高。Ⅵ型 OI 患者的血清色素上皮衍生生长因子（pigment epithelium-derived factor，PEDF）水平显著降低[14]。

2. 影像学检查

OI 患者具有特性的骨骼 X 线表现（图 5-4-2），包括全身多部位骨质稀疏；颅板薄，囟门和颅缝宽，枕骨缝间骨，颅底扁平；椎体变形，多椎体压缩性骨折，脊柱侧凸或后凸畸形；胸廓扭曲、变形，甚至塌陷；四肢长骨纤细、皮质菲薄，骨髓腔相对较大，干骺端增宽，多发长骨骨折，长骨弯曲畸形等[9]。

采用双能 X 线骨密度仪（DXA）进行骨密度测量，绝大多数 OI 患者的腰椎、髋部及全身骨密度值显著低于同龄、同性别正常人。而由 *BMP1* 基因突变所致的罕见类型 OI 患者的骨密度常升高，但骨强度下降，患者仍然会在轻微外力下反复发生骨折[15]。

【诊断】

OI 的临床诊断主要依据疾病的临床表现和影像

表 5-4-1　成骨不全的主要分型及临床特点

类型	临床特点	遗传方式	致病基因/蛋白
胶原蛋白合成、结构和组装的缺陷			
Ⅰ	轻型，多无骨畸形表现，有蓝巩膜，听力损失。身高多无明显变矮	AD	COL1A1/Ⅰ型胶原（α1）
Ⅱ	致死型，常于围生期有多发骨折、严重骨骼畸形，引发心肺功能衰竭而致死	AD 亲代镶嵌型	COL1A1/Ⅰ型胶原（α1）或 COL1A2/Ⅰ型胶原（α2）
Ⅲ	重型，进行性骨骼畸形，巩膜的颜色通常随着年龄的增长而变浅，牙本质发育不全和听力受损常见，漏斗胸畸形，严重的脊柱侧凸，身材矮小	AD 亲代镶嵌型	COL1A1/Ⅰ型胶原（α1）或 COL1A2/Ⅰ型胶原（α2）
Ⅳ	中型，病情介于Ⅰ型和Ⅲ型之间	AD 亲代镶嵌型	COL1A1/Ⅰ型胶原（α1）或 COL1A2/Ⅰ型胶原（α2）
骨矿化缺陷			
Ⅴ	与Ⅳ型 OI 在表型上无法区分，独特的组织学（片层不规则排列或网状外观），有肥厚性骨痂、桡骨头脱位、前臂骨间膜钙化等特征性表现	AD	IFITM5/BRIL
Ⅵ	中度至重度骨骼畸形，巩膜颜色改变，无听力损失和牙本质发育不全，独特的组织学和放射学特征包括偏振光下骨的"鱼鳞"外观和儿童时期过多的类骨质，碱性磷酸酶活性升高	AR	SERPINF1/PEDF
胶原蛋白修饰和加工的缺陷			
Ⅶ	类似Ⅱ型和Ⅲ型的严重或致命骨骼发育不良，头围小，眼球突出，巩膜白色或浅蓝色，股骨有爆米花样骨骺，肢体缩短，凝胶电泳上胶原蛋白的过度修饰	AR	CRTAP/CRTAP
Ⅷ	类似Ⅱ型和Ⅲ型的严重或致命骨骼发育不良，小头畸形，白色巩膜，肢体缩短，严重的骨质疏松症，凝胶电泳上胶原蛋白的过度修饰	AR	LEPREI/P3H1
Ⅸ	类似Ⅳ型或Ⅱ型 OI 的中度至致命性骨骼发育不良，白色巩膜，无肢体缩短，幸存者中重度骨质疏松症	AR	PPIB/CyPB
Ⅹ	严重的骨骼发育不良，相对的巨头，蓝巩膜，无听力损失，牙本质发育不良，肺部并发症，肾结石，全身性张力减退	AR	SERPINH1/HSP47
Ⅺ	进行性畸形发育不良和脊柱后凸，灰白色巩膜，听力正常，韧带松弛，关节过伸，髋内翻，蠕虫骨，楔形椎骨，碱性磷酸酶升高，FKBP10 突变也会导致 Bruck 综合征Ⅰ型（严重 OI 伴先天性挛缩）和 Kuskokwim 综合征（先天性挛缩伴骨质减少但无 OI）	AR	FKBP10/FKBP65
Ⅻ	中度到重度，白色巩膜，没有听力损失或 DI，全身性张力减退和骨畸形，关节过度伸展，高骨量，尽管有复发性骨折和高转换率，四肢无缩短	AR	BMP1（mTLD）/BMP1
成骨细胞分化缺陷			
ⅩⅢ	中度骨骼发育不良，白色巩膜，混合性听力损害，小颌畸形，无牙本质发育不全表现，上肢和下肢弯曲，轻度脊柱侧凸，轻微的漏斗胸，广泛的骨质疏松症	AR	SP7/Osterix
ⅩⅣ	中度骨骼发育不良，轻度至中度身材矮小，灰蓝色巩膜，广泛骨量减少，弯曲畸形，肋骨变薄，心血管疾病	AR	TMEM38B/TRIC-B
ⅩⅤ	中度到重度，可有蓝巩膜，长骨弯曲，显著畸形，显著脊柱侧弯，椎体骨折，广泛矿化不全，骨量减少，肌张力减退，可存在神经缺陷	AR/AD	WNT1/WNT1
ⅩⅥ	严重，蓝灰色巩膜，软颅骨，细肋或串珠肋，新生儿多处骨折并伴有畸形愈合，股骨和肱骨弯曲畸形，容易擦伤	AR	CREB3L1/OASIS
ⅩⅦ	严重，白色巩膜，无牙本质发育不全，脊柱侧凸，关节松弛	AR	SPARC/Osteonectin
ⅩⅧ	严重，巩膜呈蓝色或白色，漏斗胸畸形，脊柱侧凸	X 连锁隐性遗传	MBTPS2/S2P

AD，常染色体显性遗传；AR，常染色体隐性遗传。

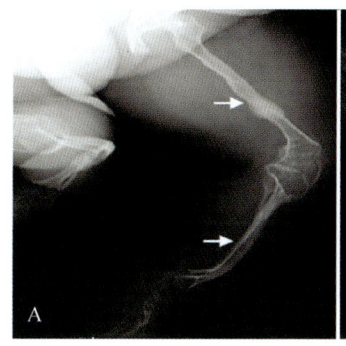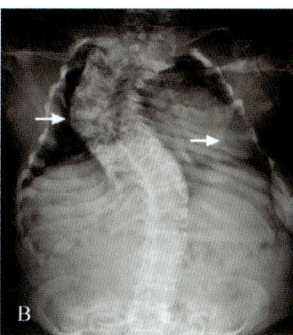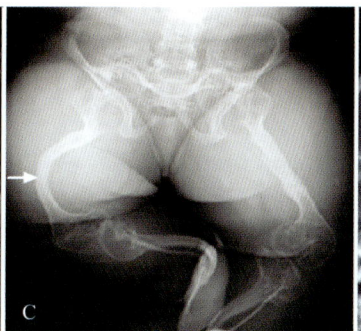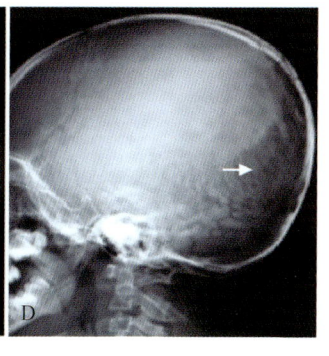

图 5-4-2　OI 患者典型骨骼 X 线表现[9]
A. 长骨纤细，皮质菲薄，多发陈旧性骨折；B. 脊柱侧凸畸形，胸廓塌陷；C. 骨盆畸形，长骨弯曲畸形；D. 颅板薄，枕骨缝间骨

学特征，包括自幼发病、反复脆性骨折史、蓝巩膜、听力下降、骨折家族史和典型的骨骼 X 线特征。基因诊断对明确 OI 的病因、做好遗传咨询和优生优育具有积极意义。由于尚未明确 OI 的所有致病基因，因此基因诊断并不能代替临床诊断，基因检测阴性者亦不能完全排除 OI 的可能性。临床上怀疑 OI 的患者，可对已知的 OI 相关基因进行突变检测，或者应用二代测序技术（next generation sequencing，NGS），包括靶向捕获高通量测序技术、全外显子突变验证和家系其他成员的突变分析[9]。

【鉴别诊断】

OI 需要与多种遗传性及代谢性骨骼疾病相鉴别，包括软骨发育不全、低血磷性佝偻病、维生素 D 依赖性佝偻病、范科尼综合征、骨纤维异样增殖症、低磷酸酶血症、肿瘤相关性骨病和关节过度活动综合征等。可以依据病史、有无家族史、血清学和放射学检查进行鉴别。

【治疗】

目前针对 OI 的治疗手段主要为对症治疗，尚无针对 OI 致病基因突变的有效治疗方法。OI 的管理需要多学科合作，结合非手术治疗（如生活方式干预、康复、支具、夹板）、药物管理（双膦酸盐或生长激素）和手术干预[16]。治疗目的主要为增加骨密度、降低骨折发生率、改善骨畸形、提高生活质量。OI 的诊疗流程可参考图 5-4-3[9]。

1. 生活方式干预

OI 患者日常生活中应进食钙质丰富的食物，加强阳光照射，促进皮肤维生素 D 的合成。注意避免跌倒，以减少骨折的发生。患者因反复骨折和活动受限可能导致肌肉萎缩，因此应加强功能锻炼，提高肌肉强度，改善身体协调能力，避免废用性骨质疏松的发生[9]。

2. 药物治疗

OI 患者若出现下列情况建议进行药物治疗：儿童 OI 患者，如存在椎体压缩性骨折，或 10 岁前发生两次以上长骨骨折，或 18 岁前发生 3 次以上长骨骨折；成人 OI 患者，发生椎体压缩性骨折或长骨骨折；绝经后以及 50 岁以上的男性 OI 患者，如骨密度符合骨质疏松[17]。

适量的钙剂与维生素 D 是 OI 的基础治疗。成人 OI 患者的钙剂与维生素 D 的补充剂量可参照骨质疏松症的处理原则。儿童 OI 患者补充钙剂与维生素 D 的剂量需要根据患儿体重，如果体重 < 15 kg，给予元素钙 500 mg/d；体重 ≥ 15 kg，给予元素钙 1000 mg/d；患儿体重 ≤ 30 kg，给予普通维生素 D 500 IU/d；体质量 > 30 kg，给予普通维生素 D 1000 IU/d[18]。

目前广泛使用的治疗 OI 的药物主要为双膦酸盐类（bisphosphonates，BPs）。近年来研究显示甲状旁腺素氨基端片段，针对核因子 KB 受体活化因子配体、骨硬化素和转化生长因子 -β 等的单克隆抗体药物，有望增加骨密度、改善骨骼微结构且降低骨折风险[19]。

双膦酸盐于 20 世纪 90 年代开始被用于 OI 的治疗，这些药物是焦磷酸盐的合成类似物，与骨骼羟基磷灰石有高度亲和力，能选择性结合于骨矿盐表面，通过影响破骨细胞微骨架和皱褶缘的形成，抑制破骨细胞释放酸性物质及酶类，抑制骨吸收，增加骨密度，是目前治疗 OI 的主要药物[17]。多数研究显示 BP 能增加儿童及成年 OI 患者骨密度，但其能否降低患者骨折率，尚未达成共识，不同基因型、临床表型与药物疗效的关系，也需要大样本、长期前瞻性队列研究，进一步明确。

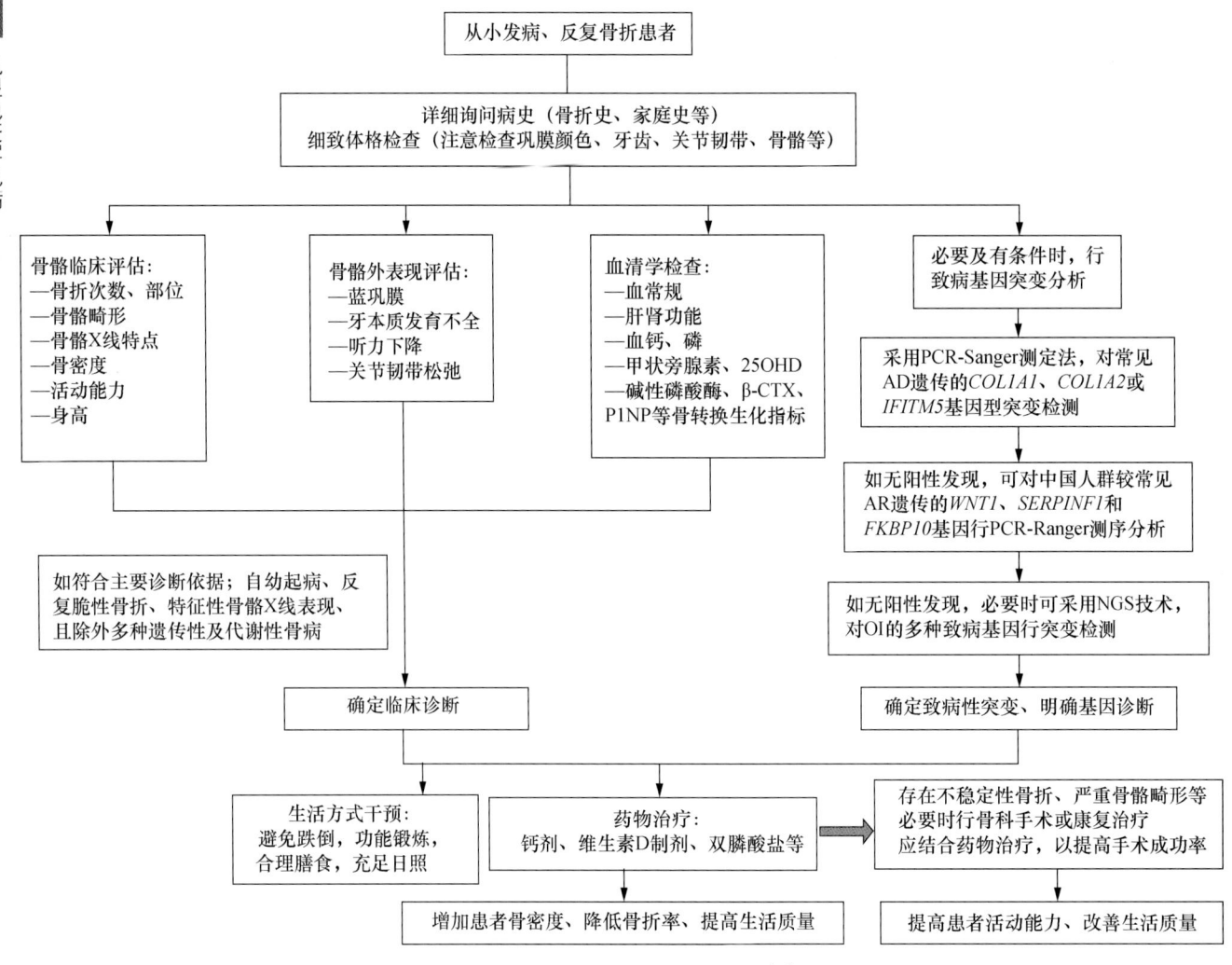

图 5-4-3 成骨不全症诊疗流程图[9]

PCR，聚合酶链反应；AD，常染色体显性遗传；AR，常染色体隐性遗传；NGS，二代测序技术；OI，成骨不全；25OHD，25-羟维生素D；β-CTX，Ⅰ型胶原羧基端肽交联；P1NP，Ⅰ型原胶原氨基端肽

甲状旁腺激素（parathyroid hormone，PTH）是甲状旁腺主细胞分泌的肽类激素，小剂量、间断给予PTH可促进成骨细胞生成与活性。特立帕肽（teriparatide）为PTH的N端1～34片段，具有促进骨形成的作用，目前主要用于骨质疏松症的治疗。小样本研究显示特立帕肽可明显增加成人OI患者骨密度[20]。目前该药尚无用于儿童的安全性资料，不推荐使用。

地舒单抗（denosumab）是人源性RANKL的IgG2单克隆抗体，能抑制RANKL和RANK结合，降低破骨细胞活性，增加骨密度，降低骨折风险。小样本研究显示地舒单抗可提高OI患儿骨密度、降低骨折次数，椎体出现再塑形，且耐受性较好[21]。但是地舒单抗对OI患者的远期疗效和安全性还需要评估。

动物实验显示骨硬化素单克隆抗体和转化生长因子-β有望成为新的OI治疗药物[22-23]。

3. 手术治疗

OI患者发生不稳定骨折，骨折不愈合，严重骨骼畸形，关节内骨折造成创伤性关节炎等情况时需进行手术治疗，包括骨折固定手术，关节置换手术，肢体和脊柱矫形手术等[16]。

4. 物理治疗

物理治疗的主要目的是增强OI患者的肌肉力量，改善活动能力。具体措施包括：特定关节的伸展及肌肉力量训练；适当负重训练；水疗；应用辅助工具弥补身材短缩、畸形所导致的生活不便；佩戴合适的下肢支具，弥补关节松弛和肌肉无力对下肢功能的影响；选择合适的助行工具，行走训练等[16]。

【总结】

OI是由多种致病基因突变导致的骨骼Ⅰ型胶原

数量减少或质量异常，引起以骨质疏松、反复骨折和进行性骨骼畸形为主要表现的单基因遗传性疾病。利用二代测序技术进行基因检测有助于OI的基因诊断。多学科合作对OI的管理至关重要，包括遗传学分析和咨询，药物治疗，康复和矫形器应用，以及手术干预等。双膦酸盐治疗是OI患者管理的重要进展。正在进行的研究（包括药物、康复和手术治疗）将为OI治疗开辟新的前景。

【病例摘要】

患者男性，42岁，主诉"右髋关节痛1年余"。患者既往反复骨折40年。9年前行主动脉瓣膜置换手术，病理提示为慢性瓣膜炎。体格检查：蓝色巩膜，右手MCP1关节半脱位，右手PIP2-5关节屈曲畸形，右膝关节畸形，双侧第1跖趾关节畸形，其余足趾关节松弛。检查：25-羟维生素D_3 13.2 ng/ml；骨密度检查示严重骨质疏松；双手X线片：双手及腕关节改变；双足X线片：双足退行性变；双膝X线片：右膝髌骨陈旧性骨折后遗改变。骨扫描：全身骨代谢性异常。基因检测报告：*COL1A2*基因Exon14发现1个杂合突变（c.693+_1delGTAA），属常染色体显性遗传。诊断为成骨不全，严重骨质疏松症。给予阿仑膦酸钠每周70 mg口服，扶他林缓释片止痛，并辅以补钙及维生素D等对症支持治疗。患者关节疼痛症状改善。病例详细资料见二维码数字资源5-4。

数字资源5-4

（赵金霞）

【参考文献】

[1] FORLINO A, CABRAL W A, BARNES A M, et al. New perspectives on osteogenesis imperfecta. Nat Rev Endocrinol, 2011, 7: 540-557.

[2] SILLENCE D O, SENN A, DANKS D M. Genetic heterogeneity in osteogenesis imperfecta. J Med Genet, 1979, 16 (2): 101-16.

[3] FORLINO A, MARINI J C. Osteogenesis imperfecta. Lancet, 2016, 387: 1657-1671.

[4] BREGOU BOURGEOIS A, AUBRY-ROZIER B, BONAFÉ L, et al. Osteogenesis imperfecta: from diagnosis and multidisciplinary treatment to future perspectives. Swiss Med Wkly, 2016, 146: w14322.

[5] FORLINO A, CABRAL W A, BARNES A M, et al. New perspectives on osteog enesis imperfecta. Nat Rev Endocrinol, 2011, 7: 540-557.

[6] MARINI J C, FORLINO A, BACHINGER H P, et al. Osteogenesis imperfecta. Nat Rev Dis Primers, 2017, 3: 17052.

[7] SATO A, OUELLET J, MUNETA T, et al. Scoliosis in osteogenesis imperfecta caused by COL1A1/COL1A2 mutations—genotype-phenotype correlations and effect of bisphosphonate treatment. Bone, 2016, 86: 53-57.

[8] GROVER M, CAMPEAU P M, LIETMAN C D, et al. Osteogenesis imperfecta without features of type V caused by a mutation in the IFITM5 gene. J Bone Miner Res, 2013, 28: 2333-2337.

[9] 中华医学会骨质疏松和骨矿盐疾病分会. 成骨不全症临床诊疗指南. 中华骨质疏松和骨矿盐疾病杂志, 2019, 12 (1): 11-23.

[10] FOLKESTAD L, HALD J D, CANUDAS-ROMO V, et al. Mortality and causes of death in patients with osteogenesis imperfecta: A register-based nationwide cohort study. J Bone Miner Res, 2016, 31 (12): 2159-2166.

[11] BRIZOLA E, MCCARTHY E, SHAPIRO J R. Bulbous epiphysis and popcorn calcification as related to growth plate differentiation in osteogenesis imperfecta. Clin Cases Miner Bone Metab, 2015, 12 (2): 202-206.

[12] GLORIEUX F H, RAUCH F, PLOTKIN H, et al. Type V osteogenesis imperfecta: a new form of brittle bone disease. J Bone Miner Res, 2000, 15: 1650-1658.

[13] MARINI J C, DANG DO A N. Osteogenesis Imperfecta.. Endotext [Internet]. South Dartmouth (MA): MDText.com, Inc.; 2000-.

[14] RAUCH F, HUSSEINI A, ROUGHLEY P, et al. Lack of circulating pigment epithelium-derived factor is a marker of osteogenesis imperfecta type VI. J Clin Endocrinol Metab, 2012, 97: E1550-E1556.

[15] CHO S Y, ASHARANI P V, KIM O H, et al. Identification and in vivo functional characterization of novel compound heterozygous BMP1 variants in osteogenesis imperfecta. Hum Mutat, 2015, 36: 191-195.

[16] CHO T J, KO J M, KIM H, et al. Management of Osteogenesis Imperfecta: A Multidisciplinary Comprehensive Approach. Clin Orthop Surg, 2020, 12 (4): 417-429.

[17] DWAN K, PHILLIPI C A, STEINER R D, et al. Bisphosphonate therapy for osteogenesis imperfecta. Cochrane Database Syst Rev, 2016, 10: CD005088.

[18] TREJO P, RAUCH F. Osteogenesis imperfecta in children

[19] ETICH J, LESSMEIER L, REHBERG M, et al. Osteogenesis imperfecta-pathophysiology and therapeutic options. Mol Cell Pediatr, 2020, 7 (1): 9.

[20] ORWOLL ES, SHAPIRO J, VEITH S, et al. Evaluation of teriparatide treatment in adults with osteogenesis imperfecta. J Clin Invest, 2014, 124: 491-498.

[21] HOYER-KUHN H, NETZER C, KOERBER F, et al. Two years' experience with denosumab for children with osteogenesis imperfecta type VI. Orphanet J Rare Dis, 2014, 26 (9): 145.

[22] GRAFE I, ALEXANDER S, YANG T, et al. Sclerostin antibodytreatment improves the bone phenotype of Crtap (·/-) mice, a model of recessive osteogenesis imperfecta. J Bone Miner Res, 2016, 31 (5): 1030-1040.

[23] GRAFE I, YANG T, ALEXANDER S, et al. Excessive transforming growth factor-β signaling is a common mechanism in osteogenesis imperfecta. Nat Med, 2014, 20 (6): 670-675.

第五节 弹性纤维假黄瘤

【概述】

弹性纤维假黄瘤（pseudoxanthoma elasticum）最早一例由法国皮肤科医生 Balzar 于 1884 年报道，他发现患者的皮肤表现和心脏的弹性纤维变性有关。1896 年由 Darier 医生进行了分析及命名[1]。该病为常染色体隐性遗传模式，发病率约为 1/（25 000～100 000）。该病女性发病率稍高于男性，并无人种差异。

该病多和 16 号染色体短臂上 ABCC6 基因的失活性突变有关，ABCC6 基因编码 ATP 结合盒转运子，主要位于肝细胞膜上，其功能失活导致肝细胞分泌 ATP 减少，从而进一步减少血浆中矿化抑制剂-无机磷酸酶以及胎球蛋白 A[2]。其他系统性矿化抑制剂水平也可能降低，同时碱性磷酸酶表达升高。弹性纤维假黄瘤的发病机制和矿化活动异常有关，嗜弹性纤维物质增加，之后弹性纤维在靶器官内成团、扭曲，导致钙质和矿物质沉积。这种损伤通常好发于真皮中下层、动脉的内膜和基质、眼底的 Bruch 膜内，表现为弹性纤维的功能受损，进而引起一系列的皮肤、眼部和心血管系统的临床病理表现。

【临床表现】

典型的弹性纤维假黄瘤表现为皮肤、眼睛、心血管系统的弹性纤维网状系统受损[3-4]。

1. 皮肤表现

该病多在 10～20 岁发病，好发于躯干屈侧，表现为多发的散在的扁平黄色丘疹，后期可以相互融合为鹅卵石样外观，并呈现"粗细不均的鸡皮"样表现。皮疹最初出现在颈部，随着疾病进展，皮损累及肘窝、腘窝、腕部、腋下及腹股沟，皮疹泛发时候也可累及非屈侧部位。

随病情加重，真皮出现明显的钙质沉积，皮损表现为坚硬的斑块或者丘疹，个别患者甚至有钙质从皮肤排出的现象。个别患者因为弹性纤维受损导致皮肤松弛、弹性下降。腋下及腹股沟最为显著。

该病也可累及口腔黏膜部位，表现为下唇内侧的多发黄色丘疹。另外，颏部皮肤的皱纹显著增多也见于 2/3 小于 30 岁的患者以及大多数老年患者。

2. 眼睛表现

眼部受累最常见的表现是血管样纹，但对该病并不特异，其他疾病也可以出现，30 岁前好发，通常无症状，不影响眼部的功能。血管样纹是来源于视网膜和脉络膜的 Bruch 膜的弹性纤维钙化后断裂而成。当出现轻微外伤导致弹性纤维断裂后，脉络膜新生毛细血管增多，之后新生的血管渗漏，导致出血和瘢痕形成。从而引起视力降低甚至失明。

3. 心血管表现

心血管合并症是最严重的并发症。弹性纤维假黄瘤通常累及中等动脉，因为弹性纤维的降解和钙化导致动脉粥样硬化斑块的形成。

临床上，最早出现的是间歇性跛行症状，见于约 30% 的患者。冠状动脉、肾血管同样可以受累，可引起外周脉搏的缺失、肾血管性高血压、心绞痛、心肌梗死、卒中等。好发于 30～40 岁中青年人，最早可见于 9 岁儿童。

心脏超声可示动脉及心室瓣膜钙化明显，甚至出现钙化梗阻，导致二尖瓣脱垂或者狭窄，或者限制性心肌病。肾脏超声可见到点状超声信号增强，反映了动脉弹力层的钙化。脾和胰也可见到。

10%的患者会合并出血，尤其是胃肠道出血，这是胃肠黏膜钙化增加，导致出血风险增加所致。出血并无预兆，甚至儿童、青少年也可发生。当然，出血也可发生于脑血管系统、子宫、尿道、关节。

【辅助检查】

1. 皮肤病理[5]

（1）HE染色：表皮大致正常，网状真皮组织中下层弹性纤维扭曲、断流，晚期可以出现淡紫色团块，为钙质沉积（图5-5-1）。

（2）Verhoeff-van Gieson染色：病变早期通过该染色观察弹性纤维改变。

（3）Von Kossa染色：病变晚期通过该染色观察有无钙质沉着。

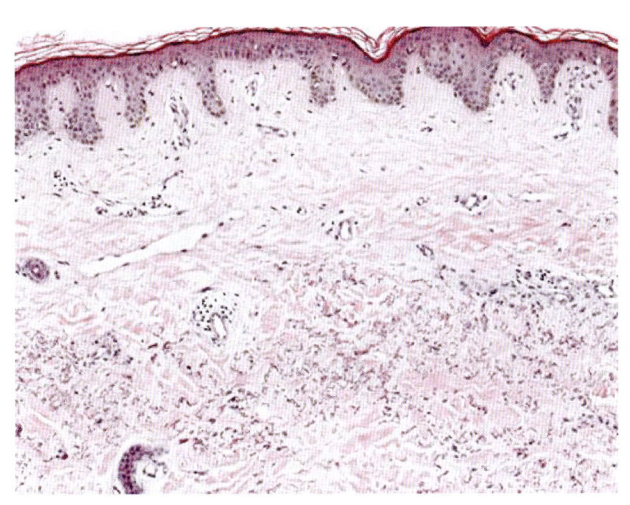

图5-5-1 弹性纤维假黄瘤皮肤HE染色

2. 眼部检查

（1）眼底镜检：观察眼底有无血管样纹，橘皮样变，黄斑变性等改变。

（2）荧光素或者吲哚菁绿血管造影：观察有无血管样纹。

（3）眼底自发荧光：观察有无血管样纹。

3. 遗传基因筛查

ABCC6 突变。

4. 血红蛋白谱及维生素K依赖的凝血因子化验

除外镰状细胞性贫血及地中海贫血等也可能出现眼底血管样纹的疾病。

【诊断】

诊断弹性纤维假黄瘤需要满足以下3个主要标准及2个次要标准[1]。

1. 主要标准

（1）典型的皮肤皮疹表现：屈侧黄色鹅卵石样皮疹。

（2）皮疹处典型的病理表现。

（3）典型的眼部受累：血管样纹、橘皮样改变、黄斑变性（超过20岁）。

2. 次要标准

（1）非皮疹部位的典型病理表现。

（2）一级亲属的弹性纤维假黄瘤病史。

【鉴别诊断】

1. 光化性弹性纤维变性

好发于中老年患者，主要因日光照射引起的皮肤光老化造成，好发于前额侧面、颈部伸侧及前臂伸侧等曝光部位，表现为皮肤松弛、增厚。病理表现为真皮乳头及网状真皮组织上部可见弹性纤维变性及无定型嗜碱性团块。

2. 迟发性局灶性真皮弹性组织变性

好发于70～90岁，表现为颈部、腋下、肘部前侧及腘窝的多发1～3 mm的黄色丘疹，可见融合。病理表现为网状真皮组织中下层外观正常的弹性纤维增多。

3. 颈部白色丘疹病

好发于日本男性及白人女性，常见于50～90岁，临床表现为多发的2～3 mm白色丘疹，颈部多发，躯干上部次之。病理表现为真皮乳头层及网状真皮中部胶原束增厚及弹性纤维减少。

【治疗】

1. 皮肤治疗[6]

（1）抗氧化治疗，如维生素E和（或）维生素C口服治疗。

（2）皮肤下垂明显的，可整形外科治疗。

2. 眼部治疗

（1）激光光凝：治疗脉络膜新生血管的唯一方法。

（2）避免头部创伤、吸烟及过度用力，以减少视网膜出血。

3. 心血管治疗[5]

（1）规律健康的生活方式，减重、锻炼、减少烟酒摄入。

（2）阿司匹林、非甾体抗炎药、抗血小板药可能增加视网膜及胃肠道出血风险，需要尽量避免；但有报道认为小剂量阿司匹林可有效减少心肌梗死和间歇性跛行。

4. 基因治疗[1]

ABCC6 转基因治疗。

（孙婧茹　李　航）

【参考文献】

[1] GERMAIN D P. Pseudoxanthoma elasticum. Orphanet J Rare Dis, 2017, 12（1）: 85.
[2] MARCONI B, BOBYR I, CAMPANATI A, et al. Pseudoxanthoma elasticum and skin: Clinical manifestations, histopathology, pathomechanism, perspectives of treatment. Intractable Rare Dis Res, 2015, 4（3）: 113-122.
[3] LAUBE S, MOSS C. Pseudoxanthoma elasticum. Arch Dis Child, 2005, 90（7）: 754-756.
[4] OHTANI T, FURUKAWA F. Pseudoxanthoma elasticum. The Journal of dermatology, 2002, 29（10）: 615-620.
[5] CHASSAING N, MARTIN L, CALVAS P, et al. Pseudoxanthoma elasticum: A clinical, pathophysiological and genetic update including 11 novel abcc6 mutations. Journal of medical genetics, 2005, 42（12）: 881-892.
[6] BERCOVITCH L, TERRY P. Pseudoxanthoma elasticum 2004. Journal of the American Academy of Dermatology, 2004, 51（1 Suppl）: S13-14.

第六节　进行性假性类风湿发育不良

【概述】

进行性假性类风湿发育不良（progressive pseudorheumatoid dysplasia, PPD）也称为迟发性脊椎骨骺发育不良伴进行性关节病，是一种由于 WNT1 诱导的信号肽通路蛋白 3 基因（WNT1-inducible signaling pathway protein 3, WISP3）突变导致的常染色体隐性遗传性软骨发育不良疾病。

1982 年 Wynee-Davies 等[1]对来自 9 个家系的 15 例患者进行了研究，首次提出 PPD 是一种新的常染色体隐性遗传性疾病。1999 年 Hurvitz 等[2]将此病的致病基因定位于 6q21，并首次在 13 例 PPD 患者中报道了 9 种突变。Delague V[3]对 9 个来自中东的 PPD 家系研究进一步证明了 WISP3 基因突变导致了 PPD 的发病，这点目前已得到了公认。到目前为止，文献报道已有 72 种基因位点的突变导致 PPD 的发病[4]，其中有 18 种中国人群 WISP3 基因突变被发现（表 5-6-1）[5-13]，分别位于 2～5 号外显子。

该病多发于 3～8 岁，为罕见病。在英联邦国家的发病率约为 1/100 万[1,14]，PPD 在阿拉伯人和地中海、中东、亚洲东南部地区发病率较高[14-15]，中国国内大多为个案报道。WISP3 是一种生长因子，通过促进 Ⅱ 型胶原和聚集蛋白聚糖的表达，调节软骨细胞的增殖和分化，从而参与软骨内稳态和骨生长。PPD 发病机制考虑是由于 WISP3 基因缺陷，干扰了出生后软骨细胞的稳定性，使未成熟的软骨细胞处于高增生状态，使关节软骨提前退化而导致全身各关节畸形、运动障碍。

表 5-6-1　中国 PPD 患者已知 WISP3 基因突变位点汇总

No.	位置	核苷酸变化	氨基酸变化
1	Exon 2	c.105dupT	p.Gly36fs*10
2	Exon 2	c.208_209insA	—
3	Exon 2	c.136C > T	p.Gln46*
4	Exon 3	c.342 T > G	p.Cys114Trp
5	Exon 3	c.342G > A	p.Cys114Try
6	Exon 4	c.624delA	p.Lys208fs*24
7	Exon 4	c.624_625insA	p.Cys209fs*229
8	Exon 4	c.667 T > G	p.Cys223Gly
9	Exon 4	c.679dupA	p.Cys227Leufs*21
10	Exon 4	c.716_722delAAATGAG	p.Glu239fs*16
11	Exon 4	c.721 T > G	p.Cys241Gly
12	Exon 4	c.729_735delGAGAAAA	p.Glu243fs*255
13	Exon 4	c.756C > A	p.Cys252*
14	Exon 5	c.840delT	p.Phe280Leufs*33
15	Exon 5	c.866_867insA	p.Gln289fs*31
16	Exon 5	c.866dupA	p.Ser290Glufs*13
17	Exon 5	c.857C > G	p.Ser286*
18	Exon 5	c.1000 T > C	p.Ser334Pro

【临床表现】

患者在出生时和婴儿期表现大都正常，主要临床特征一般在 3～6 岁逐渐出现。最常见的临床表现包括步态异常、身材矮小、疲劳、多关节僵硬、疼痛（髋关节最为常见）、关节挛缩和指间关节增大（由于干骺端增大导致而非滑膜炎症导致）。关节疼痛在疾病初期并不十分明显。关节僵硬在疾病早期通常对称出现，多累及指间关节、膝关节以及髋关节。颈椎、肘关节、腕关节和肩关节较少受累。后随着时间推移，几乎所有关节均会受到限制从而出现步态异常，并逐渐出现脊柱后凸、身材矮小、关节挛缩等关节畸形表现[16]。

【辅助检查】

1. 影像学检查

整体上，放射学特征包括脊椎骨骺发育不良伴板状软骨、股骨颈短而宽、股骨和胫骨骨骺增大、髋关节和膝关节间隙狭窄、掌骨和指骨的外干骺端增大、骨质减少和指间关节干骺端扩大等。PPD 的特征性影像学表现包括：

（1）脊柱：包括脊柱侧/后凸畸形、椎体扁平、椎体前缘上边和下边骨化缺失，呈"横置花瓶"状、椎体后缘间隙狭窄，见图 5-6-1。

（2）骨盆：包括骨盆小、髂翼耳状面缺失、髋臼浅、骶髂关节和耻骨联合间隙增宽、股骨颈粗短、年龄偏大者可见股骨头变扁、表面不平，外周关节间隙狭窄、干骺骨端增大、骨质疏松，继发骨关节炎[16]，见图 5-6-2。

（3）手关节：包括骨骺增大、干骺端增宽、掌指关节和指间关节（尤其是近端指间关节）关节间隙丢失或狭窄，见图 5-6-3。

（4）其他：肩关节、膝关节可见骨赘形成和关节周围钙化。

2. 实验室检查

PPD 患者外周血炎症指标，包括血沉和 C 反应蛋白水平通常在正常水平。类风湿因子和自身抗体如抗核抗体和抗瓜氨酸蛋白抗体为阴性。补体在正常范围内。滑膜活检结果通常呈正常表现。钙、碱

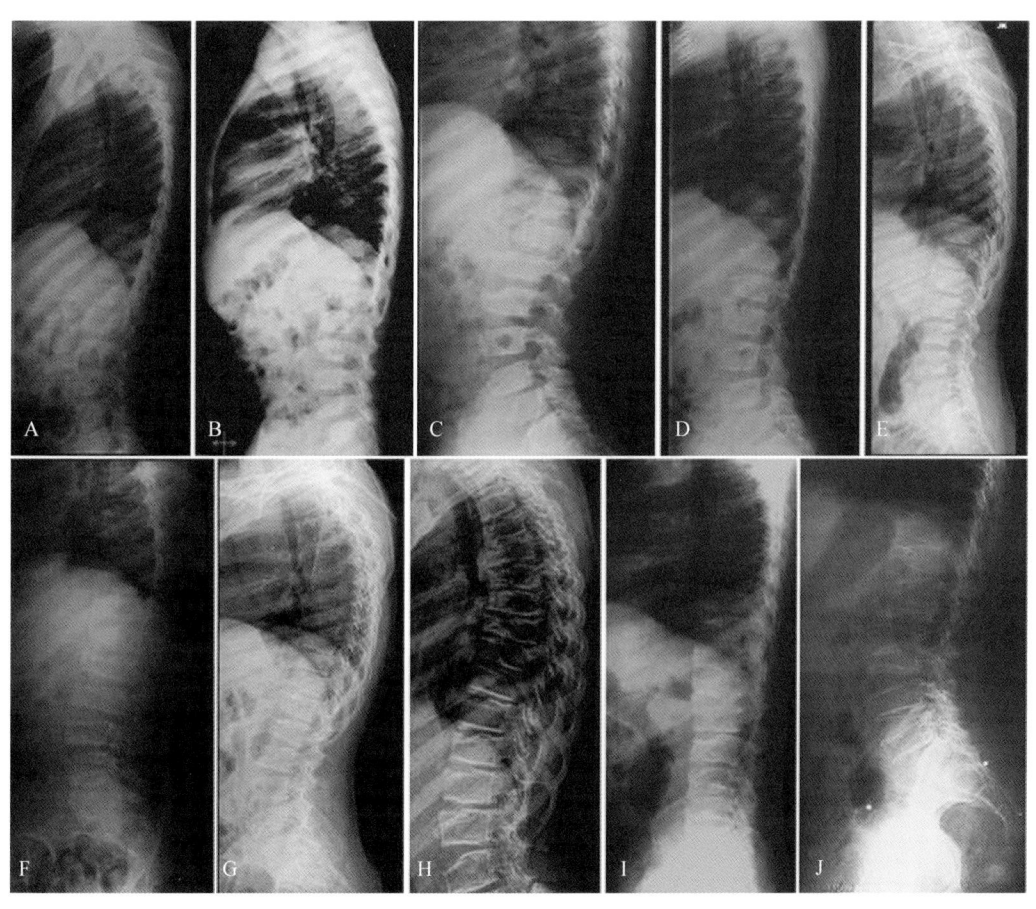

图 5-6-1　PPD 患者脊柱畸形改变[25]
注：A～J 为 PPD 患者 5～50 岁不同年龄阶段脊柱椎体变化表现

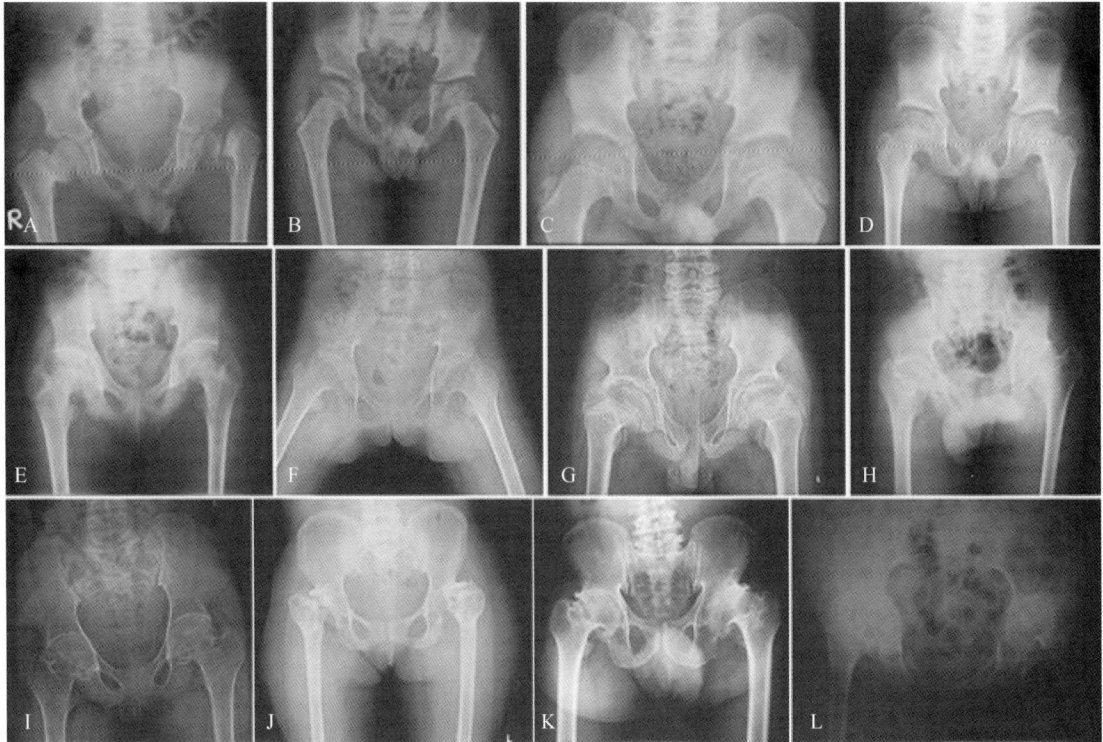

图 5-6-2　PPD 患者骨盆畸形改变[25]

注：A～L 为 PPD 患者 5～50 岁不同年龄阶段骨盆变化表现

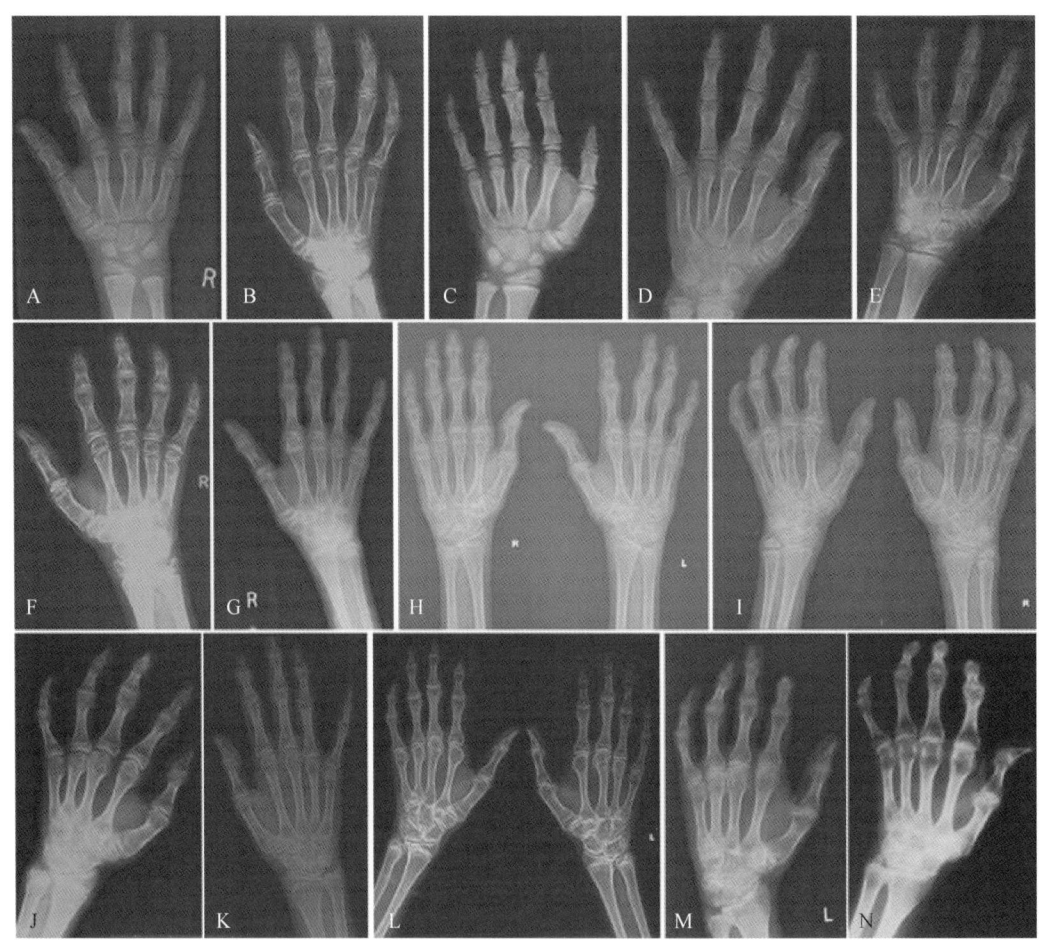

图 5-6-3　PPD 患者手部指间关节畸形改变[25]

注：A～N 为 PPD 患者 5～50 岁不同年龄阶段手部指间关节变化表现

性磷酸酶、血红蛋白和血糖水平、生长激素、胰岛素样生长因子-1和胰岛素水平的基础空腹浓度均在正常范围内[17-18]。

3. 基因检查

患者及父母全外显子组测序可见 WISP3 基因突变。

【诊断】

PPD疾病的诊断主要依据发病年龄、关节软骨提前退化而导致全身各关节畸形、运动障碍的临床表现、实验室检查炎性及自身免疫指标和代谢指标正常、基因检测提示 WISP3 基因突变等特点进行诊断。

【鉴别诊断】

1. 大骨节病

PPD患者干骺端骨性膨大需与大骨节病相鉴别。大骨节病亦为干骺端受累的疾病，是一种损害发育过程中软骨内骨化型透明软骨，并导致软骨内化骨障碍的地方性、慢性变形性骨关节病。主要累及儿童及青少年的骺板软骨和关节软骨，早期常无明显的特异性症状和体征，但成年后多遗留关节增大、畸形，继而出现关节肿痛及功能障碍，儿童发病会出现骨骺板提前骨化，导致生长发育出现障碍，表现为侏儒型，在我国又被称为矮人病。大骨节病的发病原因并不明确，可能和谷物中的致病菌有关。目前诊断还依靠临床症状如指末弯、踝关节活动障碍、下蹲障碍、典型的手足 X 线及干骺和骨端异常以及流行病学来诊断[19]。

2. 脊柱关节炎

PPD患者关节僵硬疼痛，尤其是髋关节异常常与脊柱关节炎相混淆。但PPD关节僵硬疼痛通常非炎性腰背痛表现，且影像学表现并非脊柱关节炎典型表现，实验室指标检测如炎性指标、HLA-B27均为阴性等特点可与脊柱关节炎鉴别。

3. 幼年特发性关节炎

PPD患者的临床表现最初容易与幼年特发性关节炎混淆。但PPD患者炎性指标通常正常、对免疫抑制剂治疗反应差、不同于JIA的典型影像学表现以及生长速度明显下降等特点均可与JIA鉴别[20-21]。

4. 类风湿关节炎

PPD患者常伴有因干骺端扩大导致的多发指间关节膨大表现，临床上需与类风湿关节炎鉴别。但结合PPD患者发病年龄、关节膨大并非滑膜炎改变导致、炎性指标及相关自身抗体等均阴性、对抗风湿类药物以及激素、NSAIDs反应不佳等特点均可与类风湿关节炎疾病相鉴别。

5. 肌病

一些PPD患者起病初期以肌无力、运动受限为主要症状，需与各种肌病鉴别。但PPD患者的血清肌酸激酶和乳酸水平正常为不同于肌病表现。

6. Stickler 综合征

Stickler 综合征是一种临床和遗传上的异质性疾病，是 COL2A1 基因突变所致，是以多关节关节病为特征的脊椎炎性发育不良。此疾病常伴有眼部异常，特别是进行性近视。这些特征可与PPD相区分鉴别。由于Ⅱ型胶原病的疾病谱不断扩大，如果患者显示 PPD 疾病的特征，但没有致病性 WISP3 突变，建议考虑并筛选可能的 COL2A1 相关疾病[22]。

7. 其他

如角骨折型脊柱口发育不良、迟发性X连锁脊椎骨骺发育不良、黏多糖沉积症等，也可表现为身材矮小、发育性髋内翻、多发性骨骺发育不良等与PPD类似的临床表现，常常与PPD相混淆。对于此类疾病的鉴别，全面完整的临床检查、实验室指标检查（血沉、C反应蛋白、类风湿因子、ANA）以及眼科评估是重要的诊断工具。

【治疗与监测】

目前对PPD的治疗主要以支持、对症为主，尚无针对PPD特异性治疗方法。具体治疗包括止痛、物理治疗和手术干预。

对于因软骨破坏后继发性炎症标志物水平升高或骨关节炎表现的成年患者，非甾体抗炎药可能会有所帮助。但PPD对类固醇和免疫抑制剂，如甲氨蝶呤、环孢霉素等抗风湿药物通常缺乏反应，其治疗通常不会有任何临床改善。双膦酸盐类药物对改善患者骨密度或身高的亦无太多作用[23]。

物理治疗可能有助于保持关节活动性。对于关节僵硬表现者，大关节僵硬可在物理治疗师以及活动矫正和助行器等帮助下进行管理治疗。小关节僵硬可在一些适应性装置帮助下进行锻炼。需要强调的是，对于关节僵硬者，应尽量避免关节固定治疗（如石膏外固定）。对于存在轻度脊柱侧凸、后凸表现者，可在外科医师帮助下进行脊柱畸形矫正[24]。

外科治疗包括髋关节和膝关节置换术（一般在30岁左右进行）、下肢重新排列和脊柱矫正手术，以治疗由疾病引起的严重残疾的椎管狭窄和（或）脊柱侧凸、减轻疼痛和重建行走能力。关节置换的最佳时机取决于患者个体和疾病的具体情况，但不应在下肢骨骺闭合前使用，以避免二次长度差异。

对于 PPD 患者，在治疗过程中如何进行病情监测，目前尚无国际统一共识的指南。医生可在患者每次就诊时，对骨科并发症（包括骨关节畸形、继发性关节疾病、脊柱畸形和疼痛）进行监测。每年进行一次骨发育不良或多学科骨骼发育不良临床专家评估[25]。

对于 PPD 患者，应如何对家族成员罹患 PPD 风险进行评估呢？因 PPD 为常染色体隐性遗传病，杂合子是无症状且无发展为此种疾病的风险。对于 PPD 患者的父母，建议进行分子遗传学检测，以确认父母双方均为 WISP3 突变的杂合子，并进行可靠的复发风险评估。对于 PPD 患者兄弟姐妹，如果已知父母双方均为 WISP3 致病性变体的杂合子，则受累个体的每个同胞在受孕时有 25% 概率受累、50% 概率为无症状携带者、25% 概率为未携带未受累状态。PPD 患者的后代均为 WISP3 致病性变体的杂合子。对于患者其他家庭成员，患者父母的每个同胞均有 50% 风险成为 WISP3 致病性突变体的携带者[25]。

【典型病例】

56 岁男性，教师，常住沿海地区。因多关节痛 40 年、活动受限 28 年就诊。表现为左髋关节痛伴活动受限，理疗可减轻。后无明显诱因出现右髋、右肘、左膝、右膝、双肩、双肘关节屈曲及活动受限，逐渐不能自主行走、生活不能自理。14 岁前身高正常，以后生长停滞。

查体：身高 153 cm（既往最高 158 cm），左下肢 82 cm，右下肢 78 cm。双手 PIP 骨性肥大，屈曲畸形，握拳受限，双腕关节背伸受限，双肘关节屈曲畸形，伸屈受限，双肩关节内旋、外旋、外展受限，双髋关节外展、屈曲、内旋、外旋受限，双膝关节固定屈曲畸形，活动受限；双踝关节肿胀背伸受限，脊柱后凸侧弯畸形，骶髂关节无压痛，4 字征不能配合。

辅助检查：葡萄糖 6.7 mmol/L，HLA-B27、RF、抗 CCP 抗体、ESR、CRP 正常。骨密度示骨量减少。手足、双髋关节、全脊柱 X 线、双侧骶髂关节及腰椎 MRI 提示退行性病变、关节间隙狭窄、扁平髋、椎体高度减低变扁。

诊断：患者髋关节及椎体变扁，多关节增生明显，考虑存在骨软骨发育及代谢异常相关疾病可能，完善患者及父母基因检查，发现患者 WISP3 两个外显子均有氨基酸突变，分别为 c.756C > G 及 c.866dupA，均为杂合突变，分别来自患者母亲及父亲，考虑 PPD 诊断明确。病例详细资料见二维码数字资源 5-6。

数字资源 5-6

（李欣艺）

【参考文献】

[1] WYNNE-DAVIES R, HALL C, ANSELL B M. Spondyloepiphyseal dysplasia tarda with progressive arthropathy. J Bone Joint Surg Br, 1982, 64（4）: 442-425.

[2] HURVITZ J R, SUWAIRI W M, VAN HUL W, et al. Mutations in the CCN gene family member WISP3 cause progressive pseudorheumatoid dysplasia. Nat Genet, 1999, 23（1）: 94-98.

[3] LUO H, SHI C, MAO C, et al. A novel compound WISP3 mutation in a Chinese family with progressive.pseudorheumatoid dysplasia. Gene, 2015, 564（1）: 35-38.

[4] YE J, ZHANG H W, QIU W J, et al. Patients with progressive pseudorheumatoid dysplasia: from clinical diagnosis to molecular studies. Mol Med Rep, 2012, 5（1）: 190-195.

[5] HU Q Y, LIU J, WANG Y, et al.Delayed-onset of progressive pseudorheumatoid dysplasia in a Chinese adult with a novel compound WISP3 mutation: a case report. BMC Medical Genetics, 2017, 18（1）: 149.

[6] BENNANI L, AMINE B, LEHEHAN L, et al. Progressive pseudorheumatoid dysplasia: three cases in one family. Joint Bone Spine, 2007, 74（4）: 393-395.

[7] ZHOU H D, BU Y H, PENG Y Q, et al. Cellular and molecular responses in progressive pseudorheumatoid dysplasia articular cartilage associated with compound heterozygous WISP3 gene mutation. J Mol Med（Berl）, 2007, 85（9）: 985-996.

[8] SUN J, XIA W, HE S, et al. Novel and recurrent mutations of WISP3 in two Chinese families with progressive pseudorheumatoid dysplasia. PLoS One, 2012, 7（6）: e38643.

[9] YU Y, HU M, XING X, et al. Identification of a mutation in

the WISP3 gene in three unrelated families with progressive pseudorheumatoid dysplasia. Mol Med Rep, 2015, 12（1）: 419-425.

［10］LIU L, LI N, ZHAO Z, et al. Novel WISP3 mutations causing spondyloepiphyseal dysplasia tarda with progressive arthropathy in two unrelated Chinese families. Joint Bone Spine, 2015, 82（2）: 125-128.

［11］YAN W, DAI J, XU Z, et al. Novel WISP3 mutations causing progressive pseudorheumatoid dysplasia in two Chinese families. Hum Genome Var, 2016, 3: 16041.

［12］EI-SHANT H E, OMARI H Z, QUBAIN H L. Progressivepseudo-rheumatoid dysplasia: report of a family and review. J Med Genet, 1997, 34: 559-563.

［13］SAILANI M R, CHAPPELL J, JINGGA I, et al. WISP3 mutation associated with pseudorheumatoid dysplasia. Cold Spring Harb Mol Case Stud, 2018, 4（1）: a001990.

［14］VALERIE D, ELIANE C, SANDRA C, et al. Molecular study of WISP3 in nine families originating from the middle-east and presenting with progressive pseudorheumatoid dysplasia: identificati on of two novel mutations and description of a founder effect. Am J Med Genet, 2005, 138 A（2）: 118-126.

［15］YUE H, ZHANG Z L, HE J W. Identification of novel mutations in WISP3 gene in two unrelated Chinese families with progressive pseudorheumatoid dysplasia. Bone, 2009, 44（4）: 547-554.

［16］TORREGGIANI S, TORCOLETTI M, CAMPOS-XAVIER B, et al. Progressive pseudorheumatoid dysplasia: a rare childhood disease. Rheumatol Int, 2019, 39（3）: 441-452.

［17］DELAGUE V, CHOUERY E, CORBANI S, et al. Molecular study of WISP3 in nine families originating from the Middle-East and presenting with progressive pseudorheumatoid dysplasia: identification of two novel mutations, and description of a founder effect. Am J Med Genet A, 2005, 138A（2）: 118-126.

［18］RAI E, MAHAJAN A, KUMAR P, et al. Whole Exome Screening Identifies Novel and Recurrent WISP3 Mutations Causing Progressive Pseudorheumatoid Dysplasia in Jammu and Kashmir-India. Sci Rep, 2016, 6: 27684.

［19］钱向东, 赵云辉. 非病区成人大骨节病的 X 线诊断及鉴别诊断. 新疆医学, 2013, 43: 110-113.

［20］GARCIA SEGARRA N, MITTAZ L, CAMPOS-XAVIER A B, et al. The diagnostic challenge of progressive pseudorheumatoid dysplasia（PPRD）: a review of clinical features, radiographic features, and WISP3 mutations in 63 affected individuals. Am J Med Genet C Semin Med Genet, 2012, 160C（3）: 217-229.

［21］EKBOTE A V, DANDA D, KUMAR S, et al. A descriptive analysis of 14 cases of progressive-psuedorheumatoid-arthropathy of childhood from south India: review of literature in comparison with juvenile idiopathic arthritis.Semin Arthritis Rheum. 2013; 42（6）: 582-589.

［22］JURGENS J, SOBREIRA N, MODAFF P, et al. Novel COL2A1 variant（c.619G > A, p.Gly207Arg）manifesting as a phenotype similar to progressive pseudorheumatoid dysplasia and spondyloepiphyseal dysplasia, Stanescu type. Hum Mutat. 2015; 36（10）: 1004-1008.

［23］EKBOTE A V, DANDA D, KUMAR S, et al. A descriptive analysis of 14 cases of progressive-psuedorheumatoid-arthropathy of childhood from south India: review of literature in comparison with juvenile idiopathic arthritis. Semin Arthritis Rheum, 2013, 42（6）: 582-589.

［24］HARTMANN M, MERKER J, HAEFNER R, et al. Biomechanics of walking in adolescents with progressive pseudorheumatoid arthropathy of childhood leads to physical activity recommendations as therapeutic focus. Clin Biomech, 2016, 31: 93-99.

［25］BHAVANI G S, SHAH H, SHUKLA A, et al. Progressive Pseudorheumatoid Dysplasia. GeneReviews?［Internet］. 2015; 25［updated 2020 Dec 23］.

第七节　进行性骨化性纤维结构不良

【概述】

进行性骨化性纤维结构不良（fibrodysplasia ossificans progressiva, FOP）是一种极罕见的严重致残性结缔组织疾病，主要表现为先天性的拇趾畸形与进行性异位骨化。目前国内外文献报道的病例共约 800 例，预计世界范围内共有约 3000 例患者，而我国估计共有 600～700 例患者[1]。该病的估计患病率为 1/（1 300 000～1/2 000 000）。

研究表明，进行性骨化性纤维结构不良遵循常染色体显性遗传规律，而无明显种族、性别或地理分布间的差异。该病的致病基因已被定位并证实为 *ACVR1* 基因，该基因表达 1 型激活素 A 受体

（ACVR1蛋白），作为骨形态发生蛋白信号成分，在正常情况下发挥抑制成骨细胞发生的作用[2]。

进行性骨化性纤维结构不良的病理生理机制主要取决于炎症诱发的刺激反应，可自发出现或由微小创伤所诱发。由于其中的一项诱发因素是创伤，所以在异位骨化部位进行活检或手术干预可能会导致灾难性的后果。因此，基于受累组织进行的发病机制研究非常有限，目前的机制研究大多为细胞培养与动物模型研究。ACVR1蛋白是一种骨形态发生蛋白（BMP）信号成分，为一类丝氨酸-苏氨酸受体激酶，通过配体结合而在正常生理情况下发挥抑制骨形成的作用。当ACVR1基因发生功能获得性突变后，导致该蛋白激活，当其配体激活素A或其他BMP成员配体与其结合后，会激活骨细胞发生的过程。在这个过程中，已发现存在两个主要的启动步骤：其中一个步骤是微小创伤所产生的刺激，而另一个步骤是固有免疫活动产生的自发性炎症过程，这一炎症过程与BMP信号通路失调存在密切联系。此外，在这个特定区域形成的最初的软骨凝聚过程形成了趋向于统一的炎症诱导中心。另一项研究显示，间充质干细胞巢处发生的损伤诱发性微环境改变通过异位骨化调控了间充质干细胞的增殖和成骨分化。这一局灶环境的改变起始自早期炎症、纤维增生和聚集阶段，逐渐发展为异位骨化。许多不同类型的细胞类型，包括神经纤维、巨噬细胞、肥大细胞以及血管内皮细胞，共同参与异位骨化形成的过程。

95%的进行性骨化性纤维结构不良患者可检测到BMP通路中ACVR1基因的突变。其中，第5号外显子c.617 G＞A（p.Arg206His）突变是最常见的突变，并引起典型的临床表现。此突变与其他位于第4～7号外显子的功能获得性突变均位于ACVR1蛋白的胞内区域，该区域为此受体的激酶活性部位。尽管异位骨化过程中最常被提及的激活通路为BMP信号通路，其他信号通路，如Hedgehog通路、Wnt/β-catenin通路以及成纤维生长因子通路也在进行性骨化性纤维结构不良的异位性骨化过程中发挥作用。

【临床表现】

进行性骨化性纤维结构不良的典型临床表现主要包括两个典型特征：先天性拇趾畸形与进行性异位骨化，其发生遵循一定的解剖和时间模式。发病年龄通常为10岁之前。进行性骨化性纤维结构不良的患者除了拇趾畸形外，出生时表现正常。拇指畸形可表现为假骨骺或分段畸形，或是第一跖骨早闭，以及拇外翻。在10岁以前，患者通常会出现自发性痛性软组织肿胀，并通过成熟的异位骨化逐渐将骨骼肌、肌腱、筋膜或腱膜转化为骨。这些症状可以是自发发生的，也可以由微小创伤所引起的，比如肌肉拉伸、肌内注射、跌倒或流感样感染。每次发作最终会导致相关关节功能的丧失，并与其他发作一起，最终累积导致残疾的发生，而导致多数患者于20～30岁时被迫轮椅依赖[3]。

尽管异位骨化可以发生于结缔组织的任何区域，但其发展过程遵循典型的解剖和时间模式。一项纳入了500名进行性骨化性纤维结构不良患者的研究显示，最早期受累区域为颈部、上背部和肩部，而发生的中位年龄为8.5～11.5岁。此外，异位骨化由中轴区域逐渐向肢体发展，由上肢向下肢发展，最后受累的区域为手指与足，发生的中位年龄为50.5～58.5岁。膈肌、舌肌与眼外肌通常相对不受累，此外，心肌与平滑肌也不受累。

颞下颌关节、肋椎关节、肋间肌和椎旁肌是其他会受累的区域。大多数患者在20～30岁期间需要依靠轮椅，并日常生活活动中需要帮助。胸壁受累以及脊柱畸形，包括脊柱后凸或胸部前凸，会导致胸部功能不全综合征，并导致反复的呼吸道感染和心胸功能衰竭。另一方面，与下颌骨关节强直相关的严重体重减轻会进一步加重临床恶化的过程。该病患者死亡的中位年龄预计为40岁，最常见的死因是胸部功能不全综合征所致的肺部并发症。在携带有非经典突变的患者中，还可以出现拇指畸形、白内障、认知功能障碍、听力丧失及其他不典型症状。

【辅助检查】

在进行性骨化性纤维结构不良的非活动期，实验室检查通常都是正常的。在发作期，可检测到血清碱性磷酸酶（ALP）和软骨源性维甲酸蛋白（CD-RAP）水平的升高。由于血清碱性磷酸酶水平直到病变的成骨期才开始升高，因此不能作为预测异位骨化的可靠生物标志物。CD-RAP是软骨形成过程中表达的一种蛋白质，目前作为潜在的生物标志物，正在进行研究予以评价。

X线片和CT扫描被推荐用于在进行性骨化性纤维结构不良中证实异位骨化的存在。超声和MRI可以用于显示软组织肿胀和水肿，这些是病变早期的征象。尽管MRI在轻微水肿的筛查中具有更好的分辨率，但超声在临床实践中仍更具有便捷的优势，它可以方便地应用于多关节强直的患者。近期，PET/CT已经在识别早期骨化活动中被证实其优势，同时，在没有疾病发作迹象的情况下检测异位骨化的进展也表现出优势。

临床上常使用两种量表用于评估疾病的活动性和患者的功能状态。第一项常使用的量表为医师评估的累计关节受累量表（CAJIS），该量表旨在评估15个解剖部位的关节受限度，包括颈、胸、腰椎、下颌、双侧肩膀、肘关节、腕关节、髋关节、膝关节和踝关节。在全身的这30个部位中，每一个受影响的部位计1分，每个功能性僵硬部位计2分，以此来计算整个身体的受累程度。CAJIS评分与患者的年龄、活动能力和日常状态相关。使用这种整体关节功能障碍的测量被认为有利于临床的随访和临床试验的开展。另一项常使用的量表为患者报告活动能力评分（PRMA），该量表被用于评估基于CAJIS相同解剖位置的疾病负担。此量表是一种简单的活动性评估，可以用于起病时的表现以及后续的随访。2017年，Pignolo等首次根据关节功能障碍（发作活动、受影响的身体区域、胸部功能不全综合征）及其后果（日常生活和活动障碍、CAJIS评分）定义了进行性骨化性纤维结构不良的五个临床阶段。

【诊断】

进行性骨化性纤维结构不良的诊断主要依赖于其特征性的临床表现，同时应注意避免伤害性的诊断与治疗方案。无论是实验室检查还是影像学发现都不是诊断所必需的。最终的临床确诊需要依靠诊断性的 *ACVR1* 基因的突变检测，但突变的致病性判断仍需结合临床表现谨慎解读。

【鉴别诊断】

该病主要需与其他引起拇趾畸形、异位骨化或软组织病变的疾病进行鉴别。其中，引起拇趾畸形的鉴别诊断疾病包括孤立性先天性跗趾畸形、孤立性趾过短、青少年拇外翻等，此类疾病均不会出现异位骨化，从而进行鉴别。而可导致骨骼外骨形成的鉴别诊断疾病则包括遗传性与非遗传性两大类，遗传性的疾病包括进行性骨发育异常、Albright遗传性骨营养不良症、假性甲状旁腺功能减退症与遗传性多发性骨软骨瘤病等，非遗传性的疾病包括外伤诱发的异位性骨化（创伤性脑外伤、脊髓损伤、严重烧伤等）以及关节病（脊柱关节病、弥漫性特发性骨肥厚）等，这一类疾病均不会出现先天性的足趾畸形，从而得以鉴别。此外，一些快速进展性的软组织疾病，包括软组织肉瘤、骨肉瘤、硬纤维瘤、侵袭性青少年纤维瘤病等，亦需与本病鉴别。

【治疗】

目前针对进行性骨化性纤维结构不良仍无确切有效性的治疗手段。在支持性治疗中，最重要的注意事项是避免诱发症状发作的情况。这些情况包括微小创伤，如肌肉疲劳和软组织及关节的拉伸，也包括由于高能活动造成的身体损伤。在这些患者中，同样不推荐进行肌内注射。除皮下注射外的所有疫苗只有在与患者及家属充分讨论相应的风险与获益后才被推荐使用。在需要全麻的情况下，尽量不要进行需牵拉颞下颌关节的气管插管。同时建议在这些患者中开展低创伤风险的身体活动、膈肌呼吸练习以及开展加强日常生活活动的职业治疗。然而，由于软组织过度拉伸的风险，不建议进行被动范围的运动。

尽管缺乏临床证据，在每次症状发生的初始24h内短时程口服糖皮质激素被认为对发作有抑制作用。肥大细胞抑制剂和白三烯抑制剂也由于糖皮质激素的长期副作用被推荐用于调节慢性阶段的炎症反应。但也有研究表明，在某些情况下，因为频繁的临床发作，口服皮质激素无法在长期运用后停止。双膦酸盐经常用于治疗抗炎治疗抵抗的病变。然而，没有足够的证据证实其对FOP病变的影响。此外，另一些研究也显示成骨抑制剂并不能作用于FOP的病变。

近10年来，随着对发病机制研究的深入，新的潜在的药物治疗靶点被提出。这些治疗方案的靶点包括BMP信号通路失调（dorsomorphin, perhexiline和ALK-2抑制剂），突变受体的新生功能（抗激活素A抗体，mTOR抑制剂和西罗莫司），软骨形成的分化过程（palovarotene），ACVR1/ALK-2在转录（双嘧达莫）和转录后（siRNA）水平上的表达中断，以及局灶病变微环境周围缺氧的调节（伊马替尼，西罗莫司）。这些治疗方案的体外证据已在小鼠模型中得到了证实。在5例患者中未按照临床试验标准开展了环己西林的试验，由于在2例患者中出现了新的异位骨化，因此在安全剂量范围内，环己西林被认为对FOP无效。抗激活素A抗体（REG2477）目前正在进行2期临床试验，以研究其在成人FOP患者中的安全性、耐受性和有效性。因为对于不需要结合配体就可导致受体活性增加的受体突变患者，抗激活素A抗体的治疗是无效的，因此需要根据ACVR1的突变类型选择接受抗激活素A治疗的患者。西罗莫司被用于治疗治疗两例FOP患儿，由于两例患儿均有新的发作，提示西罗莫司不能达到足够的剂量达到其治疗效果。Palovarotene，一种维甲酸受体γ激动剂，被发现可以减少FOP小鼠模型中的异位骨化和骨软骨瘤的形成，但除了这种作用外，它还被证明会导致严重的骨骼畸形，包括生长板丢失和滑膜关节过度生长。在旨在调查其有效性和安全性的2期试验中，40例FOP患者的异位骨化形成、发作时间和患者报告的疼痛均得到了减少。包括成人和儿童FOP患者的3期试验开始于这些有效结果之后，目前正在进行中。

【典型病例】

患儿，男，5岁，主因"发现皮下硬结3年余，进行性加重伴肢体活动受限2年余"入院。

患儿于3年前无明显诱因出现双侧乳突前皮肤肿胀，表现为皮肤红肿，皮温稍高，不伴疼痛，于当地医院就诊，诊断为"血管神经性水肿"，给予抗生素及激素治疗，症状无明显好转，予以胸腺肽治疗1周后，症状缓解。2个月后患儿出现颈部及双侧肩关节活动受限，抬头困难，双上肢前屈、背伸及外展受限，出现肩胛间区皮肤隆起，隆起部分皮肤肿胀，不伴疼痛，可触及硬结，质地类似骨质，与皮肤分界清，位置固定，不活动，外院予以激素治疗后无明显缓解。予以局部组织穿刺活检，3天后出现穿刺局部皮肤隆起，可触及硬结，性质同前。外院病理考虑良性纤维组织细胞瘤，结节性筋膜炎。予以抗生素、地塞米松等治疗3日后，症状逐渐好转。2年余前，患者症状自觉逐渐加重，上肢活动受限明显，无明显肌无力等表现。现为进一步诊治入院。

既往2年与前发现左肾结石并肾盂积水。余既往史、个人史无特殊。足月顺产，生后运动发育里程碑正常。否认家族遗传病史及类似疾病史，否认父母近亲结婚。

查体：背部肩胛区可见局部皮肤隆起，左侧骶髂关节上方可见结节样隆起，质硬，与皮肤无粘连。后颈部可见一条索状隆起，质地较硬，与皮肤分界明显，无压痛。脊柱生理弯曲存在，活动受限，以颈椎及腰椎为著。双足第一跗趾关节畸形。神清语利，脑神经查体无特殊异常。张口2指，伸颈受限。双侧肩关节僵硬，外展30°以上及前屈、背伸受限。四肢肌力V级，肌张力正常，四肢腱反射减低。Gower's征阳性。双侧肘关节、腕关节、髋关节、膝关节及踝关节活动无受限。

入院后行ACVR1基因一代Sanger法测序，检测到ACVR1基因c.68_68delA（p.D23Vfs*35）的杂合突变。结合患儿临床表现及软件预测，考虑为致病突变。

诊断：进行性骨化性纤维结构不良。

治疗：嘱患者均衡营养，适当运动，避免受伤，必要时可使用护膝等护具。避免穿刺等有创检查，尽量避免肌内注射等操作。如皮下结节进展，可考虑激素治疗。

（俞萌 袁云）

【参考文献】

[1] SHE D, ZHANG K. Fibrodysplasia ossificans progressiva in China. Bone, 2018, 109: 101-103.
[2] AKYUZ G, GENCER-ATALAY K, ATA P. Fibrodysplasia ossificans progressiva: lessons learned from a rare disease. Curr Opin Pediatr, 2019, 31 (6): 716-722.
[3] PIGNOLO R J, SHORE E M, KAPLAN F S. Fibrodysplasia ossificans progressiva: clinical and genetic aspects. Orphanet J Rare Dis, 2011, 6: 80.

第八节 黏多糖贮积症

【概述】

黏多糖贮积症（mucopolysaccharidosis，MPS）是一组先天性黏多糖代谢障碍性疾病。黏多糖现称糖胺聚糖（glycosaminoglycan，GAG），是由氨基己糖和己糖醛酸共同组成的长链分子聚合物，主要在结缔组织内合成。正常情况下，GAG 与蛋白质结合，是结缔组织中的非纤维成分，广泛分布于软骨、角膜、血管壁和皮下组织，维持着人体皮肤和结缔组织的弹性，代谢更新较快。由于编码各种黏多糖代谢酶的基因发生点突变、错义突变、缺失、插入、重复等变异，导致体内黏多糖降解所需的各种酶缺陷，引起黏多糖降解及代谢障碍。代谢底物在体内堆积及排泄增多，进而产生一系列相似的临床表现。

对黏多糖贮积症的记载最早可追溯到 1897 年 Osler 的病例报告[1]，1951 年由 Brante 首次命名[2]，1965 年 McKusick 根据黏多糖贮积症的临床症状、尿中黏多糖排泄类型以及遗传家谱调查，将黏多糖贮积症分为 6 型[3]。目前为止，临床上将黏多糖贮积症分为 7 种类型。其中 I 包含 3 个亚型（I-H 型、I-S 型、I-HS 型）。现已证实，V 型为 I-S 型。在各型黏多糖贮积症中，以 I 型、IV 型最常见，IX 型只有个例报告[4-5]。各型黏多糖贮积症均为单基因遗传病。除 II 型为 X 性连锁隐性遗传外，其他均属于常染色体隐性遗传病。黏多糖贮积症的总体发病率在 1/（25 000～400 000）[6]，最常见的 I 型黏多糖贮积症发病率为（0.69～1.66）/100 000[7]。

【临床表现】

黏多糖贮积症的临床表现是大量糖胺聚糖蓄积于骨骼、神经、皮肤、肝脾、角膜、心脏等处，造成功能障碍所引起一系列临床改变[8]。因为各型黏多糖贮积症的发病机理不同，临床表现及其严重程度也存在差异（表 5-8-1）。

I 型：分为 MPSI-H（Hurler 综合征）、MPSI-H/S（Hurler-Scheie 综合征）、MPSI-S（Scheie 综合征）3 个亚型，3 者均为同一种酶（α-L-艾杜糖醛酸酶）缺陷，但酶缺陷的程度不同。Hurler 综合征最常见，临床表现最严重，Scheie 综合征出现时间较晚，病情最轻，Hurler-Scheie 综合征介于两者之间[9-10]。患者一般出生时表现正常。Hurler 综合征 6～12 个月发病，生长缓慢，进行性智力迟钝，面部粗糙，头大且前额突出，呈舟状，眼距增宽，鼻梁塌陷或扁

表 5-8-1 各型黏多糖贮积症名称、对应缺乏的酶及主要贮积物

类型	名称	酶缺乏	贮积物
MPS I-H	Hurler	α-L-艾杜糖醛酸酶	硫酸皮肤素、硫酸类肝素
MPSI-S	Scheie	α-L-艾杜糖醛酸酶	硫酸皮肤素、硫酸类肝素
MPSI-H/S	Hurler-Scheie	α-L-艾杜糖醛酸酶	硫酸皮肤素、硫酸类肝素
MPS II 重型	Hunter 重型	L-硫基艾杜糖醛酸硫酸酶	硫酸皮肤素、硫酸类肝素
MPS II 轻型	Hunter 轻型	L-硫基艾杜糖醛酸硫酸酶	硫酸皮肤素、硫酸类肝素
MPS III A	Sanfilippo A 型	硫酸肝素磺酰胺酶	硫酸类肝素
MPS III B	Sanfilippo B 型	α-N-乙酰氨基葡萄糖苷酶	硫酸类肝素
MPS III C	Sanfilippo C 型	α-N-乙酰基转移酶	硫酸类肝素
MPS III D	Sanfilippo D 型	N-乙酰基葡萄糖-6-硫酸酯酶	硫酸类肝素
MPS IV A	Morquio 经典型	半乳糖-6-硫酸酯酶	硫酸角质素 6-硫酸软骨素
MPS IV B	Morquio 样综合征	β-半乳糖苷酶	硫酸角质素 4-硫酸软骨素
MPS VI	Maroteaux-Lamy	N-乙酰基半乳糖-4-硫酸酯酶	硫酸皮肤素 4-硫酸软骨素
MPS VII	Sly	β-葡萄糖醛酸酶	硫酸皮肤素、硫酸类肝素、硫酸软骨素
MPS IX	Natowicz	透明质酸酶	透明质酸

平、鼻孔增大，唇厚且外翻，舌大，牙齿稀疏、不齐。角膜混浊，严重者可失明。常发生中耳炎，可导致听力下降或耳聋。短颈，耸肩。支气管软骨病变可至呼吸道狭窄，易引起呼吸道感染。心瓣膜及腱索受累可引起心脏增大与心功能不全。腹部膨隆，肝脾大，可有脐疝或腹股沟疝。多形性骨发育不良，侏儒。四肢短小，脊柱后凸。关节呈屈曲强直状，活动受限，常有膝关节、踝关节外翻及扁平足。掌指粗短，可出现腕管综合征。Hurler 综合征常于 10 岁前死亡。Scheie 综合征 5~10 岁发病，身高智力正常，余与 I-H 型表现相似。Scheie 综合征及 Hurler-Scheie 综合征可存活至成年。

Ⅱ型：患者几乎均为男性，女性患者罕见，多于 2~6 岁起病，根据是否累及中枢神经系统及存活时间分为 A、B 两个亚型[11]。角膜透明，余临床表现与 Hurler 综合征相似，但出现时间较晚，病情进展较缓慢。身材矮小及智力低下较 Hurler 综合征轻。常有进行性听力损害，骨骼畸形较轻，以心脏受累为主要表现，表现为心脏瓣膜病、冠心病、充血性心力衰竭，多数还伴有阻塞性呼吸暂停综合征、肝脾大等。A 型进行性智力迟钝，常于 15 岁前死亡。B 型症状较轻，智力可接近正常，根据心脏受累情况，可存活至 30~60 岁。

Ⅲ型：根据基因突变所涉及的 4 个不同的基因编码的硫酸类肝素降解酶的缺陷，分为 A、B、C、D 4 种亚型[12]。4 型的临床表现相似，2~6 岁起病，主要表现为智力迟钝迅速进展且严重，可有多动性和攻击性。轻度 Hurler 样面容，骨骼和内脏异常表现较轻。青春期末死亡。

Ⅳ型：硫酸角质素（KS）贮积，多沉积在椎间骨髓核、软骨、角膜，临床表现智力正常，以身材矮小为突出表现[13]。短躯干侏儒，一般成年后身高不超过 160 cm。可有骨骼畸形如鸡胸、驼背。膝外翻、关节挛缩等，伴关节松弛，无关节强直。角膜混浊出现较早，可在儿童期即出现，听力进行性减退。有主动脉瓣病变。常在 30 岁前死于心肺疾病。

Ⅵ型：本型极为罕见，临床表现与Ⅰ型相似，但患者智力一般正常[14]。一般 2~4 岁起病，4 岁后生长进行性缓慢，颅缝闭合较早，可出现脑积水引起的颅高压症状及痉挛性偏瘫。角膜混浊出现较早，听力进行性下降，常有心脏瓣膜病变及腹外疝。骨改变严重，尤其是髋部，可出现严重畸形。多数患者存活不超过 30 岁。

Ⅶ型：此型极为罕见，以特殊面容和肝脾大为主要特征[15]。特殊面容出生后即可出现，角膜混浊及听力损害较常见，多形性骨发育不良，可出现上肢短、鸡胸、膝外翻等骨骼畸形，身材矮小，中等智力迟钝，婴儿期后呈慢性进行性进展。多有肝脾大心、脏杂音。轻型存活，严重的伴有新生儿腹水者，多在 2 岁以内死亡。

Ⅸ型：1999 年，Triggs-Raine 等[16]报告了 1 例由于透明质酸酶（hyaluronidase）基因发生突变引起的溶酶体黏多糖贮积症病例，分类为 MPS Ⅸ型。此型患者临床表现很轻，仅有轻度的身材矮小和多发性多关节周围软组织肿块，无神经系统及内脏受累表现。

【辅助检查】

（1）尿黏多糖定性试验：采用电泳分析方法，检测出黏多糖成分[17]。亦可采用甲苯胺蓝法进行尿糖胺聚糖定性检测。

（2）24 h 尿黏多糖定量实验。

（3）酶活性测定：外周血白细胞酶的活性、活体组织（包括肝细胞、皮肤或结缔组织）中成纤维细胞黏多糖代谢酶活性的测定。可用分光光度法、荧光光度法和放射性同位素测定法测定其活性。

（4）周围血白细胞及骨髓中黏多糖颗粒测定。

（5）基因分析：目前比较通用的做法是以 PCR 为基础，结合单链构象多态性分析（single strand confor-mation polymorphism SSCP）、化学断裂法、Southern 或 Northern 印迹杂交、异源双链分析、多态性分析及单倍体分析等进行突变筛查，最终测序证实突变的性质。

（6）影像学检查：X 线表现为多发性骨发育不良。头颅增大、舟状头畸形，蝶鞍较浅且前后增大，形成"长靴形"蝶鞍。脊柱后突畸形。下胸椎及上腰椎各椎体较小，其前上角发育不良而缺损，前下角则向前突出呈鸟嘴状。肋骨的椎体端较细窄，胸骨端增宽，呈"飘带"状。掌、指骨增粗，掌骨近端、指骨远端变尖，呈子弹头改变。骨盆髋臼内陷，髋臼角加大，髋内翻等。

（7）其他检查：眼底检查、听力检查、心脏彩超、智力测试进一步明确多器官受累情况。

【诊断】

1. **本组疾病诊断依据**

（1）临床表现：严重的智力障碍、特殊丑陋面容、肝脾及心血管等多器官受累、骨骼畸形及遗传阳性家族史等。

（2）实验室检查：黏多糖定性试验阳性、24小时尿黏多糖定量＞100 mg/24 h、尿中GAG型式。

（3）周围血白细胞及骨髓中黏多糖颗粒阳性、用末梢血白细胞或培养的皮肤成纤维细胞酶活性的测定。

2. 病因诊断

有赖于酶检测及基因分析。

3. 产前诊断

对已有先证者的家庭或有疑似MPS患儿的母亲再次妊娠时应进行产前诊断，以降低该类出生缺陷患儿出生率、减轻社会及家庭负担[17]。主要有酶活性测定、代谢产物检测和基因检测[18]。具体方法有：①羊水黏多糖电泳分析，黏多糖总量测定；②测定培养的羊水细胞的特异性相关酶的活性；③羊水细胞cDNA基因分析。

【鉴别诊断】

1. 软骨发育不全软骨发育不全（achondroplasia ACH）

该病是一种罕见的非致死性软骨发育异常类疾病，多是由软骨内骨化缺陷导致的先天性侏儒症。患者存在成纤维细胞生长因子受体3（fibroblast growth factor receptor 3 FGFR3）基因突变，为常染色体显性遗传。85%为散发型。典型表现为不成比例性身材矮小、四肢短粗、躯干细长、颅大、前额突出、鼻梁塌陷、手指短小且呈"三叉戟"样、腰椎前凸、O形腿等，但智力一般都正常。尿中黏多糖阴性。

2. 佝偻病

佝偻病为小儿常见营养不良性疾病，多由缺乏维生素D致使骨骼发育不良而引起。佝偻病活动期X线表现可有骺板增厚、骨化中心出现延迟，由于骨支撑能力减弱，长管骨常有弯曲畸形，呈膝内翻或膝外翻，胸廓呈鸡胸，肋骨前端与软骨交界处膨大如串珠，颅骨囟门延迟闭合，头呈方形。黏多糖Ⅳ型临床表现有鸡胸、X型腿、侏儒，易误诊为佝偻病，应注意询问患儿喂养史，实验室检查应注意查血钙磷、尿黏多糖电泳分析以及X线长骨像可鉴别。

3. 黏脂质贮积症

该病为溶酶体贮积症的一种，常染色体隐性遗传。显著特征是患者成纤维细胞中存在大量的致密内含物。主要临床表现有面容粗化、多关节僵硬、矮身材、无或轻度的认知障碍等。临床及X线与MPS有很多相似之处，尿中可有涎酸单糖排泄量增加，但尿黏多糖阴性。实验室酶学检查及基因检测可明确诊断[19]。

4. 多发性硫酸酯酶缺乏症

该病是一种罕见的常染色体隐性遗传病，由至少9种硫酸酯酶缺乏所致。临床表现与MPS有相似之处。临床表现有精神发育迟缓、肝脾大、矮身材、角膜混浊等，临床特征以感觉和运动能力缺失的神经退行性病变为主。实验室检查有白细胞内多种硫酸酯酶酶活性降低[20-21]。

5. GM2神经节苷脂沉积病

该病是由于β-氨基己糖酯酶HexA和（或）B缺乏所引起。通过测定血浆或血液有核细胞中（Hex）A和（或）B的水平可确诊。患儿在婴儿期即可出现严重的全身神经节脂苷沉积，引起智能发育迟缓，肌张力低下，肝脾大，视网膜检查显示黄斑苍白伴樱桃红斑[22]。

6. α-甘露糖苷病

患者可有Hurler综合征样外貌，面容丑陋，智能及言语障碍，精神运动发育迟缓[23]。肝脾大，X线检查可见轻度的多发性骨发育不良，肝及其他组织活检显示酸性α-甘露糖苷酶缺乏，尿中有大量的甘露糖低聚糖，无黏多糖。

7. Kneist综合征

临床表现与MPSⅣ型相似，可有大头、鼻梁塌陷，腹外疝，肢体及躯干短小，脊柱后凸，关节强直等，患儿可有硫酸角质素尿，但MPS Ⅳ型所缺乏的N-乙酰半乳糖苷-6-硫酸酯酶和β-半乳糖苷酶，在此病中均正常[4]。

【治疗】

由于这组疾病发生的渐进性，多个器官受累，且重要器官的损伤是不可逆的特征，早期诊断和早期干预治疗就尤为重要。治疗的中心环节是特异性酶替代治疗和造血干细胞移植[24]。

1. 对症治疗

血浆中可供给适量的酶，输入正常人血浆可使患者尿中黏多糖排泄减少。以50 ml/kg血浆每4～12周输注一次可改善临床症状，且治疗越早，效果越好。

2. 酶替代治疗

重组α-L-艾杜糖醛酸酶Laronidase（Aldurazyme）

主要用于治疗 I 型黏多糖贮积症；galsulfase（Naglazyme）为重组人芳香硫酸酯酶用于治疗Ⅵ型黏多糖贮积症；Elaprase（idursulfase）用于治疗 MPS Ⅱ型。Vimizim（elosulfase alfa）为重组人 N-乙酰半乳糖胺-6-硫酸酯酶，用于治疗 MPS ⅣA型[14]。酶替代治疗能改善患者呼吸功能，关节的灵活性，但重组蛋白质不能穿过血脑屏障，因此不能缓解中枢神经系统的症状。

3. 造血干细胞移植（HSCT）

异基因造血干细胞移植可以替代 MPS 各型酶的缺陷，能明显改善黏多糖贮积症患者病情及延长寿命，是黏多糖贮积症最有效的治疗手段。MPS Ⅰ、MPS Ⅵ有一定的疗效，包括缺乏的酶活性的增加、认知能力的恢复、角膜混浊改善、视力听力改善、肝脾等脏器的回缩。但 HSCT 对 MPS Ⅱ、MPS Ⅲ和 MPS Ⅳ治疗效果差。可以在患者没有出现任何临床症状之前即开始实施，以达到最大的治疗效果，维持其正常发育和认知功能[25]。一旦出现了临床症状或是体征，HSCT 也只能稳定或是减慢疾病的进程。疾病的类型和接受移植治疗时患者的疾病阶段是决定疗效和预后效果的重要因素。HSCT 并发症包括感染、移植物抗宿主病、捐赠者基因不嵌合等[26]。

4. 分子伴侣和基因治疗

分子伴侣的作用方式为可逆地结合错义突变的酶的活性位点，校正蛋白的错误折叠并递送到溶酶体，在溶酶体的酸性环境中，分子伴侣被释放，突变的酶执行其功能。分子伴侣治疗能增强缺陷溶酶体酶的残留活性。基因治疗已成为该研究领域的主攻方向。包括正常基因替代疗法和原位修复 *IDUA* 基因，目前仍处于研究实验阶段[27-28]；

5. 其他治疗

矫形手术、关节置换、角膜移植等手术用于 MPS 的对症治疗。还可进行言语治疗，听力康复、牙科矫正等。

【典型病例】

患者男，7 岁。

代主诉：进行性听力、智力下降 3 年。

查体：身高 102.2 cm，体重 18.6 kg。生命体征平稳。面部粗糙，头大且前额突出，眼距增宽，角膜透明。鼻梁扁平，鼻孔增大。听力下降。唇厚且外翻，舌大，牙齿稀疏。短颈。心肺听诊无异常。腹部彭隆，可见脐疝，肝下缘位于右锁骨中线肋下 3 cm，质韧，无压痛。脾下缘位于左锁骨中线肋下 2 cm，质韧，无压痛。腹部移动性浊音阴性。肠鸣音正常。爪形手，双侧腕关节肿，有压痛，脊柱侧弯。

实验室检查：血、尿、粪常规正常。肝功能、肾功能、电解质及 25（OH）$_2$VitD$_3$ 正常。类风湿因子及抗环瓜氨酸肽抗体阴性。尿黏多糖/肌酐（GAG/Cr）：60 μg/mg。尿黏多糖电泳：硫酸皮肤素电泳阳性。外周血白细胞艾杜糖-2-硫酸酯酶（IDS）酶活性：0.02 nmol/（mg·4 h）。

腹部超声检查：肝脾大。

X 线检查：掌骨近端变尖，肋骨"飘带"征，髂骨基底部变尖，髋臼扁平，脊柱侧弯或后凸，椎体前下缘"鸟嘴样"突出。

韦氏儿童智力测评量表测评结果：轻度智力缺陷。

电测听结果：混合性耳聋（传导性及神经性）。

诊断：黏多糖贮积症Ⅱ型。

治疗：①建议血浆置换。以 50 ml/kg 血浆每 4～12 周输注一次，改善临床症状；②酶替代治疗：Elaprase（idursulfase）治疗；③言语、听力康复治疗。

（邹　燕）

【参考文献】

[1] HENDRIKSZ C J, HARMATZ P, BECK M, et al. Review of clinical presentation and diagnosis of mucopolysaccharidosis IVA. Mol Genet Metab, 2013, 110（1-2）: 54-64.

[2] BRANTE G. Gargoylism; amucopolysaccharidosis.Scand J Clin Lab Invest, 1952, 4（1）: 43-46.

[3] MCKUSICK VA. The genetic mucopolysaccharidosis. Circulation, 1965, 31（1）: 1-4.

[4] 廖二元. 内分泌代谢病学. 北京：人民卫生出版社，2012.

[5] SUAREZ-GUERRERO JL, GóMEZ HIGUERA P J, ARIAS FLóREZ J S, et al. Mucopolysaccharidosis: clinical features, diagnosis and management. Rev Chil Pediatr, 2016, 87（4）: 295-304.

[6] Valayannopoulos V, Wijburg FA. Therapy for the mucopolysaccharidoses. Rheumatology（Oxford）.2011,50Suppl 5: v49-59.

[7] MICHAUD M, BELMATOUG N, CATROS F, et al. Mucopolysaccharidosis: A review. Rev Med Interne, 2020, 41（3）: 180-188.

[8] NAGPAL R, GOYAL R B, PRIYADARSHINI K, et al. Mucopolysaccharidosis: A broad review. Indian J Ophthalmol, 2022, 70（7）: 2249-2261.

[9] CLARKE L A, GIUGLIANI R, GUFFON N, et al. Genotype-phenotype relationships in mucopolysaccharidosis

type I (MPS I): Insights from the International MPS I Registry. Clin Genet, 2019, 96 (4): 281-289.

[10] PARINI R, DEODATO F, DI ROCCO M, et al. Open issues in Mucopolysaccharidosis type I-Hurler. Orphanet J Rare Dis, 2017, 12 (1): 112.

[11] D'AVANZO F, RIGON L, ZANETTI A, et al. Mucopolysaccharidosis Type II: One Hundred Years of Research, Diagnosis, and Treatment. Int J Mol Sci, 2020, 21 (4): 1258.

[12] ANDRADE F, ALDáMIZ-ECHEVARRíA L, LLARENA M, et al. Sanfilippo syndrome: Overall review. Pediatr Int, 2015, 57 (3): 331-338.

[13] DEL LONGO A, PIOZZI E, SCHWEIZER F. Ocular features in mucopolysaccharidosis: diagnosis and treatment. Ital J Pediatr, 2018, 44: 125.

[14] CONCOLINO D, DEODATO F, PARINI R. Enzyme replacement therapy: efficacy and limitations. Ital J Pediatr, 2018, 44 (Suppl 2): 120.

[15] NICOLAS-JILWAN M, ALSAYED M. Mucopolysaccharidoses: overview of neuroimaging manifestations. Pediatr Radiol, 2018, 48 (10): 1503-1520.

[16] TRIGGS-RAINE B, SALO T J, ZHANG H, et al. Mutations in HYAL1, a member of a tandemly distributed multigene family encoding disparate hyaluronidase activities, cause a newly described lysosomal disorder, mucopolysaccharidosis IX. Proc Natl Acad Sci U S A. 1999, 96 (11): 6296-6300.

[17] KUBASKI F, DE OLIVEIRA POSWAR F, MICHELIN-TIRELLI K, et al. Diagnosis of Mucopolysaccharidoses. Diagnostics (Basel), 2020, 10 (3): 172.

[18] ARUNKUMAR N, LANGAN T J, STAPLETON M, et al. Newborn screening of mucopolysaccharidoses: past, present, and future. J Hum Genet, 2020, 65 (7): 557-567.

[19] LEROY J G, CATHEY S S, FRIEZ M J. Mucolipidosis III Alpha/Beta-RETIRED CHAPTER, FOR HISTORICAL REFERENCE ONLY. In: GeneReviews? [Internet]. Seattle (WA): University of Washington, Seattle; 1993.

[20] DIERKS T, SCHLOTAWA L, FRESE M A, et al. Molecular basis of multiple sulfatase deficiency, mucolipidosis II / III and Niemann-Pick C1 disease - Lysosomal storage disorders caused by defects of non-lysosomal proteins. Biochim Biophys Acta, 2009, 1793 (4): 710-725.

[21] 孟岩, 黄尚志, 魏珉. 多种硫酸酯酶缺乏症研究进展. 综述与进展, 2006, 35 (6): 68-69.

[22] CACHON-GONZALEZ M B, ZACCARIOTTO E, COX T M. Genetics and Therapies for GM2 Gangliosidosis. Curr Gene Ther, 2018, 18 (2): 68-89.

[23] MALM D, NILSSEN ?. Alpha-Mannosidosis. Orphanet J Rare Dis, 2008, 3: 21.

[24] NOH H, LEE J I. Current and potential therapeutic strategies for mucopolysaccharidoses. J Clin Pharm Ther, 2014, 39 (3): 215-224.

[25] SCARPA M, ORCHARD P J, SCHULZ A, et al. Treatment of brain disease in the mucopolysaccharidoses. Mol Genet Metab, 2017, 122S: 25-34.

[26] 顾学范。溶酶体贮积症的防治现状及趋势. 中华儿科杂志, 2008, 46 (6): 404-406.

[27] ARONOVICH E L, HACKETT P B. Lysosomal storage disease: gene therapy on both sides of the blood-brain barrier. Mol Genet Metab, 2015, 114 (2): 83-93.

[28] SAWAMOTO K, CHEN H H, ALMéCIGA-DíAZ C J, et al. Gene therapy for Mucopolysaccharidoses. Mol Genet Metab, 2018, 123 (2): 59-68.

第六章 少见关节炎

第一节 SAPHO综合征

【概述】

SAPHO综合征属血清阴性脊柱关节病，曾用名包括胸肋锁骨肥厚症、慢性复发性多灶性骨髓炎、关节骨炎合并掌跖脓疱疮、痤疮相关性脊椎关节病、获得性骨肥大综合征等。法国医师Chamot总结这些疾病的临床表现后首先提出SAPHO综合征的概念，即有滑膜炎（synovitis）、痤疮（acne）、脓疱病（pustulosis）、骨肥厚（hyperostosis）和骨炎（osteitis）等临床表现的一组疾病的简称。本病曾被认为属于血清阴性脊柱关节炎，但也有学者认为本病的核心环节是炎性骨炎，属于自身炎症疾病谱（auto inflammatory syndromes，AIDs）。研究发现在SAPHO综合征患者外周血中Th17细胞明显升高，考虑与Th17炎性通路有关[1]。临床上，SAPHO综合征好发于青中年，亦可见于儿童，女性患者略多于男性，多表现为发作期和缓解期交替，少数症状持续并逐渐进展。

【临床表现】

SAPHO综合征主要表现为骨关节受累症状和皮肤损害改变。骨炎和骨肥厚是SAPHO综合征中骨关节特征性改变，常累及中轴和外周骨及关节，表现为受累骨关节处发作性肿胀、压痛。前胸壁骨炎（胸/锁/肋骨）常常是最先出现也是最具特征性的临床症状，尤其是胸锁关节[2]。50%～70%的SAPHO综合征患者有前胸壁（anterior chest wall，ACW）综合征，通常累及胸骨、锁骨和（或）胸锁关节[3-4]，脊柱受累也较为多见，甚至可以表现为相邻两椎体融合，以胸椎最多见，腰椎、颈椎亦可累及。骶髂关节受累的报道率差别很大，最高可达52%，多呈单侧骶髂关节炎。

SAPHO综合征的典型皮肤改变主要为脓疱病和痤疮。脓疱病以女性为主，掌跖脓疱病（表现为手掌、脚掌的黄色皮内无菌脓疱）多见，脓疱性银屑病较少见。严重的痤疮，以男性多见。掌跖脓疱病在临床上表现为手掌、足跖的簇集性无菌性脓疱，脓疱之间可存在正常皮肤，与掌跖银屑病类似，组织病理主要表现为末端汗管的无菌性中性粒细胞聚集。严重痤疮也是SAPHO综合征的常见皮肤表现，占SAPHO综合征皮肤表现的16%～39%，男性多见。另外SAPHO综合征还可表现为其他重度皮损，如暴发性痤疮、坏疽性脓皮病、毛囊闭锁三联征等[5]。也有研究者将其称为反常性痤疮或化脓性汗腺炎。

皮损和关节改变可同时发生，也可发生在骨骼关节改变前后（相距数月到数年不等），或始终无皮肤改变。多数患者的皮疹与关节症状的缓解、加重呈平行关系。由于临床症状不典型，影像学表现对本病的诊断尤为重要。骨关节病变可累及中轴及外周骨，早期影像学特征变化是骨质增生，其特点为慢性骨膜反应和骨皮质增厚，晚期可引起骨性肥大。

【辅助检查】

实验室检查中类风湿因子阴性，急性炎症期可有血沉、C反应蛋白升高。13%～18%患者HLA-B27阳性。血和皮肤病变处细菌培养为阴性。

在X线片上骨炎通常表现为受累骨增粗、硬化、髓腔变窄，有些出现骨质破坏；骨肥厚以慢性骨膜反应和皮质增厚导致骨肥大为特点，有较高特征性，前胸壁为最常受累的部位。脊柱的病变多见于胸椎，常表现为脊椎椎间盘炎性改变。骶髂关节炎多单侧发病，主要表现为髂骨侧的骨质硬化，亦可见韧带骨化或其附着点处骨侵蚀改变。受累关节可表现为侵蚀破坏，间隙变窄甚至消失。

放射性核素检查可见病变处可见核素聚集，胸肋锁骨区牛头状核素聚集为较特异征象。

CT检查可发现早期的骨硬化，有骶髂关节炎时可显示异常的骨硬化和骨肥厚主要位于关节的髂侧并可进一步延伸到髂骨。SAPHO 综合征患者的脊柱病变多累及腰椎或颈椎。CT 检查椎体病变可表现为：局灶性骨质破坏、邻近松质骨内的反应性骨质硬化及非边缘性的韧带骨赘形成。几乎所有椎体病变均累及椎角的这一特性，或可作为与骨转移瘤等疾病相鉴别的重要线索之一。附着点炎可能是导致椎角病变、终板及椎间盘病变的病理基础。

解剖上，椎间盘纤维环可进一步分为 Sharpey 纤维和外层纤维环。SAPHO 综合征患者的椎角病变为椎间盘纤维环的外层纤维与骺环连接处的病变。SAPHO 综合征患者椎体病变的病理学改变为附着点炎，即发生于 Sharpey 纤维在椎体骺环处锚定附着点。

【诊断】

本病尚无统一的分类诊断标准，诊断需要具备典型临床表现，具备皮疹及骨关节特征性临床表现的患者应疑诊本病，在临床工作中还需注意排除肿瘤及感染性疾病。诊断条件为胸肋锁骨骨肥厚并下述三项中任一项：①无皮肤病变的多发性骨炎；②单发性无菌性骨炎合并有掌跖脓疱病或银屑病、痤疮、汗腺炎等皮肤病变；③急性或慢性关节炎合并上述皮肤病变。骨显像检查常常对 SAPHO 综合征的诊断有提示意义。

【鉴别诊断】

感染性疾病所致骨炎应注意与本病鉴别。尽管前胸壁（ACW）综合征是本病的典型表现之一，但也有其他病因可以导致 ACW 综合征，例如短小棒状杆菌或金黄色葡萄球菌感染。此外，肉芽肿性疾病以及其他骨骼本身疾病也应与 SAPHO 综合征的胸锁关节受累鉴别。骨活检可以有助于 SAPHO 综合征的鉴别诊断，影像学检查，尤其是 MR 检查也对诊断有帮助。约 1/3 患者具有骨显像中的"牛头征"。

【治疗】

对于本病的治疗尚无共识，多参照 SpA 的治疗方案，但本病与 SpA 在发病机制中有所不同，HLA-B27 在本病中的阳性率仅为 13%～18%。NSAIDs 可作为首选治疗，有抗炎镇痛的作用。关节腔局部注射激素、二膦酸盐及 DMARDs 类药物可以在单用 NSAIDs 类药物无效时考虑。可以使用的 DMARDs 药物包括：甲氨蝶呤、柳氮磺吡啶、环孢素 A、来氟米特、沙利度胺等。

近年来，TNF、IL-6、IL-1 等细胞因子在 SAPHO 综合征发病中的作用被证实，在 SAPHO 综合征患者外周血中 Th17 显著高于正常对照，因此生物制剂成为 SAPHO 综合征治疗的热点。其中以 TNF 抑制剂及 IL-17A 抑制剂的使用最为常见。依那西普、英夫利西单抗、阿达木单抗以及戈利木单抗都被证实可以缓解骨炎、滑膜炎及皮疹[6-11]。乌司奴单抗（Ustekinumab）是 IL-12/IL-23 的抑制剂，2014 年 Firinu 等报道 1 例 TNF-α 抑制剂治疗无效的 SAPHO 综合征患者，给予乌司奴单抗，治疗后皮肤和骨关节症状明显改善[12]。IL-17A 抑制剂司库奇尤单抗在 SAPHO 综合征中的应用还多为个案报道，但就这些个案而言，对皮肤及骨关节的疗效值得期待[13-14]。

【典型病例】

患者，女，31 岁，因"间断腰背痛 3 年，加重 2 周"收入院。患者 3 年前开始有反复下腰痛、交替性臀部疼痛，活动后减轻，伴晨僵。5 个月前出现双手掌侧及大腿根部密集分布的点状脓疱样皮疹，不融合成片，部分为红斑，部分脱屑。3 个月余前就诊于北京某三甲医院，查 HLA-B27 阳性，骶髂关节 MRI 示：双侧骶髂关节炎，右侧骶侧关节面下大片骨髓水肿，可见骨质硬化。入院查体：可见手足散在较多针头大小脓疱，四肢腹部散在少许红斑，上有鳞屑。入院后完善相关化验检查：胸锁关节超声：双侧胸锁关节骨皮质不平整，见骨侵蚀，右侧存在活动性炎症。全身骨显像：双侧胸锁关节及骶髂关节血运代谢增强灶；左侧第 3 前肋血运代谢增强灶，考虑良性病变。皮肤活检病理：表皮角化亢进，角质层至表皮内可见大疱形成，其间可见散在中性粒细胞浸润，真皮层小血管及皮肤附属器周围少许中性粒细胞及淋巴细胞，结合临床，符合掌跖脓疱病。患者诊断 SAPHO 综合征，给予甲氨蝶呤 7.5 mg qw、柳氮磺吡啶 1 g bid、塞来昔布 200 mg bid，治疗后仍有腰背痛及皮疹，于是加用英夫利西单抗 200 mg，之后按 2 w、6 w、8 w 规律静点，第一次输注后，患者皮疹明显减轻，腰背痛缓解，停用塞来昔布，目前病情稳定。

（刘 栩）

【参考文献】

[1] FIRINU D，BARCA M P，LORRAI M M，et al. TH17

cells are increased in the peripheral blood of patients with SAPHO syndrome. Autoimmunity, 2014, 47（6）: 389-394.

[2] 田真, 李霞, 李赫, 等. SAPHO 综合征临床特点分析. 中国医药, 2019, 14（2）: 264-267.

[3] GROSJEAN C, HURTADO-NEDELEC M, NICAISE-ROLAND P, et al. Prevalence of autoantibodies in SAPHO syndrome: A single-center study of 90 patients. J Rheumatol, 2010, 37（3）: 639-643.

[4] JURIK A G, HELMIG O, TERNOWITZ T, et al. Chronic recurrent multifocal osteomyelitis: A follow-up study. J Pediatr Orthop, 1988, 8（1）: 49-58.

[5] 吴遐, 李忱, 李丽. SAPHO 综合征的皮肤表现及其进展. 国际皮肤性病学杂志, 2017, 43（4）: 212-215.

[6] ABDELGHANI K B, DRAN D G, GOTTENBERG J E, et al. Tumor necrosis factor-α blockers in SAPHO syndrome. J Rheumatol, 2010, 37（8）: 1699-1704.

[7] MARÍ A, MORLA A, MELERO M, et al. Diffuse sclerosing osteomyelitis (DSO) of the mandible in SAPHO syndrome: an novel approach with anti-TNF therapy: Systematic review. J Cranio-Maxillofacial Surg, 2014, 42（8）: 1990-1996.

[8] COTTI E, CAREDDU R, SCHIRRU E, et al. A case of SAPHO syndrome with endodontic implications and treatment with biologic drugs. J Endod, 2015, 41（9）: 1565-1570.

[9] CASTELLVÍ I, BONET M, NARVÁEZ J A, et al. Successful treatment of SAPHO syndrome with adalimumab: a casereport. ClinRheumatol, 2010, 29（10）: 1205-1207.

[10] ARIAS-SANTIAGO S, SANCHEZ-CANO D, CALLEJAS-RUBIO J, et al. Adalimumab treatment for SAPHO syndrome. Acta DermVenereol, 2010, 90（3）: 301-302.

[11] KAMATA Y, MINOTA S. Successful treatment of a patient with SAPHO syndrome with certolizumab pegol. Rheumatol Int, 2015, 35（9）: 1607-1608.

[12] FIRINU D, MURGIA G, LORRAI M M, et al. Biologicaltreatments for SAPHO syndrome: an update. Inflamm Allergy Drug Targets, 2014, 13（3）: 199-205.

[13] CORNILLIER H, KERVARREC T, TABAREAU-DELALANDE F, et al. Interstitial granulomatous dermatitis occurring in a patient with SAPHO syndrome one month after starting leflunomide, and subsequently disappearing with ustekinumab. Eur J Dermatol 2016; 26（6）: 614-615.

[14] WANG G, ZHUO N, LI J. Off-label use of secukinumab: a potential therapeutic option for SAPHO syndrome. J Rheumatol, 2022, 49（6）: 656.

第二节　弥漫性特发性骨肥厚

【概述】

弥漫性特发性骨肥厚（diffuse idiopathic skeletal hyperostosis, DISH）是一种以韧带和肌腱附着点骨化为主要特征的系统性疾病，可以累及脊柱和外周关节[1]。从 20 世纪初期开始，有多位作者描述了这种"脊柱骨质增生"的现象。在 1950 年，Forestier 和 Rotes-Querol 在 Ann Rheum Dis 杂志中发表一篇标志性文章，首次描述了 200 例患者的临床和病理特点，并称之为"老年性强直性骨肥大"[2]。正因如此，DISH 又被称为"Forestier 病"。到 1975 年，Resnick 等总结了 21 例患者的影像学表现，首次提出"弥漫性特发性骨肥厚"这一名称[3]。

由于 DISH 的自然病程通常是良性的，患者经常没有症状或不会就医，因此难以确定 DISH 在整体人群中的患病率[4]。现有的流行病学调查多基于在无关疾病就诊的患者中进行胸椎 X 线筛查的结果。由于诊断标准不同，不同文献报道的 DISH 在不同人群中的患病率为 2.9%～42% 不等[4-12]。50 岁以下发病者少见，50 岁以上男性的患病率可达 25%，女性患病率可达 15%[4, 10-12]。男性更易患病，男女患病比例为（2～7）:1[4, 13]，这一比例随着年龄增长进一步增高。研究发现白种人及经济较为优越的人群患病率更高。肥胖和患有高血压、糖尿病、动脉粥样硬化的人群更容易患 DISH[4, 13]。

DISH 的发病机制不清。DISH 存在家族聚集现象，提示遗传因素在 DISH 的发病过程中起作用。初步研究发现 COL6A1 和 FGF2 基因的单核苷酸多态性可能与 DISH 的发病有关[4, 13-14]。另有研究表明，一个缺乏平衡核苷转运蛋白 1 的小鼠模型可模拟 DISH 发病。此外，血管因素可能也参与了 DISH 的发病。对 DISH 患者的解剖学和影像学研究发现，DISH 患者的新骨沉积多位于脊柱的前外侧，在颈椎对称分布，而在胸椎则倾向于沉积在远离搏动性大血管（如主动脉）的一侧（多为右侧）[3-4, 13]。在先天性内脏反位的DISH患者中，新骨则沉积于远离主动脉的左侧[15]。一项研究发现DISH患者椎间孔数量和面积明显增加，营养椎体的血管也更加丰富。然而，目前还不知道这一现象是新骨形成的因或是果。究竟是由于新骨形成需要更多血流，还是增多的血管导致了新骨形成，这需要进一步的研究证实。代谢状态和炎症因子也被认为参与了DISH的发病。DISH和代谢综合征的关系十分明确[4, 13]。DISH患者胰岛素水平高于正常人群。胰岛素在体外试验中被证实可以促进间充质细胞向软骨细胞分化，因此高胰岛素血症可能诱导软骨形成，并可能继而引起韧带骨化。DISH患者血清和关节液的生长激素和胰岛素样生长因子1水平均增高。生长激素可以直接刺激骨细胞增殖，还可以促进胰岛素样生长因子1的产生。胰岛素样生长因子1可以刺激成纤维细胞和软骨细胞的增殖。二者均有促进骨形成的作用[16]。维生素A及其衍生物也有促进新骨形成的能力。一些研究发现DISH患者维生素A水平偏高，还有报道在接受维生素A及其衍生物治疗的年轻患者中观察到DISH样症状[17]。在肥胖人群中内脏脂肪与皮下脂肪的比例较高，致炎因子与抗炎因子的比例也较高，导致慢性炎症反应。Wnt、NF-κB、骨形态形成蛋白2（BMP2）、前列腺素2（PGI2）和内皮素1等信号传导通路也被认为与促进DISH新骨形成有关。Wnt-β-catenin通路可以诱导骨细胞分化，抑制成骨细胞凋亡和破骨细胞生成。Wnt信号可被内源性分泌蛋白Dickkopf相关蛋白1（DKK-1；也称为Dickkopf-1）抑制，而DKK-1在有广泛骨桥形成的DISH亚群患者中水平降低。核因子κB（NF-κB）受到血小板衍生的生长因子BB（PDGF-BB）和转化生长因子-β1（TGF-β1）等生长因子刺激，可以促进软组织骨化。在DISH患者的韧带组织中观察到PDGF-BB及TGF-β1水平增高，以及韧带间充质细胞向骨细胞分化，提示NF-κB可能参与了DISH患者软组织骨化。BMP2可诱导间充质细胞分化为软骨细胞和成纤维细胞。PGI2和内皮素1可促进成骨细胞分化，上述细胞因子均在一个与DISH关系密切且经常合并存在的疾病——后韧带钙化中上调，提示上述信号传导通路可能也参与了DISH的发病[4, 13]。

【临床表现】

1. 脊柱受累

（1）疼痛和功能障碍：很多DISH患者没有临床症状，而是由于体检或其他原因完善影像学检查后发现本病。72%的患者有背痛，84%的患者有脊柱僵硬感，19.8%的患者可以出现脊柱的活动受限。尽管也有研究发现在65岁以上的老年男性人群中，DISH患者自我报告的腰痛频率并不高于非DISH患者，但其他研究多提示DISH患者存在软组织压痛和功能障碍的比例均高于正常人群[4, 18]。

（2）骨折：DISH患者脊柱的骨折风险明显增高，是正常人的4倍[4, 13]。正常脊柱在受到外伤时，由于椎间盘、关节突及其周围的韧带、关节囊、肌肉等结构的存在，脊柱可以进行弯曲、旋转和伸展，外力平均分布于上述结构上，因此很少出现脊椎脱位。但是DISH患者硬化的脊柱没有上述分散外力的能力，其应对创伤的方式类似于长骨。连续融合的椎体越多，越容易在较小的创伤（如从站立或坐姿跌倒，或低速机动车碰撞）后出现严重移位的椎体骨折。经典的DISH脊柱骨折会贯穿椎体，这是由于富含皮质骨的骨桥取代椎间盘后，椎体正中成为最薄弱的部位。

正由于DISH患者脊柱骨折常不稳定及易移位，其脊柱骨折后也更容易出现脊髓及神经损伤。研究发现在由于骨折入院的患者中，存在脊柱硬化的患者出现神经损伤的概率是正常人群的2~5倍，其死亡率为正常人群的3~5倍。这一方面是由于硬化的存在，DISH患者脊柱X线透过度变差，骨折更容易被忽略。另一方面是由于忽略了DISH患者脊柱骨折不稳定和容易移位的特点，未能及时对脊柱进行合理的固定。因此对X线见到可疑脊柱硬化的外伤患者，均应该建议他们完善CT或MRI检查增加骨折的检出率，并高度警惕这些患者出现不稳定骨折或神经损伤的风险[3, 19]。

（3）继发症状：DISH患者颈椎前侧的骨质赘生物凸出，可导致食管及气管受压，引起严重的并发症，如吞咽困难、气道梗阻、吸入性肺炎、食管梗阻、喘鸣、声音嘶哑、胸廓出口综合征等。这样的病变也可导致气管镜或消化内镜等操作难度增加。椎体的骨赘还可导致椎管狭窄、神经受压，引起颈椎病或腰椎神经根病[1, 4, 13, 18]。

2. 脊柱外受累

除脊柱受累外，DISH患者还可出现外周关节周围（肌腱、韧带、关节囊等）附着点的骨化和（或）钙化。临床表现为受累关节的疼痛、活动受限及晨僵。由于年长者发病较多，DISH的病变经常与骨关节炎并存，出现关节间隙变窄、软骨下硬化及骨赘形成。但是DISH和骨关节炎相比，其骨肥大更为明显，活动受限也更显著。而且DISH可以累及骨关节炎较少累及的关节，如肩关节、肘关节、掌指关节等[4,13,20]。

跟腱、骨盆、肋骨等部位也可受累，出现局部肿胀和压痛，还有部分病变没有明显临床症状。

一项研究对比了93例DISH患者和其他中重度脊柱疾病患者的骨盆病变，发现DISH患者更容易出现髂腰韧带、骶结节韧带、骶髂韧带等部位的异位骨化和小转子内生骨赘。形成异位骨化的机制目前尚不清楚，有研究者观察到经过外科手术切除后这些异位骨化会再次发生，提出创伤本身可以诱导异位骨化的发生[4]。

【辅助检查】

1. 实验室检查

DISH患者的实验室检查通常没有异常。血常规、急性期反应物、血清钙、磷、生长激素、甲状旁腺激素等检查正常，可以协助除外其他疾病。HLA-B27阳性率和正常人相同。

2. 影像学检查

（1）脊柱：X线和CT上脊柱影像学异常是DISH的标志。胸椎是DISH最常见受累的部位，表现为沿前纵韧带形成流线型骨桥，通常脊柱右侧更为突出[3,21]。疾病早期可在矢状位影像图像中观察到钙化的前纵韧带和椎体之间存在一透亮带，疾病晚期随着骨化加重这一透亮带消失。椎间盘通常不受累，因此椎体间隙保持正常。和胸椎不同，腰椎和颈椎的骨化通常是两侧对称的，且可以出现轻到中度的椎间隙狭窄。上腰椎受累常见，还可见到棘突及棘突间韧带骨化，下腰椎及腰骶连接处骨突关节退行性变等。椎管狭窄也并不少见。颈椎的骨化多沿椎体前沿向下生长成骨赘，齿状突及寰枢椎均可受累。

（2）脊柱外受累：表现为关节间隙变窄及大量新骨形成。还可见到软骨钙化、关节囊及肌腱的骨化。附着点病变在DISH中也很常见，尤其是骨盆、跟腱及足底筋膜等部位。

DISH患者可出现经典的骨盆病变，表现为肌腱端钙化或骨化，主要包括耻骨结节上的内收肌起点、坐骨结节上的大收肌起点和大转子上的臀中肌止点。DISH还可出现骶髂关节受累，虽然骨侵蚀较少见，但可以出现骶髂关节前后韧带及关节囊的肌腱端病，也可见到骨桥形成甚至骶髂关节融合[3,4,13,21]。

【诊断】

自1976年以来，已有多个DISH的分类标准问世。表6-2-1中列出不同分类标准的主要内容[4]。不同标准的相同之处也就是DISH的疾病特征：沿椎体前侧的流线型钙化和骨化（最常累及胸椎），延续跨过椎间隙，累及连续数个椎体，且受累区域椎间盘高度基本保持不变。其中最早提出的Resnick标准也是目前应用最广泛的标准。它主要依赖于脊柱的影像学结构（至少4个连续椎体受累），而未纳入外周病变，且一旦骶髂关节受累则除外诊断。因此本标准主要用于脊柱受累的DISH患者，同时可能会漏诊一些发病早期、以外周附着点病变为主要表现或累及骶髂关节的患者。而Utsinger标准要求的影像学上连续受累椎体数目最少（最少2个连续椎体受累即支持疑似），可能更适合识别早期的患者。

同一组患者应用不同的分类标准可得到不同

表6-2-1 DISH不同分类标准

	骨桥连接的椎体数	外周附着点病	骶髂关节受累	除外标准
Resnick和Niwayama	4个连续胸椎	不需要	不允许	椎间隙狭窄、骨突关节强直、骶髂关节骨侵蚀、硬化或融合
Arlet和Marzieres	3个连续下胸椎	不需要	允许骶髂关节附近骨化	骶髂关节面受累
Utsinger				
确诊	4个连续胸腰椎	不需要		
疑似	2个连续胸腰椎	对称的附着点病	骶髂关节受累不是排除诊断	椎间隙狭窄、骨突关节强直
可能	2个连续胸腰椎	不需要		
Rogers和Waldron	3个连续胸椎	外周韧带或附着点的钙化或骨化	未提及	

的患病率。一项对253例遗骸的分析发现，应用Resnick标准DISH的患病率为5.5%，而应用Rogers标准DISH的患病率则可达17%。

【鉴别诊断】

其他可引起过度骨化或附着点病的疾病均须和DISH鉴别。其中最常见的是强直性脊柱炎和骨关节炎。

强直性脊柱炎也可引起韧带或附着点的骨化，但其机制与炎症相关，而不同于DISH。DISH与强直性脊柱炎鉴别的要点包括：① DISH 较少骶髂关节受累，尤其骶髂关节面保持完整，而强直性脊柱炎可出现骶髂关节面的骨侵蚀、融合等。② DISH 少见骨突关节强直，而强直性脊柱炎可以出现。③强直性脊柱炎骨桥较细，垂直骨桥更多，而 DISH 骨桥粗糙肥厚，横向骨桥更多。④ DISH 发病年龄大于强直性脊柱炎。⑤ DISH 与 HLA-B27 无关。⑥ DISH 患者疼痛及不适的症状较强直性脊柱炎患者轻微。

作为同样好发于老年人的疾病，脊柱骨关节炎也经常需要和 DISH 相鉴别，鉴别要点包括：①骨关节炎患者多无胸椎前纵韧带受累，而 DISH 常见胸椎前纵韧带骨化。②骨关节炎患者常伴有椎间盘病变，表现为椎间隙变窄，而 DISH 患者椎间隙多维持不变。

需要注意的是，DISH 可与骨关节炎或强直性脊柱炎并发。

【治疗】

目前关于 DISH 治疗的数据极少。由于 DISH 骨化的过程很漫长，目前缺乏临床数据证实某种药物能够改善病情。因此，DISH 的治疗以对症治疗为主。

1. 对症止痛

物理治疗如热疗、脊柱按摩、功能锻炼等有助于保持活动能力及减轻疼痛。如果物理治疗不足以缓解疼痛，可审慎地参考骨关节炎的治疗原则，口服非甾体抗炎药（NSAIDs）、镇痛药、曲马多等，还可考虑外用 NSAIDs 或辣椒素。在明确有骨关节炎并存的时候可以尝试应用氨基葡萄糖、硫酸软骨素及局部注射类固醇激素。

2. 减少并发症

DISH 容易合并代谢及体质异常，常导致心血管疾病风险增高，因此应该予以重视。应建议患者进行体育锻炼，减少饱和脂肪酸及碳水化合物的摄入，适当减轻体重。另外，由于高胰岛素血症被认为在 DISH 的发病机制中起作用，患有高血压的 DISH 患者应尽可能避免应用增加胰岛素抵抗的药物，如噻嗪类利尿剂或 β 受体阻滞剂，而应优先选择能改善胰岛素抵抗的药物，如血管紧张素转换酶抑制剂（ACEI）、钙离子通道阻滞剂及 α 受体阻滞剂等[4, 13, 20]。

3. 外科治疗

除非发生外伤性骨折，或存在严重的椎管狭窄、巨大的颈椎骨赘，影响患者呼吸或吞咽，一般 DISH 脊柱受累的患者不需要外科治疗。在需要外科手术的 DISH 患者中，需警惕并预防并发症的出现，包括吸入性肺炎、气管插管困难及意外跌倒等。为预防术后异位骨化，可考虑应用 NSAIDs、维生素 K 拮抗剂或放疗[4, 13, 20]。

【病例摘要】

患者男性，59岁，腰背部僵硬3年，加重1年，伴脊柱、右肘及双肩活动受限，晨僵约半小时。既往有高血压病史。查体见脊柱、双肩关节、右侧肘关节活动受限。脊柱 X 线及膝关节 X 线均见粗大骨赘。结合其他辅助检查，诊断为弥漫性特发性骨肥厚。病例详细资料见二维码数字资源6-2。

数字资源 6-2

（周云杉）

【参考文献】

[1] RESNICK D, SHAPIRO R F, WIESNER K B, et al. Diffuse idiopathic skeletal hyperostosis (DISH) [ankylosing hyperostosis of Forestier and Rotes-Querol]. Semin Arthritis Rheum, 1978, 7 (3): 153-187.

[2] FORESTIER J, ROTES-QUEROL J. Senile ankylosing hyperostosis of the hyperostosis of the spine. Ann Rheum Dis, 1950, 9: 321-330.

[3] RESNICK D, NIWAYAMA G. Radiographic and pathologic features of spinal involvement in diffuse idiopathic skeletal hyperostosis (DISH). Radiology, 1976, 119 (3): 559-568.

[4] MADER R, VERLAAN J J, BUSKILA D. Diffuse idiopathic skeletal hyperostosis: clinical features and

pathogenic mechanisms. Nat Rev Rheumatol, 2013, 9 (12): 741-750.
[5] JULKUNEN H, KNEKT P, AROMAA A. Spondylosis deformans and diffuse idiopathic skeletal hyperostosis (DISH) in Finland. Scand J Rheumatol, 1981, 10 (3): 193-203.
[6] JULKUNEN H, HEINONEN O P, KNEKT P, et al. The epidemiology of hyperostosis of the spine together with its symptoms and related mortality in a general population. Scand J Rheumatol, 1975, 4 (1): 23-27.
[7] KISS C, O'NEILL T W, MITUSZOVA M, et al. The prevalence of diffuse idiopathic skeletal hyperostosis in a population-based study in Hungary. Scand J Rheumatol. 2002, 31 (4): 226-229.
[8] CASSIM B, MODY G M, RUBIN D L. The prevalence of diffuse idiopathic skeletal hyperostosis in African blacks. Br J Rheumatol, 1990, 29 (2): 131-132.
[9] BLOOM R A. The prevalence of ankylosing hyperostosis in a Jerusalem population--with description of a method of grading the extent of the disease. Scand J Rheumatol, 1984, 13 (2): 181-189.
[10] SPAGNOLA A M, BENNETT P H, TERASAKI P I. Vertebral ankylosing hyperostosis (Forestier's disease) and HLA antigens in Pima Indians. Arthritis Rheum, 1978, 21 (4): 467-472.
[11] WESTERVELD L A, VAN UFFORD H M, VERLAAN J J, et al. The prevalence of diffuse idiopathic skeletal hyperostosis in an outpatient population in The Netherlands. J Rheumatol, 2008, 35 (8): 1635-1638.
[12] WEINFELD R M, OLSON P N, MAI D D, et al. The prevalence of diffuse idiopathic skeletal hyperostosis (DISH) in two large American Midwest metropolitan hospital populations. Skeletal Radiol, 1997, 26 (4): 222-225.
[13] KUPERUS J S, MOHAMED HOESEIN F A A, DE JONG P A, et al. Diffuse idiopathic skeletal hyperostosis: Etiology and clinical relevance. Best Pract Res Clin Rheumatol, 2020, 34 (3): 101527.
[14] TSUKAHARA S, MIYAZAWA N, AKAGAWA H, et al. COL6A1, the candidate gene for ossification of the posterior longitudinal ligament, is associated with diffuse idiopathic skeletal hyperostosis in Japanese. Spine, 2005, 30 (20): 2321-2324.
[15] CARILE L, VERDONE F, AIELLO A, et al. Diffuse idiopathic skeletal hyperostosis and situs viscerum inversus. J Rheumatol, 1989, 16 (8): 1120-1122.
[16] MADER R, NOVOFESTOVSKI I, ADAWI M, et al. Metabolic syndrome and cardiovascular risk in patients with diffuse idiopathic skeletal hyperostosis. Semin Arthritis Rheum, 2009, 38 (5): 361-365.
[17] NESHER G, ZUCKNER J. Rheumatologic complications of vitamin A and retinoids. Semin Arthritis Rheum, 1995, 24 (4): 291-296.
[18] BAKKER JT, KUPERUS JS, KUIJF HJ, et al. Morphological characteristics of diffuse idiopathic skeletal hyperostosis in the cervical spine. PLoS One, 2017, 12 (11): e0188414.
[19] WESTERVELD L A, VERLAAN J J, ONER F C. Spinal fractures in patients with ankylosing spinal disorders: a systematic review of the literature on treatment, neurological status and complications. Eur Spine J, 2009, 18 (2): 145-156.
[20] MADER R, VERLAAN J J, ESHED I, et al. Diffuse idiopathic skeletal hyperostosis (DISH): where we are now and where to go next. RMD Open, 2017, 3 (1): e000472.
[21] MADER R, BARALIAKOS X, ESHED I, et al. Imaging of diffuse idiopathic skeletal hyperostosis (DISH). RMD Open, 2020, 6 (1): e001151.

第三节　焦磷酸钙沉积症

【概述】

焦磷酸钙沉积症（calcium pyrophosphate deposition disease，CPPD）是一种累及关节及关节周围组织的晶体性关节病，由二水焦磷酸钙（calcium pyrophosphate，CPP）沉积引起，临床表现为无症状或者急慢性关节炎[1]。

CPPD 于 1958 年由 Zitban 和 Sitaj 首次描述为"软骨钙质沉积症"，是一种类似于痛风的多关节炎。直到 1961 年及 1962 年，McCarty 及其他人发现在类似痛风发作患者关节液中的晶体非尿酸盐结晶，这些晶体在偏振光显微镜下呈现为弱的双折射晶体，从而区别于痛风晶体。2011 年，欧洲抗风湿联盟的一个小组建议将焦磷酸钙晶体称为 CPP 晶体，"急性 CPP 晶体关节炎"指以前称为"假性痛风"的急性炎症性关节炎，而"慢性 CPP 晶体关节炎"指与 CPP 晶体相关的其他类型的关节炎。"软骨钙质沉积症"是指

CPPD的常见放射学改变，并非临床关节炎[2]。

CPPD在不同人群中的患病率存在差异。常见于老年人，也可发生于罹患代谢性疾病（如甲状旁腺功能亢进症和血色病）的年轻患者，性别差异不明显。大多数发生在65岁以上，85岁以上占30%～50%。一项大型横断面研究显示，一般人群中放射学软骨钙化患病率为4%[3]。一项纳入2157例CPPD患者的横断面研究显示，美国退伍军人CPPD患病率为5.2/1000，平均年龄68岁。一项针对北京60岁以上常住居民的随机调查显示，与美国Framingham骨关节炎研究的白种人相比，就放射学所示软骨钙质沉积病而言，中国人膝关节软骨钙质沉积的发病率非常低，且在中国老年人群中，腕关节软骨钙质沉积十分罕见[4]。

CPPD的发病机制尚不完全清楚，有遗传和环境因素参与。目前认为CPPD与焦磷酸的产生及病变软骨中焦磷酸酶水平不平衡有关。软骨细胞产生高水平的细胞外无机焦磷酸盐，焦磷酸盐在滑膜和邻近组织沉积，与钙结合形成焦磷酸钙（CPP）。CPP沉积可能引起免疫系统激活，产生炎症和进一步软组织损伤。正常人膝关节滑液中的焦磷酸盐浓度随着年龄增长而升高，提示这种与年龄有关的滑液成分改变与本病关系密切。关节创伤、家族性软骨钙质沉积症以及多种代谢性和内分泌疾病如血色病、甲状旁腺功能亢进症、痛风也可能与CPPD的发病有关，尤其是年轻患者。一些家族性CPPD表现为常染色体显性遗传，这类患者往往伴有原发软骨成分和结构的异常，两个主要染色体在8q和5p上，早发骨关节炎和软骨钙质沉积病同时发病的相关染色体在8q上，命名为CCAL1。家族性CPPD与染色体5p上ANKH基因（编码协助PPi转运的跨膜蛋白）有关[5-7]。

【临床表现】

CPPD的临床表现多种多样。

1. 无症状

大多数CPPD患者受累关节无症状，常在放射影像学检查偶然发现有明显焦磷酸钙沉积，如老年人无症状性膝纤维软骨钙质沉积。

2. 急性关节炎

约25%表现为急性炎症性单关节炎，关节红、肿、热、痛，常由创伤、并发的内外科疾病及关节内注射透明质酸诱发。膝关节最常受累，其次是腕关节、肩关节、踝关节、肘关节也可受累，第一跖趾关节少见。可伴发热、寒战症状。发作呈自限性，发作数日至数周，甚至可能持续数月。

3. 慢性关节炎

不到5%表现为慢性关节炎，常累及上下肢的多个外周关节，大小关节均可受累，包括腕关节、掌指关节、膝关节和肘关节，呈对称或几乎对称分布，关节发炎可持续数月。

4. 其他临床表现

CPP晶体可沉积于脊柱包括椎间盘和脊柱韧带，引起急性严重的颈部疼痛、发热，常可与脑膜炎或败血症相混淆。寰枢关节中和关节周围的CPP晶体沉积可引起齿突加冠综合征（crowned dens syndrome，CDS），CDS是一种罕见综合征，表现为重度急性或复发性轴性颈痛、颈部和肩胛带僵硬，伴发热和炎症标志物C反应蛋白、红细胞沉降率升高，CT显示寰枢关节中和关节周围存在焦磷酸钙或碱性磷酸钙晶体沉积。CPP晶体沉积可伴有类似神经性关节病的重度关节退行性病变和破坏（沙尔科关节）。CPP晶体沉积在腕管可引起腕管综合征样表现。

【辅助检查】

若疑诊该病，需X线检查寻找软骨钙化的证据，并通过关节液检查寻找CPP晶体，在此基础上进行原发代谢性疾病的评估。

1. 关节液检查

CPPD急性发作期关节液白细胞通常可达15 000～30 000/mm³，90%为中性粒细胞，可在白细胞内发现被吞噬的晶体。慢性关节炎滑液中细胞计数往往较低。CPPD最准确的诊断方法是在受累关节的滑液中发现正双折射的菱形晶体。在相差偏振光显微镜下，CPP晶体在平行于偏振器轴时呈蓝色，在垂直时呈黄色。X射线衍射法和傅里叶变换红外（Fourier transform infrared，FTIR）光谱等方法也可发现在组织或滑液中存在焦磷酸钙晶体。

2. 影像学检查

常规X线检查是最常用的检查方法，可证实软骨钙化或CPPD的其他特征性征象，并有助于区分CPPD与其他类型的关节炎。典型X线改变为在透明软骨和纤维软骨呈现广泛的线性条状或线性点状钙化，可见于膝关节半月板、耻骨联合、腕关节三角纤维软骨、肩盂唇及髋臼唇，以膝关节最常见（图6-3-1）。高频超声也是诊断CPPD的一种有效手

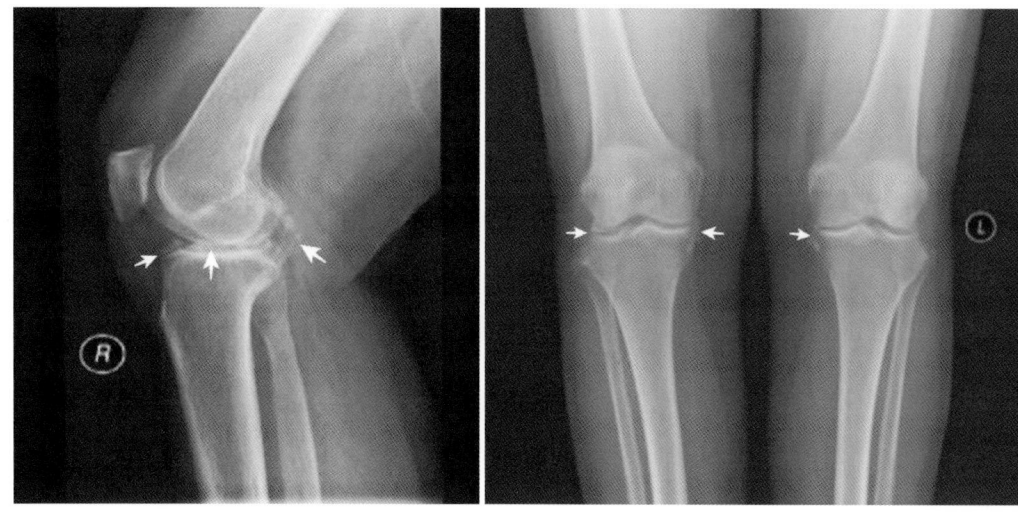

图 6-3-1 CPPD 病患者膝关节 X 线改变。如箭头所示，膝关节侧位片可见胫骨平台软骨及关节周围组织钙化影；膝关节正位片可见半月板钙化

段，超声典型改变为透明软骨或纤维软骨中内看到条状高回声，还可看到关节软骨外的钙化如肌腱内、关节囊、滑膜、足底筋膜等位置的钙化，且在某些情况下，可能比普通放射线更敏感（图 6-3-2）[8-9]。然而，超声检查存在一定局限性，难以看到关节间隙深处的晶体沉积物且对操作者存在依赖性。CT 扫描可准确检测钙化，尤其适用于检测轴向 CPPD。

3. 评价原发性代谢性疾病

CPPD 的患者可能与多种相关疾病包括血色病、甲状旁腺功能亢进症、低镁血症、低磷酸酯酶症和家族性低尿钙性高钙血症等相关[10]，因此，建议部分 CPPD 患者尤其是年轻患者进行包括钙、磷、镁、碱性磷酸酶、甲状旁腺激素（parathyroid hormone，PTH）、铁和转铁蛋白等代谢相关指标评估，若存在异常，应行进一步评估潜在代谢性疾病。

【诊断】

当出现大关节（尤其是膝关节）急性关节炎，且发作伴自限性时，或者并非骨关节炎的典型关节（如腕关节、掌指关节、肘关节和肩关节）出现类似于骨关节炎的慢性关节炎，应疑诊 CPPD。若任何典型受累关节的放射影像学检查发现典型软骨或关节囊钙化，则为诊断 CPPD 提供了进一步证据。若相差偏振光显微镜下发现正双折射晶体，或采用 X 射线衍射法和傅里叶变换红外光谱证实组织或滑液中存在 CPP 晶体，则可确诊 CPPD。但因临床实践中，极少能通过 X 射线衍射法、电子显微镜、化学分析或原子力显微镜来明确显示晶体，因此最常用的确

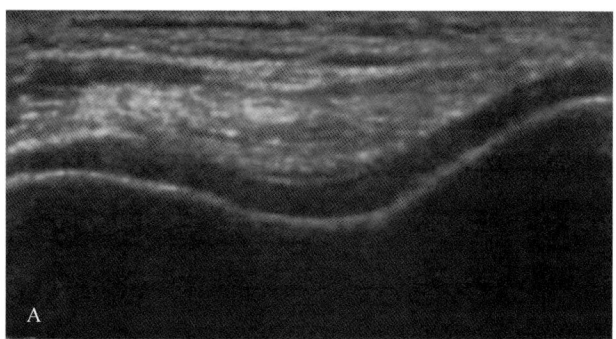
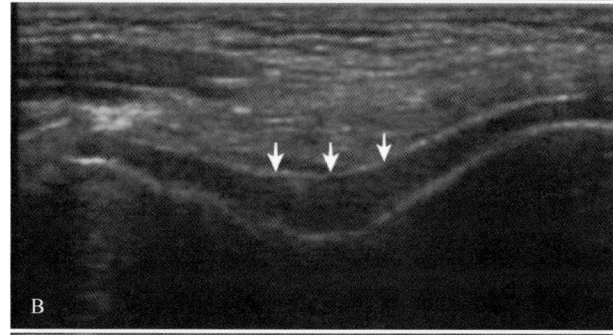
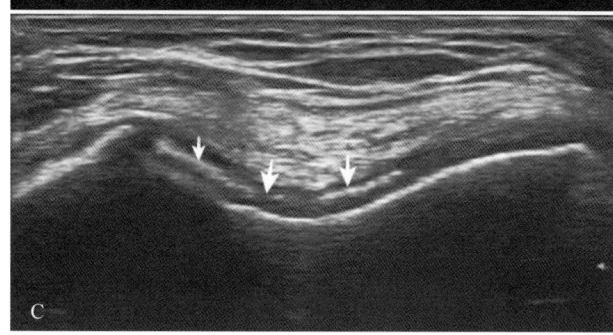

图 6-3-2 高频超声所示膝关节。A. 正常人胫骨平台软骨表面及内部未见高回声。B. 痛风关节炎患者胫骨平台软骨表面可见均匀一致的高回声，为"双轨征"，为尿酸盐晶体沉积征象。C. CPPD 患者胫骨平台软骨内部可见条状高回声

诊依据是同时符合放射影像学标准和滑液的相差偏振光显微镜检查。

【鉴别诊断】

CPPD的临床鉴别诊断主要包括与其他病因的急性关节炎及慢性关节炎进行鉴别。关节影像学检查及关节液检查是重要的鉴别诊断依据。

1. 急性关节炎

（1）痛风关节炎：痛风关节炎与CPPD在临床表现上类似，均可表现为急性发作的关节红、肿、热、痛。但痛风一般是单关节发作，第一跖趾关节常见，上肢关节少见，常在一周内可缓解。而CPPD很少累及第一跖趾关节，容易累及上肢关节如手指关节、腕、肘、肩关节，发作可持续数天到数周。痛风既往伴血尿酸升高病史，而CPPD伴血尿酸升高少见。痛风关节炎患者关节液可在偏振光显微镜下看到特征性晶体，超声及X线检查有助于鉴别诊断。痛风石在X线下不显影，而CPP晶体可在X线下看到软骨内的高密度影。痛风超声检查可看到典型征象，如"双轮廓征"、聚集体或者痛风石，而CPPD可以在超声下显示为软骨内的高回声。

（2）急性化脓性关节炎：CPPD伴有全身症状时与急性化脓性关节炎类似。均可出现发热、关节红肿热痛、关节液里白细胞增多、关节液病原菌培养、相差偏振光显微镜检查以及关节X线检查有助于鉴别。但需要注意，CPPD与化脓性关节炎可能同时存在。

2. 慢性关节炎

（1）骨关节炎：骨关节炎可累及全身，以第一掌指关节、远端指间关节、足趾、颈腰椎关节更常见，关节活动时疼痛明显。CPPD表现为慢性关节炎时，关节症状、查体和关节X线特征与单纯骨关节炎类似。但CPPD病变关节在显著退行性病变发生前通常已有软骨钙化表现。X线发现软骨钙化表现及超声检查发现软骨内高回声有助于二者鉴别。

（2）类风湿关节炎（RA）：CPPD表现为慢性多关节炎时容易与类风湿关节炎混淆。二者均可在中老年发病，表现为反复发作的慢性多关节炎，尤其是当CPPD呈现对称性关节受累时更难鉴别。血清学检测及影像学检查有助于二者鉴别。典型RA血清中常可检出类风湿因子和（或）抗环瓜氨酸肽抗体，X线检查呈现骨质疏松、骨侵蚀、关节强直、退行性改变等特征，而CPPD患者血清类风湿因子和抗环瓜氨酸肽抗体通常为阴性，且关节X线检查更像骨关节炎改变，即以退行性病变为主。

（3）脊柱关节炎：CPPD累及脊柱时需要与脊柱关节炎进行鉴别。脊柱关节炎存在其典型临床特征，且滑液中无焦磷酸钙且放射学无软骨钙化表现。

3. 神经性关节病

CPPD相关假性神经性关节病的放射影像学特征可能与真性神经性关节病（沙尔科关节）类似，均可表现为重度关节退行性病变和关节骨性结构紊乱。但真性神经性关节病（沙尔科关节）表现为关节位置觉丧失，偶有其他感觉丧失，常见于糖尿病、脊髓空洞症和脊髓损伤等。

4. 肿瘤

CPP晶体在骨与软组织聚集必须与其他占位性病变如肿瘤相鉴别。组织病理学检查有助于排除恶性肿瘤。

【治疗】

CPPD的治疗方法包括一般治疗、急性关节炎症状的缓解和预防再次发作及慢性期管理，纠正可改变的风险因素，并减少结构性进展[11]。

1. 一般治疗

急性发作时冷敷、休息，避免关节过度活动。

2. 缓解急性期症状

（1）非甾体抗炎药（NSAIDs）：根据患者的个体差异选择合适NSAIDs，使用NSAIDs需注意潜在风险，尤其是患有慢性肾功能损害和其他合并症的老年人。

（2）秋水仙碱：在发作24 h内以小剂量开始治疗效果佳，每日0.6～1.2 mg，还可用于预防复发。

（3）糖皮质激素：关节腔内注射糖皮质激素通常推荐作为适合注射的关节的一线治疗。对于秋水仙碱或非甾体抗炎药无效或不能耐受时，可考虑全身性小剂量糖皮质激素。

（4）促肾上腺皮质激素：促肾上腺皮质激素（ACTH）也是多关节发作患者有用的治疗方式。

3. 减轻慢性期炎症及预防复发

预防性使用小剂量秋水仙碱可减少复发。顽固性慢性炎症性关节炎可考虑应用甲氨蝶呤及羟氯喹，并可减少假性痛风的急性发作[12-13]。有报道提示白细胞介素-1β抑制剂对复发性CPP晶体关节炎有效[14-15]。

4. 外科手术

CPPD 患者出现关节功能严重受限时可能需要进行关节置换。

【病例摘要】

患者女，54 岁，发作性关节红肿热痛 5 年。5 年来发作性关节红肿热痛，累及膝、腕及掌指关节，使用非甾体抗炎药物可改善。既往体健，家族中无类似发病者。查体：无关节肿胀及压痛及畸形。结合关节 X 线检查及超声检查诊断为 CPPD。病例详细资料见二维码数字资源 6-3。

数字资源 6-3

（姚海红）

【参考文献】

[1] ROSENTHAL A K, RYAN L M. Calcium Pyrophosphate Deposition Disease. N Engl J Med, 2016, 374（26）: 2575-2584.

[2] ZHANG W, DOHERTY M, BARDIN T, et al. European League Against Rheumatism recommendations for calcium pyrophosphate deposition. Part I: terminology and diagnosis. Ann Rheum Dis, 2011, 70（4）: 563-570.

[3] NEAME R L, CARR A J, MUIR K, et al. UK community prevalence of knee chondrocalcinosis: evidence that correlation with osteoarthritis is through a shared association with osteophyte. Ann Rheum Dis, 2003, 62（6）: 513-518.

[4] ZHANG Y, TERKELTAUB R, NEVITT M, et al. Lower prevalence of chondrocalcinosis in Chinese subjects in Beijing than in white subjects in the United States: the Beijing Osteoarthritis Study. Arthritis Rheum, 2006, 54（11）: 3508-3512.

[5] ZAKA R, WILLIAMS C J. Genetics of chondrocalcinosis. Osteoarthritis Cartilage, 2005, 13（9）: 745-750.

[6] ABHISHEK A, DOHERTY M. Pathophysiology of articular chondrocalcinosis--role of ANKH. Nat Rev Rheumatol, 2011, 7（2）: 96-104.

[7] ABHISHEK A, DOHERTY S, MACIEWICZ R, et al. The association between ANKH promoter polymorphism and chondrocalcinosis is independent of age and osteoarthritis: results of a case-control study. Arthritis Res Ther, 2014, 16（1）: R25.

[8] FREDIANI B, FILIPPOU G, FALSETTI P, et al. Diagnosis of calcium pyrophosphate dihydrate crystal deposition disease: ultrasonographic criteria proposed. Ann Rheum Dis, 2005, 64（4）: 638-640.

[9] FILIPPUCCI E, SCIRE C A, DELLE SEDIE A, et al. Ultrasound imaging for the rheumatologist. XXV. Sonographic assessment of the knee in patients with gout and calcium pyrophosphate deposition disease. Clin Exp Rheumatol, 2010, 28（1）: 2-5.

[10] JONES A C, CHUCK A J, ARIE E A, et al. Diseases associated with calcium pyrophosphate deposition disease. Semin Arthritis Rheum, 1992, 22（3）: 188-202.

[11] ZHANG W, DOHERTY M, PASCUAL E, et al. EULAR recommendations for calcium pyrophosphate deposition. Part II: management. Ann Rheum Dis, 2011, 70（4）: 571-575.

[12] ROSENTHAL A K, RYAN L M. Nonpharmacologic and pharmacologic management of CPP crystal arthritis and BCP arthropathy and periarticular syndromes. Rheum Dis Clin North Am, 2014, 40（2）: 343-356.

[13] CHOLLET-JANIN A, FINCKH A, DUDLER J, et al. Methotrexate as an alternative therapy for chronic calcium pyrophosphate deposition disease: an exploratory analysis. Arthritis Rheum, 2007, 56（2）: 688-692.

[14] MCGONAGLE D, TAN A L, MADDEN J, et al. Successful treatment of resistant pseudogout with anakinra. Arthritis Rheum, 2008, 58（2）: 631-633.

[15] ANNOUN N, PALMER G, GUERNE P A, et al. Anakinra is a possible alternative in the treatment and prevention of acute attacks of pseudogout in end-stage renal failure. Joint Bone Spine, 2009, 76（4）: 424-426.

第四节　碱性磷酸钙沉积症

【概述】

碱性磷酸钙沉积症是一组与碱性磷酸钙相关的肌肉骨骼综合征，临床上主要包括急性钙化性关节周围炎与密尔沃基肩部综合征（Milwaukee shoulder syndrome，MSS）两种疾病。现已知羟基磷灰石、磷酸八钙和磷酸三钙均属于碱性磷酸钙，而引起急性钙化性关节周围炎的主要沉积物为羟基磷灰石结晶。病理学研究证实钙质沉积主要位于肌腱、肌腱周围组织、黏液囊和韧带。关节及关节周围组织中沉积的碱性磷酸钙结晶可脱落进入邻近组织空隙或膜腔，通过多种机制介导组织损伤，包括：诱导成纤维细胞合成环氧合酶-2 mRNA和前列腺素E2诱发急性炎症反应，导致生物力学破坏，也可以与结缔组织细胞直接相互作用，在本无炎症的部位产生有害的细胞因子和前列腺素。

【临床表现】

急性钙化性关节周围炎主要表现为急性发作的炎性疼痛，关节周围钙质沉着部位出现发红、肿胀、皮温升高、剧烈疼痛、压痛明显、局部活动受限及功能障碍，偶尔伴有发热。如不治疗，症状持续数天到数周可自行缓解，发作间歇期无明显不适。所有关节均可受累，活动度大的关节更易发生，以肩关节最多见，其次为髋、膝、肘、腕和踝关节。国内刘湘源等报道，个别患者可累及足、趾间关节以及手和指间关节。

密尔沃基肩部综合征是一种主要累及肩关节的慢性炎症综合征，可表现为慢性肩关节疼痛及功能丧失。该病主要见于老年人，尤其是女性，常存在大量的非炎性肩关节积液。

迄今报道的最大型系列研究（$n=30$）中，80%为女性，平均年龄为72岁，密尔沃基肩部综合征常常双侧受累，临床症状往往在优势侧更为严重，超过半数的患者存在严重的膝骨关节炎，也有少数患者合并髋关节或者肘关节受累。查体可能发现大量冷性盂肱关节积液、捻发音及关节不稳，还有报道发现关节囊破裂、窦道形成并大片胸壁瘀斑。

其实碱性磷酸钙沉积症的疾病范围远不止这些，散发病例多见于老年人，主要表现为滑囊炎和肌腱炎，也可表现为骨关节炎、破坏性骨关节病以及肩袖撕裂症。也可以与下列疾病相伴：系统性结缔组织病、假性痛风、乳碱综合征（milk alkali syndrome）、甲状旁腺功能亢进、结节病、维生素D增多症、慢性肾衰竭长期透析者及异位钙化等。

【辅助检查】

急性钙化性关节周围炎急性发作期可有血沉增快和C反应蛋白增高。

关节液常规分析中，白细胞计数通常<1000/mm³，可呈轻微血性。在普通偏振光显微镜下虽然可以识别尿酸单钠结晶和焦磷酸钙结晶，分别用以诊断痛风和假性痛风，但却无法诊断碱性磷酸钙结晶。因为单一的碱性磷酸钙结晶的大小（75～250 nm）不在光学显微镜的分辨范围。虽然有时结晶可聚集在一起，但因为它们的排列是随机的，所以不会呈现偏光性。在极少数状况下，数千个结晶恰好排列在同一个轴上，此时可出现偏光性。当大量碱性磷酸钙结晶聚集在一起时，关节穿刺液可见黏稠白石膏样物质，光学显微镜下可看到发亮的钱币状晶体。使用茜素红S染色滑液后，碱性磷酸钙聚集物可呈橙红色团块，通过普通光镜便可识别含钙结晶，缺点是其敏感性和特异性较低。一项研究采用透射电镜检查了茜素红S染色强阳性的骨关节炎（OA）患者的滑液样本，结果发现，仅50%存在结晶，而焦磷酸钙结晶在茜素红S染色下也呈阳性结果，因此难以与碱性磷酸钙结晶区别。

碱性磷酸钙结晶在X线下呈现均匀但形状不规则的沉积物，且无骨小梁形成，使其很容易与异位性骨化或籽骨鉴别。沉积物的大小不一，大部分略呈圆形，也可呈线形或三角形，边缘清楚或不清楚。肌腱沉积物大多靠近肌腱附着点。虽然关节旁是最常见的部位，但也可出现于距离关节较远的部位，例如臀大肌、内收肌和胸大肌的附着点处。

在密尔沃基肩部综合征，常出现明显的盂肱关节退变和软组织钙化，严重的病例可见喙突和肩峰骨质破坏。广泛的软骨破坏可对肩关节造成毁损性改变。

对于伴骨关节炎的碱性磷酸钙沉积症患者，在透明软骨、纤维软骨及滑膜中均可识别出钙质沉着；

在密尔沃基肩部综合征患者，组织病理学可表现为滑膜肥厚且内含碱性磷酸钙结晶沉积，也可伴有纤维素沉积，偶见巨细胞，而滑膜组织中通常没有炎性细胞浸润。

【诊断和鉴别诊断】

急性钙化性关节周围炎的诊断需结合临床表现、X线检查、局部组织病理学检查以及X线衍射分析及结晶学分析等。

在特征性临床表现的基础上滑液检查是诊断的基础，其中白细胞计数应 $< 1000/mm^3$，可呈轻微血性，偏振光检查焦磷酸盐结晶和单尿酸钠结晶均为阴性，有助于诊断。如果疾病进展异常迅速或关节和软组织呈显著性侵袭破坏，则需要考虑关节内碱性磷酸钙沉积的可能性；如果影像学检查提示大量关节积液、大面积肩袖损伤，广泛关节软骨丢失及骨质改变，则考虑密尔沃基肩部综合征。

对碱性磷酸钙沉积症缺乏认识是导致误诊的主要原因。急性钙化性关节周围炎需要鉴别的第一类疾病为钙磷代谢异常所致转移性钙化，例如：肾性骨发育不全、甲状旁腺功能低下、维生素D过多和类肉瘤病等。第二类为钙盐沉积病，该类钙化现象发生在皮肤或皮下间质组织，但钙的代谢正常，例如全身间质性钙盐沉积病、硬皮病、皮肌炎和肿瘤性钙化症。第三类是营养不良性钙化，即钙沉积在不能存活的组织，可为局部或全身性，例如沉积于退化、坏死、肿瘤炎症、外伤，甚至寄生虫感染的组织。以上所列三类疾病都有各自的临床特征，实验室检查异常及诊断条件，不难与单纯钙化性关节周围炎鉴别。

密尔沃基肩部综合征需要鉴别的疾病包括：一是痛风和假性痛风这些疾病通常表现为急性发作，在1～2周内可以缓解，其滑液多为炎性性质，而密尔沃基肩部综合征通常会迁延进展数月或数年，其滑液分析多为非炎性特征。其他需要鉴别的疾病还包括血色病和肢端肥大症，腱鞘滑膜巨细胞瘤，神经性关节病、肩袖关节病及淀粉样蛋白关节病等，需要从临床症状和影像学及滑液分析各个方面仔细鉴别。

【治疗】

急性钙化性关节周围炎属于自限性疾病，治疗以对症为主。急性发作期可以给予口服非甾体抗炎药，并配合局部外用抗炎药治疗。另外，可口服碳酸氢钠，该品可能与碱性磷酸钙发生化学反应，生成可溶性碳酸氢钙及钠盐，使局部钙质消失。对于体积大且难以消失的沉积物可选用体外冲击波或超声碎石治疗。

密尔沃基肩部综合征的治疗主要包括镇痛和改善肩关节功能。镇痛方面可根据患者疼痛的程度给予不同级别的镇痛药物，轻度疼痛者可给予对乙酰氨基酚或非甾体抗炎药物治疗，中至重度的疼痛可于局部注射激素制剂，对于局部激素治疗效果不佳者也可使用潮式灌洗的方法：通常是在超声引导下将静脉导管置入关节腔内，反复注射并抽出1500～2000 ml的生理盐水，然后关节腔内注射糖皮质激素。对于关节严重破坏保守治疗无法改善的患者可考虑进行肩关节置换术。

【典型病例】

患者女性，55岁，主因双手近端指间关节和腕关节疼痛5年来诊。各关节疼痛呈间断、交替和游走性发作，疼痛程度较重，发作时受累关节可出现肿胀，经局部关节腔内注释利多卡因或醋酸曲安奈德注射液后可以临时缓解，但几乎每周均有类似发作，处理同前。个人史及家族史无特殊。查体除部分近端指间关节轻度压痛外，局部关节无肿胀。化验提示血、尿常规，肝肾功能，抗核抗体和类风湿因子均为阴性或者在正常范围。X线检查提示双手各近端指间关节周围有密集的点状或絮状钙化影（图6-4-1A和图6-4-1B，图6-4-1B为图6-4-1A黄框部分的放大），符合羟基磷灰石结晶沉积的影像学表现。羟基磷灰石（一种碱性磷酸钙）沉积症是一种晶体诱导的风湿性疾病，可由轻微损伤或者关节的过度使用诱发发作，最突出的临床表现是急性钙化性关节周围炎，最常累及肩、髋、腕、肘和颈椎等大关节，而像本例累及手指的小关节受累十分罕见。究其原因，可能是受累关节的反复穿刺注射药物导致了局部的钙化沉积。经过口服非甾体抗炎药物后患者的症状明显缓解。

（李胜光）

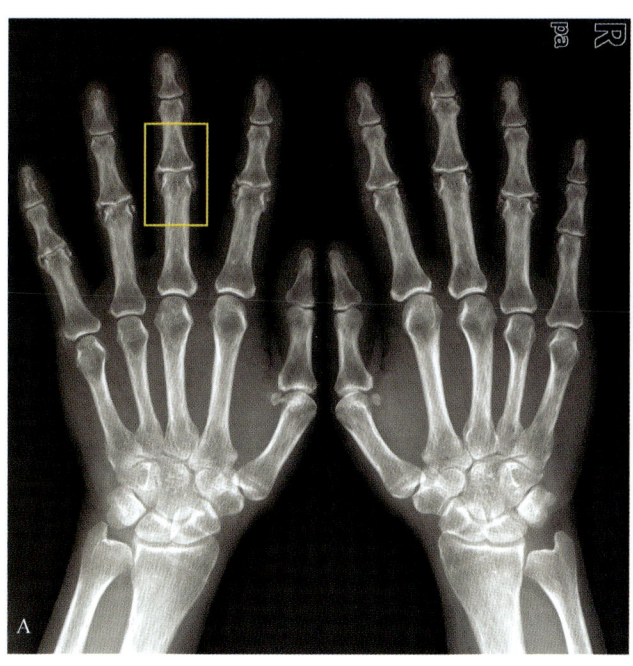
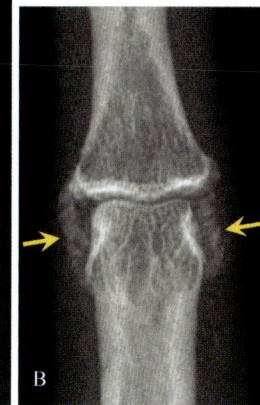

图 6-4-1　患者双手 X 线片

【参考文献】

[1] MAHON O R, KELLY D J, MCCARTHY G M, et al. Osteoarthritis-associated basic calcium phosphate crystals alter immune cell metabolism and promote M1 macrophage polarization. Osteoarthritis Cartilage. 2020, 28（5）: 603-612.

[2] KUWAHARA N, TOKUNAGA K, NAGAMINE M. Milwaukee shoulder syndrome: an extreme case. J Rheumatol, 2020, 47（12）: 1837.

[3] FRALLONARDO P, RAMONDA R, PERUZZO L, et al. Basic calcium phosphate and pyrophosphate crystals in early and late osteoarthritis: relationship with clinical indices and inflammation. Clin Rheumatol, 2018, 37（10）: 2847-2853.

[4] MORGAN M P, WHELAN L C, SALLIS J D, et al. Basic calcium phosphate crystal-induced prostaglandin E2 production in human fibroblasts arthritis & rheumatism, 2004, 50（5）: 1642-1649.

[5] MOLLOY E S, MCCARTHY G M. Basic calcium phosphate crystals: pathways to joint degeneration. Curr Opin Rheumatol, 2006, 18: 187-192.

[6] 刘湘源，黄烽，付振虹，等. 疑难病例析评第 66 例：发作性关节肿痛—多发性关节旁钙化影—急性钙化性关节周围炎. 中华医学杂志, 2004, 84（24）: 2126-2128.

第五节　复发性风湿病

【概述】

复发性风湿病又称"回纹型风湿症""反复型风湿症"，由 Hench 和 Rosenberg 于 1944 年在 Archives of Internal Medicine（Arch Intern Med）首次描述了 34 例间歇发作的急性关节炎/关节旁炎症不伴发热的疾病[1]，其中复发性（palindromic）为"反复发作"（希腊语"palindromes""panlindrom"代表"回文"，指一个字的拼写方式，从左往右和从右往左完全相同），而风湿病（rheumatism）一词相较于关节炎（arthritis）含义更广泛。

文献报道复发性风湿病（palindromic rheumatism，PR）发病率为类风湿关节炎（rheumatoid arthritis，RA）的 5%～50% 不等，有研究报道其发病率约为 0.007%[2]，男女发病率相当，发病年龄为 13～68 岁（平均为 34.9 岁），既往研究中 30%～70% 的患者最终发展为典型的 RA，因此有学者将 PR 视为 RA 的一种起病方式。目前病因不明，可能与过敏、感染或遗传因素相关，有研究发现 PR 患者中 HLA-DR 共享表位（sharing episode，SE）等位基因、MEFV 基因高于正常人群。

【临床表现】

PR以关节及关节周围红、肿、热、痛间歇性发作为特征，发作间期症状完全缓解且无遗留永久损伤。关节周围受累有时较关节受累更显著，如可造成正中神经卡压所致腕管综合征。

1. 一般症状

可见低热、肌痛、乏力困倦及抑郁等[3]。

2. 关节炎

常于午后发作，起病突然，持续数小时至数天，疼痛性质和程度不一，可以从钝痛到严重的爆裂样疼痛。掌指关节和近端指间关节最常受累，其次为腕、膝、肩、踝、足、肘、髋关节，脊柱及胸锁关节极少受累。多数患者单次发作时只有1个关节受累，很少有3个以上关节同时受累，每次发作大多不超过10天，亦有持续2周以上的报道，发作间期从几天到几周不等[4]。

3. 关节周围炎

关节周围组织受累也是PR的特点，可见于1/3的患者，可单独发作或伴发于关节炎，表现为足跟、指垫、前臂有面积大小不等的肿胀和疼痛，受累部位皮温增高，颜色变红，可呈粉红色至深红色。肿胀类似于血管神经性水肿，但伴有压痛，无可凹性水肿和瘙痒[4]。

4. 皮下结节

本病也可出现边界不清的一过性关节旁皮下结节，伴有肿胀、触痛，直径2～4 mm，常与关节炎伴行，多见于手指关节，亦可见于腕、肘、膝等关节。PR出现的结节与RA类似，有学者认为，皮下结节的出现是PR或将转变为RA的标志。

【辅助检查】

PR发作间期实验室指标及影像学无异常。发作时可有以下表现。

1. 急性时相反应物升高

ESR及CRP在发作时升高。

2. 自身抗体

约50%的患者存在RF和（或）ACPA阳性，ANA通常阴性，有研究发现ACPA阳性与PR进展为RA相关。

3. 遗传因素

HLA-DR4、HLA-DRB1、IL-4和TNF-α启动子基因可能与PR发病有关，而TNFRI等位基因与持续性PR相关[3]。

4. 影像学

X线无骨侵蚀表现，关节彩超可见滑膜炎、腱鞘炎等表现，有研究发现PR在超声下滑囊外炎症（extracapsular inflammation，ECI）较滑膜炎常见，MRI可见关节周围软组织肿胀表现，可预测PR的复发，然而不同研究结论不一[5]。

5. 关节穿刺

滑液中WBC计数升高，为$(0.2～10)\times10^9$/L，无结晶。

6. 滑膜活检

轻度滑膜增生，伴多形核粒细胞为主的炎症细胞浸润和成纤维细胞增生，无类风湿结节的中央纤维素样坏死表现。

【诊断】

目前PR诊断尚无统一诊断标准，以下是不同学者提出的PR诊断标准。

1. 1971年Williams诊断标准

①突发关节疼痛肿胀，发作间隔不规则；②发作间歇期受累关节完全恢复；③症状持续数小时到数天不等；④首次诊断时无慢性关节病、皮下结节，X线无骨侵蚀改变；⑤血清尿酸<6.5 mg/ml；⑥关节软骨无钙化现象。

2. 1987年Hannonen诊断标准

①反复突然发作单关节或多关节炎，或关节旁组织炎症，每次持续数小时至1周；②经医生证实至少有1次发作；③不同发作时受累关节数≥3个；④排除其他类型的关节炎。

3. 1992年Guerne和Weismann诊断标准

①单关节炎、少关节炎或软组织发炎，短暂的突然发作和反复发作的病史，达6个月；②经医生证实至少有1次发作；③不同发作时受累关节数≥3个；④放射学无骨侵蚀改变；⑤排除其他关节炎。

4. 2008年Powell诊断标准

①至少1个关节出现急性疼痛、肿胀；②每次发作周期不超过1周；③发作次数≥3次。

另外，Hench、Schumacher、Pasero、Gonzalez等人也提出了诊断方法，内容大致相同。

【鉴别诊断】

1. 类风湿关节炎

RA与PR有许多相似之处，两者均可出现RF、

ACPA 抗体等自身抗体阳性，亦可出现皮下结节。有学者认为，PR 是 RA 的一种起病方式。但 RA 多见于中年女性，常为对称性、多发性手足近端小关节和腕、膝、踝等关节病变，受累关节区常多于 3 个，症状持续时间较长，大多数 RF 阳性且滴度高，骨侵蚀多见，晚期导致不可逆性关节功能障碍，甚至关节畸形。而 PR 发作间期关节完全缓解，一般无骨破坏。

2. 痛风

急性痛风性关节炎发作也表现为单关节突发红肿热痛，与 PR 发作有相似之处。但急性痛风发作常有明确诱因如饮食、劳累等，70% 急性痛风性关节炎发作侵犯第一跖趾关节，手关节少见，大多数患者血尿酸升高，慢性痛风性关节炎可出现骨破坏表现，X 线可见骨质侵蚀、穿凿样改变，在滑液或皮下结节中有痛风石结晶。

3. 反应性关节炎

二者发作时均可表现为急性起病的非对称性单/少关节炎。但反应性关节炎为感染诱发，可伴眼炎、肌腱端炎、皮肤黏膜病变、泌尿生殖系统、肠道感染症状及骶髂关节受累等，部分患者 HLA-B27 呈阳性，RF、AKA、APF、抗 CCP 抗体多呈阴性，从大便或尿液中可能能够分离出相关的微生物。

4. 急性风湿热

急性风湿热可表现为突发关节红肿热痛，但其发作与上呼吸道 A 组乙型溶血性链球菌感染有关，多见于青少年，其关节受累表现为四肢大关节游走性关节肿痛，伴发热、皮下结节、环形红斑、心肌炎等表现，化验提示 ASO 滴度升高，RF 一般阴性。

5. 其他

有研究报道多种疾病可模拟 PR 样表现，如 T. Whipplei 感染所致 Whipple 病，但 Whipple 病是一种罕见的多系统感染性疾病，除关节炎外可表现为发热、贫血、体重下降及排便异常等，且对 NSAIDs、DMARDs 效果不佳，十二指肠黏膜活检可见 PAS 阳性巨噬细胞。另有研究报道家族性地中海热（FMF）也可表现为周期性反复发作的关节周围炎伴发热，可表现为乏力、体重下降，RF、ACPA 均阴性，基因分析发现存在 MEFV 基因突变而诊断 FMF[6]。

【治疗】

PR 发作间期不等，呈现突发突止表现，间期症状完全缓解，因此很难评估该病的治疗效果，且目前尚无大规模随机对照试验，多数资料来自临床经验及个案。

1. 非甾体抗炎药（non-steroidal anti-inflammatory drugs，NSAIDs）

急性发作期 NSAIDs 缓解疼痛疗效较好。临床可选用洛索洛芬钠 60 mg，每日 3 次；或双氯芬酸钠 50 mg，每日 3 次；有胃肠道不良反应者可用选择性 COX-2 抑制剂，如塞来昔布 200 mg，每日 2 次；或依托考昔 60～120 mg，每日 1 次。

2. 缓解病情抗风湿药物（disease-modifying anti-rhematic drugs，DMARDs）

DMARDs 可用于难治性反复发作的患者，如抗疟药、糖皮质激素、柳氮磺吡啶、甲氨蝶呤等。

（1）抗疟药：有报道应用氯喹治疗 77.5% 患者发作频率显著下降，63% 发作持续时间显著缩短，另有研究发现羟氯喹的使用可以减少 20% 的 PR 进展为慢性关节炎[7]。临床治疗可选用羟氯喹 0.2 g，每日 2 次。

（2）糖皮质激素：NSAIDs 效果不佳时，可小剂量、短时间应用糖皮质激素，然而应用时间需综合考虑药物副作用。

（3）其他药物：有报道应用柳氮磺吡啶、甲氨蝶呤等治疗本病，均获得了一定疗效，但均为小样本研究。还有报道部分 MEFV 基因阳性的 PR 患者应用秋水仙碱治疗有效[8]。

3. 生物制剂

目前尚无关于 PR 应用生物制剂的大样本前瞻性研究，不过相关个案报道发现，对于 NSAIDs 以及 DMARDs 治疗效果不佳 PR 患者，应用 CD20 单抗治疗有效[9]。而对于 MEFV 基因阳性的 PR 患者，可应用 IL-1 抑制剂如阿那白滞素[8]。

【预后】

该病虽反复发作，但无全身症状且不遗留骨破坏及畸形，预后较好。该病的自然病程大致分 3 类：①发作后临床缓解，无再发；②反复发作，但无持续性关节受累；③进展为慢性关节炎或其他自身免疫病，如 RA、系统性红斑狼疮、白塞病等[4]。

【病例摘要】

患者 31 岁男性，主因"反复关节肿痛 8 年"就诊，患者 8 年间反复发作关节红肿热痛，每次受累关节为 1～3 个，无明显晨僵，持续 2～3 天症状完全缓解。发作间期 1～2 周，累及双手近端指间关节、掌指关节、腕、肩、膝及髋，逐渐加重，既往予柳氮磺吡啶 1 g bid×3 个月及艾拉莫德 25 mg qd×3 个月，效果不佳。近 1 个月发作间期缩短，间隔 2～3 天，劳累后加重，与进食无关，口服双氯芬酸钠对症镇痛治疗。患者病程中每年发作 2～3 次痛性口腔溃疡，无发热、皮疹、光过敏，无外阴溃疡、眼红、眼痛、腹痛及排便异常，无乏力、体重减轻、盗汗。既往无银屑病、乙肝及结核。无风湿病家族史。就诊时可见左手第 3 掌指关节红肿伴压痛，余关节无红肿、压痛、活动障碍及畸形。双侧浮髌试验阴性，4 字试验阴性。

化验提示 CRP 19.8 mg/L，ESR 19 mm/h，余血常规、肝肾功能、尿酸、HIV、梅毒、丙肝、乙肝、ANA、HLA-B27、RF、抗 CCP、AKA、APF、RF-IgG、GPI 均正常，双手关节彩超提示左手第 3 掌指关节滑膜炎伴屈肌腱鞘炎，无关节积液，双手 X 线未见骨质疏松及骨侵蚀表现。

结合患者反复发作少关节红肿热痛，发作间期完全缓解，影像学未见骨破坏表现，考虑患者复发性风湿病诊断成立，近期关节肿痛发作频繁，间隔时间缩短，单纯 NSAIDs 效果不佳，加用甲氨蝶呤 10 mg qw，3 个月后复查，患者诉关节肿痛明显减轻，近 1 个月无发作。

（孙　兴）

【参考文献】

[1] HENCH P S, ROSENBERG E F. Palindromic rheumatism: "new," oft recurring disease of joints (arthritis, periarthritis, para-arthritis) apparently producing no articular residues— report of thirty-four cases; its relation to "angioneural arthrosis", "allergic rheumatism" and rheumatoid arthritis. Arch Intern Med, 1944, 73 (4): 293-321.

[2] AHN J K, HWANG J, SEO G H. Incidence and risk of developing rheumatic diseases in 19, 724 patients with palindromic rheumatism in South Korea: A nationwide population-based study. Joint Bone Spine, 2021, 88 (3): 105128.

[3] MANKIA K, D'AGOSTINO M A, WAKEFIELD R J, et al. Identification of a distinct imaging phenotype may improve the management of palindromic rheumatism. Ann Rheum Dis, 2019, 78 (1): 43-50.

[4] PATEL N J, KARIA V R, GEDALIA A, et al. Familial Mediterranean fever presenting as anti-cyclic citrullinated peptide antibody negative palindromic rheumatism. J Clin Rheumatol, 2010, 16 (6): 290-292.

[5] GONZALEZ-LOPEZ L, GAMEZ-NAVA J I, JHANGRI G, et al. Decreased progression to rheumatoid arthritis or other connective tissue diseases in patients with palindromic rheumatism treated with antimalarials. J Rheumatol, 2000, 27 (1): 41-46.

[6] CORRADINI D, DI MATTEO A, EMERY P, et al. How should we treat palindromic rheumatism? A systematic literature review. Semin Arthritis Rheum., 2021, 51 (1): 266-277.

[7] RAGHAVAN P, SREENATH S, CHERIAN S, et al. Efficacy of rituximab in resistant palindromic rheumatism: first report in literature. Clin Rheumatol, 2019, 38 (9): 2399-2402.

第六节　缓解型血清阴性对称性滑膜炎伴凹陷性水肿综合征

【概述】

缓解型血清阴性对称性滑膜炎伴凹陷性水肿综合征（remitting seronegative symmetrical synovitis with pitting edema），简称 RS3PE，是一种特殊类型的以关节炎为主要表现的风湿性疾病。1985 年，丹尼尔·麦卡蒂（Dr. Daniel McCarty）等对其进行了首次描述[1]。

该病特点为急性起病的对称性、水肿性和可缓解性关节炎，类风湿因子阴性，基本病理改变为滑膜炎，被认为是类风湿关节炎的特殊亚型。是一种常见于老年人的风湿性疾病，预后良好。男性多于女性。由于发病率较低，流行病学研究少。根据日本一项研究，发病率为 0.09%[2]。RS3PE 病因目前尚不清楚。RS3PE 是一种独特的综合征，与 HLA-DRB1 等位基因无关，治疗上对糖皮质激素的反应良好，预后良好[3]。

【病因】

RS3PE 病因目前尚不清楚。与 RS3PE 相关的多种情况的数据表明，RS3PE 是一种具有潜在异质性病因的综合征。RS3PE 患者可能罹患相关恶性肿瘤。在肿瘤微环境中，血管生成是肿瘤生长、入侵和转移的潜在启动因子。血管内皮生长因子（vascular endothelial growth factor，VEGF）在血管生成过程中起着重要作用。VEGF 可有效地舒张血管，并增加血管的通透性[4-5]。日本之前的研究表明，VEGF 可能参与了 RS3PE 的发病机制。3 例 RS3PE 患者与几种经典结缔组织疾病患者进行比较，发现 RS3PE 患者的 VEGF 水平比对照组增加了数倍[5]。在研究中，肿瘤坏死因子-α 和白细胞介素-1 的水平在 RS3PE 患者和对照组并无差异。糖皮质激素治疗后 RS3PE 患者的 VEGF 水平下降，表明 VEGF 可能在该疾病中发挥作用。日本的其他报道显示，一名结节病和 RS3PE 患者的 VEGF 水平升高，糖皮质激素治疗后降低[6]。此外，据报道，RS3PE 肿瘤患者的白细胞介素-6、基质金属蛋白酶 PE-6 和基质金属蛋白酶-3 比不合并肿瘤的患者都有所升高[7]。假设肿瘤、其他疾病和药物可能会触发 VEGF 和其他分子的产生，这反过来通过诱导 RS3PE 综合征的血管通透性而导致多关节炎/多滑膜炎和四肢皮下凹陷水肿[8]。

【临床表现】

1. 临床特征

双手和双足水肿（通常为凹陷性，图 6-6-1），肿胀常突然发生，并对称出现，从手腕背侧延伸至掌指关节背侧。一般无皮下结节。

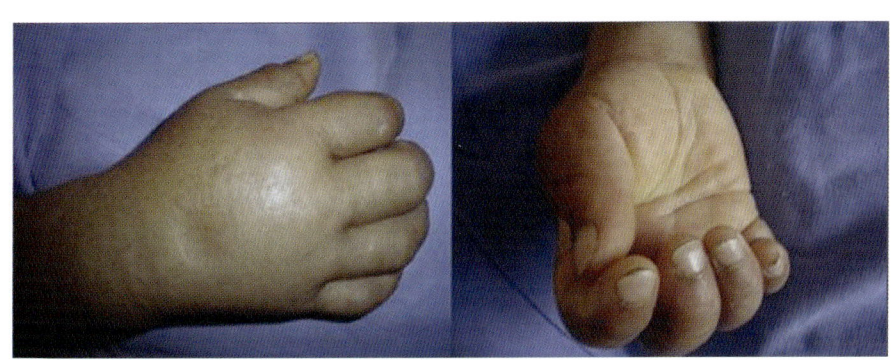

图 6-6-1　RS3PE 患者手背弥漫性凹陷性水肿[3]

2. X 线检查

一般难以发现异常，极少出现骨侵蚀的影像学改变。

3. B 超和 MRI 检查

RS3PE 患者明显的手背凹陷性水肿通常是由伸肌腱鞘炎引起的。超声和 MRI 检查下手和足的伸肌、屈肌腱鞘炎是 RS3PE 的典型特征[9]。

4. 副肿瘤性风湿病综合征

RS3PE 可能与肿瘤相关，包括恶性和良性肿瘤。该疾病中报道的恶性肿瘤类型包括血液恶性肿瘤和实体肿瘤。与 RS3PE 相关的血液恶性肿瘤包括非霍奇金淋巴瘤、白血病、骨髓增生异常综合征和血管免疫母细胞 T 细胞白血病。实体肿瘤涉及前列腺、胃肠道、肺、乳房、卵巢、膀胱、子宫内膜和纤维组织细胞瘤，以及一些未知部位的恶性肿瘤病例[10-12]。RS3PE 患者的恶性肿瘤发病率可能明显高于普通老年人群。根据欧洲、美国和东方 RS3PE 患者的汇总数据，预估平均恶性肿瘤发生率为 20%。目前的共识是，RS3PE 代表了一种副肿瘤性风湿病综合征[13]。

5. RS3PE 可能合并的风湿免疫疾病

包括系统性红斑狼疮、痛风、干燥综合征、结节性多动脉炎、强直性脊柱炎、结节病、复发性多软骨炎等。

6. RS3PE 可能合并的其他疾病

包括糖尿病和感染，如钙胶芽孢杆菌（BCG）、细小病毒和单子叶链乳杆菌感染。

7. RS3PE 相关药物

如二肽酰肽酶-4 抑制剂、利福平和胰岛素。目前一些较新型的药物，如免疫检查点抑制剂尼鲁单抗，也被报道可以触发 RS3PE。

总体而言，RS3PE 的症状和独特的表现似乎代表了一种类固醇反应性疾病，可能是潜在的恶性肿瘤的先兆，并发癌症的患者往往症状更重，复发率更高。目前仍需要更多的研究来了解 RS3PE 的潜在机制，以确定它是否是一个独立的疾病过程[14]。

【鉴别诊断】

RS3PE 通常需和风湿性多肌痛（polymyalgia rheumatica，PMR）及老年类风湿关节炎（elderly-onset rheumatoid arthritis，EORA）进行鉴别，见表 6-6-1。

表 6-6-1　RS3PE、EORA 和 PMR 的鉴别诊断[3]

临床特征	RS3PE	EORA	PMR
发病年龄（岁）	>60	>60	>60
性别	男>女	女≈男	女>男
发作时间	数小时	通常很快	数天到数周
小关节滑膜炎	较轻	明显	较轻
凹陷性水肿	100%，明显	不常见	无
骨盆带、大腿区疼痛或僵硬（%）	39.3	罕见	74
发热（%）	35.7	较少	19.5
骨侵蚀的放射学改变	无	有	无
MRI 或 B 超显示滑膜和（或）血管翳	不常见，轻微，且以屈肌和伸肌腱鞘炎为显著表现	显著	不常见，轻微
抗 CCP 抗体（%）	0	常有	较少
类风湿因子	阴性	阳性（39%～57%）	阳性（16.5%）
对低剂量泼尼松的反应（10～15 mg/d）	非常显著	不够好	非常显著
合并恶性肿瘤（%）	20	0.44	0.56
缓解	可缓解	用 DMARDs 缓解	常需服药 2～3 年

注：RS3PE，缓解型血清阴性滑膜炎伴凹陷性水肿综合征；EORA，老年类风湿关节炎；PMR，风湿性多肌痛；MRI，磁共振成像；DMARDs，缓解病情抗风湿药物

【治疗】

（1）糖皮质激素：RS3PE 的治疗可使用小剂量的泼尼松，平均治疗时间为 18 个月。大多数患者反应良好，并在开始服用糖皮质激素后的 24～72 h 内开始逐渐出现显著的症状改善。在实践中，泼尼松每天 10～15 mg 或其他等效糖皮质激素药物使用 2～3 周，此后可每周逐渐减少，以保持最低剂量控制疾病 12～18 个月。

（2）缓解病情抗风湿药物（DMARDs）很少使用，或者认为并不需要 DMARDs。

（3）目前暂无生物制剂治疗 RS3PE 的报道。

（4）一般来说，不伴有肿瘤的 RS3PE 患者预后良好。

（5）合并肿瘤的治疗：对于 RS3PE 肿瘤患者，治疗潜在恶性肿瘤可能是重要的治疗手段。RS3PE 合并恶性肿瘤患者对糖皮质激素治疗反应不良，有更明显的系统性症状。手术切除肿瘤后 RS3PE 有所改善。这些患者的预后可能取决于其潜在的恶性肿瘤。

（6）对类固醇治疗反应不佳的患者，尤其考虑到年龄的因素，应考虑肿瘤的筛查。虽然目前还没有数据支持在 RS3PE 恶性肿瘤筛查的成本效益。

【典型病例】

患者男性，80 岁，因"口腔溃疡 2 年，多关节肿痛 2 个月"入院。患者 2 年前无诱因出现口腔溃疡，每次 4～5 个，每月发作 2 次，持续 1 周可自行缓解。2 月前无诱因出现多关节痛，累及双膝、双踝、双髋，后逐渐出现双腕、双侧掌指关节、双侧近端指间关节、双踝关节肿痛，伴晨僵数小时。查高敏 CRP 66.7 mg/L，ESR 40 mm/h，IgG 19 g/L，ANA、抗 ENA、ANCA、抗 dsDNA、抗 CCP、AKA 均阴性。双手 X 线：双手近端指间关节间隙稍变窄，予布洛芬止痛治疗后症状减轻，为进一步诊治入院。病程中无口眼干，无口腔溃疡，无发热，无皮疹，无雷

诺现象。既往史：发现血压升高1年，最高150/90 mmHg；发现高脂血症1年。个人史及家族史无特殊。入院查体：T 36.3℃，P 70次/分，R 19次/分，BP 153/75 mmHg；皮肤多发黑色痣；双侧腕关节、双侧掌指关节、双踝关节肿胀、压痛，余关节无明显肿胀或压痛。

入院后完善检查，血常规：WBC 6.18×10^9/L，Hb 107 g/L，PLT 274×10^9/L。尿常规、便常规未见明显异常。凝血：D-二聚体3.73 mg/L。肿瘤标志物：总前列腺特异性抗原14.459 ng/ml，游离前列腺特异性抗原3.2 ng/ml，FPSA/TPSA 0.22。ESR78 mm/h，高敏CRP26.13 mg/L；IgG 18.62 g/L，IgA 4.7 g/L，补体C3、补体C4正常。ANA 1∶100，抗ENA阴性。ECG未见异常。胸部CT：左肺尖小结节，左肺上叶舌段少许炎症，双肺散在纤维灶。心脏超声：升主动脉及主动脉瓣硬化伴微少量反流，左室舒张功能减低，收缩功能正常。腹部超声：胆囊息肉，前列腺增生。甲状腺超声：结节性甲状腺肿。双手关节超声：双腕关节滑膜炎，右侧第2～5及左侧第2～4屈肌腱腱鞘滑膜轻度增生。双足关节超声：双侧部分跖、趾小关节滑膜增生伴积液；双侧踝关节骨赘形成可能；双侧胫后肌腱腱鞘滑膜增生；双侧踝关节滑膜炎伴积液；双侧踝关节周围皮下组织水肿。结合病史、查体及辅助检查结果，诊断考虑缓解型血清阴性滑膜炎伴凹陷性水肿综合征。给予泼尼松10 mg/d，雷公藤多苷片10 mg bid治疗后双手、双踝肿胀明显好转。并建议择期复查前列腺特异性抗原，完善前列腺MR及前列腺穿刺活检术。

（蔡月明　钟昱超）

【参考文献】

[1] MCCARTY D J, O'DUFFY J D, PEARSON L, et al. Remitting seronegative symmetrical synovitis with pitting edema. RS3PE syndrome. JAMA, 1985, 254（19）：2763-2767.

[2] OKUMURA T, TANNO S, OHHIRA M, et al. The rate of polymyalgia rheumatica（PMR）and remitting seronegative symmetrical synovitis with pitting edema（RS3PE）syndrome in a clinic where primary care physicians are working in Japan. Rheumatology international, 2012, 32（6）：1695-1699.

[3] LI H, ALTMAN R D, YAO Q. RS3PE: Clinical and research development. Current rheumatology reports, 2015, 17（8）：49.

[4] MITTAL K, EBOS J, RINI B. Angiogenesis and the tumor microenvironment: vascular endothelial growth factor and beyond. Seminars in oncology, 2014, 41（2）：235-251.

[5] ARIMA K, ORIGUCHI T, TAMAI M, et al. RS3PE syndrome presenting as vascular endothelial growth factor associated disorder. Annals of the rheumatic diseases, 2005, 64（11）：1653-1655.

[6] MATSUDA M, SAKURAI K, FUSHIMI T, et al. Sarcoidosis with high serum levels of vascular endothelial growth factor（VEGF）, showing RS3PE-like symptoms in extremities. Clinical rheumatology, 2004, 23（3）：246-248.

[7] OIDE T, OHARA S, OGUCHI K, et al. Remitting seronegative symmetrical synovitis with pitting edema（RS3PE）syndrome in Nagano, Japan: clinical, radiological, and cytokine studies of 13 patients. Clinical and experimental rheumatology, 2004, 22（1）：91-98.

[8] BAUMGARTNER I, RAUH G, PIECZEK A, et al. Lower-extremity edema associated with gene transfer of naked DNA encoding vascular endothelial growth factor. Annals of internal medicine, 2000, 132（11）：880-884.

[9] CANTINI F, SALVARANI C, OLIVIERI I, et al. Remitting seronegative symmetrical synovitis with pitting oedema（RS3PE）syndrome: a prospective follow up and magnetic resonance imaging study. Annals of the rheumatic diseases, 1999, 58（4）：230-236.

[10] HUANG J, MENG H Y, WANG L J, et al.［Remitting Seronegative Symmetrical Synovitis with Pitting Edema associated with Lung Malignancy: Case Report and Literature Review］. Zhongguo yi xue ke xue yuan xue bao. Acta Academiae Medicinae Sinicae, 2021, 43（1）：149-152.

[11] LAKHMALLA M, DAHIYA D S, KICHLOO A, et al. Remitting seronegative symmetrical synovitis with pitting edema: a review. Journal of investigative medicine: the official publication of the American Federation for Clinical Research, 2021, 69（1）：86-90.

[12] JOSEPH A D, KUMANAN T, ARAVINTHAN N, et al. An unusual case of remitting seronegative symmetrical synovitis with pitting edema: Case report and literature review. SAGE open medical case reports, 2020, 8：2050313X-20910920X.

[13] TUNC S E, ARSLAN C, AYVACIOGLU N B, et al. Paraneoplastic remitting seronegative symmetrical synovitis with pitting edema（RS3PE syndrome）: a report of two cases and review of the literature. Rheumatology international, 2004, 24（4）：234-237.

[14] KARMACHARYA P, DONATO A A, ARYAL M R, et al. RS3PE revisited: a systematic review and meta-analysis of 331 cases. Clinical and experimental rheumatology, 2016, 34（3）：404-415.

第七节 色素沉着绒毛结节性滑膜炎

【概述】

色素沉着绒毛结节性滑膜炎（pigmented villonodular synovitis，PVNS）是指涉及关节滑膜、黏液囊和（或）肌腱的一种罕见的良性增殖性病变，具有一定侵袭性。常表现为无痛性软组织肿块，可起源于关节滑膜、腱鞘、筋膜层或韧带组织。通常位于手指和足趾处，也可见于其他关节如膝、踝、髋、肩、肘关节。单关节发病多见（约70%），但也有罕见的多关节病变。

PVNS起病隐匿，确诊之前多年通常就已经存在症状，从症状到确诊的中位时间为18个月。好发于青壮年，主要见于20～50岁的成年人，每百万人口的年发病率约为9.2（关节外）和1.8（关节内）。有研究表明，男性和女性的患病率相等[1]，而其他研究表明女性更易患病，但仅限于局部疾病[2-3]，儿童发病率低[4]，但若儿童发病，常表现为多关节。

法国外科医生Chassaignac于1852年首次描述PVNS，将其称为"腱鞘癌"。1941年Jaffe等报告了20例关节和肌腱受累的病例，并提出了按部位和组织学分类。Granowitz等概述了其命名，并于2002年由WHO修定为目前最常用的命名。

PVNS病因尚不清楚，但细胞遗传学异常和自主生长提示其可能是一个肿瘤进程。目前认为主要可能与肿瘤样变性、局部类脂质代谢紊乱、创伤及出血、炎症、遗传因素有关。以往认为是一种恶性疾病，目前认为是介于炎症和肿瘤之间的病变，恶变非常罕见，可复发。PVNS具有特定的遗传改变和"旁分泌景观效应"。PVNS一部分肿瘤细胞存在特异性T（1；2）易位，涉及COL6A3基因（在2q35染色体上）及M-CSF基因（也称为CSF1，在1p13染色体上），这种融合基因t（1p13；2q35）编码融合蛋白，能吸引表达M-CSFR的非肿瘤细胞，集落刺激因子1（CSF1）的过度表达，形成异常细胞簇，在关节内衬滑膜细胞中形成软组织增生[1, 5-6]。

【临床表现】

PVNS常见于手关节及膝关节，也可见于髋关节、踝关节和肘关节等部位。临床症状不特异，常表现为疼痛及软组织肿块，偶可出现急性关节疼痛及肿胀，还可表现为关节绞锁。根据滑膜受累程度和范围的不同，将PVNS分为两型：弥漫型和局限型。

1. 局限型

局限型PVNS通常累及手和腕，尤以示指和中指多见，病变以结节状为主，为离散的结节或带蒂病变，常使关节活动受限，甚至出现关节绞锁或者弹响，为此常伴有急性疼痛，但疼痛较局限，肿胀不明显。当在滑囊内，称为色素绒毛结节性滑囊炎（pigmented villonodular bursitis，PVNB）；当累及腱鞘时，称为腱鞘巨细胞瘤（giant cell tumor of the tendon sheath，GCTTS）。

2. 弥漫型

弥漫型PVNS通常累及较大关节的关节滑膜，尤其好发于膝关节（66%～80%），其次为髋、踝、肩和肘关节。临床表现为关节周期性、慢性疼痛、肿胀，局部皮温增高但不红，有弥漫性压痛，可在关节周围触及大小不等的肿块。弥漫型经常复发，并可导致慢性疾病，影响关节正常功能。

【辅助检查】

临床上考虑到该病后，需要通过血液学检查及关节液检查及影像学与其他疾病进行鉴别并评估病变的范围及程度，在此基础上进行关节镜检查及病理活检明确诊断。

1. 血液检查

血液学检查常可用于与其他疾病进行鉴别诊断。PVNS患者血常规、凝血指标、类风湿因子、血沉及C反应蛋白常无明显异常改变。

2. 关节穿刺液检查

对于本病的诊断极为重要。关节液的色泽与滑膜的病理类型及病变发展阶段有关，典型积液稀薄而有黏性，含红细胞，病原菌培养阴性，如滑膜病变为局限型结节状，其关节液颜色可正常或淡黄色。

3. 影像学检查

X线平片表现因其类型不同而异，早期X线常无特征改变。局限型PVNS可以表现为软组织肿胀，伴或不伴邻近骨的囊性变和侵蚀破坏。弥漫型PVNS在X线上见到关节周围骨侵蚀改变，但关节间隙通常不受影响。当有多个软组织结节形成时，由于含铁血黄素的密度高，在X线片上可显示结节轮廓，通常不存在钙化（图6-7-1）。

CT可清楚显示病变的范围，如滑膜病变及含铁血黄素沉积范围，并可显示骨囊性变和骨侵蚀破坏情况，较X线敏感。滑膜内含铁血黄素沉积可表现为CT上密度较高的肿块（图6-7-2），有时可见分叶状高密度肿块包绕病变关节，通常无钙化，增强后滑膜有强化。关节组成骨骨质疏松和关节间隙变窄罕见。

超声可显示关节内积液、关节滑膜弥漫型增生、肥厚，可见大小不等、形状不规则的实性团块状回声，呈低、中等或者高回声，分布不均匀；累及膝关节时半月板及交叉韧带边缘模糊不清，可有股骨或者胫骨骨皮质不连续。关节外病变可表现为关节周围软组织内有结节状或者分叶状不均质回声区（图6-7-3）。

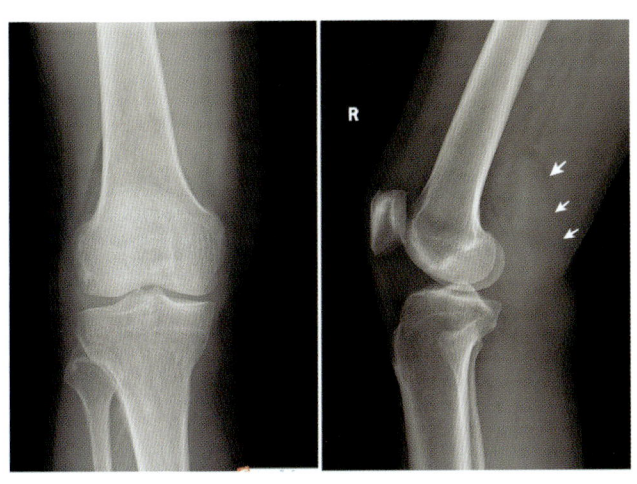

图 6-7-1 右膝关节股骨及胫骨后方可见软组织轮廓影，其内未见钙化

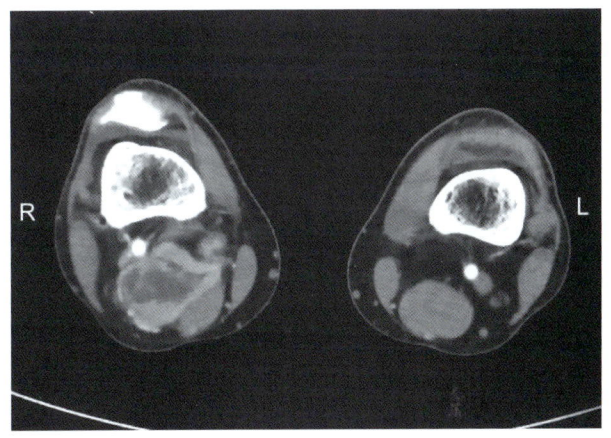

图 6-7-2 右腘窝肌间隙内见多发异常密度影，大者约5.4 cm×3.8 cm，增强扫描中心呈水样低密度影，CT值约15 HU，周围呈环状高密度影

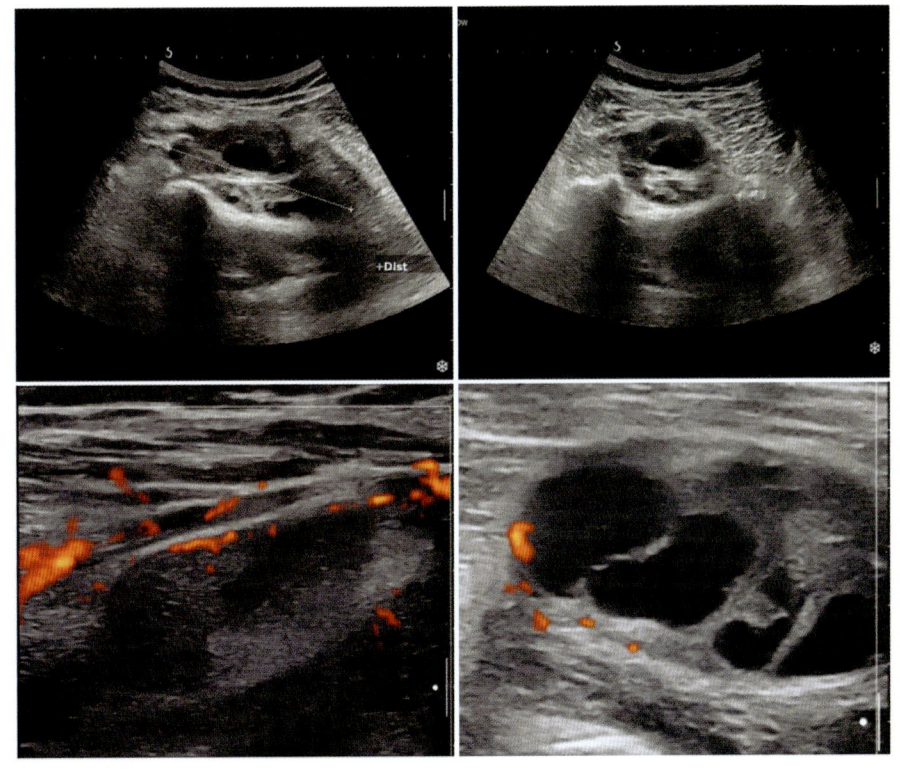

图 6-7-3 超声提示膝关节后方胫骨旁囊实性肿块，范围约76 mm×44 mm×36 mm，形态欠规则，实性部分呈低回声，内少许血流信号，肿块上缘与关节腔分界欠清

MRI是最敏感的影像学检查，对于PVNS有定性诊断意义，能清晰显示病变的范围、关节软骨及骨质破坏的程度，是诊断、确定分期和随访评估不可或缺的工具[7]。弥漫型PVNS表现为关节腔积液，关节滑膜的绒毛状、结节状增生，以及侵犯邻近骨和软组织。最典型的MRI特点是在T1WI、TWI2像上均表现为关节内低信号或者无信号的结节性肿块（图6-7-4），这是含铁血黄素的沉积所致[8]。含铁血黄素由于具有顺磁性效应而表现为明显低信号。但并非所有PVNS均有此典型征象，特征性长T1短T2信号并非贯穿病变全过程，MRI信号强度表现多样取决于肿块中含铁血黄素、脂类、炎症与纤维结缔组织等多种成分比例。病变早期及后期，结节中无或少有含铁血黄素沉积，T1WI上呈等信号，T2WI上呈等或高信号；而水肿、炎症、脂肪也可掩盖含铁血黄素效应导致病变T2WI像上信号增高。

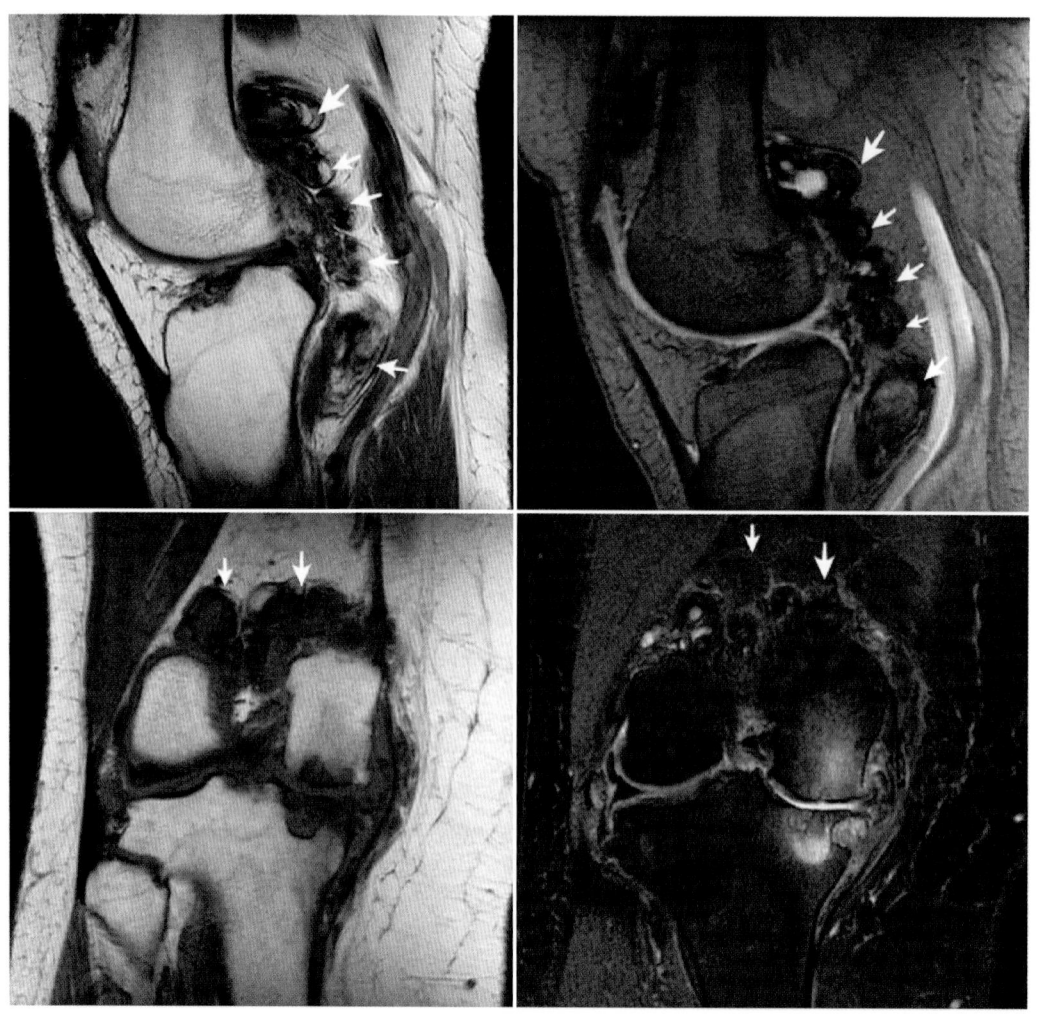

图6-7-4 MRI见膝关节滑膜弥漫性增厚，呈结节样增生，见含铁血黄素低信号征象，累及内侧股骨髁和胫骨平台

4. 关节镜检查

受累关节滑膜不规则增厚、充血、水肿、伴有乳头状、绒毛结节状突起，绒毛呈暗红色或棕黄色，长者如珊瑚状，短者增殖融合呈结节样，直径1～3cm不等，亦呈红棕色或黄褐色，色素结节表面毛细血管扩张（图6-7-5），可侵犯邻近骨和周围软组织。关节镜下检查同时可以取滑膜组织进行病理检查。

5. 病理学改变

关节滑膜呈广泛绒毛状增生或者结节状增生，结节内细胞及毛细血管充盈扩张，含大量铁血黄素沉着及纤维基质、脂质、多核巨细胞、淋巴细胞、泡沫细胞以及大量吞噬细胞，滑膜间质肥厚充血，组织细胞浸润。

【诊断】

根据临床表现为无痛性软组织肿块，通常位于手指、足趾、膝关节及腱鞘，单关节发病，影像学提示软组织肿块伴有边界清楚的骨侵蚀破坏时，应

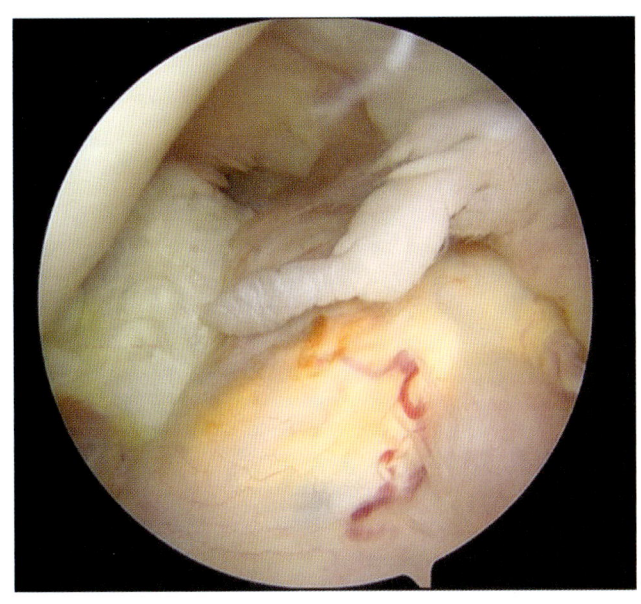

图 6-7-5　关节镜下可见滑膜乳头状突起、毛细血管扩张及色素结节（黄色部分）

考虑关节外型PVNS（或称腱鞘巨细胞瘤）。大关节弥漫性滑膜增厚伴有绒毛状或结节状突起、关节腔积液时，应考虑关节内弥漫型PVNS。MRI显示T1WI、TWI2像上均为关节内低信号或者无信号的结节性肿块为疾病诊断提供进一步证据。病理活检提示滑膜呈绒毛状、结节状增生，同时伴有含铁血黄素沉积明确诊断。

【鉴别诊断】

1. 原发性滑膜软骨瘤病

原发性滑膜软骨瘤病是一种由滑膜结缔组织化生引起的滑膜病变，是少见的单关节病变，以多发性软骨或骨软骨性游离体为特征，常见于关节内，少见于关节外的腱鞘或滑囊。与PVNS一样，容易累及膝关节，临床常见表现为疼痛、肿胀和运动功能障碍，典型症状为关节积液和交锁。影像学改变与PVNS不同，X线片上原发性滑膜软骨瘤病多数表现为关节内外圆形或卵圆形的钙化游离体，且少见相邻关节面骨质破坏。MRI滑膜增厚不明显，无PVNS特征性的含铁血黄素低T2信号，少数无钙化的游离体在MRI上T2WI上表现为高信号，提示为软骨性小体[9]。

2. 滑膜肉瘤

滑膜肉瘤常发生在关节旁，与腱鞘、滑囊和关节囊关系密切，可侵犯骨组织，较少发生于关节腔内。多发于四肢大关节附近，以膝关节最多见，青壮年多见，男性多于女性。X线片主要表现为关节旁软组织肿块，跨越关节生长，约1/3肿块内可见斑点、片或不规则形钙化，可侵犯周围骨结构，呈不规则侵蚀或多囊状骨质破坏。CT扫描见软组织肿块，常围绕肌腱生长，可发生骨侵蚀，增强扫描肿瘤呈不均匀强化。MRI可见软组织内不规则钙化，但无含铁血黄素沉着。

3. 类风湿关节炎

类风湿关节炎往往侵犯多关节，好发于手足小关节，常呈现为对称性，女性多见。临床表现为关节明显疼痛、肿胀，常伴有晨僵，可逐渐出现关节功能障碍。实验室检查常表现为类风湿因子升高，血沉及C反应蛋白升高。X线片可显示关节骨质疏松、关节面下囊性变、骨侵蚀、关节间隙狭窄，MRI可见滑膜呈绒毛状增生、关节积液。但关节内无软组织肿块，MRI所示增生滑膜中无含铁血黄素沉着。

4. 淀粉样变相关关节病

淀粉样蛋白物质沉积于关节引起淀粉样变相关骨关节病变，主要累及肩、腕、膝及指间关节等部位，可有晨僵、关节周围软组织肿胀、压痛和活动受限。半数以上患者的关节处可见皮下结节，骨被大量淀粉样蛋白浸润，可引起溶骨性病变，导致病理性骨折。淀粉样关节病常累及多个关节，而PVNS常累及单关节，且无绒毛状或结节状的滑膜增生。淀粉样沉积物在T1WI和T2WI上呈低信号容易误诊为PVNS，但其不含铁血黄素而在梯度回波序列无低信号范围扩大征象。

5. 血友病性关节炎

是一组凝血障碍性疾病，关节积液可为血性或者黄褐色，关节内出血可刺激滑膜引起炎性反应。由于其在滑膜处可有含铁血黄素沉积，且有关节内出血，增加了与PVNS的鉴别困难。但血友病性关节病具有相应典型的临床病史，且病变经常为多关节病变，关节破坏更广，关节面不规则并狭窄，凝血时间异常，MRI病变非结节性改变，且含铁血黄素均匀沉着于关节囊滑膜内壁，可资鉴别[10]。

【治疗】

1. 外科手术

外科手术是主要的治疗方法。根据PVNS的类型、病变程度以及是否存在关节继发病变，可选择关节镜下滑膜切除或者关节切开术。关节镜下滑膜切除是治疗局限型PVNS的有效方法，创伤小、并发症少且术后恢复快。对于滑膜增生不严重、首次手术者，可首选关节镜下滑膜切除。结节难以触及、弥漫型结节、滑膜重度增生肥厚或者多次复发者，关节镜手术难以将病变充分清除，需及时进行关节切开手术，彻底切除病变滑膜组织是治疗PVNS、减少复发的根本。

严重的原发性PVNS、持续复发性PVNS或PVNS引起的继发性骨关节炎可考虑全关节置换术以尽快减轻患者痛苦，恢复行走功能。

2. 辅助治疗

弥漫型PVNS几乎不可能完全切除，且切除后复发率高，术前或者术后复发时进行辅助治疗可能有助于减少关节功能损伤、残留疾病及降低复发风险。

（1）冷冻手术：目前关于冷冻手术治疗原发性严重PVNS或复发性PVNS的有效性数据尚不清楚，需要由经验丰富的外科医生进行。其并发症包括组织坏死引起的感染、关节（软骨）表面受损、暂时性神经麻痹及偶发气体栓塞。

（2）放射治疗：目前对于弥漫型PVNS的常规治疗方法为滑膜大部分切除术及放射治疗。已证明放射治疗可以显著减少滑膜切除术的PVNS复发[11]。放疗可用于有症状的残留和复发性PVNS，推荐剂量为30至50 Gy。术后放疗对抑制、消除残存的病变滑膜是有效的治疗方法，但不能只依靠放疗来达到治愈或者减少复发的目的。

（3）药物治疗：药物治疗目前还在研究中。PVNS患者的滑膜中存在巨噬细胞和促炎细胞因子如TNF-α，提示TNF-α抑制剂可能有效[12]。已有报道采用抗TNF-α治疗复发性PVNS患者有效[13-14]，但TNF-α抑制剂治疗仍需进一步验证。

由于PVNS与导致CSF-1过度表达的特征性细胞遗传学异常相关，已有局部晚期或复发性PVNS中针对CSF1/CSF1R轴（伊马替尼、尼罗替尼、Emactuzumab和PLX3397）进行全身治疗。FDA已经批准了一种CSF-1受体拮抗剂Pexidartinib，用于不太可能从手术干预中受益的弥漫型PVNS[15]。单克隆抗体Emactuzumab可直接结合巨噬细胞表面的CSF-1受体，已在I期临床试验中证实有效。PLX3397通过阻断CSF-1的分子终点起作用，52%的患者有效，耐受性良好[2]。CSF拮抗剂伊马替尼治疗浓度可阻断M-CSFR活化，个案报道提示伊马替尼治疗PVNS有效，中断治疗复发后重新使用，患者仍能达到缓解[16]。

【病例摘要】

患者男，63岁，右腘窝肿物5年余。5年前无明显诱因出现右腘窝肿物，肿物与周围分界清晰，触之有弹性，无触痛，自诉偶有肿胀感，右膝关节活动无障碍，未在意。既往体健，家族中无类似发病者。查体：右腘窝肿物，肿物与周围分界清晰，触之有弹性，无触痛，右膝浮髌试验阴性。结合MRI检查、病理检查诊断为PVNS。病例详细资料见二维码数字资源6-7。

数字资源6-7

（姚海红）

【参考文献】

[1] WEST R B, RUBIN B P, MILLER M A, et al. A landscape effect in tenosynovial giant-cell tumor from activation of CSF1 expression by a translocation in a minority of tumor cells. Proc Natl Acad Sci U S A, 2006, 103（3）：690-695.

[2] BRAHMI M, VINCENEUX A, CASSIER P A. Current Systemic Treatment Options for Tenosynovial Giant Cell Tumor/Pigmented Villonodular Synovitis：Targeting the CSF1/CSF1R Axis. Curr Treat Options Oncol, 2016, 17（2）：10.

[3] MASTBOOM M J L, VERSPOOR F G M, VERSCHOOR A J, et al. Higher incidence rates than previously known in tenosynovial giant cell tumors. Acta Orthop, 2017, 88（6）：688-694.

[4] ZHAO L, ZHOU K, HUA Y, et al. Multifocal pigmented villonodular synovitis in a child：A case report. Medicine（Baltimore）, 2016, 95（33）：e4572.

[5] CUPP J S, MILLER M A, MONTGOMERY K D, et al. Translocation and expression of CSF1 in pigmented villonodular synovitis, tenosynovial giant cell tumor, rheumatoid arthritis and other reactive synovitides. Am J Surg Pathol, 2007, 31（6）：970-976.

[6] FIOCCO U, SFRISO P, LUNARDI F, et al. Molecular pathways involved in synovial cell inflammation and tumoral proliferation in diffuse pigmented villonodular synovitis. Autoimmun Rev, 2010, 9（11）：780-784.

[7] HUGHES T H, SARTORIS D J, SCHWEITZER M E, et al. Pigmented villonodular synovitis：MRI characteristics.

Skeletal Radiol, 1995, 24 (1): 7-12.
[8] CHENG X G, YOU Y H, LIU W, et al. MRI features of pigmented villonodular synovitis (PVNS). Clin Rheumatol, 2004, 23 (1): 31-34.
[9] HABUSTA S F, TUCK J A. Synovial Chondromatosis. StatPearls. Treasure Island (FL). 2021.
[10] NACCA C R, HARRIS A P, TUTTLE J R. Hemophilic Arthropathy. Orthopedics, 2017, 40 (6): e940-e946.
[11] MOLLON B, LEE A, BUSSE J W, et al. The effect of surgical synovectomy and radiotherapy on the rate of recurrence of pigmented villonodular synovitis of the knee: an individual patient meta-analysis. Bone Joint J, 2015, 97-B (4): 550-557.
[12] O'KEEFE R J, ROSIER R N, TEOT L A, et al. Cytokine and matrix metalloproteinase expression in pigmented villonodular synovitis may mediate bone and cartilage destruction. Iowa Orthop J, 1998, 18: 26-34.
[13] KROOT E J, KRAAN M C, SMEETS T J, et al. Tumour necrosis factor alpha blockade in treatment resistant pigmented villonodular synovitis. Ann Rheum Dis, 2005, 64 (3): 497-499.
[14] KOBAK S. Intraarticular adalimumab in a patient with pigmented villonodular synovitis. Rheumatol Int, 2011, 31 (2): 251-254.
[15] TAP W D, GELDERBLOM H, PALMERINI E, et al. Pexidartinib versus placebo for advanced tenosynovial giant cell tumour (ENLIVEN): a randomised phase 3 trial. Lancet, 2019, 394 (10197): 478-487.
[16] SNOOTS W M, WATKINS D, DOCKERY D, et al. Pigmented villonodular synovitis responsive to imatinib therapy. Proc (Bayl Univ Med Cent), 2011, 24 (2): 134-138.

第八节 神经性关节病

【概述】

神经性关节病（neuropathic arthropathy），也称作沙尔科神经关节病（charcot neuroarthropathy），是一种由神经感觉和神经营养障碍导致的破坏性关节病，多见于糖尿病、脊髓空洞症等神经系统异常。

神经性关节病是1831年首次被美国医生John Kearsley Mitchell提出，由法国神经科医生Jean-Martin Charcot在1868年进一步描述，并将神经系统异常与关节病联系起来，故而以Charcot命名，并逐渐受到关注[1]。该疾病由于中枢神经系统或者周围神经病变造成痛觉、位置觉等深感觉功能丧失，造成无痛性、毁损性骨关节病。目前糖尿病神经病变是该疾病最常见的发病因素，脊髓空洞症、晚期梅毒、麻风病、脊髓灰质炎等疾病均有报道[2]，且不同病因引起的神经性关节病好发部位不同。调查提示大约0.8%的糖尿病患者出现神经性关节病[3]，足踝、足趾关节为最常见的受累部位。而脊髓空洞症患者常受累为肩、腕、肘关节[4]。

该疾病病生理机制具有多种因素，包括局部神经营养障碍、骨代谢紊乱、局部血流量灌注增加、保护性感觉缺失导致连续创伤、内皮细胞功能异常、血管钙化等，造成骨质破坏、骨吸收增加、关节脱位[4-5]。基础研究提示RANKL/RANK/OPG通路在溶骨过程中发挥重要作用，而RANKL在糖尿病患者中高表达；神经病变也可上调RANKL表达，进而加重该疾病骨代谢异常，从而导致骨量减少、骨折等出现。有学者提出炎症反应参与该疾病发生、发展，可有多种炎性因子以及急性反应物升高[1]。外伤、局部手术或者再血管化都可以作为诱因激发急性炎症反应，触发或加重病情。

【临床表现】

神经性关节病患者大多具有基础疾病病史。多为患病10年以上的糖尿病患者，患者性别无显著差异，发病年龄50～60岁[6]。多为单侧关节受累，可逐渐发展为双侧。

1. 关节肿胀

急性期关节部位明显红肿，温度升高，通常患者肢体较健侧皮温升高超过2℃，是评价病情严重程度的重要临床表现[7]。查体可表现皮温升高、肿胀、压痛。慢性期亦可表现为关节肿胀，无明显皮肤发红、皮温升高，出现关节活动的摩擦音。

2. 关节疼痛

典型临床表现为关节疼痛症状与关节破坏严重程度不相称。由于神经病变导致感觉减退，关节疼痛症状多为轻微疼痛，且不影响关节活动，如足部病变不影响步行。患者病情加重多有创伤为诱因，但患者由于缺乏疼痛症状而大多无法回忆具体外伤[8]。

3. 关节畸形

慢性期典型表现为关节畸形，表现为关节半脱位、脱位。典型体征为"舟状足"，由于中足骨结构畸形，造成足弓横向或纵向的塌陷，楔骨和骰骨的突出而形成，常诱发受力部位的皮肤溃疡损伤[9]。

【辅助检查】

临床上考虑到该疾病，首先要完善影像学检查明确关节病变的特点，协助明确诊断；完善检查明确该疾病的发病因素，是否存在周围神经病变以及造成周围神经病变的原因。同时需完善炎症、感染相关等检查进行鉴别诊断。

1. X 线

X 线是该疾病最常用的影像学方法，早期可表现为关节软组织肿胀、间隙改变、渗出积液，逐渐可表现为骨质吸收、骨膜反应、骨赘形成、异位钙化或骨化、关节松弛、关节脱位等，晚期可见骨塌陷及关节畸形（图 6-8-1）。典型临床表现主要分为增生型、吸收型、混合型[10]。增生型表现为骨质增生、硬化以及新骨形成；吸收型则出现骨端破坏；混合型则是同时表现为以上二者。

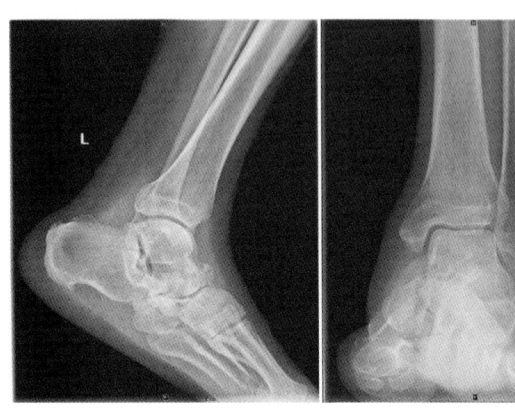

图 6-8-1 X 线提示踝关节、距骨、骰骨、楔骨等关节面下骨质增生硬化伴骨赘形成，部分关节间隙稍模糊，关节周围软组织肿胀

2. MRI

MRI 主要能够显示关节及关节囊各层结构，明确关节结构紊乱、骨质吸收缺损、骨质增生、骨端变形、关节腔游离骨块等，对于评估疾病早期病变显著优于 X 线。同时可显示骨髓水肿，亦可显示患肢皮肤肿胀、皮肤软组织溃疡、韧带损伤（图 6-8-2）。MRI 协助鉴别该疾病及骨髓炎，具有良好的敏感性及特异性。

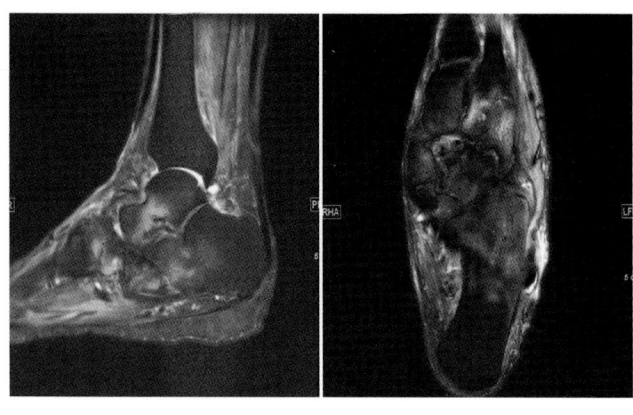

图 6-8-2 T2 抑脂像多发骨质形态不规整，骨髓水肿、周围软组织肿胀

3. CT

CT 诊断有助于发现早期细小骨质破坏改变，能够弥补 X 线分辨率低、部分影像重叠等缺点，比较清晰地显示骨裂、骨赘等。特别是 CT 可影像重建，直观地显示骨改变和关节畸形，骨块的空间位置关系，对骨损伤程度的评价更为准确（图 6-8-3）。该检查手段可动态观察关节炎患者骨质改变，但对于周围软组织情况无法做准确评价。

4. 其他检查

该疾病无特征性实验室检查指标协助诊断。完善血沉、C 反应蛋白、白细胞可鉴别感染；关节积液检查在疾病急性期有助于鉴别化脓性关节炎、痛风等。下肢静脉 B 超有助于鉴别深静脉血栓；Semmes Weinstein 单丝测验协助诊断外周神经病变，双光能 X 线协助明确骨密度。

【诊断】

当患者出现关节肿胀，多伴有局部皮温升高，伴轻度疼痛或者无明显疼痛，部分患者可出现典型中足塌陷等畸形表现，结合患者有糖尿病、脊髓空洞症等基础疾病，完善影像学检查明确软组织、骨、关节病变，协助诊断该疾病。临床常用的分期为 Eichenholtz 分类系统分为 4 期，0 期为炎症期，表现为受累关节局部红肿热痛，X 线无明显异常；Ⅰ期为发展，仍为炎症表现，部分出现骨质破坏，韧带松弛，进而出现关节脱位；Ⅱ期为硬化表现，疼痛减轻，皮肤温度趋于正常，X 线可见新骨形成；Ⅲ期为重构期，临床主要表现为关节活动受限，X 线为骨融

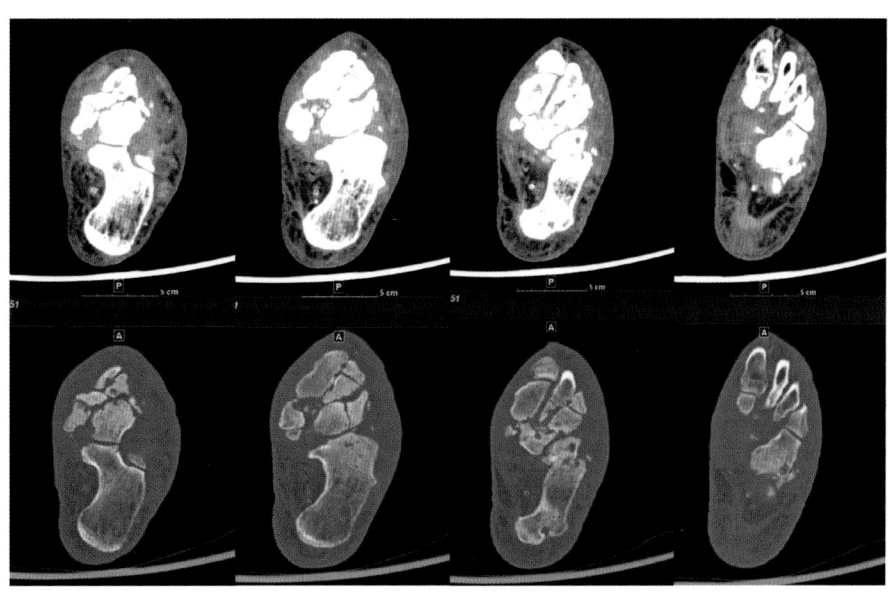

图 6-8-3 CT 骨窗可清晰看到距骨、舟骨、骰骨、内中外侧楔骨等多发跗骨骨质增生、硬化、关节面下骨质破坏并多发小的骨折，部分关节间隙狭窄，软组织窗周围关节囊增厚、伴散在多发小片状钙化影

合，关节重构并出现关节畸形[11]。

【鉴别诊断】

神经性关节病以关节及周围软组织肿胀为主要表现，可表现为急性炎症反应，逐渐发展为慢性。需要与以下疾病鉴别。

1. 痛风

该疾病多表现为单个关节突发红肿热痛，多发生在下肢足趾关节、踝关节等部位。发作通常有高嘌呤饮食为诱因，且疼痛明显，可自发缓解或对非甾体抗炎药、糖皮质激素反应良好。既往有高尿酸病史更支持诊断。影像学上有软组织肿胀、滑膜炎、关节腔积液及结晶表现。

2. 化脓性关节炎

化脓性关节炎多为单关节炎，明显红肿热痛表现，可伴有畏寒、高热、纳差等全身中毒症状。该疾病是由细菌感染引起，以血源性感染多见，也可由局部关节穿刺、外伤、关节周围软组织感染等引起。检查提示白细胞明显升高，炎症指标升高，血培养阳性，关节液病原学检查阳性。X线早期为关节肿胀，晚期可有间隙狭窄、纤维强直或骨性强直等。

3. 蜂窝织炎

该疾病为金黄色葡萄球菌、溶血性链球菌等病原引起的皮肤、皮下软组织的感染性疾病，患处皮肤红肿明显，神经性关节病急性期需与该疾病鉴别。该疾病通常伴有剧烈疼痛，伴有发热、畏寒等全身症状，以及实验室检查提示细菌感染。

4. 深静脉血栓

深静脉血栓典型临床表现为患肢肿胀、疼痛，需要鉴别该疾病。怀疑该疾病，需完善深静脉超声检查、D-二聚体等检查，协助明确诊断。

5. 骨关节炎

慢性期慢性神经性关节病需与该疾病鉴别。骨关节炎通常表现为关节疼痛、骨性膨大，但可出现关节肿胀，以关节积液多见，通常无软组织炎症反应。影像学提示关节骨质增生、硬化，通常无骨质破坏及脱位等表现。

6. 类风湿关节炎

类风湿关节炎主要为对称性多关节肿胀、疼痛，其中以腕关节、手指指间关节受累多见，多关节受累、炎症指标升高、类风湿因子、抗环瓜氨酸多肽抗体、抗突变型瓜氨酸波形蛋白等自身抗体阳性支持诊断。影像学可见关节肿胀、间隙狭窄、关节周围骨质疏松、囊性变等。关节超声、MRI 可见滑膜炎表现。慢性期神经性关节病需鉴别该疾病。

【治疗】

该疾病需综合治疗，需考虑多种因素，包括原发疾病、病变位置、严重程度、合并症等，针对减轻关节负担、治疗骨及关节疾病和预防骨折等方面进行。对于原发性神经疾患、糖尿病等进行有效治疗，将会减慢关节病变的进展速度。如果关节毁坏状况仍处于早期阶段，则关节病变可以逆转。

1. 关节保护治疗

保守治疗加强关节保护，局部制动、支架及石膏保护，是重要的治疗措施。特别针对足及踝关节受累，不负重是最重要的治疗方法。指南建议使用全接触支具（total contact cast，TCC）治疗急性神经性关节病至临床稳定期，即肿胀减轻、患肢温度下降、影像学提示骨愈合良好[12]。

2. 药物治疗

非甾体抗炎药可改善急性炎症。但该药物需避免长期应用，减轻症状保护性肌痉挛缓解，从而受到过多的压力和磨损创伤，另一方面抑制前列腺素的生成，妨碍了软骨下骨修复。必要时可考虑关节腔内注射消炎止痛或糖皮质激素类药物，减轻症状。

使用抑制骨吸收药物，如双膦酸盐，双盲对照临床研究被证明可有效减轻急性期疼痛、肿胀[13]。但目前口服以及静脉应用双膦酸盐的证据尚不充分[14-15]。鲑鱼降钙素鼻喷剂亦有研究证实有效，抑制骨吸收，且相对应用双膦酸盐肾功能不全的不良反应，更为安全[16]。

3. 手术治疗

手术治疗主要对于保守治疗无效、不能耐受长期支具固定保护、骨质严重破坏等情况，关节清理术、融合术、内/外固定术都是可以选择的手术方式，治疗目的是清除感染骨、切除骨赘、稳定关节、恢复功能。目前缺乏严格临床研究证实其安全性及有效性。通常认为在急性期阶段应避免手术治疗，感染风险、手术失败风险高。特别是负重关节不宜应用关节置换术，由于关节失去有效神经支配，营养状态差、骨质结构不良，造成置入物松动，因而术前需充分评估。

【病例摘要】

患者女，66岁，左上肢麻木40余年，对疼痛感觉迟钝，左腕关节肿胀30年，自觉活动受限，无明显疼痛，近1年双侧腕关节肿痛。按照类风湿关节炎治疗效果不佳。查体发现左侧C4-8分布区疼痛减退，左腕关节肿胀，皮肤表面可见烫伤溃疡。X线提示双腕关节间隙变窄、模糊，诸腕关节骨质内可见大小不等点状、类圆形低密度影。MRI提示Chiari畸形Ⅰ型合并脊髓空洞。经过详细询问病史、查体及影像学检查，诊断为脊柱空洞症合并神经性关节病。病例详细资料见二维码数字资源6-8。

数字资源6-8

（张晓盈 郅新）

【参考文献】

[1] JEFFCOATE W J, GAME F, CAVANAGH P R. The role of proinflammatory cytokines in the cause of neuropathic osteoarthropathy (acute Charcot foot) in diabetes. Lancet, 2005, 366（9502）: 2058-2061.

[2] SCHMIDT B M. Clinical insights into Charcot foot. Best Pract Res Clin Rheumatol, 2020, 34（3）: 101563.

[3] SUDER N C, WUKICH D K. Prevalence of diabetic neuropathy in patients undergoing foot and ankle surgery. Foot Ankle Spec, 2012, 5（2）: 97-101.

[4] CHAN R L S, CHAN C H, CHAN H F, et al. The many facets of neuropathic arthropathy. BJR Open, 2019, 1（1）: 20180039.

[5] PITOCCO D, SCAVONE G, DI LEO M, et al. Charcot Neuroarthropathy: From the Laboratory to the Bedside. Curr Diabetes Rev, 2019, 16（1）: 62-72.

[6] RAJBHANDARI S M, JENKINS R C, DAVIES C, et al. Charcot neuroarthropathy in diabetes mellitus. Diabetologia, 2002, 45（8）: 1085-1096.

[7] MOURA-NETO A, FERNANDES T D, ZANTUT-WITTMANN D E, et al. Charcot foot: skin temperature as a good clinical parameter for predicting disease outcome. Diabetes Res Clin Pract, 2012, 96（2）: e11-e14.

[8] ARMSTRONG D G, TODD W F, LAVERY L A, et al. The natural history of acute Charcot's arthropathy in a diabetic foot specialty clinic. J Am Podiatr Med Assoc, 1997, 87（6）: 272-278.

[9] KUCERA T, SHAIKH H H, SPONER P. Charcot Neuropathic Arthropathy of the Foot: A Literature Review and Single-Center Experience. J Diabetes Res, 2016, 2016: 3207043.

[10] JONES E A, MANASTER B J, MAY D A, et al. Neuropathic osteoarthropathy: diagnostic dilemmas and differential diagnosis. Radiographics, 2000, 20 Spec No: S279-293.

[11] ROSENBAUM A J, DIPRETA J A. Classifications in brief: Eichenholtz classification of Charcot arthropathy. Clin Orthop Relat Res, 2015, 473（3）: 1168-1171.

[12] RIOS-RUH JM, MARTIN-OLIVA X, SANTAMARIA-FUMAS A, et al. Treatment algorithm for Charcot foot and surgical technique with circular external fixation. Acta

Ortop Mex, 2018, 32（1）: 7-12.
[13] JUDE E B, SELBY P L, BURGESS J, et al. Bisphosphonates in the treatment of Charcot neuroarthropathy: a double-blind randomised controlled trial. Diabetologia, 2001, 44 (11): 2032-2037.
[14] ROGERS L C, FRYKBERG R G, ARMSTRONG D G, et al. The Charcot foot in diabetes. Diabetes Care, 2011, 34（9）: 2123-2129.
[15] RASTOGI A, BHANSALI A, JUDE E B. Efficacy of medical treatment for Charcot neuroarthropathy: a systematic review and meta-analysis of randomized controlled trials. Acta Diabetol, 2021, 58（6）: 687-696.
[16] BEM R, JIRKOVSKA A, FEJFAROVA V, et al. Intranasal calcitonin in the treatment of acute Charcot neuroosteoarthropathy: a randomized controlled trial. Diabetes Care, 2006, 29（6）: 1392-1394.

第九节　血友病性关节炎

【概述】

血友病（haemophilia）是指凝血因子缺乏所导致的出血性疾病[1]。其中由于遗传因素导致凝血因子缺乏称为先天性血友病，而由于存在针对凝血因子的自身抗体或抑制物导致凝血因子缺乏则称为获得性血友病[2]。根据受累的凝血因子不同，又可将血友病分为甲型血友病（凝血因子Ⅷ缺乏）、乙型血友病（凝血因子Ⅸ缺乏）及丙型血友病（凝血因子Ⅺ缺乏）。其中先天性甲型及乙型血友病均为X染色体连锁隐性遗传病，而先天性丙型血友病为常染色体隐性遗传病，又称Rosenthal综合征。根据凝血因子活性水平，血友病的严重程度又可分为轻度（凝血因子活性为正常值的5%～40%）、中度（凝血因子活性为正常值的1%～5%）和重度（凝血因子活性小于正常值的1%）[3]。

早在公元100年，一位犹太教的族长首次用文字记录男婴在一种宗教仪式——包皮环切术中出现出血不止而死的现象，并提出如果哥哥因此死亡，则弟弟可以免于这种手术，表明人们意识到血友病存在遗传性。1823年，德国人斯考雷恩首次用血友病这个名称命名出血性疾病。1853年，英国维多利亚女王的儿子被证实患有先天性血友病，她的女儿则为血友病基因携带者，通过联姻将血友病基因传播到欧洲和俄国各大皇室，因此血友病也被称为"皇室病"。

全球有约120万血友病患者，大多数为男性[4]。甲型血友病发病率为1/（4000～5000），其中1/2～2/3是重症。乙型血友病发病率1/（15 000～30 000），其中1/3～1/2是重症。重症患者几乎全部是男性，女性罕见。大多数血友病为家族性疾病，但基因突变引起的散发病例也并不少见[4-5]。

血友病性关节炎是血友病中常见且具有致残性的并发症，是指由于血友病患者某个关节反复积血导致的慢性关节疾病，主要表现为关节疼痛、活动受限及功能障碍[6-7]。血友病性关节炎的发生率与凝血因子活性密切相关，重症病例更容易出现关节病变及关节活动受限，其出现靶关节（即6个月内出现4次或以上出血的关节）的概率（33.1%）也远高于中症（18.8%）及轻症（5%）[8-9]。除重症外，年长、大体重、出血频率高、存在凝血因子抑制物、合并其他严重疾病或近期曾进行骨科手术的患者更容易出现关节功能障碍[9]。

血友病性关节炎的发病经过三个阶段：急性关节积血、慢性滑膜炎及关节退行性变[7]。关节积血即滑膜血管出血流入关节内，是血友病患者最常见的出血之一，约占门诊血友病患者就诊原因的80%。单次有限的关节积血可被滑膜细胞吸收，但关节内的反复出血导致滑膜细胞无法完全清除血液分解的产物。其中，血红蛋白中的铁离子被认为在滑膜炎症的发生过程中起主导作用。富含铁离子的血液分解产物含铁血黄素可促进促炎因子白介素（IL）-1、IL-6、肿瘤坏死因子α的产生，并可诱导 mdm2 等促进细胞增殖的基因，最终导致血友病性关节炎中滑膜炎的病理改变。滑膜增生肥厚，伴有新生血管翳及炎细胞浸润。而丰富的滑膜及血管翳更容易在关节面之间被撞击，增加了关节积血的风险，从而形成出血-炎症的恶性循环。此外，关节软骨直接暴露于血液及滑膜炎症的作用，导致关节软骨受到破坏。后期软骨完全丧失，软骨下骨暴露于含铁血黄素。之前提到的炎症因子促进血友病性关节炎患者RANKL高表达，RANKL/OPG比值增高，诱导破骨细胞分化及成熟，导致骨吸收，形成软骨下囊肿及骨囊肿，随后关节塌陷和硬化。这一骨破坏的过程与骨关节炎的退行性变类似，只不过血友病性关节炎患者的局部骨破坏进展更快，畸形更严重[10-14]。

【临床表现】

1. 关节积血

关节急性出血早期可表现为关节僵硬感，部分患者可出现关节发热的感觉。随着出血量增加，可导致滑膜腔及骨髓腔压力升高，引起进行性加重的关节剧烈疼痛、肿胀及活动受限（屈曲和伸直均受限，通常固定于压力最低的半屈曲位）。关节积血还可导致缺血性骨坏死（尤其是髋关节出血后引起股骨头坏死）。在没有接受过预防治疗的血友病患者中，最常见的关节积血部位依次为膝关节（45%）、肘关节（30%）、踝关节（15%）、肩关节（3%）及腕关节（2%）[7, 14]。在接受预防治疗的患者中最常见的出血部位则为踝关节[15]，这可能是由于预防治疗后患者能够更积极地参与更高强度的活动有关，而在此过程中踝关节成为最脆弱的关节。患者常有某一个或几个关节出现反复出血的倾向，成为所谓的"靶关节"[8]。重度血友病患者可以自发出血，首次关节出血年龄多在2岁左右，这与儿童开始学步及容易磕碰有关[16]。中度血友病患者多因轻微损伤或有创操作后出血，然而一旦形成靶关节，其出血频率可能会增加。轻度血友病患者一般只会因创伤或外科手术出血，可能到成年后才发生首次出血，因此更为隐蔽。也有一定比例的女性血友病基因携带者可以出现关节积血，其凝血因子水平降低不明显，出血更加隐蔽，更容易被误诊或忽略。如果没有得到有效的治疗，这些患者多于20岁左右发展为慢性关节病变[14]。

2. 滑膜炎

在急性关节积血后关节滑膜发炎、充血、易损，这种急性滑膜炎通常需要数周时间才会消退。急性滑膜炎控制不佳可导致关节积血复发或亚临床出血，滑膜持续慢性炎症、增生肥厚，关节变得更易出血。这种出血-滑膜炎-关节活动受限的恶性循环最终导致骨和软骨的损伤及不可逆的功能障碍。这一过程持续3个月以上，则认为存在慢性滑膜炎。患者出现由滑膜增生引起的关节肿胀，而局部疼痛不明显。这种关节肿胀通常不能在输注凝血因子后消退。此时的关节液多为炎性渗出液与血液的混合。一般认为慢性关节炎持续6个月以上开始出现关节退行性变[9, 12, 17]。

3. 关节退行性变

随着关节病变恶化，滑膜和关节囊进行性纤维化，关节肿胀逐渐消退，关节活动范围也逐渐缩小。随着关节变得强直，疼痛逐渐减轻或消失。另外有些肌肉出血也可导致关节畸形和挛缩，尤其是腰大肌和腓肠肌出血。关节屈曲挛缩固定导致活动受限及严重的功能障碍。血友病性关节炎患者因病致残的年龄明显早于一般人群，导致生活质量明显下降、工作能力丧失及一系列经济、社会、心理问题[10-11, 14, 17]。

【辅助检查】

1. 体格检查

对血友病性关节炎患者，应定期且每次出血后均对其关节肿胀、压痛、活动度、步态、肌张力、疼痛评分及功能情况进行评估。WHO血友病治疗指南建议应用血友病关节健康评分（Hemophilia Joint Health Score，HJHS 2.1）评估血友病性关节炎患者的关节受累情况[3]。

2. 实验室检查

（1）常规检查：血常规中血小板计数正常，出血量大的时候可有血红蛋白下降。如果没有合并其他部位的出血，尿便常规、生化多正常。

（2）凝血相关检查：血友病患者的特征是活化部分凝血活酶时间（APTT）延长。但也有部分凝血因子缺乏程度较轻（>15%）的患者或乙型血友病的患者可以出现APTT正常。凝血酶原时间（PT）及血管性血友病因子（vWF）水平多正常。混合正常血浆的APTT纠正试验可以纠正血友病患者的APTT延长，除非体内存在狼疮抗凝物或凝血因子抑制物。凝血因子活性水平（甲型血友病Ⅷ因子、乙型血友病Ⅸ因子）较正常人明显降低（通常<40%）。需注意剧烈运动、压力、炎症及妊娠可能影响凝血因子活性水平的检测准确性。

（3）基因检测：所有怀疑或确诊血友病的患者及潜在女性携带者均应进行基因检测。重症甲型血友病有30%~45%概率存在内含子22倒位，约2%的几率存在内含子1突变，因此在基因检测时优先检测内含子1和内含子22的突变。如为阴性则接下来进行F8基因（包括26个外显子、外显子/内含子边界以及5'和3'非翻译区）的全基因筛查。轻中度甲型血友病直接进行F8基因的全基因筛查。乙型血友病的患者进行F9基因的全基因筛查。如上述基因检测仍不能发现变异的基因，则需考虑其他遗传原因，如深度内含子变异，可考虑进行全基因组测序或次代测序[3]。

3. 影像学检查

（1）X线：对早期病变不敏感，多用于评估晚期关节病变，可见骨骺过度生长、关节间隙变窄、骨质疏松等[17]。

（2）MRI：是诊断血友病性关节炎的金标准，可以用来评估早期血友病性关节炎的软组织和骨软骨病变。MRI可以准确检测滑膜肥大、关节积液/积血、含铁血黄素沉积、骨髓水肿、骨质侵蚀等。其局限性为价格相对昂贵、不能鉴别活动或非活动的滑膜增生，以及检查时间较长、年幼的儿童需要镇静[17]。

（3）超声：在血友病性关节炎早期即可检测出关节积液/积血、滑膜增厚、含铁血黄素沉积、软骨破坏、骨侵蚀等。可评估滑膜病变的活动度，操作简单，经济，无辐射[17-18]。

【诊断】

患者出现以下情况应警惕血友病：

（1）容易淤青。

（2）自发性出血，尤其是关节、肌肉、软组织出血。

（3）创伤或手术后出血不止。

对怀疑血友病的患者应仔细询问其既往出血病史及家族史，尤其是兄弟和母系男性亲属不明原因出血史。但没有家族史不能除外血友病，散发的基因突变也很常见。确诊血友病需要基于凝血功能、凝血因子及基因检测。

血友病的诊断标准：

甲型血友病：Ⅷ因子活性水平低于正常值的40%（＜0.40U/ml），或在Ⅷ因子活性水平大于等于正常值的40%的某些情况下，需确认存在致病性Ⅷ因子基因突变。还应证明vWF抗原正常。

乙型血友病：Ⅸ因子活性水平低于正常值的40%（＜0.40 U/ml），或在Ⅸ因子活性水平大于等于正常值的40%的某些情况下，需确认存在致病性Ⅸ因子基因突变。

【鉴别诊断】

1. 血管性血友病（von Willebrand病）

血管性血友病也是遗传性出血性疾病，APTT可正常或延长，也可出现Ⅷ因子活性下降。但血管性血友病是常染色体显性遗传病，因此男性女性发病率及严重程度相当。血管性血友病与血友病的出血模式不同，以黏膜出血更为常见。血管性血友病患者vWF因子活性显著降低，可与血友病相鉴别。

2. 血小板减少症

可从幼年开始出现出血倾向，多有血小板减少，少数也可血小板数目不少但功能下降。其APTT正常，可与血友病相鉴别。

3. 获得性凝血因子抑制物

又称获得性血友病。妊娠妇女或一些疾病（系统性红斑狼疮、类风湿关节炎、恶性肿瘤或服用某些药物等）患者体内可产生干扰凝血因子正常活性的自身抗体。目前针对Ⅷ因子、Ⅸ因子、vWF及其他凝血因子的抑制物均有报道。与血友病相似，本病患者也可出现自发或创伤后出血倾向，APTT延长、凝血因子活性降低。但本病一般成年发病，且由于抑制物的存在，延长的APTT不能被正常血浆所纠正，可以与先天性血友病相鉴别。

4. 狼疮抗凝物阳性

多见于抗磷脂综合征患者，由于体内存在针对磷脂的自身抗体，因此在APTT检测过程中干扰凝血过程，导致APTT时间延长，但患者体内容易形成血栓，而无出血倾向。可伴有凝血因子活性的轻度下降，但由于磷脂抗体的存在，延长的APTT不能被正常血浆纠正，可以与血友病相鉴别。

5. 幼年性特发性关节炎

分为少关节型、多关节型、脊柱型、全身型、银屑病相关型等。其中少关节型可出现幼年下肢大关节肿胀、疼痛，需与血友病性关节炎相鉴别。但本病患者关节肿痛多较持续，与血友病性关节炎患者反复发作关节积血、不经治疗可自行缓解的特征不同。且本病患者易出现虹膜睫状体炎，无出血倾向，凝血功能及凝血因子活性正常，可与血友病性关节炎相鉴别。

6. 强直性脊柱炎

青年男性好发，可出现下肢大关节肿痛，需与晚发的血友病性关节炎相鉴别。但患者多有骶髂关节等中轴关节受累，外周关节以肌腱端病和附着点炎为主要表现，HLA-B27基因常阳性，与血友病性关节炎不同。无出血倾向、凝血功能及凝血因子活性正常，可与血友病性关节炎相鉴别。

【治疗】

总体治疗目标是减少关节积血的发生、改善关节功能、缓解疼痛、帮助患者继续或恢复日常生活活动。

1. 预防出血

对重症血友病患者，理想的情况是在3岁以内，首次关节积血之前就开始预防治疗。即使已经发生关节积血甚至慢性滑膜炎或关节退行性变，仍应进行预防治疗减少进一步出血。治疗目标是把凝血因子活性水平提高到至少正常人群的1%以上。甲型血友病推荐预防方法为每2天1次凝血因子Ⅷ（FⅧ）25～40 IU/kg，每年＞4000 IU/kg，或每周3次FⅧ 15～25 IU/kg，每年1500～4000 IU/kg。起始预防治疗可以从更低剂量以便建立耐受，如每周2～3次FⅧ 10～15 IU/kg，每年1000～1500 IU/kg，但是需要尽快加大剂量，否则容易发生突破性出血。乙型血友病推荐预防方法为每周2次FⅨ 40～60 IU/kg，每年＞4000 IU/kg，或每周2次FⅨ 20～40 IU/kg，每年2000～4000 IU/kg。起始预防治疗可以从更低剂量开始以便建立耐受，如每周2次FⅨ 10～15 IU/kg，每年1000～1500 IU/kg。应根据每位患者的具体情况制定个体化的预防治疗方案[3]。

2. 急性出血的治疗

一旦确定关节出血应立即输注凝血因子，直到血浆凝血因子活性水平峰值达到10～20 IU/dl。根据止血的情况决定是否需要在12 h（甲型血友病）或24 h（乙型血友病）后重复输注。同时应根据疼痛的严重程度给予适当的镇痛治疗。阿司匹林和非甾体抗炎药可能加重出血，可选用对乙酰氨基酚或温和的阿片类药物。严重疼痛的患者可以应用阿片类镇痛药，但需严格把握适应证避免成瘾。辅助治疗也很重要，包括休息（rest）、冰敷（ice）、加压（compression）和患肢抬高（elevation），即RICE治疗。患者应制动及避免负重，直到出血停止、疼痛症状消失。在出血停止、疼痛症状消失后应在预防治疗的基础上尽早开始物理治疗，以恢复出血前的功能状态[3]。

3. 滑膜炎的治疗

对出血停止后的慢性滑膜炎，可应用选择性COX-2抑制剂消炎止痛[19]，同时在充分预防治疗的基础上进行物理治疗，以改善肌肉力量及维持关节功能。对疼痛不明显而滑膜持续增生、关节持续肿胀的患者，推荐放射性同位素进行非手术滑膜切除。对非手术干预反应不佳的患者，可考虑在血友病治疗中心经验丰富的团队进行关节镜下滑膜切除术[3]。

4. 关节退行性变的治疗

对于这类患者的慢性疼痛，建议由专业疼痛管理团队进行疼痛管理教育，包括非药物性的疼痛管理技术：冥想、音乐等。根据疼痛的等级选用适当的镇痛药物，如对乙酰氨基酚、选择性COX-2抑制剂、曲马多或吗啡，避免应用其他非甾体类抗炎药。可待因可用于12岁以上的患者。建议定期输注凝血因子以减少出血频率，积极物理治疗以保留肌肉力量和功能。可以应用支架、矫正器、助行器、牵引装置等非手术措施纠正屈曲挛缩。对于非手术措施不能缓解疼痛及改善功能的患者，可以考虑在充分恰当的凝血因子替代治疗基础上进行手术治疗，包括滑膜切除术及关节清创术、关节镜、关节外软组织松解、截骨术、关节固定术，以及终末关节的关节置换术[3, 20]。

【典型病例】

患者男性，32岁，主因"间断关节肿痛20年，加重2个月"入院。20年前患者出现双髋关节疼痛，负重加重，伴活动受限，外院影像考虑"双髋股骨头坏死"，中药治疗。后反复出现长途行走后双踝发作性肿痛伴活动受限，休息5～6天可缓解，伴间断髋关节疼痛，发作逐渐频繁。2个月前外伤后左髋疼痛再发且较前加重，伴双踝肿痛。既往乙肝病毒携带20余年，年幼时反复鼻衄及口腔血疱，当地医院曾化验提示"凝血功能障碍"（具体不详）。母亲患乙肝，间断皮肤、黏膜出血。一姐体健。

辅助检查：血尿便常规、肝肾功能未见异常。PT 12.3 s，APTT 70.4 s，APTT纠正试验31.8 s，Ⅸ因子活性4.4%，Ⅷ因子活性163%，vWF活性143%，Ⅸ因子抑制物阴性。血沉、C反应蛋白、免疫球蛋白、补体、类风湿因子、抗瓜氨酸化蛋白抗体、抗核抗体谱、磷脂抗体谱、HLA-B27均阴性。右踝MRI：右踝关节炎，关节面软骨广泛损伤、变薄、间隙变窄，关节面下多发囊性变及硬化、骨髓水肿，右踝关节囊内少量积液。髋关节MRI：股骨头无菌性坏死继发退行性骨关节病。骶髂关节CT未见异常。

诊断：乙型血友病，血友病性关节炎，双侧股骨头坏死，乙型肝炎病毒携带。

治疗：奇曼丁100 mg#q12h对症，定期输注凝血因子Ⅸ，监测 APTT 及凝血因子活性。

（周云杉）

【参考文献】

[1] BOLTON-MAGGS P H B, PASI K J. Haemophilias A and B. Lancet, 2003, 361 (9371): 1801-1809.

[2] FRANCHINI M, GANDINI G, DI PAOLANTONIO T, et al. Acquired hemophilia A: a concise review. Am J Hematol, 2005, 80 (1): 55.

[3] SRIVASTAVA A, SANTAGOSTINO E, DOUGALL A, et al. WFH guidelines for the management of hemophilia, 3rd edition. Haemophilia, 2020, 26 (Suppl 6): 1-158.

[4] ALEDORT L M, HASCCHMEYER R H, PETTERSSON H. A longitudinal study of orthopaedic outcomes for severe factor-Ⅷ-deficient haemophiliacs. J Intern Med, 1994, 236 (4): 391-399.

[5] IORIO A, STONEBRAKER J S, CHAMBOST H, et al. Establishing the prevalence and prevalence at birth of hemophilia in males: a meta-analytic approach using national registries. Ann Intern Med, 2019, 171 (8): 540-546.

[6] MADHOK R, YORK J, STURROCK R D. Haemophilic arthritis. Ann Rheum Dis, 1991, 50: 588-591.

[7] KNOBE K, BERNTORP E. Haemophilia and joint disease: pathophysiology, evaluation, and management. J Comorb, 2011, 1: 51-59.

[8] LAN H H, EUSTACE S J, DORFMAN D. Hemophilic arthropathy. Radiol Clin North Am. 1996, 34 (2): 446.

[9] MAZEPA M A, MONAHAN P E, BAKER J R, et al. Men with severe hemophilia in the United States: birth cohort analysis of a large national database. Blood, 2016, 127 (24): 3073-3081.

[10] HOOTS W K. Pathogenesis of hemophilic arthropathy. Semin Hematol. 2006, 43 (1 Suppl 1): S18-22.

[11] ZHU H, MENG Y, TONG P. Pathological mechanism of joint destruction in haemophilic arthropathy. Mol Biol Rep, 2021, 48 (1): 969-974.

[12] HAXAIRE C, HAKOBYAN N, PANNELLINI T, et al. Blood-induced bone loss in murine hemophilic arthropathy is prevented by blocking the iRhom2/ADAM17/TNF-α pathway. Blood, 2018 Sep 6; 132 (10): 1064-1074.

[13] JANSEN N W, ROOSENDAAL G, LAFEBER F P. Understanding haemophilic arthropathy: an exploration of current open issues. Br J Haematol, 2008, 143 (5): 632-640.

[14] STEVEN M M, YOGARAJAH S, MADHOK R, et al. Haemophilic arthropathy. Q J Med, 1986, 58 (226): 181-197.

[15] AVIÑA-ZUBIETA J A, GALINDO-RODRIGUEZ G, LAVALLE C. Rheumatic manifestations of hematologic disorders. Curr Opin Rheumatol, 1998, 10 (1): 86-90.

[16] KULKARNI R, SOUCIE J M, LUSHER J, et al. Sites of initial bleeding episodes, mode of delivery and age of diagnosis in babies with haemophilia diagnosed before the age of 2 years: a report from The Centers for Disease Control and Prevention's (CDC) Universal Data Collection (UDC) project. Haemophilia, 2009, 15 (6): 1281-1290.

[17] SOUCIE J M, CIANFRINI C, JANCO R L, et al. Joint range-of-motion limitations among young males with hemophilia: prevalence and risk factors. Blood, 2004, 103 (7): 2467-2473.

[18] QUEROL F, RODRIGUEZ-MERCHAN E C. The role of ultrasonography in the diagnosis of the musculo-skeletal problems of haemophilia. Haemophilia, 2012, 18 (3): e215-226.

[19] ARACHCHILLAGE D R J, MAKRIS M. Choosing and using non-steroidal anti-inflammatory drugs in haemophilia. Haemophilia, 2016, 22 (2): 179-187.

[20] SACKSTEIN P, COOPER P, KESSLER C. The role of total ankle replacement in patients with haemophilia and end-stage ankle arthropathy: a review. Haemophilia, 2021, 27 (2): 184-191.